Essentials of Human Disease Second Edition

LEONARD V. CROWLEY

병리학 2판

유재형 외 공역

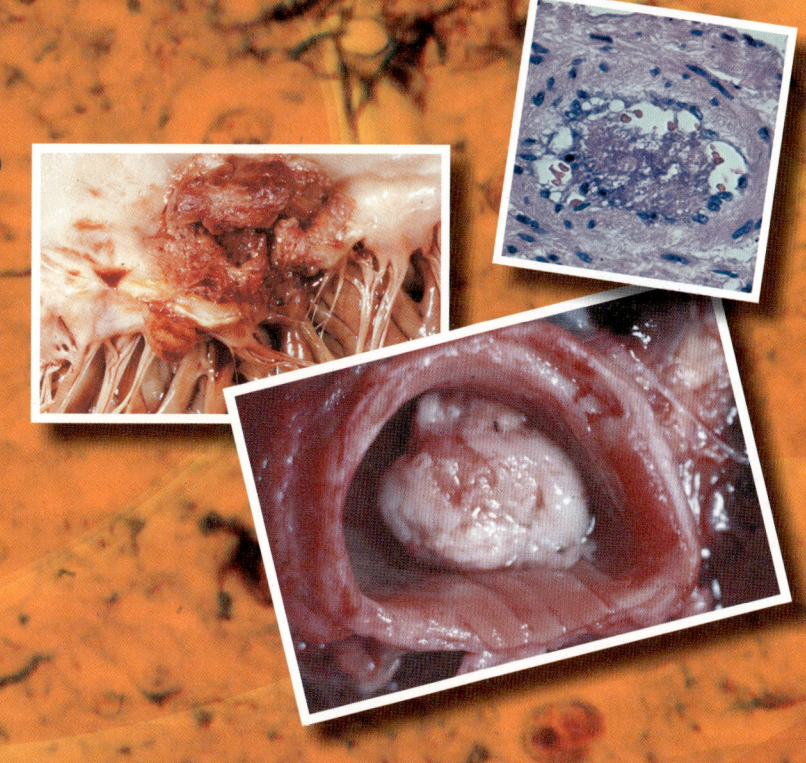

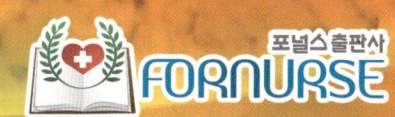

병리학 2판
ESSENTIALS OF HUMAN DISEASE Second Edition

첫째판 1쇄 인쇄 | 2013년 1월 10일 둘째판 1쇄 인쇄 | 2017년 9월 1일
첫째판 1쇄 발행 | 2013년 1월 15일 둘째판 1쇄 발행 | 2017년 9월 5일

저　　　자 | LEONARD V. CROWLEY
편 집 위 원 | 유재형, 박언섭, 김미경, 이태진
역　　　자 | 유재형, 박언섭, 김미경, 이태진, 김세훈, 이석형, 김희경
　　　　　　김혜옥, 강명숙, 김정숙, 이화자, 모형중, 김옥선, 정향진, 조준아
발 행 인 | 모형중
편 집 인 | 김선은
디 자 인 | 장보경
교열·교정 | 배규호
발 행 처 | 포널스 출판사
등　　록 | 제307-2010-3호
등록기준지 | 서울시 성북구 종암로 167 동일하이빌뉴시티 101동 2801호
본　　사 | 서울시 강북구 도봉로 177 3층
강 북 지 점 | 서울시 성북구 삼양로 104 1층
전　　화 | 02-905-9671, 02-980-1005　 Fax. | 02-905-9670

This is a translation of ESSENTIALS OF HUMAN DISEASE
ⓒ 2015 by Jones and Bartlett Publishers, LLC.

ORIGINAL ENGLISH LANGUAGE EDITION PUBLISHED BY
Jones and Bartlett Publishers, LLC.
40 Tall Pine Drive Sudbury, MA 01776
978-443-5000, info@jblearning.com, www.jblearning.com

Copyright ⓒ 2017 ALL RIGHTS RESERVED

Korean Translation Copyright ⓒ 2017년, 병리학 2판
본서는 Jones and Bartlett 사와의 계약에 의해 번역 출판되었습니다.
포널스 출판사의 서면 또는 동의 없이 본서의 내용 일부 혹은 전부를 무단으로 복제하는 것은 법으로 엄격히 금지되어 있습니다.

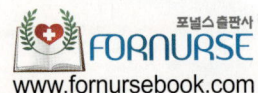
www.fornursebook.com

　🔖 도서 반품과 파본 교환은 본사로 문의하시기 바랍니다.
　🔖 검인은 역자와의 합의로 생략합니다.

ISBN : 979-11-5746-678-8　93510
정 가 : 40,000원

편집위원 소개

- **유재형**　중앙대학교 의과대학 병리학교실 교수
- **박언섭**　중앙대학교 의과대학 병리학교실 교수
- **김미경**　중앙대학교 의과대학 병리학교실 교수
- **이태진**　중앙대학교 의과대학 병리학교실 교수

역자 소개

- **유재형**　중앙대학교 의과대학 병리학교실 교수
- **박언섭**　중앙대학교 의과대학 병리학교실 교수
- **김미경**　중앙대학교 의과대학 병리학교실 교수
- **이태진**　중앙대학교 의과대학 병리학교실 교수
- **김세훈**　연세대학교 의과대학 병리학교실 교수
- **이석형**　가톨릭대학교 의과대학 병리학교실 교수
- **김희경**　순천향대학교병원 병리학교실 교수
- **김혜옥**　경남대학교 간호학과 교수
- **강명숙**　국군간호사관학교 간호학과 교수
- **김정숙**　김해대학 안경광학과 교수
- **이화자**　경복대학교 간호학과 교수
- **모형중**　대진대학교 간호학과 겸임교수
- **김옥선**　경복대학교 간호학과 겸임교수
- **정향진**　가톨릭상지대학교 간호학과 교수
- **조준아**　강릉영동대학교 간호학부 교수

REVIEWER

- **권경자**　한세대학교 간호학과 교수
- **김민정**　가톨릭상지대학교 간호학과 교수
- **김현경**　경민대학교 간호학과 교수
- **류경희**　서정대학교 간호학과 교수
- **류현숙**　신경대학교 간호학과 교수
- **박미숙**　한국교통대학교 간호학과 교수
- **박혜숙**　동양대학교 간호학과 교수
- **백민자**　신경대학교 간호학과 교수
- **백승삼**　한양대학교 병리학교실 교수
- **서현미**　강동대학교 간호학과 교수
- **송연이**　충청대학교 간호학과 교수
- **유장학**　수원여자대학교 간호학과 교수
- **윤정아**　중원대학교 간호학과 교수
- **이경란**　가톨릭상지대학교 간호학과 교수
- **이미라**　평택대학교 간호학과 교수
- **이선혜**　부천대학교 간호학과 교수
- **이숙경**　동양대학교 간호학과 교수
- **이애영**　성신여자대학교 간호학과 교수
- **이영주**　신흥대학교 간호학과 교수
- **이혜자**　용인송담대학교 간호학과 교수
- **전경란**　경북대학교 간호학과 교수
- **전미양**　강동대학교 간호학과 교수
- **전혜원**　꽃동네대학교 간호학과 교수
- **조영임**　동남보건대학교 간호학과 교수
- **주경숙**　인천재능대학교 간호학과 교수

머리말

　현대 사회에서 급속한 경제성장에 따른 생활환경이나 생활습관의 변화는 국민들의 질병양상과 의료요구의 변화를 초래하였고 그와 더불어 의학지식이나 기술의 양 또한 엄청나게 늘어났습니다. 이러한 결과 의료기관의 증가와 더불어 의학 분야에 종사하는 전문인들의 수요가 점차 증가되고 있습니다. 그리고 이러한 사회 추세에 발맞추어 의학, 간호학, 보건 분야와 관련된 학문을 배우고 지망하는 학생들을 위하여 질병의 이해에 기본이 되는 보다 쉬운 지침서가 요구되고 있습니다.

　그러한 관련 학문 가운데 병리학은 질병이 인체에 가져오는 형태적, 기능적 변화들을 연구하며, 질병의 원인 및 발생과정을 탐구하고, 임상 현장에서는 환자의 질병에 대해 최종 진단을 내리는 의학 교육 및 연구에서 가장 기초가 되는 학문이라고 할 수 있습니다.

　이번에 우리나라의 의과대학 및 간호대학의 교수들이 합심하여 크라울리(Crowley)의 저서인 《Essentials of human disease》를 공역하여 최신 지견과 다양한 학습형태를 통해 병리학을 보다 쉽게 접근할 수 있도록 하였습니다.

　이 책은 각 장마다 학습목표를 시작으로 현장감 있는 임상 실제 사진과 다양한 임상 사례연구를 제시하였고, 장별 표를 포함한 질병의 요약, 복습문제 그리고 마지막으로 학생들의 질병학적 전문 의학정보를 최종 점검할 수 있도록 상호 관련 문제와 비판적 사고를 통해 다각적인 사고력을 향상하는 데 초점을 맞추었습니다.

　이 책은 의학과 간호학 및 이와 관련된 건강 전문 분야의 학문을 공부하는 학생들이 질병을 이해하는 데 쉽게 접근하여 기초 개념적 지식 습득에 충족할 수 있도록 최선을 다하였습니다.

　이 책의 출판을 위해 의학과 간호학을 전공하신 다수의 교수님들께서 수고해 주셨고, 여러 차례의 편집회의를 거쳤으며, 최종 리뷰어를 통해 책의 완성도를 높이고 옥에 티를 찾는 데 시간을 아끼지 않았습니다.

　끝으로 어려운 여건 가운데서도 이 책이 출판되기까지 물심양면으로 수고해주신 포널스 출판사의 모형중 대표님께 진심으로 감사의 말씀을 드립니다.

2017년

공역진 일동

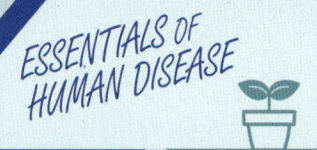

C·O·N·T·E·N·T·S

chapter 1 질병의 일반적 개념: 진단의 원칙 •1

- 질병의 특징 ········· 2
- 질병의 분류 ········· 2
- 건강과 질병: 연속체 ········· 3
- 진단의 원칙 ········· 3
- 질병의 선별 검사 ········· 5
- 진단적 검사와 과정 ········· 6
- 단원 복습 ········· 15

chapter 2 유전자, 염색체, 세포, 조직: 인체의 정상과 병적 상태에서의 구조와 기능 •17

- 유기체(세포–조직–기관) ········· 18
- 세포 ········· 18
- 조직 ········· 19
- 세포 기능과 유전부호 ········· 22
- 세포 안팎의 물질이동 ········· 24
- 변화하는 환경에 따른 세포의 적응 ········· 25
- 세포 손상, 세포사, 세포 괴사 ········· 26
- 노화와 세포 ········· 28
- 염색체 ········· 29
- 세포 분열 ········· 31
- 생식자발생 ········· 35
- 염색체 분석 ········· 36
- 유전자와 유전 ········· 37
- 조직적합성복합체의 유전자 ········· 38
- 유전자와 재조합 DNA 기술(유전공학) ········· 39
- 단원 복습 ········· 40

chapter 3 염증과 복구 •43

- 염증반응 ········· 44
- 감염 ········· 48
- 단원 복습 ········· 50

chapter 4 면역, 과민성 반응, 알레르기와 자가 면역성 질환 •53

- 인체의 방어기전 ········· 54
- 면역 ········· 54
- 항체 ········· 59
- 과민반응: 면역계와 관련된 조직손상 ········· 61
- 면역반응의 억제 ········· 64
- 자가면역성 질환 ········· 64
- 홍반성 낭창 ········· 67
- 단원 복습 ········· 68

chapter 5 병원성 미생물, 진균, 동물기생충 •71

- 유해 미생물의 유형 ········· 72
- 세균 ········· 72
- 클라미디아 ········· 81
- 리케차와 에르리히아 ········· 82
- 마이코플라스마 ········· 82
- 바이러스 ········· 82
- 진균류 ········· 88
- 동물 기생충과 숙주 ········· 90
- 원충 감염 ········· 90
- 후생동물 감염 ········· 94
- 단원 복습 ········· 100

chapter 6 전염병 • 104

전염과 통제의 방법 · 105
전염의 방법 · 105
통제의 방법 · 105
성병 · 106
인간면역결핍바이러스감염과 AIDS · 112
사례연구 · 117
단원 복습 · 118

chapter 7 선천성 및 유전성 질환 • 121

선천성 기형의 원인 · 122
염색체 이상 · 122
유전병 · 129
자궁 내 손상 · 132
다인자 유전 · 136
선천성 기형의 태내 진단 · 136
단원 복습 · 139

chapter 8 종양 • 141

종양: 세포성장의 이상 · 142
신체 조직화 단계 · 142
종양의 원인 요소 · 150
종양의 진단 · 154
종양의 치료 · 156
백혈병 · 157
다발성 골수종 · 159
종양의 생존율 · 161
단원 복습 · 162

chapter 9 혈액 응고장애와 순환장애 • 164

지혈 · 165
지혈과정과 관련된 인자들 · 165
혈액 응고의 임상적 장애 · 167
순환장애들: 혈전증과 색전증 · 173
정맥 혈전증과 폐 색전증 · 173
동맥 혈전증 · 178
심장 내 혈전증 · 178
혈액 응고성 증가에 의한 혈전증 · 178
외부 물질로 인한 색전 · 179
부종 · 180
쇼크 · 183
단원 복습 · 183

chapter 10 심혈관계 • 187

심장의 구조와 기능 · 188
심장의 정상기능 · 188
심부정맥 · 193
펌프기능의 장애로 인한 심장질환 · 194
선천성 심장질환 · 194
일반적인 심혈관계 이상 · 197
판막성 심장병 · 200
관상동맥질환 · 207
심각한 심근허혈과 합병증: 심장발작 · 213
심근경색증 · 214
사례연구 · 220
심혈관계 질환 예방을 위한 아스피린 복용 · 221
코카인에 의한 부정맥과 심근경색 · 221
혈중 지질과 관상동맥질환 · 221
고혈압과 고혈압성 심혈관계 질환 · 224

원발성 심근질환	225
심장부전	226
급성 폐부종	227
동맥류	228
정맥의 질환	231
단원 복습	234

chapter 11 조혈계와 림프계 • 237

조혈계	238
정상 조혈	239
빈혈	241
적혈구증가증	251
철 과부하: 혈색소침착증	252
혈소판감소증	252
림프계	253
림프계 질환	254
단원 복습	256

chapter 12 호흡기계 • 258

산소 공급: 협동적인 노력	259
폐의 구조와 기능	259
기흉	263
무기폐	266
폐렴	268
결핵	270
기관지염과 기관지 확장증	273
만성폐쇄성 폐질환	274
기관지 천식	278
호흡부전 증후군	278
폐 섬유증	280

폐암	281
단원 복습	283

chapter 13 유방과 여성 생식계 • 287

유방	288
유방 발달 이상	289
유방의 양성 낭성 변화	291
섬유선종	291
유방 암종	291
유방 육종	298
진단 시 문제가 되는 유방에 존재하는 종괴	298
여성 생식계	298
자궁내막증이란	300
자궁경부 용종	301
자궁경부 이형성증과 자궁경부암	302
자궁내막 증식증, 용종 그리고 암종	304
자궁근종	304
부정 자궁 출혈	306
월경통	307
난소의 낭종과 종양	308
외음부 질환	310
독성쇼크 증후군	310
피임	311
응급 피임법	312
단원 복습	313

chapter 14 임신과 관련된 태아기의 발달과 질병들 • 317

수정과 태아기의 발달	318

탈락막, 태아막, 태반	322
양수	324
임신 중 호르몬의 변화	325
자연유산	326
자궁외임신	327
태반의 비정상적 태반부착	328
쌍둥이와 다중임신	329
포상기태와 융모암	334
신생아 용혈성 질환(태아적아구증)	336
단원 복습	342

chapter 15 비뇨기계와 남성생식계 • 345

비뇨기계의 구조와 기능	346
신장의 기능	347
발생이상	351
사구체신염	352
신증후군	354
신동맥경화증	354
당뇨병성 신장병	355
비뇨기계의 감염	356
결석	359
이물질	359
폐쇄	360
신장세뇨관 손상	362
신장낭	363
요로의 종양	364
신장 및 요로계 질환의 진단평가	364
신부전(요독증)	365
남성 생식기계의 구조와 기능	370
임균감염증과 비임균성요도염	373
전립선염	373
전립선 비대증	373

전립선암	375
잠복고환	376
고환염전	377
음낭의 이상	379
발기부전	379
발기부전의 원인	381
고환암	381
음경암	382
단원 복습	382

chapter 16 간, 담도계와 췌장 • 387

간의 구조와 기능	388
담즙	390
간손상의 원인과 결과	391
바이러스성 간염	392
지방간	397
간경화증	400
라이(Reye's) 증후군	405
담석증	406
담낭염	408
간과 담낭의 종양	408
황달	409
간의 생검	410
췌장: 구조와 기능	410
췌장염	411
췌장 낭성 섬유증	412
당뇨병	413
대사 과정에 인슐린의 작용	415
고혈당증	419
췌장의 종양	420
단원 복습	421

chapter 17 위장관 • 425

- 구조와 기능 · 426
- 구순열과 구개열 · 426
- 치아 형성의 기형 · 426
- 충치와 그 구성물 · 428
- 치주 질환 · 428
- 구강의 염증 · 429
- 구강의 종양 · 429
- 식도의 질병 · 429
- 위염 · 431
- 소화성 궤양 · 432
- 위의 암종 · 433
- 소장의 염증성 질환 · 434
- 소장 기능 장애 · 437
- 식이장애 · 438
- 비만 · 438
- 신경성 식욕부진과 신경성 폭식증 · 441
- 대장의 게실증과 게실염증 · 442
- 장폐색 · 444
- 장 종양 · 447
- 장간막 혈전증 · 448
- 치질 · 448
- 소화기계 질병의 진단 평가 · 448
- 단원 복습 · 449

chapter 18 영양과 질병 • 452

- 영양요구와 그 기능 · 453
- 균형 잡힌 식단을 얻기: 식품군과 식품가이드 · 455
- 영양결핍 · 455
- 비타민: 원천과 기능 · 457
- 무기질 · 461
- 단원 복습 · 461

chapter 19 수분과 전해질 • 464

- 체액과 전해질 · 465
- 세포내액과 세포외액의 상호관련성 · 465
- 전해질의 단위와 농도 · 465
- 체액과 전해질 농도의 조절 · 466
- 수분 균형 장애 · 466
- 전해질 균형 장애 · 466
- 산염기 균형 · 467
- 산염기 불균형 · 469
- 단원 복습 · 474

chapter 20 내분비선 • 476

- 내분비 기능과 기능장애 · 477
- 뇌하수체 · 477
- 갑상선 · 482
- 갑상선기능항진증 · 485
- 부갑상선과 칼슘 신진대사 · 489
- 부신 · 489
- 부신수질 · 493
- 랑게르한스섬 · 494
- 생식선 · 495
- 내분비가 아닌 종양에 의한 호르몬 생성 · 495
- 스트레스와 내분비계 · 495
- 단원 복습 · 496

chapter 21 신경계 • 499

- 신경계의 기본 구조와 기능 · 500
- 신경계의 발달 · 501
- 근육의 긴장도와 수의근육 수축 · 501
- 근육마비 · 501

대뇌손상	502
신경관 결손	503
뇌수종	506
뇌졸중	508
일과성 허혈 발작	512
대뇌동맥류	513
중추신경계의 감염	514
크로이츠펠트-야콥병(CJ)	517
광우병	517
알츠하이머병	518
다발경화증	519
파킨슨병	519
헌팅톤병	520
운동신경세포의 퇴행성 질환	520
신경계의 종양	520
말초신경질환	522
인간면역결핍바이러스 감염의 신경학적 증상	522
단원 복습	523

chapter 22 근골격계 • 526

구조와 기능	527
선천적 기형	529
관절염	531
골절	537
골수염	537
골종양들	538
골다공증	538
척추의 구조와 기능	540
추간판 질병	542
골격근의 구조와 기능	543
근육의 염증	545
근육의 위축과 근이상증	545
중증근무력증	546
단원 복습	547

상호 관련 문제 답 • 550

CHAPTER 1

질병의 일반적 개념: 진단의 원칙

General Concepts of Disease: Principles of Diagnosis

학습목표

1. 병변, 기질성 질환과 기능성 질환, 증상이 있는 질환과 증상이 없는 질환, 병인과 발병 기전 등과 같은 질병을 묘사하는 일반적 용어들을 정의할 수 있다.
2. 인체 질병의 주요 범주들을 나열할 수 있다.
3. 질병의 진단과 치료를 결정하기 위한 다양한 접근법을 설명할 수 있다.
4. 질병의 진단과 적절한 치료를 결정짓는 다양한 유형의 진단 검사와 절차를 설명할 수 있다.

■ 질병의 특징

인체의 구조나 기능의 어떠한 장애도 **질병**으로 간주될 수 있다. 질병은 종종 **병변**이라고 불리는 경계가 뚜렷하고 특징적인 구조적 변화와 관련이 있고 이것은 다양한 장기나 조직에 존재한다. 우리는 육안 진찰이라 불리는 맨눈으로 질환이 있는 조직을 관찰함으로써, 또는 조직학적 진찰이라 불리는 현미경을 사용해서 병변을 인지한다. 종종 조직학적 진찰은 세포막과 세포 내의 단백질의 특성을 평가하는 전문화된 연구에 의해 보충된다. 구조적 변화와 관련이 있는 질병은 기질성 질환이라 불린다. 이에 반해 **기능성 질환**은 형태학적 이상 없이 신체 기능이 완전히 방해받을 수도 있음이 확인되는 것이다. 그러나 우리가 세포를 연구하는 새로운 방법들을 개발했듯이, 우리는 종종 세포 기능을 방해하는 이전의 인지되지 않은 비정상을 확인할 수 있다. 결론적으로 기질성 질환과 기능성 질환의 많은 관습적인 차이는 더 이상 예전처럼 뚜렷하게 정의되지 않는다. **병리학**은 질병에 대한 학문이고, 병리학자는 주로 세포와 조직의 진찰에 의한 진단과 질병의 분류를 전문으로 하는 의료진이다. 임상의는 환자를 보는 의료진이다.

질병은 무력이나 통증과 같이 다양하고 주관적인 징후를 유발할 수 있다: 이것들을 증상이라고 부른다. 질병은 또한 임상의가 발견할 수 있는 징후나 이학적 발견이라 부르는 주관적인 징후도 일으킬 수 있다. 많은 질병에서 순환하는 혈구 세포들의 양은 변할 수 있고 체액의 생화학적 구성 성분도 변할 수 있다. 이런 변화는 비정상적 검사실 검사 결과로 반영된다. 개인에게 불편이나 장애를 일으키지 않는 질병은 증상이 없는 질병 혹은 질환이라 불린다. 질병은 종종 초기에는 증상이 없다. 그러나 만일 질병을 치료하지 않는다면 그것은 주관적인 증상과 비정상적 이학적 소견을 유발할 수 있는 단계로 진행될 수 있다. 그러므로 증상을 유발하지 않는 질병과 증상을 유발하는 질병의 차이는 주로 질병의 정도에 달려 있다.

병인이라는 용어는 원인을 뜻한다. 병인을 모르는 질병은 아직 원인을 밝히지 못한 것이다. 불행히도 많은 질병들이 이 범주에 들어간다. 만일 질병의 원인을 밝힌다면 그 요인은 원인체라고 부른다. **발병기전**이라는 용어는 질병이 진행하는 방식이고 **병원균**은 세균이나 바이러스같이 질병을 일으킬 수 있는 미생물이다.

질병(disease): 인체의 구조, 기능을 망가뜨리는 것.

병변(lesion): 구조적 결함 또는 병리적 변화.

기질성 질환(organic disease): 영향을 받은 조직 또는 기관에 구조적 변화를 일으키는 질병.

병리학(pathology): 질환에 걸린 인체의 구조적, 기능적 변화에 대한 학문.

병인(etiology): 질병의 원인.

발병기전(pathogenesis): 질병이 발생하는 원리.

병원균(pathogen): 질병을 유발하는 박테리아나 기타 유기물.

■ 질병의 분류

비록 특별한 범주에 있는 질병이 필연적으로 면밀한 관계가 없어도 질병은 몇 개의 큰 범주에 들어가는 경향이 있다. 한 범주에 있는 다양한 질병에 의해 만들어진 병변은 형태학적으로 비슷하거나 또는 비슷한 발병 기전을 가진다. 질병은 아래의 큰 틀에 의해 적절하게 분류된다:

1. 선천적이고 유전적인 질환
2. 염증성 질환
3. 퇴행성 질환
4. 대사성 질환
5. 신생물 질환

▶ 선천적이고 유전적인 질환

선천적이고 유전적인 질환은 발생 장애의 결과이다. 이것은 염색체 수나 분배의 유전적인 장애, 다양한 인자들에 의한 자궁 내 손상, 유전적 요인과 환경적 요인의 상호 작용에 의해 초래된다. 잘 알려진 유전 질환인 혈우병은 혈액이 제대로 응고되지 않는 질병이고, 풍진바이러스(german measles virus)에 의해 유발되는 선천적 심장 질환도 이 범주에 속하는 질병의 한 예이다.

▶ **염증성 질환**

염증성 질환(inflammatory diseases)은 신체가 손상을 주는 인자에 염증을 통하여 반응하는 것이다. 인후통과 폐렴과 같은 세균이나 다른 미생물 인자에 의한 많은 질병이 염증으로 특징지어진다. 건초열과 같은 다른 질병은 환자에게서 알러지성 반응이나 과민 상태의 징후를 보인다. 이 범주의 일부 질병은 환자 자신의 조직에 대한 항체에 의해 초래되는 것으로 보이는데 이것은 자가 면역 질환으로 분류된다. 다른 염증성 질환의 병인은 아직 밝히지 못했다.

▶ **퇴행성 질환**

퇴행성 질환(degenerative diseases)의 주요 장애는 신체의 다양한 부분에서의 퇴행이다. 일부 경우에서 이것은 노화 진행의 징후이다. 하지만 많은 경우에서 퇴행성 병변은 더 진행되거나 나이에 관련된 것에 비해 예상보다 더 빨리 일어나는데 이것은 명백하게 비정상이다. 특정 유형의 관절염과 '동맥이 단단해지는 것(동맥경화증)'은 퇴행성 질환의 흔한 예이다.

▶ **대사성 질환**

대사성 질환(metabolic diseases)에서 보이는 주요 장애는 신체에서의 일부 중요한 대사 과정의 방해이다. 예를 들면, 세포는 포도당을 정상적으로 이용할 수 없다. 또는 갑상샘은 세포 대사의 속도를 적절하게 조절하지 못한다. 내분비샘의 장애와 체액과 전해질의 균형의 장애인 당뇨병은 대사성 질환의 흔한 예이다.

▶ **신생물성 질환**

신생물성 질환(neoplastic diseases)은 다양한 양성과 악성 종양의 형성으로 이어지는 비정상적 세포 성장으로 특징지어진다.

■ 건강과 질병 : 연속체

건강과 질병은 연속체의 양극단으로 여겨진다. 한 극단은 극심하고 생명을 위협하는 불능의 질환으로 주로 환자의 신체적, 정서적 참살이(wellbeing)에 영향을 끼친다. 다른 한 극단은 완전한 신체적, 정신적 행복의 상태인 이상적인 좋은 건강이다. 건강한 사람은 행동을 제한하는 불안, 소동, 신체적 장애 없이 정서적, 신체적으로 가득 차고 행복하며 생산적인 삶을 이끌 수 있다. 이 두 극단 사이에는 행동을 제한하는 가볍거나 단기질병부터 이상적인 상태에 부족한 중등도의 건강과 같이 건강과 질병의 많은 단계들이 있다. 이 연속체의 중간 지점은 질병도 없고 이상적이지도 않은 '중립' 지점으로 여겨진다. 이 연속체에서 우리들 대부분은 중간 지점과 이상적인 상태 사이에 있다. 전통적인 의학의 목표는 질병을 치료하고 개선시키는 것이다. 이는 감염을 치료하기 위해 항생제를 투여하는 것부터 신장 이식과 심장 수술과 같은 매우 다양한 '첨단 기술의 치료'에 이르기까지 다양한 수단에 의해 완수된다. 현대 의학의 발전은 고통을 줄이고 인간 복지를 향상시켰지만, 현대 의학은 좋은 건강을 보장하지는 않는다. 건강은 질병의 부재 이상이다: 건강은 신체와 마음이 효율적이고 조화롭게 통합된 단위로 기능하는 상태이다. 결론적으로, 우리는 우리 자신의 신체적, 정서적 행복에 책임을 지고 좋은 건강을 얻기 위해서 능동적으로 움직여야 한다. 이것은 적절하게 먹고 적당한 운동을 하며 신체적, 정서적 참살이에 방해가 되는 구토, 흡연, 과음, 또는 마약을 하는 것과 같은 해로운 행동을 피하는 상식적인 조치를 취하는 것을 의미한다. 건강을 책임지는 것은 또한 그 사람의 마음을 건설적으로 사용하고, 감정을 표현하고, 좋은 것을 느끼는 것이 필요하다. 부정적인 느낌은 질환의 징후를 보이게 하고 신체 기능에 방해가 되게 반영될 수 있기 때문에 긍정적인 정신 태도는 좋은 건강에 꼭 필요하다.

■ 진단의 원칙

의료진에 의한 환자 질병의 성격과 원인의 결정을 진단이라고 부른다. 이것은 환자의 주관적인 증상,

CHAPTER 1 질병의 일반적 개념 : 진단의 원칙

이학적 검사, 다양한 검사실 검사의 결과, 다른 적절한 진단 절차에 대한 의료진의 평가로 이루어진다. 의료진이 진단을 하면 의료진은 예후를 제공한다: 질병의 최종적인 결과에 대한 의견. 그리고 치료 과정이 시작된다.

진단(diagnosis): 환자의 병에 대한 원인, 자연론에 대한 정의.

예후(prognosis): 병에 대해 추측되는 결과.

▶ 병력

임상 병력(history)은 평가의 매우 중요한 부분이다. 이것은 몇 가지 부분으로 이루어진다.
1. 현재 환자의 질병 병력
2. 과거 의학적 병력
3. 가족력
4. 사회력
5. 계통 문진

환자의 병력은 심각한 정도, 시작된 시점, 환자 증상의 특징에 대한 세부 내용을 이끌어낸다.

예를 들어 심장 마비에서 심와부 밑의 갑갑한 통증, 방광 감염에 관련된 비뇨 장애나 통증에 대한 환자의 묘사는 바른 진단을 내리기 위해 매우 도움이 되는 정보이다. 과거 의학적 병력은 환자의 일반적 건강과 과거 질환에 대한 세부 내용을 제공한다. 이 자료들은 환자의 현재 문제도 해결할 방법을 준다. 가족력은 환자의 부모님과 다른 가족의 건강에 대한 정보를 제공한다. 당뇨병과 일부 유형의 심장 질환과 같은 몇몇 질병들은 가족력이 있다. 사회력은 환자의 직업, 습관, 음주와 흡연 등과 같은 자료를 다룬다. 이 정보들은 환자의 전반적인 건강과 현재 문제와 관련이 있다. 계통문진는 현재 병력에서 드러나는 증상의 존재를 알아본다: 이런 증상은 신체의 다른 부분에 영향을 주는 질병을 제시한다. 예를 들면 의료진은 요로 이상에서 배뇨 시 통증이나 작열감, 호흡 기계에서의 질병을 알려주는 기침, 호흡의 짧아짐, 가슴의 통증과 같은 증상을 알아본다. 이런 방식으로, 체계적인 조사를 통해 다른 기관계의 가능한 기능 이상을 평가한다.

▶ 이학적 검사

이학적 검사는 환자에 대한 체계적인 검사이다. 의료진은 호흡기계 감염의 경우 귀, 인후, 가슴, 폐와 같이 질병에 의해 영향을 받는 우리 몸의 부분에 특별히 강조를 둔다. 이학적 검사에서 발견되는 모든 이상은 임상 병력과 관계가 있다. 이 점에서, 의료진은 임상 증상에 맞는 다양한 질병과 상태를 고려하기 시작한다. 가끔 하나 이상의 가능한 진단이 고려될 필요가 있다. 감별 진단에서는 의료진이 환자의 증상의 특징에 맞는 많은 질환들을 고려한다. 예를 들면, 만약 환자가 호흡이 짧아지는 증상을 호소하며 청진기 상의 진찰로 폐에 이상이 발견되었다면 의료진은 만성폐질환과 만성심부전을 고려해서 감별 진단한다.

종종 의료진은 선택된 검사실 검사나 다른 특별한 진단 절차를 이용해 가능한 진단의 목록을 좁히거나 올바른 진단에 도달한다. 어려운 경우, 의료진은 환자의 의료 문제에 대한 특별한 훈련을 받고 경험이 있는 의사인 의료 상담사의 의견을 얻기를 바란다.

▶ 치료

진단이 끝난 후에 치료 과정이 시작된다. 치료에는 2가지 다른 유형이 있다: 특정 치료와 증상 치료이다.

특정 치료는 질환의 기본적 요인에 높은 특정도와 좋은 영향을 주는 것이다. 예를 들어 항생제는 항생제에 즉각적인 반응이 있는 감염된 사람에게 투여할 수 있고 인슐린은 당뇨병 환자에게 투여할 수 있다. 증상 치료는, 그 이름이 내포하듯이, 증상을 완화함으로써 환자를 더 편하게 해주지만 근본적인 질환의 과정에는 영향을 미치지 않는다. 예를 들면 발열, 통증, 기침의 치료는 적절한 약물을 통한 것이다. 불행히도 일부 질병에는 특정 치료가 없다. 결론적으로 의료진은 근본적인 과정에 영향을 미치지 못하고 증상의 치료에만 만족해야 한다.

만성 심장, 신장, 폐 질환이나 일부 암과 같은 긴 세월을 앓아온 만성 환자를 대할 때는 의료진은 이런 질환의 관리와 치료에 유용한 특수한 기술을 가진 사람들의 모임인 질병 관리 팀의 도움을 받는다. 관리 팀은 환자에게 그들의 질환의 특성, 치료의 목적, 환자들이 그들 자신의 관리에 어떻게 기여할 수 있는지 설명할 수 있는 사람을 포함한다. 영양사, 임상 간호사, 의료진 조수, 호흡 치료사, 물리 치료사, 약사와 같은 다른 건강 관리 팀 구성원들은 의료진의 장기간의 의료 관리를 돕고, 의료진이 특별한 요구들을 하는 만성 질환 환자를 관리하는 것을 돕는 특별한 기술을 키울 수 있다. 종종 팀은 만성 질환 환자가 그들의 장기간의 의료 관리에 대한 비용을 줄이고 의료 관리의 질에 대한 환자의 만족을 증진시키고 치료에 대해 더 좋게 반응할 수 있도록 기여한다.

■ 질병의 선별 검사

▶ 효율적인 선별의 목적과 필요성

치료에 반응하는 많은 질병들은 증상이 없이 시작한다. 하지만 만일 치료하지 않는다면 종종 질병은 천천히 진행하여 사람이 그 질병에 의해 기관이 손상됨으로써 심각하게 아프기 전까지 기관 손상을 초래한다. 불행히도 후기 질환의 치료는 종종 훨씬 덜 효율적이고 손상을 받는 기관의 기능을 회복하지 못하기도 한다. 질병을 조기 증상이 없을 때 확인하고 치료하면 그 질병과 관계된 기관의 손상을 예방하거나 최소화할 수 있으며 영향받는 사람도 불편, 불능을 모면하고 후기 질환과 관련된 손상을 최소화한다.

성공적인 선별 프로그램은 다음 필요를 충족해야 한다.
1. 질환에 걸릴 위험이 있는 많은 수의 사람이 선별될 그룹에 있어야 한다.
2. 지나치게 많은 수의 위양성(검사는 양성이지만 질병이 없는 것)과 위음성(검사는 음성이지만 질병이 있는 것)을 만들지 않기 위해서 상대적으로 싸고 비침습적인 검사가 질병의 선별에 유용하다.
3. 질병의 조기 확인과 치료는 질환이 있는 사람의 건강과 복지에 좋은 영향을 미친다.

▶ 선별에 맞는 그룹

선별 검사는 질병의 빈도가 높은 그룹이나 개인을 대상으로 하고, 검사는 질병이 있을 만한 나이대의 그룹을 대상으로 한다. 예를 들어 만일 질환이 중년기에 시작된다면 청소년과 어린이를 대상으로 하는 것은 생산적이지 못하다.

▶ 알맞은 선별 검사

그룹 내의 사람의 질병의 초기 증상이 없는 시기의 질병을 선별하는 것은 당뇨병에서의 고혈당이나 대장암에서의 혈변의 존재와 같이 질병의 특징적 징후를 확인할 수 있는 검사가 필요하다. 선별 검사에 사용되는 검사는 합리적으로 저렴해야 하고 위양성과 위음성이 적어야 한다. 만일 검사가 선별 검사한 그룹 내에서 많은 수의 위양성을 만든다면, 위양성 판정을 받은 많은 사람들이 단지 그 검사 결과가 그들이 질환을 가지지 않았다는 '거짓 경보'임을 알기 위해 종합 의료 검진뿐만 아니라 더 비싸고 가끔 침습적인 검사를 겪어야 할 것이다. 한편, 덜 민감한 선별 검사는 과도한 위음성 검사를 만들고, 질병을 가지고 있는 많은 사람들을 발견하지 못할 것이다.

▶ 선별 검사의 장점

선별 검사 결과는 선별된 사람들에게 이득을 제공한다. 일반적으로, 질환의 진행을 막기 위한 어떠한 치료도 효과가 없는 질환을 선별하는 것에는 의미가 없다.

널리 사용되는 비용 효율이 높은 선별 검사의 예는 당뇨병에서의 선별 검사로서 소변 내의 포도당을 찾아내는 소변 검사, 대장암을 선별하기 위해 대변 내의 혈액을 찾아내는 검사, 자궁 경부에서 암에 잘 걸리게 하는 상피의 이상을 선별하는 세포진 검사, 가장 효율적으로 치료될 수 있는 시기의 유방암을 선별하는 유방조영술(mammograms)을 포함한다.

▶ 유전 질환의 선별

선별 검사는 부모에서 자식으로 전달되는 일부 우

성, 열성 유전 질환의 보인자를 선별하는 데에도 사용된다. 인구 집단의 많은 사람들이 상대적으로 간단한 선별 검사를 통해 발견될 수 있는 열성 유전자를 지닐 때 보인자를 확인하는 것은 병에 걸린 사람이 미래의 출산이나 임신의 관리에 대한 결정을 내릴 수 있게 해준다. 선별이 가능한 발생률이 높은 열성 유전자로는 흑인에게서 약 8%의 비율로 나타나는 겸형 헤모글로빈 유전자가 있다.

겸형 헤모글로빈 유전자의 두 보균자에게서 태어난 아이는 각 부모로부터 겸형 헤모글로빈 유전자를 받아서 겸형 적혈구 빈혈이라 불리는 심한 빈혈로 발전한다. 겸형 헤모글로빈 유전자와 그것의 임상적 징후는 11장에서 소개한다. 선별 검사가 가능한 유전 질환의 다른 예시들은 7장에서 소개한다.

내시경(endoscopy): 불이 비춰지는 관으로 된, 몸 내부를 확인하는 기구.

복강경(laparoscope): 복강 내부를 관찰하는 기구. 긴 관으로 되어 있으며 복벽을 통과한다.

■ 진단적 검사와 과정

넓은 범위의 진단적 검사와 과정은 의료진의 진단과 환자를 올바르게 치료하게 돕는다. 이들은 2가지로 분류한다: 침습적 과정은 진단적 정보를 얻기 위해 어떤 방법으로 환자의 신체를 침습하기 때문에 붙은 이름이다. 이런 과정은 유인 바늘, 카테터, 또는 환자의 신체 내로의 다른 기구를 집어넣는다. 비침습적 과정은 흉부 엑스선, 소변 검사와 같이 환자에게 위험을 수반하지 않거나 적은 위험이나 불편만을 수반한다.

많은 진단적 과정은 환자에게 어느 정도의 위험과 불편을 수반한다. 침습적 과정에서는 위험이 더 커지지만, 일부의 비침습적 과정은 완전히 무해하다. 예를 들면 흉부 엑스선은 환자를 방사선에 노출시킨다. 심지어 검사실 검사를 위한 혈액 표본의 수집과 같은 상대적으로 간단한 과정도 정맥 주변의 출혈 또는 주사 부위의 정맥 내 혈전의 형성의 합병증을 만들 수 있다. 그러므로 진단적 과정에서 의료진은 환자를 위한 최선의 선택을 할 수 있도록 환자의 입장에서 헤아려야 한다. 또한 환자들이 가능한 위험과 이득에 대해 잘 알아서 그들이 그 과정에 동의할 것인지 아닌지에 대해서 잘 알고 결정을 내릴 수 있게 해야 한다. 만일 얻어진 정보가 진단에 중요한 기여를 하지 못하거나 치료의 과정에 큰 영향을 미치지 못하는 경우 잠재적으로 위험한 진단적 과정을 수행하는 것은 어리석은 것이다. 의료진은 환자에게 적은 위험이나 위험 없이 더 유용한 정보를 제공하는 진단적 과정을 훨씬 더 많이 이용한다.

진단적 검사와 과정은 몇 가지 범주로 분류된다.
1. 임상적 검사실 검사
2. 신체의 전기적 활성을 측정하는 검사
3. 방사성 동위 원소를 이용하는 검사
4. 내시경 검사
5. 초음파 과정
6. 엑스선 검사
7. 자기공명영상 검사(MRI)
8. 환자로부터 나온 세포와 조직을 이용한 검사

▶ 임상적 검사실 검사

임상적 검사실 검사는 쓰임새가 많다. 그것들은 질병에 의해 자주 변하는 혈액이나 오줌의 다양한 구성 성분의 농도를 결정하는 데 이용된다. 예를 들면 만일 신장이 기능을 제대로 하지 못하면 혈액 내의 요소라는 물질의 농도가 상승하는데 이 구성성분은 정상적으로 신장에 의해 배출되기 때문이다. 빈혈 환자에서 헤모글로빈의 농도와 적혈구의 양은 감소한다. 어떤 것은 혈액 내의 효소의 양을 결정한다. 가끔 효소의 양이 증가한다: (1) 기관의 질환이나 손상에 의해 효소가 새고 있다. (2) 질환의 결과로 효소의 합성이 증가되어 있다. (3) 질환이 효소의 정상 배출 경로를 막아서 효소의 배설이 손상되었다.

임상적 검사실 검사는 기관의 기능을 평가하는 데도 사용된다. 청소율 검사는 요소나 크레아틴 같은 물질이 혈액에서 제거되어 오줌으로 배설되는 속도를 측정한다. 이것은 신장의 기능을 측정해준다. 폐

기능 검사는 폐에서 공기가 들어가고 나오는 속도를 측정한다. 혈액 내 산소와 이산화탄소 농도의 결정은 폐가 얼마나 잘 기능하는지의 지표가 될 수 있다. 손가락에 적용될 수 있는 간단한 장치는 폐 기능의 또 다른 측정 방식인 헤모글로빈에 의해 운반되는 산소의 양을 빠르게 계산할 수 있다. 간에 들어오고 배출되는 여러 가지 물질들을 측정하는 검사는 간 기능을 측정하는 데 사용된다. 미생물 검사는 소변, 혈액, 대변 내의 병을 만들 수 있는 유기체들을 감지한다. 다른 검사들은 항생제에 대한 유기체의 반응을 결정할 수 있다. 혈청학적 검사는 감염성 인자의 반응에 대한 지표로서 항체의 존재를 감지하고 측정한다.

▶ 전기적 활성 검사

몇 가지 다른 검사들은 다양한 신체적 기능과 활성에 관련된 전기적 충격(impulse)을 측정한다. 이들은 심전도(EKG), 뇌파도(EEG), 근전도(EMG)를 포함한다.

이 검사들 중 가장 널리 사용되는 것은 심전도이다. 팔, 다리, 가슴에 붙는 전극들은 여러 가지 시기의 심주기 동안 심장의 전기적 활성의 연속적인 변화를 측정하는 데 쓰인다. 또한 심전도는 심박수와 심장 리듬의 방해를 확인할 수 있고 심장을 통한 충격의 비정상적 전도를 확인할 수 있다. 심장마비 후 일어나는 심근 손상은 심전도의 특징적 이상으로 인지될 수 있다. 뇌파도는 두피의 다른 영역에 붙은 작은 전극들을 이용해서 종종 뇌파라고 불리는 뇌의 전기적 활성을 측정한다. 뇌종양, 뇌졸중, 다른 많은 뇌 구조나 기능 이상은 이 검사로 감지될 수 있는 뇌파의 패턴 변화를 초래한다.

근전도는 골격근이 수축하고 안정되는 동안의 전기적 활성을 측정한다. 비정상적 전기적 활성은 다양한 골격근과 관련된 염증성, 퇴행성 질환 때 나타난다.

▶ 방사성 동위원소 검사

다양한 기관들의 기능은 방사성 동위원소라 불리는 방사성으로 표시된 물질을 주사해서 평가할 수 있다. 특별하게 제작된 방사성 탐지기는 표시된 물질이 들어오고 배출되는 것을 측정한다. 예를 들면 갑상샘이 방사성 요오드를 농축하고 사용하는 기능은 갑상샘 기능을 측정하는 데 사용되며, 또한 갑상샘 내의 종양을 감지하는 데에도 사용될 수 있다. 또 다른 절차는 폐 일부의 혈류를 방해하는 폐 안의 혈전을 감지하는 데 사용된다. 인을 함유한 동위원소 골격계에

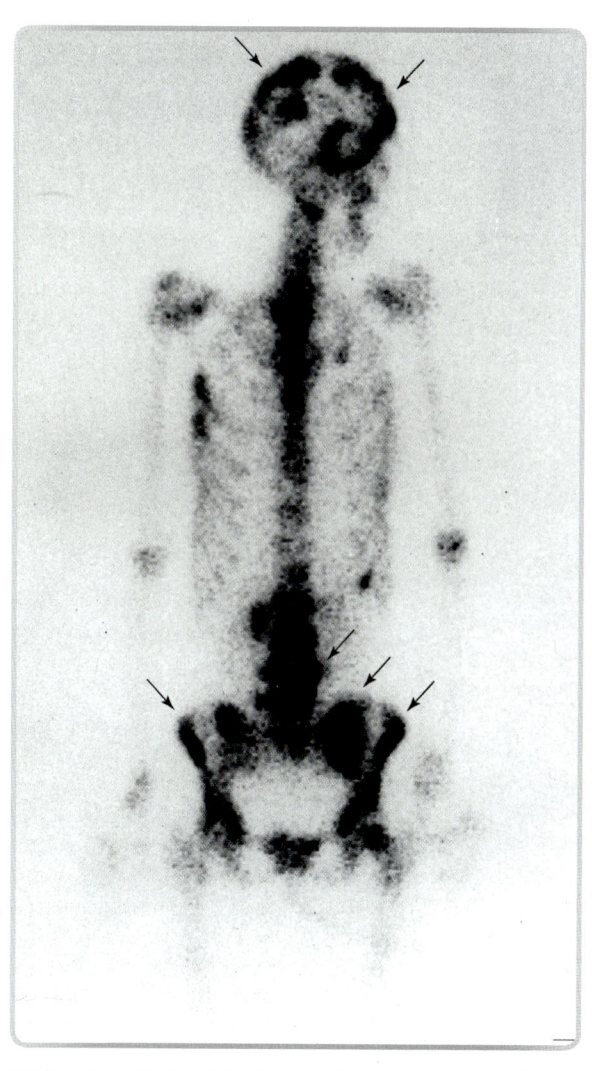

그림 1-1 · 방사성 동위원소를 이용한 머리, 흉부, 골반 골 조영술. 어두운 부분(화살표)으로 나타낸 부분이 골 종양 주위에 축적된 방사성 동위원소이다.

방사선촬영 (roentgenogram): 엑스선으로 찍은 사진.

유방촬영상 (mammogram): 종양이나 기타 유방의 이상을 진단하기 위한 유방 엑스선 촬영 기법.

농축된다. 만일 뼈 안에 종양의 침착물이 있다면 방사성 동위원소는 침착물 주위에 농축되고 쉽게 확인될 수 있다(그림 1-1). 정맥 내로 주사된 방사성 물질들은 심근으로의 혈류를 평가하는 데도 사용될 수 있고 심근의 손상 부위를 확인하는 데도 사용된다.

▶ 내시경검사와 복강경검사

내시경검사(endoscopy)(endo=~내로+skopeo=검사하다)는 몸의 각 부분을 검사하기 위해 설계된 것으로 이름 붙인 다양한 유형의 단단하거나 유연한 관 모양의 기구들을 이용해서 신체의 내부를 검사하는 것이다. 이 기구들은 보기위해서 렌즈의 체계가 있고 검사되는 장소를 비추기 위한 광원을 가진다. 예를 들면 식도경은 식도의 내부를 검사하기 위해 사용되고, 위 내시경은 위를 검사하는 데 사용되고, 기관지경은 기관과 주요 기관지를 검사하는 데 사용된다. 방광의 내부를 보기 위한 기구는 방광경이라 부른다. 구불창자내시경은 직장과 구불창자를 검사하는 데 사용되는 단단한 관이고, 결장경은 결장 전체를 검사하는 데 사용되는 유연한 관이다.

복강경(laparoscope)이라 부르는 기구는 복부와 골반의 기관들을 보기 위한 기구이고, 복부와 골반의 기관들을 검사하는 것뿐만 아니라 담낭절제술(cholecystectomy), 충수절제술(appendectomy), 난소절제술(oophorectomy), 그리고 이전에는 훨씬 큰 복부 절개를 필요로 했던 다른 수술의 과정들 같은 다양한 수술의 과정을 수행하는 데도 사용되는데 그 과정을 복강경검사(laparoscopy)라고 한다. 복강경검사를 수행하기 위해서는 복강 내의 기관들이 잘 보일 수 있게 분리하기 위해서 처음에 이산화탄소를 주입하여 복강을 부풀려야 한다. 그리고 복강경을 복벽의 작은 절개 내, 종종 배꼽 안이나 주위로 삽입된다. 만일 충수절제술이나 담낭절제 같은 수술의 과정을 수행한다면 수술의 과정을 수행하고 기관을 복강에서 제거하는 데 사용하는 기구를 삽입하기 위한 하나 혹은 두 개의 작은 절개가 추가로 필요하다.

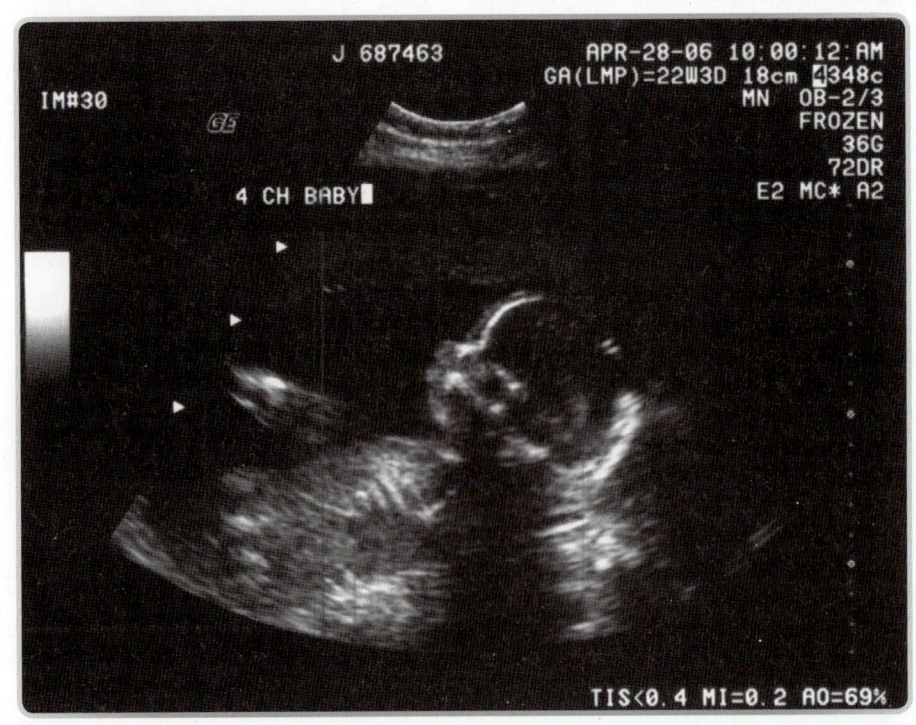

그림 1-2 • 22주 태아 초음파 촬영 영상.

▶ 초음파

초음파(ultrasound)는 신체 내에서 전달되는 고주파의 음파에서 만들어지는 울림을 이용하는 기술이다. 조직의 밀도 변화가 있는 곳이라면 울림은 반사된다. 반사된 파동은 민감한 감지기에 기록되고 영상이 만들어진다. 이 방법은 잠재적으로 해로운 방사선을 사용하지 않고 태아에게 위험하지 않기 때문에 임신 중의 자궁을 살피는 데 널리 사용한다(그림 1-2). 이 검사는 자궁 내 태반과 태아의 위치를 결정하는 데 사용할 수 있다. 또 이것은 일부 태아의 기형이나 쌍둥이 임신도 확인할 수 있다. 또 초음파는 심장 판막의 구조와 기능을 살피는 데도 사용한다. 이 과정은 판막의 이상을 감지할 수 있고 가끔 판막에 형성되는 판막의 감염에 관계된 혈전을 확인 할 수 있다(10장에서 설명한다). 초음파는 심실벽과 중격의 두께와 심장의 수축과 이완 시(수축기와 이완기)의 심실 내의 크기를 결정할 수 있다. 초음파는 담낭 안의 담석과 전립선 암이 의심되는 전립선의 이상을 확인할 수 있다.

▶ 엑스선 검사

엑스선(X-ray) 검사는 많은 방법으로 사용하지만, 기본 원칙은 모든 유형의 엑스선 연구에서 동일하다. 엑스선은 검사하는 신체의 부분을 통과하고, 신체를 통과한 광선은 엑스선 필름에 나타난다. 신체의 조직을 통과함으로써 흡수된 광선의 정도는 조직의 밀도에 달려 있다. 공기로 차 있는 폐와 같은 낮은 밀도의 조직은 대부분의 광선이 통과하므로, 엑스선에 노출된 필름이 검게 나타난다. 뼈와 같은 높은 밀도의 조직은 대부분의 광선을 흡수하여 필름은 노출되지 않은 채 남고 희게 보인다. 중간 밀도의 조직은 다양한 그늘진 회색으로 나타난다. 필름에 만들어진 엑스선 영상은 방사선 사진, 또는 뢴트겐 사진이라고 부른다. 동일한 기본 원리는 가슴의 엑스선 필름을 얻는 데도 사용된다. 이 과정은 유방조영상(mamogram)이라고 부른다. 이 유방조영상의 적용과 한계는 13장의 흉부 질환 부분에서 다룬다.

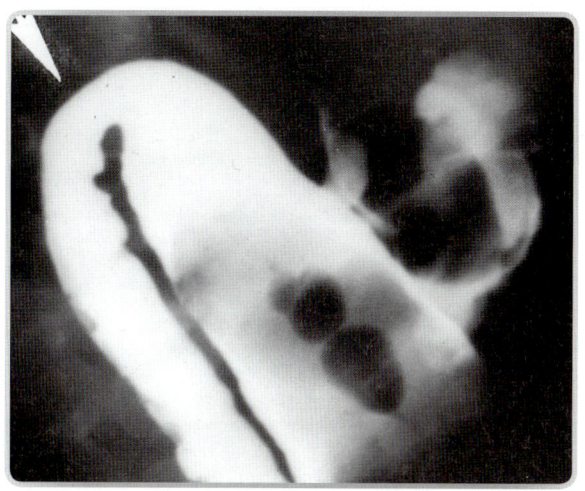

그림 1-3 • 바륨 조영제를 대장에 촬영한 후 엑스선을 촬영한 것. 화살표로 표시된 부분이 장이 좁아져서 장 내 물질의 통과가 방해받은 부분이다.

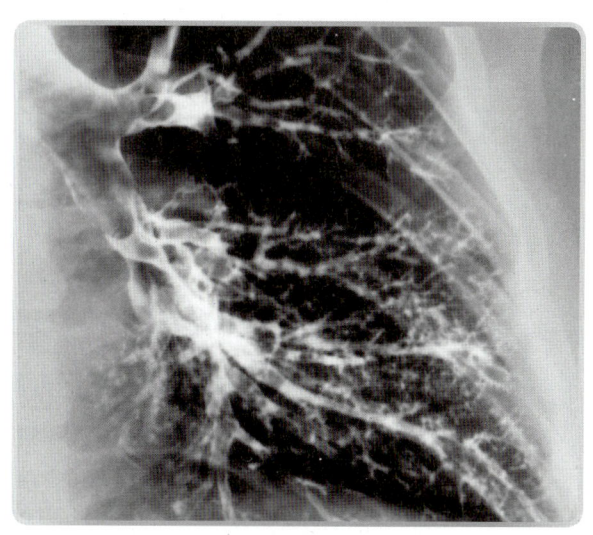

그림 1-4 • 정상 기관지와 세기관지를 기관지 엑스선 촬영법으로 촬영한 것. 정상 직경과 모습으로 기관지가 나타나 있다.

비록 장관, 요관, 기관지, 난관, 담관과 같은 내부 기관의 내벽이 약간의 차이가 있지만, 이들은 조영제라 불리는 방사선 불투과성의 물질을 주사함으로써 검사할 수 있다. 이것은 검사하고자 하는 구조의 내벽을 덮고 붙으며 그것이 잘 보이게 한다. 예를 들어 위장관의 내부를 검사하기 위해서는 환자에게 관장으로, 삼키거나, 주사하도록 황산바륨 현탁액을

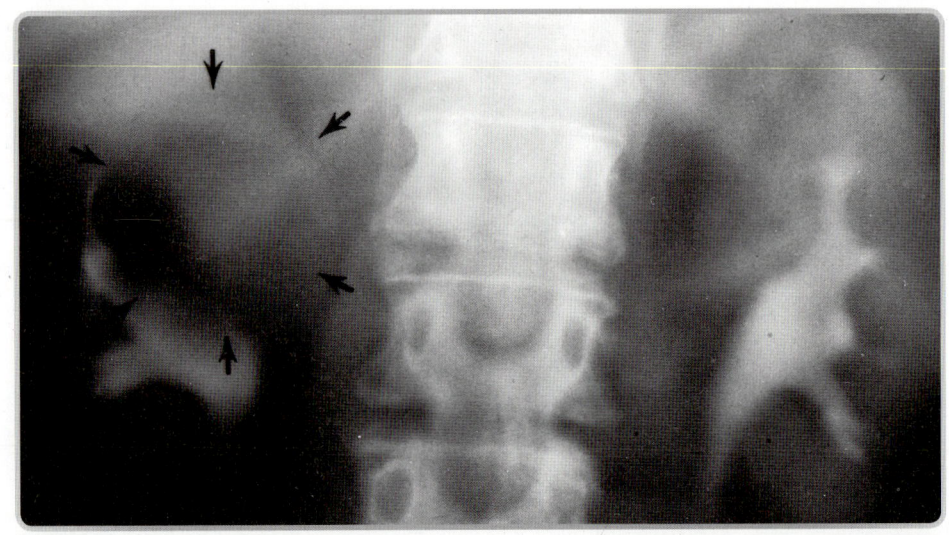

그림 1-5 • 정맥내신우조영술(IVP). 화살표는 신장 깔때기와 술잔이 망가진 것 주위를 가리킨 것이다. 반대편 신장은 정상으로 나타나 있다.

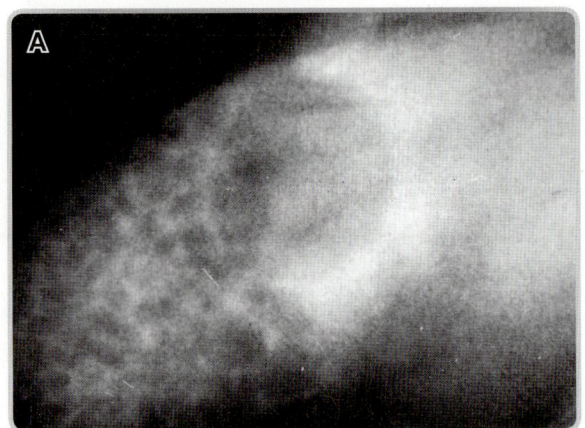 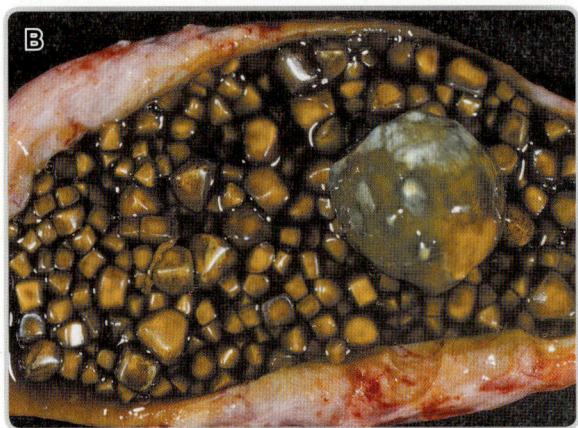

그림 1-6 • 담즙에 농축된 방사선 불투과성 물질을 이용하여 담석을 촬영한 것. 담석은 담낭 내 공간을 차지하며 어둡게 나타나고, 담즙은 희게 나타난다. 그림 A에 보면 어두운 부분과 흰 부분의 대비를 잘 알 수 있는데, 큰 담석과 주위의 작은 담석들이 있음을 알 수 있다. 그림 B는 동일한 환자의 담낭을 절개한 것으로 그림 A와 유사한 양상을 보이고 있다.

준다. 불투명한 바륨은 위장관의 내벽을 덮고 내벽의 이상은 필름에 불규칙한 바륨의 선을 보여준다(그림 1-3). 기관의 내벽은 기관에 방사선 불투과성의 조영제를 주입함으로써 볼 수 있다. 이 조영제는 기관 점막에 얇은 막을 형성하고 기관의 윤곽을 그린다. 이 과정을 기관지조영상(술)이라고 한다(그림 1-4).

요관을 보기 위해서도 같은 원리를 이용한다. 방사성 불투과성의 물질이 정맥으로 주사되고 요관의 윤곽을 보여주며 신장을 통해 혈류에서 오줌으로 배설된다. 이것은 정맥내신우조영술이라고 한다(IVP)(그림 1-5). 다른 방법은 방광 내에서 시작되는 방광경을 이용해서 양 수뇨관에 직접적으로 삽입되는 조영제를 집어넣는 것이다. 이 과정은 역행성 신우조영상이라고 한다. 담낭을 보기 위해서는 환자는 순환기로 흡수되고 간에 의해 담즙으로 배설되며 담낭에 축적되는 방사성 불투과성의 약제를 삼킨다. 담석은 담낭 내의 공간을 차지하고 있고 그곳에 축적되는 방사성 불투과성의 물질의 불규칙하게 만들기 때문에 확인될 수 있다(그림 1-6).

또 대형 동맥의 혈류를 알아보고 협착이나 폐쇄를 확인하기 위해 조영제를 사용할 수 있다. 이 과정을 동맥조영상 또는 혈관조영상(angio=혈관)이라 한다. 작고 유연한 카테터를 팔이나 다리의 대형 동맥에 삽입하고 이것이 검사될 동맥의 입구에 위치할 때까지 대동맥으로 들어간다. 그 후 방사성 불투과성의 물질을 카테터를 통해 삽입한다. 이것은 혈액과 섞이고 혈관을 통한 흐름이 엑스선 필름들을 이용해서 나타난다. 만일 혈관이 질환에 의해 좁아져 있다면, 필름은 불투과성 물질의 선이 좁아져 있는 영역을 나타낸다. 혈관의 완전한 폐쇄는 선의 중단을 보여준다. 동맥조영은 관상 동맥이나 뇌로 혈액을 전달하는 목에 있는 경동맥의 협착이나 폐쇄를 감지하는 데 사용된다(그림 1-7). 또한 혈전에 의한 폐동맥의 폐쇄도 동맥조영으로 확인될 수 있다. 이 경우, 방사성 불투과성 물질을 주사하기 위해 사용된 카테터는 팔의 큰 정맥으로 삽입하여 정맥을 타고 심장의 오른쪽 부분을 통해 폐동맥에 도달한다.

이 동일한 기본적 방법은 심장을 통한 혈액의 흐름을 검사하는 데 사용되고 심실 사이의 비정상적 교통을 감지할 수 있다. 이런 유형의 검사는 심장도관술이라 부른다.

▶ **전산화 단층 촬영법**

전산화 단층 촬영법(CT scan)은 환자 주변의 엑스선관을 다양한 높이로 돌려서 신체의 가로 단면을 만드는 매우 복잡한 엑스선 기계를 이용한다. 이 엑스선 관은 움직일 수 있는 환자를 둘러싸는 민감한 방사선 탐지기의 배열의 반대 틀에 고정된다. 엑스선 관이 환자 주변을 돌면, 방사선 탐지기가 신체를 통과하는 방사선의 양을 기록한다(그림 1-8).

컴퓨터화된 스캐닝에서, 흡수된 방사선의 양은 엑스선 필름에 직접적으로 읽히지 않는다. 대신 방사선 감지기로부터의 자료는 환자의 해부학적 구조를 가로 단면으로 재구성한 영상으로 자료를 재구성하는 컴퓨터에 반영된다. 이 영상은 텔레비전 모니터에 보이고 필름에 기록될 수 있다 (그림 1-9).

종래의 엑스선과 같이, 나온 방사선의 양의 비율에 따라 밀도가 높은 물질은 희게, 밀도가 낮은 물질일수록 더 검게 보인다. 신체의 다양한 부분들은 낮은 밀도의 지방인 면으로 분리되어 있기 때문에 사람의 기관은 서로 뚜렷이 분리되어 보인다. 이런 분리가 인접 기관들 사이의 차이를 증가시킨다. 일반적인 엑스선 검사로 확인할 수 없는 내부 기관의 이상은 CT 스캔으로 종종 발견할 수 있다. 그림 1-10은 CT 스캔에 의한 신장 낭포를 보여준다.

CT는 흉부 엑스선과 같은 일반적인 엑스선 검사보다 훨씬 더 많은 양의 방사선을 전달하므로 일부

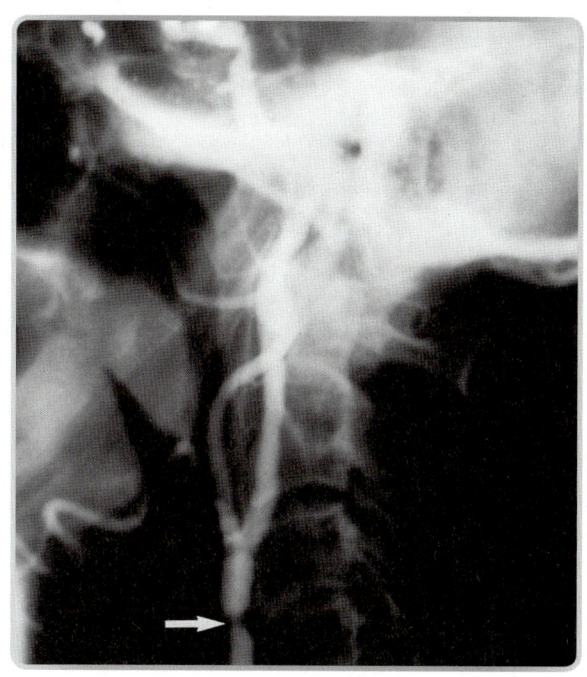

그림 1-7 · 목동맥(경동맥)조영술을 통해서 목동맥이 좁아진 부분(화살표)을 확인할 수 있다.

동맥 조영술(arteriogram): 혈관에 방사성 불투과성 물질을 투여하여 혈관의 직경을 측정하는 엑스선 기법.

혈관 촬영상(angiogram): 동맥 조영상과 같다.

심장카테터법(cardiac catheterization): 심장 내 방실의 혈류를 측정하는 특수화된 기술로, 심장 내 혈류 흐름에 대한 이상을 확인할 수 있다.

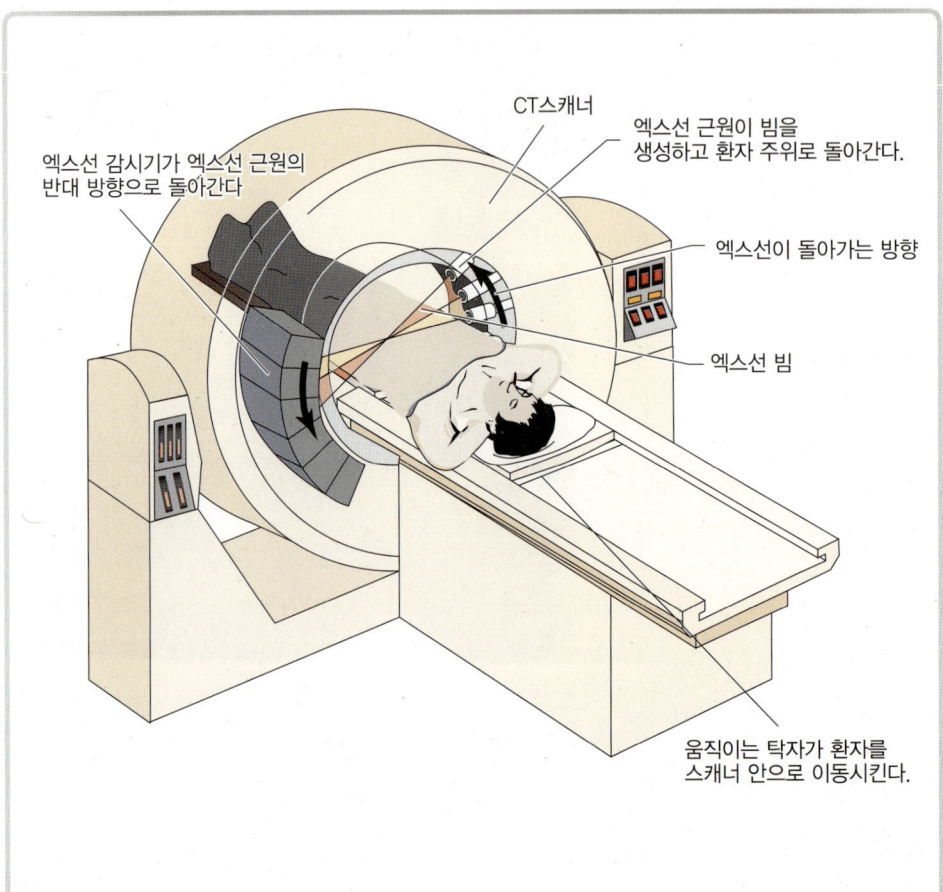

그림 1-8 • 컴퓨터 단층 촬영술. 환자는 기계 안 침대 위에 눕고, 엑스선 관이 환자 주위를 돌아가면서 방사선을 쪼인다. 방사능 감지기를 통한 데이터는 컴퓨터를 통한 영상으로 만들어진다.

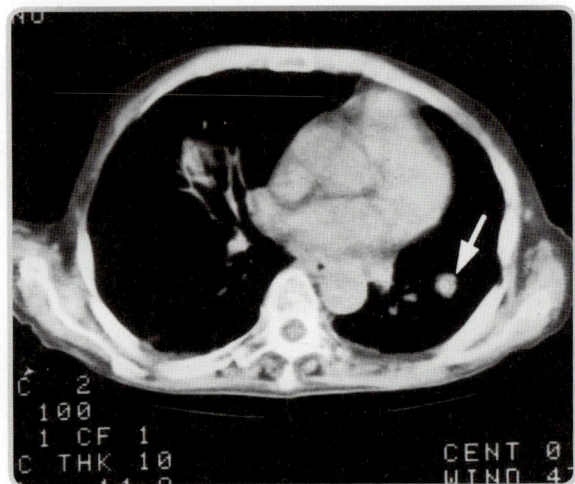

그림 1-9 • 흉부 CT 촬영. 중격과 심장이 흰색으로 중앙부에 나타나고, 주위에 상대적으로 폐가 둘러싸고 있다. 화살표로 나타난 부분이 폐 종양인데 흰색 결절로 나타난다.

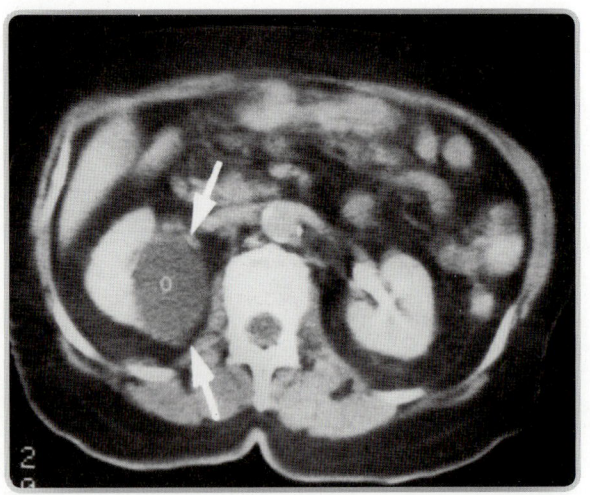

그림 1-10 • 신장 높이의 복부를 CT로 촬영한 것으로, 액체가 차있는 주머니처럼 신장(화살표)이 나타나 있다. 주머니는 상대적으로 주변의 신장조직보다 성기게 나타나는데, 반대편 신장은 정상으로 나타나 있다.

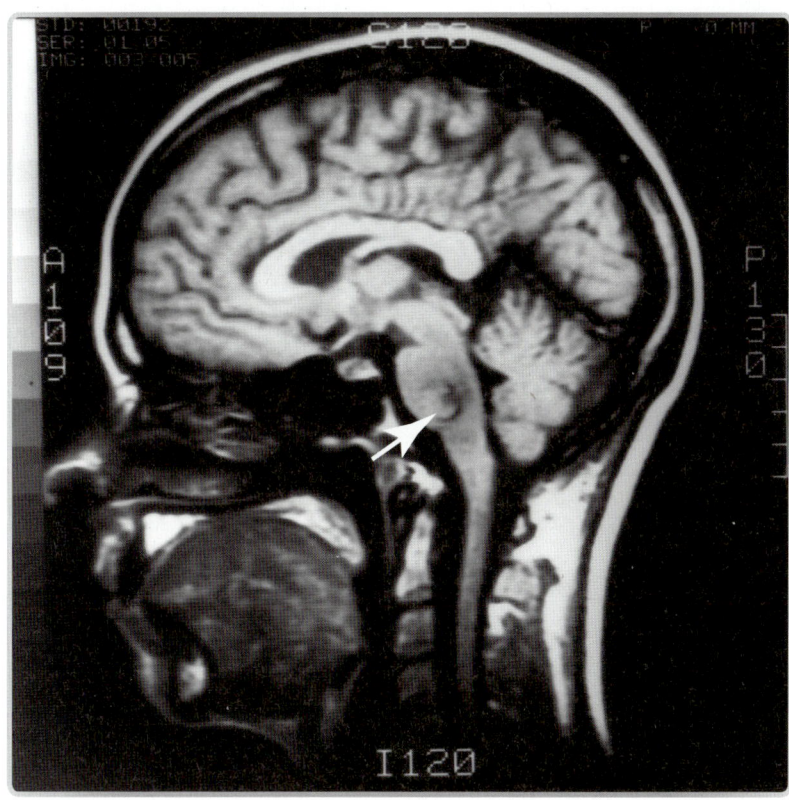

그림 1-11 • 뇌를 자기공명영상으로 촬영한 것으로 두개골이 보이지 않으므로 내부가 깨끗하게 잘 보인다. 단면을 둘러싸고 있는 흰 부분은 두피 조직이다. 화살표가 나타낸 부분은 뇌간의 혈관 기형을 나타낸 것이다.

의료진은 반복된 검사로 환자에게 과도한 양의 방사선이 전달되는 것을 우려한다. 방사선에 대한 노출 없이 동일한 정보를 제공하는 초음파 검사는 비슷한 진단적 정보를 주는 CT를 대체할 수 있을 때마다 추천된다.

▶ **자기공명영상**

자기공명영상(MRI)은 CT 스캔처럼 다양한 기관과 조직의 컴퓨터로 구성된 영상을 만든다. 이 장치는 강한 자기장을 형성할 수 있는 강한 자석과 고주파 파동을 전달하고 받을 수 있는 고리, 판독 장치로부터 임펄스를 받아서 해석될 수 있는 영상을 형성하는 컴퓨터로 이루어져 있다. 자석과 고리로 둘러싸인 자기공명영상 판독 장치는 CT 판독 장치와 비슷하게 보인다. CT 스캔에서 처럼 환자는 판독 장치 안으로 점차 움직이는 단에 눕는다.

그러나 자기공명영상의 원리는 조직의 밀도에 기초한 영상을 형성하는 전리 방사선을 이용한 CT 스캔과는 약간 다르다. 대조적으로 MRI 스캔에 의해 얻어진 컴퓨터 형성 영상은 강한 자기장에 있는 물 분자에 포함된 양성자(전자가 주위를 돌고 있는 핵 안의 양전하를 띤 입자)의 반응에 달려 있다. 수분이 많은 신체 조직은 흥분할 수 있는 양성자들의 풍부한 원천이다. 생성된 신호의 세기는 신체 조직을 구성한 물의 변동과 관계 있다. 자기공명영상은 전리 방사선을 사용하지 않기 때문에 환자는 방사선 노출을 받지 않는다. 자기공명영상은 환자를 강한 자기장과 라디오파에 노출시키지만, 이것은 아직까지는 상대적으로 안전한 것으로 알려져 있다.

컴퓨터 단층촬영스캔(computed tomographic(CT)scan): 엑스선 관과, 그로부터 나온 엑스선을 감지할 수 있는 감지기로 이루어진 기구. 인체의 단면을 촬영할 수 있다. 때때로 CAT 스캔이라고도 불린다.

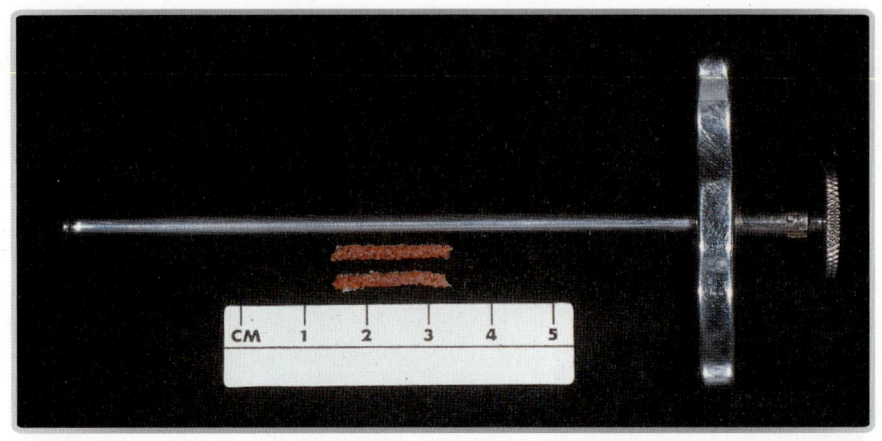

그림 1-12 • 특수한 바늘을 이용하여 골반뼈를 통한 골수채취 검체물. 위쪽에 있는 것이 생검 바늘이다.

▶ 적용

자기공명영상은 CT에 의해 감지되는 이상과 같은 유형을 감지하고, CT는 MRI보다 다양하게 적용하기가 좋다. 하지만 예를 들어 척수, 두개골 저부와 같은 뼈로 둘러싸인 조직의 병변에서 이상을 검사하려 할 때와 같은 특수한 상황에서는 MRI가 CT에 비해 뚜렷한 장점을 제공한다(그림 1-11). 이런 위치에서는 뼈가 그것의 밀도 때문에 스캔을 방해하지만 뼈의 수분 함량이 낮기 때문에 MRI에서는 영상을 형성하지 않는다. 또한 자기공명영상은 뇌와 척수에서 회색질과 백색질의 다른 수분 함량으로 뚜렷한 차이를 나타낸다. 이 이유 때문에, 이 기술은 다발성 경화증이라 불리는 신경성 질환의 신경 섬유의 미엘린 수초의 손상을 증명하는 데 유용하다(21장, 신경계에서 설명한다).

▶ 세포학적 조직학적 검사

신체의 표면을 덮고 있는 세포는 계속 탈락되고 새로운 세포로 대체된다. 비정상적 세포들은 종종 상피 표면과 접촉하는 체액이나 분비물에서 확인된다. 이 유형의 검사는 검사를 발견한 의료진을 따서 Pa-panicolaou smear, 또는 간단히 세포진검사라고 불린다. 이것은 자궁의 조기 종양을 인지하는 데 널리 사용되고 다른 위치의 종양을 감지하는 데도 사용될 수 있다. 세포진검사는 신생물 부분인 11장에서 설명할 것이다.

질환이 있는 조직은 병리학자들에 의해 인지될 수 있는 비정상적 구조와 세포 양상을 나타낸다. 결론적으로, 떨어져 나온 그 조직이나 기관의 작은 표본의 조직학적 검사로 환자의 질환의 원인을 알아낼 수 있다. 이 과정을 생검(biopsy)이라고 한다. 조직의 표본은 신체의 어느 부분에서 얻어질 수 있다. 예를 들어 위내시경, 기관지내시경, 그리고 내시경 검사에 사용되는 다른 기구들은 내부 기관이 검사되는 동안 생검을 위한 표본을 얻을 수 있게 되어있다. 또한 생검 표본은 간이나 신장 같은 기관에서는 피부를 통해 가는 바늘을 찔러넣어서 내부 기관으로부터 직접적으로 얻을 수 있다. 골수의 표본은 이런 방식으로 얻어지고, 골수생검(bone marrow biopsy)은 종종 혈액 질환을 진단하는 데 이용된다(그림 1-12).

세포진검사 (PAP smear): 주로 암을 선별하는 데 이용되는 검사로서, 다양한 곳으로부터 세포를 얻어서 검사한다.

생검(biopsy): 조직을 작게 떼내어 병리학자가 진단을 내리는 데 이용되는 기술.

단원 복습 CHAPTER 1

자세히 살펴보기

19세기 후반 한 캐나다 의료진이 미국의 의학 교육과 의술에 놀라운 변혁을 일으켰고 미국의 의료계를 20세기로 끌어올렸다. 그는 바로 윌리엄 오슬러(William Osler)였다. 그는 캐나다의 온타리오에서 태어났다. 그는 몬트리올의 맥길 대학교(McGill University)에서 의학 박사를 받았고 런던, 베를린, 빈에서 졸업 후 공부를 했다. 1874년에 그는 맥길 대학교의 교수로 돌아와 해부학, 생리학, 병리학을 가르쳤다. 1888년에 그는 곧 개업할 존스홉킨스 병원의 수석 의료진과 메릴랜드 볼티모어의 존스홉킨스 의과대학의 교수로 채용되었다. 오슬러는 의학의 커리큘럼을 교훈적인 강의에서 의대생들이 배운 것을 행하는 임상적인 가르침을 강조하는 것으로 바꾸는 변혁을 일으켰다: 환자로부터 임상 병력을 듣고, 이학적 검사를 행하고, 진단적 가능성과 예후를 예측하는 것을 공식화했다. 그는 곧 학생을 동료로 대접해주는 최고의 임상의, 교수, 임상적 연구원으로 인지되었다. 그는 40년 동안 표준 의학 서적이 된 《The Principles and Practice of Medicine》이라는 의료에 대한 첫 번째 책을 저술했다. 1905년 오슬러는 볼티모아를 떠나 영국의 옥스포드의 의학 흠정 강좌 담당 교수로 명망 있는 임명을 받아 1919년에 사망하였다.

요약

질병은 다양한 증상과 징후를 만드는 신체 구조와 기능의 이상이고, 비침습적인 검사실 검사 결과와 관련이 있다. 증상은 두통을 일으킴, 인후통, 소변 시 작열감, 흉통과 같이 환자가 의료진에게 자신이 주관적으로 느끼는 개인적 호소를 말하는 것이다. 징후는 피부 발진, 인후염, 목의 커진 림프절과 같이 의료진이 검사로 확인할 수 있는 객관적인 것이다. 종종 의료진은 요관 감염이 의심될 때의 소변 검사나 소변 배양이나 폐렴이 의심될 때의 흉부 엑스선과 같이 질병에 대한 더 많은 정보를 얻기 위해 검사실 검사를 수행한다. 이 장에서 소개된 것과 같이 특정한 적용점과 한계점이 있는 많은 다른 유형의 검사들이 기술된다. 임상의의 임무는 질병의 특징을 알아내고(진단을 내리다), 그 질환의 결과를 예측하고(예후), 그리고 환자를 치료한다(증상 치료와 특정 치료). 종종 선별 검사는 특정 질환에 보통보다 높은 위험을 가진 집단의 사람이나 질환이 심각한 기관 손상을 일으키기 전에 성공적으로 치료될 수 있는 증상이 없는 조기 질환을 가진 사람을 확인하는 데 사용된다. 선별은 (1) 선별될 수 있는 인구집단(선별에 선택된 인구 집단의 유의한 질병 빈도) (2) 환자의 위험 없이 수행되어 질병을 확인할 수 있는 믿을 만한 비용 효율이 좋은 검사 (3) 질병의 조기 발견이 결과에 좋은 영향을 미치는 증거가 있어야 한다.

복습문제

1. 질병의 5가지 주요 범주는?
2. 다음의 정의는?: 병인, 질환의 증상, 질환의 징후, 진단, 예후

CHAPTER 1 단원 복습

3. 기질성 질환은 기능성 질환과 어떻게 다른가?
4. 의료진이 진단에 도달하기 위한 원칙적 요인은 무엇인가?
5. 특정 치료와 증상 치료의 차이는 무엇인가?
6. 진단 검사의 주요 범주와 의료진이 진단을 하기 위한 절차는 무엇인가? 예를 들어라.
7. 침습적 절차와 비침습적 절차의 차이는 무엇인가?
8. 다음 절차의 기본 개념은 무엇인가?: 세포진 검사, 엑스선 검사, 초음파, 심전도, CT 스캔

상호 관련 문제

객관식

1. 신생아에 대한 유전질환을 선별하는 검사 중에서 잘못 설명된 것은?
    A. 선별검사는 대개 비효율적인데, 이유는 대부분의 유전질환은 불치병이기 때문이다.
    B. 유전질환의 장기적이고 해로운 영향은 종종 빠른 검사를 통해 예방될 수 있다.
    C. 신생아 유전질환 검사는 환자로 하여금 미래의 임신여부에 대한 결정을 돕게 한다.
2. 다음 중 정부 관계기관에서 혈액 검사를 통해 파일럿들의 질병 선별검사를 제안했다. 이 중 가장 부적절한 설명은?
    A. 질병의 유병률은 일반적이다(1,000명 중 1명).
    B. 질병은 매우 천천히 진행된다.
    C. 현재 특별한 방법이 없다.
    D. 검사는 상대적으로 싸다(약 15,000원).
    E. 검사는 꽤 특이적이고, 위양성과 위음성으로 나타낼 확률이 매우 낮다.
3. 만성적인 감기, 열, 화농성 객담을 증상으로 나타내고 있고, 폐 감염이 확인되었다. 다음 보기 중 거리가 먼 진단검사는?
    A. WBC 숫자와 다른 감별
    B. 흉부 엑스선
    C. 미생물 검사를 위한 객담 배양
    D. 소변 검사
    E. CT 검사
4. 질병의 예측가능한 결과와 관련된 의료진의 의견을 무엇이라 하는가?
    A. 진단
    B. 역학
    C. 예후
    D. 병리학
5. 젊은 여성이 항생제 알레르기 반응에 의한 피부 발진을 나타냈다. 이를 무엇이라 하는가?
    A. 감염
    B. 염증
    C. 퇴행성 질환
    D. 대사성 질환

비판적 사고

1. 흑인에서의 겸상 적혈구 빈혈증의 빈도는 8% 정도이다. 2명의 흑인들이 결혼을 하여 가정을 꾸리려고 한다. 여성은 겸상 적혈구 빈혈증에 대한 선별검사를 결혼 전에 하자고 하고, 남자는 당신에게 생각을 묻는다. 그에게 어떤 말을 해줄 것인가? 그 이유는 무엇인가?
2. 흉부와 복부 CT 검사는 일반적인 병력청취나, 이학적 검사 등을 통해서 얻을 수 없는 인체 내부 장기의 구조에 대한 정보를 준다. 건강한 젊은 부부가 1년에 한 번씩 정기적인 CT 검진을 받고자 하는데 그들은 병변을 빨리 찾아낼수록 좋은 예후를 통해 효과적인 치료가 이루어질 것이라 믿고 있다. 그들이 당신에게 의견을 물어오면 어떻게 답변을 할 것인가? 그 이유는 무엇인가?

CHAPTER 2

유전자, 염색체, 세포, 조직: 인체의 정상과 병적 상태에서의 구조와 기능

Genes, Chromosomes, Cells, and Tissues: Their Structure and Function in Health and Disease

학습목표

1. 특정 조직을 형성하는 데 세포가 어떻게 구성 및 통합되는지를 설명할 수 있다.
2. 특정 장기로 형성되는 데 조직이 어떻게 구성 및 통합되는지를 설명할 수 있다.
3. 세포는 세포분열 중에 딸세포에게 유전정보를 전달하기 위해 어떻게 DNA 사슬의 유전정보를 이용하는지를 설명할 수 있다.
4. 세포질에 있는 다양한 효소와 단백질의 합성에 핵 내에 존재하는 DNA에서 일어나는 과정을 설명할 수 있다.
5. 노화된 세포가 세포손상에 더욱 민감하게 되는지를 설명할 수 있다.
6. 세포의 물질이동과 더불어 세포가 세포 내외의 주위 환경에 따라 정상적으로 적응하는 5개 과정을 설명할 수 있다.
7. 염색체를 연구하는 방법과 염색체를 결정짓는 기전을 설명할 수 있다.
8. 유사분열과 감수분열의 차이를 비교할 수 있다.
9. 정자형성과 난자형성을 비교할 수 있다. 또한 고연령자의 여성에서 감수분열 중 염색체 분리 이상에 대한 함축된 의미를 설명할 수 있다.
10. 유전자가 후손에 전달되는 양식과 더불어 우성, 열성, 공동 우성과 성염색체 유전에 대한 의미를 설명할 수 있다.

CHAPTER 2 유전자, 염색체, 세포, 조직: 인체의 정상과 병적 상태에서의 구조와 기능

■ 유기체(세포-조직-기관)

세포는 신체의 구조 및 기능적 기본단위이다. 조직은 특정 기능을 수행하기 위해 배열된, 서로 비슷한 세포들의 집합이다. 조직들은 서로 다른 비율로 모여 기관을 형성하고, 비슷한 작용을 하는 기관들이 모여 기관계를 형성한다. 최종적으로 다양한 기관계들이 통합되어 하나의 기능적인 개체를 형성된다. 이러한 구조 중 어떤 수준에서 기능장애가 있으면 질병이 발생할 수 있다.

■ 세포

다양한 기능을 가진 세포(cell)들은 그 구조가 서로 다르지만 모두 공통적으로 어떠한 특징을 갖는다(그림 2-1). 각각의 세포들은 세포질로 둘러싸인 핵으로 구성된다. 세포의 유전정보를 지닌 핵은 세포의 대사기능을 지시하고 세포질 내 구조물들은 기능을 수행한다. 세포 내의 작은 여러 구조들을 세포소기관이라 일컫는데, 세포소기관들은 세포의 중요한 기능들을 수행한다. 세포질은 또한 세포의 틀, 즉 세포골격을 구성하는 구조단백질의 다발을 가지고 있다. 어떤 세포들은 수축력이 있는 단백질의 다발들을 가지고 있다. 세포질과 핵, **세포소기관**들은 지질과 단백질 분자로 구성된 막으로 둘러싸여 있어 서로 구분된다.

> **세포소기관 (organelle):** 미토콘드리아와 같이 세포의 세포질 내에 있는 작은 구조물.
>
> **디옥시리보핵산(DNA):** 유전적 정보를 담고 있는 세포의 핵 속의 염색체에 있는 핵산.
>
> **리보핵산(RNA):** 핵소체 안에 있는 핵산, mRNA, tRNA, 그리고 rRNA로 구성.
>
> **조직(tissue):** 특정한 기능을 수행하기 위해 합쳐진 유사한 세포의 모임.

▶ 핵

핵(nucleus)은 단백질과 결합되어 있는 두 가지 종류의 핵산을 가지고 있다. **DNA**는 염색체 내에 존재하는데, 분열하지 않은 세포의 염색체는 가늘고 길며 뚜렷한 구조물로 나타나지 않기 때문에 확인할 수가 없다. 대신에 핵 염색질이라고 하는 과립형의 망상구조로 보인다. **RNA**는 핵소체라 불리는 핵 내의 둥근 구조물 내에 존재한다. 핵은 이중층으로 구성된 핵막에 의해 세포질과 구분된다. 핵막에 있는 작은 구멍들은 핵과 세포질이 교통할 수 있게 해준다.

▶ 세포질

세포의 세포질(cytoplasm)은 세포막으로 둘러싸인

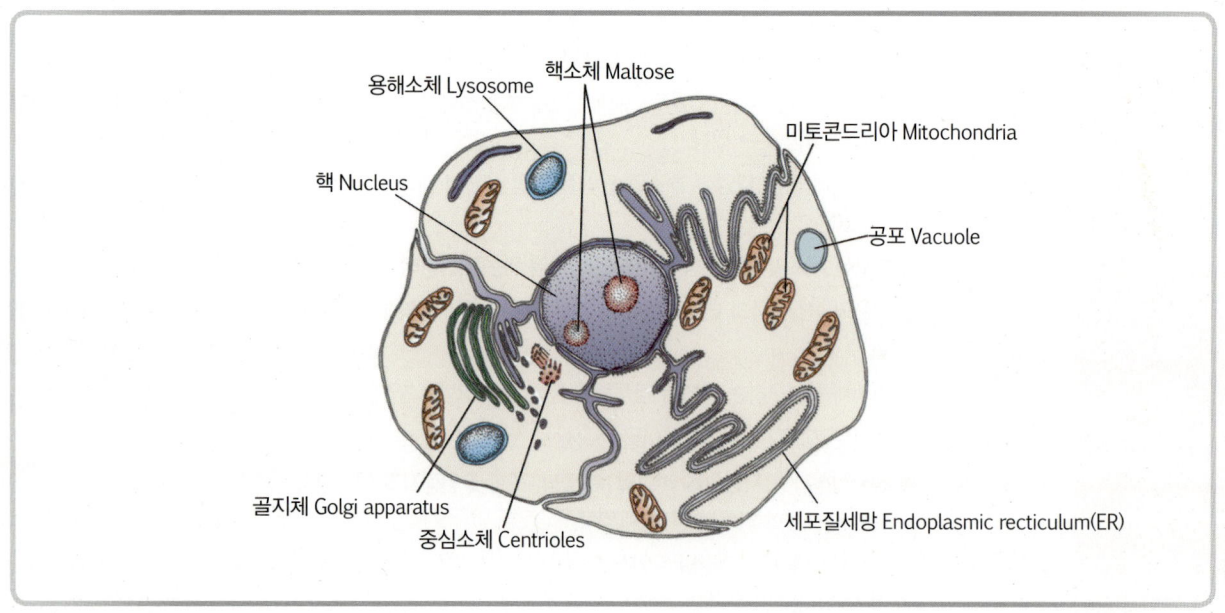

그림 2-1 • 전형적인 세포의 구조.

표 2-1 주요 세포소기관과 기능

소기관	기능
미토콘드리아	세포에서 화학반응을 추진시키는 아데노신 삼인산(ATP)를 만들기 위해 음식물을 에너지로 전환함
조면소포체	세포에 의해 분비되는 단백질을 합성하는 채널을 가지고 있는 관 모양의 리보솜
활면소포체	세포 내에 있는 일부 화합물과 지질을 합성하는 효소를 포함하고 있는 관 모양의 채널
골지체	조면소포체에 의해 합성된 단백질에 탄수화물 분자를 부착시키는 핵 근처에 위치한 편평한 주머니
용해소체	낡은 세포소기관과 탐식작용에 의해 세포 내로 들어온 물질을 소화시키는 효소를 가지고 있는 세포질 내에 있는 구형의 소기관
중심소체	세포분열 동안 염색체를 분리시키는 방추체를 형성하는 짧은 실린더
세포골격	세포의 구조적 골격을 형성하고 움직임이나 탐식작용 같은 세포의 기능을 촉진시키는 단백질 세관과 섬유

원형질 덩어리로 이루어져 있는데, 세포막은 세포 안팎으로 드나드는 물질의 이동을 선택적으로 조정해 준다. 세포질에는 다양한 세포소기관들이 있고 세포가 분비하는 글리코겐이나 지방 같은 물질들도 존재할 수 있다. 가장 중요한 세포소기관으로는 미토콘드리아, 소포체, 골지체, 용해소체, 중심소체, 그리고 세포골격을 구성하는 세관과 가는 섬유가 있다. 세포소기관들의 기능은 표 2-1에 요약되어 있다. 그림 2-2는 용해소체가 어떻게 소화 기능을 수행하는지를 보여주고 있다. 몇몇 질병들은 세포소기관들의 특징적인 비정상과 연관되어 있다.

■ 조직

조직은 특정기능을 수행하기 위해 모인 서로 비슷한 세포들의 집합이다. 조직들은 크게 4종류로 구분된다.
1. 상피
2. 결합조직과 지지조직
3. 근육조직
4. 신경조직

▶ 상피

상피(epithelium)는 긴밀하게 연결된 세포들의 집합으로 구성된다(그림 2-3). 상피세포는 위장관, 요로, 질과 같이 외부와 통하는 신체내부와 바깥표면을 덮고 있다. 상피는 갑상샘이나 췌장 같은 샘들을 형성하고, 또한 간이나 콩팥같이 분비나 배출기능이 있는 기관의 기능적인 세포(**실질세포**)를 구성한다. 각각의 세포들은 평평하고 판과 같이 생겼거나(편평세포: squamous cell), 입방형태이거나(입방세포: cuboid cell), 키가 크고 날씬하다(원주세포, columnar cell). 많은 원주상피세포들이 흡수나 분비를 하도록 특화되어 있고 어떤 세포들은 섬모라고 하는 털같이 생긴 구조물을 표면에 가지고 있다. 상피세포는 단층으로 되어 있거나(단순상피: simple epithelium) 여러 층으로 두껍게 되어 있다(중층상피: stratified epithelium).

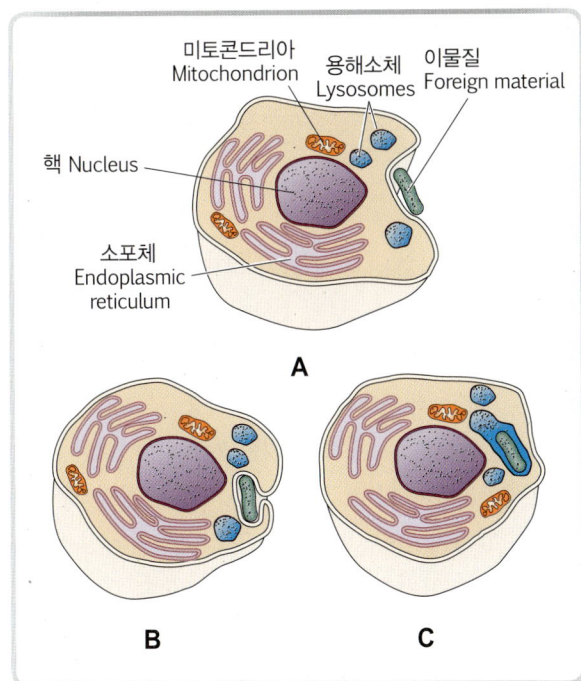

그림 2-2 • 용해소체에 의해 흡수된 물질의 소화. A, 탐식세포의 세포질의 확장이 특정한 물질의 주위를 감싸기 시작한다. B, 세포질 확장은 물질을 삼켜서 삼켜진 물질이 들어 있는 탐식 공포를 형성한다. C, 용해소체와 탐식공포는 합쳐져서 용해소체로부터의 효소가 삼켜진 물질을 소화시킨다.

CHAPTER 2 유전자, 염색체, 세포, 조직: 인체의 정상과 병적 상태에서의 구조와 기능

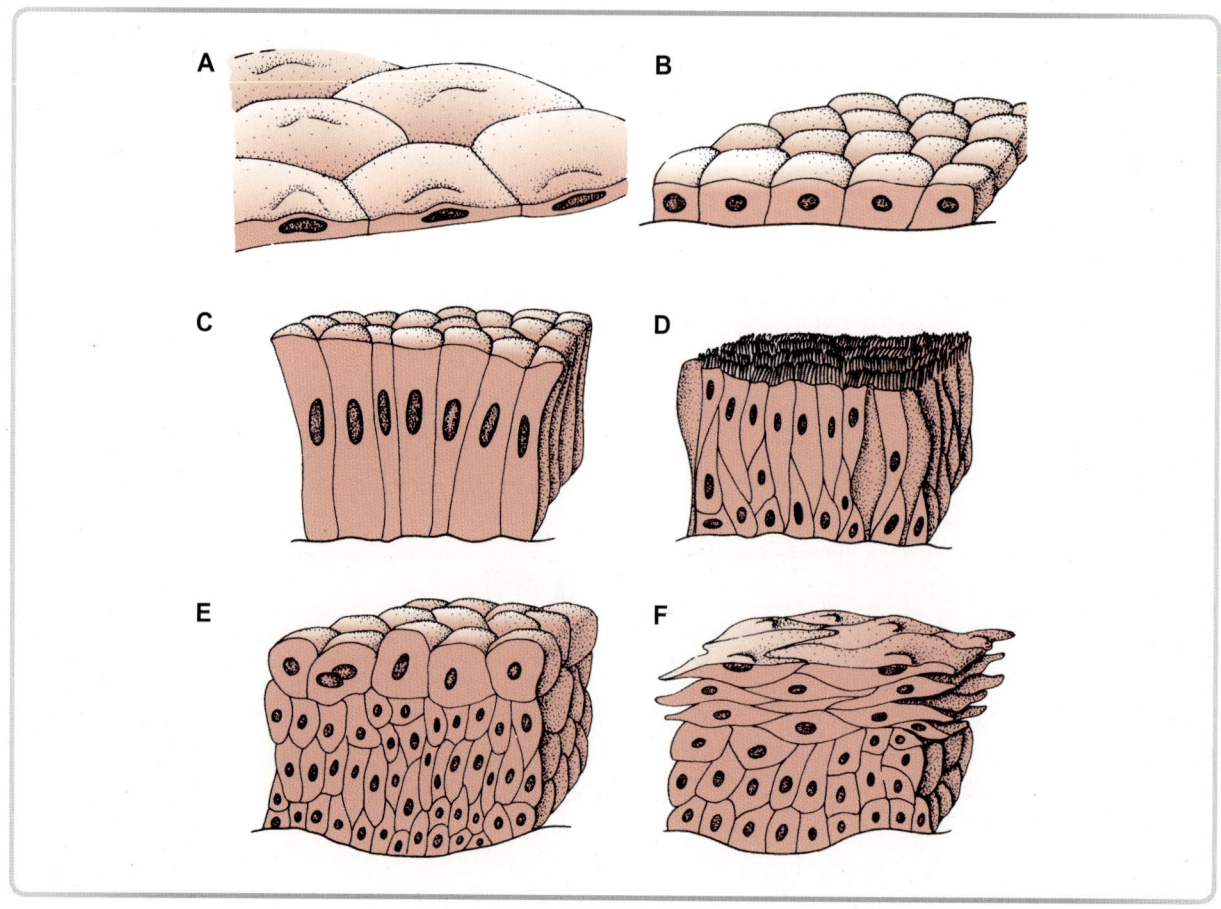

그림 2-3 • 상피의 일반적인 종류들. A, 단순편평상피. B, 입방상피. C, 원주상피. D, 거짓중층편평상피. E, 이행상피. F, 중층편평상피.

실질세포(parenchymal cell): 조직이나 기관의 기능을 수행하는 세포.

실질(parenchyma): 골격을 형성하는 연결조직이나 지지조직과는 대조적으로, 기관이나 조직의 기능을 수행하는 세포들.

내피(endothelium): 혈관과 심장 내부의 내층.

중피(mesothelium): 흉막, 심장막, 복막 등의 공간을 덮고 있는 편평상피세포층

내피와 중피. 심장, 혈관, 림프관의 안쪽은 내피라고 부르는 한 층의 단순편평상피로 둘러싸여 있다. 흉막, 심장막, 복막의 공간도 중피라고 부르는 비슷한 유형의 상피로 둘러싸여 있다.

상피의 구조. 상피세포는 얇은 바닥막으로 지지된다. 세포들은 서로 견고하게 결합되고 상피의 깊은 층은 바닥막에 단단하게 부착되어 있어서 상피세포는 비교적 제자리에 고정되어 있다. 상피 내부에는 혈관이 없다. 세포들은 밑에 있는 결합조직의 모세혈관에서 확산되는 물질을 양분으로 공급받는다.

상피의 기능. 상피는 여러 가지 다른 기능을 수행한다. 모든 종류의 상피는 보호 기능을 수행한다. 중층편평상피는 몸의 바깥면(피부)과 입안, 식도, 질을 둘러싼다. 피부 세포의 가장 꼭대기층은 추가적인 보호기능을 제공하기 위해 **케라틴(keratin)**이라는 섬유성 단백질을 함유한다(그림 2-4). 위장관 등을 둘러싸는 원주상피는 흡수 및 분비 기능에 특화되어 있다. 다른 종류의 상피는 점액, 땀, 기름, 효소, 호르몬 등을 분비하는 샘을 형성한다.

▶ **결합조직과 지지조직**

결합조직(connective)과 지지조직(supporting tissues)은 다양한 종류의 섬유질이 파묻혀 있는 **기질**이라 불리는 다량의 세포외물질과 이에 포함된 상대

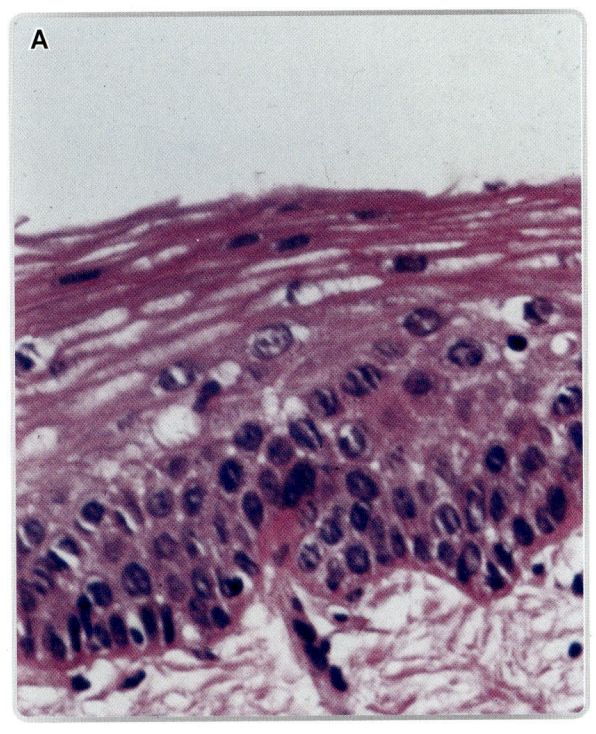 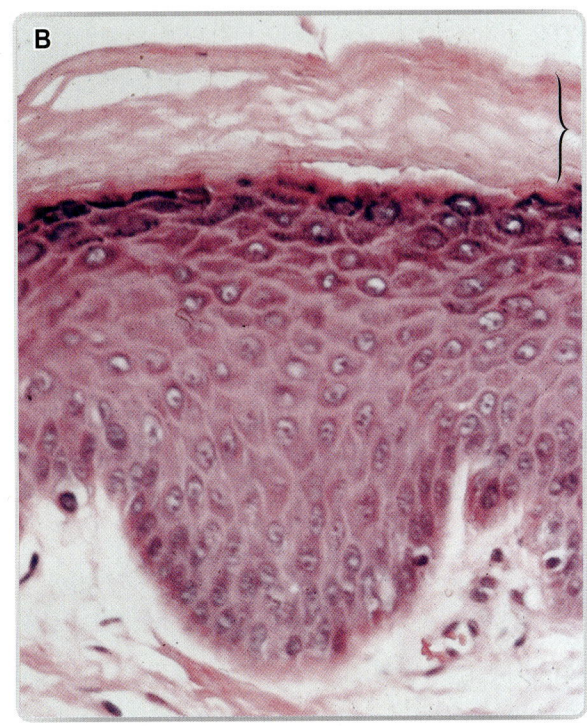

그림 2-4 • A, 비각질화 중층편평상피 세포. B, 각질화 중층편평상피세포. 각질층(브래킷)이 아래에 존재하는 상피세포를 보호하는 밀집된 비세포 층을 이루고 있다(400배).

적으로 적은 수의 세포로 구성된다. 세포와 섬유질, 기질의 비율은 결합조직의 종류에 따라 크게 다르다. 결합조직의 섬유질은 3가지로 구성된다.

콜라겐 섬유(collagen fiber)는 길고 유연하며 콜라겐이라는 단백질로 구성된다. 콜라겐(collagen)은 튼튼하지만 늘어나지는 않는다. 탄성섬유(elastic tissue)는 콜라겐만큼 튼튼하지는 않지만 쉽게 늘어나고, 잡아당기는 힘이 사라지면 예전의 모양으로 돌아온다. 망상섬유(reticular tissue)는 콜라겐과 매우 비슷하지만 상당히 얇고 섬세하다.

결합조직과 지지조직은 다양한 종류의 성긴섬유조직 및 치밀섬유조직, 탄성조직, 망상조직, 지방조직, 연골, 뼈를 포함한다. 탄성섬유는 혈관 벽을 둘러싸는 막을 구성하고 큰 동맥의 특징적인 팽창성을 부여한다.

망상조직은 간, 비장, 림프절 같은 다양한 기관의 지지 틀을 형성하는 미세한 섬유구조를 특징으로 하는 특수한 결합조직이다.

지방조직은 많은 수의 지방세포로 구성된다. 지방은 에너지의 한 가지 저장형태로, 절연과 충격완화의 역할을 한다.

연골은 지지조직의 한 종류로 치밀한 기질 안에 세포들이 흩어져 있다.

뼈는 고도로 특화된 단단한 지지조직으로, 뼈를 형성하는 세포를 포함하는 기질에 칼슘염이 스며들어 있다.

▶ 근육조직

근육세포는 액틴과 미오신이라 불리는 특화된 세포 내 수축성 단백질 섬유를 가지고 있다. 근육세포들은 평행한 다발로 배열되어 있다. 근육섬유가 수축하는 동안 액틴 섬유는 미오신 섬유 안쪽으로 미끄러져 들어가 마치 피스톤처럼 섬유를 짧아지게 한다. 근육

케라틴(keratin): 머리카락과 손톱의 주요 구성성분으로, 황을 포함하고 있는 불용성의 단백질.

기질(matrix): 연결조직세포가 파묻혀 있는 물질.

섬유에는 세 종류가 있다. 민무늬근은 대개 위장관, 생식관, 담관같이 속이 빈 내장의 벽안에 존재하며 혈관 벽 안에도 있다. 평활근(smooth muscle)은 자율적으로 기능하며 의식의 지배를 받지 않는다. 횡문근(striated muscle)은 골격을 움직이며 의식의 통제를 받는다. 심장근육은 심장에서만 발견된다. 심장근육은 횡문근을 닮았지만, 평활근과 수의근의 공통된 몇몇 특징을 갖는다.

뉴런(neuron): 신경세포, 신경세포체와 돌기들을 포함한다.

신경아교(neuroglia): 신경조직을 지지하는 세포.

간질(stroma): 기관의 골격을 형성하는 조직.

유전 정보(genetic code): 염색체 안에 있는 DNA 분자의 코돈에 의해 전달되는 정보.

▶ **신경조직**

신경조직(nerve tissue)은 신경자극을 전달하는 뉴런이라는 신경세포와 신경교세포라는 지지세포로 구성된다. 신경교세포는 그 수가 신경세포보다 많으며 신경세포를 도와주는 다양한 기능을 수행한다.

▶ **기관과 기관계**

기관은 특정 기능을 수행하기 위해 통합된 서로 다른 조직의 집합이다. 일반적으로 한 가지 조직이 그 기관의 주요한 기능을 수행하고, 나머지 조직들은 기관의 혈관조직 및 결합조직의 틀을 제공하는 등의 지지 기능을 수행한다. 한 기관의 기능적인 세포를 실질세포라고 한다. 그 기관의 지지 틀은 기질이라 부른다. 기관계는 생식기계, 호흡기계, 소화기계와 같이 상호보완적인 기능을 수행하기 위해 체계화된 기관들의 모임이다. 최종적으로 다양한 기관계들이 통합되어 기능적인 개체를 형성한다.

■ **세포 기능과 유전부호**

염색체는 유전부호라고 하는 일련의 정보들을 갖고 있다. 세포의 다양한 기능을 조절하는 것이 이러한 유전부호이다. 유전부호는 DNA 구조 내에 담겨 있고, 세포분열 시 새로 만들어지는 세포에 각각 전달된다.

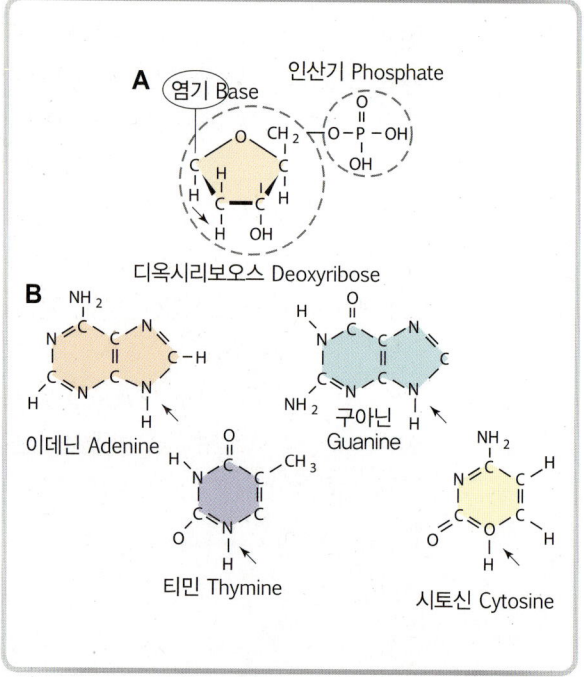

그림 2-5 • DNA 뉴클레오티드의 일반적인 구조식. A, 디옥시리보오스는 산소분자가 하나 없다는 것을 제외하고는 리보오스와 동일하다(화살표에 의해 지시된 지역에 산소분자가 하나 빠져 있다). B, 염기의 구조식. 화살표는 염기가 디옥시리보오스에 결합되는 지역을 나타낸다.

▶ **DNA 구조**

염색체는 단백질과 조합된 DNA로 구성된다. 핵산이라 부르는 DNA의 기본 구조 단위는 인산기와 이에 연결된 디옥시리보오스라는 오탄당, 그리고 염기라고 부르는 질소를 포함하는 화합물로 구성된다(그림 2-5A). DNA 염기에는 2가지 계열이 있다: 탄소와 질소 원자로 이루어진 2개의 결합 고리를 가진 퓨린 염기와 단일 고리를 가지는 피리미딘 염기가 있다. DNA에는 총 4가지 염기가 있는데, 아데닌과 구아닌은 퓨린계 염기이고 티민과 시토신은 피리미딘계 염기이다. DNA 분자는 DNA 두 가닥으로 구성되는데, 서로 인접한 DNA 사슬의 염기 사이의 약한 화학적인 인력에 의해 결합되어 있다(그림 2-5B). DNA 사슬은 나선계단 같이 생긴 이중 나선 구조로 꼬여 있는데, 인산기와 당은 두 가닥의 궤도

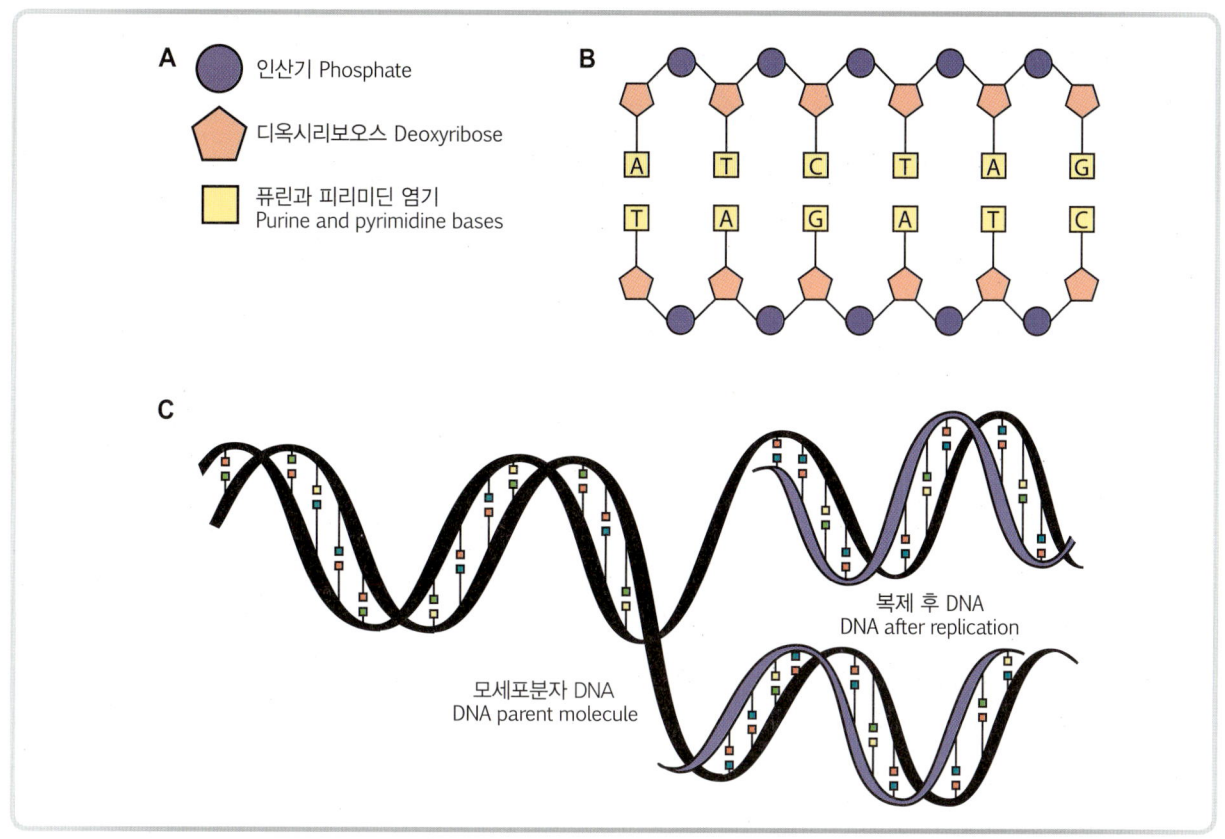

그림 2-6 • A, DNA 분자의 정보로 들어가는 구성물. B, 이중 가닥 DNA의 구조. C, DNA 분자의 복제.

를 형성하고 상호 결합된 염기쌍은 계단을 형성한다 (그림 2-6A, B, C).

▶ DNA 복제

세포가 분열을 준비할 때 DNA 두 가닥은 스스로를 복제한다. 2개의 사슬은 분리되고 각각 새로운 가닥의 합성을 위한 주형을 제공한다(그림 2-6C). 복제 과정은 2개의 이중 가닥을 만들게 되는데, 각각은 하나의 원본 가닥과 또 하나의 새로 생긴 가닥으로 구성된다. 이런 식으로, 세포분열로 만들어진 2개의 딸세포 각각은 모세포의 염색체가 가진 유전정보의 복사본을 받게 된다.

▶ 유전부호

핵 안에 있는 DNA는 세포질 내에 있는 리보솜에 의한 효소 및 다른 단백질 합성을 지시함으로써 세포가 무엇을 해야 할지 알려준다. 그러한 지시는 전령 RNA(mRNA)를 통해 전달되는데, DNA에 암호화되어 있는 정보를 세포질 내의 리보솜에게 전달해주기 때문에 이러한 이름이 붙었다.

mRNA 가닥은 핵막의 구멍을 통해 핵을 떠나 세포질 내에 위치한 리보솜에 결합되는데, 리보솜은 작은 핵단백질 입자들로 여기서 각각의 아미노산들로부터 효소 및 다른 단백질들이 만들어진다. 단백질을 만들기 위해 필요한 아미노산의 조합은 mRNA 가닥에 있는 정보에 의해 결정된다. 아미노산은 전달 RNA(tRNA)라 불리는 또 다른 종류의 RNA에 의해 리보솜으로 전달되는데, tRNA는 세포질로부터 필요한 아미노산을 골라서 리보솜으로 전달해주기 때문에 이러한 이름이 붙었으며 리보솜에서는

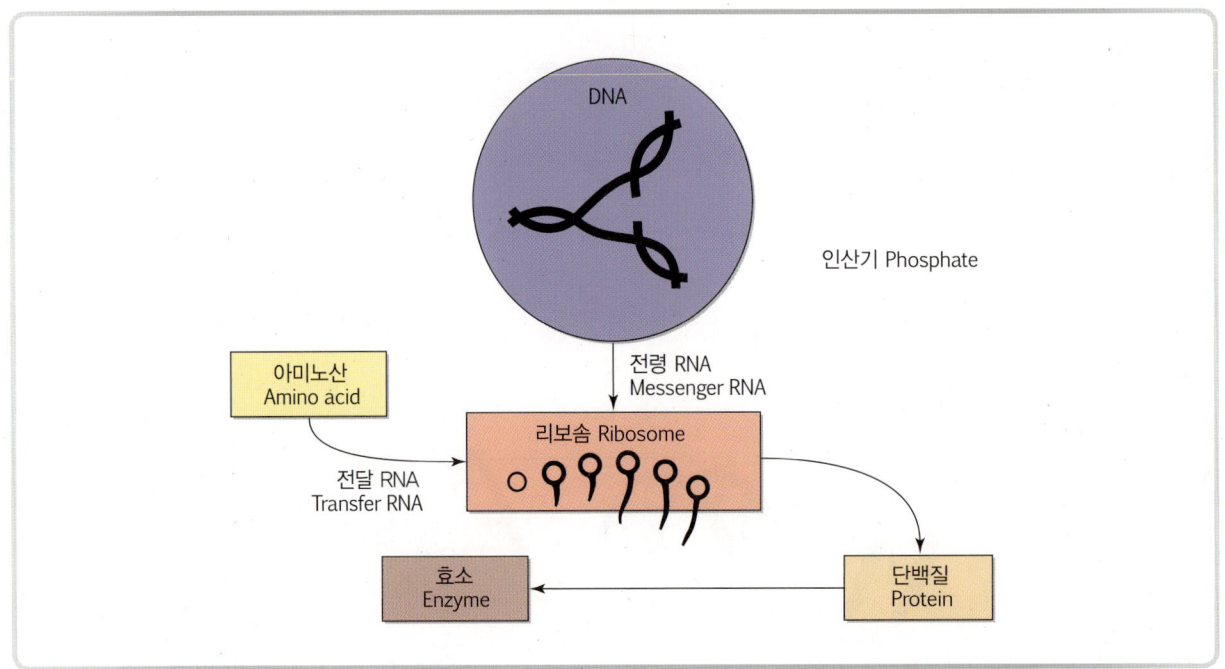

그림 2-7 • 세포질에 있는 리보솜에 의한 효소와 다른 단백질의 합성에 있어서의 전령 RNA와 전달 RNA의 역할.

mRNA에 명시된 적절한 순서대로 아미노산들이 조합된다(그림 2-7).

■ 세포 안팎의 물질이동

세포가 적절한 기능을 하기 위해 산소와 영양분은 반드시 세포 내로 들어가야 되며 폐기물들은 제거되어야 한다. 세포로 들어가고 나가는 물질들은 세포막을 통과해야 하는데, 세포막은 어떤 분자들의 이동은 제한하고 어떤 것들은 자유롭게 이동할 수 있게 해준다. 물질은 3가지 방법으로 세포막을 통과한다.
1. 확산과 삼투
2. 능동수송
3. 포식작용과 포음작용

▶ 확산과 삼투

확산은 농도가 진한 곳에서 낮은 곳으로 용해된 입자(용질)가 이동하는 것이다. 삼투압은 묽은 용액에서 진한 용액으로 물 분자가 이동하는 것이다(그림 2-8). 두 과정 모두 에너지를 쓰지 않는 수동적인 과정이다. 만약 막이 물과 용해된 입자 모두에 투과성이 있다면 용해된 입자는 막의 오른쪽에 있는 높은 농도에서 왼쪽의 낮은 농도로 이동한다. 동시에 물 분자는 반대로 오른쪽의 묽은 용액에서 왼쪽의 진한 용액으로 확산된다. 평형일 때 물 분자와 용해된 입자의 농도는 양쪽이 같아진다. 용질과 물 분자는 평행이 이루어진 뒤에도 양방향으로 막을 가로질러 끊임없이 움직이지만 이동량이 같아서 양쪽의 용액의 부피와 농도는 일정하다.

만일 어느 한쪽에 있는 용액 속에 있는 용질에 대해 막이 투과성이 없으면 상황은 달라진다(그림 2-8C, 2-8D). 물 분자는 막의 왼쪽에서 오른쪽으로 진한 용액을 향해 삼투압으로 이동한다. 막을 통한 용질의 확산은 제한되어 있으나 물 분자의 확산은 그렇지 않아서 막의 오른쪽에 있는 용액의 부피는 증가하고 삼투압에 의한 물 분자의 이동으로 용질의 농도는 떨어진다. 결과적으로 양쪽의 용액은 같은 물 분자의 농도를 갖게 되지만 부피는 다르게 된다.

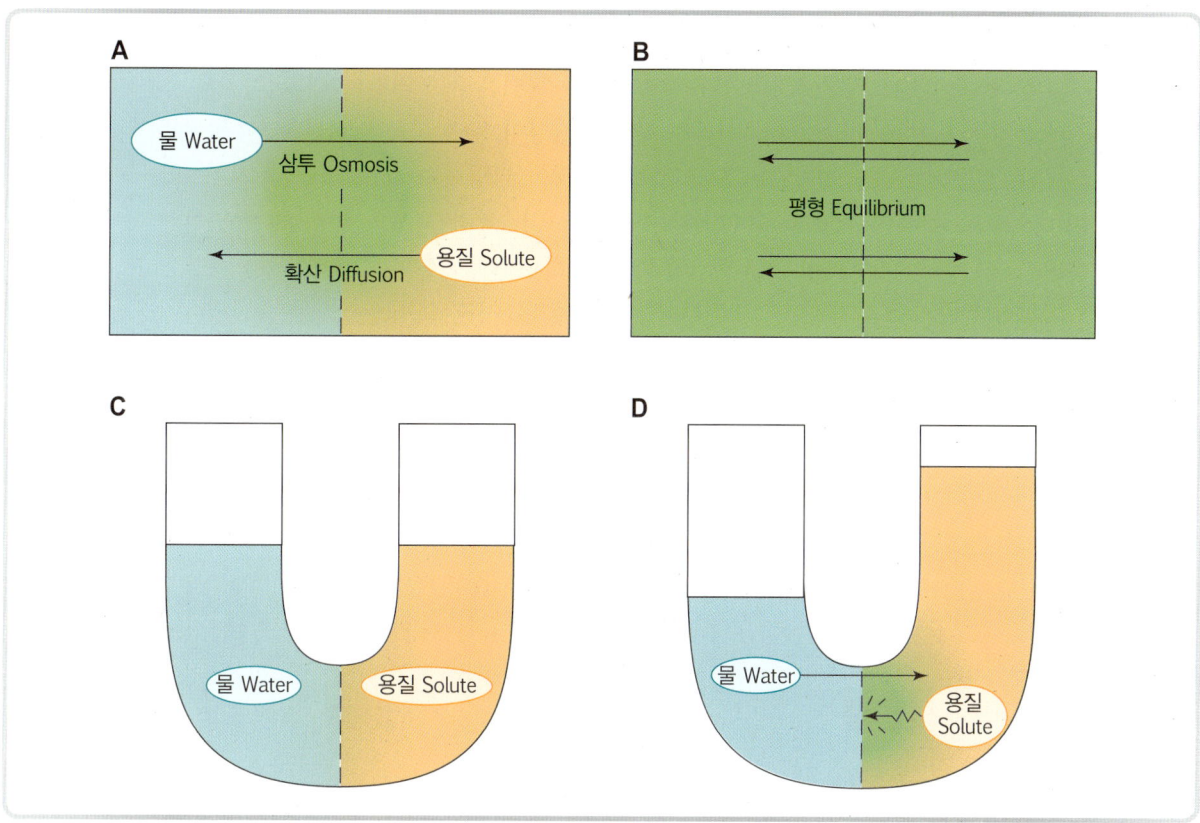

그림 2-8 • A, 점선으로 나타낸 구멍이 있는 막을 통한 삼투와 확산의 과정. B, 평형에서, 막의 양쪽에서 물과 용질의 농도는 동일하다. C, 물을 포함하고 있는 U자 모양 튜브의 왼쪽 구획. 오른쪽 구획은 막을 통과할 수 없는 용질을 포함하고 있다. D, 물분자는 막을 통과하여 자유롭게 확산할 수 있으나, 용질분자는 확산할 수 없다. 용질 구획의 부피는 용질 쪽으로 확산된 물분자에 의해 증가한다. U자 튜브의 왼쪽에 존재하는 물의 부피는 물이 용질 구획으로 확산함에 따라 감소한다.

▶ 능동 수송

능동 수송은 낮은 농도에서 높은 농도로 세포막을 통해 물질이 이동하는 것이다. 물질이 농도 경사에 역행하여 이동하기 때문에 이 과정은 에너지를 소비한다. 많은 대사 과정은 이온과 분자의 능동수송을 필요로 한다.

▶ 포식작용과 포음작용

포식작용은 세포막을 통과하기에 너무 큰 입자의 포식을 말한다. 세포질은 입자 근처로 이동하고 세포질 돌기가 결합하여 세포질 내에 공포 안으로 입자를 포식한다. 이와 유사한 포음작용은 고체 물질이 아닌 액체를 포식한다.

■ 변화하는 환경에 따른 세포의 적응

세포는 다양한 방법으로 변화하는 환경에 반응한다. 일반적인 적응 기전으로는

1. 위축(atrophy)
2. 비대와 과증식(hypertrophy and hyperplasia)
3. 화생(metaplasia)
4. 이형성(dysplasia)
5. 효소 합성의 증가(Increased enzyme synthesis)

많은 경우에, 적응은 세포가 기능을 더 효율적으로 할 수 있게 해준다. 그러나 이형성과 같은 세포적응은 세포에 해가 되곤 한다. 즉 나쁘게 작용할 수도 있다(전암성 병변).

▶ 위축

위축은 기능 저하, 불충분한 호르몬 자극이나 감소된 혈액 공급에 반응하여 세포의 크기가 줄어드는 것이다. 세포는 나쁜 조건에 적응하기 위해 그 크기가 작아진다. 예를 들어 오랜 기간 깁스를 하여 움직이지 못한 경우 골격근이 작아지며 폐경 이후 에스트로겐 자극이 줄어들어 유방과 생식기관이 축소된다. 콩팥동맥이 좁아져서 혈액 공급이 충분치 않으면 콩팥도 작아진다.

▶ 비대와 과증식

과증식(hyperplasia): 세포 숫자의 증가.

화생(metaplasia): 한 종류의 세포로부터 다른 저항성이 강한 세포로의 변화.

이형성(dysplasia): 세포의 비정상적인 성숙.

신생(neoplasia): 종양의 생성과 성장을 유발하는 병리학적 과정.

세포가 많은 일을 하면 증가된 일에 맞춰 크기가 증가하거나 수가 증가한다. 비대는 수의 증가 없이 각각의 세포 크기가 증가된 것을 뜻한다. 예를 들어 역도 선수의 큰 근육은 각각의 근육 섬유의 비대로 형성된 것이다. 이 경우 섬유의 숫자는 증가하지 않는다. 비슷한 일례로 고혈압인 사람의 심장은 심장근육 섬유가 커져서 비대가 이루어진다. 정상 혈압보다 높은 혈압에서 심장이 더 많은 일을 하기 때문이다. 과증식은 세포 수가 증가하여 조직이나 기관의 크기가 커지는 것을 의미한다. 과증식은 증가된 요구량에 반응하여 일어난다. 예들 들어 유방의 샘조직은 수유를 위해 임신시에 과증식을 한다. 갑상샘과 같은 내분비선은 호르몬 방출의 증가를 위해 커진다.

▶ 화생

화생은 나빠진 환경 조건을 견디기 위해 세포의 종류가 다른 종류로 변하는 것을 뜻한다. 예로 방광의 벽이 만성적으로 자극받고 염증이 유발되면 이행상피는 두꺼운 편평상피로 변한다. 화생 상피는 자극에 더 강한 저항력이 있으며 만성적인 염증에도 방광벽을 잘 보호하게 해준다.

▶ 이형성

이형성은 세포의 발달과 성숙이 방해받게 되어 비정상이 된 상황을 말한다. 각각의 세포는 크기와 모양이 다양하고 세포들간의 관계도 비정상이다(그림 2-9). 상피 세포의 이형성은 염증이나 만성자극으로 인해 발생할 수 있다. 몇몇의 경우 이형성은 종양을 형성하기도 하는데, 이를 신생물이라 한다. 자궁경부의 상피는 이형성이 잘 일어나는 위치로 때때로 자궁경부암으로 발전한다. 이 주제는 13장에서 다룰 것이다.

▶ 효소 합성의 증가

효소 합성의 증가는 세포에서 일어나는 또 다른 적응성 변화이다. 때때로 세포는 활면소포체에 위치한 효소에 의해 약이나 화학물질을 중화시키고 불활성화시킨다. 세포에 이러한 요구가 증가하면 세포들은 약이나 화학물질을 효율적으로 처리하기 위해 활면소포체의 효소들을 더 많이 합성한다. 약이나 화학물질을 처리할 수 있는 능력을 증가시킨 후에 동일 효소계를 이용하여 물질들을 빠르게 제거한다. 예를 들면 알코올을 상당히 많이 먹는 사람의 경우 이러한 적응성 변화를 통해 알코올을 더 효율적으로 대사할 수 있다. 이러한 사람들은 다른 약도 굉장히 빠른 속도로 제거하고 대사할 수 있다. 그래서 의료진이 동일 효소계에 의해 대사되는 약을 처방하는 경우 일반적인 치료용량이 듣지 않는다.

■ 세포 손상, 세포사, 세포 괴사

▶ 세포 손상

손상 받은 세포는 다양한 형태학적 이상을 보인다. 가장 흔한 2가지 변화로 세포 종창과 지방변화가 있다.

세포종창. 정상적으로 기능하는 세포는 능동적으로 세포 안으로 나트륨(Na^+)을 이동시키고 칼륨(K^+)은 세포 밖으로 이동시킨다. 이러한 과정은 에너지를 소비한다. 세포가 손상을 받아 정상 기능을 수행하

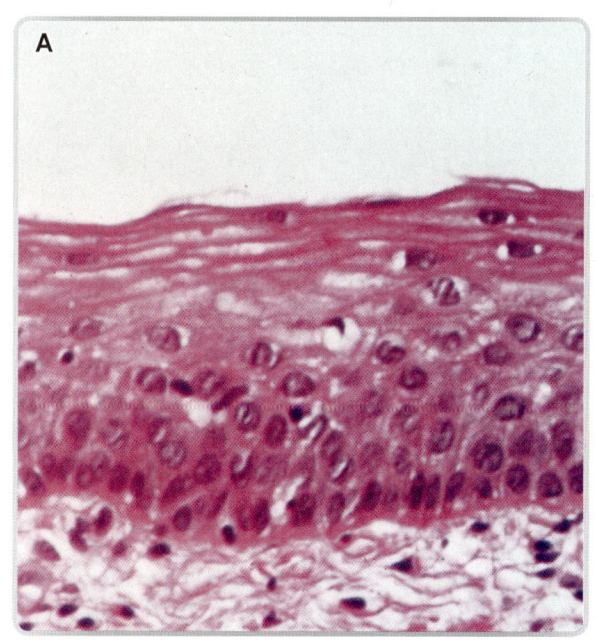 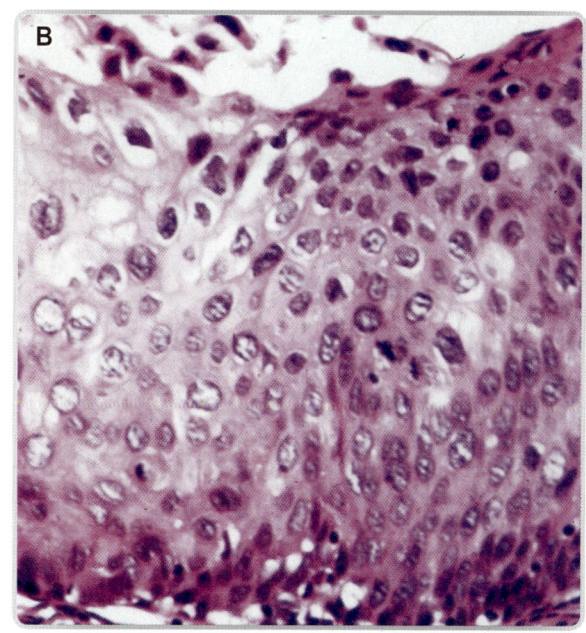

그림 2-9 • 정상, 비각질화 중층편평상피의 비교. A, 이형성 상피세포와 함께. B, 핵 크기와, 극성, 염색 반응에 있어서 다양함을 보인다.

지 못하게 되면 이동 기전이 작동하지 못한다. 나트륨은 세포 안으로 확산되고 물은 나트륨을 따라 같이 세포 안으로 들어오게 되므로 세포가 부풀게 된다. 종창이 지속되면 액체로 가득 찬 공포가 세포 안에 축적되고 마침내 세포가 터져버린다.

지방변화. 지방을 대사하는 효소계가 손상 받으면 세포질 내의 지방 방울이 축적되어 지방변화가 일어난다. 이러한 상황은 간세포의 손상 시 흔한데 간세포가 지방 대사에 많이 관여하기 때문이다.

▶ 세포사와 괴사

복구할 수 없는 손상을 받은 세포는 죽는다. 세포가 죽고 수 시간이 지나면 세포질과 핵에 다양한 구조 변화가 일어난다. 용해소체의 효소가 방출되고 세포를 소화하기 시작한다. 핵은 위축되고 파편으로 쪼개지거나 용해된다. 이러한 구조 변화를 괴사라고 한다. 모든 괴사세포들은 죽은 세포이지만, 세포 사후의 구조변화는 수 시간이 지난 후 나타나기 때문에 모든 죽은 세포가 괴사성인 것은 아니다. 조직 검사 시 괴사세포들은 구조와 염색 특성이 정상세포와 다소 다르기 때문에 쉽게 알 수 있다(그림 2-10).

▶ 세포자멸사

모든 세포사가 세포 손상으로 발생되는 것은 아니다. 모든 정상세포는 미리 수명이 정해져 있고 특정 기간 이후에는 죽도록 계획되어 있다. 모든 신체조직의 기능적인 세포 수는 새로운 세포의 증식과 오래된 세포의 죽음으로 균형을 이룸으로써 결정된다. 세포가 예정된 수명의 끝에 도달할 때 유전적으로 정지되도록 계획되어 있기 때문에 오래된 세포들은 죽는다. 세포 증식의 속도와 세포사의 속도는 신체조직마다 다르다. 때때로 세포는 죽지 않고 계속 증식하기도 한다. 과도한 세포수가 조직이나 기관에 축적되면 기능을 잃고 질병을 유발한다.

괴사(necrosis): 죽은 세포와 관련된 구조적 변화.

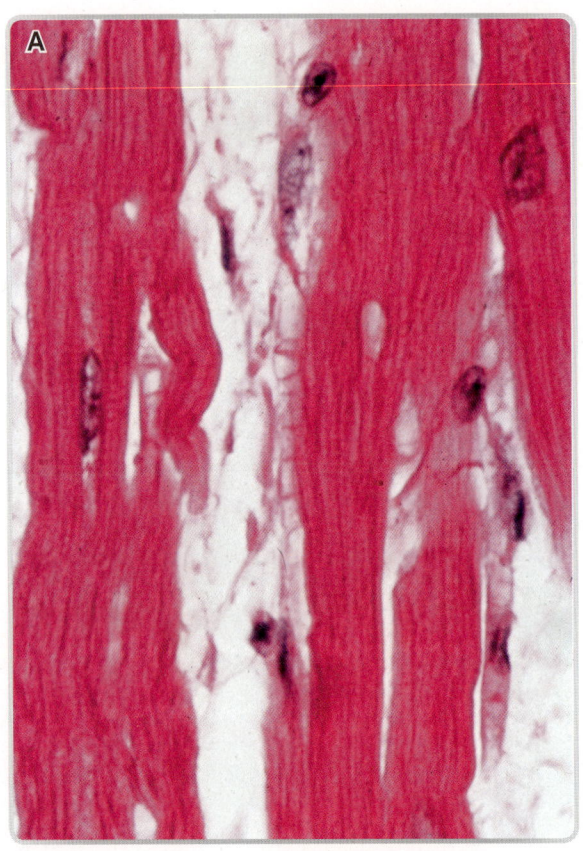 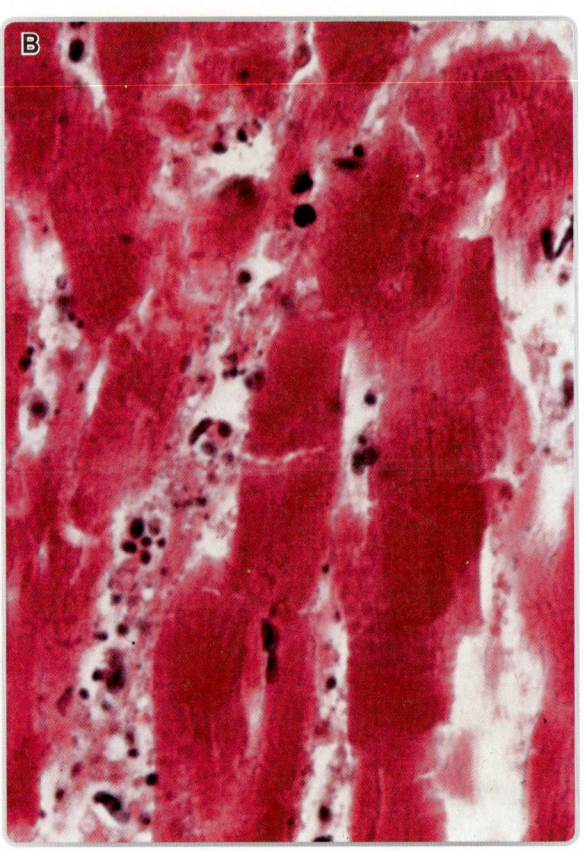

그림 2-10 • 정상 심근 섬유의 비교. A, 괴사 섬유. B, 섬유의 분절화, 핵 염색의 소실, 그리고 핵 잔유물 분절화된 조각을 보여준다.

■ 노화와 세포

모든 생명체는 노화되고 결국 죽으며, 각각의 종들은 정해진 수명을 가지고 있다. 인간의 기대 수명이 지난 세월동안 크게 증가했음에도 불구하고 이러한 증가는 주로 감염성 질환, 사고, 그 외 다른 조건들에 의한 조기 사망이 크게 감소함에 따른 것이다. 노화의 원인은 잘 알려져 있지는 않지만 세포 내에 존재하는 것으로 보인다. 각 종류의 세포들이 정해진 수명이 있음에도 불구하고 정상적인 상황에서 세포의 수명이 환경 요소에 영향을 받기도 한다.

많은 연구자들이 세포 노화는 유전적으로 계획되어 있고 세포 자체의 타고난 특성이라고 믿고 있다. 그 예로 털 세포가 색소 생산을 못하여 머리가 회색이 되기도 하고, 예정된 생식기능의 저하가 폐경으로 나타나기도 한다. 뇌의 노화는 세포 분열을 할 수 없는 신경세포의 죽음과 손상으로 생기는 것으로 보인다. 노인들에게 보이는 흔한 종류의 관절염은 뼈 끝을 덮고 있는 연골의 노화로 시작된다.

세포의 나이가 들게 됨으로써 많은 효소계가 기능이 줄어들고 세포의 기능 수행도 효율성이 떨어진다. 세포는 또한 수명을 감소시킬 수 있는 해로운 환경 영향에 취약해진다. 예를 들어 적혈구(red blood cell)의 수명은 4개월이므로, 새로 생긴 세포에서부터 수명이 다해가는 세포에 이르기까지 혈류를 순환하는 적혈구는 그 연령이 다양하다. 각각의 적혈구는 효소계를 갖고 있는데, 이러한 효소계는 에너지를 생산하고 다양한 대사 기능을 수행할 수 있게 하며 혈색소가 산소 운반에 적절한 환경을 유지하게 한다. 적혈구가 노화되고 효소계가 점차적으로 쇠퇴함에 따라서 연령이 낮고 활동적인 세포에 비해 손상으로부터 자신을 보호하는 능력이 떨어진다. 적혈구가 세포막을 손상시키는 항체나 해로운 약물에 노출됐을 때 손상을 받고 죽는 것은 연령이 높은 세포이다. 연령이 낮은 세포는 생존을 잘하고 기능을 유지할 수 있다.

하나의 유기체 전체에 영향을 끼치는 세포 노화의 예는 우리의 면역계를 구성하는 림프구(lymphocyte)에서 발견할 수 있다. 이러한 림프구는 병원체를 제거하도록 도와주고, 또한 비정상적으로 변해 종양을 형성할 가능성이 있는 우리 몸의 세포를 제거한다. 면역계의 세포들은 노화에 따라 비효율적으로 변한다. 결과적으로, 노화된 개체는 다양한 감염성 질환에 취약해지는데, 이로 인해 수명이 감축될 수 있다. 노화된 면역계는 또한 체내에 산발적으로 발생하는 비정상세포를 제거하는 능력이 떨어진다. 이것은 악성 종양을 형성하는 경향을 갖게 할 수 있는데 나이든 사람들에서 악성 종양 형성의 빈도가 증가한다.

세포 노화는 또한 세포의 복구능력에 비해 세포 DNA, RNA 및 세포소기관의 손상이 더 빨리 진행되는 것에 기인할 수 있다. 이러한 개념에 따르면 이러한 요소들은 방사선이나 다른 환경 요소, 또는 세포 내 대사산물의 축적에 의해 손상 받는다. 결과적으로 세포는 기능 부전을 일으킨다. 어떤 세포는 손상을 복구하고 기능을 유지한다. 다른 세포는 그러지 못하고 죽는다. 세포 내 복구 기전이 효율적일수록 세포는 더 잘 생존한다. 요약하면 세포는 한정된 수명을 지닌다. 그러나 해로운 환경 영향에 덜 노출되고 기능부전을 복구하는 기능이 효율적일수록 생존할 수 있는 확률은 높아진다.

■ 염색체

세포활동은 핵에 있는 염색체에 의해 조절된다. 체세포(난자나 정자로 성장하는 세포들을 제외한 세포들을 말한다)에서는 염색체가 쌍으로 존재한다. 각 쌍에서 하나는 아버지로부터 유래한 것이고 다른 하나는 어머니로부터 유래한 것이다. 성염색체를 제외하면 쌍을 이루는 두 염색체는 크기, 모양, 외형이 비슷하여 상동염색체(homologous chromosomes)라고 한다. 사람의 경우 염색체는 정상적으로 22쌍의 상염색체(일반적으로 성염색체를 제외한 염색체를 일컬음)와 한 쌍의 성염색체로 구성되어 있다.

앞에서 언급했듯이, 염색체들은 단백질에 결합된 DNA의 이중고리로 이루어진다. 유전의 기본단위인 유전자(gene)는 세포의 특성을 결정짓는 DNA 사슬의 분절들이다. 유전자들은 끈에 붙어 있는 염주알처럼 염색체들을 따라 배열되어 있다고 묘사된다.

하나의 세포의 염색체들에 포함된 유전자들의 전부는 유전체(genome)라고 부르는데 이것은 모든 세포가 동일하다. 그러나 모든 유전자들이 모든 세포에서 발현되지는 않으며 모든 유전자들이 항상 발현되지는 않는다. 어떤 유전자들은 세포기능을 위해서 필요한 특정 효소들이나 다른 단백질들의 정보를 암호화하고 있고, 다른 유전자들은 이웃한 유전자들의 활성을 조절하는 조절장치 역할을 한다. 효소나 다른 단백질을 특정 짓는 유전자는 mRNA로 전사되고 tRNA와 세포질의 리보솜에 의해 단백질로 번역되는데, 이렇게 만들어진 효소나 단백질을 유전자 생산물(gene product)이라고 한다.

세포에서 발현되는 유전자들은 그 세포의 구조와 기능을 결정하기 때문에, 예를 들어 간세포와 혈액 세포는 서로 구조 및 기능이 다르다.

▶ 성염색체

유전적 성은 X염색체와 Y염색체의 구성에 의해 결정된다. 여성의 세포들은 정상적으로 2개의 X염색체를 갖고 있고 남성의 세포들은 하나의 X염색체와 하나의 Y염색체를 갖고 있다. 크기가 작은 Y염색체는 거의 전체가 남성성분화와 관련된 유전자들로 구성되어 있다. 이와는 대조적으로, 크기가 큰 X염색체는 수많은 중요한 세포활동을 지시하는 다량의 유전자들을 포함하고 있다.

X염색체 불활성화: 라이언 가설(Lyon Hypothesis)

여성의 세포들은 2개의 X염색체를 가지고 있기 때문에 X염색체가 하나밖에 없는 남성의 세포들보다 더 많은 유전물질을 보유하고 있다고 볼 수 있다. 그러나 여성의 세포들은 X염색체가 하나 있는 세포들과 동일한 유전물질을 갖고 있는 것처럼 기능한다. 이렇게 역설적인 이유는 둘 중 하나의 X염색체가 불활성화되어 기능을 하지 않기 때문이다. 여성에서 2개의 X염색체 모두의 유전적 활동이 필요한 시기는 배아기 첫 주에서 만이다. 그 후에는 성장하는 세포 각각에서 X염색체들 중 하나는 불활성화된다. 드물게 예외도 있지만 불활성화는 그림 2–11에서 묘사된 것처럼 무작위로 발생한다. X염색체가 처음 불활성화된 후로는 동일한 부계의 혹은 모계의 X염색체가 전구 세포에서 유래한 모든 세포들에서도 역시 불활성화된다. 불활성화된 X염색체는 체세포의 핵막에 붙어 있는 작고 밀집된 염색질 덩어리처럼 보이게 된다. 이러한 구조물은 여성의 세포들에서 정상적으로 발견될 수 있고 이것을 성염색질체 혹은 이것을 처음 설명한 사람의 이름을 따라 바소체(Barr body)라고 부른다(그림 2–12A).

X염색체가 무작위로 불활성화 되기 때문에 불활성화된 X염색체가 어떤 세포에서는 부계에서 유래되었을 수도 있고 다른 세포에서는 모계에서 유래되었을 수 있으며, 이 2가지의 비율이 동일하지는 않다. 그 결과, 여성의 세포에서 기능하는 X염색체의 유전

상동염색체(homologous chromosomes): 각각의 부모로부터 유래한 짝이 있는 염색체들.

상염색체(autosome): 성염색체를 제외한 염색체.

게놈(genomes): 한 세포의 염색체에 포함되어 있는 모든 유전자들을 총칭.

유전자산물(gene product): 한 유전자로부터 구체화되는 단백질이나 효소.

바소체(Barr body): 여성의 핵막에 존재하는 비활성화된 X염색체. 성염색질체.

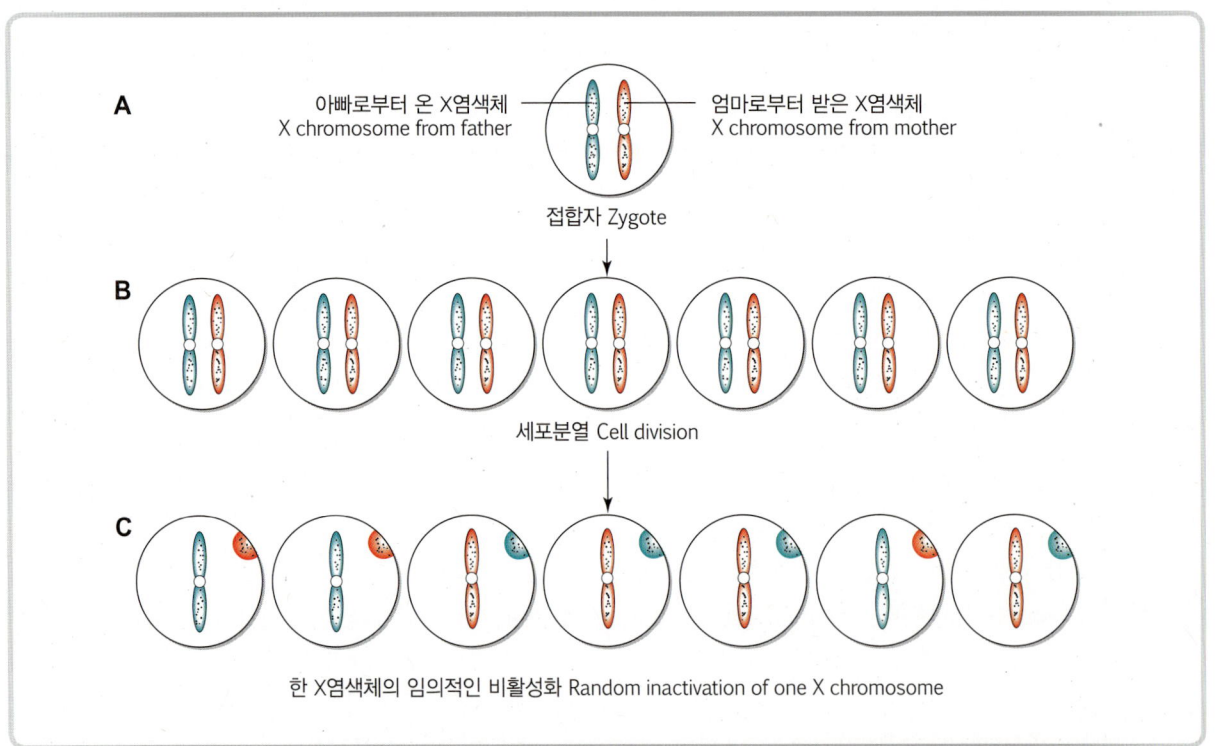

그림 2–11 • X염색체의 임의적 불활성화의 개념. A, 수정된 접합자는 2개의 기능적으로 활성화된 X염색체를 가지고 있으며, 2개 모두 초기 발달에 필요하다. B, 접합자의 세포 분열은 많은 딸세포를 발생시키며, 각각 2개의 활성화된 X염색체를 가지고 있다. C, 각 세포에서 하나의 X염색체(엄마로부터, 혹은 아빠로부터 유래한 염색체 하나)가 임의적인 방식으로 불활성화되며, 이는 X염색체에 관하여 2개의 세포 집단을 발생시킨다. 이러한 세포의 후손들은 같은 불활성화된 X염색체를 포함하고 있다.

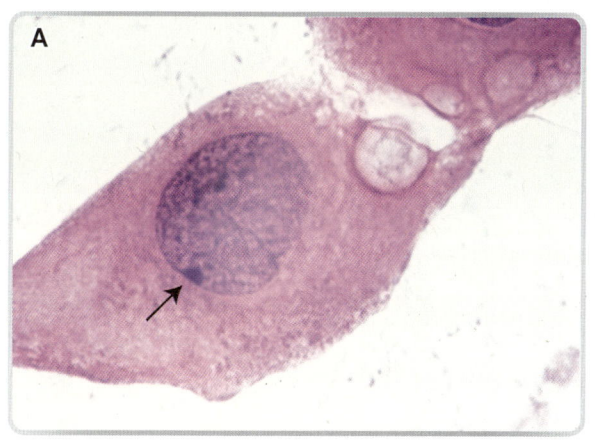 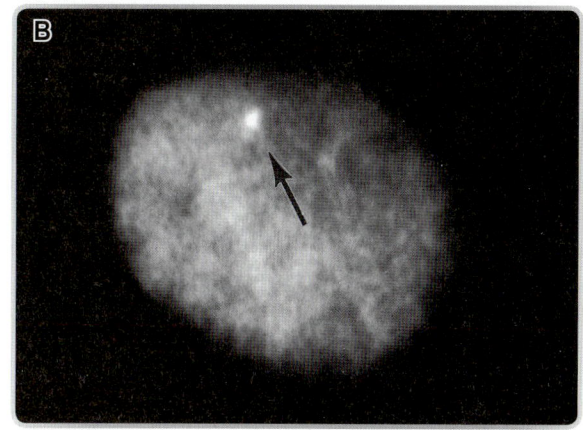

그림 2-12 • A, 편평상피세포의 핵에 있는 성염색질체(바소체)의 특징적인 모습. B, 정상적인 세포의 핵에서의 형광으로 염색된 Y염색체(화살표)

자들은 그 세포에서 어떤 X염색체가 활성을 갖느냐에 달렸으며 다른 X염색체는 불활성화되어 기능을 하지 않게 된다. 이것을 처음 설명한 사람의 이름을 따라 라이언 가설(Lyon hypothesis)이라고 부르는데, 이 개념에 따르면 여성은 활성을 갖는 X염색체에 따른 두 종류의 세포들의 혼합으로 이뤄져 있는 것이다. X염색체와 연관된 유전적 질병들을 다루는 뒤의 장들에 나오는 것처럼, 이 가설은 남성과 여성의 X염색체에서 수행되는 유전자들의 행동의 기이한 특성들을 설명할 수 있게 해준다.

정상세포에서 성염색체의 식별. 정상 여성의 온전한 세포에서 불활성화된 X염색체는 세포의 핵막에 붙어 있는 성염색질체로 확인할 수 있다(그림 2-12A). 또한 정상 남성의 세포들에서 Y염색체를 확인할 수 있다. 특정 형광물질로 적절히 염색된 것을 자외선 하에 현미경으로 관찰하면, 온전한 세포의 핵에서 Y염색체가 형광성의 밝게 빛나는 점으로 강하게 염색된 것이 보인다(그림 2-12B).

염색과 자외선을 함께 이용하면 온전한 세포들에서 X염색체와 Y염색체의 구성을 알 수 있게 해준다. 정상 남성의 세포들에서는 형광성의 점이 보이지만 성염색질체는 보이지 않고, 정상 여성의 세포들은 성염색질체를 갖지만 형광성의 점은 없다. 설압자를 이용하여 볼의 점막을 부드럽게 긁어내 슬라이드로 제작하여 검사를 위한 세포들을 얻는다. 그러나 어느 곳이든 편한 부위에서 얻은 세포들도 검사에 이용할 수 있다.

■ 세포 분열

세포 분열에는 2가지 유형이 있다. 유사분열은 체세포의 특징이다. 감수분열은 생식자발생이라고 하는 과정인 난자와 정자의 발달 중에 일어나는 세포 분열의 특수화된 형태이다. 유사분열에서는 세포분열 결과 만들어지는 2개의 새로운 세포들(딸세포) 각각은 전구세포(모세포)에 존재하는 같은 수의 염색체를 받는다. 감수분열에서는 염색체의 수가 줄어들어서 모세포가 갖는 염색체 수의 절반만을 딸세포가 받는다.

▶ 유사분열

유사분열(mitosis)은 체세포의 특징이지만 모든 성숙한 세포들이 분열할 수 있는 것은 아니다. 심근 세포나 신경세포와 같은 몇몇 성숙세포들은 분열하지

유사분열(mitosis): 염색체가 딸세포로 복제되고 복제된 것은 부모의 염색체와 동일하게 되는 대부분의 세포에서의 세포 분열의 종류. 생식세포를 제외한 신체의 모든 세포에서 발견되는 특징적인 세포 분열.

감수분열(meiosis): 생식세포에서 발생하는 특별한 종류의 세포분열(난자와 정자). 염색체의 숫자가 정자와 난자에서 반으로 감소한다.

배우자 형성(gametogensis): 전구세포로부터 성숙한 난자와 정자로의 발전.

딸세포(daughter cell): 모세포(mother cell)라 불리는 단세포의 분열로 발생되는 세포.

CHAPTER 2 유전자, 염색체, 세포, 조직: 인체의 정상과 병적 상태에서의 구조와 기능

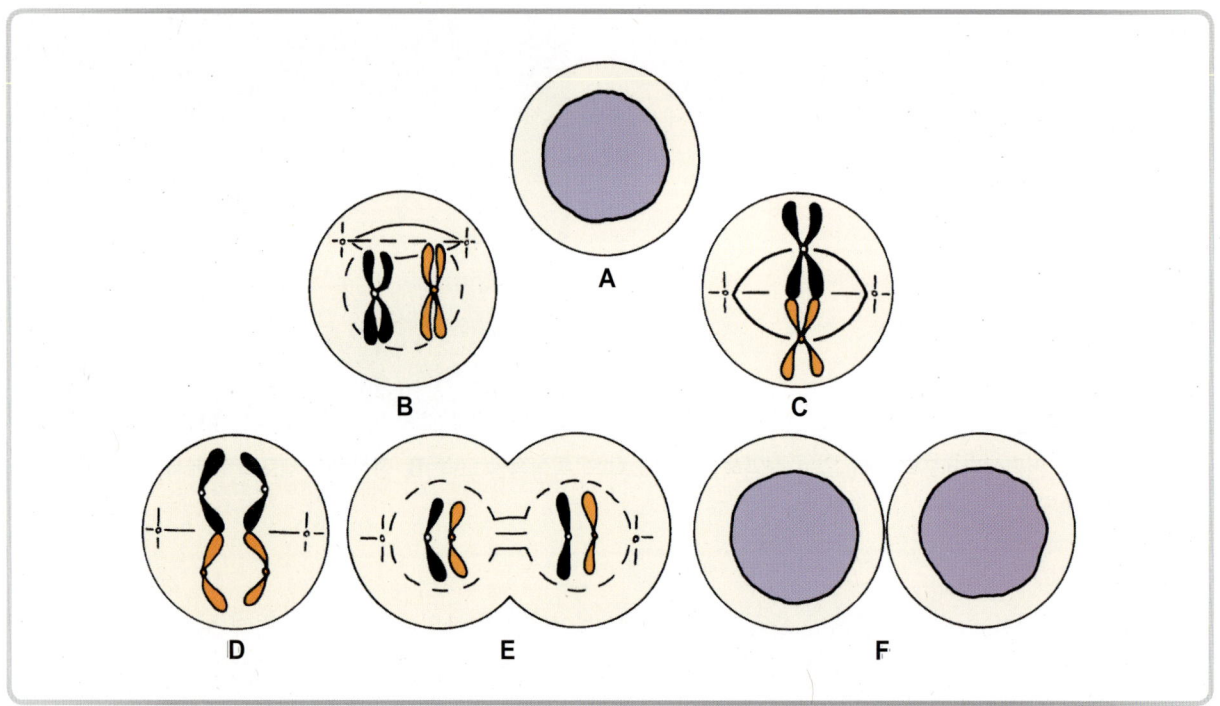

그림 2-13 • 유사분열의 단계. 동일한 염색체의 한 쌍의 행동유형만을 나타내었다. **A**, 세포분열 이전. **B**, 전기. **C**, 중기. **D**, 후기. **E**, 말기. **F**, 유사분열로부터 발생한 딸세포, 각각은 모세포와 동일하다.

않는다. 결합조직 세포나 간세포와 같은 경우에는 소실되거나 망가진 세포들을 대체하거나 손상을 치유하기 위해 분열한다. 그러나 정자세포를 생산하는 고환의 정세관을 형성하는 세포들이나 혈류를 순환하는 세포들을 지속적으로 교체하는 골수의 세포들에서는 분열이 끊임없이 일어난다. 세포 분열의 빈도와는 무관하게 세포 분열 속도는 신체의 요구에 가깝게 맞추어서 일어나고 초과한 세포들은 정상적으로 생산되지 않는다.

많은 요소들이 세포 성장과 분열을 조절한다. 정상세포들은 기능을 수행하고 손상이나 노화로 인한 세포 소실을 보충하기 위해 충분히 분열하되, 과도한 증식은 저지한다. 더욱이 정상세포들은 무한으로 분열을 지속할 수 없다. 세포들은 제한된 횟수만 분열할 수 있도록 설정되어 있으며, 이것이 끝나면 세포들은 죽는다.

세포가 유사분열을 시작하기 전에, 새로운 염색체 물질을 형성하기 위해 DNA 사슬은 복제된다. 각 염색체와 새롭게 복제된 염색체는 나란히 놓인다. 짝을 이루는 두 구성물질을 염색분체(chromatid)라고 부른다. 염색체가 세포 분열과정에서 짧아질 때 각 염색체는 실제로 2개의 독립된 염색체로 구성되어 있는 것처럼 보일 수 있는데 방추사가 붙어 있는 곳은 여전히 부분적으로 연결되어 있다. 염색분체라는 용어는 이 단계에 계속적으로 연결되어 있는 염색체에 적용된다. 유사분열은 염색분체가 분리되는 과정이다. 염색분체가 분리되자마자 그들은 다시 염색체로 불리게 된다.

유사분열은 4개의 단계로 나뉜다(그림 2-13).: 전기, 중기, 후기, 말기로 나뉜다.

전기. 각 염색체는 두꺼워지고 짧아진다. 중심소체들은 세포의 양 극으로 이동하고 유사분열방추를 형성하는데, 유사분열방추는 중심소체로부터 모든 방향으로 뻗는 작은 섬유들로 구성되어 있다. 몇몇 방

> **염색분체(chromatid):** 동원체에 의해 함께 고정되어 있는 2개의 새로 생성된 염색체 중 하나.

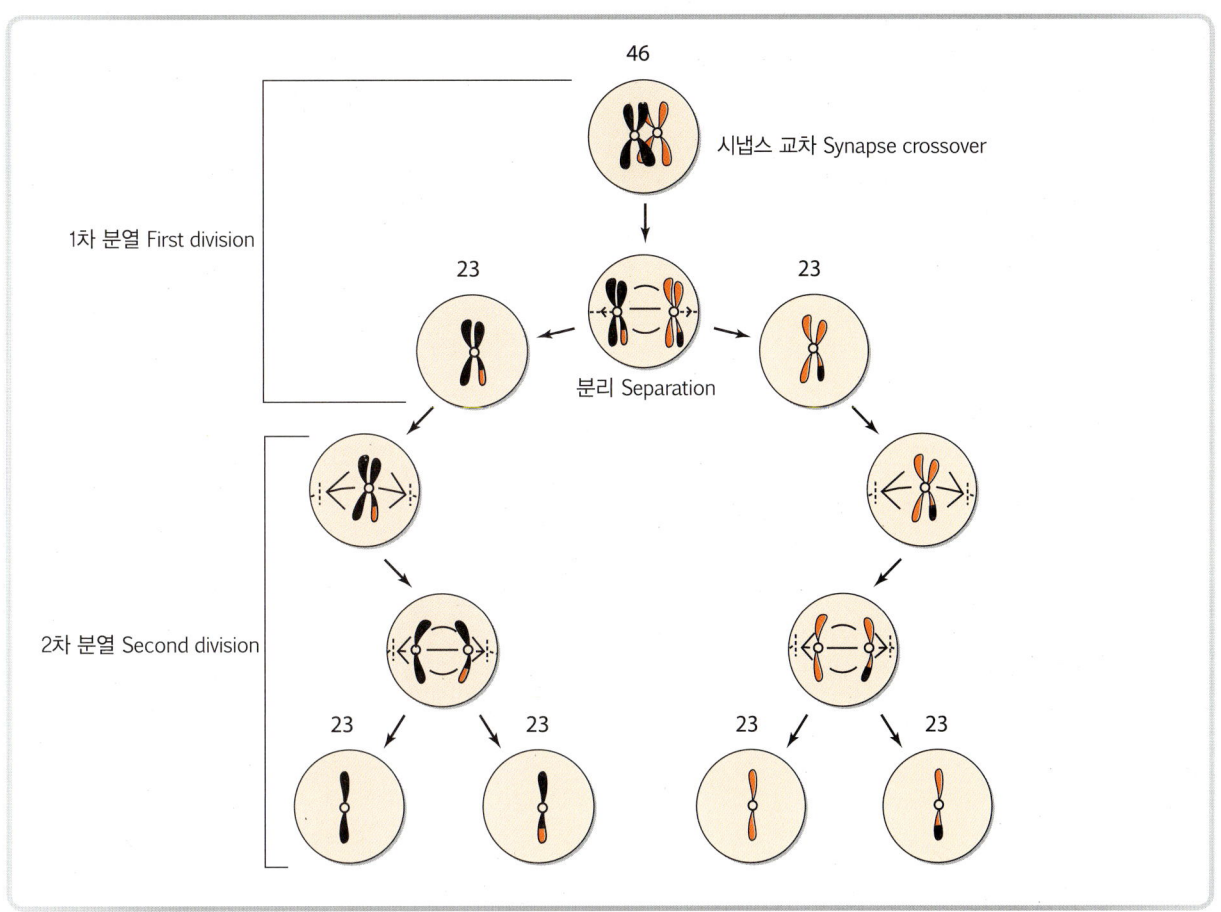

그림 2-14 • 감수분열의 단계. 같은 염색체 중 한 쌍의 행동 유형만을 나타내었다. 1차 감수분열에서, 각가의 딸세포는 동일한 쌍 중에서 하나만을 받았고, 그 염색체들은 부모의 염색체와 정확히 일치하지는 않는다. 이차 감수분열은 유사분열과 같지만, 각각의 세포는 23개의 염색체만을 가지고 있다.

추사들은 염색분체에 부착한다. 핵막이 깨지면서 전기가 끝난다.

중기. 염색체들이 세포 중앙에 놓인다. 이 단계에서는 염색분체들이 부분적으로 분리되지만 여전히 동원체라고 부르는 제한된 곳에서는 연결되어 있으며 여기에 방추사들이 부착된다.

후기. 각 염색체를 구성하는 염색분체들이 분리되어 독립된 염색체들을 형성하는데 각 염색체들은 방추사에 의해서 세포의 양극으로 당겨진다.

말기. 2개의 딸세포들의 핵막이 재형성되고 세포질이 나뉘면서 2개의 딸세포가 완성된다. 각각의 딸세포는 모세포가 그대로 복제된 것이다.

▶ **감수분열**

감수분열(meiosis)은 염색체의 수가 절반으로 줄어들고 상동염색체들 사이의 유전물질이 섞일 수 있게끔 해준다. 이 과정은 제1감수분열과 제2감수분열의 2가지 독립된 분열을 수반한다(그림 2-14).

시냅스(synapse): 감수분열에서 상동염색체의 쌍.

교차(crossover): 시냅스와 감수분열 동안 상동염색체 사이에서 유전적 물질의 상호 교환.

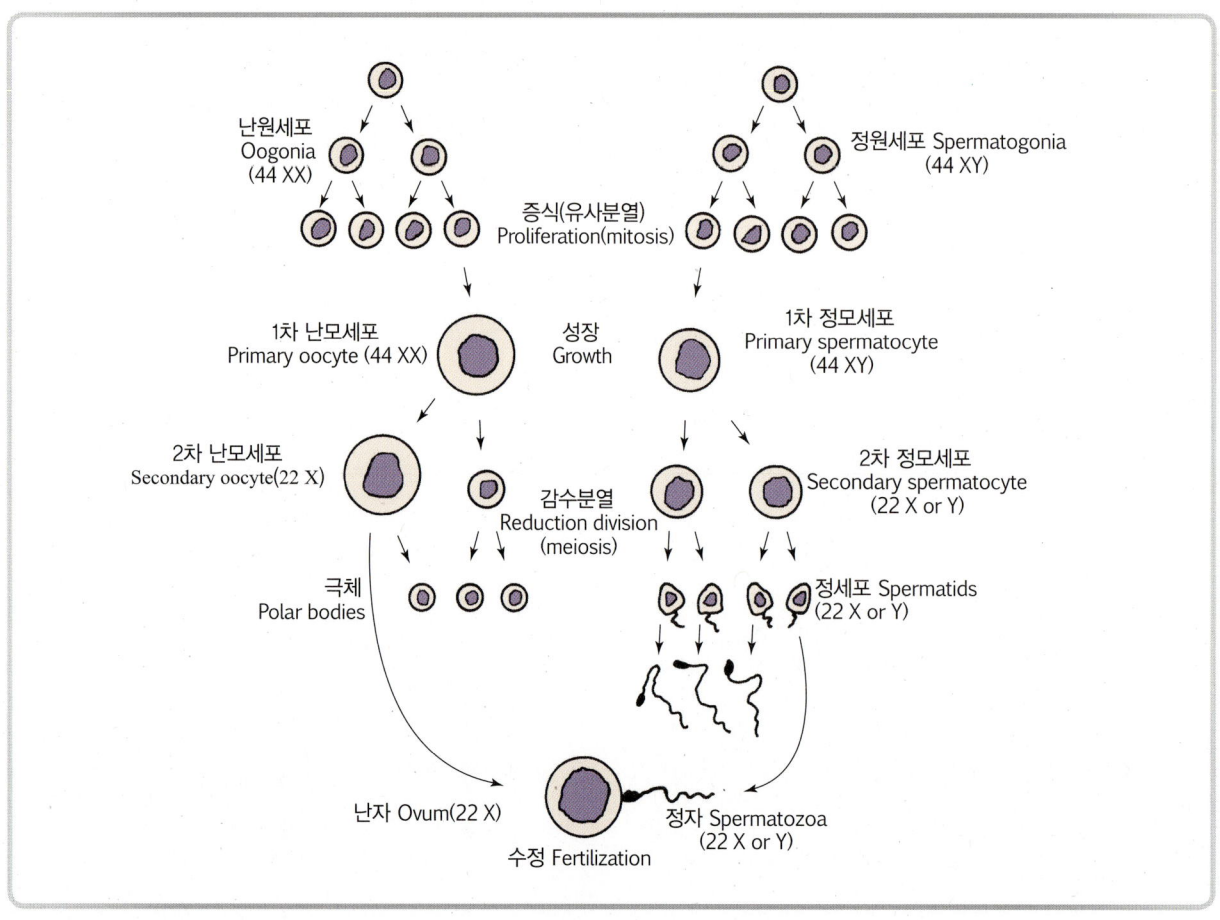

그림 2-15 • 생식자 발생에서의 일련의 과정. 삽입어구에 있는 숫자와 문자들은 세포에 있는 염색체를 언급한 것이다. 숫자는 상염색체수를 나타낸 것이고, 문자는 성염색체를 나타낸 것이다.

제1감수분열. 체세포분열에서처럼 각 염색체는 세포 분열이 시작되기 전에 스스로를 복제하여 2개의 염색분체를 만든다. 전기에는 각 상동염색체의 쌍이 전체 길이를 따라 나란히 배열한다. 이 연계를 시냅스(synapse)라고 한다. 이 단계에서는 상동염색체들 사이에서 분절들이 빈번하게 교차하는데 이것을 교차(crossover)라고 한다. 전기에서 상동염색체가 쌍을 이루고 유전물질이 교환되는 것은 감수분열의 특징이다. 여성에서는 2개의 X염색체가 상염색체와 같은 방법으로 접합하지만, 남성에서는 X염색체와 Y염색체가 끝에서 끝으로 접합하며 분절들이 교환되지 않는다. 중기에서는 쌍을 이룬 염색체들이 세포 중앙에 평면으로 배열된다. 후기에서는 상동염색체들이 분리되고 세포의 양극으로 이동한다. 각 염색체는 2개의 염색분체들로 구성되지만 이 단계에서 분리되지는 않는다. 말기에서는 2개의 새로운 딸세포들이 형성된다. 각 딸세포는 상동염색체들의 각 쌍 중 하나만 포함한다. 그 결과, 각 딸세포의 염색체들은 반으로 줄어든다. 딸세포의 염색체들은 모세포의 염색체들과는 다소 다른데 접합하는 동안 유전물질들이 교환되기 때문이다.

제2감수분열. 제2감수분열은 유사분열과 비슷하다. 각 염색체를 구성하는 2개의 염색분체들이 분리되고 2개의 새로운 딸세포들이 형성되는데, 각 딸세포는 정상 염색체 수의 절반만을 포함한다.

■ 생식자발생

생식샘인 정소와 난소는 생식 세포라고 불리는 전구세포를 갖는데, 이 생식세포는 성숙한 정자나 난자로 성장할 수 있다. 성숙한 생식세포를 생식자라고 하고, 생식자가 생성되는 과정을 생식자형성이라고 한다. 정자가 만들어지는 과정(정자형성)과 난자가 만들어지는 과정(난자형성)은 많은 점에서 비슷하다 (그림 2-15).

▶ 정자형성

고환 정세관의 전구세포들은 정원세포라고 한다. 각 정원세포는 46개의 염색체 전체를 포함한다. 정원세포는 유사분열에 의해 분열하여 제1정모세포가 되며, 이것은 전구세포처럼 46개의 염색체를 갖고 있다. 제1정모세포는 감수분열에 의해 분열한다. 제1감수분열에서는 각 제1정모세포가 2개의 제2정모세포를 만드는데, 제2정모세포는 23개의 염색체를 갖는다. 각 제2정모세포는 제2감수분열을 마치고 2개의 정세포를 형성하는데, 정세포도 23개의 염색체를 보유하며 정세포가 성숙하여 정자가 된다. 정자형성의 전체 과정은 2개월 정도 소요되고 정자는 계속 만들어진다.

▶ 난자형성

난자의 전구세포는 난원세포라고 한다. 각 난원세포는 46개의 염색체들을 갖는다. 난원세포들은 출생 전에 태아의 난소에서 반복적으로 분열하여, 46개의 염색체를 갖는 제1난모세포를 형성한다. 제1난모세포는 과립막세포 혹은 난포세포라고 하는 단층 세포들에 의해 둘러싸이면서 일차난포를 형성한다(그림 2-16). 난포에 있는 제1난모세포는 태아기에 제1감수분열의 전기를 시작하지만 그 분열을 완성하지는 않는다. 수많은 일차난포가 형성되지만 유아기나 아동기에 많은 수가 퇴화한다. 그러나 약 50만 개의 일차난포는 사춘기까지 유지되며 여성의 가임기 동안에도 계속 소실된다. 각 생식주기 동안에 수 개의 난모세포들이 성숙하기 시작하지만 대개 단 하나만 배란되고 나머지는 퇴화한다. 그럼에도 불구하고 난모세포는 과도한 양으로 존재한다. 40년의 생식 기간에 걸쳐서 난자가 하나씩 배출되더라도 480개의 난자만이 배란되는 것이고, 그중에 소수만이 수정될 것이다. 폐경기에는 오직 몇 천 개의 난모세포만이 남고, 폐경기 여성의 난소에서

> **생식선(gonad):** 난소나 정소를 나타내는 일반적인 용어.
>
> **생식세포(germ cell):** 성숙한 정자나 난자로 발전할 능력이 있는 전구세포.
>
> **생식자(gametes):** 생식세포, 난자, 정자들을 일컬음. 각각은 23개의 염색체를 갖고 있는데, 이는 수정과정에서 합쳐져서 46개의 염색체를 포함한 접합자를 형성한다.
>
> **정세포(spermatid):** 성숙한 정자로의 완벽한 성숙 바로 이전에 정자 발달에서 후기 단계에 있는 생식세포.
>
> **과립막 세포(granulosa cells):** 난소 여포의 내층을 구성하고 있는 세포.

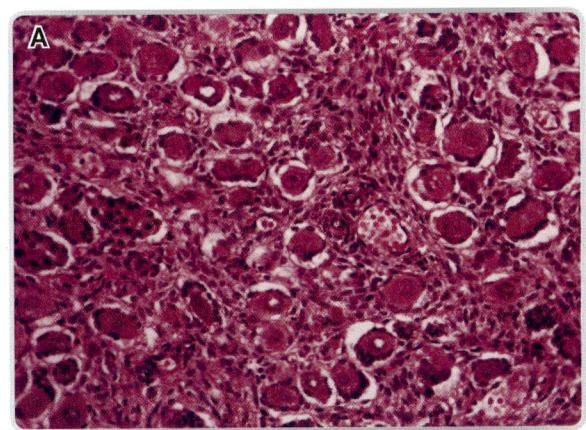 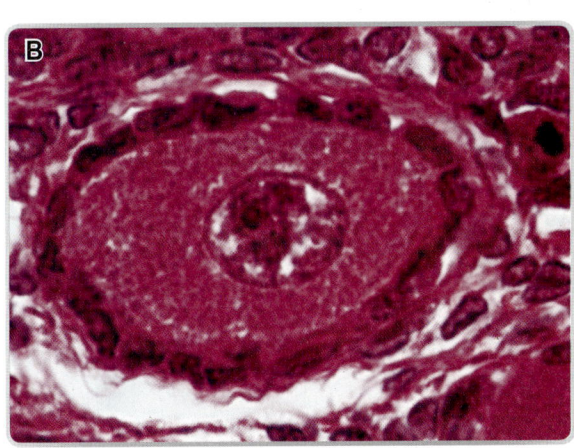

그림 2-16 • A, 신생아의 난소의 저배율 광학현미경 소견, 난소 전반에 걸쳐 고루 분포해 있는 다수의 1차 난포가 관찰된다. B, 1차 난포가 과립막 세포에 의해 둘러싸여 있는 중심 난모세포로 구성된 것을 나타내는 고배율 광학 현미경 소견.

난모세포가 결국 없어질 때까지 계속 감소한다. 일차난포들을 갖고 있는 난소들은 사춘기가 될 때까지는 활성되지 않는다. 뇌하수체의 생식샘자극호르몬의 영향에 의해 배란주기가 시작한다. 각 생리주기 동안에 많은 일차난포들이 성장하기 시작하지만 정상적으로 단 하나의 일차난포만 완전히 성숙하여 배란된다. 난모세포가 방출될 때 이미 그것은 제1감수분열을 마친 상태이고 2개의 딸세포들을 만드는데, 2개의 딸세포는 서로 크기가 다르다. 각 상동염색체 쌍의 한 쪽으로 구성된 절반의 염색체와 거의 모든 세포질을 받은 딸세포가 제2난모세포이다. 또 하나의 딸세포도 23개의 염색체를 받지만 세포질은 거의 없으며 이것을 제1극체라고 하는데 버려진다. 새롭게 형성된 제2난모세포는 즉시 제2감수분열을 시작하여, 성숙한 난자와 제2극체를 형성하는데, 이들은 각각 23개의 염색체를 갖고 있다. 그러나 난자가 수정될 때까지 감수분열은 완료되지 않는다.

> **극체(polar body)**: 난소의 감수분열 동안에 밀려 나가는 구조. 버려진 염색체와 소량의 세포질을 포함하고 있다.

▶ 정자형성과 난자형성의 비교

정자형성과 난자형성은 공통점이 매우 많지만 2가지 중요한 차이점이 있다.

우선 첫째로, 정자형성에서는 하나의 전구세포로부터 4개의 정자들이 만들어지지만 난자형성에서는 하나의 전구세포로부터 하나의 난자만이 만들어진다. 감수분열에서 유래한 다른 3개의 딸세포들은 극체가 되어 버려진다.

둘째로, 정자형성은 지속적으로 진행되고 약 2개월에 걸쳐서 완성된다. 결과적으로 정액은 항상 상대적으로 신선한 정자를 포함하고 있다. 이와 반대로, 난모세포들은 끊임없이 만들어지지 않는다. 난소에 존재하는 모든 난모세포들은 출생 전에 형성된 것이고, 태아기에서 시작하여 배란될 때까지 제1감수분열의 지연된 전기 상태로 남아 있다. 이것은 생식자 발생 과정에서 염색체의 비정상적인 분리에 의한 선천적 기형이 나이가 더 많은 여성에게서 더 빈번하게 나타나는 이유를 설명해준다. 여성의 가임기 중후기에 방출된 난자들은 배란 시 감수분열을 재개하기 전까지 45년이나 되는 시간을 전기 상태에서 멈춰 있다. 이 난자들은 오랜 세월동안 잠재적으로 해로운 방사선이나 화학물질, 또는 손상을 주는 다른 물질들에 노출되어왔고, 이러한 영향들이 세포 분열을 재개할 때 염색체의 비정상적인 분리가 일어나게끔 만드는 것이다. 만일 염색체들이 감수분열에서 정상적으로 분리되지 않았다면, 난자는 염색체가 정상보다 많아지거나 적어지는 결과를 낳는다. 만일 비정상적인 난자가 수정되면 비정상적인 염색체 개수를 갖는 태아가 잉태된다. 이 주제는 7장에서 다룬다.

■ 염색체 분석

인간 세포의 염색체 구성은 적합한 배지에 세포들을 배양함으로써 정확하게 연구할 수 있다. 염색체의 수나 구조 이상 여부는 이러한 방법으로 발견할 수 있다. 대개 인간의 혈액은 이러한 연구를 위한 세포를 얻기 위해 사용된다: 혈액의 림프구들이 유사분열을 진행하도록 유도할 수 있다. 어떤 화학물질들은 염색체들이 분리되고 뚜렷해진 이후에 유사분열을 중지하도록 하기 위해 첨가되며, 그 결과 유사분열이 정지된 많은 세포들이 배지에 쌓인다. 추가적인 방법들을 이용하여 세포를 부풀린 후 표본으로 만들어 염색체를 검사할 수 있다. 그림 2–17은 유사분열이 정지된 상태에서 잘 분리된 염색체들을 가진 부풀려진 세포의 모습을 나타낸 것이다. 유사분열이 정지된 정상세포는 46개의 염색체를 갖고 있으며 각 염색체는 중심체에서 연결된 2개의 염색분체들로 구성돼있다. 염색체들은 크기, 중심체의 위치, 중심체로부터 바깥쪽으로 뻗은 염색분체의 상대적인 길이(염색체의 팔이라고 한다.), 염색체를 따른 명암 패턴에 따라 분류한다.

염색체는 각각 고유한 구조를 갖는다. 각 염색체는 핵형이라고 하는 표준 양식을 따라 배열된다.

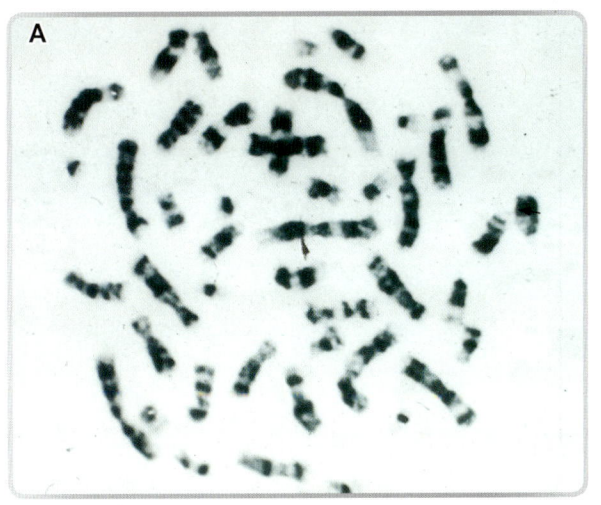
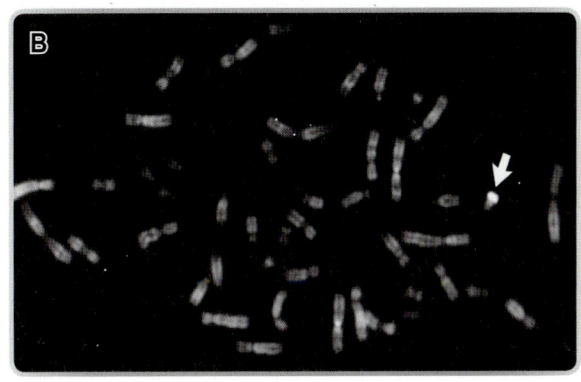

그림 2-17 • 유사분열 동안에 고정되어 있는 하나의 세포로부터의 염색체의 모양. 각각의 염색체의 동정을 촉진시키는 밴드 모양의 패턴을 나타내고 있다. A, 김자염색(Dr. jorge yunis가 제공한 사진). B, 형광염색. 화살표는 강하게 염색된 Y염색체를 나타내고 있다(patrica crowley-larsen님이 제공한 사진).

그림 2-18은 X염색체가 쌍으로 존재하고 Y염색체가 없는 여성의 핵형을 보여주고 있다. 이 핵형은 정상이 아니다: 21번 염색체가 하나 더 존재한다.

■ 유전자와 유전

유전자는 세포의 몇몇 특성을 결정하는 DNA 사슬의 한 부분이다. 각 유전자는 염색체의 특정 위치를 차지하고 있다: 이러한 위치를 유전자자리(locus)라고 한다. 염색체들은 난자와 정자를 제외하고는 쌍으로 존재한다. 따라서 유전자들 또한 쌍을 이루고 각 쌍의 구성물은 상동염색체의 해당하는 유전자자리에 위치한다. 동일한 유전자자리를 가질 수 있는 유전자의 형태들을 대립유전자라고 하고, 어떤 염색체든 주어진 유전자자리에 단 하나의 대립유전자만을 갖는다. 만일 두 대립유전자가 동일하다면 동형접합이라고 하며 서로 다르다면 이형접합이라고 한다.

유전자들은 유전적 특성들의 원인이 되나 그 영향(유전자 발현이라고 한다.)은 다양한 유전자들에 의해 달라진다. 열성 유전자는 동형접합에서만 발현된다. 우성 유전자는 이형접합이든 동형접합이든 발현된다. 때때로 한 쌍의 두 대립유전자 모두 발현된다. 그러한 대립유전자들을 공동우성이라고 한다. 예를 들면, 혈색소 합성을 지시하는 각각의 대립유전자들은 적혈구에서 특정 형태의 혈색소 형성을 유도한다. 만일 2개의 다른 대립유전자들이 존재한다면 다른 종류의 2가지 혈색소가 만들어진다.

성염색체들에 있는 유전자들은 반성유전자들이라고 하고, 반성유전자들이 만들어내는 효과를 반성 형질이라고 한다. 작은 Y염색체는 거의 남성으로의 분화를 지시하는 유전자들뿐이지만, 좀 더 큰 X염색체는 성적 발달과 관련된 유전자들 외에도 많은 유전자들을 가지고 있다. 사실상 X염색체 연관 형질들만이 인지되고 대부분은 열성이다. 열성 반성형질의 여성 보균자는 정상인데 하나의 X염색체에서 결함이 있는 대립유전자로 인한 영향이 다른 X염색체의 정상 대립유전자에 의해 상쇄되기 때문이다. 그러나 남성의 경우 X염색체를 하나만 갖고 있다. 따라

> **핵형(karyotypes)**: 염색체의 크기와 동원체의 위치에 따라 내림차순으로 쌍쌍이 배열되어 있는 하나의 세포의 염색체의 배열.
>
> **유전자자리(locus)**: 염색체 위에서 유전자의 위치. 같은 유전자의 다른 형태가 항상 염색체의 같은 유전자자리에서 발견된다.
>
> **대립유전자(allele)**: 상동염색체에서 같은 위치를 차지하고 있는 일련의 관계된 유전자들.
>
> **열성유전자(recessive gene)**: 동형접합자 상태일 때만 형질을 발현하는 유전자.
>
> **우성유전자(dominant gene)**: 이형접합자 상태에서도 형질을 발현하는 유전자.

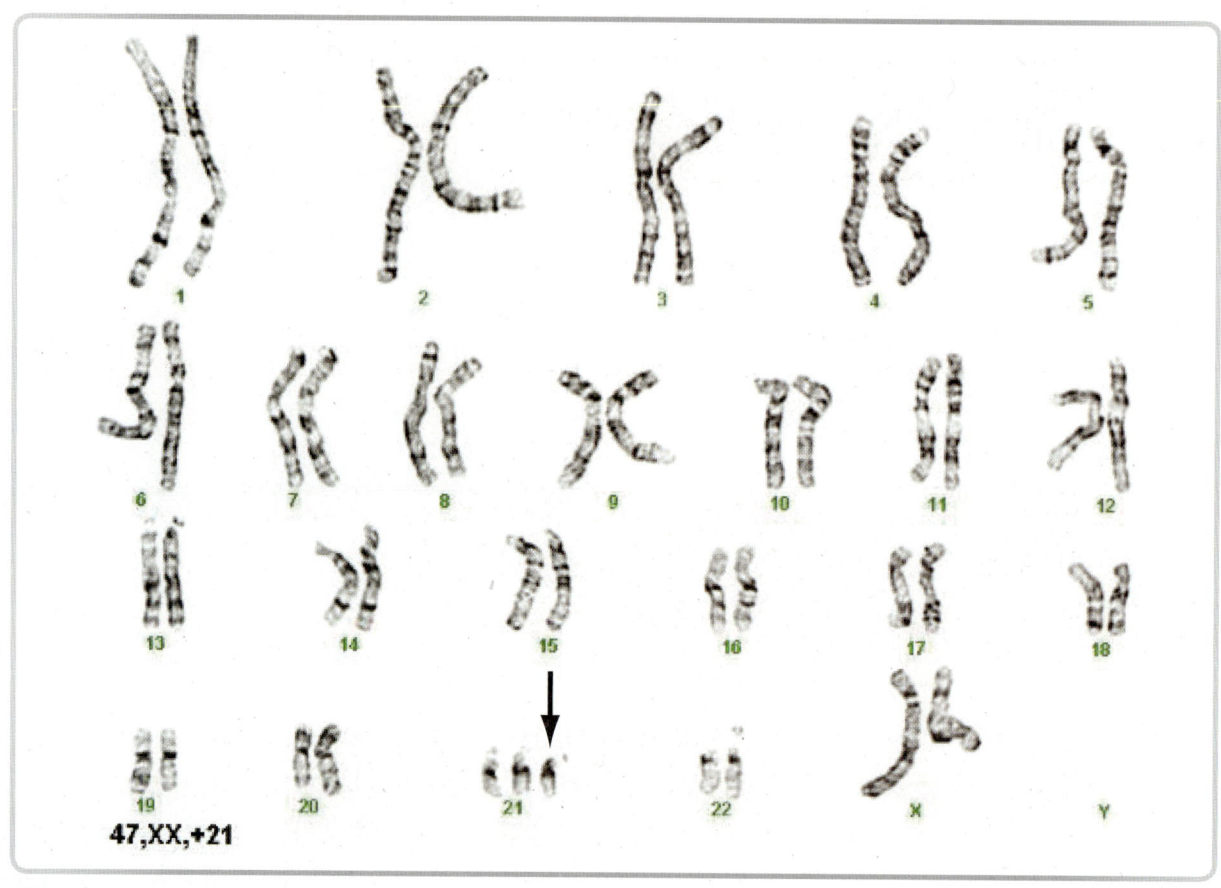

그림 2-18 • 여성의 핵형. 핵형이 정상이 아니다. 21번 염색체에 추가 염색체가 있다(화살표).

성관련 유전자(sex linked gene): X염색체에 있는 유전자.

반접합성의(hemizygous): 남성에서 X염색체에 존재하는 유전자에 적용되는 용어.

주조직적합성복합체(major histocompatibility complex): 세포표면에서 항원을 결정하는 6번 염색체에 존재하는 일련의 유전자.

인간 백혈구 항원(human leukocyte antigens): 세포표면에 존재하는 독특한 조직적합성 항원. MHC 항원이라고 불리기도 함.

자가항원(self antigens): 개인의 세포에서 독특하게 유전적으로 결정된 일련의 항원

서 남성에서는 반성유전자들이 이형이나 동형으로 접합할 수 없는데, 이것을 X염색체 유전자들의 반접합체라고 한다. 남성의 X염색체에서 결함이 있는 유전자가 있다면, 여성 보균자에게 있는 상쇄 가능한 정상 대립유전자가 없기 때문에, Y염색체와 쌍을 이룰 때 결함이 있는 반성유전자는 우성 유전자처럼 기능할 것이다.

■ 조직적합성복합체의 유전자

한 사람에게서 다른 사람으로의 장기 이식이 성공적이기 위해서는 장기 공여자 세포의 항원들이 가능한 한 수혜자의 항원과 비슷해야 한다. 세포에 존재하는 항원들은 6번 염색체의 유전자 집단에 의해 결정된다. 이 유전자 집단은 이식 검사와 관련된 실험동물에서 처음 발견되었는데, 주조직적합성복합체(MHC)라고 한다. 사람에서는 이러한 세포 표면 단백질(항원)이 말초 혈액의 백혈구에서 처음 발견되었다. 그래서 사람에서는 인체백혈구항원(HLA항원)이라고 부르고, 사람의 주조직적합성복합체는 종종 HLA시스템이라 부른다. HLA복합체와 HLA항원, MHC복합체와 MHC항원은 서로 동일한 의미로 사용한다. 유전적으로 결정된 특유의 세포 표면 항원을 말한다. 즉, 자가항원(self antigen)이라고 한다.

HLA 표면 단백질을 HLA항원이라고 부르는데도 불구하고 그 항원성은 실제로 그것이 자신의 단백질인지 혹은 다른 사람의 HLA 단백질인지에 의해 결

정된다. 한 개인이 갖는 HLA 단백질(자가항원)은 고유한 특성을 가지며 면역 체계에 의해 외부의 것이 아닌 본인의 것으로 인식된다. 그러나 타인의 외부 항원(비자가항원)이면 항원성을 보이고 면역 반응을 일으킨다.

원래 MHC 단백질은 장기 이식의 관점에서만 관심을 보였는데, 면역 체계가 억제되지 않으면 이식 수여자의 것과 다른 MHC 단백질을 갖는 세포들을 이식할 때 거부 반응이 나타났기 때문이다. 그러나 지금은 MHC 단백질들이 모든 유형의 외부 항원들에 대한 면역 반응을 일으키는 것에도 관여한다는 점에서, 더 큰 역할을 갖는 것으로 알려져 있다. HLA 복합체는 밀접하게 연관돼 있으면서 분리되어 있는 HLA-A, HLA-B, HLA-C, HLA-D 이렇게 4개의 유전자자리들로 구성되어 있으며, HLA-D 유전자자리는 추가적으로 세분화되어 있다. 각 유전자자리는 동일한 양의 대립유전자들을 갖는다. 예를 들면, HLA-B 유전자자리 하나에서만 50개가 넘는 서로 다른 대립유전자들이 발견되었고, 다른 HLA 유전자자리에서도 역시 많은 대립유전자들을 발견할 수 있다. HLA-B27처럼, 각 대립유전자는 특정 알파벳으로 HLA-B 유전자자리를 표시하고 숫자로써 대립유전자들을 표시한다. 하나의 염색체에 존재하는 HLA 유전자들의 한 집단을 일배체형(haplotype)이라고 하며 하나의 단위로 전달된다. 염색체들은 짝을 이루고 있기 때문에 한 사람에게는 2개의 일배체형이 있으며 각각 4개의 HLA 유전자들로 구성된다. 2개의 일배체형들 모두가 세포에서 총 8개의 HLA 단백질들을 결정한다. HLA 체계의 수많은 대립유전자들 때문에, 일란성 쌍둥이가 아닌 두 사람이 세포에 동일한 HLA 단백질을 가질 가능성은 매우 희박하다. 장기 이식을 위해 장기 공여자의 HLA 유형을 검사할 때 가급적이면 공여자의 주 항원들이 수혜자의 주 항원들과 거의 일치하도록 시도한다. HLA 대립유전자들이 매우 많기 때문에 완벽하게 일치하는 것은 불가능하지만, HLA항원이 더욱 일치하면 일치할수록 이식이 성공할 확률은 더 높아진다.

그림 2-19는 첫 4명의 자손들의 일배체형의 도표

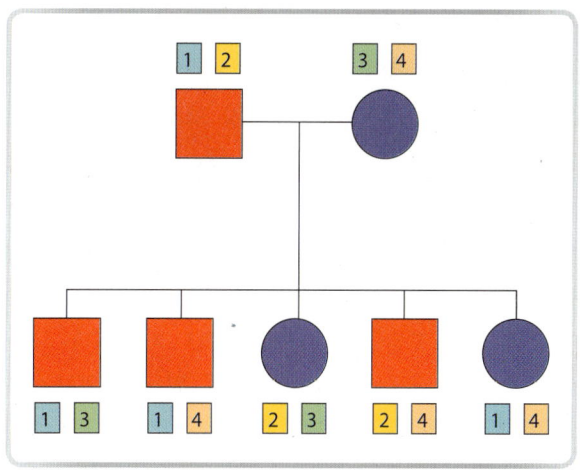

그림 2-19 • 5 자손이 있는 가족에서 가능한 HLA 단상형의 분배. 각각의 단상형은 4개의 독립적으로 연관된 HLA유전자로 구성되어 있고, 아라비안 숫자로 임의로 표시하였다(1, 2, 3, 4). 4개의 가능한 단상형 조합이 첫 4 자손에 나타났다. 이 예시에서는, 5번째 자손의 단상형이 2번째 자손의 것과 같다.

를 통해 HLA 일배체형의 유전을 설명하고 있다. 이 예에서, 각 자손은 각 부모로부터 가능한 2개의 일배체형 중 하나를 받는다. 그 결과, 한 자손은 각 부모와 단 하나의 일배체형만을 공유하고 있게 된다. 염색체들이 부모에서 자손으로 전달되는 방식 때문에, 각 자손은 4개의 다른 일배체형들 중에 한 가지를 갖게 된다. 첫 4명의 자손들은 각각 HLA 일배체형의 조합이 다르다. 하지만 다섯 번째 자손은 두 번째 자손의 일배체형과 동일하여, 이것은 다른 일배체형을 갖는 사람들 사이의 이식보다 이 두 자손들 사이에서의 장기 이식 성공률이 더 높음을 의미한다.

■ 유전자와 재조합 DNA 기술(유전공학)

유전자들은 단백질을 만드는 세포 활동에서 중요한 역할을 하는 효소나 다른 단백질과 같은 유전자산물의 합성을 지시한다. 세포들은 인슐린, 성장호르몬, 면역 반응을 조절하는 단백질, 응고-용해 메커니즘을 활성화하는 단백질들과 같이 중요한 생물학적 물질들을 많이 생산한다. 이러한 많은 단백질들은 임상 의학에 쓰인다. 당뇨병을 치료하기 위해 인슐린을 사용하거나, 성장호르몬이 결핍된 아이들이 제대로 자랄 수 있도록 성장호르몬을 쓰기도 하고, 심장마비 환자들의 막힌 관상동맥을 뚫어주기 위해 단백질들을 이용하기도 한다. 최근 DNA 기술의 발전은 여러 가지 중요한 생물학적인 물질들을 대량 생산하기 위한 방법의 발전으로 이어져왔다. 이러한 진보를 촉진하는 기술들을 재조합 DNA 기술이라 하는 이유(하나의 개체에서 2가지 다른 원천의 유전자들을 재조합했기 때문) 혹은 유전공학이라 하는 이유(유전자들을 조작했기 때문)이라고 불러왔다.

어떤 명칭을 사용하든 간에, 이 과정에는 인슐린과 같이 원하는 물질을 만드는 유전자를 박테리아나 효모에 삽입하는 것이 필요하다. 유전자가 삽입되면 그 미생물은 자신의 고유한 유전자뿐 아니라 원하는 단백질의 합성을 지시하는 새로운 유전자까지 포함하게 된다. 미생물과 외부 유전자의 조합은 반복적으로 분열시켜 다양한 목적으로 사용될 수 있는 정제된 단백질을 대량으로 생산할 수 있다.

요약

세포는 신체의 구조 및 기능적 기본단위이다. 모든 세포는 형태적으로 유사하다(핵, 세포질, 그리고 세포소기관). 그렇지만 일부 세포에서는 특정 기능을 수행을 하기 위해 형태 및 구조가 다를 수 있다. 핵은 유전물질(23쌍의 염색체=유전체)을 가지며 전령 RNA를 통해 세포의 기능을 수행한다. 세포질 내에는 다양한 소기관이 있는데 DNA에 의해 특징화된 기능을 수행한다. 상피는 신체의 바깥 부분뿐만 아니라 호흡기관, 위장관의 안쪽, 그리고 체강의 내면을 덮고 있다. 또한 샘조직과 배출이나 분비기능이 있는 기관(예를 들면 신장 또는 간)의 기능적인 세포를 구성한다. 상피는 세포의 구조에 따라 단순상피와 중층세포로 구별하고 특징적인 형태와 기능을 수행한다. 결합조직은 전도와 지지기능을 담당한다. 근육은 수축작용을 하고 신경은 전도기능을 수행한다. 물질은 세포막을 통해 자유롭게 세포 안팎으로 이동하며, 이동 과정은 에너지를 필요로하는 능동수송, 포식작용과 포음작용이 있으며, 에너지를 필요로 하지 않는 확산과 삼투작용 등이 있다.

세포는 내외적 자극에 적응한다(위축, 비대, 과증식, 화생, 이형성, 그리고 효소합성의 증가). 손상된 세포는 구조적 기능적 이상을 보인다: 즉, 형태적으로 세포종창, 지방변화, 괴사로 나타난다. 정상세포는 영원히 살 수는 없다. 정상세포는 생존기간이 사전에 결정되어 있고, 서서히 소멸되어간다. 그러나 일부 종양세포는 무한정 증식하며 계속적으로 생존해 나간다. 염색체는 쌍(23쌍)으로 존재하는데 22쌍의 균일한 염색체를 상동염색체라 부르며 한 쌍은 성염색체(XX=여성; XY=남성)로 부른다. 염색체의 각각의 쌍은 부모로부터 전해져온다. 염색체의 특정부위의 유전자를 유전자자리라고 한다. 쌍을 이루고 있는 염색체에는 양쪽의 유전자자리가 있다. 특정 유전자자리에는 서로 관련되어 있는 유전자가 위치해 있다. 이렇게 동일한 유전자자리를 가질 수 있는 유전자의 형태들을 대립유전자라고 한다. 사람에게서 만일 두 대립유전자가 동일하다면 동형접합이라고 하며 서로 다르다면 이형접합이라고 한다. 세포분열에는 2가지 유형, 즉 유사분열과 감수분열이 있는데 전자는 체세포에서 그리고 후자는 생식세포에서 일어난다. 각각의 세포는 분열하기 전에 DNA 복제가 사전에 일어난다. 하나의 모세포에서는 모세포와 동일한 2개의 딸세포를 만든다. 반면에 감수분열은 두 번의 독립된 분열을 한다. 제1감수분열에서는 상동염색체의 쌍(시냅스) 사이에 유전물질이 서로 섞여 교환된 다음 염색체가 분리되어 23개의 염색체가 포함되어 있는 2개의 딸세포가 형성된다. 제2감수분열은 유사분열과 비슷하게 하나의 세포에서 새로 2개의 딸세포들이 형성되는데, 제2감수분열과정에서 염색분체가 딸세포로 분리되어 각 딸세포에는 정상염색체 수의 절반(23 염색체)만을 포함하게 된다. 하나의 전구세포로부터 감수분열 결과 정자형성과정에는 4개의 정자가 형성되며, 난자형성에서는 하나의 난자와 감수분열에서 유래한 다른 세 개의 세포들은 극체가 되어 버려진다.

HLA(MHC) 체계는 장기이식에 매우 중요하다. 이것은 세포표면에 존재하는 HLA 또는 MHC라 불리는 특정 단백질(자가항원)을 결정하는 상호 연관되어 있는 상동 염색체의 특정 유전자자리에서 결정된다. HLA 유전자는 각각의 부모로부터 유래한 일배체의 짝으로 전달된다. 각각의 유전자자리에는 다수의 가능한 대립유전자가 있어, 많은 수의 유전자 조합이 일어날 수 있어 동일한 유전자를 가지는 일란성 쌍둥이 외에는 각 개인에게는 고유의 독자적인 HLA 항원을 가지게 된다. 또한 특정 HLA 유형은 특정 질환에 상대적으로 이환될 가능성이 높은 것으로 알려져 있다.

복습문제

1. 어떻게 핵이 세포의 활동을 지도하는가? 유전자 부호는 무엇인가? 또한 세포의 기능을 지도하는 데 유전자 부호의 역할은 무엇인가?
2. 상피는 어떻게 분류하며 기능은 무엇인가? 중피세포와 내피세포는 무엇인가?
3. 위축과 비대, 화생과 이형성, 그리고 세포사와 세포괴사의 차이점은 무엇인가?
4. 세포의 노화에 관여하는 인자는 무엇인가?
5. 염색체, 상동염색체, 성염색체, 바소체, 유전자, 생식, 중심체의 의미는 무엇인가?
6. 유사분열과 감수분열의 과정이 어떻게 다른가?
7. 정자형성과 난자형성의 차이점은 무엇인가?
8. 염색체 핵형은 무엇인가?
9. MHC(Major Histocompatibility)의 개념과 그 기능은 무엇인가?
10. 일배체형이란 무엇인가? 또한 일배체형은 어떻게 자손에게 전달되는가?

상호 관련 문제

연관된 것끼리 연결하시오.

세포소기관
1. 세포골격
2. 활면소포체
3. 용해소체

기능
A. 세포에서 화학반응을 추진시키는 아데노신 삼인산(ATP)을 만들기 위해 음식물을 에너지로 전환함
B. 세포에 의해 분비되는 단백질을 합성하는 채널을 가지고 있는 관 모양의 리보솜
C. 세포 내에 있는 일부 화합물과 지질을 합성하는 효소를 포함하고 있는 관 모양의 채널

4. 골지체

D. 조면소포체에 의해 합성된 단백질에 탄수화물 분자를 부착시키는 핵 근처에 위치한 편평한 주머니

5. 조면소포체

E. 낡은 세포소기관과 탐식작용에 의해 세포 내로 들어온 물질을 소화시키는 효소를 가지고 있는 세포질 내에 있는 구형의 소기관

6. 중심소체

F. 세포분열 동안 염색체를 분리시키는 방추체를 형성하는 짧은 실린더

7. 미토콘드리아

G. 세포의 구조적 골격을 형성하고 움직임이나 탐식 작용 같은 세포의 기능을 촉진시키는 단백질 세관과 섬유

맞으면 ○, 틀리면 ×로 표시하시오.

1. 정상적으로 쌍으로 존재하는 염색체를 상동염색체라 한다. ( )
2. 유전자는 쌍으로 존재하며, 각 쌍의 구성원들은 상동염색체의 서로 일치하는 유전자자리에 자리 잡고 있다. ( )
3. 특정 HLA 형은 특정 질병에 위험도가 높다. ( )
4. 개인에서 두 대립유전자가 동일한 유전자자리에 있으면 이형접합이라 하고 다른 유전자자리에 있으면 동형접합이라 한다. ( )
5. 우성유전자는 이형접합이든 동형접합이든 모두에서 발현된다. ( )
6. 결함이 있는 X염색체 연관 유전자는 남성뿐만 아니라 여성에게도 우성유전자로 작용한다. ( )

비판적 사고력

1. 김 씨는 팔에 근육도 많고, 몸무게도 많이 나가고 체격이 건장한 남성이다. 그는 그의 근육이 큰 이유가 고단위 단백질이 포함된 식이요법을 먹기 때문이라 믿고 있다. 그는 또한 지속적으로 단백질이 풍부한 식이요법을 하면 근육양이 더욱더 늘어날 것이라 확신하고 당신에게 의견을 물어왔다. 김 씨에게 무엇을 조언해 줄 수 있을까?
2. 박 씨는 만성신부전을 앓고 있어 신 이식을 필요로 한다. 박 씨의 동생은 HLA형이 박 씨와 일치한다. 박 씨는 이러한 사실이 신 이식의 성공에 충분한 조건이 되는지 알고 싶어 한다. 당신이 그에게 이야기해줄 수 있는 내용은?
3. 최 씨의 남동생은 성염색체에 의해 유전되는 혈우병 환자이다. 최 씨는 자기도 마찬가지로 그러한 유전자를 가지고 있으며, 또한 자기 자손에게도 전달되는지를 알고 싶어한다. 어떻게 그에게 조언해주겠는가? 그에게 설명할 것을 체계적으로 설명하시오.

CHAPTER 3

염증과 복구
Inflammation and Repair

학습목표

1. 급성염증의 특성과 임상 양상을 설명할 수 있고, 염증의 형태와 세포에 따라 유형별(장액성, 화농성, 섬유소성, 출혈성 염증)로 구별하여 설명할 수 있다.
2. 염증반응에 의해 발생될 수 있는 결과를 설명할 수 있다.
3. 염증의 화학적 매개체와 염증과정을 강화시키는 작용을 설명할 수 있다.
4. 염증의 부작용과 염증을 억제시키는 작용의 필요성을 설명할 수 있다.
5. 염증과 감염의 차이를 비교할 수 있으며, 감염에 사용되는 일반적 용어를 설명할 수 있다.

■ 염증반응

염증반응(inflammatory reaction)은 세포 손상을 유발하는 요인에 의한 비특이적인 반응이다. 그러한 요인은 물리적 요인(열이나 차가움), 화학적 요인(농축된 산이나 알칼리, 또는 다른 부식성 화학물질) 또는 미생물적 요인(세균이나 바이러스)일 수 있다.

그림 3-1에 나타나 있듯이 염증반응은 국소적이면서 전신적인 효과가 특징이다.

국소적인 효과는 혈관의 확장과 증가된 혈관 투과성으로 구성된다. 백혈구(white blood cell)는 손상 받은 곳으로 유인된다. 백혈구들은 작은 혈관의 내피에 부착하여 혈관 벽을 투과하려 하며 손상된 조직으로 이주하려고 한다(그림 3-2). 염증의 4대 징후는 발열, 발적, 압통, 종창, 그리고 통증이다. 염증 조직의 증가된 따뜻함과 발적은 모세혈관의 확장과 혈관을 통한 혈류의 느려짐에 기인한다. **종창**(swelling)은 확장되고 투과성이 증가된 혈관으로부터의 혈장유출이 염증이 생긴 조직의 체액량을 증가시키기 때문에 발생한다(그림 3-3). 압통과 통증은 염증반응이 일어나는 곳에서 감각신경말단을 자극하는 것에 대한 이차적인 반응이다.

다형핵 백혈구(polymorphonuclear leukocyte)는 급성 염증반응에서 가장 중요한 세포이다. 세포 손상에 의해 손상된 지역으로 유인되는 것들은 활성화된 탐식 세포들이다. 단핵세포(단핵구: monocyte, 대식세포: macrophage)는 염증과정에서 나중에 나타난다. 그들의 중요한 기능 중 하나는 염증과정에 의해 발생된 잔여물들을 제거하는 것이다. 이러한 세포들은 만성 염증과정에서도 활성화된다.

염증반응 동안 생성되는 단백질, 백혈구, 잔여물의 혼합 액체는 삼출액(exudate)이라 한다. 구성하고 있는 단백질과 염증세포의 비율은 삼출액에 따라 다르며 삼출액의 모습 역시 다양하다. 삼출액을 형태에 따

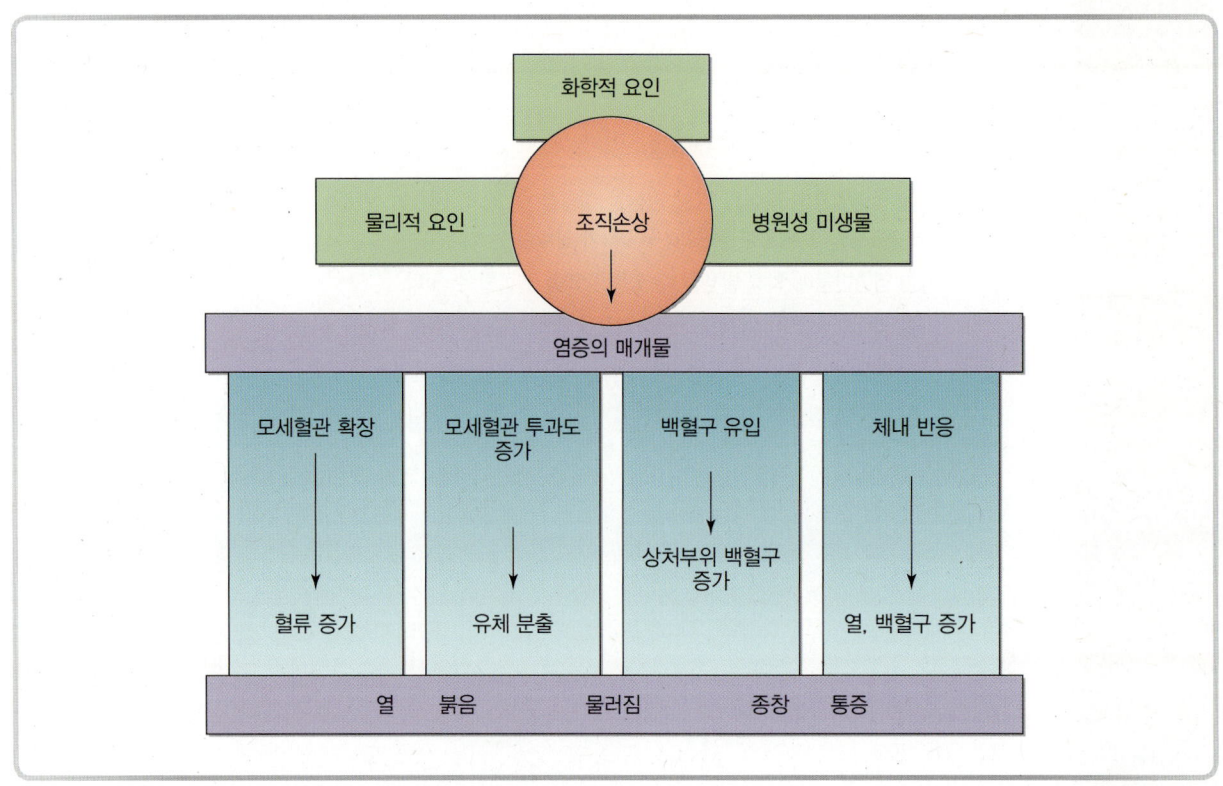

그림 3-1 • 다양한 병원물에 의한 국소적, 전신적 조직손상 효과.

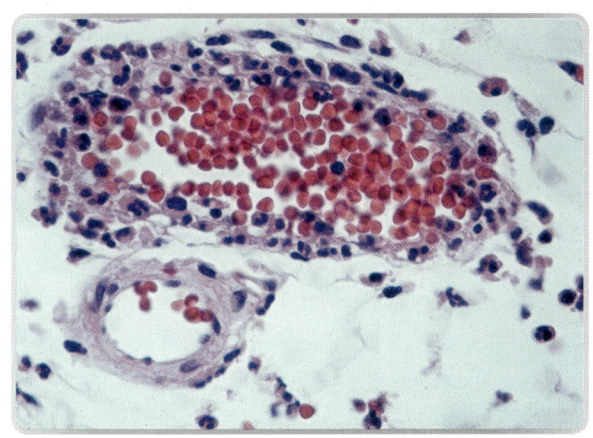

그림 3-2 • 벽을 통한 염증부위로의 백혈구 이주, 모세혈관 내피세포로의 달라붙음을 나타낸 현미경 사진(160배).

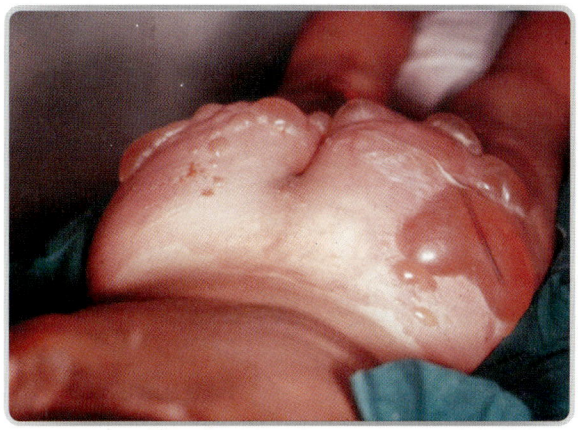

그림 3-4 • 광범위한 화상부위에 나타난 두드러진 유체 누출(분출)과 큰 수포의 형성.

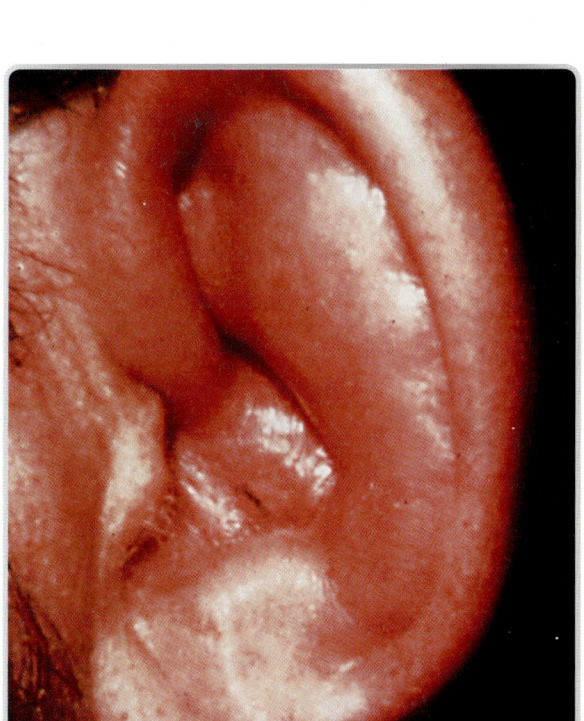

그림 3-3 • 급성 염증반응에 의해 심하게 종창이 생긴 귀.

어, 피부에서 심각한 화상 후에 수포가 형성된다(그림 3-4). 다수의 염증세포로 구성되어 있는 삼출액은 화농성 삼출액이라 하며, 크림같이 노란색의 삼출액은 농이라 한다. 삼출액에 섬유소원이라 불리는 혈장단백질이 풍부할 때 섬유소성 삼출액이라 부르는데, 섬유소원은 응고하여 섬유소를 형성하여 염증이 있는 조직의 표면에 끈적거리는 막을 만든다(그림 3-5). 혈액 응고에 관여하는 단백질들은 9장에서 설명하기로 한다. 출혈성 삼출액은 염증과정이 많은 작은 모세혈관들의 파열을 동반하여 적혈구들이 조직으로 이동하여 삼출액이 피처럼 보일 때 사용된다.

섬유소성 삼출액이 소장의 인접한 고리들같이 가까운 두 표면에 생긴 경우, 그 표면들은 서로 붙는다. 이러한 염증 유형은 섬유 조직이 안으로 자람에 따라 종종 치유되는데, 섬유성 띠에 의해 인접한 표면이 서로 붙으며 이를 **유착**(adhesion)이라 한다(그림 3-6).

염증과정이 심할 경우, 전신영향이 두드러진다. 개인은 아프다는 것을 느끼며, 체온이 상승된다. 골수는 백혈구의 생성을 촉진하여 혈류에 순환하는 백혈구의 숫자가 늘어난다.

염증의 결과는 얼마나 많은 조직 손상이 염증으로부터 발생했는지에 따라 다르다. 염증이 미약할 경

> **삼출액(Exudate):** 유체, 백혈구, 세포 조각 등이 염증반응의 결과로 축적된 것.

라 편리하게 장액성, 화농성, 섬유소성, 출혈성으로 분류한다. 삼출액이 단백질이 아주 적은 투명한 액체로 주로 구성되어 있다면 장액성 **삼출액**이라 한다. 다수의 장액성 액체가 손상된 조직에 축적되면, 예를 들

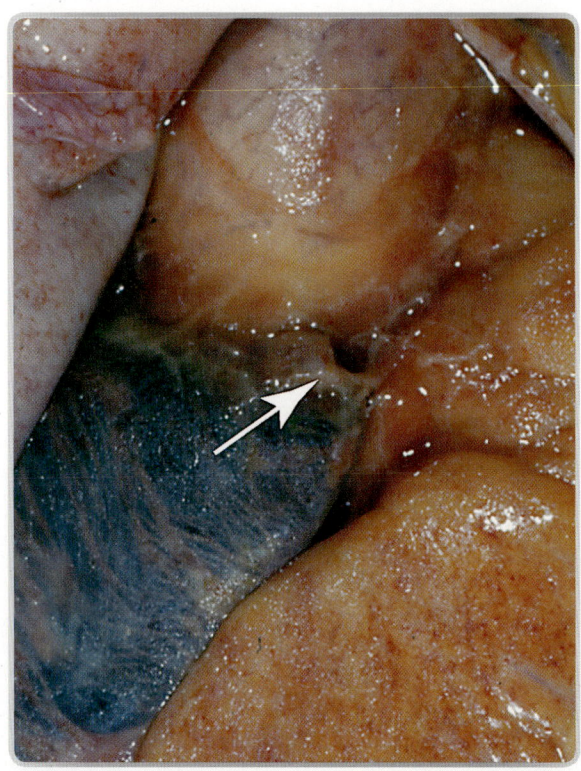

그림 3-5 • 심장 표면과 심막 표면에 나타난 섬유소 염증. 심낭은 심장 내부를 드러내기 위해 열려 있고, 심외막에 섬유성 물질이 축적된 것이 나타나 있다. 화살표는 우심방의 부속물에 인접해 있는 큰 섬유소 축적을 나타낸다.

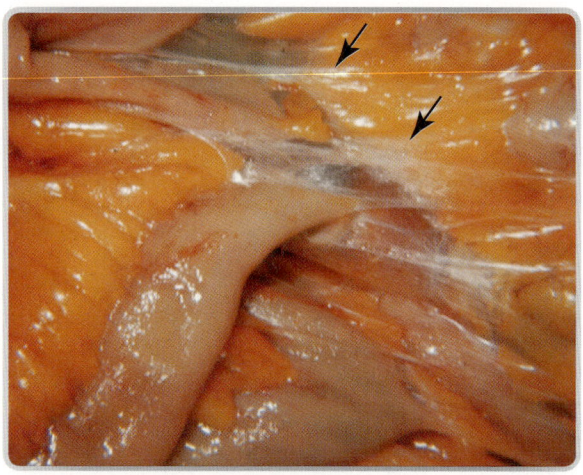

그림 3-6 • 소장이 굽어진 부위에 나타난, 이전에 생겼던 복강 내 염증에 의한 다양한 섬유성 부착물(화살표).

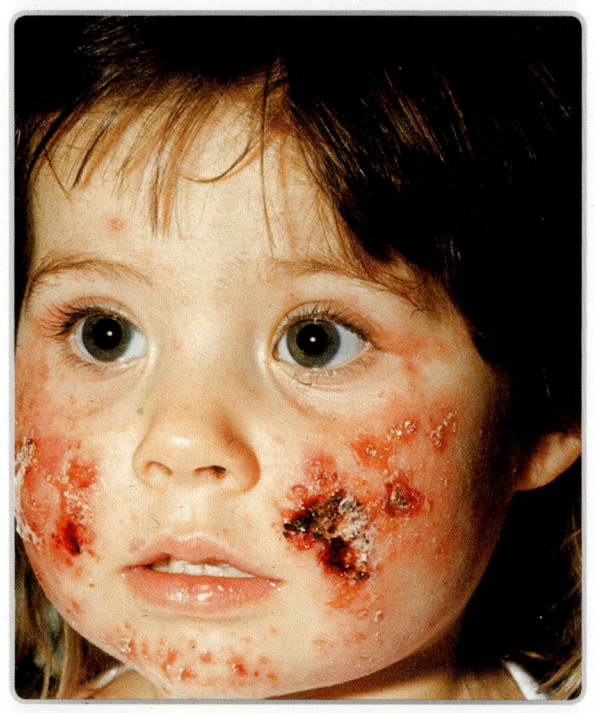

그림 3-7 • 피부 표면괴사가 급성염증과 함께 나타난 것. 피부 표면에 건조한 삼출물인 딱지가 형성되어 있다.

우 곧 가라앉고, 조직은 정상으로 돌아온다. 이러한 과정을 **수복**(resolution)이라고 부른다. 염증과정이 더 심할 경우 조직이 어느 정도 파괴되며 이는 **복구**(repair)되어야 한다(그림 3-7). 치유과정 동안, 손상된 세포는 교체되고, 손상된 조직의 틀은 안쪽으로 자라는 세포들이 결합조직 섬유의 생성과 신생혈관 등에 의해 복구된다. 흉터조직은 광범위한 조직 파괴 지역을 대체한다(그림 3-8). 때때로 심한 염증에 따른 결과로 흉터가 너무 심해서 기능이 심각하게 손상된다.

▶ 염증의 화학매개체

염증과정은 조직손상에 대한 비특이적이고 정형화된 반응이고, 손상을 일으킨 요인이 어떤 것이든 간에 거의 동일하다. 예를 들어, 책을 발에 떨어트려 발생한 손상은 같은 곳의 심한 햇볕화상으로 인한 염증반응과 같은 유형의 염증반응을 일으킨다. 염증반응이 조직손상에 의해 직접적으로 일어나지 않는 것이

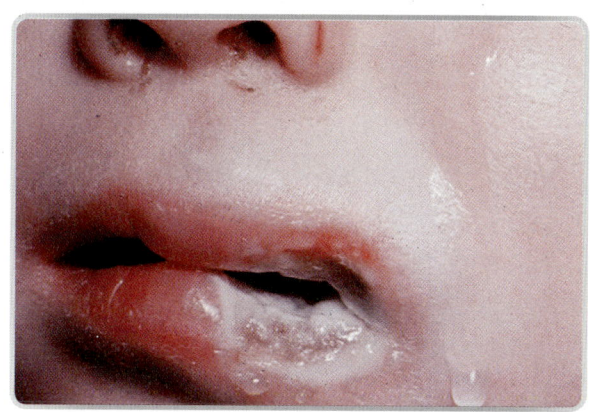

그림 3-8 • 염증성 삼출물로 덮여 있는, 아랫입술의 광범위한 조직 파괴. 어린이가 피복이 벗겨진 전깃줄을 물고 있다가 감전이 된 것.

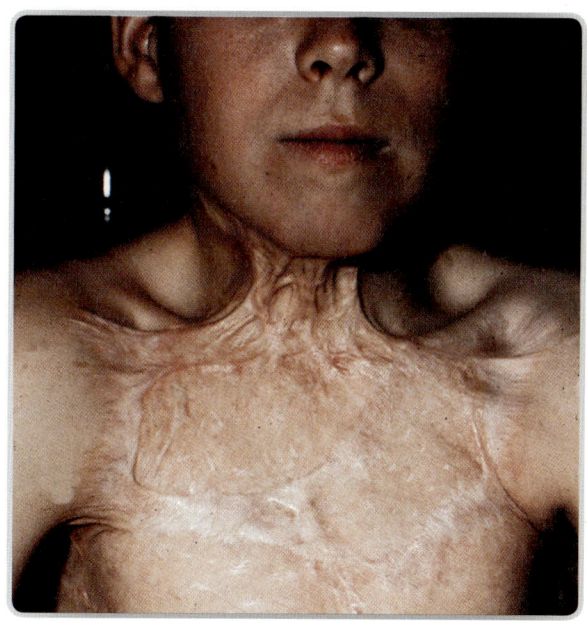

그림 3-9 • 심한 화상을 입고 난 뒤 생긴 두드러진 흉터. 이로 인해 목과 팔의 움직임이 제한되었다. 기능향상을 위해 피부 이식이 필요하다.

바로 그 이유이다. 염증은 조직손상 시 형성되고 방출되는 염증의 매개체라고 하는 화학인자에 의해 발생한다. 어떤 매개체들은 세포로부터 유래하고 다른 것들은 손상된 곳에 축적되는 혈장 단백질로부터 생성되기도 한다.

세포 유래 매개체. 세포 유래 매개체의 주된 원천인 비만세포는 신체의 결합조직을 통틀어 폭넓게 분포하는 특화된 세포이다. 비만세포의 세포질은 히스타민과 다른 화학물질을 포함하고 있는 과립으로 채워져 있다. 조직이 손상되면 비만세포가 과립들을 방출하여 염증반응을 시작하기 위한 화학물질들이 방출된다. **히스타민(histamine)**은 강력한 **혈관확장자**이며 혈관 투과성 또한 상당히 증가시킨다. 혈소판(platelet)은 히스타민과 **세로토닌(serotonin)**이라고 하는 또 다른 매개체를 포함하고 있으며, 이것들은 혈소판이 손상된 조직의 콜라겐 절편들에 부착할 때 방출된다. 다른 중요한 세포유래 매개체들은 **프로스타글란딘(prostaglandin)**이라 부르는 그룹과(이러한 유형의 화합물들이 전립샘으로부터 처음 분리되었기 때문에 프로스타글란딘이라 부른다.) 류코트리엔이라 부르는 유사한 화합물 그룹이 있다. 이러한 생물학적인 활성이 있는 화합물들은 염증을 일으키는 자극에 반응하여 세포막에 있는 아라키돈산으로부터 합성되며, 염증과정을 강화시키는 매개체로 기능한다.

혈장으로부터의 매개체. 혈장은 비활성 화합물인 상태로 순환하다가 투과성이 증가된 모세혈관으로부터 손상된 조직으로 누출된 후 복잡한 과정을 통해 화학매개체로 활성화되는 다양한 단백질 물질을 포함하고 있다. 이러한 방식으로 형성되는 매개체의 중요한 그룹 중 하나를 **브라디키닌(bradykinin)**이라고 부른다(또는 간단히 키닌이라고도 한다). 브라디키닌을 형성하는 일련의 반응은 혈액응고와 관련된 단백질 중 하나로부터 촉진되며, 이것은 조직손상에 의해 활성화된다.

염증의 매개체는 또한 **보체(complement)**라고 부르는 또 다른 혈액단백질 그룹에서 형성된다. 보

비만세포(mast cell): 특화된 결합조직 세포로, 히스타민과 화학적 매개물들을 포함하고 있다.

혈관확장물질(vasodilator): 혈관을 확장시키는 물질이다.

세로토닌(serotonin): 혈소판에서 나오는 혈관 수축 염증매개물.

류코트리엔(leukotriene): 프로스타글란딘 유사 염증 매개물.

브라디키닌(bradykinin): 혈장 요소들로부터 나오는 화학적 매개물.

보체(complement): 혈중 단백질의 일종으로, 항원-항체반응 또는 몇 가지 상황에 의해 활성화된다. 감염에 대한 체내 염증 반응을 보완해준다.

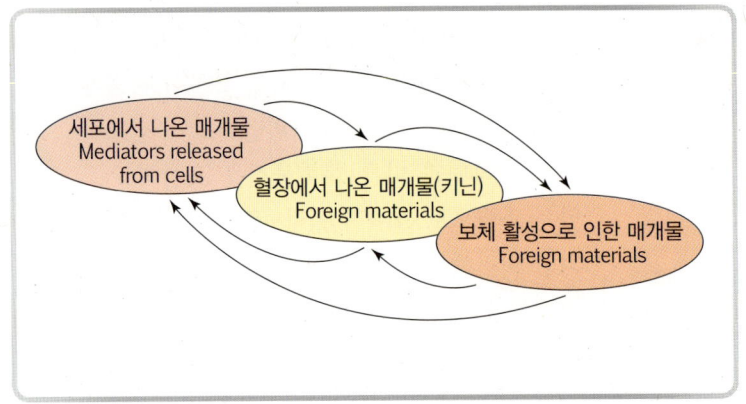

그림 3-10 • 염증반응의 매개물. 어떤 원인에 의한 매개물의 활성은 다른 원인에 의한 매개물을 활성화시킨다. 이로 인해 염증 반응이 강화된다.

체는 규칙적인 순서로 반응하여 일련의 부산물을 생성하는 단백질의 그룹으로 구성되어 있으며, 이 부산물 중 일부는 염증의 매개체로 작용한다. 보체는 항원이 항체와 결합할 때 활성화되지만, 항원항체 반응이 필요 없는 다른 경로로도 활성화될 수 있다. 보체계의 다양한 기능은 면역계와 관련되어 있는 것으로 생각된다(4장에서 설명). 그림 3-10은 다양한 매개체들이 어떻게 상호작용하고 있는지를 나타내고 있다. 어떠한 원천으로부터 매개체의 방출은 염증과정을 개시할 뿐만 아니라, 다른 원천으로부터 더 많은 매개체의 방출을 유도하여 염증과정을 강화하는 "연쇄반응"을 유발한다.

▶ 염증 과정에서 용해소체 효소의 역할

화학매개체에 의해 염증의 장소로 유인되는 탐식성 중성구와 단핵구의 세포질은 **용해소체**(lysosome)라는 과립을 포함하고 있다. 용해소체는 탐식에 의해 세포의 세포질로 들어오는 물질들을 소화할 수 있는 강력한 효소를 가지고 있다. 탐식과정 동안 세균이나 다른 외부 물질들은 세포질에 있는 공포 안에 갇히며, 용해소체는 공포로 효소를 방출하여 물질들을 용해시키는데, 이것들은 2장에서 설명되어 있다(그림 2-2).

어떠한 염증 반응의 과정에서 많은 중성구와 단핵구들은 파괴되거나 손상되며 파괴된 세포들의 용해소체효소들이 방출된다. 어떤 용해소체효소들은 또한 탐식과정 동안 손상되지 않은 백혈구로부터 탈출한다. 염증지역에서 조직손상의 상당부분은 백혈구로부터 방출된 용해소체효소의 파괴적인 효과에 기인한다. 조직손상은 다시 매개체들을 더 발생시키며 이것이 염증변화를 한층 더 유발한다.

▶ 항원항체 상호작용에 의한 염증

항체는 신체의 방어기작 중 하나이다. 이것은 4장에서서 설명되었다. 항원항체가 상호작용하면 뚜렷한 조직괴사와 함께 강력한 염증반응이 수반된다. 항원항체의 상호작용은 보체를 활성화시키며, 보체 활성으로 인해 발생한 매개체들은 염증반응을 유도한다. 다수의 백혈구가 염증반응지역으로 유도되고, 백혈구로부터의 강력한 용해소체효소의 방출은 조직손상의 주요한 원인이다.

▶ 염증의 유해한 효과

염증으로 인한 조직손상은 부분적으로는 유해성요인 때문이고 한편으로는 염증반응 그 자체 때문이다. 대부분의 경우에서 염증과정은 자기한정적이고 해로운 요인들이 제거되면 가라앉는다. 그러나 때때로 염증과정이 지속되고 광범위하고 진행적인 조직손상을 유발할 수 있다. 이렇게 되면, 염증반응이 조절되지 않으면 발생할 수 있는 조직손상을 부신피질호르몬을 투여함으로써 억제하는 것이 때때로 필요하다(면역 반응의 억제는 4장에서 설명).

■ 감염

▶ 감염의 용어학

감염(infection)이라는 단어는 질병을 유발하는 미생물로 인해 발생하는 염증과정을 나타내기 위한 용

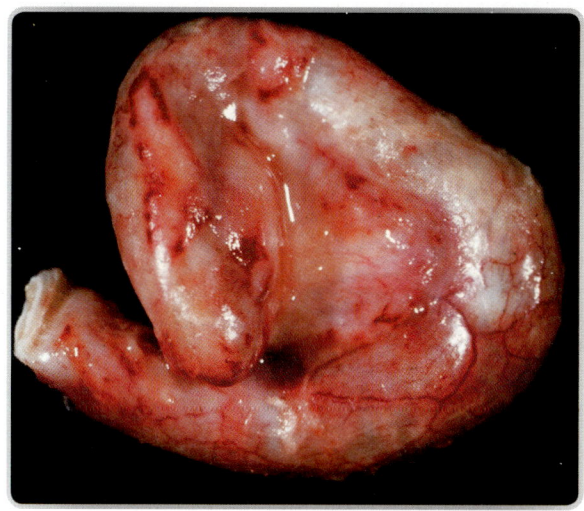

그림 3-11 • 급성 충수염. 두드러진 염증성 삼출물이 충수돌기 표면에 나타나 있다.

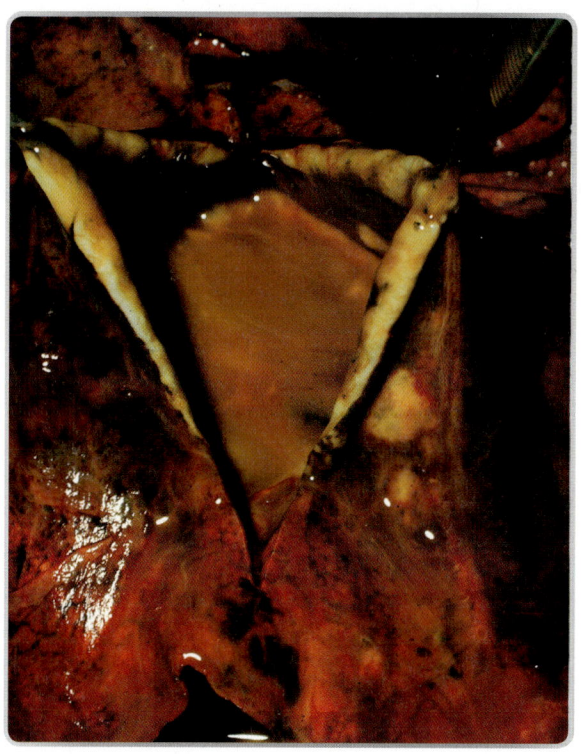

그림 3-13 • 폐 농양. 흉막 표면을 절개하자 흉강에 가득차 있는 농양이 보인다.

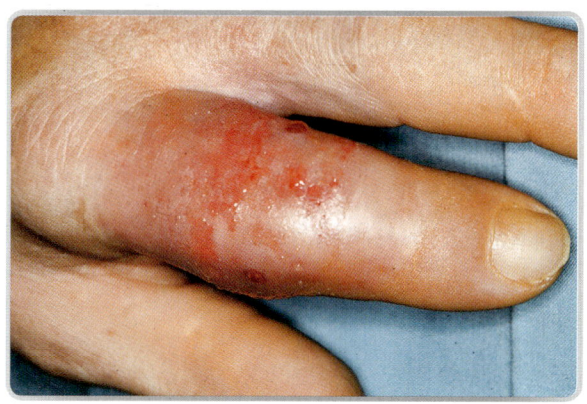

그림 3-12 • 급성 감염(세포염)이 손가락에 나타난 것.

어이다. 다양한 곳에서의 감염을 언급하기 위해 사용되는 수많은 다른 용어들이 사용된다. 일반적으로 접미어 –itis는 감염이나 염증과정을 나타내기 위해 조직이나 기관의 이름에 붙게 된다. 예를 들어 충수염(그림 3-11), 간염, 대장염, 폐렴 등은 각각 충수, 간, 대장, 폐에서의 염증을 나타내는 용어이다. 어느 조직에서 급성으로 염증이 퍼지는 감염은 **봉와직염**(cellulitis)이라 칭한다(그림 3-12). 보통 이러한 용어는 피부와 심부조직의 급성 감염을 나타내기 위한 용어로 사용된다. 농양의 용어는 감염이 조직이 파괴되고 국소된 농 덩어리가 형성되는 경우와 연관될 때 사용된다(그림 3-13). 국소적인 감염이 염증 지역을 흡수하는 림프통로로 퍼질 경우 **림프관염**(lymphangitis)이라는 용어가 사용된다. **림프절염**(lymphadenitis)이라는 용어는 일차적인 감염지역을 흡수하는 국소적인 림프절의 감염을 언급하기 위해 사용된다. **패혈증**(septicemia)이라는 단어는 병원성 세균이 혈류로 들어가는 매우 강력한 감염을 나타낼 때 사용된다.

▶ **감염의 결과에 영향을 주는 요인들**

어떠한 감염에서나, 침입하는 유기물들은 인체의 방어에 대항하여 변한다. 세균이나 다른 미생물들은 병을 유발하는 능력이 다양하다. 많은 것

감염(infection): 병을 유발하는 유기물에 의한 염증반응.

봉와직염(cellulitis): 피부나 더 깊은 쪽 조직에 영향을 주는 급성 염증 퍼짐.

농양(abscess): 조직에 농이 국소적으로 축적된 것.

림프절염(lymphangitis): 감염이 된 부위의 림프절에 염증이 생긴 것.

패혈증(septicemia): 많은 수의 병원성 박테리아가 염증부위 혈류에 존재하는 것.

병원성(pathogenic): 병을 유발할 수 있는 정도.

독성(virulence): 병을 유발하는 능력.

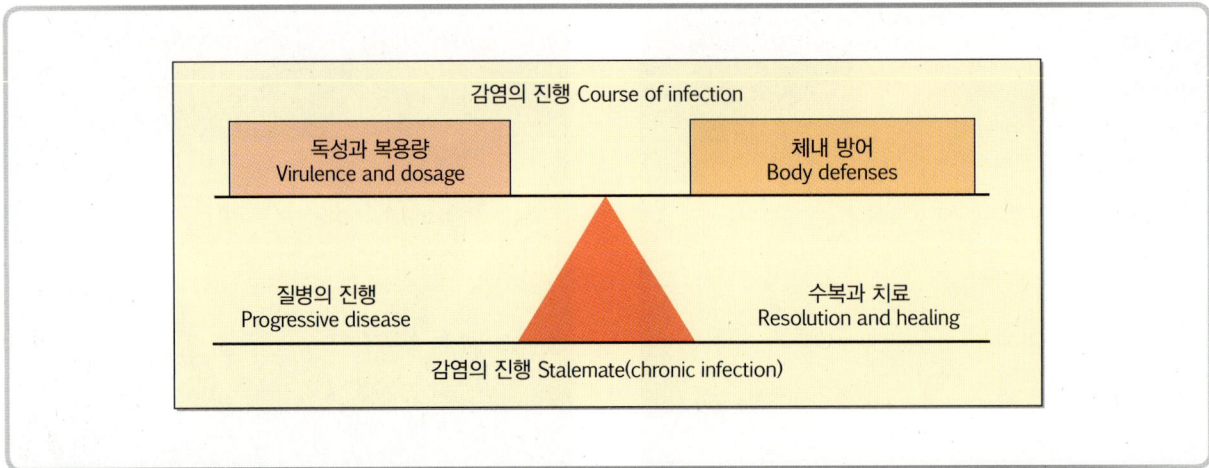

그림 3-14 • 감염의 반응을 결정짓는 요소들

들이 인체에 유해하지 않다. 인간 질병을 일으킬 수 있는 다른 미생물들을 병원성이 있다고 한다. 독성이라는 단어는 병원균이 인체의 방어를 이겨낼 수 있는 능력을 나타낼 때 사용한다. 높은 독력을 가진 병원균은 대다수의 감수성이 있는 개인에게서 질병을 일으킬 수 있다. 이와 대조적으로, 낮은 독력을 가진 병원균은 유리한 환경에서 감수성이 높은 환자들에서만 병을 유발할 수 있다.

어떤 감염이든 결과는 2가지 요소에 달려 있다: 병원균의 수(용량)와 조합된 독력 및 감염된 개인(숙주)의 내성이다. 그림 3-14에 도표로 나타나 있듯이, 이 2가지는 서로에 대하여 균형을 이루고 있다. 높은 독력의 병원균 다수가 체내로 들어오면, 특히 숙주(host)의 저항력이 저하된 경우, 균형은 침입자에게 호의적인 쪽으로 기울며 진행성이거나 치명적인 질병이 발생한다. 병원균의 독력이나 양이 적거나 인체의 저항력이 높으면 균형은 숙주에 호의적인 쪽으로 기운다. 감염은 극복되고 치유가 된다.

▶ **만성감염**

때로는 병원균과 숙주의 방어능력이 균등하여 교착상태일 수가 있다. 임상적으로 이러한 경우 만성감염이 되는데, 보통 숙주의 치유에 대한 활발한 시도들과 관련되어 상대적으로 조용히 진행되는 염증이 특징적이다. 숙주와 침입자의 균형은 불안정하다. 감염은 병원체가 일시적으로 유리할 때 갑자기 심해질 수 있으며, 또는 숙주의 방어가 우위를 점하면 잠잠해질 수 있다. 림프구(lymphocyte), 형질세포(plasma cell), 단핵구는 만성 염증 과정에서 주요한 세포들이다.

요약

염증작용은 세포손상에 대한 비특이적이지만 일정한 조직반응이다. 염증반응이 일정한 것은 어느 조직이라도 염증에서 분비되는 같은 매개체들의 방출에 의해 시작되기 때문이다. 매개체는 비만세포(주로 히스타민), 혈소판(세로토닌), 그리고 손상된 주변 조직(프로스타글란딘, 류코트리엔)에서 방출되며, 때로는 혈장(브라디키닌)과 보체라 불리는 혈액단백의 활성화에 의해서도 형성된다. 백혈구가 염증부위에서 변성되어 방출된 용해소체(백혈구의 세포질에 있는 소화효소를 가지고 있는 소체)에서 분비되는 강력한 소화 효소에 의해 조직손상이 가중된다. 때로는 염증에 의한 조직손상이 광범위하며 심할 경우 코티코스테로이드(코티솔)나 항염증제(아스피린 또는 부루펜)를 사용하여야 한다. 염증은 일반적인 의미의 용어로 사용된다. 만일 미생물에 의해 염증이 유발되었을 경우 감염이란 용어를 사용한다. 염증을 표현하는데 다양한 의미가 사용되는 데, 예를 들면 봉와직염(조직에 국한된 급성 염증), 림프절염(염증이 림프관으로 퍼져 팔에 띠모양의 붉은 반점이 나타날 경우), 림프절염(국소적인 림프절의 감염), 농양(괴사된 조직이 농을 형성하여 모여 있을 경우), 패혈증(감염이 혈류로 퍼질 경우) 등으로 사용된다. 염증의 결과는 병원균의 독성이나 인체의 방어능력의 정도에 따라 결정된다. 이 두 가지 요소가 서로 대등할 경우 만성염증으로 진행한다.

복습문제

1. 염증반응이란 무엇이며, 임상적으로 나타나는 양상은 어떠한가?
2. 감염의 결과에 영향을 미치는 요소는 무엇인가?
3. 염증매개체란 무엇이며, 작용기전은 어떠한가?
4. "만성염증, 병원성, 그리고 보체"에 대한 의미는 무엇인가?

상호 관련 문제

연관된 것끼리 연결하시오.

단어	기능
1. 삼출액	A. 병을 발생시키는 유기체
2. 감염	B. 림프절의 염증
3. 염증의 매개체들	C. 염증반응에 관여하는 세포나 혈구단백에서 유래하는 생산물
4. 백혈구	D. 병원성 미생물에 의한 염증
5. 병원성	E. 백혈구(whitie blood cells)
6. 용해소체	F. 중성구나 단핵구에 의한 물질의 탐식
7. 림프절염	G. 강력한 소화효소를 가지고 있는 세포질 내 구형의 구조물
8. 패혈증	H. 조직손상 부위에 축적되어 있는 조직액이나 백혈 구성분
9. 항체	I. 형질세포에서 만들어지는 단백질
10. 탐식작용	J. 혈류를 타고 전파되는 병원성 미생물

CHAPTER 3 단원 복습

- **맞으면 ○, 틀리면 ×로 표시하시오.**
  1. 염증의 매개체들은 일차적으로 중성구에서 생성된다. (　　)
  2. 형질세포는 급성염증반응에 관여하는 가장 중요한 세포이다. (　　)
  3. 염증에 의해 심하게 파괴된 조직은 나중에 흉터가 발생된다. (　　)
  4. 염증반응에 있어 염증부위에 백혈구와 항체가 집중적으로 관여한다. (　　)
  5. 혈구단백에서 유래한 보체의 활성이 염증의 매개체를 생성한다. (　　)

비판적 사고력

1. 이 씨는 정원에서 일하다가 정원의 날카로운 부위에 손을 다쳐 상처를 입었다. 그는 상처부위를 비누와 물로 깨끗하게 씻고 탄력붕대를 감았다. 다음날 상처부위의 손이 부으면서 기분도 좋지 않았다. 또한 상처부위에서 부터 붉은 줄 모양이 손등으로 퍼졌고 겨드랑이에서 만지면 통증이 있는 커진 림프절이 만져졌다. 그는 전에 응급실에서 간호사로 있었던 최 씨에게 이러한 사실을 알렸다. 그녀는 지금 일어난 일과 그가 하여야 할 일을 설명해주었다. 그녀가 이야기한 내용은 무엇이라 생각되는가?

CHAPTER 4

면역, 과민성 반응, 알레르기와 자가 면역성 질환

Immunity, Hypersensitivity, Allergy, and Autoimmune Diseases

학습목표

1. 세포매개성 면역반응과 체액성 면역반응의 특성과 면역반응에서 림프구의 역할을 설명할 수 있다.
2. 면역과 과민반응을 설명할 수 있다.
3. 항체의 유형과 특성을 설명할 수 있다.
4. 알레르기 반응에서 IgA의 역할을 설명할 수 있다.
5. 자가면역성질환의 병인론과 특성을 설명할 수 있다.

CHAPTER 4 면역, 과민성 반응, 알레르기와 자가 면역성 질환

■ 인체의 방어기전

체액면역(humoral immunity): 형질세포에 의해 생산되는 항체와 관련되는 면역.

세포매개면역(cell-mediated immunity): 감작된 림프구 집단에 관련되는 면역.

과민반응(hypersensitivity): 외부물질에 의한 비정상 반응성 상태.

자가항체(autoantibody): 자가 조직, 세포에 대한 항체.

자가면역 질환(autoimmune disease): 자가 세포, 조직을 공격하는 체액면역 혹은 세포매개면역 형성에 관련된 질병.

림포카인(lymphokine): 림프구에 의해 생산되는 수용성 물질.

모노카인(monokine): 단핵세포와 대식세포에 의해 생산되는 사이토카인.

사이토카인(cytokine): 세포에 의해 분비되는 단백의 일반적 용어로 세포 내 신호전달과 면역계 세포에 영향을 끼친다. 사이토카인은 대식세포, 단핵세포, 림프구와 다른 세포에 의해 분비된다.

인터페론(interferon): 인체 다양한 세포에 의해 분비되는 광범위한 항바이러스 인자.

인터루킨(interleukin): 다른 세포의 반응에 의해 림프구가 분비하는 사이토카인의 일반적 용어.

병을 일으키는 미생물을 비롯한 해로운 물질에 대한 인체 방어기전(the body's defense mechanism)은 크게 두가지로 설명할 수 있다. 하나는 세포손상에 대한 비특이적 반응인 염증(inflammation)이며, 이때는 중성백혈구(neutrophils)와 대식구(macrophage)에 의한 식균작용(phagocytosis)이 중요한 역할을 한다. 두 번째로는 후천성 면역(acquired immunity)을 얻게 되는 면역계에 의한 반응이다. 여기에는 항체에 의해 생성되는 체액성 면역과 반응에 관여하는 림프구에 의해 생성되는 세포매개성 면역이 있다. 두 기전들은 서로를 보완하고, 같이 작동하여 질병으로부터 인체를 보호한다.

병원성 미생물로부터 노출이 된 후 생기는 후천면역은, 다양한 숫자의 외부 항원에 대한 반응의 능력을 나타내는 우리 몸의 오직 하나의 징후이다. 후천성 면역에는 2가지 종류가 있는데, 그중 하나는 체액성 면역(항체 매개 면역)이다.

체액성 면역은 항체의 생성과 관련이 있는데, 항체는 외부 항원을 뭉치거나 없애는 기능을 하며 박테리아나 외부 독소에 대항하는 우리 몸의 주요한 방어기전이다. 세포매개 면역은 림프구의 증식이 특징적인데, 증식된 림프구들은 외부 물질들을 공격한다. 이는 바이러스나 진균, 기생충, 박테리아에 대항하는 주된 방어기전이다. 세포매개 면역은 이식 장기 거부반응이나 비정상적으로 분열하는 세포들을 제거하는 기전이기도 하다.

후천성 면역은 종종 외부 항원이 접촉한 부위에 생기는 강한 반응과도 연관이 있는데, 이러한 반응을 과민증이라 한다. 예를 들어, 결핵균에 노출되면 세포성 면역 기전이 작동하고 또한 결핵균에 대한 조직의 과민반응이 일어난다. 외부 유기물질이나 그것의 부산물에 대한 인체의 과민증을 확인할 수 있다면, 이는 인체가 어느 정도의 면역력을 가지고 있음을 보여주는 것이다.

보통, 사람은 자기 자신의 세포나 조직의 단백질(자가항원)에 대해서는 면역기전이 일어나지 않지만, 외부항원(비자가항원)에 대해서는 면역반응을 보인다. 이는 인체가 자가항원에 대해서는 면역 관용을 가지고 있기 때문이다. 어떤 림프구가 우연히 자가항원에 대해 공격하도록 작동되었다면, 그 림프구는 파괴되거나 공격기능이 소실된다. 그러나 면역기전을 공격하는 질병에 걸린다면 자가항원을 공격하는 림프구를 생성하게 되고 결국 기관에 손상을 입을 수 있다. 우리 몸을 직접적으로 공격하는 항체를 **자가항체(autoantibodies)**라 부르는데, 인체의 자가면역 체계로 인해 조직의 손상을 받게 되는 질병을 **자가 면역성 질환(autoimmune disease)**이라 한다.

■ 면역

▶ 후천성 면역에서 림프구의 역할

면역반응에 가장 중요한 역할을 하는 세포는 외부항원에 대해 반응하는 림프구(그림 4-1)와 항원을 림프구에 존재한다는 것을 알리는 대식구(macrophage)와 이와 관련된 세포들이다. 면역반응에 관여하는 다양한 세포들은 용해성 단백질(펩타이드) 등으로 화학적 신호를 보낸다. 림프구들이 보내는 것은 **림포카인(lymphokines)**, 단핵구들이 보내는 것은 모노카인(monokines), 그리고 일반적으로 세포가 면역 기능을 작동하거나 화학적인 반응을 필요로 할 때 보내는 신호를 **사이토카인(cytokines)**이라 부른다. 몇몇 사이토카인은 특정한 이름을 가진다. 이 중 바이러스의 증식과 관련된 것을 **인터페론(interferon)**이라 하고, 면역 반응에 관계된 사이토카인을 **인터루킨**

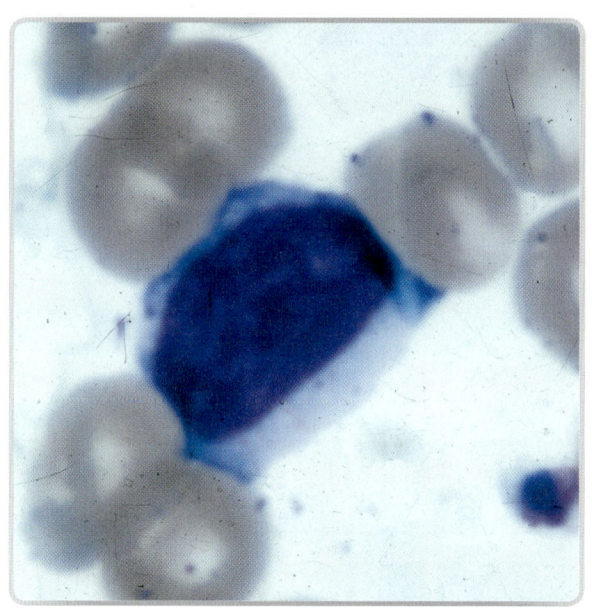

그림 4-1 • 말초 혈액에 있는 성숙한 림프구의 구조(1,000배).

(interleukins)이라 한다. 그리고 비정형 세포나 외부 물질을 제거하는 사이토카인을 **종양괴사인자**(tumor necrosis factor)라 하는데, 종양세포에 국한된 것은 아니지만 어쨌든 종양세포를 제거하는 기능을 가지고 있기 때문에 그렇게 명명하였다.

▶ 림프계의 발육

림프구의 전구세포(precursor cell). 골수의 줄기세포(stem cell)에서 기원하여 두 종류의 림프구가 되는데, 림프구의 기능을 습득한 장소가 어딘가에 따라 나뉜다. 이 과정을 면역 적합단계라 한다. 태아기 때 몇몇 전구세포들이 골수로부터 와서 흉선(가슴샘)으로 가는데, 여기서 세포들이 성숙되어 T 림프구로 자란다. 아직 골수에 남아 있는 세포들은 분화되고 성숙되어 B 림프구로 자란다.

이러한 과정들은 T 림프구와 B 림프구의 성숙에 관여하는 유전자의 재배열과 관계가 있다. 각각의 림프구들은 항원 수용체를 세포막에 발현시켜서 특정 항원을 '인식'하게 된다. B 림프구의 항원 수용체는 면역글로블린(항체) 분자인데, 각각의 항체는 적합한 항원이 들어왔을 때 생산된다. T 림프구는 좀 다른 종류의 수용체를 발현시키는데, 그 기능은 B 림프구의 것과 같다. 계획된 과정이 완료되면 수많은 T, B림프구들이 생성되며 각각은 서로 다른 항원에 반응한다. 비록 하나의 림프구가 하나의 항원에만 반응을 하지만, 방대한 양의 림프구가 면역 반응 체계를 이루기 때문에 인체에 들어오는 모든 항원에 반응할 수 있게 된다.

림프구의 이동과 순환. 출생 전 T & B림프구의 전구세포들은 비장, 림프절 등으로 이동하여 증식과정을 거쳐 덩어리를 형성한다. **T림프구**는 세포막에 있는 CD항원이라 불리는 단백질을 기준으로 2가지 큰 그룹으로 나눌 수 있다. CD4 항원을 가지고 있는 림프구를 T4 림프구라 부르고, CD8 항원을 가지고 있는 림프구를 T8 림프구라 부른다. 나중에 알려졌지만, 각각의 T림프구 그룹은 서로 다른 기능을 하고, 항원에 의해 나오는 반응도 각각 다르다. 림프구는 수명이 각각 다른데, 수명이 매우 짧은 것도 있고, 몇 년 동안 유지되는 것도 있다. 림프구는 림프 기관에 머무는 것이 아니고 혈류를 따라 지속적으로 움직인다. T와 B림프구는 순환계에도 역시 존재하는데, 이들은 특별한 기술을 통해 구분된다. 각기 혈액 속에 존재하는 림프구는 약 2/3가 T림프구이고, 나머지의 대부분은 B림프구이며, 혈액에 존재하는 림프구의 10~15%의 림프구는 B 또는 T림프구도 아닌 세포인데, 이 세포들을 **자연살해세포**(natural killer cell, NK cell)라고 한다. 자연살해세포는 바이러스에 감염된 세포나 암세포를 공격하여 방어작용을 하는데, 이들은 심지어 외부항원에 노출되지 않더라도 림포카인 분비 등을 통해 세포를 공격할 수 있다. 게

종양괴사인자(tumor necrosis factor): 비정상세포나 외부 세포를 파괴하는 사이토카인.

림프구(lymphocyte): 세포매개면역과 체액면역에 관여하는 림프 조직에서 만들어지는 단핵 혈액세포.

T림프구(T lymphocyte): 세포매개면역에 관련되는 림프구.

B림프구(B lymphocyte): 체액면역과 관련되고 형질세포로 분화되는 림프구.

자연살해세포(Natural killer cells): 이전의 항원 접촉이 없더라도 비정상세포 혹은 외부 세포를 파괴하는 능력을 가진 림프구.

NK세포(NK cells): 자연살해세포의 약어.

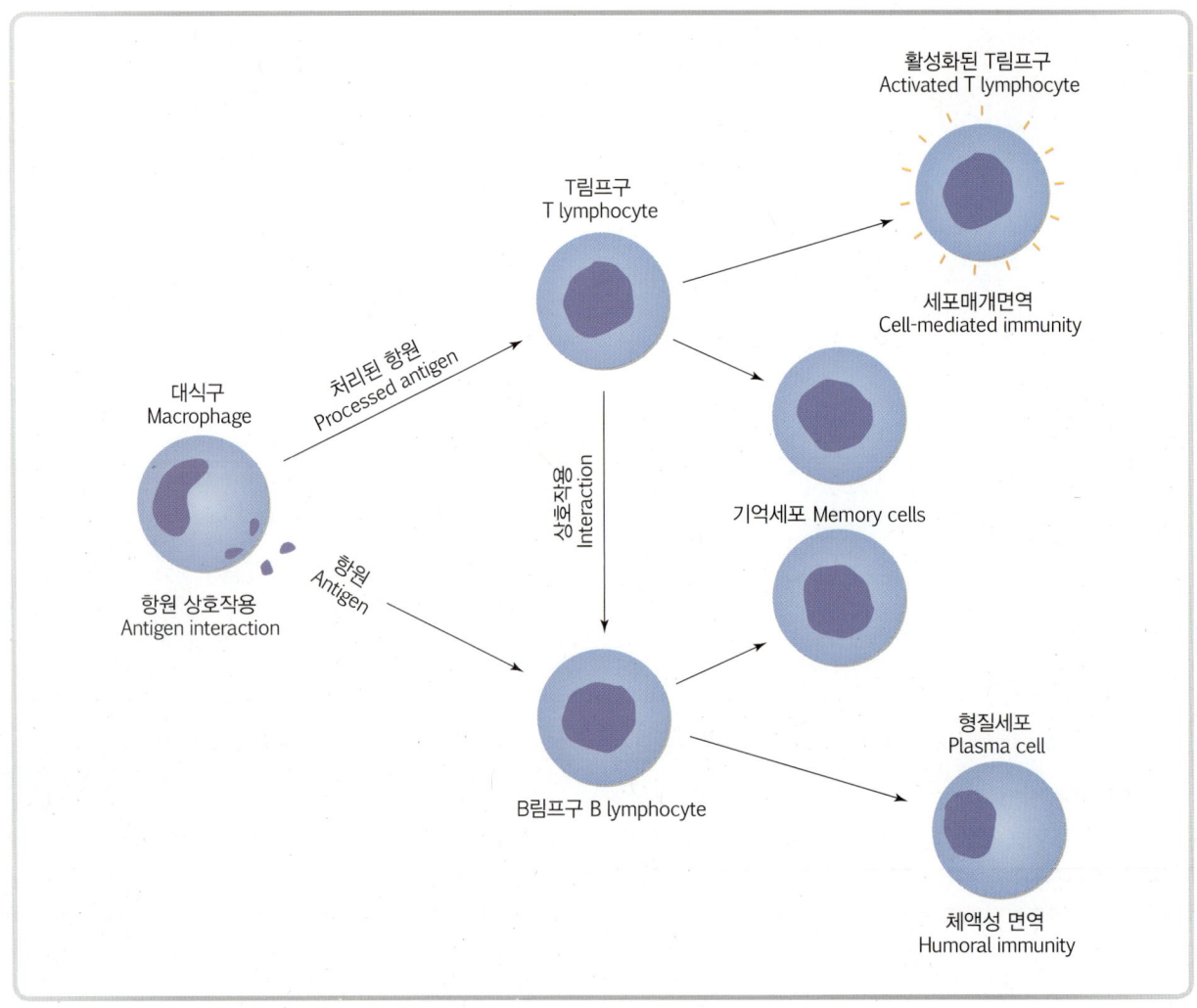

그림 4-2 • 체액면역과 세포매개면역의 상호작용. 대식세포가 항원조각을 처리하고 T림프구에 제시한다: B림프구는 항원을 처리하여 세포막에 항원의 조각을 제시한다. T림프구는 같은 항원에 반응하여 B림프구가 증식하도록 자극하여 형질세포로 분화되고 항체를 생산한다.

다가 자연살해세포는 제거기전에 어느 정도 시간이 소요되는 T, B세포 면역기전과 달리 외부 물질을 즉시 제거할 수 있다. 자연살해세포는 사실 세포성 매개면역도, 체액성 면역기전도 아니지만 넓게 보면 면역기전의 조절을 한다.

▶ **외부항원에 대한 림프구의 반응**

인체 내에 외부항원이 들어오면, 우리 인체에서는 T, B림프구와 대식구 및 이와 관련된 세포들의 상호작용에 의해 면역반응이 일어난다. 대식구는 혈류에 있다가 조직에 영구히 남아서 대식작용을 하고 항원을 인식하는 단핵구이다. 또 다른 항원인식기능을 가진 중요한 세포는 수지상 세포로, 신경세포의 수상돌기처럼 세포질에 돌기가 길게 난 세포를 말한다. T와 B림프구는 외부 항원에 각기 다르게 반응하는데, T세포는 처리가 된 항원에만 반응하는데 B세포는 처리를 거치지 않은 상태의 항원을 바로 인식하고 세포 표면에 항원 조각을 내보낸다. 그림 4-2는 항원제시세포와 T, B림프구가 상호작용하여 면역기전을 작동하는 것을 나타낸 것이다. 일차적으로 외부항원이 들어오면 일주일 남짓의 유도기를 거친 후 면역반응이 나타난다. 이 유도기는 항원을 인식하고 이에 림프구가 반응하기까지 걸리는 시간을 의미한다. 외부항원에 우리 면역 체계가 반응하고 나면, 몇몇 림프구양 세포는 기억세포의 형태로 남는다. 이들은 이후에 같은 항원이 들어오면 감작된 림프구나 항체를 형성하는 형질세포들을 새롭게 증식하게 한다.

항원의 인식에 있어 주 조직적합 단백질의 역할. 주 조직적합 복합체(major histocompatibility complex, MHC) 단백질은 면역반응을 일으키는 세포에 항원을 제시하는 데 중요한 역할을 한다. MHC 단백질은 세포 표면에 존재하는 당단백질 분자로, 사람들마다 배열이 서로 달라 구분이 가능하다. MHC 단백질엔 2가지 유형이 있는데, 핵을 가진 모든 세포에서 발현되는 MHC Class I 단백질과 B림프구, 대식세포와 이와 관련된 항원제시세포 및 활성화된 일부의 T림프구에만 존재하는 MHC Class II 단백질로 분류한다. MHC 단백질의 주 기능은 세포표면에서 항원제시과정에서 매개체로서 면역반응을 유도하는 역할이다.

항원에 대한 T림프구의 반응. T림프구는 대식구나 이와 관련된 항원제시세포에 의해 식균되고 소화되어 MHC Class II와 결합하기 전에는 항원에 대해 아무런 반응을 하지 못한다. 항원과 MHC Class II의 반응에 있어서 T림프구는 증식하여 동일한 클론의 T림프구를 만들며, 대식구는 T림프구에 항원을 제시하는 과정에서 사이토카인을 분비하여 T림프구의 증식을 자극한다.

항원에 대한 B림프구의 반응. B림프구는 세포막에 면역글로블린을 가지고 있어 항원 수용체의 기능을 하여 수용체와 항원이 결합할 수 있다. 결합된 항원은 세포막을 통하여 세포 내로 이동하여 B림프구의 세포질 내에서 일련의 과정을 거쳐 분절체가 되어 B림프구의 MHC Class II 단백질을 따라 세포막에 배열한다. 동일한 항원에 반응한 T림프구는 항원과 결합된 B림프구의 MHC 단백 복합체에 의해 활성화되어 림프카인을 분비하여 도움세포(helper cell)의 기능을 하여 B림프구의 증식을 주도하고 형질세포로의 분화를 유도한다(그림 4-2)

T세포군의 주 기능들. T세포의 주요군은 조절 T세포(regulator T cell)와 작동 T세포(effector T cell)로 분류할 수 있으며 서로 조정역할을 하여 항원에 대한 면역기능을 일으킨다. 조절 T세포는 T4(CD4+) 세포들인데, 작동 T세포와 작동 B세포를 활성화시키는 사이토카인을 분비하여 면역반응을 자극한다. 이 세포가 파괴되거나, 기능을 상실하면 면역반응이 억제되어 감염을 초래한다. 면역계에서 도움 T세포의 기능이 파괴되면 후천적 면역기능결핍증(acquired immune deficiency disease, AIDS)을 초래한다. 조절 T4 세포의 또 다른 군은 억제 T세포(suppressor T cell)의 기능을 하여 억제기능을 하는 사이토카인을 분비하여 과도한 면역계의 자극을 방지하는 역할을 한다.

작동 T세포들에는 세포독성 T세포(cytotoxic T cell, CD8+cell)와 지연성 과민반응 T세포(delayed hypersensitivity T cell, CD4+cell)가 있다. 세포독성 T세포는 바이러스나 세균에 감염된 세포를 공격하여 파괴하는 역할을 한다. 바이러스나 세균의 항원은 감염된 세포에서 파괴되어 세포표면으로 이동하여, MHC Class I 단백질과 결합한다. 세포독성 T세포는 외부항원-MHC 복합체와 반응하여 증식과 사이토카인을 분비하여 감염세포를 파괴한다.

세포독성 T세포는 정상세포와 다른 항원을 표현하여 암세포를 파괴할 수 있으며, 이식장기의 거부반응에도 관여한다.

지연성 과민반응 T세포는 도움 T세포의 아류로서 대식구나 항원성 물질이 있는 부위에 축적되는 유사한 세포에 의해 인식된 외부항원과 반응을 하여 다양한 종류의 사이토카인과 종양괴사인자를 자극한다. 어떤 사이토카인은 세포독성 T세포와 자연 살해 세포를 자

표 4-1 면역계 세포의 분류와 기능

세포 기능	세포 종류	세포 역할
항원처리	대식세포, B림프구, 수지상세포	항원을 처리하여 림프구에 제시한다.
면역반응 억제	억제 T세포(CD4+)	면역체계의 활동을 억제하는 사이토카인
세포손상 면역반응 촉진	세포손상 T세포(CD8+)	MHC1과 결합된 항원을 표시하고 있는 비정상 외부세포를 파괴하는 사이토카인을 생산한다.
지연된 과민반응 촉진	지연된 과민반응 T세포(CD4+)	MHC2와 결합된 외부항원을 제시하는 항원처리 세포에 반응한다: 대식세포, 세포손상 T세포 NK세포를 자극하고 활성화시키는 사이토카인을 생산한다.
바이러스 감염세포와 암세포 파괴	NK세포	사이토카인 매개세포 파괴: 이전에 항원 접촉이 필요하지 않다.
항체 생산	형질세포	B림프구에 처리되고 T세포에 의해 제시되는 항원이 B림프구를 자극하여 형질세포로 성숙하고 항체를 생산하게 한다.

극하여 파괴적인 사이토카인을 분비한다. 이러한 과정을 거쳐 지연성 과민반응 시에는 항원에 대항하여 심한 염증반응을 초래한다. 이뿐만 아니라, 조절 T세포와 작동 T세포는 일정기간 생존하는 **기억세포(memory cell)** 를 생성하여 동일한 항원에 재차 노출되었을 때 신속한 세포매개 면역반응을 개시할 수 있다(표 4-1). 면역계 세포의 분류 및 기능은 표 4-1과 같다.

면역반응 유전자(immune response genes): 특정 항원에 대한 면역반응을 조절하는 6번 염색체의 유전자.

면역글로불린(immunoglobulin): 항체 단백.

MHC 단백질과 작동 T세포의 관련성. 작동 T세포는 항원과 MHC 단백질의 복합체 형성에 반응한다. 세포독성 T세포(T8, CD8+cell)는 항원과 MHC Class I 단백질의 복합체를 형성하여 감염된 숙주세포에 반응하며, 감염세포를 파괴한다. 반면에 지연성 과민반응 T세포(T4, CD4+cell)는 대식구와 이와 관련된 세포들에 의해 제시된 항원과 MHC Class II 단백질 복합체를 형성하여 면역계 세포에 신호하여 반응을 활성화시킨다. 결과적으로 세포독성 T세포는 감염된 숙주세포 또는 이상세포를 파괴하는 역할을 하고, 지연성 과민반응 T세포는 대식구에 식균(phagocytosis)된 결핵균 같은 미생물을 포함하여 외부항원에 대한 심한 염증반응을 초래한다.

면역반응 유전자. 면역반응을 일으키는 능력은 유전적 조절에 의해 이루어진다. 염색체 6번에 있는 사람 백혈구항원(human leukocyte antigen, HLA)과 아주 밀접한 관계가 있는 면역반응 유전자(immune-reponse gene)는 T세포와 B세포의 증식에 의해 면역반응을 조절한다. 이렇게 하여 이 유전자는 세포매개면역의 강도를 조절하고, 항체생성을 조절한다. 이러한 결과로 감염과 종양에 대한 저항성에 영향을 미치며, 또한 자가면역성 질환의 발병에도 영향을 미친다.

▶ 면역반응에서 보체의 역할

보체(complement) 는 면역계에서 미생물을 포함한 모든 외부항원을 파괴시키거나 비활성화시키는 기능을 한다. 보체는 항원-항체 반응에 의해 활성화 되는 고전적 경로(classic pathway)와 세균벽의 물질이나 염증반응 동안에 생성되는 산물에 의해 활성화 되는 대체경로(alternative pathway)에 의해 활성화될 수 있다. 보체계가 활성화되면 염증의 매개체로서의 기능을 하거나, 침입하는 세균의 표면에 피복되어 대식구나 중성백혈구(neutrophils)의 식균 작용을 용이하게 해주는 역할을 할 수 있으며, 결국에는 보체들의 상호작용에 의해 공격복합체(attack

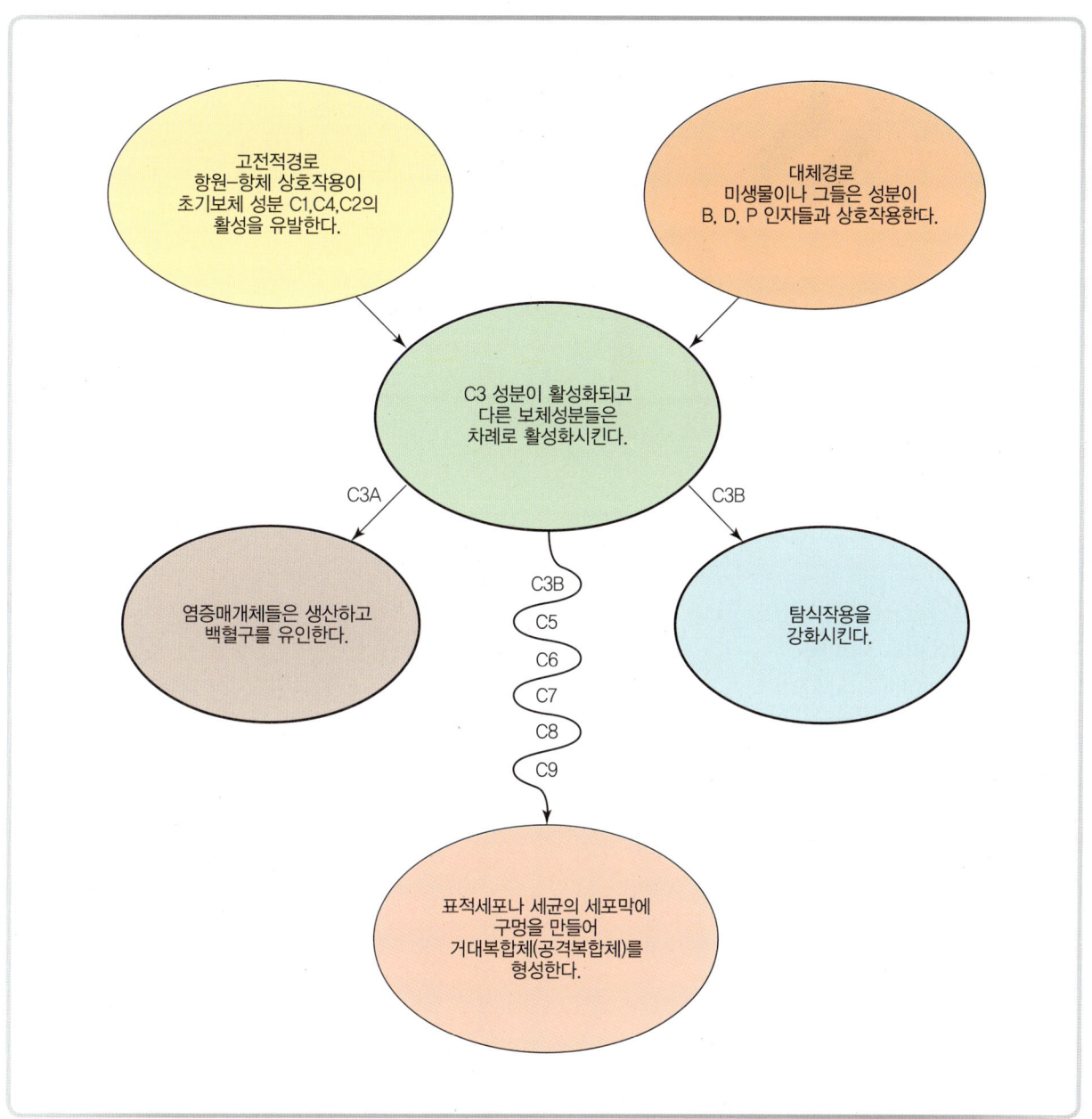

그림 4-3 • 인체의 면역 방어를 보완해주는 보체활성화의 경로와 구성인자. C1으로 불리는 단일 성분이 C9와 B, D, P인자를 거친다.

complex)라는 거대분자를 형성하여 세포표면에 구멍(punching hole)을 만들어 세균이나 비정상세포를 파괴시킨다(그림 4-3).

■ 항체

항체(antibodies)는 형질세포(혈청항체생성세포)(plasma cell)에 의해 생성되는 글로블린으로 면역 기능을 강조하여 **면역글로블린**(immunoglobulin)이라고 부른다. 면역글로블린은

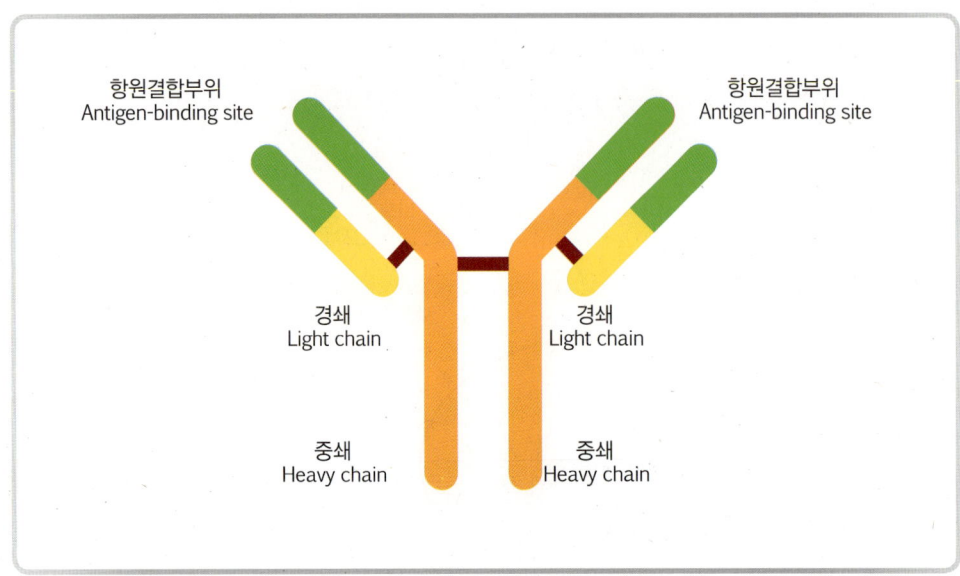

그림 4-4 • 면역글로블린 분자의 구조.

1. immunoglobulin M(IgM),
2. immunoglobulin G(IgG),
3. immunoglobulin A(IgA),
4. immunoglobulin D(IgD)와
5. immunoglobulin E(IgE)가 있다.

면역글로블린은 서로 화학적 조성, 분자량과 크기가 다르지만 기본적인 구조는 동일한데, 화학적 고리(chemical bonds)에 의해 두 쌍의 폴리펩타이드로 구성된 것이 그 구조이다(그림 4-4).

한 쌍은 중쇄(heavy chain)라고 하며 두 번째는 중쇄의 길이의 반 정도되는 경쇄(light chain)라고 한다. 면역글로블린의 사슬은 포크모양으로 배열되어 있으며 말단부위에 항원과 결합하는 부위(prong end)가 있는데, 각 항체마다 달라서 가변부위(variable part)라고 부른다. 이러한 구조적 특성 때문에 항체는 특정 항원에만 반응할 수 있다. 나머지 부분은 불변부위(constant part)라고 하는데, 포크의 손잡이 부분으로 비유되며 각각의 항체 유형마다 모두 같다. 손잡이 부분은 항원과의 결합하지는 못하지만 세포막에 고정되는 역할 등과 관련이 있다.

모든 면역글로블린 분자들은 동일한 4개의 사슬 구조로 구성되어 있는데, 몇몇 면역글로블린은 2개나 5개씩 짝지어 다니는 양상을 띠고 있다. 예를 들면, IgM은 주로 5개씩 무리지어 다니고, IgA는 쌍으로 짝을 짓는다. 항체 분자는 단단한 구조가 아니다. 가변부위와 고정부위를 연결짓는 부위는 경첩부위라 부른다. 이러한 특성은 Y모양 분자의 끝을 항원의 모양에 맞게 변형시키기에 적합하다. 5개씩 무리지어서 혈류에 존재하는 IgM은 별 모양의 배열을 하는데, 항원과 결합하는 외부부위와 내부를 향한 반대부위가 있다. 오량체로서의 IgM은 매우 큰 항체 덩어리로, 진균과 같은 큰 항원에 대응하기에 적합하다. 이는 종종 큰 크기나 분자량으로 인해 매크로글로블린이라 불리기도 한다. IgG는 매우 작은 크기의 항체분자로서, 감염성 항원에 대항하는 주된 항체분자이다. IgA는 호흡기나 위장관 점막에 주로 존재하는 항체 생성세포로부터 만들어진다. IgA는 소화되거나 흡입된 해로운 항원에 대해 항원-항체 복합체를 형성하여 흡수되지 못하게 하고, 이를 통해 과민반응을 유도한다. IgD는 B림프구의 세포막에 존재하는데 IgM단량체와 함께 혈액 속에 미량 존재하나, 알레르기 반응을 보이는 사람에서는 그 농도가 상당히 증가한다.

면역글로블린의 종류와 기능은 표 4-2와 같다.

표 4-2 면역글로블린의 종류와 기능

이뮤노글로블린	분비되는 종류	성질과 기능
IgM	펜타머	외부항원의 자극에 의해 Ig가 처음 형성된다. 조직에 없고 혈류에 존재한다. 외부항원에 효율적으로 결합하기 위해 항체 5개가 결합된 형태이다.
IgG	모노머	IgM을 대체하기 위해 대량으로 빠르게 생산되는 가장 많은 Ig이다. 조직과 혈류에서 발견된다. 태반을 넘어가서 신생아가 항체를 만들 수 있을 때까지 태아를 보호한다.
IgA	다이머	혈류에 존재하고 점액에 의해 생산되어 분비된다. 또한 모유에서도 분비되어 모체 면역을 제공해준다.
IgD	모노머	혈류에 소량 존재하며 B림프구 표면에도 존재한다. 기능이 확실치 않다.
IgE	모노머	혈류에 존재하며 비만세포나 호염기구에 붙어 있어 감작된 항원과 접촉할 때 알레르기 반응을 일으킨다. IgE는 개도국에서 흔히 존재하는 기생충 감염에 대항하여 발달하지만 선진국에서는 감수성이 있는 사람에서 알레르기 문제를 주로 일으킨다.

■ 과민반응: 면역계와 관련된 조직손상

면역계는 항원에 대해 숙주를 방어기능을 하여 항원을 제거하는 역할을 할 수 있고, 또한 조직의 손상을 초래하는 경우가 있다. 전자를 **"면역"** 그리고 후자를 **"과민반응"**이라고 부른다. 두 반응 모두 동일한 과정에 의한 증상이다. 두 과정은 소방수가 불을 끄는 과정에 비유할 수 있는데, 불에 의해 집이 직접 파괴되는 것과, 이를 구하기 위해 뿌린 물에 의해 집이 손상을 받는 것에 비유할 수 있다. 과민반응은 표 4-3에서 보는 바와 같이 면역반응에 의한 손상기전에 따라 4가지로 분류한다.

▶ Type I. 즉각성 과민 반응-알레르기와 아나필락시스

제일 과민반응은 항원과 반응하여 감작된 사람에서 특이한 IgE를 만든다. **비만세포(mast cell)** 또는 혈중에서는 **호염구(basophils)**에 부착되어 있는 IgE 항체가 항원과 결합한 후 세포질

면역(immunity): 질병 저항성.

과민반응(hypersensitivity): 외부 물질에 비정상적으로 반응하는 상태.

표 4-3 면역 손상의 기전

종류	기전	예
1:즉각성 과민반응	IgE항체는 비만세포나 호염기구에 붙어 있다. 감작된 항원의 접촉이 중재자를 분지하게 하고 임상적 상황을 유발시킨다.	국소반응: 건초열, 음식 알레르기 등 전신반응: 벌침, 페니실린 아나필락시스 등
2:세포손상 과민반응	항체가 세포나 조직 항원에 부착되어 보체를 활성화시킴에 따라 세포를 손상시키고 염증을 유발하고 항체로 덮인 세포를 포식에 의해 파괴하도록 촉진시킨다.	자가면역성 용혈성 빈혈 수혈 반응 Rh 용혈성 질환 사구체성신염의 몇몇 종류들
3:면역복합체 질환	순환하는 항원 항체 복합체가 형성되어 보체를 활성화시키고 염증반응을 유발한다.	사구체성신염의 몇몇 종류들 루푸스 류마티스 관절염
4:지연된 과민반응	감작된 T세포가 림포카인을 분비하여 대식세포와 염증세포들을 유인한다.	결핵 진균, 기생충 감염 접촉성 피부염

과립 내에 존재하는 히스타민, 프로스타그란딘과 또 다른 강력한 화학매개체를 분비하여 즉각성 과민반응(immediate hypersensitivity reaction)을 일으킨다. 이러한 반응이 국소적으로 나타날 경우 '**알레르기(allergy)**'라고 하며, 전신적인 반응을 나타낼 경우를 '**아나필락시스(anaphylaxis)**'라고 한다.

알레르기. 국소적인 IgE 매개성 반응은 대부분의 사람에서는 나타나지 않는 잡초, 화분 또는 다른 항원에 의해 특이한 IgE가 생성되는 경우인데, 알레르기 소인이 있는 사람을 'atopy person'이라고 한다. 감작된 항원을 **알레르겐(allergen)**이라고 하며 이로 인하여 국소적인 조직에서 알레르기 증상들이 나타난다. 한 예로 돼지풀(ragweed) 알레르겐에 노출될 경우 눈이 가려우면서 붓고, 코가 막혀 답답하며 재채기가 나게 된다(그림 4-5). 이러한 증상을 나타내는 중요한 매개체가 히스타민인데 항히스타민제를 투여하면 이러한 증상이 소멸된다. 아토피성 환자를 좀 더 정확히 치료하기 위해 알레르기를 유발한 항원을 피하로 되풀이 주사하여 환자를 면역화시키는 방법이다. 이러한 치료법을 '탈감작(desensitization)'이라 하는데, 항원에 대한 특정 IgA, IgG항체를 형성하는 것을 말한다. IgA와 IgG는 세포에 붙은 IgE에 붙기 전에 항원과 결합한다. 예를 들어 돼지풀에 민감한 사람에게는 돼지풀과 관련된 IgA항체가 호흡기도에 분비되고, 관련 항원의 흡수를 막는다. 동시에, 돼지풀 특정 IgG가 혈류에서 다량의 돼지풀 항원과 비만세포나 호염기구의 표면에서 IgE와 반응하기 전에 먼저 반응한다. IgE와 적게 반응하기 때문에, 알레르기성 징후가 줄어든다.

아나필락시스. 전신적인 IgE 매개성 과민반응은 생명에 치명적인 결과를 초래할 수 있는데 이것을 '아나필락시스'라고 한다. 이 반응은 민감한 사람에서 감작화를 유도하는 물질에 처음 노출된 후 나타나는데 흔한 알레르겐으로는 페니실린, 벌쏘임, 땅콩, 라텍스산물 등이 있다. 아나필락시스 시에는 감작된 항원에 노출된 후 IgE 부착 비만세포나 호염구에서 방출된 화학매개체의 작용에 의해 혈압의 강하에 의한 순환장애, 소기관지의 근육수축에 의한 심한 호흡장애를 일으킬 수 있다. 이때는 신속한 에피네프린과 또 다른 적절한 약물을 투여하여야 한다.

IgE의 작용이 아니지만 아나필락시스와 유사한 반응을 일으키는 경우가 있는데 이를 '아나필락시스양 반응(anaphylactoid reaction)'이라고 한다. 이때도 항원성 물질에 처음 노출된 후 비만세포의 자극 또는 보체의 활성화에 의해 나타난다. 그 예로는 아스피린이나 항소염성약물, 몇몇 항생제, 엑스선 검사에 사용되는 요오드 함유 조영제 등이 있다. 치료는 아나필락시스 반응과 동일하다.

▶ Type 2. 세포독성 과민반응

이 과민반응은 세포나 조직항원에 대한 항체가 표적 세포의 표면에 결합하여 나타난다. 항원-항체 반응은 보체를 활성화시키며, 보체활성화에 의한 생성물이 직접 또는 간접적으로 표적세포막을 손상시킨다. 보체생성물은 서로 상호작용에 의해 공격 복합체라고 불리는 큰 분자를 만들어 표적세포막을 직접적으로 손상시킨다. 또한 염증세포들이 출현하여 파괴적인 효소를 분비하여 조직손상에 관여하며, 식균작용에 의해 항체가 피복된 표적세포를 파괴할 수도 있다. 2형 과민반응의 예로는 부적합수혈, 신생아 Rh 부적합에 의한 용혈성 질환, 자가항체와 관련된 만성 용혈성 빈혈, 사구체 기저막 자가항체에 의해 생기는 신장염 등이 있다(15장 참조).

▶ Type 3. 면역복합체에 의한 과민반응

이 과민반응은 항원-항체복합체에 의해 매개되어 나타나는 면역복합체 매개반응이다. 항원-항체복합체가 보체를 활성화시키며 보체 생성물질은 염증

아토피(atopic): 건초열이나 천식과 같이 특정 상태에서 알레르기 반응을 일으키는 상태.

비감작(desensitization): 특정 IgG, IgA를 생산하도록 유도하여 알레르기 유발물질의 반응을 줄이는 반응.

아나필락시스(anaphylaxis): 두드러진 호흡곤란과 혈압 강하가 특징적인 IgE 매개성의 심각한 알레르기 반응.

아나필락토이드 반응(anaphylactoid reaction): IgE항체에 의해 유발되지 않으나 아나필락시스와 유사한 과민반응을 한다.

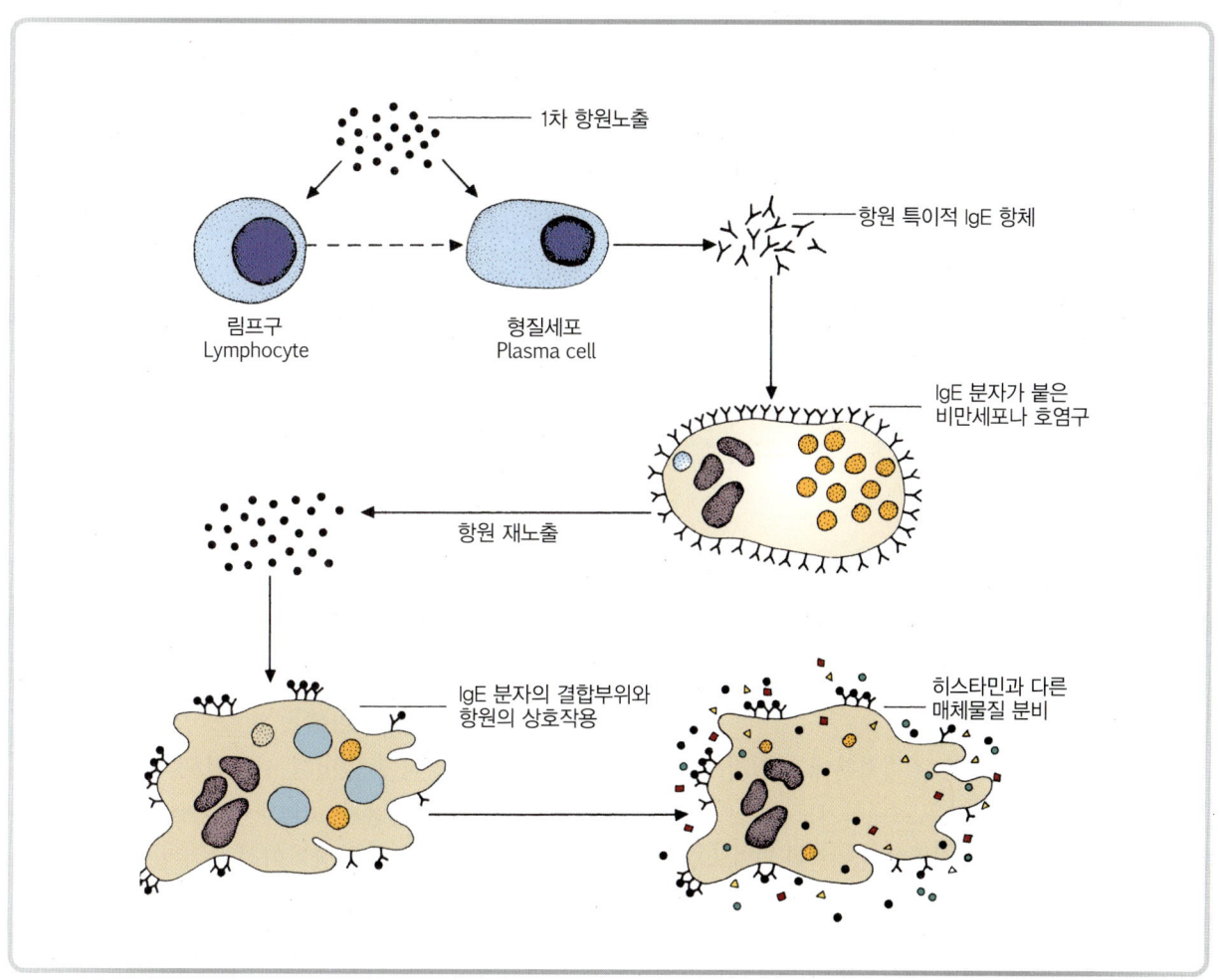

그림 4-5 • 알레르기의 병인론. 알레르기 유발물질 일차 노출이 감수성 있는 사람에서 특정 IgE 항체 형성을 유발한다. 그 후 노출 시에 항원항체 반응을 이끌어 비만세포와 호염구에서 히스타민과 다른 매개물질을 분비하게 한다. 이런 매개물질들이 알레르기 임상 증상을 유발한다.

세포와 함께 조직을 손상한다. 이 반응 시에는 가끔 아주 심하여 혈관의 혈전증과 심한 조직괴사를 초래한다. 3형 과민반응의 예는 면역복합체에 의한 신사구체염, 홍반성 난창, 류마티스 관절염 등이 있다 (22장 참조).

▶ **Type 4. 지연성(세포매개성) 과민반응**

이 과민반응은 항체보다 T림프구가 조직손상에 관여하며, 결핵이 흔한 예이며, 결핵균에 대한 세포매개 면역반응이다. 그러나 다른 세균, 곰팡이, 기생충에 의해서도 유사한 반응을 나타내는 경우도 있다.

세포매개 면역반응을 일으키는 림프구는 T4(CD4+) 림프구이며, 이를 일명 '지연성 과민반응 T세포'라고도 한다. 감작된 항원은 T4 세포의 증식을 초래하며, 이 세포가 대식구와 다른 림프구를 활성화하여 염증반응을 일으킨다.

이 과민반응을 일으키는 예는 담쟁이 독(poison ivy), 약물, 화장품과 화학물질 등이 있다. 피부에 이러한 물질이 노출되면 피부단백질과 결합하여 감작화를 일으켜 세포매개 염증항체에 의해 매개되는 즉각성 과민반응과 다르게 염증반응을 일으키는데 감작된 T림프구가 되는 시간인 24~48시간 후에 세포매개 염증반응을 일으킨다. 이러한 유형의 반응이 결핵균에 감염된 후에도 나타나는데, 지연성 과민반응을 종종 투베르쿨린 반응이라 부르기도 한다. 결핵의 존재 유무를 확인하기 위해 실시하는 검사가 만토피부검사(Mantoux skin test)이다. 양성반응이 나타나면 전에 결핵에 감염된 것을 의미한다. 양성반응이라 해서 지금 현재 활동성 감염인지 여부는 알 수 없다.

■ 면역반응의 억제

▶ 억제이유

세포매개면역과 체액성 면역반응은 해로운 미생물과 다른 이물질에 대해 방어하는 역할을 한다. 이와 같은 면역기전들은 때때로 원하지 않는 결과를 나타낼 수도 있다.
1. 개개인의 고유 세포나 조직성분에 직접적으로 작용하여 자가면역질환을 초래하기도 한다.
2. 이식된 장기에 대한 거부반응의 원인이 되기도 한다.

▶ 억제방법

자가면역질환을 치료하거나 장기이식을 시행하기 위해서 때때로 면역반응을 억제할 필요가 있다. 임상적으로 광범위하게 적용할 수 있는 여러 유형의 면역억제제가 있다. 의사들에 의해 흔히 사용되는 면역억제제의 유형은 다음과 같다.
1. 방사선
2. 세포분열이나 기능을 억제하는 면역억제제
3. 부신피질 스테로이드 호르몬
4. 면역글로블린 제재

방사선치료와 면역억제제. 방사선은 정상세포를 파괴한다. 이는 림프 조직을 파괴함으로써 면역억제효과를 유발하는데, 세포매개성 면역과 체액성 면역에 모두 중요하게 작용한다. 면역을 억제하는 약물에는 몇 가지가 있는데, 세포독성 약물은 림프구의 성장과 분화를 억제하는 작용을 한다. 림프 조직은 억제효과를 지닌 약물에 특히 취약하다. 항대사성 물질은 이름에서 내포하다시피 중요한 세포대사를 억제하는 기능을 가지고 있는데, 이를 이용하여 세포의 증식을 막고 염증반응을 억제한다. 항대사성 물질은 또한 백혈병이나 악성 종양을 치료하는 데에 쓰인다.

코르티코스테로이드. 부신성 코르티코스테로이드(adrenal corticosteroids)는 다양하게 작용한다. 이는 염증반응을 억제하거나 대식작용을 악화시키기도 하고 단백 합성을 억제함으로써 림프구나 원형질 세포의 증식과 분화를 막기도 한다.

▶ 조직이식과 면역

사람은 자기 조직이나 일란성 쌍생아의 조직은 받아들이나, 다른 사람의 조직은 받아들이는 사람이 이물질로 여기는 HLA 항원을 가지고 있어서 받아들이지 않는다. 이식에 있어서 이물질로 인식하면 림프구와 대식구의 침윤을 초래하여 이식조직을 파괴시킨다. 이러한 현상을 장기이식 거부반응(rejection of the transplanted organ)이라고 한다. 또한 이는 세포매개 면역의 징후이다. 이식으로 인한 신부전을 치료하는 의료진들은 수여자의 면역체계를 억제하기 위해 약물을 사용하기도 한다. 신장이나 다른 장기의 이식은 면역체계의 억제로 인해 성공적으로 행해지고 있다.

■ 자가면역성 질환

인체가 자신의 조직에 대해 자가항체를 왜 만드는 지에 대해서는 아직 명확히 밝혀지지 않았다. 불행하게도, 자가면역 질환에 걸리면 대부분 낫지않는다. 비록 병에 걸린 사람은 치료를 통해 증상이 완화되거나 줄어들 수는 있지만, 병은 여전히 유지되거나 더 진행되기도 한다. 세가지 주된 기전이 자가면역 질환의 병인이다. 병인은 다음과 같다(그림 4-6).
1. 자기 자신항원을 항원으로 인식하게 되어 면역반응을 나타낸다.

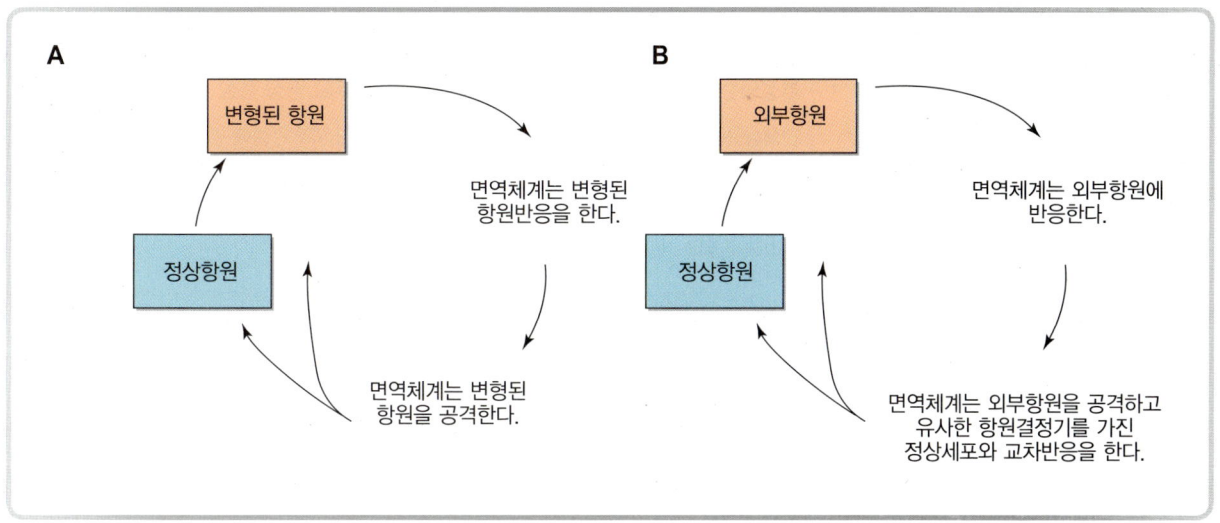

그림 4-6 • 자가면역을 일으키는 2가지 기전. A, 정상 자가항원이 바뀌어 면역반응을 유발한다. B, 외부항원에 의한 면역반응이 정상 자가항원의 유사한 항원 결정기와 교차반응을 유발한다.

2. 외부항원에 대해 교차반응을 일으키는 항체가 생겨 자기의 항원을 공격할 수 있다.
3. 조절 T림프구에 의한 면역반응의 조직기능의 이상이 생긴다.

 대상의 자가항원은 바이러스성 감염이나 기타 미생물 항원에 의해 바뀔 수 있는데, 이러한 방법에 의해 항원을 더 이상 자가항원으로 인식하지 않고, 외부물질로 인식하여 공격을 한다. 그 밖에도 특정 약물이 자가항원의 구조를 바꿔서 외부항원으로 인식하게 하는 것도 있다. 교차반응 항체들은 기관에 손상을 일으키는데, 이 항체들은 외부항원에 대한 항체이지만, 자가항원과 특정 외부항원이 동일한 항원결정부위를 공유함으로써 이러한 자가면역 반응을 일으킨다.

 도움 T세포의 면역계 조절기능의 이상 또한 자가면역 질환을 유발할 수 있다. 가슴샘이나 골수에서 림프구가 특정 항원에 반응하도록 입력될 때, 몇몇 림프구들은 우연히 자가항원에 반응하도록 입력된다. 이 세포들은 대개 파괴되지만 몇몇은 그러지 못하고 조절 T림프구를 공격한다. 만약 T세포의 조절 기능이 정상적으로 작동되지 않는다면 림프구의 자가항원 인식능력은 더 이상 작동되지 않는다. 그럼으로써 자가항원을 공격하고 세포와 조직이 파괴된다. 자가면역 질환에 걸리기 쉬운 3가지 요인:

1. 고유한 자가항원코드, 6번 염색체의 유전자와 관련된 유전적 요소
2. 많은 자가면역질환이 남성에서보다 여성에서 더 성별요소가 잘 발생되는 것
3. 유전적으로 취약한 사람에게서 감염, 주로 바이러스성 감염이 발생되면 자가면역성 질환에 걸리기 쉽다. 또한 만성 자가면역 질환 환자가 감염되면 급작스런 병의 진행이 일어날 수 있다.

▶ **자가면역성 질환의 증상과 조직손상의 기전**

자가면역성 질환의 증상은 면역반응을 초래하는 표적세포나 조직(뼈, 연골, 결체조직, 혈관, 피부, 내분비기관, 신장, 간, 폐, 신경계 등)에 따라 달라진다. 손상을 초래하는 기전은 체액성 면역, 세포매개 면역, 그리고 복합형의 면역에 의해 초래될 수 있다. 자가항체와 관련된 조직손상은 항체가 표적세포의 세포 표면에 부착되어 보체를 활성화하게 되어 보체 매개 조직손상을 일으키며, 여기에 활성화된 대식구와

표 4-4 일반적 자가면역 질환

	추정되는 병인	주요 임상 증상
류마티스 열	연쇄상구균 항체가 심근, 심장 판막과 다른 조직에 교차반응을 일으킨다.	심장과 관절에 염증
사구체성 신염	사구체 기저막에 대한 항체를 생산하여 발생; 항원항체 복합체가 사구체에 정체되어 일으킬 수도 있다.	신사구체의 염증
류마티스 관절염	혈청 감마 글로블린에 대항하는 항체가 생산된다.	관절 퇴행과 염증이 동반되는 전신질환
자가면역 혈액 질환	혈소판, 백혈구, 적혈구에 대항하는 자가항체 생산. 특정 경우에는 변형된 세포 항원에 대해서 혹은 변형된 세포와 정상세포 모두에 대해 반응하는 항체가 생산되기도 한다.	항체의 특성에 따라 빈혈, 백혈구감소증, 혈소판감소증
루프스와 관련된 콜라겐 질환	다양한 항핵 항체가 몇몇 장기에 광범위한 손상을 유발한다.	몇몇 장기에 임상증상이 동반되는 전신질환
만성 갑상선염(하시모토 병)	항갑상선 항체가 손상과 갑상선의 염증세포 침윤을 유발한다.	갑상선저하증
미만성 독성 갑상선종(그레이브 병)	TSH와 유사한 자가항체가 갑상선 호르몬 분비를 일으킨다.	갑상선항진증
당뇨(1형)	자가항체와 활성화된 T림프구가 이자섬 베타세포를 파괴시킨다.	인슐린 결핍으로 인한 당뇨
악성 빈혈	자가항체가 위의 점액세포를 파괴시킨다.	비타민 B_{12} 결핍으로 인한 대세포성 빈혈과 신경계 손상
혈관염	자가항체가 혈관을 손상시킨다.	혈관 손상으로 인한 혈관기능과 조직 혈액 공급의 장애
다양한 피부 상태와 피부물질과 피부 탈색을 일으키는 질환	몇몇 자가항체가 피부의 색소 생산 세포에 손상을 준다. 피부세포 사이의 세포간 연결을 파괴한다.	백반증, 물집
중증 근무력증	근육 신경 접합부에 아세틸콜린 수용기를 파괴시킨다.	근육에 신경신호 전달의 장애로 인한 근육 약화

살해림프구가 보조적인 역할을 한다(2형 과민반응). 한편으로는 항원과 항체복합체를 형성하여 보체매개성 조직손상(3형 과민반응)과 유사한 반응을 일으키기도 하며, 감작된 T림프구에 의한 제4형 과민반응을 일으킬 수 있다.

그러나 모든 자가항체가 표적세포의 손상을 일으키는 것은 아니다. 가끔 표적세포의 기능에 이상을 초래하기는 하지만 손상을 일으키지 않는 경우도 있다. 예를 들어, 갑상선에서 2가지의 다른 자가항체가 있다. 갑상선 세포의 파괴와 기능장애를 일으키며 갑상선 기능저하증(hypothyroidism)을 초래하지만, 또 다른 항체는 갑상선 세포를 자극하여 갑상선기능항진증(hyperthyroidism)을 초래한다. 일반적으로 자가면역성 질환의 치료는 아주 만족스러운 경우는 드물지만, 염증과 조직손상을 최소화하는 방법, 면역계의 기능을 억제하는 방법, T림프구와 대식구에 의해 분비되는 사이토카인의 파괴효과를 억제하는 방법들이 있다.

표 4-4에 자가항체 형성이 중요한 역할을 하는 주요 질환들이 정리되어 있다.

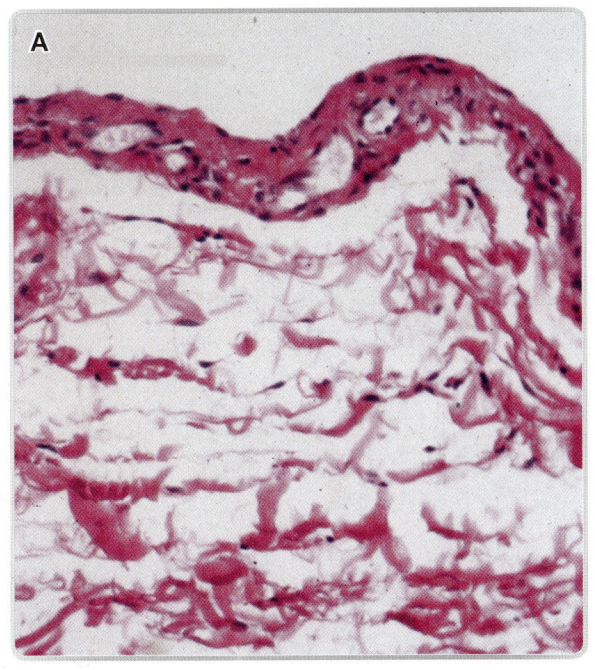 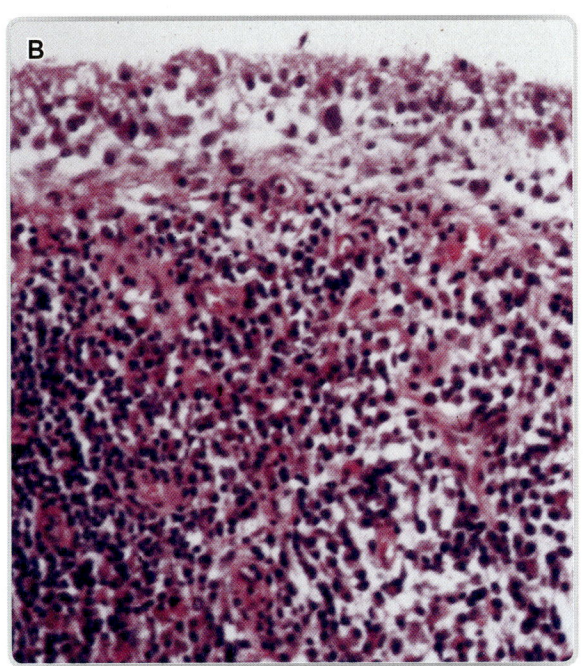

그림 4-7 • 정상 관절 내벽과의 비교. A, 결합조직 질환의 한 종류에서 나타나는 관절 내벽. B, 염증반응에 이차적으로 일어나는 관절 손상과 형질세포와 림프구가 굉장히 침윤된 관절의 내벽(400배).

▶ 결체조직(교원성) 질환

인체의 체제(framework)를 유지하는 섬유성 결체조직을 'collagen(콜라겐, 교원질)'이라고 한다. 인체에 있는 교원섬유의 괴사와 변성을 초래하는 질환을 '결체조직질환(connective tissue disease)' 또는 '교원성 질환(collagen disease)'이라고 한다. 대부분의 경우에 각각의 조직에 자가항체가 발견되며, 조직손상부위에서 항원-항체 복합체가 침윤되며, 림프구와 형질세포의 침윤이 나타난다. 이러한 것은 세포매개 면역반응과 자가항체 형성에 의한 것이라고 생각된다(그림 4-7). 그러므로 결체조직 질환은 통상적으로 자가 면역성 질환으로 분류한다.

■ 홍반성 낭창

결체조직 질환의 대표적인 예가 **홍반성 낭창**(lupus erythematosus)이다. 이 질환은 젊은 여자에 잘생기며, 피부, 관절, 심장, 장막(흉막과 심낭), 콩팥을 침범하며, 용혈성 질환, 백혈구감소증(leukopenia), 혈소판감소증(thrombocytopenia)을 흔히 동반하며, 모두 자가항체가 원인이 된다. 많은 환자들이 신사구체의 손상을 초래하여 신부전증(renal failure)으로 사망한다.

홍반성 낭창 환자는 다양한 자가항체가 나타나는데, 항핵단백질 항체(antinucleoprotein antibody)와 적혈구, 백혈구, 혈소판과 혈장단백질 항체 등이다. 순환하는 항원-자가항체 복합체를 신사구체, 혈관과 다른 조직에 축척된다. 또한 보체가 활성화되어 면역복합체가 침착된 부위에 염증 반응을 일으킨다. 홍반성 낭창의 특징적인 소견은 환자의 혈액에서 항핵단백질 항체가 나타난다는 것인데, 환자의 혈청과 정상 백혈구를 배양하면 이 항체가 백혈구를 손상하여 핵내에 종창과 구조상실을 초래하는데, 손상된 핵을 중성백혈구가 식균하여 핵을 한쪽으로 밀어내고 구형의 구조물을 만들게 되는데 이것을 'LE cell'이라고 하며, 진단에 상당히 도움이 되는 구조물이다(그림 4-8).

홍반성 낭창의 병인은 잘 밝혀져 있지는 않지만,

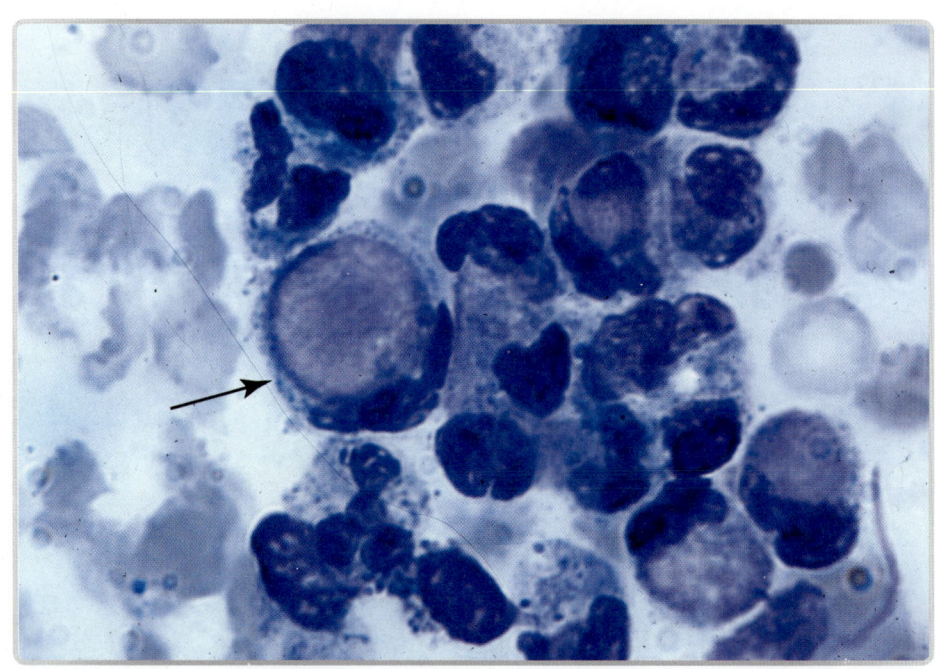

그림 4-8 • 루푸스 양성 검사. 호중구에 포식된 세포 내의 핵이 손상되어 구형 물질을 만들었다(화살표)(1,000배).

바이러스 감염이나 유전적으로 MHC 항원의 손상을 초래하여 자가항체를 인식하게 되어, 비정상적인 자가항원에 대한 도움 T림프구와 B림프구가 활성화되어 도움 T림프구가 B림프구의 증식을 자극하여 B림프구가 다양한 자가항체를 만들고 이어 항원과 자가항체 복합체를 형성하여 장기의 손상을 초래하는 것으로 생각하고 있다.

요약

미생물에 의해 발생한 염증은 외상이나 조직 손상에 의해 유발된 염증과는 다르다. 왜냐하면 조직 손상을 유발한 병원체는 외부물질이기 때문이다. 이것이 인체로 들어오면 인체는 염증을 유발하는 동시에 외부물질을 제거하기 위해 면역반응을 발생시킨다. 면역반응은 세포매개이거나 항체매개이고 때때로 같은 미생물에 의해 둘 다 발생되기도 한다. 세포매개 면역에서는 림프카인이라는 파괴성 단백을 분비하는 T림프구가 외부물질 주위에 증식하고 축적된다. 이 면역반응은 바이러스, 진균, 기생충과 결핵균과 같은 일부 세균의 방어에 주된 방어기전이다. 체액성 면역은 B림프구의 특성이다. 외부물질에 의해 자극받을 때 B림프구들이 증식하고 외부물질과 결합하는 대량의 항체를 생산하게 한다. B림프구가 증식할 때 리보솜과 조면소포체를 함유한 세포질을 가진 세포로 변한다. 이런 세포들은 형질세포라고 불리며 매우 효율적인 항체생산공장이다. 이것은 대부분의 세균과 세균성 독소에 대한 일차 방어선이다.

항체는 다양한 종류들이 존재하며 항체는 포크에 비유될 수 있다. 가지들은 외부물질을 공격하는 항체의 특이성과 특성에 비유될 수 있다. IgM은 처음 생산되는 항체로 큰 구조를 갖고 있다. IgG는 그 후에 만들어지며 주요 항체가 된다. IgA는 위장관의 점막, 호흡기관에서 B림프구에 의해 분비되며 삼키거나 흡입된 항원이 인체에 흡수되지 않도록 결합한다. IgE는 알레르기 항체이다. IgD는 B림프구의 세포막에 붙어 있고 현재 알 수 없는 특별한 기능을 가지고 있다.

과민반응은 중요하며 책에 나와 있는 분류는 일반적으로 쓰이는 것이다. IgE 매개 반응은 국소적인 임상증상과 벌에 쏘이거나 페니실린 반응에 좀 더 심각한 전신반응을 유발한다. IgG 매개 과민반응은 세포나 활성화된 보체를 통해 손상받은 세포에 반응하여 염증을 일으키거나 조직 손상을 유발한다. 또는 조직이나 혈류에서 항원 항체 복합체를 형성하여 보체를 활성화시키고 염증을 유발한다.

지연된 과민반응은 세포매개반응으로 항체매개반응이 아니다. 감작된 T림프구가 외부물질이 접촉된 부위에 모여서 대식세포와 세포독성 T림프구를 유인하는 림포카인을 분비한다. 유인된 세포들은 조직 손상과 염증을 유발하는 사이토카인을 분비한다. 양성 만톡스 검사는 이런 반응의 예이다. 우리가 다음에 알아볼 내용에 나와 있는 것처럼 결핵의 조직 괴사는 결핵균의 생산물에 대한 지연된 과민반응의 결과이다.

자가면역 질환은 인체가 자가항원에 의해 면역반응을 일으킬 때 생겨서 인체의 자가세포와 조직에 손상을 준다. 자가면역 질환의 특징은 자가항체에 의해 조직과 기관이 공격받는 것을 꼽을 수 있다. 몇몇 기전들은 우리의 면역체계가 자가세포를 왜 공격하는지에 대해 설명하고 있다.

복습문제

1. 다음 용어들은 무엇을 의미하는가?: 획득면역, 세포매개면역, 체액성면역, 과민반응
2. 획득면역에서 림프구의 역할은 무엇인가? 대식세포의 역할은 무엇인가?
3. 의료진이 신이식을 할 때 어떻게 인체의 면역반응을 조절할 것인가?
4. 다음 용어들은 무엇을 의미하는가?: B림프구, T림프구, 림포카인
5. 면역글로블린은 무엇인가? 기본 구조는 무엇인가? 어떤 기능을 하는가?
6. 다음 용어의 의미는 무엇인가?: 경쇄, 마크로글로블린, 알레르기
7. 자가항체는 무엇인가? 자가항체를 생산하게 하는 기전에는 무엇이 있는가? 환자의 자가 혈액세포에 대항하는 자가항체의 효과는 무엇인가?
8. 결합조직 질환은 무엇이 있는가? 이것의 임상증상은 무엇인가? LE세포는 무엇인가?
9. 항원 항체 복합체는 무엇인가? 어떻게 이것들이 조직손상을 일으키는가?
10. 면역반응이 어떻게 억제되는가? 왜 이것들이 필요한가?

CHAPTER 4 단원 복습

상호 관련 문제

연관된 것끼리 연결하시오.

1. 혈소판
2. 감염
3. 염증

4. 백혈구
5. 병원체
6. 혈장
7. 림프선염
8. 패혈증

9. 항체
10. 염증 매개물질
11. 포식작용
12. 피브리노겐
13. 라이소좀
14. 비만세포

A. 질병을 유발하는 미생물
B. 림프절의 염증
C. 세포에서 분비되는 물질로 염증반응의 특징에 관련된 혈액 단백질
D. 혈액 응고에 관련된 혈액 단백질
E. 혈액 응고에 관련된 혈류를 순환하는 작은 구조물
F. 호중구와 단핵세포가 물질을 섭취하는 작용
G. 잠재적 소화효소를 가지고 있는 세포질 내 구조.
H. 병원성 미생물에 의해 유발되는 것이 아니고 조직 손상에 의해 유발되는 염증
I. 혈액의 세포 외 액체 부분
J. 혈류를 순환하는 병원성 미생물
K. 형질세포에 의해 형성되는 단백질
L. 병원성 미생물에 의해 유발되는 염증
M. 백혈구
N. 히스타민과 다른 화학적 매개물질을 포함하는 조직의 특별한 세포

맞으면 ○, 틀리면 ×로 표시하시오.

1. 호중구는 외부 항원을 처리하고 외부물질에 면역반응을 일으키기 위해 림프구에 항원 조각을 제시한다. (　)
2. 호산구는 염증으로부터 인체를 보호하는 항체를 생산한다. (　)
3. 신조직에 대한 자가항체는 신손상을 일으킬 수 있다. (　)
4. 염증반응은 염증부위에서 항체와 백혈구를 집중시킨다. (　)
5. 보체라고 불리는 혈액 단백질의 활성화가 염증의 매개물질을 발생시킨다. (　)

비판적 사고력

1. 34세 이 씨는 돼지고기 가공업체 직원으로 돼지 뇌조직의 에어로졸 입자에 노출되어 있다. 후에 그는 진행성 염증성 신경병증에 걸리게 되었다. 그는 직업적인 노출이 질환을 초래하였다는 것을 알게 되었으나 얼마나 많은 노출이 그와 같은 문제를 발생시키는지 알지 못하였다. 그에게 어떻게 말해주어야 하는가?
2. 62세 김 씨는 여성으로 류마티스 관절염을 앓고 있으며 질환의 결과로 심각한 관절 손상이 시작되고 있다. 그의 주치의는 그녀의 관절 손상을 막기 위해 그녀의 면역체계를 억제할 약을 처방길 원한다. 그녀는 관절통은 아스피린으로 억제할 수 있는데 면역체계를 억제하는 것이 어떻게 그녀를 도울 수 있는지 이해하지 못하였다. 그녀는 또한 면역체계가 억제되면 감염에 약해질 것을 우려하였다. 그녀에게 어떻게 말해주어야 하는가?

CHAPTER 5

병원성 미생물, 진균, 동물기생충

Pathologic Microorganism, Fungi, and Animal parasites

학습목표

1. 박테리아의 분류에 의한 특성과 병원성 박테리아의 주요 그룹을 설명할 수 있다.
2. 항생제가 박테리아의 성장과 대사를 억제하는 기전과 항생제의 부작용을 설명할 수 있다.
3. 항생제 감수성 검사 절차를 기술하고 결과를 해석하는 기준을 설명할 수 있다.
4. 바이러스 감염의 활동 양식을 설명하고 어떻게 신체 반응이 바이러스 감염으로부터 회복되는지 설명할 수 있다.
5. 클라미디아, 마이코플라스마, 리케차에 의한 일반적인 감염을 설명할 수 있다.
6. 진균에 의한 감염의 범위를 이해하고, 전신적 감염의 선행 요인과 진균 감염의 치료법을 설명할 수 있다.
7. 인체를 침범하는 일반적인 기생충 감염을 설명할 수 있다.
8. 감염의 발생 경로를 설명할 수 있다.
9. 감염의 임상적 징후와 임상적 중요성을 설명할 수 있다.

CHAPTER 5 병원성 미생물, 진균, 동물기생충

■ 유해 미생물의 유형

인간은 많은 수의 미생물들과 공존한다. 대부분 인체와 미생물은 조화롭게 살고 있다. 다수의 미생물 중 일부만이 인체에 질병을 일으킨다. 질병을 일으키는 미생물들은 다음과 같이 분류할 수 있다.

1. 세균(bacteria)
2. 클라미디아(chlamydiae)
3. 리케차(rickettsiae), 엘르리히아(Ehrlichiae)
4. 마이코플라스마(mycoplasma)
5. 바이러스(viruse)
6. 진균(fungi)

또한 인간은 질병을 유발하는 기생충의 숙주 역할을 하기도 한다. 인간에게 해로운 미생물들은 질병을 일으키는 능력이 다양하다. 소수의 미생물들만이 해롭고, 대부분은 병독성(virulence)이 낮으며 몸의 정상적인 방어기전이 작용하지 않을 때 질병을 일으킨다.

■ 세균

▶ 세균의 분류

세균(bacteria)은 4가지 큰 기준에 의해 분류된다.
1. 형태(shape)
2. 그람 염색반응(gram-stain reaction)
3. 생화학적, 배양적 특징(biochemical and cultural characteristics)
4. 항원성 구조(antigenic structure)

편모(flagella): 채찍 같은 돌기로서, 세균이나 정자가 나아갈 수 있게 한다.

포자(spore): 특정 균이 만드는 구형의 구조물로서 열과 소독제, 그리고 여러 살균 물질 등에 대해 강한 저항성을 가짐. 주위 환경이 나쁠 때 포자가 형성되며, 환경이 좋아지면 다시 성장하기 시작한다.

형태. 구형(coccus), 막대형(bacillus), 나선형(spiral, corkscrew) 등이 있다. 구균은 뭉쳐서 자라거나(staphylococci) 짝지어 자라거나(diplococci), 일렬로 자란다(streptococci).

그람 염색반응. 그람 염색을 할 때 슬라이드 위에서 건조, 고정을 거친 세균은 먼저 보라색 염료로 염색하고 그 다음 요오드 용액으로 염색한다. 그 후 슬라이드를 알콜이나 다른 용해제로 탈색하고 붉은 염료로 염색한다. 탈색과정에 저항성을 갖는 세균은 처음의 보라색 염색상태를 유지하며 그람 양성균으로 분류된다. 반면 탈색과정에서 처음의 보라색이 탈색되는 경우 붉은 염료에 의해 새로 염색되는데 이 균들은 그람 음성균으로 분류된다. 그람 염색법에 의해 미생물들은 그람 양성균이나 음성균으로 분류된다.

생화학적, 배양적 특징. 일부 세균은 배양조건이 까다로워서, 영양조건이 맞는 영양 배지와 온도, 산도(pH)에서 자란다. 또 다른 세균은 척박한 환경에도 잘 견디기 때문에 단순한 영양 배지와 여러 환경에서도 잘 자란다. 대부분의 세균은 산소가 있을 때 잘 자라며(aerobic organisms), 일부 세균은 산소가 없거나 적은 환경에서 자란다(anaerobic). 산소가 있든 없든 잘 자라는 세균들도 있다.

일부 세균은 구조적 특징을 가지고 있다. 어떤 세균은 머리카락 같은 **편모(flagella)**를 가지고 있어 운동성을 갖고, 편모가 없는 세균들은 비운동성으로 분류된다.

포자를 갖는 세균도 있다. 포자는 살균 환경에서도 생존할 수 있다. 포자는 활동을 중지한 상태이지만 척박한 환경에서도 살아남을 수 있는 형태이다. 만약 환경이 좋아질 경우 포자는 다시 증식한다.

대부분의 세균은 뚜렷한 생화학적 특성을 가지고 있다. 탄수화물을 발효할 수 있기도 하고, 적절한 배양 환경에서 생화학적 반응을 일으키기도 한다. 각각의 세균들은 분류의 기준이 되는 고유한 생화학적 프로파일(biochemical profile)이 있다.

항원성 구조. 세균은 세포체나 캡슐, 그리고 편모에 관계된 많은 항원들을 가지고 있다. 항원성 구조는 특별한 방법에 의해 결정된다.

세균 동정. 세균의 분류는 특정 세균의 동정에도 사용할 수 있다. 예를 들어, 열이 나는 환자의 혈액에서 미

표 5-1 주요 병원성 박테리아

유형	그람염색 반응	
	그람 양성	그람 음성
구균(Cocci)	포도상구균(Staphylococci)	임균(Gonococci)
	연쇄상구균(Streptococci)	수막구균(Meningococci)
	폐렴구균(Pneumococci)	
간균(Bacilli)	코리네박테리아(Corynebacteria)	헤모필루스(Hemophilus)
	리스테리아(Listeria)	가드네렐라(Gardnerella)
	구균(Bacilli)	프란시셀라(Francisella)
	클로스트리디아(Clostridia)	예르시니아(Yersinia)
		브루셀라(Brucella)
		레지오넬라(Legionella)
		살모넬라(Salmonella)
		시겔라(Shigella)
		캄필로박터(Campylobacter)
		콜레라균(Cholera bacillus)
		대장균과 연관 세균(Colon bacillus (Escherichia coli) and related organisms)
나선균(Spiral organism)	매독균(Treponema pallidum)	
	보렐리아부르그도페리(Borrelia burgdorferi)	
항산성세균 (Acid-fast organisms)	결핵균(Tubercle bacillus)	
	나균(Leprosy bacillus)	

생물이 검출되었다. 그람 염색법에 의해서 미생물은 그람 음성균으로 분류가 되었다. 배양 특성상 다양한 온도, 다양한 배지에서 산소 유무와 관계없이 자라는 특성을 보였다. 또한 운동성이 있고 포자를 만들지 않는다.

이러한 특성들을 가진 미생물들은 그람 음성균 중 몇 가지로 한정된다. 락토스(lactose)를 사용하지 않고 글루코스(glucose)와 다른 당분을 사용한다는 정보가 주어지면 범위가 더욱 좁혀진다. 생화학적 검사 결과를 참조한다면 이 미생물이 위장관에서 발견되며 장티푸스를 일으키는 **살모넬라(salmonella)균**이라는 결론을 낼 수 있게 한다. 세균의 세포벽과 편모에 있는 항원을 분석해본다면 살모넬라의 어떤 종류인지 정확하게 알 수 있을 것이다. 일단 미생물이 동정된다면 의료인은 적절한 치료를 하고 질병의 확산을 막기 위해 격리를 시행할 수 있다.

▶ 병원성 세균의 주요 분류

병원성 세균과 그람염색 반응은 표 5-1에 나와 있다. 세균들에 의해 생기는 질병들은 표 5-2에 요약되어 있다.

표 5-2 주요 박테리아 병원체와 유발 질병의 요약

구균 (Cocci)	질병
황색포도상구균	다양한 국소성, 전신성 감염.
베타용혈성연쇄상구균, 그룹A	인후염, 전신성 감염. 피부와 근육 괴사.
	세균에 의한 과민성 반응은 류마티스열, 심장염의 원인이 됨.
베타용혈성연쇄상구균, 그룹B	요로와 상처 감염. 전신성 감염.
	신생아감염이 산모의 질에 있는 세균에 의해 발생.
연쇄상구균, 다른 그룹	상처와 요로감염.
폐렴구균	중이와 부비동감염. 전신성 감염. 엽폐렴. 수막염.
임균	상처와 요로 감염. 심내막염의 원인이 되는 균혈증. 골수염. 감염성 관절염.
호기성 그람 양성균 디프테리아균	디프테리아. 독소 생성에 의한 임상 증상.
리스테리아 모노사이토게네스	전신성 감염. 임산부는 태아를 감염시킬 수 있음. 면역체계에 이상이 있는 인체는 매우 감수성이 높음.
호기성 포자 형성균 탄저균	원발성으로는 동물의 질환. 인체는 양털이나 동물 생성물의 접촉을 통해 감염. 국소성 혹은 전신성 감염. 강력한 세균전 병원체.
혐기성 포자 형성균 클로스트리듐 퍼프리젠스	가스 괴저. 독소에 의하여 근육괴사와 용혈성 빈혈. 감염된 조직에 가스 형성.
클로스트리듐 테타니	수의근의 독소에 의한 연축으로 인한 파상풍("입벌림장애").
클로스트리듐 보툴리눔	보툴리눔독소증. 신경마비 독소가 변칙적으로 가공되거나 통조림 음식에서 생성됨.
클로스트리듐 디피실레	항생제 연관 대장염. 항생제에 의해서 정상 장내 세균이 감소하여 클로스트리디아(Clostridia)의 과증식이 발생.
그람 음성균 인플루엔자균	폐 감염. 민감한 어린이에서 수막염.
페스트균	흑사병. 야생 설치류의 질병이 벼룩에 의해서 인체에 전파. 전신성 감염 유발. 감염이 폐로 전파(폐 흑사병)되면 인체과 인체간 전파 가능.
브루셀라 종	브루셀라증. 감염된 동물의 접촉이나 감염된 동물의 익히지 않은 밀크 섭취를 통하여 열성 질환 발생.
프란시셀라 종	Tularemia(야생토끼병). 감염된 동물의 살갗에서 얻어진 열성 질환. 보통 야생토끼나 감염된 진드기나 사슴파리에 물림으로써 인체에게 전파.
폐렴 레지오넬라	레지오넬라증. 세균이 물에 살고 있고, 샤워나 에어콘 등으로부터의 연무화된 물방울을 흡입함으로써 인체에서 폐 감염을 유발.
살모넬라 종	위장염과 전신성 감염. 감염은 오염된 음식이나 물로부터 발생.
시겔라 종	빈번한 물설사를 동반한 이질. 인체와 인체의 접촉에 의해 전파 혹은 오염된 음식이나 물.
캄필로박터 종	위장염. 전신성 감염 가능. 많은 동물에 감염. 인체는 오염된 물에 의해 감염. 조리되지 않은 소고기나 돼지고기 혹은 감염된 동물과의 접촉.
E. coli(대장균)	위장염, 요로와 전신성 감염. 어떤 균주(O157:H7)는 용혈성 빈혈과 신장 손상의 원인이 되는 독소 생산.
나선균 매독균	매독(8장에서 설명).
보렐리아 부르그도르페리	라임병. 설치류로부터 진드기에 의해 인체에 전파. 열성 질환과 진드기에 물린 병변과 관절염.
항산성 박테리아 결핵균	폐결.(12장에서 설명).
미코박테륨 아비움 복합체	정상적으로 비병원성 세균이며 후천성면역결핍증 환자에서 기회감염을 유발(6장의 사례 6-3 참고).

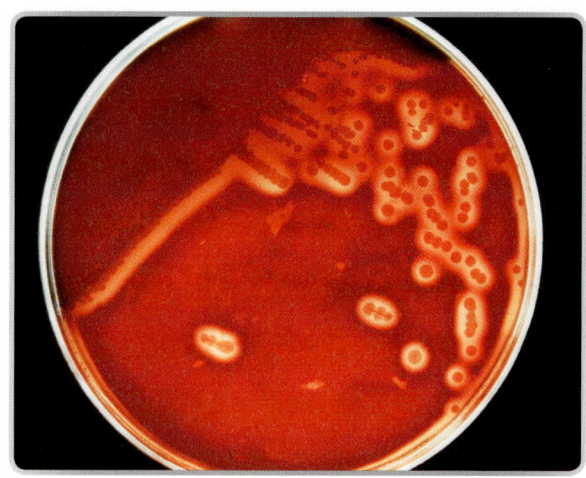

그림 5-1 • 세균 배양 접시(혈액배지)에 용혈성 포도상구균이 보인다. 세균이 만든 효소는 혈액배지의 세포를 용해하며 그로 인해 집락 주위에 투명대가 나타난다.

포도상구균. 포도상구균(staphylococci)은 피부와 코의 정상균 무리이며 일반적으로는 질병을 유발하지 않는다. 그러나 특정 종류는 매우 병원성이 강하다. 병원성 세균은 비병원성 균들과는 혈액 배지에서 배양시의 집락 모양이 달라 구별할 수 있다. 병원성 포도상구균은 집락 주위에 완전한 용혈현상을 일으키며 비병원성 포도상구균은 적혈구를 용혈하지 못한다(그림 5-1).

병원성 포도상구균은 보통 종기나 피부감염, 수술 후 외상감염의 흔한 원인이다. 또한 심각한 폐 감염이나 전신 감염을 유발할 수도 있다. 포도상구균 감염은 병원 내에 큰 문제가 된다. 포도상구균은 널리 분포되어 있고 병원에 있는 환자들이 감염에 취약하기 때문이다. 특정 종류는 항생제에 내성이 있어 질병을 일으킨 경우에 치료가 어렵다.

연쇄상구균. 연쇄상(사슬)구균(streptococci)은 많은 종류가 있으며, 병원성 역시 다양하다. 세균은 대문자로 표시하는 혈청학적 그룹이나, 혈액 배지에서 배양하였을 때의 용혈성에 의해 분류된다. 일반적으로 연쇄상구균을 나타낼 때 용혈성이나 혈청학적 그룹을 구체적으로 나타내야 한다. 세포벽에 있는 탄수화물에 따라 혈청학적 분류를 한다. 의학적으로 중요한 연쇄상구균의 대부분은 그룹 A, B, D이다. 용혈성에 따라 구분할 때 알파용혈성, 베타용혈성, 혹은 비용혈성으로 분류한다.

알파용혈성연쇄상구균(알파연쇄상구균)은 집락 주위의 혈액을 녹색으로 변색시키며, 그 특성을 따서 *Streptococcus viridans*(비리단스-녹색)으로 부르기도 한다. 이 균은 호흡기 상부의 정상균이며 일반적으로 병원성이 없다.

베타용혈성연쇄상구균(베타연쇄상구균)은 집락 주위에 완벽한 용혈현상을 보인다. 가장 중요한 베타 연쇄상구균 중 그룹A 베타연쇄상구균이 있다. 대부분의 그룹A 베타연쇄상구균은 병원성이 매우 높으며 연쇄상구균성 인후통, 성홍열(scarlet fever), 심각한 피부감염, 그리고 출산 후의 자궁 감염을 유발한다. 여러 조직에 감염을 일으키는 것 외에도 그룹A 베타연쇄상구균은 예민한 사람에게서 과민반응 상태를 유발하여 **류마티스열(rheumatic fever)**이나 **사구체신염(glomerulonephritis)**을 일으키기도 한다. 이 질환들은 심혈관계(10장)나 비뇨기계(15장)에서 자세히 다루도록 한다. 다행히 그룹A 베타연쇄상구균은 페니실린 등 여러 항생제에 감수성이 높은 편이다.

다른 그룹의 베타연쇄상구균 역시 의학적으로 중요하다. 그룹B 베타연쇄상구균은 요로감염과 상처감염을 일으키며 신생아에게 발견될 경우 특히 위험하다. 주로 임신한 여성의 직장이나 질에 서식하며, 출산 중 신생아가 감염될 수도 있다. 신생아에게 매우 치명적이므로 임신 후기에 세균이 자라고 있는지 정기적으로 검사를 받아야 한다. 감염된 임산부에게 신생아의 그룹B 베타연쇄상구균 감염을 낮추기 위해 출산 중 정맥에 항생제를 주사한다.

폐렴구균. 폐렴구균(streptococcuspneumoniae)은 그람 양성 연쇄상구균으로 분류가 된다. 폐렴구균은 쌍으로, 짧은 체인 형태로 자라며 다른 연쇄상구균과 구별되는 특이한 생화학적 특징을 가진다. 폐렴구균은 세균성 폐렴의 가장 흔한 원인이다.

그람 음성구균. 대부분의 그람 음성구균은 비병원성인 **임균**(Neisseria) 종에 포함되어있고 상부 호흡기도의 정상균 무리이다. 임균성 수막구균(Neiserria meningococcus)은 유행성 전염병(epidemics)으로 발전되는 수막염을 유발한다.

임균(Neiserria gonorrhoeae)은 임질을 일으킨다. 임질은 성적인 접촉을 통해 전파되며 6장에서 자세하게 다룰 것이다.

그람 양성막대균. 산소 요구 여부나 포자 형성 능력에 따라 분류된다. 코리네박테륨(Corynebacterium)과 리스테리아(Listeria)는 호기성 포자비형성균그룹, 포자형성균그룹 중 바실리(Bacilli)는 호기성, 클로스트리디아(Clostridia)는 혐기성 세균이다.

호기성 포자비형성 그람 양성균. 코리네박테리움(Corynebacterium) 그룹의 대부분은 피부를 비롯한 편평상피세포로 이루어진 체표면에 정상균 무리로 서식한다. 하지만 이 중 한 가지 디프테리아균(Corynebacterium diptheriae)이 디프테리아를 유발한다. 이 세균은 목에 급성 궤양성 염증을 유발하며 심장근육과 신경조직을 손상시키는 독소를 생성한다.

리스테리아(Listeria) 그룹 중 중요한 종인 리스테리아모노사이토게네스(Listeria monocytogenes)는 심각한 감염증을 일으키며, 이는 흙이나 식물, 동물의 위장관 등에 널리 분포해 있다. 이 세균은 유제품이나 씻지 않은 채소, 소프트치즈, 핫도그, 그리고 패스트푸드를 오염시켜 리스테리아(Listeria)에 오염된 음식을 먹으면 감염되고 면역이 떨어진 사람, 임산부, 노약자, 신생아 등은 감염 확률이 높다. 리스테리아 감염은 뇌와 수막으로 전파될 수 있으며 수막염이나 뇌농양을 유발한다. 임산부의 경우에는 태반을 통해 태아에게도 감염이 일어날 수 있으며 자궁 내 유산을 하거나 출산 시 신생아의 생명을 위협하는 감염을 일으킨다.

호기성 포자형성 그람양성균. 포자를 만드는 호기성 세균을 간균(막대균 Bacilli)라 한다. 이 그룹에서 탄저병을 일으키는 **탄저균**(Bacillus anthracis)만 높은 병원성을 가진다. 탄저병은 동물에서 주로 발생하고 미국에서는 흔하지 않지만 다른 나라에서는 종종 발생한다. 탄저균의 포자는 저항력이 매우 강하여 토양에서 수 년간 생존할 수 있으며, 탄저병이 흔한 곳에서는 동물의 털 혹은 조직 등에 존재한다.

포자에 오염된 털이나 동물성 식품으로부터 탄저균 포자를 흡입하면 폐를 비롯한 전신에 생명을 위협하는 감염을 일으키며 치사율이 높다. 포자는 폐포 내에서 증식하며 번식력이 매우 강하고 과도한 조직 손상을 일으키는 치사 독소를 생산하며 대식세포에 의해 포식되어 국소 림프절로 이동하며, 그곳에서 번식하며 독소를 생산한다. 생화학 테러에 탄저균 포자를 사용할 것이라는 우려는 2001년에 현실이 되었다. 탄저균 포자를 담은 편지봉투가 워싱턴의 우체국을 통해 상원의원 건물에 배송되었다. 편지봉투 내의 포자는 건물 내에 확산되어 5명의 우체국 근무자에게 급성 흡입 탄저병을 일으켰으며 건물 내 다른 근로자들도 포자에 노출되었다. 탄저균 포자에 노출된 사람은 폐 탄저병의 발생을 방지하기 위해 오랫동안 항생제를 복용해야 하는데, 이는 증식 중인 탄저균에 대한 항생제는 포자 형태의 탄저균에는 큰 효과가 없기 때문이며 포자를 흡입하는 즉시 증식을 시작하는 것이 아니기 때문이다. 일부 경우에는 대식세포에 포식되어 국소 림프절로 이동하여 첫 노출로부터 최대 2개월까지 잠복 후 증식을 시작한다. 포자는 항생제에 내성을 가지고 있으며 여러 차례에 나누어 증식을 시작하기 때문에 항생제에 감수성이 있는 탄저균을 제거하기 위해서는 항생제를 오랫동안 복용해야 한다.

혐기성 포자형성 그람양성균. 혐기성이며 포자를 형성하는 균은 **클로스트리디아**(Clostridia)라고 한다. 사람과 동물의 위장관에서 정상균 무리로 존재하며 흙에서도 발견된다. 이 그룹에 속한 균들은 강한 독소를 만들어내며 가스 괴저, 파상풍, 보툴리즘, 장염 등 여러 질병을 유발한다.

가스 괴저는 클로스트리듐퍼프리젠스(Clostridium perfringens) 혹은 이와 연관된 균에 의해 생기며 깨끗하지 않으며 포자에 오염된 상처에서 발생하고 죽은 조직이나 괴사된 조직에서 자라며 특히 괴사 조직이 많이 생긴 상처에서 잘 자란다. 클로스트리디아(Clostridia)는 괴사한 조직을 부패시켜 많은 양의 가스를 만들어내는 동시에 전신에 영향을 주는 강력한 독소를 분비한다.

클로스트리듐테타니(Clostridium tetani) 는 강력한 독소를 생산해 수의근의 경직을 일으킨다. 입벌림장애(lockjaw)란 단어는 이 병의 특징적인 증상인 턱 근육의 마비현상에서 유래한 것이다. 파상풍은 호흡에 관련된 근육들을 마비시켜 호흡부전을 일으키기 때문에 치명적일 수 있다.

클로스트리듐보툴리눔(Clostridium botulinum) 은 신경마비독소를 생산한다. 보툴리눔독소증은 적절치 않게 가공된 음식 혹은 캔 속에서 세균이 자라 독소를 생산해낸 것을 먹었을 때에 생긴다. 보툴리눔독소증은 세균에 의한 감염이라기보다는 생성된 독소를 먹어 소화시키기 때문에 생기는 중독에 가깝다.

클로스트리듐디피실레(Clostridium difficile) 은 소장 감염에 관련된 세균이다. 대개 광범위한 항생제를 사용했을 때 수반되기 때문에 항생제-연관 장염으로 부르기도 한다.

그람 음성균. 그람 음성균 중 임상적으로 중요한 종류가 많다. **인플루엔자균(Hemophilus)** 종은 호흡기의 정상균 무리지만, 인플루엔자균(Haemophilus influenzae)은 과거 신생아와 어린이들에게 수막염을 일으키는 주요한 원인이었으나 현재 이 균에 대한 정기적인 면역화(immunization)로 인해 수막염과 기타 감염증들이 대폭 줄어들었다. 예르시니아(Yersinia)는 페스트(bubonic plague)를 일으킨다. 프란시셀라(Francisella)는 야토병(tularemia)과 비슷한 증상을 일으킨다. 브루셀라(Brucella)는 소, 염소, 돼지 등에서 질병을 유발하며 감염된 동물의 육류나 조직을 직접 만지는 경우, 소와 염소로부터 소독되지 않은 우유를 마시는 경우를 통해 전이가 가능하며 열성 질환을 일으키는데, 이 질환은 특별한 특징도 없고 적절한 항생제도 없다. 레기오넬라(Legionella)는 레기오넬라병(Legionnaire's disease)이라는 심각한 호흡기 질병을 일으킨다. 나머지 병원성 그람 음성균들은 사람과 동물의 위장관에서 서식하는 것과 관계가 깊다. 이 그룹에 속한 균들은 자연에 널리 분포한 자유생활(free-living) 균들이다. 이 그룹 중 중요한 병원성 세균들에는 살모넬라(Salmonella), 시겔라(Shigella), 캄필로박터(Campylobacter), 그리고 콜레라균(Cholera bacillus(Vibriocholerae)) 등이 있다. 이 균들은 여러 형태의 열성 질환이나 위장염을 일으키고 감염된 환자의 대변을 통해 위장관에서 나오며, 오염된 식품이나 물을 통해 전파된다.

헬리코박터(Helicobacter) 는 위벽에 만성 위염과 위궤양을 일으키기 때문에 의학적으로 중요하고 캄필로박터(Campylobacter)와 밀접한 관계가 있다(17장). 이 그룹의 다른 균들은 병원성이 미약하지만 만약 위장관을 벗어난다면 질병을 일으키기도 하는데, 면역이 저하된 사람에서 상처 감염이나, 요로감염(UTI), 폐감염을 일으키는 것이 그 예이다. 가장 많이 알려진 장내 세균은 **대장균(Escherichia coli)** 이며, 이 균은 사람과 동물의 장 내에 가장 많다. 장내의 특정 균주는 다양한 독소를 생산해내기 때문에 수양성 설사뿐만 아니라 이질성 설사와 같은 급성 염증을 유발할 수 있다. 잘 알려진 병원성 균주는 $E.\ coli\ O157:H7$이다. 여기서 숫자는 세균의 편모와 세포벽의 항원을 의미한다. 이 균의 독소는 혈변이나 복통이 특징인 급성 장염을 일으킨다. 또한 환자의 적혈구 파괴와도 연관이 있어, 빈혈이나 신부전을 동반한 신기능 손상을 보이기도 한다. 이 병원균은 감염된 소의 장관에 존재하며 감염된 소의 덜 익힌 고기나 생우유를 먹을 경우에 전염된다.

나선형 세균. 나선형 세균은 많은 질병의 원인이다. 나선형태의 균 중 잘 알려진 균으로는 매독을 일으키는 **매독균**(Treponema pallidum)이 있다. 매독은 6장에서 다루며 성적인 접촉을 통해 전염되는 병 중 하나이다. 다른 나선균 중에는 보렐리아 부르그도르페리(Borrelia burgdorferi)가 있으며 라임병(Lyme disease)을 일으킨다. 사람이 이 균에 감염된 진드기에 물릴 경우에 전파되며 치료하지 않을 경우엔 일반적으로 세 단계에 걸쳐 진행된다. 1단계에는 원형의 물린 자리에 국소적인 피부발진이 일어나며 종종 감기증상과 유사한 열, 오한, 두통 그리고 근육통과 관절통 등이 함께 나타난다. 발진과 다른 증상들이 사라지더라도 몇 주 정도 지나면 2단계의 증상인 신경, 심장, 관절에서 증상이 나타난다. 치료하지 않을 경우 일부 환자에서 나타나는 3단계에서는 만성 관절염과 여러 신경학적 질환이 나타난다. 진단은 주로 혈청학적 검사를 통해 이루어지며 항생제를 통해 치료한다.

항산균. 항산균(acid-fast bacteria)은 왁스질의 캡슐을 가지고 있기 때문에 특정한 붉은 염색약으로 염색하기가 어렵다. 하지만 일단 염색이 되고 나면 염색약이 스며든 캡슐은 여러 산성 용해제에 저항성을 가지기 때문에 탈색되지 않는다. 항산성(acid-fast)이란 이름이 붙은 것은 이런 성질 때문이며 이런 형태의 세균을 가리키는 이름이기도 하다. 항산균은 일반적인 세균감염에 의한 급성 염증 반응과는 다른 만성 육아종성 염증(chronic granulomatous inflammation) 반응을 일으킨다.

가장 많이 알려진 항산균은 결핵을 일으키는 결핵균(Mycobacterium tuberculosis)이다. 결핵균 이외의 미코박테리아는 폐와 림프절, 피부 등에 결핵과 유사한 증상을 일으키며 종종 면역 저하 환자에게 중증 전신 질환을 일으키기도 한다. 미코박테륨 아비움(Mycobacterium avium)은 AIDS 환자에서 파종성 감염을 일으키며, 6장에 설명되어 있다). 또 다른 항산균인 나병균(Mycobacterium leprae)은 나병을 일으킨다.

플라스미드(plasmid): 작고 원형인 DNA 분자. 세균의 주 염색체와는 다르다.

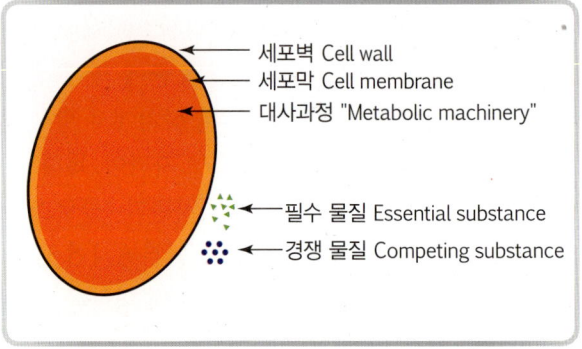

그림 5-2 • 항생제의 다양한 작용장소. 항생제는 세포벽 파괴, 세포막 기능 방해, 세포 내 대사과정을 억제, 혹은 직접적인 손상 대신 성장에 필수적인 물질의 경쟁적 저해제로 작용함으로써 세균의 성장을 방해한다.

▶ **항생제 치료와 세균성 감염**

항생제 화합물의 발견과 감염을 치료하기 위한 광범위한 항생제의 사용은 의학의 큰 발전 중 하나이다. 항생제(antibiotic)는 세균의 성장을 방해하거나 세균 자체를 죽이는 물질이다. 항생제는 환자의 세포에는 별 영향을 끼치지 않으면서 세균의 세포만 손상시키기 때문에 임상적으로 유용하다. 세균의 세포는 유전물질이나 단백질 합성 기전, 세포 내 대사 기능에 관계된 여러 효소계, 반투과성 세포막, 튼튼한 세포벽을 포함하는 복합적인 구조물이다. 세균의 유전물질은 DNA 분자로서 배열되어 있으며 분자는 세포막에 부착되어 있다. 또한 대부분의 세균은 플라스미드(plasmids)라 불리는 작은 원형 DNA 분자를 가지고 있는데, 항생제 내성이나 독소 생성과 같은 기능을 갖게 하는 유전자를 가지고 있다. 한 세균이 가지고 있는 플라스미드는 다른 세균에게 전달이 가능하며 플라스미드 전달을 통해 생존에 유리한 형질들을 얻는다. 항생물질은 다음의 방법들을 통해 세균 세포의 구조나 기능을 방해한다(그림 5-2).

1. 세포벽 합성의 억제(Inhibition of cell-wall synthesis)
2. 세포막 기능의 억제(Inhibition of cell-membrane function)

3. 대사기능의 억제(Inhibition of metabolic functions)
4. 경쟁적 억제(competitive inhibition)

세포벽 합성의 억제. 세균 세포의 내부는 삼투압이 높으며, 단단한 외세포벽은 세균의 형태를 유지할 수 있게 한다. 어떻게 보면 세포벽의 기능은 세포를 에워싸고 있는 코르셋이나 거들 같은 역할이라 볼 수 있다. 페니실린과 같은 여러 항생제들은 이런 세포벽의 합성을 방해함으로써 세포체가 밖에 노출되도록 만든다. 세포 내의 삼투압은 높기 때문에 세포벽이 잘 합성되지 않는다면 세포가 부풀고 결국은 터지게 된다.

세포막 기능의 억제. 세포막은 세균의 원형질(protoplasm)을 둘러싸고 있는 반투과성 막이다. 세포막은 세포의 안팎으로 물질을 이동시켜 세포 내의 구성을 조절한다. 여러 항생제는 이러한 세포막의 여러 기능을 방해한다. 세포막의 선택적 투과성이 사라지게 된다면 세포가 손상되어 죽게 될 것이다.

대사기능의 억제. 항생제는 세균의 핵산 혹은 단백질 합성을 방해하여 세균의 필수적인 대사활동을 불가능하게 한다.

경쟁적 억제. 일부 항생제는 세균의 성장과 증식에 필요한 필수물질과 유사한 구조를 가지고 있다. 세균은 필수물질과 항생제를 구별해낼 수 없으며, 항생제를 흡수하게 되면 대사가 제대로 이루어지지 않기 때문에 세포의 성장이 멈추게 된다.

▶ **항생제 감수성 검사**

의료진이 세균 감염을 치료하기 위해 항생제를 선택할 때는 **항생제 감수성 검사(antibiotic sensitivity tests)**의 도움을 받게 된다. 이 검사는 표준화된 상황에서, 항생제가 환자로부터 분리된 세균의 성장을 억제하는 정도를 측정하는 검사이다. 튜브 희석 감

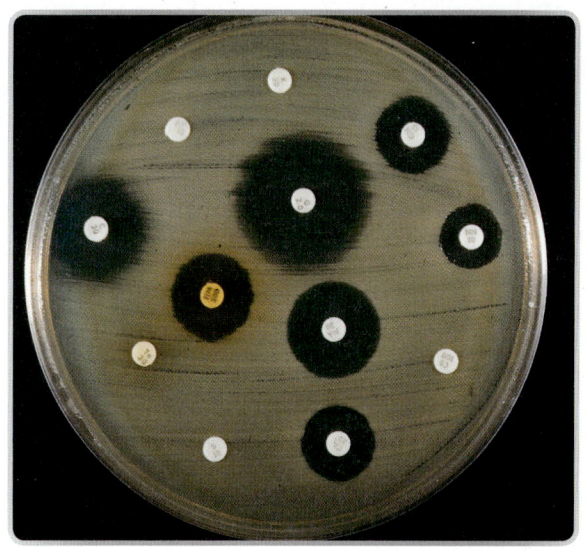

그림 5-3 • 감수성 검사. 배양 접시의 표면에 항생제가 포함된 종이 필터 원판이 보인다. 원판의 투명대는 원판의 항생제가 세균의 성장을 억제한다는 것을 나타낸다.

수성 검사(tube dilution sensitivity test)는 여러 농도로 희석한 항생제를 준비하여 접종하고, 튜브를 일정 시간 동안 배양하여 균이 배양되는지 검사하는 방법이다. 균의 성장이 저해된 튜브 중 가장 높은 희석배율이 균의 항생제 감수성을 나타낸다.

감수성을 알아보는 또 다른 방법으로 배지를 포함한 세균검사용 접시에 균을 접종한 뒤, 종이 필터 원판을 접시 위에 올려놓는 방법이 있다. 여러 개의 종이 필터 원판은 각각 표준화된 농도의 항생제를 포함하고 있는데, 이것을 접시에 올려놓은 뒤 배양하면서 주위에 균이 자라는지 관찰하는 것이다. 만약 항생제가 균의 성장을 저해한다면 원판 주위에서 자라지 못하게 되어 균이 없는 원형의 투명대가 나타나는데, 이 경우 균이 항생제에 대해 감수성이 있는 것이다. 반면 균이 항생제에 영향을 받지 않는다면 원판이 성장을 저해하지 못하게 되며 항생제에 내성이 있다고 한다. 항생제 감수성 검사 결과를 통해 환자가 적절한 치료용량의 항생제를 복용하면 치료될 수 있다는 것을 알 수 있으며, 항생제에 내성을 보이는 경우, 항생제를 치료 용량만큼 복용해도 호전되지 않는다는 것을 의미한다(그림 5-3).

자세히 살펴보기

(페니실린의 발견은 진균에 오염된 미생물 플레이트에서 시작되었고, 2차 세계대전 때 그 생산량이 절정에 달했지만 다른 효과적인 항생제의 발견으로 막을 내렸다.)

페니실린은 페니실륨노타툼(Penicillium notatum)이란 진균에서 이름을 따왔다. 1800년대의 많은 연구원들과 의료인들은 진균이 자란 우무평판(agar plate)에서는 세균이 자라지 않는다는 사실을 관찰했고, 이것은 알렉산더 플레밍(Alexander Fleming)이 진균을 관찰할 수 있는 발판이 되었다. 영국의 의사 겸 미생물학자였던 알렉산더 플레밍은 진균에서 세균의 성장을 방해하는 물질이 무엇인지 찾아내면 감염을 치료할 수 있을 것이라 생각했다.

어느 날 버리려고 했던 포도상구균 배양 접시에서 진균이 자랐는데, 주위에 균이 자라지 못하는 것을 관찰하였다. 그는 진균을 동정해냈고, 진균이 만들어낸 물질을 페니실린(penicillin)이라 명명하였다. 플레밍(Fleming)은 그의 관찰 결과를 1929년에 발표했지만 사람들은 별 관심을 갖지 않았다. 그는 화학자와 진균 전문가의 도움을 받아 연구를 계속해 나갔다. 1938년 2차 세계대전이 발발하자 영국에서 페니실린의 연구와 생산이 활발해졌다. 하워드 플로리(Howard Florey)는 에른스트 체인(Ernst Chain)을 비롯한 여러 인체과 함께 큰 연구팀을 만들어 프로젝트에 돌입한다. 1941년부터 3년에 걸친 연구 끝에 미국의 연구팀은 많은 양의 페니실린을 대량 생산하는 방법을 개발하는 데 성공해, 페니실린에 감수성 있는 세균들에 의한 감염들을 치료할 수 있게 된다. 그 공로로 플레밍과 체인 그리고 플로리는 1945년 노벨상을 수상한다. 페니실린의 업적은 병원균과의 싸움에서 큰 승리였고 여러 항생제 개발의 동력원이 되었다. 그러나 과거에 페니실린에 감수성이 있었던 많은 세균들은 내성을 가지게 되었고 내성균에 사용할 새로운 항생제가 개발되고 있다. 이 내성과 항생제 개발의 순환은 계속되고 있으며 현재까지는 항생제가 앞서가고 있지만 언젠가 또 다른 내성균이 나타날지도 모른다.

그러나 세균의 항생제에 대한 감수성은 환자가 감염에 대응하는 요인 중 한 가지에 불과하다는 것을 알아야 한다. 환자의 자체 저항성과 감염 장소에서 항생제의 확산 능력 등도 역시 영향을 미치기 때문이다.

▶ 항생제의 부작용

독성. 항생제는 인체보다 세균에게 훨씬 더 **독성**(toxicity)이 강하기 때문에 유용하다고 볼 수 있으나 그렇다고 사람에게 독성이 없는 것은 아니다. 신장 손상이나 신경조직 손상, 조혈조직 손상 등을 일으키는 경우가 그 예라 할 수 있다. 세균의 세포벽 합성을 방해하는 페니실린 같은 항생제는 세균과 인체의 세포벽이 다르기 때문에 상대적으로 독성이 없는 편이다. 하지만 세균의 대사기능을 저해하는 방식의 항생제는 때로는 환자의 대사기능도 저해하기도 한다. 그 예로, 테트라사이클린은 주로 신장에 의해 배설되기 때문에 독성이 낮은 편이다. 하지만 신장 기능이 손상을 입는다면 배설이 덜 될 것이고, 혈중 항생제 농도가 높아지게 된다. 이 경우 환자의 세포 대사 기능은 심각한 손상을 입게 된다.

과민반응. 일부 항생제의 경우 예민한 환자가 복용했을 때 뚜렷한 과민반응(hypersensitivity)을 일으켜 치명적인 반응을 유발할 수 있다. 페니실린 자체는 독성이 매우 낮은 편이지만 과민한 환자에서 극도로 심각한 아나필락시스 반응을 일으키기도 한다.

정상균 무리의 변화. 구강과 대장, 그 외 다른 곳의 정상균 무리들이 항생제에 의해 변화될 수 있다. 만약 정상균 무리들이 사라진다면 정상균에 의해 조절되던 내성균이나 진균들이 과증식하고 감수성 있는 환자를 감염시킨다.

저항균주의 발생. 처음엔 항생제에 감수성을 보이는 균도 나중에는 내성을 가지게 된다. 자연돌연변이나 내성 유전자를 가진 플라스미드 전달을 통해 내성을 획득하는 방법이 있다.

자연돌연변이는 세포 분열 중에 자주 생기는 것은 아니지만, 세균은 워낙 빠르게 증식하기 때문에 항생제에 의해 신속하게 제거되지 않는다면 문제가 될 수 있다. 만약 항생제 내성을 가진 변종 세균이 나타난다면, 다른 감수성균들이 제거된 틈을 타 자랄 수 있을 것이다.

플라스미드 획득에 의한 내성은 큰 문제가 될 수 있다. 왜냐하면 전달된 내성 유전자는 누적되어 여러 항생제에 내성을 갖게 하며 다른 종의 세균으로도 전달이 일어나기 때문이다. 그 결과 두 균 모두 항생제 내성 유전자를 갖게 되며 계속해서 다른 균들에게 내성 유전자를 전달할 것이다.

내성균이 항생제의 영향을 피하는 기전으로 여러 가지가 있다. (1) 항생제를 파괴하는 효소의 생산 (2) 균 자신의 세포벽 구조를 바꾸어 항생제가 세포 내로 들어오지 못하게 하거나 세포 내 기능에 영향을 주지 못하도록 항생제가 들어오자마자 내보내는 방법 (3) 세포 내의 대사 과정을 변화시켜 항생제가 대사를 저해하지 못하게 하는 방법이 있다.

항생제 남용은 내성균주를 발생시킬 수 있다. 항생제 내성균에 감염될 경우 치료를 더 어렵게 만든다. 특히 병원 내 환자에게서 발견된 포도상구균은 여러 항생제에 큰 내성을 가지고 있어 문제가 된다. 임질의 치료 역시 힘든데, 페니실린에 내성을 갖는 임질균이 많아졌기 때문이다. 이 때문에 치료기간도 길어지고 더 많은 양의 항생제를 복용해야 감염을 치료할 수 있다. 심지어 폐렴구균은 더 이상 페니실린만으로는 죽지 않는다. 일부 균주는 일반적인 양의 페니실린과 다른 항생제에도 내성을 가진다. 결핵균주도 내성을 갖게 되어 항결핵제가 잘 듣지 않는 경우도 있다. 하지만 여전히 여러 세균은 항생제에 높은 감수성을 갖고 있다. 그룹A 베타연쇄상구균은 예나 지금이나 페니실린에 감수성을 보이며, 매독의 원인인 매독균(*Treponema pallidum*) 역시 오랫동안 페니실린이 잘 듣는 편이다.

■ 클라미디아

클라미디아(chlamydiae)는 매우 작은 그람 음성균이며 운동성이 없어 한때는 크기가 큰 바이러스라고 여겨지던 세균이다. 이 균들은 효소가 없고 감염시킨 세포 내에서만 기생하여 살 수 있다. 클라미디아는 포식작용에 의해 숙주의 세포 내로 들어가며 그 속에서 봉입체(inclusion body)라고 하는 세포질 내의 큰 덩어리를 형성하기 위해 분할한다. 이 봉입체는 바이러스에 의한 질병에서 나타나는 봉입체와 비슷하다. 클라미디아는 테트라사이클린(tetracycline)이나 에리스로마이신(erythromycin)같이 단백질의 합성을 방해하는 여러 항생제에 의해 성장이 저해된다. 클라미디아의 일부 균주는 술폰아미드제(sulfonamide drug)에 의해 저해되기도 한다.

클라미디아는 여러 다른 종류의 질병을 일으킨다. 가장 흔한 것은 생식기에 영향을 미치는 형태이며 성 접촉에 의해 전염된다. 남성의 경우 비임균 요도염(nongonococcal urethritis)을 일으키며, 여성에서는 자궁경부를 감염시켜 염증을 일으켜 염증이 난관과 난소까지 퍼지기도 한다. 자궁 경부가 클라미디아에 감염되어 있다면 출산 중 분비물이 아기의 눈으로 들어가서 봉입체결막염(inclusion conjunctivitis)을 일으킬 수 있다. 아기의 감염된 결막에서 나타나는 봉입체의 특징에서 병명이 유래했다. 클라미디아는 폐감염을 유발하기도 한다.

■ 리케차와 에르리히아

리케차(Rickettsiae)는 매우 작은 세포 내 세균이며 감염된 사람의 세포 내에서만 번식할 수 있다. 개 등 동물들에 감염되어 있다가 곤충에게 물릴 경우 사람에게 감염된다. 이 균은 작은 혈관의 내피세포 내에서 증식하며 주위는 부풀어 오르고 괴사한다. 결국 혈관은 혈전, 파열, 괴사를 일으키게 된다. 일반적으로 리케차 감염 시 피부 발진을 동반하는 발열증상을 보인다. 발진티푸스와 록키산홍반열(Typhus and Rocky Mountain spotted fever)이 가장 흔한 리케차병이다. 이 세균들은 테트라사이클린이나 클로람페니콜 등의 항생제에 감수성을 보인다. 비슷한 세균인 에를리히아(Ehrlichiae) 역시 진드기에 물려 전파된다. 다만 내피세포가 아닌 백혈구를 감염시킨다. 감염된 백혈구는 백색의 작은 세균 군집을 포함하고 있기 때문에 혈액도말표본을 하면 동정할 수 있다. 에를리히증(ehrlichiosis) 역시 리케차 감염증상과 유사한 열성 질환이며 피부 발진을 동반한다. 에를리히증은 테트라사이클린으로 치료할 수 있다.

■ 마이코플라스마

마이코플라스마(Mycoplasmas)는 세포벽이 없어 손상받기 쉬운 매우 작은 세균이다. 이 균은 원발성 비정형폐렴(primary atypical pneumonia)을 일으킨다. 마이코플라스마는 테트라사이클린과 에리스로마이신에 잘 듣는다.

■ 바이러스

바이러스(Viruses)는 가장 작은 감염원이다. 일반적으로 바이러스는 핵산분자(DNA나 RNA 중 하나)와 캡시드(capsid)라 불리는 단백질 외피에 싸인 유전체로 구성되어 있다. 캡시드는 캡소미어(capsomere)라는 소단위로 이루어져 있다. 캡소미어는 유전체 주위에 기하학적인 모양으로 배열되어 있다.

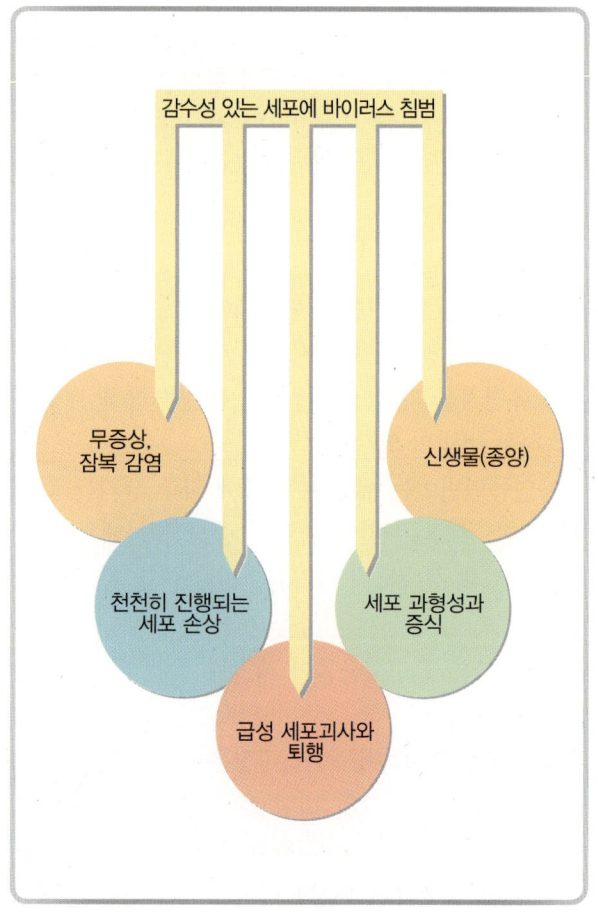

그림 5-4 • 바이러스의 감수성 세포 침입.

많은 바이러스는 지질외피로 덮여 있으며 지질은 감염된 세포에서 출아(bud)할 때 숙주세포의 세포질로부터 가져온다. 바이러스 표면의 튀어나온 돌기는 바이러스가 감염시킬 세포에 부착하는 것을 용이하게 한다. 바이러스는 크기가 매우 다양하다. 가장 작은 바이러스는 단백질 분자보다 조금 큰 정도이며 가장 큰 바이러스는 세균의 크기 정도이다.

바이러스 유전체의 핵산은 외가닥 혹은 이중가닥이며 유전체의 복잡성은 종류에 따라 다양하다. 일부 바이러스는 핵산 내에 400개에 가까운 유전체를 가지고 있는 반면 어떤 것은 8개만 가지고 있다. 바이러스는 대사효소가 거의 없기 때문에 활동을 하기 위해 감염시킨 사람의 세포를 필요로 한다. 바이러스가 세포에 침입하면 바이러스의 유전체는 더 많은

표 5-3 흔한 바이러스 감염의 간략한 분류

DNA 바이러스	질환
아데노바이러스(Adenovirus)	호흡기 감염
B형간염 바이러스(Hepatitis B virus)	B형간염
헤르페스바이러스(Herpesviruses)	Herpes simplex types 1 and 2(구강과 성기 수포) Epstein-Barr virus(감염성 단핵구증) Varicella zoster virus(수두; 대상포진) Cytomegalovirus(단핵구증 유사 질환; 간염) Herpesvirus 8(카포지 육종)
유두종바이러스(Papillomavirus)	사마귀; 성기 콘딜로마(일부 균주는 암 유발)
RNA 바이러스	**질환**
아르보바이러스(Arboviruses)	뇌염, 다양한 유형, 모기에 의해 전파
엔테로바이러스(Enterovirus)	소아마비
노로바이러스(Norwalk virus, Norovirus)	급성위장염
홍역 바이러스(Measles virus)	홍역
볼거리 바이러스(Mumps virus)	볼거리
풍진 바이러스(Rubella virus)	독일 홍역
독감 바이러스(Influenza viruses)	독감
다양한 호흡기 바이러스	호흡기 감염(Influenza viruses; Rhinovirus; Rotavirus; Respiratory syncytial virus)

바이러스를 만들기 위한 대사과정을 시작한다. 바이러스는 여러 가지 측면에서 다른 새의 둥지에서 부화하여 다른 어미의 보살핌을 받는 뻐꾸기 같은 모습을 보인다(그림 5-4).

▶ 바이러스의 분류

예전에 바이러스는 감염 시 증상에 의한 주된 특징에 기초하여 분류되었으며, 주된 증상을 보이는 신체 부위나 장기 기관에 기초하여 분류되었다. 근래에는 바이러스의 핵산의 구조, 크기, 구조 배열형태, 그리고 생물학적 특성 등에 따라 분류된다. 표 5-3은 간단한 바이러스 분류(classification of viruses)와 바이러스가 일으키는 질병이 제시되어 있다.

▶ 활동 형태

종종 바이러스 감염과 바이러스 질병이 구분된다. 바이러스가 세포를 감염시켰지만 세포 손상을 일으키지 않는 상태를 잠복 감염(latent viral infection)이라 한다. 다수의 바이러스가 림프 조직이나 위장관 등에서 세포 손상을 유발하지 않으면서 정상세포와 공존할 수 있다. 이런 바이러스들은 감염된 숙주의 세포 내에서 바이러스 분자들을 계속적으로 내보내면서 오랜 기간 살 수 있다. 일부 바이러스들은 좀 더 강한 병독성(virulent)을 가지며 괴사, 감염된 세포의 퇴화(degeneration) 등의 특징을 나타내는 세포 손상을 일으킨다. 이런 것들을 세포 변성 효과(cytopathogenic effect)라 한다. 이런 변성 효과는 그림 5-5와 5-6에 나와 있다. 일부 바이러스는 세포의 괴사 대신 과형성과 증식을 일으키기도 하는데 이런 현상은 그림 5-7과 5-8에 나와 있다. 많은 바이러스들은 세포 손상과 세포 과형성이 혼재된 증상을 나타낸다.

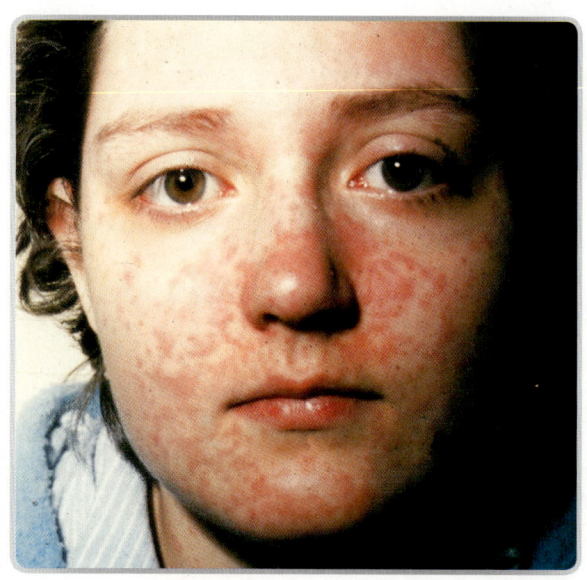
그림 5-5 • 독일 홍역에 걸린 어린 여자아이. 피부 발진이 보인다.

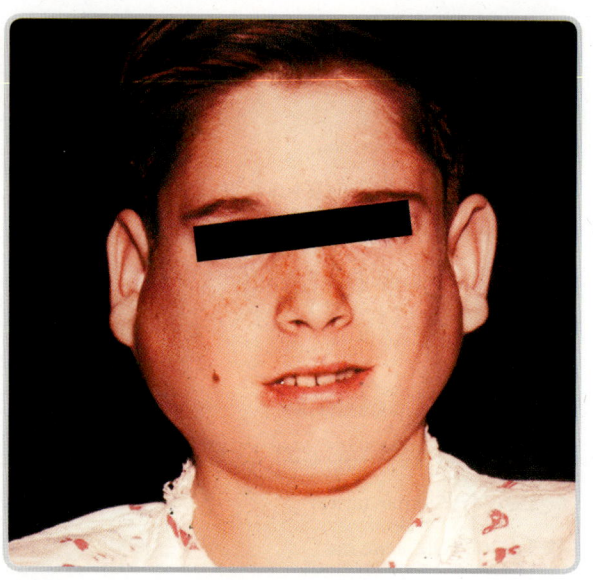
그림 5-6 • 볼거리 바이러스에 의해 부어 오른 귀밑샘.

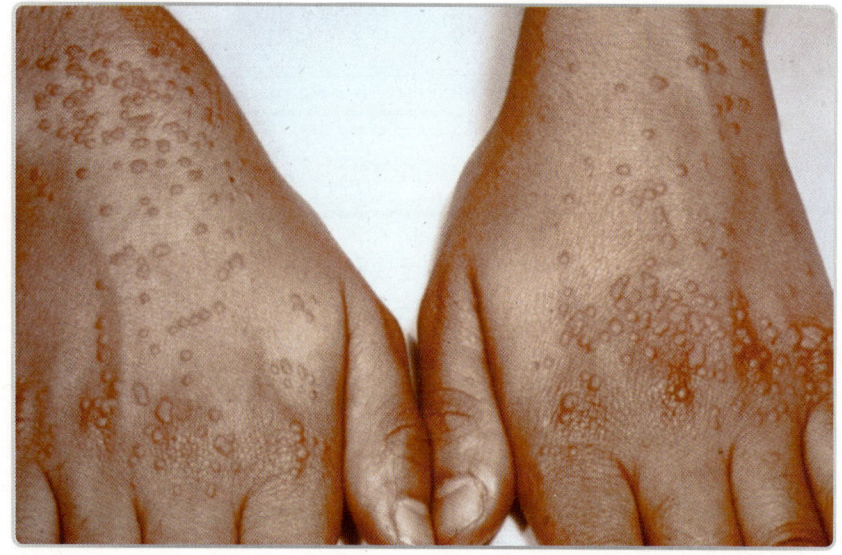
그림 5-7 • 손의 피부에 생긴 여러 개의 사마귀.

특정 조건에서, 증상이 없는 잠복감염이 활성화되어 병을 일으키게 된다. 입 주위와 생식기 주위를 감염시키는 **헤르페스바이러스**(herpes virus)는 수년간 숙주의 조직에 잠복한 상태로 있다가 주기적으로 활성화되어 통증이 있는 수포낭을 만든다. 헤르페스는 신생물이나 다른 여러 질병 등에 의해 환자의 면역체계가 저하되면 재발한다(그림 5-9).

헤르페스의 다른 바이러스에는 **수두대상포진바이러스**(varicella-zoster)가 있다. 이 바이러스의 이름은 다른 2가지 증상에서 유래했다. 바이러스에 처음 접촉하게 되면 수두(혹은 varicella)에 걸리게 된다. 수두는 전염성이 매우 높은 질병이며 가려운 피

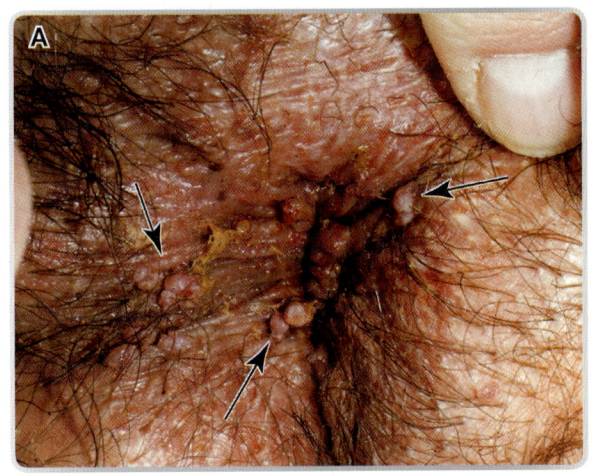 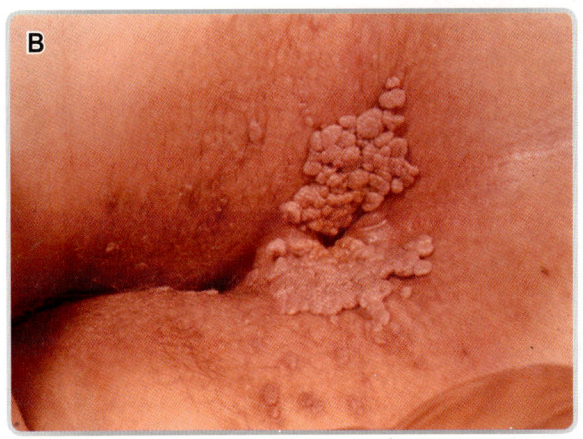

그림 5-8 • 유두종 바이러스에 의해 생긴 피부 콘딜로마. A, 항문 주위 피부에 생긴 콘딜로마(화살표) B, 엉덩이 주위의 피부를 침범한 큰 콘딜로마.

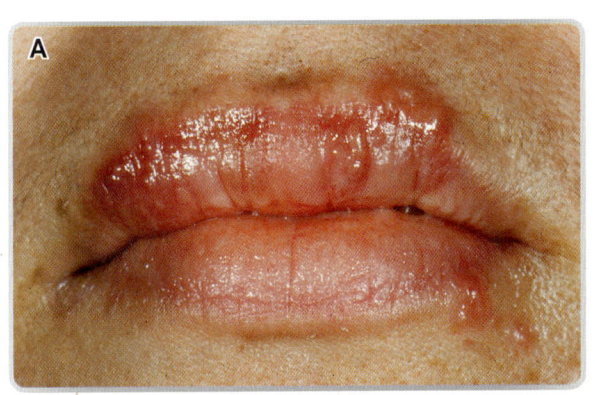 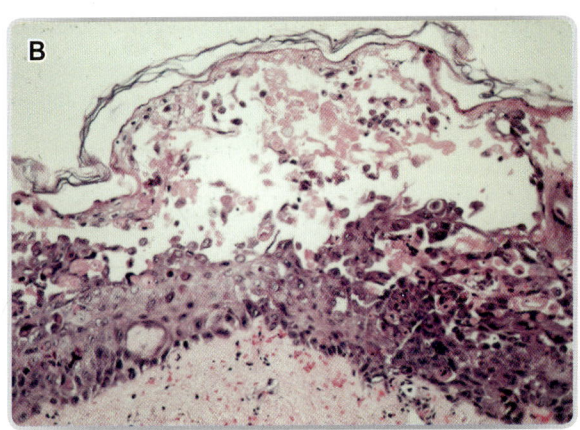

그림 5-9 • 헤르페스바이러스 감염. A, 제1형 헤르페스바이러스에 의해 재발한 구강 헤르페스. B, 작은 헤르페스 수포의 절단면. 표면의 피부층은 거의 파괴되어 있으며, 상피에 딱지가 생기게 되면 표면에 궤양이 생길 것이다.

부 발진을 일으킨 뒤 곧 큰 증상 없이 사라진다. 한 번 수두에 감염되었던 사람은 면역이 생겨 다시 수두에 걸리지 않는다. 하지만 바이러스는 면역체계에 의해 제거되지 않으며 감각신경절에 잠복상태로 남아 있게 된다. 가끔 바이러스가 수년 뒤에 감각신경절에서 다시 활성화되어 신경을 타고 피부까지 이동한다. 피부에서는 신경분절을 따라 특징적인 띠 형태의 수포성 피부 발진을 일으킨다. 이 재발성 감염은 대상포진(shingles)이라고도 불리는 띠헤르페스(herpes zoster)에 의한 것이다. 이 용어는 벨트나 거들을 뜻하는 라틴어 띠다발(cingulum)에서 유래했으며 몸통을 둘러싸는 척수신경의 경로를 따라 나타나는 피부 수포가 벨트 모양인 것을 볼 수 있다(그림 5-10).

수두는 살아 있는 바이러스 백신을 주사하여 면역을 가질 수 있다. 유사한 백신이 개발되었는데, 수두를 앓은 지 몇 년 지난 성인이 대상포진에 걸리지 않게 하거나, 바이러스를 감각신경절에 숨게 한다. 백신은 잠복상태의 바이러스에 대한 몸의 면역 반응을 자극하여 바이러스의 재활 가능성과 대상포진이 발생할 확률을 낮춘다.

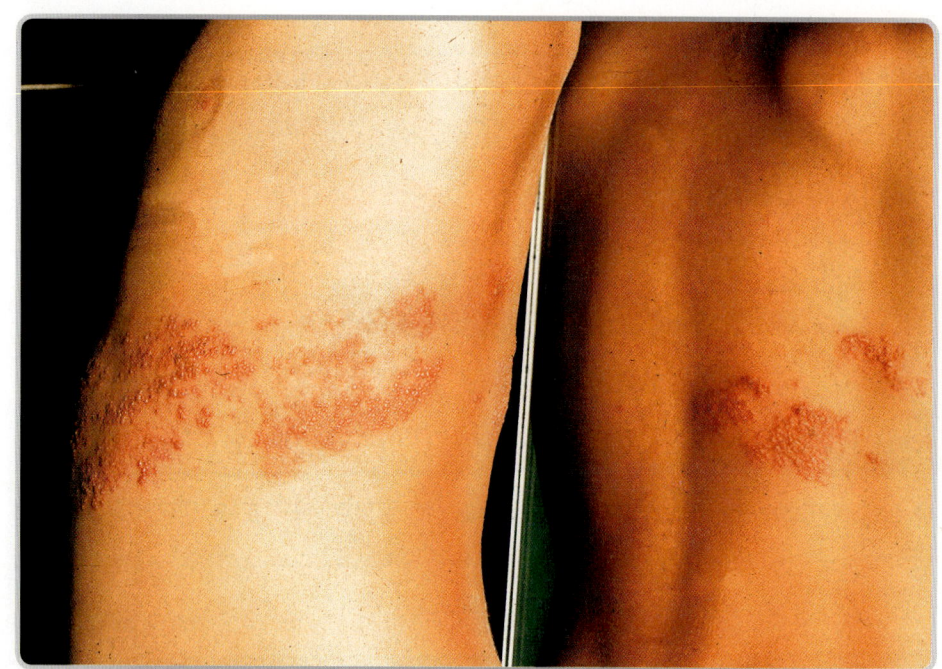

그림 5-10 • 수두대상포진바이러스(varicella-zoster virus)에 의해 생긴 대상포진. 감각신경의 피부분절을 따라 생긴 수포가 특징이다. 환자의 몸통에 띠 형태로 생긴 발진이 보이고 발진이 척추신경의 피부분절을 따라 생긴 것을 볼 수 있다.

바이러스성 질환. 바이러스에 감염된 조직은 대개 구형이고 진하게 염색된 구조인 봉입체(inclusion body)를 포함하고 있다(그림 5-11). 봉입체는 핵 내나 세포질, 혹은 두 곳에 모두 존재한다. 봉입체들은 바이러스 덩어리나 바이러스 증식의 생산물들로 되어 있다. 봉입체의 존재는 검진과 바이러스 질병의 종류를 결정하는 데 큰 도움이 된다.

▶ 바이러스 감염에 대항하는 방어기전

사람은 바이러스 감염에 대항하여 인터페론(interferon)이라는 단백질을 만들고 체액성(humoral), 세포매개(cell-mediated) 면역기전을 활성화시킨다.

인터페론의 형성. 세포들은 바이러스 감염에 반응하여 탄수화물을 함유하는 단백질들을 생성하는데 이 그룹을 일반적으로 **인터페론(interferon)**이라고 부른다. 바이러스 증식을 저해할 수 있는 능력을 갖고 있기 때문에 인터페론이라고 불린다. 인터페론은 비특이적이고 광범위하게 바이러스에 작용한다. 인터페론의 생성을 유발한 바이러스뿐만 아니라 다른 바이러스도 억제한다. 이러한 성질은 생성을 유도한 바이러스에 대해서 특이적으로 반응하는 항바이러스 항체(antiviral antibody)와 비교할 수 있다. 인터페론은 바이러스 감염에 대한 일종의 신속한 일차 방어(first-line defence)기전이다. 감염 초기에 바이러스의 성장을 지연하여 감염된 사람이 바이러스에 대항하여 체액성과 세포매개 면역반응을 가동시킬 수 있는 시간을 마련한다.

인터페론은 바이러스에 대항하는 반응뿐만 아니라 면역체계와 세포 성장의 조절과 연관된 활동을 한다. 이러한 기능은 8장에 언급된다.

바이러스 감염에 관한 체액과 세포매개면역. 사람은 특정 항바이러스 항체를 만들어 바이러스를 불활성화시키고 보체를 통해 바이러스 입자를 파괴할 수 있다. 그러나 바이러스 입자가 세포외액으로 배출되어 항체에 노출되지 않는 이상 항체는 바이러스와 결합할 수 없다. 결과적으로 항바이러스 항체는 상대적으로 세포에서 세포로 전파되는 바이러스의 대항에 효과적이지 못하다. 이는 바이러스 입

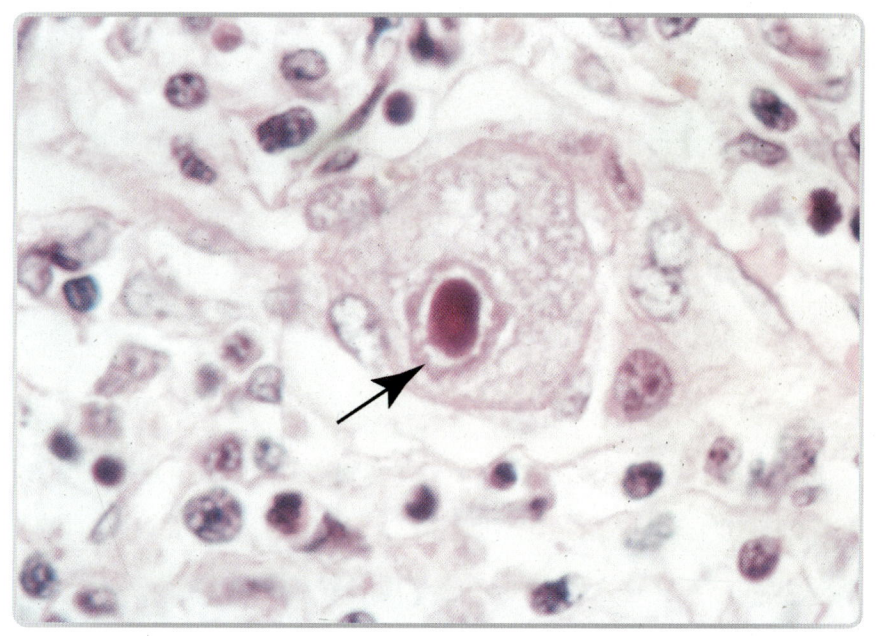

그림 5-11 • 중간의 상피세포 핵 내에 큰 봉입체가 있다(화살표).

봉입체 (inclusion bodies): 바이러스에 감염된 세포의 핵이나 세포질 안에 구형의 구조물.

인터페론 (Interferon(in-tur-fer on): 신체에서 다양한 세포에 의해 생성되는 광범위 항바이러스 제제.

자가 계속 감염된 세포 내에 있어 항체로부터 보호를 받기 때문이다. 예를 들어 헤르페스 바이러스 때문에 재발하는 열성 물집을 가진 사람은 바이러스에 대한 항체를 갖지만 그 항체는 보통 세포 내 바이러스 입자를 제거하지 못한다.

숙주는 특정 항바이러스 항체를 생성할 뿐 아니라 세포매개 면역반응을 통하여 바이러스에 감염된 세포들에 반응한다. 이는 대부분 세포를 침입하는 바이러스가 감염된 세포 표면에 새로운 항원의 형성을 유도하기 때문이다. 이러한 항원들은 숙주의 면역체계에서 외부물질로 인식되고 바이러스로 감염된 세포들을 향해 체액성과 세포매개 면역체계가 반응한다. 감염된 세포들과 결합하여 보체가 있을 때 파괴시키는 항체들을 생성한다. 감작된 림프구는 세포를 파괴시키는 림포카인을 분비하고 인터페론을 생성하여 바이러스의 증식을 억제한다. 급성염증반응을 일으키는 화학매개체도 분비된다. 많은 바이러스 감염에서 대부분의 조직손상은 바이러스로 감염된 세포를 제거하는 인간의 노력들로 인한 것이다.

▶ **항바이러스제를 이용한 치료**

바이러스는 세포벽, 세포막과 세균과 같은 복잡한 "대사기전"으로 이루어지지 않은 간단한 구조들이기 때문에 항생제에 대한 내성을 가진다. 그러나 바이러스에 대해 효과적인 화학요법제가 발견되었다. 대부분 그들의 기전은 암을 치료하는 화합물과 비슷하다 (8장). 불행하게도 바이러스의 증식을 막는 많은 화합물들은 숙주세포에 대한 유해효과를 가져 숙주에서 바이러스만큼 독할 수 있다. 이러한 이유로 항바이러스제들은 임상의학에서의 활용이 제한된다.

새로운 몇 가지 항바이러스제들은 독성이 비교적 덜하고 유용할 것으로 보인다. 이와 같은 약제 중 하나는 헤르페스 그룹 바이러스에 대해 효과적이다. 약제는 바이러스로 감염된 세포 내에서 바이러스 효소로 인해 활성화되어 선택적으로 바이러스가 증식하고 있는 세포 내의 바이러스 DNA 합성을 억제하는 활성화된 항바이러스 복합체(active antiviral compound)를 낸다. 숙주의 DNA 합성을 방해하지 않기 때문에 독성이 낮다.

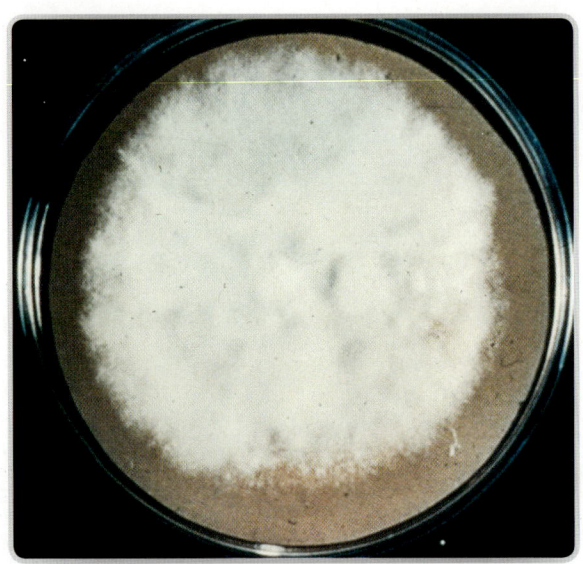

그림 5-12 • 배양접시에서 진균이 자라는 모습.

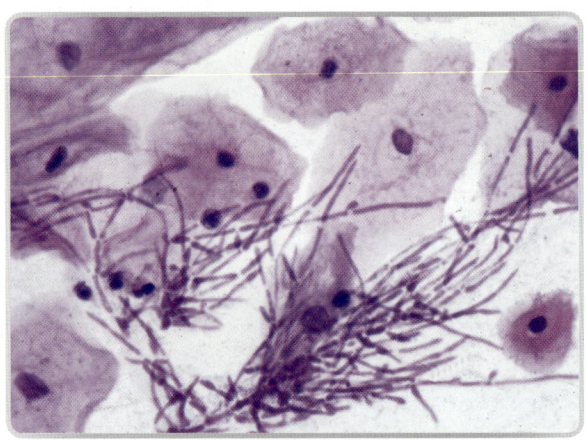

그림 5-13 • 칸디다알비칸스(Candida albicans)에 감염된 환자의 질분비물에서 보이는 균사체의 군집.

■ 진균류

진균류(Fungi)는 엽록소 없는 식물과 유사한 생명체로 효모균과 사상균으로 나뉜다. 효모균은 작고 타원형 또는 둥근 세포들이며 출아법으로 번식한다. 사상균은 상온에 적절한 배지에서 자랐을 경우 큰 집락들을 형성하며 실과 같은 구조의 균사(hyphae, 단수 hypha)가 많이 분지한다. 엉겨붙은 균사 덩어리를 균사체(mycelium)이라 부르며 이는 집락의 특징적인 모양을 결정짓는다(그림 5-12).

몇 가지 진균류는 피부에 자라며 때로는 증상을 일으킨다. 또 다른 균류는 구강, 소화기계와 질에서 작은 수로 존재하며 정상균 무리와 공존한다. 대부분의 균류의 병원성이 없지만 특별한 상황에서 균류는 심각한 국소적 또는 전신적 감염을 일으킬 수 있다. 정상균 무리의 방해와 면역보호기능의 손상, 이 2가지 큰 요인은 전신적 진균류 감염에 취약하게 한다.

광범위 항생물질로 집중치료 후 구강, 대장, 질과 다른 부위의 정상균 무리는 바뀌거나 완전히 박멸되어 정상균 무리와 진균류 간의 균형을 깨트린다. 보통 정상균 무리가 유리하므로 진균류가 증식하지 못하며 보통 정상균 무리가 박멸되었을 때 진균류가 증식하고 질병을 일으킬 수 있다.

다양한 만성쇠약질환(chronic debilitating disease) 환자들은 진균류 감염에 감수성을 가질 수 있다. 이와 같은 감염은 약제, 화학물질 또는 방사선 치료로 인해 면역체계가 억제된 환자에서도 나타날 수 있다. 특정 종류의 암을 가진 환자들 중 특히 세포독성 약물 치료를 받는 환자들은 전신적진균감염(systemic fungal infections)이 생길 수 있다.

▶ 표층 진균 감염

대표적인 피부의 표층 감염은 피부에 자라는 피부사상균(dermatophytes)이라는 진균류로 인한 것이다. 이는 두피와 기타 다른 신체 부위에 가렵고 비늘을 일으키는 피부 병변을 일으킨다. 몇 가지 질환들은 무좀과 "**소양증**(jock itch)"과 같이 대중적인 질환명을 가진다. 점막의 대표적인 표층 진균 감염을 일으키는 진균은 효모와 같은 **칸디다알비칸스**(Candida albicans)이다. 이 진균은 질 감염의 흔한 원인이며 가려움증과 질 분비물의 증상을 일으킨다(그림 5-13). 임산부들과 경구피임약을 복용하는 여성들과 테트라사이클린과 같은 광범위한 항생제를 복용하는 사람들은 칸디다(Candida) 감염에 대한 감수성이 비교적 높

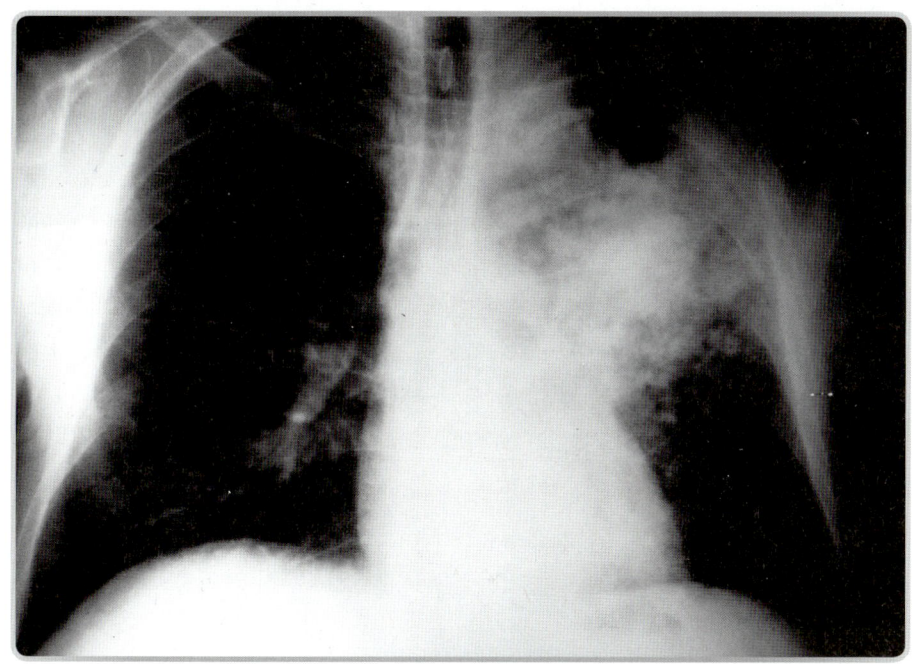

그림 5-14 • 흉부 엑스선상 좌상엽에 분아균증(Blastomycosis) 감염으로 인한 음영(백색)이 보이고(우측 사진), 우폐는 정상임(좌측 사진).

다. 몇 가지 항진균제들은 감염부위에 국소적으로 발라서 피부사상균과 칸디다 감염을 치료할 수 있다.

▶ 병원성이 높은 진균류

대부분의 진균류는 병원성이 매우 낮고 때로는 기회감염을 일으키지만 감염성이 높고 인체에 질병을 자주 일으키는 2가지 진균류가 있다. 생검 또는 감염된 조직의 배양으로 동정할 수 있다. 미국 여러 지역에서 발견되는 **히스토플리스마 캡슐라툼(Histoplasma capsulatum)**은 히스토플라스마증을 일으킨다. 이 유기체는 흙에서 발견되고 사람들은 진균의 포자를 포함한 먼지를 흡입해서 감염된다. 대부분의 진균은 급성 호흡기 감염을 일으켜도 치료없이 호전된다. 그 다음으로 폐에 결핵과 비슷한 만성 감염을 일으킨다. 때로는 점진적이고 치명적인 질환을 일으키는 경우도 있다. 캘리포니아주의 일부와 미국의 서남지방에 있는 콕시디오이데스이미티스(Coccidioides immitis)는 콕시디오이데스진균증(coccidioidomycosis)을 일으킨다. 히스토플라스마증과 같이 진균의 포자가 들어 있는 먼지를 흡입해서 감염된다. 증상도 히스토플라스마증과 비슷하다. 콕시디오이데스 진균증은 보통 급성 폐 감염으로 나타나지만 때로는 만성 또는 심한 점진적 전신 질환을 일으킨다.

▶ 기타 의학적으로 중요한 다른 진균류

의학적으로 중요한 병원성 진균 2가지는 블라스토마이세스증을 일으키는 블라스토마이세스 데르마티티디스(Blastomyces dermatitidis)와 크립토코쿠스증을 일으키는 크립토코쿠스네오포르만스(Cryptococcus neoformans)이다. 이 유기체들로 인한 감염은 히스토플라스마증과 콕시디오이데스 진균증보다 덜 흔하다. 두 유기체는 흙에 있으며 감염은 유기체를 포함한 먼지를 흡입하여 일어난다.

임상적으로 블라스토마이세스증은 히스토플라스마증과 콕시디오이데스증과 비슷하다. 대부분은 급성이고 치료없이 호전된다. 경우에 따라 진균이 사례연구 5-1과 같이 만성적 폐 감염을 일으키거나 (그림 5-14), 광범위 전신 질환을 일으키기도 한다. 크립토코쿠스네오포르만스는 효모와 유사한 유기체로 큰 점액 캡슐을 가진다. 이것은 초기에 폐 감염을 일으키지만 이후 혈류를 통해 뇌로 운반되어 만성 뇌막염을 일으킬 수 있고, 척수액을 도말 혹은 배양해서 동정한다.

▶ 전신 진균 감염의 치료

진균으로 인한 급성 폐 감염은 대부분 자발적으로 가라앉고 항진균제를 필요로 하지 않지만 만성 또는 점진적인 전신 진균 감염은 이후 **사례**에서 나온 것과 같이 항진균 치료를 필요로 한다.

사례연구 5-1

39세 당뇨환자가 기침과 열을 주소로 내원했으며 흉부 엑스선은 왼쪽 폐에 음영이 크게 보였다(그림 5-14). 기관지 생검상 비특이적 만성 염증을 나타냈지만 배양 결과 블라스토마이세스 데르마티티디스를 보였다. 환자는 항진균제 치료가 효과적이었다.

사례연구 5-2

미국 서남지역에 단기간 거주한 젊은 남자가 의료진에게 진찰받아 결핵으로 의심되는 흉강(cavity)에서 치밀한 침윤물이 폐 상엽에서 발견되었다. 그러나 객담 배양 결과 결핵 막대균에 대해 음성이었다. 감염 부위에서의 검체를 굴곡기관지경으로 얻고 배양을 위한 표본도 구했다. 관련 부위로부터 콕시디오이데스 이미티스(Coccidioides immitis)가 배양되었다. 생검은 비특이적 만성 염증을 나타냈다. 생검 검체에서 진균을 동정하지 못했다. 환자는 항진균제 치료를 받고 별다른 일 없이 회복했다.

■ 동물 기생충과 숙주

동물 기생충은 숙주라고 불리는 다른 동물의 몸 안 또는 표면에 같이 살도록 적응한 유기체들이다. 이 생명체들은 혼자 살 수 없으며 복잡한 생활사를 가진다. 성충이 종숙주에 거주하기 전까지 미성숙한 형태의 기생충은 생활사의 일부를 중간 숙주인 동물 또는 물고기 내에서 보낼 수 있다. 일반적으로 대부분의 동물 기생충은 소화관에서 거주하며 대변을 통해 산란한다. 좋지 않은 위생 환경과 높은 온도와 습도는 기생충의 감염 형태에서의 생존을 높여 전파력도 높인다. 그러므로 기생충 감염은 열대기후에서 흔하지만 추운 곳이나 온대기후에서는 비교적 적다. 거의 모든 기생충 감염을 치료할 수 있는 특정 약제들이 있다. 동물 기생충은 크게 3가지 그룹으로 분류할 수 있다:

1. 원충(Protozoa), 간단한 단세포 유기체
2. 후생동물(Metazoa), 복잡한 다세포 구조
3. 절지동물(Arthropods), 작은 곤충

■ 원충 감염

사람 원충 감염 중 중요한 것 일부는

1. 말라리아, 다양한 열원충(속)(Plasmodium)의 종에 의해 발병
2. 바베스열원충증(babesiosis), 보통 말라리아 유사한 기생충인 쥐바베스열원충(Babesia microti)에 의해 발병
3. 아메바이질(amebic dysentery), 병원성 아메바인 이질아메바(Entamoeba histolytica)에 의해 발병
4. 생식기 트리코모나스 감염(genital tract trichomonad infections), 기생충 질편모충(Trichomonas vaginalis)에 의해 발병
5. 람블편모충증(giardiasis), 소장에 감염되는 람블편모충(Giardia lamblia)에 의해 발병
6. 톡소플라스마증(toxoplasmosis), 톡소포자충(Toxoplasma gondii)에 의해 발병하며 태아를 감염시킬 수 있고 선천성 기형의 원인이 될 수 있다.
7. 와포자충증(cryptosporidiosis), 장관에 기생하며 심한 설사를 유발할 수 있는 작은와포자충(Cryptosporidium parvum)에 의해 발병
8. 폐포자충폐렴(pneumocystis pneumonia), 사람

폐포자충(Pneumocystis jiroveci)(과거에 Pneumocystis carinii라 불림)에 의해 발병. 이 기생충은 면역체계가 정상인 사람에게는 질병을 일으키지 않고 AIDS(acquired immune deficiency syndrome) 환자에게 심하고 때로는 치명적인 폐 감염을 일으킨다. 폐 질환은 12장에서 언급한다.

▶ 말라리아

말라리아(malaria)는 복잡한 생활사를 가진 원충 기생충인 열원충(Plasmodium)의 여러 종에 의해 발병한다. 기생충은 습지와 저지대에서 번식하는 얼룩날개모기(Anopheles)에 의해 사람에게 전파된다. 말라리아라는 질병명은 과거에 저지대 습지에서 밤 공기를 들이마셔서 발병한다고 생각하여 지어진 것이다(malo=bad+aria=air). 기생충과 모기 매개체(vector)를 알게 된 후 습지는 모기가 번식하는 지역이고 밤에 모기가 가장 활발하기 때문에 그 시간과 장소에 많이 감염되는 것을 알 수 있었다.

기생충은 처음 간에서 성장하고 숙주의 적혈구를 침범한다. 기생충은 적혈구 내에서 증식하며 헤모글로빈으로부터 영양을 공급받아 말라리아 색소로 분해한다. 빠르게 증식하는 기생충은 침범한 적혈구를 파괴해서 순환계로 새로 증식한 기생충, 적혈구 파편과 말라리아 색소를 내보낸다. 이러한 과정은 발열과 오한과 관련이 있다("chills and fever"). 새롭게 나온 기생충들은 다른 적혈구를 파괴하여 침범-증식-적혈구 파괴의 순환이 계속된다. 종에 따라 기생충의 이러한 생활사는 일정하다. 결과적으로 오한과 열이 종에 따라 일정하게 48 또는 72시간 주기로 반복된다. 반복적이고 주기적인 오한과 열 외에도 감염된 환자는 과다한 적혈구 파괴로 인해 빈혈 증상이 자주 나타난다. 많은 경우 비장 내의 포식세포가 증식하고 파편과 말라리아 색소로 채워지기 때문에 비장도 커진다. 한 종류의 말라리아에서는 기생충으로 감염된 적혈구 덩어리들이 뇌, 심장, 등의 생명 유지 기관의 작은 혈관을 막을 수 있다. 이와 같은 심각한 합병증은 기관으로의 혈액공급을 막아 치명적일 수 있다. 말라리아는 감염된 환자의 혈액으로 만들어진 슬라이드에서 기생충이 나올 경우 진단이 된다.

말라리아는 세계의 많은 지역에서 주요한 의료 문제로 다뤄진다. 아프리카, 아시아, 중앙 아메리카와 남아메리카를 포함하는 제3세계 나라에서 넓게 분포한다. 미국에서의 말라리아 사례는 대부분 말라리아 유행 지역을 여행한 후 집으로 돌아와 병을 앓은 사람들로 인해 전파된 경우이다. 말라리아에 대항하는 다양한 약제들이 있어 유행지역으로 여행할 경우 감염을 막을 수 있고 진행된 감염을 치료할 수 있다. 불행하게도 기생충들이 몇 가지 약제에 대한 내성을 보여 치료가 어려워진다.

사례연구 5-3

미국의 한 가족이 해외 휴양지에서 휴가를 보내고 있었다. 휴가 복귀 후 가족 구성원의 일부는 오한과 열로 앓았다. 혈액도말표본에서 말라리아 기생충이 나타났다. 감염된 가족 구성원은 항말라리아제 치료를 받고 회복했다.

▶ 바베스열원충증

바베시아(Babesiae)는 다양한 야생 혹은 가축 동물과 새 때로는 인간을 감염시키는 진드기매개 원충 기생충이다. 미국에서 처음으로 기록된 사례는 매사추세츠주의 낸터킷 섬(Nantucket Island)에 있었지만 오늘날 바베시아 감염은 미국 전 지역에 넓게 분포되어 있다. 북미에서 인체감염을 일으키는 것은 쥐바베스열원충(Babesia microti)이며 라임병도 같은 종류의 진드기로 인해 설치류에서 인간에게로 전파된다. 이 유기체는 적혈구에 기생하며 그 안에서 증식하고 결국 감염된 적혈구를 파괴해서 기생충을 내보내고 다른 적혈구를 침투하고 그 안에서 증식한다. 쥐바베스열원충(Babesia microti) 감염은 말라리아와 유사 질병을 일으켜 오한, 열과 적혈구 파괴로 인한 빈혈 증상이 나타난다. 감염은 감염된 적혈구 내에서 기생충을 동정하여 진단하지만 말라리아 기생충과 비슷해서 감별해야 한다. 바베시아 감염의 심한 정도는 사람에 따라 다양하며 비장의 혈액 여과 기능은 기생충을 제거함으로써 감염을 조절하는 데에 중요하다. 대부분의 감염자는 가볍게 병을 앓고 합병증 없이 회복한다. 그러나 감염된 사람이 비장절제술을 과거에 받았을 경우 기생충의 증식이 비장에 의해 조절되지 않아 심각하고 때로는 치명적인 감염으로 발달할 수 있다. 치료할 수 있는 약제는 몇 가지 있다.

▶ 아메바증

아메바증(amebiasis)은 병원성 아메바인 이질아메바(Entamoeba histolytica)에 의해 소화관이 감염되는 것이다. 이 기생충의 생활사는 활동형, 운동형, 영양형(trophozoite)과 상대적으로 저항적인 포낭형으로 구성된다. 사람들은 포낭으로 오염된 음식 또는 물을 복용하여 감염된다. 기생충의 운동형이 포낭에서부터 발달하여 대장의 점막을 침범하여 점막궤양을 만들고 대장에서 염증을 일으킨다. 때로는 아메바가 문맥순환에 의해 간으로 운반되어 아메바 간염 또는 아메바간농양을 일으킬 수 있다.

▶ 생식기 트리코모나스 감염

트리코모나스는 운동성을 가진 작은 기생충이다. 그중 트리코모나스 질염(Trichomonas vaginalis)은 가려움증, 작열감과 과다한 질 분비물 등의 증상을 보이는 급성 질 감염을 일으킨다. 감염은 성관계로 인해 남성에게로 전파될 수 있고 요도 감염을 일으킨다.

▶ 람블편모충증

람블편모충(Giardia lamblia)은 작고 서양배 모양의 기생충으로 십이지장과 상부 공장에 거주한다. 기생충은 점막에 부착하여 복통, 팽창, 수양성 설사의 증상이 나타나는 장염을 일으킨다. 기생충은 감염된 사람의 대변에서 발견되고 보통 오염된 음식과 물로 전파된다. 편모충(Giardia) 감염은 미국에서 오염된 물로 인해 여러 번 유행병을 일으켰다.

사례연구 5-4

젊은 여성이 질의 가려움증과 과다한 질 분비물을 호소하였다. 검사 결과로 질 점막의 충혈과 노란색의 과다한 질 분비물이 보였다. 현미경 검사 결과 분비물 내에 많은 수의 트리코모나스와 백혈구가 있었다

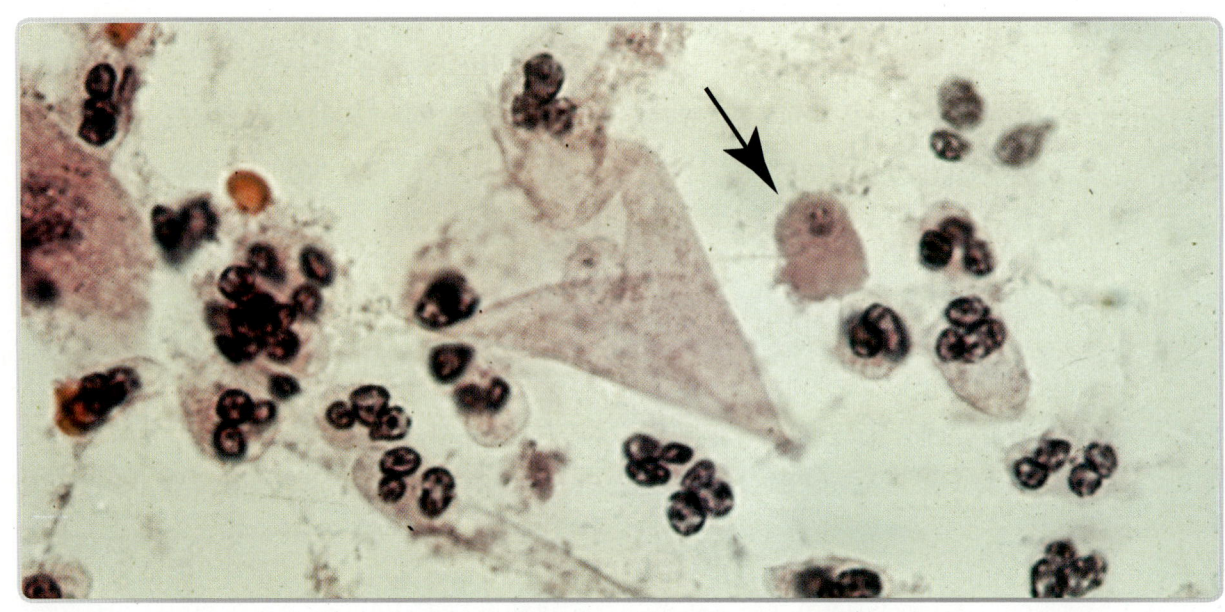

그림 5-15 • 트리코모나스에 감염된 환자의 질 분비물에 기생충(화살표)과 다수의 다핵세포가 보임.

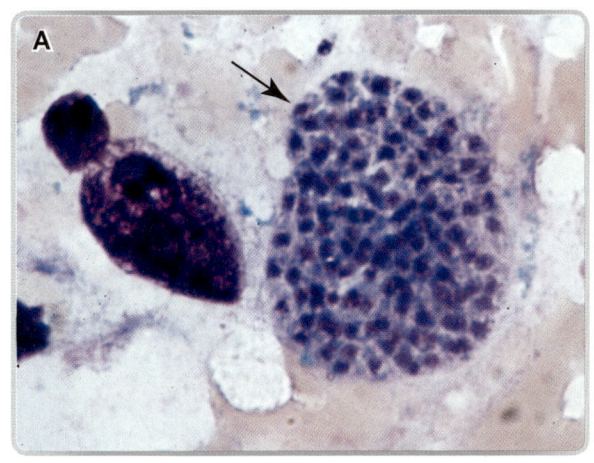 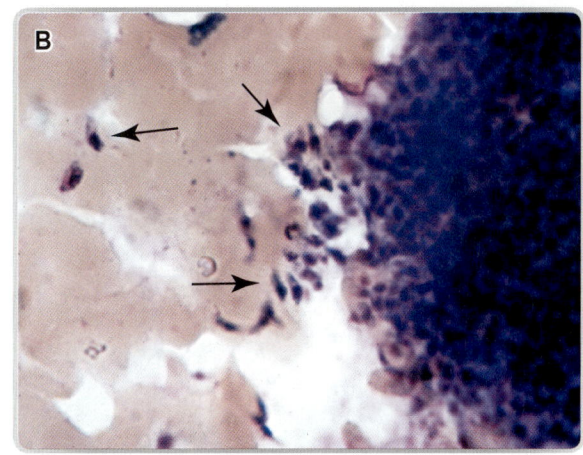

그림 5-16 • 뇌 생검상 톡소포자충증(toxoplasmosis) 감염증. A, 톡소포자충(toxoplasma)으로 구성된 낭(화살표). B, 낭이 파괴되며 보이는 낫 모양의 기생충(화살표).

(그림 5-15). 그녀는 구충약(metronidazole) 치료를 받았다. 병은 성관계로 전파되기 때문에 그녀의 배우자도 치료를 받았다.

▶ 톡소포자충증

톡소포자충(Toxoplasma gondii)은 작은 세포 내 기생충으로 많은 종류의 새와 동물, 사람을 감염시킨다. 많은 고양이들이 이 기생충에 의해 감염되어 있으며 대변에 감염형태의 기생충을 분비한다. 기생충은 소와 다른 다양한 동물의 살에 자주 존재한다. 사람들은 기생충으로 감염된 익히지 않은 또는 생고기를 먹거나 감염형인 난포낭을 대변으로 분비하는 감염된 고양이를 접촉하여 톡소포자충(Toxoplasma) 감염이 된다. 보통 건강한 성인에서의 감염은 증상이 나타나지 않는다. 대략 성인 인구의 50%는 과거에 불현성 감염을 가졌으며 이에 대한 면역을 가진다. 톡소포자충증의 중요성은 태아에게 주는 영향과 관련이 있다. 만약 감수성이 있는(비면역성) 여성이 임신 중 톡소포자충(Toxoplasma) 감염이 되었을 경우 기생충이 태아에게로 전파될 수 있다. 태아 감염은 태아의 조직에 심각한 손상을 입히고 7장에서 언급되어 있는 선천적 기형을 일으킨다.

톡소포자충증은 다른 기생충 감염과 같이 면역이 억제된 사람들에게 위험 요소가 된다. 질병은 기생충에 처음으로 노출되어 감염되거나 다음 **사례연구**와 같이 과거에 감염된 것이 재활성화되어서 일어날 수 있다.

사례연구 5-5

55세 HIV-항체 양성인 남성은 최근 발생한 혼미함, 어지러움, 경련 등을 의료진에게 호소했다. 신경검사는 정상이었지만 뇌 CT는 양쪽 대뇌 반구에 여러 원형 결절을 보였다. 척수액 검사는 정상이었다. 결절의 생검 결과 주변 대뇌 부종과 별아교세포의 반응성 증식인 톡소포자충증의 특징적 소견을 보였다(그림 5-16). 톡소포자충증은 과거 감염에 대한 재활성화로 여겨졌고 감염을 조절하기 위한 적절한 치료를 시작하였다.

▶ 와포자충증

톡소포자충증(Toxoplasma)과 유사한 작은와포자충(Cryptosporidium parvum)은 최근 면역력이 있는 사람과 면역력이 약화된 사람들 모두에게 심한 설사를 일으키는 주요 원인이라고 인식되었다. 이 유기체는 소와 기타 농장 동물들과 인간들을 감염시키며 이

표 5-4 일반 원충 감염

질병	감염원	임상소견	진단	치료
말라리아	모기물림	오한과 열 빈혈	적혈구 내 기생충 발견	항말라리아약제
바베스열원충증	진드기 물림	오한과 열 빈혈	적혈구 내 기생충 발견	다양한 약제
아메바증	오염된 음식, 물로 기생충 흡입	경련통과 설사 때로는 간염	대변에 기생충 또는 낭 발견	다양한 약제
람블편모충증	오염된 음식, 물로 기생충 흡입	경련통과 설사	대변에서 기생충 발견. 기타 검사	항기생충약제(metronidazole)
와포자충증	기생충 낭으로 오염된 음식 또는 물. 수영장.	경련통과 설사	대변에서 기생충 낭 발견	없음. 증상 치료
트리코모나스증	기생충 포함한 질 분비물	과다한 질 분비물	질 분비물 내 기생충 발견	항기생충약제
톡소포자충증	기생충 감염된 고기 섭취. 감염된 고양이 대변 접촉	AIDS 환자에서 질병 유발. 임산부는 태아에게 전파 가능	기생충 발견 (보통 생검 필요)	AIDS 환자의 경우 질병 예방 약제 있음. 그 외 약제 필요 없음
폐포자충감염	유기체 보통 호흡기계에 존재. 정상적 면역체계를 가진 인체에게는 증상 없음	면역체계에 결함 있는 인체들에게 폐렴 일으킴. 특히 AIDS 환자	폐 생검 또는 기관지 분비물에서 기생충 발견	다양한 효과적인 항생제 있음

들은 대변을 통해 감염형인 난포낭을 많이 분비한다. 농장 동물들의 대변이 강과 호수로 흘러 들어가 지표수를 오염할 수 있어 미국 여러 지역에서 검사한 지표수 표본에서 많은 표본이 난포낭으로 감염되어 있다고 알려졌다.

감염형인 난포낭은 두꺼운 벽을 가지고 적혈구의 반의 크기로 작은 편이다. 난포낭은 염소 처리한 급수에 대한 저항성이 높아 도시 용수를 여과해야만 제거할 수 있다. 사람은 여과되지 않은 도시 용수 내의 난포낭을 삼키거나 난포낭으로 오염된 수영장의 물 또는 다른 장염처럼 사람에서 사람으로 대변에서 오염된 물질에서 입으로 전파된다. 감염은 같은 집에 사는 사람끼리 또한 어린이 집에서 쉽게 전파된다.

난포낭이 섭취될 때 낭벽은 소화관 내에서 분해되고 감염형 기생충이 나와 증식하고 장 상피세포를 감염시킨다. 기생충은 감염성이 매우 높다. 감염을 일으키는 기생충의 수는 매우 적으며 설사하는 사람들은 대변으로 많은 수의 난포낭을 분비한다. 정상 면역기능을 가진 사람들은 기생충에 감염되었을 때 치료없이 회복되는 급성 설사를 겪지만 AIDS 또는 면역억제된 사람들은 심각하고 치명적인 만성설사가 생긴다. 불행하게도 감염에 대한 특정한 치료법은 없다.

와포자충증(cryptosporidiosis)이 크게 유행한 경우가 여러 번 있는데 난포낭의 여과가 적절하지 않거나 여과되지 않은 도시용수로 인한 것이었다. 작은 수영장에 관련된 유행도 보고된 바 있다. 이러한 경우 와포자충증으로 인한 설사를 하여 감염된 사람의 항문 주위의 난포낭이 수영장 물로 방출되어 수영장 물이 난포낭으로 감염된 것이다. 이를 통해 수영장을 이용하는 다른 사람들을 감염시킨 것이다.

▶ **폐포자충감염**

이 질병은 면역억제된 사람 특히 AIDS 환자에서 발병한다. 폐질환은 12장에서 언급한다. 표 5-4는 일반적인 원충 감염의 임상소견, 진단과 치료를 요약한 것이다.

후생동물 감염

후생동물은 기생충을 크게 세 그룹으로 분류한다.

1. 회충(roundworms)
2. 조충(tapeworms)
3. 흡충(flukes)

▶ 회충

사람의 숙주로 기생하는 가장 중요한 3가지 회충(roundworms)은 회충(Ascaris), 요충과 선모충(Trichinella)이다.

회충. 회충(*Ascaris lumbricoides*)은 가장 흔한 기생충으로 전 세계적으로 약 10억 명을 감염시킨다. 큰 지렁이와 비슷한 크기의 큰 회충(Ascaris)으로 소화관에서 기생하며 대변으로 충란을 분비한다. 회충의 직접적으로 사람 대 사람 전파는 일어나지 않는다. 대변으로 산란되는 충란은 비성숙이고 감염형으로 성숙하기 위해 2주 또는 3주의 시간이 필요하기 때문이다. 비성숙한 충란의 성숙은 보통 흙에서 일어난다. 화장실이 없을 때, 소아가 대변을 가리지 못할 때 또는 일부 나라들은 야채와 농작물을 기르면서 인분을 사용할 경우 대변물질이 땅에 묻힌다. 성숙한 충란은 흙에서 수년 동안 살아갈 수 있으며 이후 충란으로 오염된 흙으로 인해 충란이 손으로 옮겨지고 음식 또는 음료수로 옮겨져 결국 소화관에 도달한다.

성숙한 회충(Ascaris)충란이 흡인되면 소화관 내에서 유충이 충란에서부터 나와 장을 뚫고 순환계로 들어가 전신 순환계에 의해 운반된다. 그 후 다양한 기관과 조직에 의해 여과된다. 폐로 간 유충들은 폐포벽을 뚫어 기관지로 가서 기침을 통해 올라와 삼키게 되면 소장으로 다시 찾아가 성숙한다. 회충(Ascaris) 유충이 폐와 다른 조직을 돌아다니는 것을 유충이행증이라 부르며 열, 기침과 폐의 염증과 관련이 있다. 소장에서 기생하는 성충은 때로 원래 위치로부터 다른 곳으로 갈 수 있다. 기생충은 위쪽으로 이동해 기침을 하거나 구토했을 경우 올라오거나 코로 나올 수 있다.

때로는 성충이 담도 또는 충수에 들어가 막을 수 있다. 때로는 많은 양의 충체가 소장관을 완전히 막을 수 있다. 회충감염은 감염된 사람의 대변에서 충란을 발견했을 경우 또는 충체를 발견했을 경우 진단이 된다. **사례연구 5-6**과 **5-7**에서 충체가 발견되었고 회충(Ascaris)의 이행을 볼 수 있다.

사례연구 5-6

젊은 여성이 목 뒤쪽에서 이상한 느낌을 호소하고 큰 회충(Ascaris) 충체가 기침을 통해 올라왔다. 보통 소장에서 기생하는 충체는 위를 통해 식도와 인두로 이동해 올라온 것이다(그림 5-17).

사례 연구 5-7

소아가 급성 충수염이 의심되는 증상으로 병원에 입원하여 충수절제술이 시행되었다. 충수의 기저부분을 잘라냈을 때 충수 내에 부착된 회충(Ascaris)을 발견하여 충수절제술 중간에 제거했다(그림 5-18). 충수염 증상은 충수 내강에 박힌 충체 때문이었다.

개와 고양이는 비슷한 회충으로 감염될 수 있다. 동물을 감염시키는 회충은 감염된 동물과 가깝게 지내는 어린아이들에서 가장 흔하다. 어린아이들은 오염된 손, 장난감 또는 기타 물건으로 충란을 입으로 옮긴다. 충란은 소화관 내에서 부화되고 유충은 숙주의 조직을 침범하며 전신증상과 관련될 수 있는 유충이행증 시기를 거친다. 그러나 외부 숙주에 의해 이미 흡인된 유충의 경우 숙주의 조직 내에서 파괴되고 소화관 내에서 성숙하지 못한다.

요충. 작은 회충인 **요충**(*Enterobius vermicularis*)은 길이가 1cm 이하인 작은 크기로 인해 보통 간단하게 **요충**(Pinworms)이라고 불린다. 요충 감염은 회충(Ascaris) 감염 다음으로 매우 흔하며 어린 아이들을 자주 감염시켜 장내 많은 수의 충체를 갖는다. 보통 감염된 아이로부터 가족 구성원에게 퍼진다. 감염은 충란으로 오염된 침구나 다른 물건들을 손으로 만져서 전파된다. 충체는 십이지장에서 부화되어 대

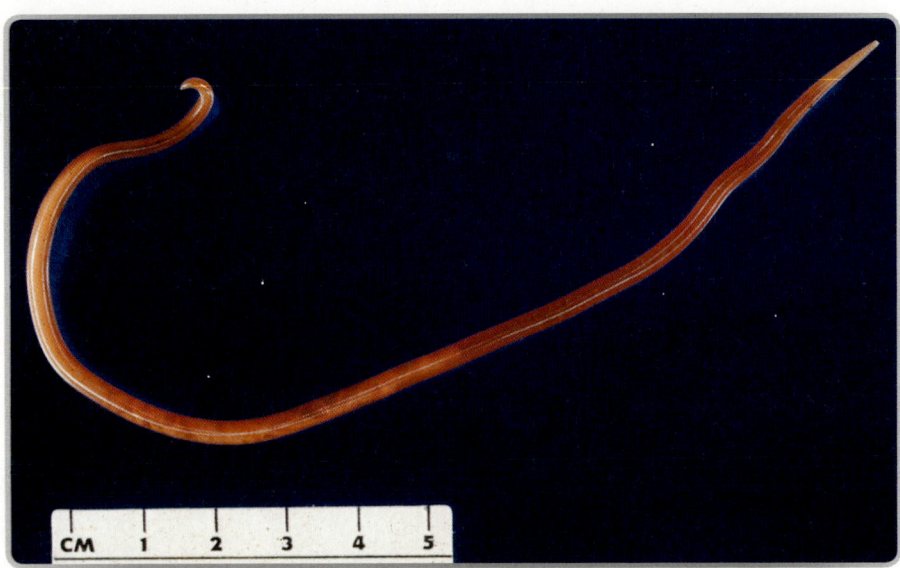

그림 5-17 • 환자의 목 뒤로 이동한 큰 회충(Ascaris)으로 기침을 하면서 배출되었다.

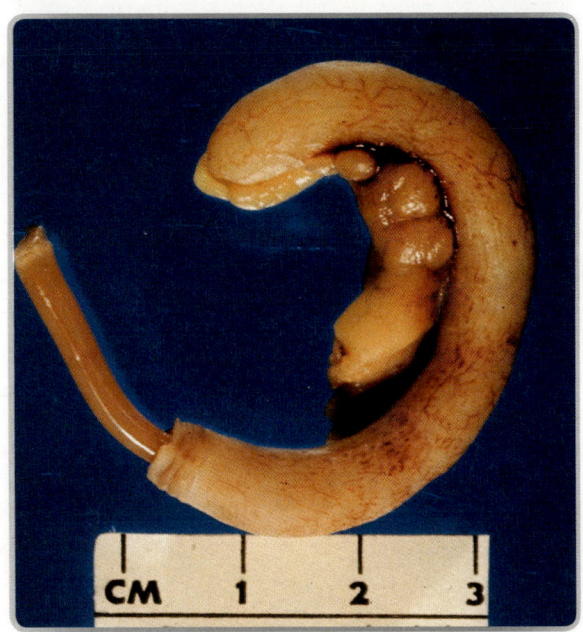

그림 5-18 • 충수돌기염을 의심하게 하는 증상을 유발한 충수돌기 안의 회충(Ascaris). 충체의 머리가 충수돌기 안으로 들어가 있으며 충체는 충수돌기 제거 시에 잘렸다.

장으로 이동하여 기생한다. 충란으로 가득 찬 암컷은 보통 아이가 잠들 때 대장에서 항문으로 나와 항문주위 피부에 알을 산란한다. 때로는 산란된 지 얼마 안 된 충란은 항문 주위에서 부화되어 항문주위 피부의 충체가 다시 항문을 통해 대장으로 들어가는 경우가 있다. 가끔 충체는 항문 대신 질로 가서 요도를 통해 이동하다가 인체의 방어기전에 의해 죽을 때도 있지만 이는 흔하지 않다.

요충 감염의 주 증상은 충체의 이동으로 인한 심한 항문과 항문주위 가려움증이다. 요충 충란은 대변물질에서 보통 확인되지 않는다. 요충감염의 진단은 움직이는 충체가 산란한 충란을 항문주위 피부에서 발견되면서 이루어진다. 보통 셀로판 테이프를 피부에 부착하면 요충 충란이 테이프에 붙는다. 그리고 테이프의 부착면을 슬라이드 글라스에 붙이고 슬라이드를 현미경으로 관찰하여 충란을 찾는다. 때로는 **사례연구 5-8**에서와 같이 대장에서 산란하기 위해 나온 충체를 항문주위 피부에서 발견할 수 있다. 이 질병은 생명에 위협적이기보다는 아래 사례연구에서 묘사하듯 불쾌하다.

사례연구 5-8

얼마 전에 이웃집에서 파티에 참석한 8세 어린 여아가 자주 항문 주위와 외음부에 가려움증을 호소하고 때로는 가려움증으로 인해 밤에 잠을 깬다고 했다.

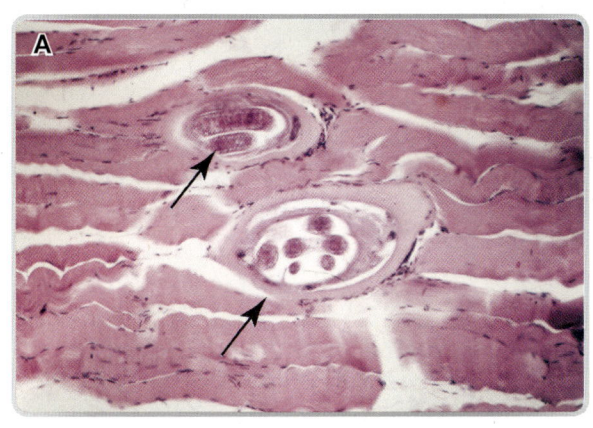 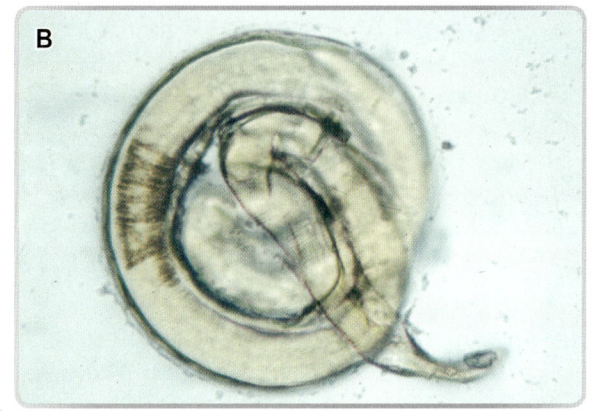

그림 5-19 • 선모충증(Trichinosis). A, 근육근의 생검은 섬유성 피막으로 둘러싸인 낭안에 든 유충을 보여줌. B, 피막이 제거된 염색 안 된 꼬인 모양의 유충의 고배율 사진(400배).

> 아이가 가려워서 잠에서 깰 때 엄마가 회음부를 확인한 결과 1cm 길이의 작은 충체가 항문 주위에서 움직이는 것을 발견했다. 엄마는 충체를 셀로판 테이프에 보관하여 의료진에게 가져왔다.
> 이는 요충으로 충체 안의 충란은 요충 충란의 일반적 형태를 보였다. 그녀는 충체를 박멸하기 위한 적절한 약물치료를 받았으며 다른 가족 구성원도 치료 받았다.

선모충. 또 다른 회충으로 선모충(*Trichinella spiralis*)은 선모충증을 일으킨다. 사람뿐 아니라 다양한 동물들에서 기생하는 유기체이다. 선모충(Trichinella)의 유충은 감염된 사람 또는 동물의 근육 내에 작은 낭형 구조의 캡슐로 싸여 있다. 사람들은 보통 선모충(Trichinella)에 감염된 익히지 않은 돼지고기 또는 다른 고기를 먹어서 감염된다. 감염된 고기를 흡입하면 유충은 낭으로부터 나와 소장에서 성충으로 성장한다. 충체는 장내점막으로 파고들어가 유충을 만들고 이러한 유충들은 순환계로 들어가 몸 전체로 퍼진다. 다양한 조직에서 여과되어 심한 염증 반응을 일으킨다. 감염된 개체의 근육에 박힌 충체는 캡슐에 싸여 근육 내의 작은 낭을 형성한다(그림 5-19). 이러한 낭은 기생충의 감염형이다. 유충 이행의 시기에는 심한 전신 증상을 나타내며 충체가 많이 침투한 기관의 경우 기능이 방해되어 나타나는 증상도 있다. 많은 수의 충체 감염은 치명적일 수 있다.

▶ **조충**

조충(Tapeworms)은 긴 리본모양의 충체로 때로는 길이가 수십 센티미터에 도달한다. 장관에서 기생한다. 일반적으로 대부분의 조충은 숙주의 영양분을 빼앗아 먹는 것 외에는 큰 불편을 주지 않는다. 3가지 조충을 볼 수 있다: 유구조충, 무구조충, 광절열두조충. 사람은 기생충의 유충이 있는 감염된 동물의 고기를 먹어서 감염된다.

▶ **흡충**

흡충(Flukes)은 두껍고 부드럽고 단단한 짧은 충체로 숙주에 부착하기 위해 흡반을 갖는다. 그들은 하나 또는 그 이상의 중간숙주를 포함한 복잡한 생활사를 갖는다. 흡충을 성충으로의 성장이 완성되며 충란을 산란하는 위치에 따라 분류한다. 몇몇 종의 흡충은 장관 내에서 기생한다. 또 다른 흡충은 간에서 기생한다. 그리고 한 종은 폐에서 기생한다. 또는 주혈흡충(Schistosomes)이라 불리는 흡충은 문맥계와 그 가지들에서 생활하거나 방광의 정맥에서 생활하며 주변 조직에 심각한 손상을 준다. 흡충감염은 아시아 나라들에서 질병과 장애의 중요한 원인이지

표 5-5 일반적 후생동물 기생충의 특징

기생충	감염원	기생충 특징	감염 결과
큰 회충 *Ascaris lumbricoides*	대변으로 나온 충란은 2~3주 지나 감염성을 가진다. 감염은 손으로 흙에 있는 충란이 직접 입으로 전파되거나 충란으로 오염된 음식 또는 음료수에 의해 일어난다.	유충은 장내에서 부화하여 순환계를 들어가 조직 내에 박혀 폐에서 기관지를 거쳐 목으로 이동해 삼켜지고 장관에서 성숙한다.	성체는 장에서 움직여 충수 또는 담도를 막거나 여러 기생충이 구형으로 뭉쳐 장관을 막을 수 있다.
요충 *Enterobius vermicularis*	충체는 대장에서 기생해 밤에 산란하기 위해 항문으로 나와 항문 주위 조직을 오염시킨다.	충란은 손, 침구와 기타 표면을 오염한다. 손에 있는 충란은 가족과 다른 인체에게 감염을 퍼트린다.	심한 감염은 가려움증을 일으키고 수면을 방해한다. 가끔 충체는 항문 대신 질 안으로 올라갈 수 있다.
작은 회충 *Trichinella spiralis*	동물의 살 속의 기생충 낭. 익히지 않은 고기를 먹으면 소장에서 유충이 성숙한다.	충체가 유충을 생성해 이는 순환계로 들어가 조직에 박힌다. 근육에 있는 유충은 낭을 형성한다.	유충의 이행은 관련된 기관에 심한 염증을 일으킨다. 심한 염증은 매우 해로울 수 있다.
조충 *Taenia species*	긴 리본모양의 충체는 감염된 소고기, 돼지고기 또는 생선을 먹어서 획득한다.	유충은 장내에서 성숙하고 길이가 수십 센티미터까지 도달하며 오랫동안 살 수 있다.	충체는 숙주가 먹은 음식을 소비하지만 기타 심각한 문제를 일으키지 않는다.
흡충 조류 또는 동물 주혈흡충 (Schistosomes)	복잡한 생활사가 기생충의 감염형을 만든다. 해로운 주혈흡충 감염은 미국에는 없다.	주혈흡충은 오염된 물에서 수영하는 인체의 피부를 침투할 수 있다.	주혈흡충 병변은 수영 가려움증(swimmer's itch)라 불리며 전신감염은 없다.

만 미국 또는 캐나다에서 주혈흡충은 잘 보이지 않는다.

심각한 주혈흡충 감염은 북미에서 일어나지 않지만 몇몇 동물 주혈흡충이 사람을 감염시킬 수 있어 심각한 질병보다는 불쾌감과 불편함을 준다. 새와 포유류는 종에 따라 특정 주혈흡충에 의해 감염되며 대변으로 호수 또는 다른 물에 분비하고 이렇게 분비된 기생충은 감염형으로 발달한다. 새 또는 동물 주혈흡충에 의해 오염된 호수에 수영하는 사람들은 피부를 뚫을 수 있는 이 기생충의 "공격"을 받을 수 있다. 기생충은 피부를 침투한 특정 부위에 국소적으로 가려운 급성감염을 일으킬 수 있다. 그러나 사람이 일반적인 숙주가 아니기 때문에 전신감염을 일으킬 수 없고 인체의 면역보호로 인해 피부에서 죽는다. 이러한 상태는 주혈흡충피부염이라 부르지만 "수영 가려움증(swimmer's itch)"라고 더 흔히 부른다. 북미의 많은 호수와 몇몇 바다는 조류 또는 동물 주혈흡충에 의해 감염되었으며 이로 인한 문제들은 **사례연구 5-9**에서 나타난다.

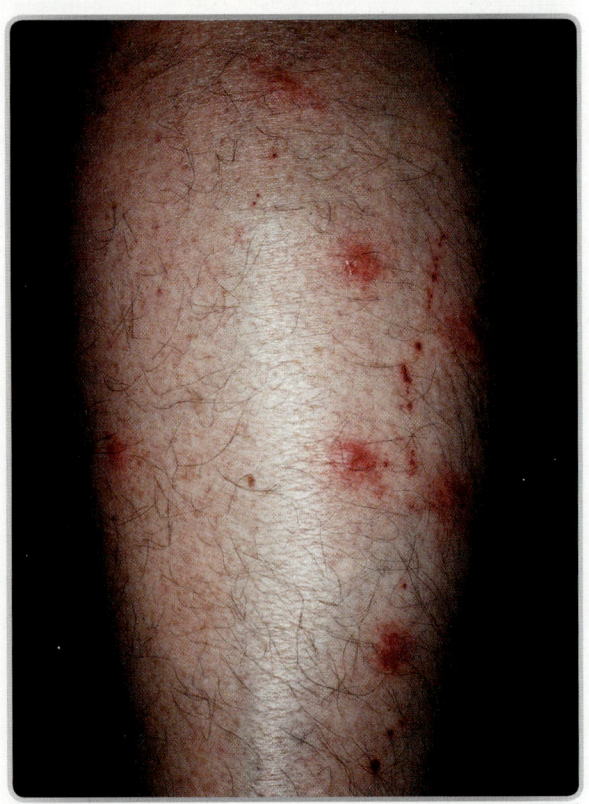

그림 5-20 • 수영 가려움증(Swimmer's itch). 염증에 의한 다발성의 구분된 병변이 종아리 피부에 동물 주혈흡충(schistosomes)의 침범으로 발생.

표 5-5는 이와 같은 일반적 후생동물 기생충을 요약한다.

절지동물(arthropods). 2가지 일반적인 기생충 피부 감염이 있다: 옴과 이. 둘 다 가까운 접촉에 의해 전파되며 성관계에 의해 퍼지기도 한다. 두 감염 모두 피부에 바르는 항기생충 약제 치료에 대해 빠르게 반응한다.

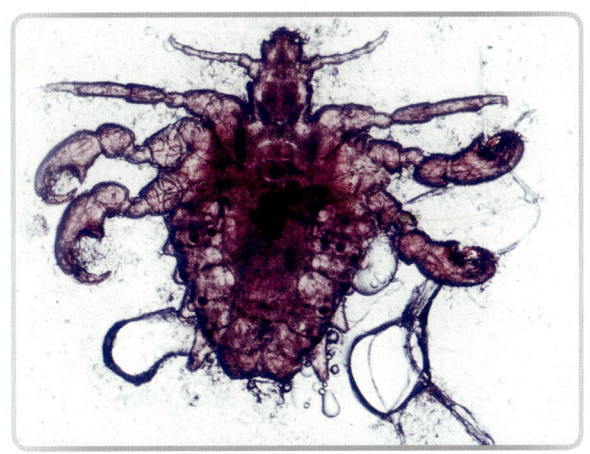

그림 5-21 • 사면발이(crab louse)의 형태. 거북이 모양의 몸체와 세 쌍의 집게발. 크기는 대략 1mm 정도.

사례연구 5-9

위스콘신 주에 별장을 가진 중년층의 남성이 아침에 수영하고 부두를 수리했다. 얼마 지나지 않아 다리 피부에 가려운 결절이 여러 개 생겼다(그림 5-20). 의사를 방문하여 "수영 가려움증(swimmer's itch)"이라고 진단받고 가려움증을 해소하는 약을 처방 받았다.

사례연구 5-10

젊은 남성이 음부의 심한 가려움증을 호소했다. 검사 결과 음모에 작은 사면발이와 수많은 충란을 발견하였다(그림 5-21). 환자와 배우자 모두 항기생충 약제(Kwell)로 치료받았다.

옴. 옴은 옴진드기(Sarcoptes scabiei)라는 작은 기생충에 의한 질병이다. 이는 피부 얕은 층으로 파고들어가 며칠 뒤에 부화하는 알을 산란한다. 감염은 심한 가려움증을 일으킨다. 기생충이 피부를 파고들어 가며 만든 길은 1mm에서 1cm 길이의 얇고 굴곡 있는 진한 선으로 보인다. 흔한 감염 부위로 손가락의 기저부위, 손목, 겨드랑이, 유두 주위 피부와 허리띠 선의 피부가 있다.

이. 사람을 감염시킬 다양한 종류 중 가장 흔하고 잘 알려진 이는 사면발이(phthiruspubis)로 항문주위 또는 생식부위의 체모에 기생한다(그림 5-21). 이 유기체 또한 심한 가려움증을 일으킨다. 사면발이는 털줄기에 부착하는 충란을 산란한다. 기생충 또는 충란을 발견함으로써 진단한다.

요약

우리는 다수의 다양한 유형의 미생물에 둘러싸여 있지만, 이들 중 일부만이 유해하다. 세균은 우리의 환경 속에 광범위하게 분포되어 있다. 세균들은 다양한 크기와 모양으로 들어온다. 그리고 구조, 염색반응, 생화학적 구조, 항원 구조에 따라 분류된다. 비록 대부분은 비병원성이지만, 포도상구균, 연쇄상구균, 나이세리아, 다양한 호기성, 혐기성 포자생성세균, 결핵을 일으키는 항산성세균, 그리고 매독과 라임병을 일으키는 나선형의 세균 같은 일부의 세균은 유해하다. 많은 세균 감염은 항생제에 반응하고, 항생제 감수성 검사는 심각한 감염을 다루기에 가장 적합한 항생제를 선택하는 데 도움을 준다. 불행하게도, 내성이 생겨서 항생제의 세균에 대한 작용이 제한적이라는 점과 내성이 생긴 세균이 내성을 갖게 하는 유전자를 다른 세균에 옮겨주는 것이 가능하다는 점에 의해 많은 병원균들은 항생제에 대한 저항을 갖게 되고 감염에 대한 치료가 더욱 복잡해진다.

항생제에 반응하는 다른 세균의 집단에 클라미디아가 포함되는데, 이는 세포 내에서만 살 수 있고 감염된 세포 안에 봉입체를 형성한다. 리케차와 에를리히아(ehrlichiae)는 벌레에 물려 감염되고, 혈관내피세포 또는 백혈구 안에서 증식한다. 마이코플라스마는 세포벽이 없어 약한 세균이지만 폐렴을 일으키는 원인이다.

바이러스는 매우 적은 효소만을 함유하고 있는 간단한 구조이다. 그들은 생존과 증식을 위해서 반드시 숙주세포가 있어야 한다. 한번 자리를 잡으면 바이러스는 무기한으로 숙주의 조직 안에 살고, 주기적으로 활성화되어 문제가 된다. 바이러스는 크기와 감염된 숙주에 미치는 영향뿐 아니라 DNA 또는 RNA 바이러스 같은 구조에 의해서도 분류된다. 항바이러스제의 종류는 적으며, 일부는 부작용이 있다.

진균은 큰 범주의 유기체 집단이다. 일부 진균은 항진균제로 쉽게 치료 가능한 피부감염이나 점막감염의 원인이 된다. 히스토플라스마증(Histoplasmosis)나 콕시디오이데스 진균증(coccidiodomycosis)은 포자의 형태로 흡인되어 급성 폐렴의 원인이 된다. 면역체계에 이상이 있거나 나이가 많은 인체에게 전신성 진균감염은 매우 위험하다.

기생충 감염은 상대적으로 미국이나 캐나다에 흔하다. 2개의 다른 유기체가 적혈구에 기생하고 파괴한다. 말라리아는 모기에 의해 감염되고, 바베시아증은 진드기에 의해 설치류에서 인체로 감염된다. 둘 다 열병의 원인이 되고, 둘 다 매우 심해질 수 있다. 말라리아의 한 종류는 치명적이고, 바베시아증의 한 종류는 비장절제술을 받은 인체에게 매우 위험하다. 진단은 기생충에 감염된 적혈구를 확인하는 것이다. 아메바성 감염은 흔하지 않지만 소장의 궤양과 대장의 염증의 원인이 되며 흔히 설사를 동반한다. 이 병은 기생충이 간문맥을 타고 대장에서 간으로 퍼져서 복잡하게 되며, 아메바성 간염 또는 간농양을 일으킨다.

질의 트리코모나스 감염은 불편감을 주고 질 분비물이 증가하며 기생충에 대한 약으로 효과적으로 치료할 수 있다. 그녀의 성관계자도 그녀에게 재감염시키는 것을 방지하기 위해 치료를 받아야한다.

편모충은 동물에 흔한 기생충 감염이며, 감염된 동물의 분변으로 오염된 물에 의해 동물에서 인체로 감염될 수 있다. 오염된 음식이나 물에 의한 항문-입 전파도 일어난다. 야영객들이 처리되지 않은 감염된 동물의 분변에 오염된 산의 냇물을 마시고 감염된다. 톡소포자충증은 대개 감염된 동물의 고기를 완전히 요리하지 않은 채 먹거나 분변에 감염형 기생충을 같이 배출하는 고양이와 접촉하여 감염된다. 감염된 임산부는 아직 태어나지 않은 아이에게 기생충을 옮겨 아이가 심각하고 치명적인 피해를 입게 된다(7장에서 설명). 와포자충증은 작고 단단한 기생충에 의해 걸리는데, 이 기생충은 물의 염소에 의해서 파괴되지 않고, 제거를 위해서는 여과과정이 필요하다. 일부 유행병이 지방자치제의 여과

과정을 거치지 않은 물 공급에 의해 발생했다. 이 병은 즉시 진정되는 급성 설사를 일으키지만 면역체계에 이상이 있는 인체는 기생충을 근절하지 못한다.

큰 회충인 회충(Ascaris lumbricoides) 그리고 요충은 가장 흔한 기생충 감염이다. 분변에 포함된 충란이 감염성을 얻기 위해서는 흙에서 몇 주를 보내야 하기 때문에 항문-입 전염은 일어나지 않는다. 결과적으로 감염은 주로 성숙한 회충(Ascaris) 충란을 함유한 흙을 만진 손에 의해 일어난다. 그 손은 입으로 충란을 옮기고 감염을 일으킨다. 대조적으로 요충은 인체 사이에서 쉽게 전염된다. 침구류나 다른 요충란에 오염된 물건에 의해서 전염이 일어나며 가족 구성원 사이에 전염이 자주 일어난다. 선모충증은 감염된 동물의 고기를 부적절하게 요리해 먹을 경우 일어나는 심각한 감염이다. 고기에 들어 있던 포낭에 싸인 유충이 고기를 먹을 때 방출되며 유충이 잠시 머무는 곳에 피해를 입히는 혈액순환 내의 유충의 이동을 이끄는 일련의 사건을 일으키게 한다. 유충이 많아지면 증상이 심하며 치명적이다.

조충 감염은 덜 흔하며 대개 심각하지 않다. 편충은 오랜 시간 생존하며 우리의 음식을 먹지만 대부분의 종류가 대개 주요한 문제를 일으키지 않는다. 심각한 흡충 감염은 미국이나 캐나다에서는 일어나지 않지만, 새나 동물의 주혈흡충은 "수영 가려움증(swimmers' itch)"의 원인이 된다. 이것은 피부에 침입하여 염증과 가려움을 일으키는 새나 동물의 주혈흡충으로 감염된 호수에서 수영을 했기 때문이다. 하지만 신체의 면역 방어기전에 의해 주혈흡충은 파괴된다. 옴이나 사면발이는 많은 불편함을 초래하지만 건강상 해롭지는 않다.

복습문제

1. 세균은 어떻게 분류되는가?
2. 그람염색 검사의 절차는 무엇인가? 다음의 세균이 원인인 중요한 질병이 무엇인가?: 포도상구균, 베타연쇄상구균, 폐렴구균, 임균, 항산성세균
3. 다음 용어들의 뜻은 무엇인가?: 육아종성 염증, 그람양성균, 레지오넬라
4. 항생제는 어떻게 세균의 성장을 방해하는가? 페니실린은 세균을 어떻게 죽이는가?
5. 세균은 어떻게 항생제에 대한 내성을 갖게 되는가?
6. 항생제의 잠재적인 부작용에는 무엇이 있는가?
7. 다음 용어들의 뜻은 무엇인가?: 경쟁적 억제, 감수성 검사, 내성균, 세포막
8. 잠재성 바이러스 감염이 무엇인가?
9. 환자가 병원성이 약한 진균에 의한 감염에 감수성이 있게 만드는 요인은 무엇인가?
10. 가장 병원성이 큰 진균 2가지는 무엇인가? 그들이 원인이 되는 질병은 무슨 유형인가?
11. 한 젊은 여자가 항생제 치료를 받은 후 질에 진균 감염이 일어났다. 왜 그럴까?
12. 중요한 원충감염증에는 무엇이 있는가?
13. 말라리아는 어떻게 전염되는가?
14. 선모충증은 무엇인가? 어떻게 전염되는가?
15. 중요한 기생충 감염의 이름 3개를 말하라. 이들의 징후는 무엇인가?
16. 사면발이가 무엇인가? 사면발이가 원인인 증상은 무엇인가? 어떻게 이것에 걸리게 되는가?
17. 인체들이 어떻게 요충에 감염되는가? 회충(Ascaris) 감염에는 어떻게 걸리게 되는가?

상호 관련 문제

연관된 것끼리 연결하시오 1.

징후
1. "수영 가려움증"
2. 질 분비물의 증가.
3. 임산부의 감염이 태아에 피해를 입힌다.
4. 밥과 다진 쇠고기로 식사를 한 후에 심한 설사.
5. 인체에 많은 회충을 기침을 통해 배출한다.
6. 염소처리된 수영장에서 수영한 후에 설사.
7. 말라리아 풍토 지역을 여행한 뒤에 오한과 열.
8. 아이가 밤중에 자다 일어나서 항문 주위에 가려움을 느낀다.
9. 사타구니 피부에 가려움을 느낀다.
10. 비장이 제거된 인체에서 말라리아와 비슷한 병이 있다.

유기체
A. 요충
B. 열원충 종
C. 사면발이
D. 회충
E. 트리코모나스
F. 와포자충
G. 병원성아메바
H. 톡소포자충
I. 주혈흡충
J. 바베스열원충증

연관된 것끼리 연결하시오 2.

1. 그룹 A 베타연쇄상구균
2. 그룹 B 베타연쇄상구균
3. 용혈성 포도상구균
4. 인체 유두종바이러스
5. 히스토플라스마 캡슐라툼
6. 헤르페스바이러스
7. 수두대상포진바이러스
8. 볼거리 바이러스
9. 탄저균
10. 수막구균

A. 심한 기침 감염
B. 사마귀
C. 신생아 감염
D. 단순포진
E. 폐 감염
F. 세균 생화학 무기
G. 상처 감염
H. 피부 발진
I. 귀밑샘염
J. 수막염

연관된 것끼리 연결하시오 3.

1. 브루셀라
2. 보렐리아

3. 에를리히아
4. 클로스트리듐 보툴리눔
5. 예르시니아

A. 독소함유음식을 먹어서 생긴 마비
B. 파스퇴르 처리되지 않은 우유나 감염된 동물의 조직에서 인체로 전염되는 발열성 병
C. 피부 발진을 동반하는 발열성 병의 원인
D. 선페스트의 원인
E. 백혈구를 감염시키는 리케차 같은 진드기에 의해 전염되는 것

맞으면 ○, 틀리면 ×로 표시하시오.
1. 대부분의 진균은 매우 병원성이 높고 빈번히 인체에서 질병의 원인이 된다. (   )
2. 몇몇 바이러스는 숙주의 조직에서 무기한으로 지속되고 주기적으로 활성화되며 질병의 원인이 된다. (   )
3. 히스토플라스마증은 감염된 설치류에 의해서 물려서 걸린다. (   )
4. 신생아는 엄마의 산도에서 출산 중에 베타그룹 용혈성 연쇄상구균에 감염될 수 있다. (   )
5. 클라미디아는 성교 중에 전염될 수 있고 자궁경부와 자궁관에 감염될 수 있다. (   )
6. 회충(Ascaris) 감염은 회충(Ascaris)에 감염된 인체가 만든 음식에 의해 생길 수 있다. (   )
7. 와포자충증은 폐 감염이 특징이다. (   )
8. 말라리아는 모기에 의해 전염된다. (   )
9. 바베스열원충은 발열성 말라리아 비슷한 병이 특징이다. (   )
10. 톡소포자충증은 많은 질 분비물이 특징이다. (   )

비판적 사고
1. 이 씨는 입에 헤르페스가 생겨왔고 수포와 물집이 입 주위에 생겼다. 그녀는 헤르페스 감염이 대상포진에 대한 감수성이 있는 것인지 걱정했다. 그에게 어떻게 설명할 것인가?
2. 최 씨는 한 호텔에서 봄 휴가를 보냈고 그 호텔에서 호흡기 감염이 일어나는 히스토플라스마증에 걸린 학생들이 많이 생겼다는 뉴스를 들었다. 그는 어떻게 하면 감염이 생기는지 알고 싶었고 그 또한 감염될 위험성이 있는지 궁금했다. 그는 어떻게 해야 하나?
3. 박 씨는 충수돌기염으로 복통을 겪었고 충수 제거 수술을 받았다. 큰 회충 한 마리가 충수의 내강에 들어가 있었던 것이 그의 증상에 따른 원인이었다. 아내는 이제 어떻게 해야 하는지를 물었다. 어떻게 설명할 것인가?
4. 이 씨는 최근 사타구니 부위의 가려움증을 경험했고 그는 사면발이가 아닐까 의심했다. 그가 어떻게 이 가려움증이 사면발이에 의한 것인지 확신할 수 있을까? 만약 그것이 사면발이에 의한 것이라면 그가 어떻게 해야할까? 이것이 다른 인체에게 전염될 수 있는가?

전염병
Communicable Diseases

CHAPTER 6

학습목표

1. 전염병의 경로와 통제법을 설명할 수 있다.
2. 다양한 성병을 열거하고 주요 임상 징후, 합병증, 치료 방법을 설명할 수 있다.
3. 남성과 여성의 헤르페스 감염의 증상과 성 파트너에 나타날 수 있는 증상을 설명하고 또한 헤르페스에 감염된 산모에게서 태어난 신생아에 헤르페스가 어떤 영향을 끼칠 수 있는지 설명할 수 있다.
4. 면역저하 바이러스 감염의 병리기전과 영향을 설명할 수 있고, 바이러스가 면역체계에 미치는 영향과 감염의 주요 임상 징후, 바이러스에 대한 항체 양성 검사의 중요성, 감염 확산 방지 방법을 설명할 수 있다.

■ 전염과 통제의 방법

사람끼리 옮길 수 있는 감염병을 **전염병**(communcable disease)이라 한다. 어떤 인구 집단 안에 적은 수의 사례가 계속 발생하는 것을 풍토병(endemic)이라 한다(en=within+demos=population). 상대적으로 많은 수의 사람들이 감염되면 유행병(epi-demic)이라 한다(epi=upon+demos=population). 가끔 풍토병이 갑자기 심해져서 유행병으로 간주되는 경우가 있다.

■ 전염의 방법

전염병은 직접 또는 간접적으로 사람 사이로 전파된다. 직접 전염은 신체적 접촉, 기침이나 재채기 같은 비말을 통해서 전파된다. 감염원의 간접 전염은 오염된 물이나 벌레에 물림 같은 중개기전에 의해 이루어진다. 많은 수의 전염병은 주로 동물의 병이고 사람에게는 우연한 경우에만 전염된다.

전염병이 그 자체로 영구적이 되려면 지속적인 감염원의 전염이 사람들 사이에서 직접 또는 간접적으로 이루어져야만 한다. 그러므로 병을 제거 또는 통제하기 위해서는 어느 지점에서 전염의 사슬을 끊어야만 한다(그림 6-1).

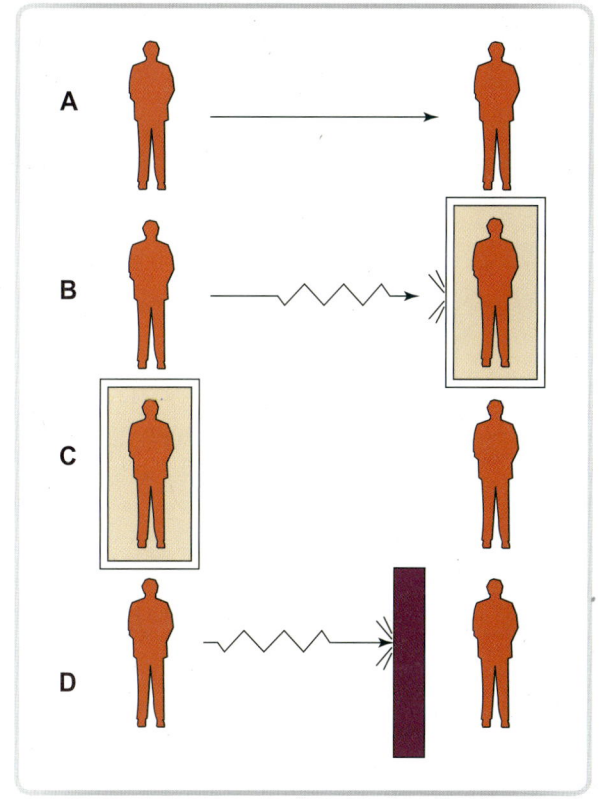

그림 6-1 • 전염병을 통제 또는 제거하는 방법. A, 직접 또는 간접 전염. B, 면역은 감염에 저항을 갖게 하여 감수성이 있는 사람을 보호한다. C, 감염된 사람의 고립과 신속한 치료는 감수성이 있는 다른 사람에게 병이 퍼지는 것을 방지한다. D, 간접 전염의 수단을 통제하는 것이 감염원의 전파를 막는다.

■ 통제의 방법

이 부분은 전염병을 통제하는 데 적용될 수 있는 몇 가지 방법에 대해 다룬다. 실제로 다수의 통제 방법이 가능한 경우에 적용된다.

▶ 면역

만약 다수의 인구가 전염병에 대한 면역을 갖는다면, 그 병은 결국 멸종될 것이다. 왜냐하면 그 인구집단에 감수성이 있는 사람이 거의 없을 것이기 때문이다. 천연두가 광범위한 면역 획득에 의해 전세계적으로 제거된 병의 예이다. 소아마비는 미국에서 위험 대상자에 대한 광범위 면역 획득으로 인해 사실상 제거된 또 다른 예이다.

면역은 감수성이 있는 사람이 전염병 풍토 지역을 여행할 때 보호해줄 때에도 이용된다. 원주민들에게는 병이 널리 퍼지더라도, 면역을 가진 사람은 더 이상 그 병에 감수성을 갖지 않는다.

▶ 감염된 사람의 인지, 고립, 치료

감염된 사람은 그들이 다른 사람을 감염시킬 수 있는 시간을 줄이기 위해서 빨리 인지되고 치료되어야 한다. 감염자를 고립시키는 것은 다른 감수성을 가진 사람과의 접촉을 방지하고 병이 퍼지는 것을 막

CHAPTER 6 전염병

전염병(communicable disease): 사람에서 사람으로 옮겨지는 병.

풍토병(endemic disease): 인구집단 내에서 소수의 사례가 계속해서 존재하는 전염병.

유행병(epidemic disease): 인구집단 안에서 많은 수의 사람에게 동시에 영향을 주는 전염병.

후천성면역결핍증후군(AIDS)(acquired immune deficiency syndrome): 사람면역결핍바이러스가 원인이다. 아 바이러스는 세포매개면역을 수행하는 도움 T림프구를 공격하고 파괴하고 이것은 감염과 일부 암에 대한 감수성을 높인다.

는다. 인지, 격리 그리고 치료는 효과적인 면역 방법을 사용할 수 없을 때 사용되는 주요한 방법이다. 몇몇 경우에는 이 방법이 이루어지기 어렵다. 왜냐하면 몇몇 질병은 감염된 사람에게서 거의 증상이 나타나지 않기 때문이다. 예를 들면, 결핵에 감염되거나 성병에 감염된 사람은 그 병을 다른 사람에게 퍼뜨릴 수 있지만, 자신의 병은 인지하지 못해 치료하지 못한다. 왜냐하면 그 사람은 병을 느끼지 못하고 의학적 치료를 원하지 않기 때문이다.

▶ 간접 전염의 수단의 통제

감염원의 전파 경로를 통제하는 다양한 방법이 도입될 수 있다. 오염된 물이나 음식이 전파 수단인 곳에서는 공급되는 물의 염소 소독과 효과적인 하수처리, 음식을 만지는 사람의 통제, 그리고 조리식품의 제조와 유통의 감시를 표준화하는 방법이 사용된다. 사람 사이든지 감염된 동물과 사람 사이든지 병이 벌레에 의해 옮겨지는 경우에는 벌레를 제거하거나 통제한다. 병이 동물에서 사람으로 전염되는 경우에는 전염의 원인이 되는 동물을 통제하는 것 또한 필요하다.

▶ 효과적인 통제의 필요

효과적인 통제 방법의 적용은 병의 원인과 전파 경로의 파악이 필요하다. 만약 이 정보들을 사용할 수 없다면, 통제 방법은 효과가 없다. 예를 들면 중세시대의 흑사병인 선페스트(bubomic plage) 때문에 인구의 다수가 죽었다. 왜냐하면 그 사람들은 병의 원인과 전파 경로를 모두 알지 못했고 그러므로 그들 스스로를 지켜낼 수 없었다. 우리는 이제 페스트는 주로 쥐나 다른 설치류의 세균에 의한 것이라는 것을 알고 벌레에 의해 전파된다는 것을 안다. 일부 경우에 페스트 세균은 사람들의 폐 감염의 원인이 된다. 이때에는 사람에서 사람으로 직접 전파가 비말을 통해서 이루어질 수 있고 이것은 매우 전염성이 심하고 매우 치명적인 폐 감염인 폐페스트의 원인이 된다. 미국의 몇몇 곳에서는 페스트의 감염이 설치류의 집단에서 여전히 지속되고 있지만 페스트는 더 이상 심각한 문제가 아니다. 왜냐하면 그 병은 감염된 동물 집단의 통제와 감염되었을 가능성이 있는 설치류나 사람 사이의 접촉을 방지하는 방법을 터득하여 광범위하게 병을 방지하고 있기 때문이다. 사람에서 사람으로의 전파는 감염자의 신속한 고립과 치료로 방지한다.

■ 성병

성병은 주로 성적인 접촉으로 전파되는 전염병이고 유행병의 일정 비율을 차지하고 있다. 그들은 이성간의 성적 관계에 의해 전파 될 수 있고 동성간의 성적 행위에 의해 전파될 수 있다. 4개의 주요한 성병은 매독, 임질, 생식기 헤르페스 감염, 그리고 생식기 클라미디아 감염이다(표 6-1). 치명적인 결과와 높은 사망률로 인해 스스로 하나의 계층을 만든 후천성면역결핍증후군(AIDS)는 동성간, 이성간 성교에 의해 모두 전파되고, 감염자의 피나 분비물에 의해서도 전파된다.

흔하지만 5장에서 다룬 증세가 심하지 않은 성병은 절지동물 기생충에 의한 옴이나 사면발뿐 아니라 유두종바이러스에 의한 항문이나 생식기의 사마귀(condyloma)나 원생동물 기생충인 트리코모나스 질염(Trichomonas vaginalis)에 의한 백선균의 질염이 있다.

▶ 매독

나선균인 스피로헤타인 매독균(Treponema pallidum)에 의한 매독은 아주 심한 성병이다. 왜냐하면 그것은 신체의 거의 모든 장기에 심한 손상을 입힐 수 있기 때문이다. 만약 그 병이 치료되지 않는다면, 1차, 2차, 그리고 3차 매독이라는 3단계를 거쳐서 진행된다. 각각의 단계는 그것의 특징적인 임상 징후를 갖는다.

표 6-1 주요 성병의 비교

	매독	임질	헤르페스	클라미디아
원인균	매독균(Treponema pallidum)	임균(Neisseria gonorrhea)	헤르페스바이러스	클라미디아트라코마티스 (Chlamydia trachomatis)
주요 임상 증상	1차: 하감(chancre) 2차: 피부발진과 림프절 크기 증가를 동반한 전신성 감염 3차: 내부장기에서 후기의 파괴적 병변	요도염 자궁경부염 직장점막감염(직장염)	외부성기와 생식기에 표재성 수포와 궤양 종종 국소 림프절 종대와 압통	자궁경부염 요도염
확진을 위한 검사	하감에서 매독균(Treponemas)의 증명 혈청학적 검사	감염된 부위로부터 균의 배양 적절한 비배양 검사	감염된 세포에서 핵내 봉입체 증명 바이러스 배양 일부 예에서 혈청학적 검사	자궁경부와 요도분비물에서 클라미디아항원 검출 형광현미경 배양 적절한 비배양 검사
주요 합병증	3차 매독은 심혈관계와 신경계 손상으로 치명적	파종성 혈류 감염 수정 장애를 유발하는 난관 감염 전립선과 부고환으로 염증 파급	감염된 어머니로부터 유아로 전파	수정 장애를 유발하는 난관 감염 부고환염
치료	항생제	항생제	단기간 항바이러스제제 사용하지만 완치는 안됨	항생제

1차매독. 감염된 상대와의 접촉은 매독균(treponema)이 생식계통, 구강, 직장의 점막, 피부가 상처 난 부위의 점막을 뚫고 갈 수 있게 한다. 그 유기체는 빠르게 증식하고 몸 전체로 퍼져나간다. 몇 주간의 잠복기를 지난 후, 하감이라 불리는 하나의 작은 궤양이 접종된 부위에 나타난다. 음경이나 음문에 그것이 생긴다면 쉽게 찾을 수 있지만, 그것이 질 내부나 구강, 또는 직장에 생긴다면 못 찾을 수 있다.

매독균(Treponema)이 무리를 지어 있고 감염성이 강한 하감은 4~6주 정도 지속되고 그 병이 치료되지 않더라도 결국 사라진다. 그러나 비록 하감은 치료가 되더라도 매독균은 몸에 널리 파종되어 있고 계속 증식한다.

2차 매독. 매독의 2차 단계는 하감이 치료된 후 몇 달이 지나서 시작된다. 감염된 사람은 체온이 올라가고, 림프절이 커지고, 피부 발진, 그리고 얕은 궤양이 구강이나 생식계통의 점막에 생기는 것을 특징으로 하는 전신 감염의 징후가 나타난다. 이 단계는 매우 감염성이 높다. 왜냐하면 피부나 점막의 병소가 많은 수의 매독균을 포함하고 있기 때문이다. 2차 매독은 하감처럼 몇 주 동안 지속되고 결국은 치료를 받지 않더라도 가라앉게 된다. 일부는 한 번이나 또는 더 많은 2차 매독의 재발을 겪게 되지만 각각의 재발들도 자연히 가라앉게 된다.

3차 매독. 2차 매독이 가라앉고 난 후 감염된 사람에게서 다양한 기간 동안 나타나지만, 그 유기체는 여전히 활성상태이고 심혈관계, 신경계 그리고 다른 장기에 치료할 수 없는 손상을 입힐 수 있다. 종종 상행대동맥의 혈관벽을 벽을 약하게 하여 동맥이 확장되는 손상을 매독균에 의해 받게 된다. 결과적으로 확장된 동맥벽에 붙어 있는 대동맥 판막이 제대로 기능을 못해서 부전이 생기게 된다. 약해진 동맥벽은 팽창될 수 있고 대동맥 동맥류를 형성하여 파열이 일어날 수 있다. 매독에 의한 척수의 섬유화 변성은 감각과 보행에 장애를 일으킨다. 매독균에 의한 뇌의 손상은 정신의 혼돈을 일으키고 결국 마비를 일으킨다. 병에 처음 노출되고 20년 후에 나타날 수 있는 병의 후기 징후는 3차 매독이라 불린다. 이 단계는 일반적으로 전염병이 아니다. 왜냐하면 그 유기체가 상대적으로 매우 적고 내부 장기에 국한되어 있기 때문이다.

진단과 치료. 2개의 다른 유형의 검사실 검사가 매독 진단에 사용된다.
1. 하감 표면의 궤양에서 짜낸 액에서 매독균을 현미경으로 관찰한다. 특수한 기술과 장비가 필요하다.
2. 매독을 위한 혈청학적 검사라 불리는 혈액검사는 매독균 감염으로 인해 생산되는 다양한 항체를 찾아낸다. 혈청학적 검사는 하감이 나타나고 나서 곧 양성을 나타내고 수년간 양성을 유지한다.

2개의 검사 유형이 모두 널리 이용된다. 각각은 특수한 적용과 제한이 있다. 하감으로 의심되는 부위에서 나온 분비물로 하는 현미경 검사는 혈액검사에서 양성반응이 나오기 몇 주 전에도 매독 진단이 가능하다. 반면에 만약 하감이 접근할 수 없는 부위에 있고 검사에서 보이지 않는다면, 활성 감염의 증상을 보이지 않는 감염자에서 혈액검사에서 양성반응을 발견하는 것이 유일한 검사 방법이다.

매독은 페니실린이나 다른 몇 개의 항생제로 성공적으로 치료할 수 있다. 치료는 병의 진행을 막고 심각한 후기 합병증을 방지한다.

선천성 매독. 매독에 걸린 산모는 아직 태어나지 않은 아이에게 병을 전달할 수 있다. 자궁 내에서의 감염은 태아 사망의 원인이 될 수 있으며, 또는 선천성 매독의 원인이 되기도 한다. 임신 처음 몇 달 동안은 태아를 감염시키는 매독균이 태반을 통과하는 것이 불가능하다. 임신 초기에는 태반의 융모가 이중막의 상피로 덮여 있고 임신 후기의 태반에 비해서 더 많은 결합조직으로 구성되어 있기 때문에 투과성이 더 적다. 감염된 산모는 임신 초기인지 후기인지 신경 쓰지 말고 태아의 감염이 확인되면 바로 치료를 받아야 한다. 만약 임신 초기에 치료를 시작한다면 태아의 감염은 잘 일어나지 않는다.

▶ **임질**

임질은 임균(Neisseria gonorrhoeae)에 의해 일어나며 가장 흔한 전염병 중 하나이고 요도의 내벽, 생식기, 인두, 직장 등 점막의 표면을 감염시킨다(그림 6–2). 감염의 증상은 균에 노출된 지 일주일 후에 나타나며, 임상 징후는 남자와 여자에서 다르게 나타난다.

여성의 임질. 여성에서는 임균이 주로 자궁경부와 요도의 점막에 감염된다. 임균 감염은 질 입구 근처의 바르톨린샘으로 퍼질 수 있다. 자궁경부의 감염은 대개 질액 하감의 원인이 된다. 감염의 범위가 요도를 포함하게 되면 배뇨 시 통증과 작열감을 느끼게 된다. 일부에서는 증상이 없거나 경미하지만 여전히 섹스 파트너에게 전염시킬 수 있다. 임균 감염은 자궁경부에서 위로 자궁을 거쳐 난관으로 퍼질 수 있으며 그것은 급성 난관염의 원인이 된다. 때때로 난관 감염은 난관 또는 난관과 인접한 난소에까지 고름집을 형성하기도 한다.

임균에 의한 난관염은 복통이 나타나며 체온이 오르고 백혈구증가증을 동반한 압통을 보인다. 난관 감염에 따른 흉터는 수정된 난자를 난관을 통해 운반하는 데 오래 걸리게 되어 난관에 임신이 되는 자궁외임신의 원인이 된다. 양쪽 난관이 모두 흉터 조직에 의해 완전히 막히면 수정된 난자의 운반이 불가능하고 불임이 된다.

남성의 임질. 남성에서는 임균이 요도 앞부분 점막의 급성 염증의 원인이 된다. 이 감염은 대개 화농성

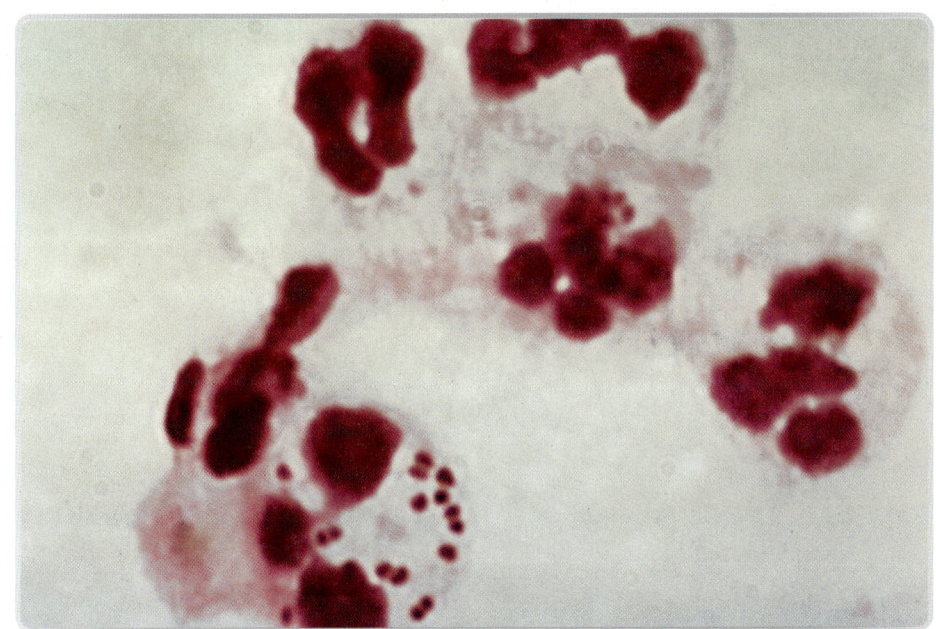

그림 6-2 • 요도에서 얻은 고름의 그람 염색. 많은 세포내 그람 음성 쌍구균이 임질의 특성이다.

분비물과 작열감 등 상당한 통증을 동반하지만 때로는 증상이 거의 없는 경우도 있다. 증상이 없는 경우에도 여전히 다른 사람에게 전염시킬 수 있다. 그러나 임질은 남성에서는 여성에 비해 증상이 없는 경우가 거의 없다.

요도의 앞부분에서부터 그 감염은 요도의 뒷부분, 전립샘, 정낭, 정관, 그리고 부고환까지 퍼질 수 있다. 양쪽 부고환과 정관에서 모두 감염이 된다면 불임의 가능성이 크다. 왜냐하면 감염 후의 흉터가 관 계통을 막아서 정자가 정낭으로 운반되는 것을 막기 때문이다.

생식기 외의 임질. 최근에 생식기 외의 다른 장기의 임균 감염이 증가하고 있다. 직장 점막의 임균 감염은 항문과 직장의 통증의 원인이 되고 화농성, 혈성 점액질의 액체가 직장에서 분비되어 작열감의 원인이 된다. 직장 감염은 감염된 질의 분비물에 의하거나 항문 성교를 통해 감염된 결과이다. 인두나 편도의 임균 감염은 오럴 섹스의 결과이다. 이 감염은 증상이 없을 수 있지만 종종 인후통의 원인이 된다.

파종성 임균 감염. 감염 환자의 소수에서만이 임균이 혈류에 접근하고 온몸으로 퍼져나간다. 체온이 오르고, 관절통, 피부의 다수의 작은 고름집, 그리고 때때로 관절, 힘줄, 심장 판막, 그리고 수막 감염 등 심각한 감염증이 나타난다.

진단과 치료. 임질의 진단은 요도, 자궁경부, 직장, 인두 등 감염이 의심되는 부위에서 임균을 배양해내는 것이다. 파종성 임균 감염에서는 혈액에서도 배양된다. 임균을 확인하기 위한 핵산증폭검사(PCR)을 이용하기도 한다. 예전에는 대부분의 감염이 페니실린에 반응했지만 요즘은 많은 변종이 페니실린에 내성이 있어 항생제 효과가 없어지는 효소(penicillinase)를 만들고 몇몇 변종은 다른 항생제에까지 저항을 보이게 됐다. 결과적으로 임균감염의 치료에 적절한 항생제를 고르는 것이 과거에 비해 어렵게 되었다.

▶ **헤르페스**

단순 헤르페스바이러스는 사람을 감염시키는 여러 헤르페스바이러스들 중 하나이다. 단순 헤르페스바이러스에는 2가지 형태가 있는데 Type 1과 Type 2라

CHAPTER 6 전염병

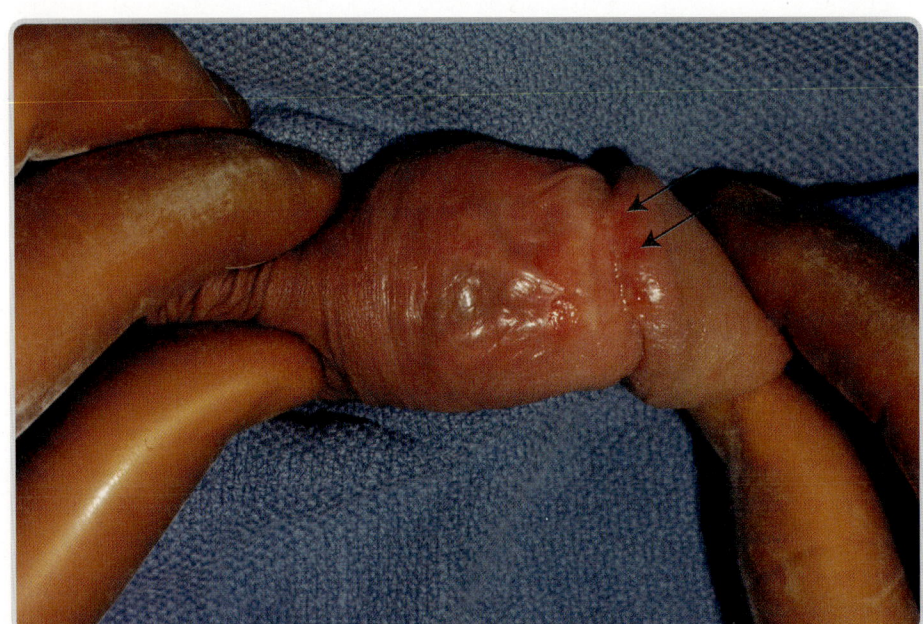

그림 6-3 • 몇 개의 작은 표면의 헤르페스에 의한 궤양이 귀두 뒷부분(화살표)의 음경 자루에 생겼다.

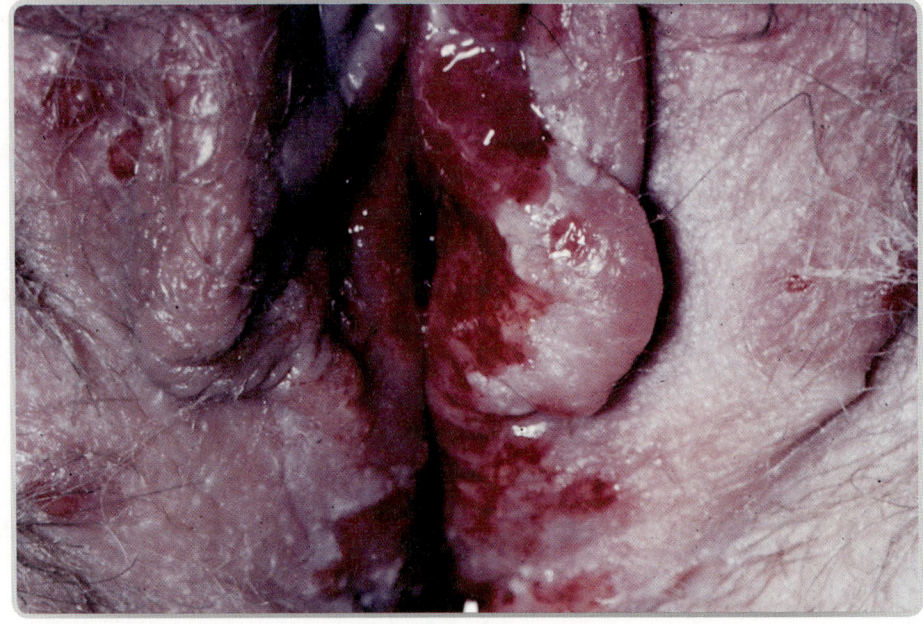

그림 6-4 • 헤르페스의 결과로 나타난 음문의 다수의 융합성의 궤양

부른다. Type 1 헤르페스는 대개 입의 점막을 감염시키는데 이것은 가족성 단순포진의 원인이 되는 곳이다. 대부분의 어릴 때 감염되고, 성인의 다수는 이전의 감염을 나타내는, 바이러스에 대한 항체를 갖고 있다. Type 2 헤르페스바이러스는 대개 생식기에 감염되고 사춘기가 지나고 나서 처음 감염된다. 그러나 2개의 유형은 분포에 제한을 두지 않는다. Type 1이 생식기 감염을 일으킬 수도 있고, Type 2가 구강 점막의 감염의 원인이 될 수도 있다.

바이러스 감염에 의한 병소는 대개 성적 접촉 일주일 후에 나타난다. 매우 작은 집단이 곧 터져서 얕은 궤양을 이루고 이들이 합쳐져 통증이 있는 수포로 구성된다. 병소는 매우 많은 양의 바이러스를 포함하고 있고 성적 접촉에 의해 감염성이 있다. 대개 감염부위를 배액하는 림프절이 커지고 통증이 수반된다. 남자에서는 수포가 음경의 귀두나 자루에서 나타나고**(그림 6-3)**, 여자에서는 병소가 매우 광범위하여 음문, 질, 자궁경부에 나타날 수 있다**(그림 6-4)**. 음문 병소는 매우 통증이 심하지만 질이나 자궁경부의 병소는 불편이 거의 없다. 이 병소들은 상대적으로 무감각하기 때문이다. 궤양은 몇 주에 걸쳐 매우 천천히 치유된다. 그러나 바이러스는 감염된 사람의 조직 안에서 지속되고 재발의 원인이 되며 주기적으로 다시 나타난다. 일부 환자는 처음 감염 후 몇 년 동안 재발이 된다.

활성상태의 헤르페스에 의한 궤양은 많은 양의 바이러스를 배출하고, 활성 병소를 가진 환자의 섹스 파트너는 감염되기 쉽다. 불행히도, 활성 병소가 없는 환자 또한 주기적으로 적은 양의 바이러스를 분비하게 되고 비록 감염의 병소나 증상이 없더라도 그들의 섹스 파트너를 감염시킨다.

진단과 치료. 헤르페스는 대개 임상적 병소로부터 찾을 수 있으며 병소를 도말한 슬라이드에서 감염된 세포와 세포 내에 봉입체를 확인하여 진단할 수 있다. 대부분의 믿을 수 있는 진단 검사는 궤양이나 수포로부터 바이러스를 배양하는 것이고, 바이러스 배양을 위한 시설이 현재 보편화되어 있다**(그림 6-5)**.

항바이러스제는 급성 감염의 정도를 줄이고 기간을 짧게 할 수는 있지만 바이러스를 완전히 제거하지는 못한다.

▶ 생식기의 클라미디아 감염

클라미디아트라코마티스(Chlamydia trachomatis)에 의한 생식계통의 감염은 현재 가장 흔한 성병이고 매년 300~400만 명의 새로운 환자가 발생한다고 추정되고 있다. 이러한 증가의 일부는 예전에는 진단을 못했을 경우나 증상이 없는 환자의 클라미디아 감염도 의료진들이 인지할 수 있는 새로운 진단 방법을 이용할 수 있게 되었기 때문이다.

클라미디아는 임질과 매우 비슷한 유형의 염증과 임상적 징후를 보인다. 여자에서, 초기의 감염은 대개 자궁경부에 나타나고 중등도의 질 분비물과 연관이 있다. 남자는 종종 비임균성 요도염으로 불리는, 빈뇨와 작열감을 증상으로 하는 요도의 급성 염증을 일으키게 된다. 임질처럼, 클라미디아 감염은 여자

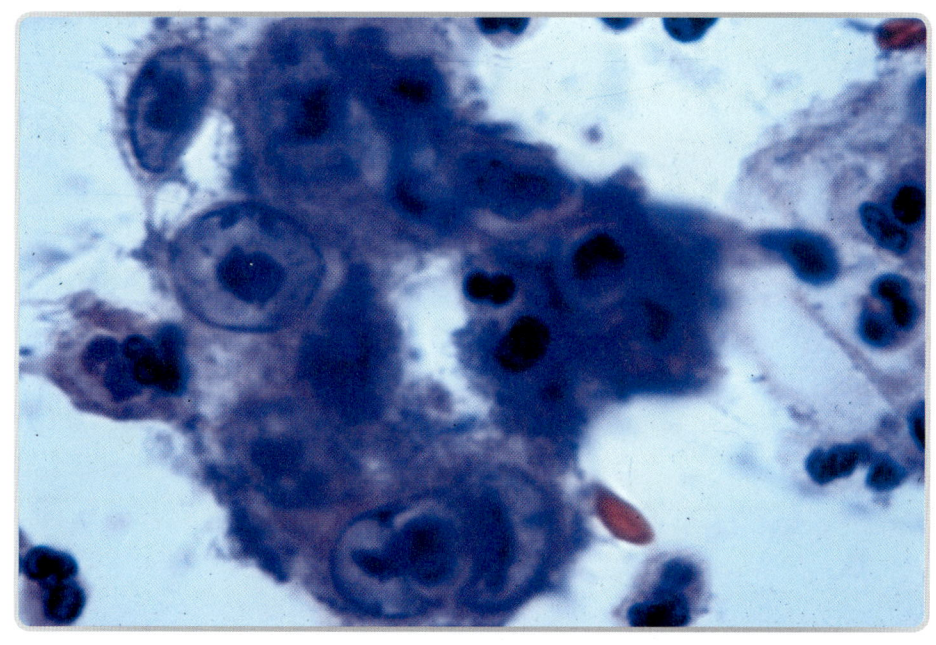

그림 6-5 · 질의 도말에서 봉합체를 함유한 헤르페스에 감염된 상피세포 무리를 보여준다.

에서는 난관으로 퍼지게 되고 흉터와 불임을 일으키고 남자에서는 급성 부고환염의 원인이 된다. 임질에서처럼 감염된 다수의 사람이 감염의 증상을 갖지 않지만 여전히 그들의 섹스 파트너를 감염시킬 수 있고 감염이 생식계통의 다른 부위로 퍼져나가는 것과 관련된 합병증이 발생할 수 있다.

진단과 치료. 민감도가 높은 특수 검사가 자궁경부와 남자의 요도 분비물에서 클라미디아 항원을 찾아낼 수 있고 소변으로도 검사를 수행 할 수 있다. 임균을 검사하던 것과 비슷한 핵산증폭검사 또한 클라미디아 집단의 핵산의 특성을 확인함으로써 클라미디아 감염을 진단할 수 있다. 클라미디아 감염은 테트라사이클린 항생제에 반응하고 대상자와 섹스 파트너 모두가 치료를 받아야 한다.

■ 인간면역결핍바이러스감염과 AIDS

AIDS는 도움 T세포(CD4+)를 공격하고 파괴함으로써 몸의 면역 체계를 무능하게 하여 결과적으로 많은 특수한 감염과 악성 종양을 발병시키는 파괴적인 질병이다. HIV 감염이 종종 성적으로 전염되는 병으로 여겨지지만, 많은 HIV 감염은 다른 방식으로 이루어지고 있다.

우리가 오늘날 AIDS라고 부르는 첫 번째 케이스는 1981년 특이한 폐 감염이 발생한 소수의 동성애자 남성 집단에서 확인되었다. HIV는 1983년도에 밝혀졌고, HIV 감염에 대한 혈액검사는 1985년에 가능해졌다. 오늘날 우리는 이 바이러스와 바이러스가 어떻게 면역 체계를 파괴하는지를 알게 되었고, 감염을 피하는 방법을 알게 되었다. 우리는 바이러스의 증식을 늦출 수 있고 바이러스가 일으키는 병의 진행을 저지할 수 있지만, 감염된 사람의 몸에서 바이러스를 완전하게 제거하지는 못하고 있다.

▶ HIV와 감염 대상

HIV는 레트로바이러스(retroviruses)라고 불리는 바이러스 강에 속하는 RNA 바이러스이다. 바이러스의 RNA와 역전사효소(reverse transcriptase)라고 불리는 중요한 효소는 단백질 코트(캡시드: capsid)로 싸여 있고, 바이러스의 핵심을 형성한다. 핵심은 껍질로 싸여 있는데, 이 껍질은 바이러스가 세포로부터 발아하여 나올 때 감염된 세포의 세포막으로부터 얻어진 단백질 분자의 이중층으로 구성되어 있다. 바이러스가 세포에 붙을 때 바이러스의 껍질은 세포막과 융합하고 바이러스는 세포에 들어가게 된다. 세포에 들어가기만 하면, 바이러스의 역전사 효소를 이용하여 RNA 유전 물질의 DNA 사본을 만든다. DNA 사본은 감염된 세포의 유전물질 안으로 삽입되고 이 과정은 바이러스의 다른 효소의 도움으로 이루어지며 유전자는 더 많은 바이러스를 합성하고 바이러스들의 집합을 이끌어낸다. 마지막 바이러스 생산 단계는 HIV 단백분해효소(HIV protease)라는 바이러스 효소의 도움으로 이루어지는데 이는 바이러스 단백질을 작은 조각으로 잘라 바이러스 RNA 주위로 모으고, 감염된 세포로부터 발아하는 감염성 있는 바이러스 물질을 만든다. 바이러스 분자가 세포로부터 발아해서 나올 때 바이러스 물질은 감염된 세포의 세포막의 일부분으로 싸이게 된다. 새롭게 형성된 바이러스 물질은 몸 전체의 림프 조직 안에서 다른 감수성 있는 세포를 공격하고 거기에서 바이러스는 감수성 있는 세포를 훨씬 더 많이 감염시키기 위해서 증식하고 더 많은 바이러스 물질을 방출한다.

▶ HIV 감염의 징후

감염 초기 단계 동안에 감염된 사람의 혈액과 체액 안에서 다수의 바이러스가 감지되고, 몸 전체의 림프절과 림프조직 안에 다수의 바이러스에 감염된 림프구가 존재한다. 감염된 사람들은 이 단계 동안 약간의 발열 증상을 보인다. 인체는 항-HIV 항체를 형성하고, 세포독성 T림프구를 형성해서 감염에 반응한다. 혈액과 체액에 존재하는 바이러스의 양은 급성 감염이 가라앉으면서 줄어들지만, 불행하게도 인체의 방어기전으로는 바이러스를 제거할 수 없고 감염은 만성으로 진입한다. 하지만, 바이러스가 불활성화 상태로 남아 있는 잠복기나 휴면기는 없다. 아주 많은 수의 바이러스 물질이 계속해서 만들어져서 도움 T세포(CD4+)를 감염시키고 파괴한다. 또한 다수의 바이러스 물질은 혈류를 순환하고, 혈액에서의 바이러스의 양은 인체의 림프 조직에서의 감염된 양과 서로 관계가 있다.

인체는 바이러스에 의해 죽은 세포를 대체하기 위해 더 많은 도움 T세포(CD4+)를 생산함으로써 도움 T세포(CD4+) 파괴에 반응한다. 바이러스 증식과 도움 T세포(CD4+)의 파괴를 막기 위해, 바이러스에 대항하여 유도된 세포독성 T세포(CD8+)가 증식한다. 치료 없이는 도움 T세포(CD4+)가 대체되는 비율이 파괴되는 비율을 따라가지 못하고, 면역체계의 기능은 감소하기 시작한다.

일반적으로, 항-HIV 항체는 처음 감염 후에 1개월에서 6개월 정도에 나타난다. 불행하게도, 이 항체는 바이러스를 박멸하거나 감염을 줄이지 못한다. 그럼에도 불구하고, 바이러스 항체 검사의 양성 판정은 그 사람이 HIV에 감염되었고 다른 사람에게 감염력이 있으며, 감염으로부터 면역 체계에 손상을 받을 위험이 있음을 알려주는 중요한 검사이다. 표 6-2는 HIV 감염 사건의 진행과 그 의미를 요약해놓았다.

▶ 병의 진행 지표로서 바이러스 RNA와 CD4+의 측정

HIV는 혈액이 아닌 림프절에서 복제된다는 사실에도 불구하고, 혈액에서의 바이러스 RNA의 양은 몸 전체 림프 조직에서의 바이러스 증식 정도를 반영하고, 혈장에서의 바이러스 물질의 농도는 급성 감염 환자에서 밀리미터당 몇 백만이 넘는 수준에서부터 바이러스에 대해 효과적인 물질로 성공적으로 치료받는 환자에서의 아주 낮은 단계까지 다양할 수 있다.

혈액의 도움 T세포(CD4+)의 숫자 측정은 면역 체계의 손상의 정도를 측정하게 해준다. 정상적으로, 도움 T세포(CD4+)는 혈액 마이크로리터당 800개에

표 6-2 면역결핍 바이러스 감염에서 사건의 연쇄와 그들의 의의

사건	의의
면역결핍 바이러스가 CD4+세포를 침범하고 세포 DNA의 부분이 됨.	개개인은 일생 감염이 됨.
감염된 세포에서 바이러스 증식과 바이러스 미입자 퍼트려짐.	바이러스가 혈액과 체액에 존재
신체가 항-면역결핍바이러스 항체 생성	항체가 감염의 표지자이지만 방어는 못함.
도움 T-세포의 계속적인 파괴	세포매개면역 손상
면역 방어 붕괴	기회감염 신생물

서 1,200개 정도 존재하지만, 그 숫자는 병이 진행함에 따라 점진적으로 줄어든다. 이 숫자가 혈액 마이크로리터당 세포 500개 정도로 줄어들면, 그 환자는 기회감염의 위험이 있는데, 도움 T세포(CD4+)가 마이크로리터당 200개 아래로 떨어짐과 동시에, 감염된 사람은 병으로부터 큰 합병증을 얻을 높은 위험에 처하게 된다.

▶ AIDS의 합병증

세포매개면역의 손상은 2가지의 아주 심각한 문제를 일으킨다. 감염과 악성 종양에 굉장히 감수성이 높아진다.

감염. AIDS 대상자를 공격하는 많은 바이러스, 진균, 기생충, 다른 감염원은 일반적으로 건강한 사람들에게는 병을 일으키지 않는다(이 종류의 감염은 정상적으로는 면역체계가 완전한 사람들에게 심각한 감염을 일으킬 기회가 없기 때문에 종종 **기회감염**이라고 불린다). 가장 일반적인 AIDS와 관련된 기회감염 중 하나는 원충 폐포자충(*Pneumocystis jiroveci*)에 의해 생긴 폐렴이다(12장). 다른 상대적으로 흔하고 심

> **기회감염** (opportunistic infection): 면역기능이 저하된 사람에서 정상적으로 비병원성이거나 병원성이 제한적인 세균에 의하여 발생하는 감염.

각한 전신의 감염은 일반적으로 비병원성인 미코박테륨아비움 복합체(Mycobacterium avium complex)라고 불리는 항산성 균에 의한 것이다. 다른 심각한 감염은 기생충 감염인 톡소포자중증(toxoplasmosis)과 와포자충증(cryptosporidiosis)이다. 5장에 언급되어 있다.

AIDS 환자는 정상적인 면역체계를 지닌 사람에게는 발병되지 않는 광범위하고 급속하게 진행되는 결핵이나 히스토플라스마증 등에 감염될 위험이 있다. AIDS 환자에게 나타나는 열, 기침, 빈호흡, 체중 감소, 림프절 비대와 같은 많은 증상들은 심각한 폐 감염의 증상이다. 표 6-3은 AIDS 환자에게서 나타나는 몇 가지의 심각하고 흔한 생명을 위협하는 감염들을 열거하였다.

악성종양. 면역체계는 감염뿐만 아니라 종양으로부터 사람을 보호해주기 때문에 AIDS 환자에게서 흔한 악성 종양 또한 면역체계의 기능 상실과 관계되어 있다(8장). 다른 사람에게는 흔하지 않지만, AIDS

표 6-3 후천성면역결핍 환자에서 일반적인 감염

바이러스	헤르페스, 거대세포바이러스, 엡스타인 바 바이러스(감염성 단핵구증)
진균	히스토플라스마증, 콕시디오이데스진균증, 아스페르길루스증, 칸디다 감염
원충	폐포자충 폐렴, 아메바증, 와포자충증, 톡소포자충증
미코박테리아	결핵, 미코박테륨아비움복합체 감염

환자에게서 가장 흔한 악성 종양은 제8형 사람 헤르페스바이러스(human herpesvirus 8)이라는 헤르페스바이러스에 의해 생기는 카포시육종이다. 이 종양은 미성숙한 결합조직 세포(섬유모세포), 염증성 세포와 포식세포와 섞인 모세혈관으로 구성되어 있으면서 피부, 입, 림프절과 내부 장기에 출혈성 결절을 만든다(그림 6-6). B림프구의 악성 종양은 입, 직장, 자궁 경부의 암과 더불어 AIDS 환자에게 흔하게 발생된다.

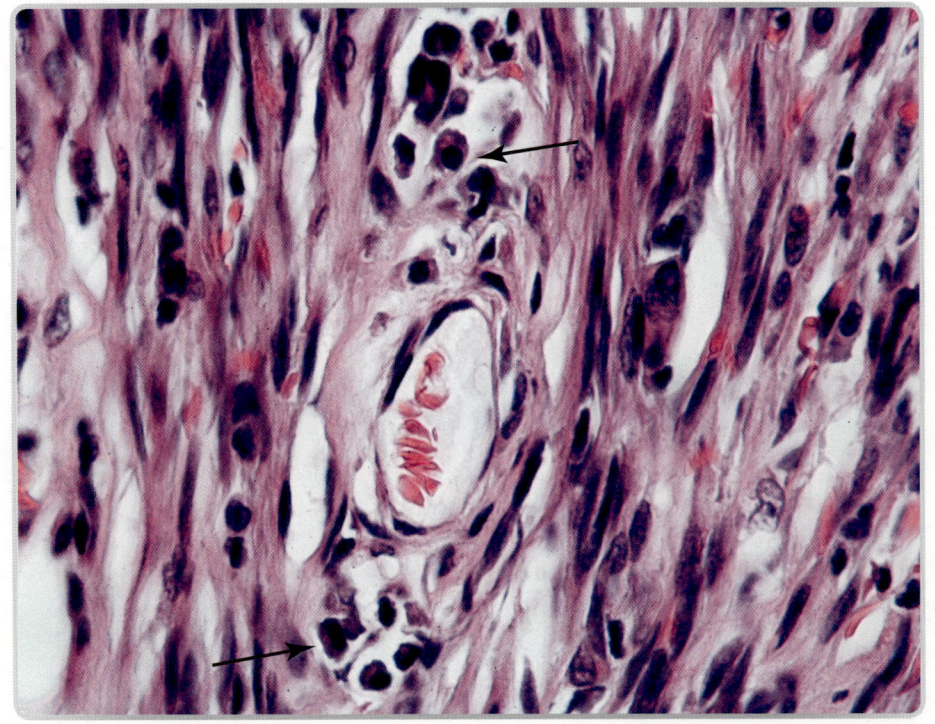

그림 6-6 • 카포시 육종. 시야의 중심부에 작은 혈관 둘레로 방추형 결합조직 세포(섬유모세포)의 증식이 보임. 형질세포(화살표)들이 결합조직세포와 섞여 있다 (400배).

표 6-4 위험군에 따른 후천성면역결핍증 사례의 분포

위험군	전체 후천성면역결핍증 사례의 비율
동성애와 양성애 남성	46
정맥주사 약물을 사용하는 동성애와 양성애 남성	6
이성애 약물 남용자	25
후천성면역결핍 바이러스에 감염자와 접촉한 이성애자	11
혈우병	1
수혈자	1
감염의 다른 원인	10

출처: Center of Disease Control and Prevention, HIV/AIDS Surveillance Report, Volume13, No 2

▶ **고위험군에서의 HIV 감염과 AIDS의 이환율**
다양한 고위험군에서의 AIDS 사례의 분포가 표 6-4에 나와 있다. 많은 AIDS의 사례는 동성애자 혹은 양성애자 남성과 정맥 약제 남용자에서 발생하고, 이 두 그룹은 모든 AIDS 사례의 약 77%를 차지한다. HIV에 감염된 사람과의 이성 간의 성적 접촉으로 인한 감염이 그 밖의 11%를 차지하고, 이성 간의 성관계에 의해 전염되는 HIV 감염은 정맥 내 약물 투여 또는 감염된 사람과의 이성간 성관계와 관련하여 여성에서 발생하는 AIDS 사례의 비율이 증가하고 있다. 13세에서 19세 사이의 어린 감염자 중 거의 절반이 여성이다. 항혈우병글로불린을 투여한 혈우병 환자와 혈액 수혈을 받은 환자, 그리고 다른 경로로 감염된 환자는 서로 비율이 비슷하다. 이 그룹에서 무증상의 HIV 양성을 보이는 감염된 사람의 비율이 AIDS 환자의 비율과 비슷하다.
또한 HIV 감염과 AIDS의 유병율 간에 인종적인 차이가 존재한다. 일부 그룹에서 앞의 비율을 넘어서는 많은 수의 AIDS 사례가 존재한다.

혈액과 체액을 통한 HIV 감염. 바이러스의 전파에는 바이러스에 감염된 세포나 유리바이러스 물질을 포함하는 체액의 접촉이 있어야 한다. 체액에 존재하는 바이러스의 양은 병의 진행과 체액의 위치에 따라 다양하다. 소변, 대변, 타액, 눈물, 땀은 보통 거의 바이러스를 포함하지 않고, 감염의 가능성이 적다고 여겨지는 반면, 혈액, 정액, 자궁경부와 질 분비물, 모유는 일반적으로 많은 양의 바이러스를 포함하고, 심각한 감염을 일으킬 수 있는 것으로 간주된다. 바이러스 전파는 대개 성적 접촉이나 감염된 혈액과 혈액 산물 모두에 의해 이루어지며 또한 감염된 산모로부터 태어난 신생아에게도 전파된다.

성적 전파. 남성 동성애자와 양성애자 사이에서의 바이러스 전파는 항문 조직에 상처를 내고, 감염된 혈액과 정액이 섞이게 되는 항문 성교에 의해 주로 이루어진다. 감염된 남성의 정액과, 감염된 여성의 질 분비물은 바이러스를 포함하고 있기 때문에 감염된 사람의 이성 성교에 의해 상대방이 감염된다. 마약과 성적 접촉 모두에 의해 많은 매춘부들이 감염된다. 매춘부와의 성적 접촉은 매우 치명적이다. 어떤 나라에서는, 감염은 주로 이성 간의 성적 접촉을 통해 이루어지고, 남성과 여성 모두 동일하게 감염된다.

혈액과 혈액 산물에 의한 전파. 정맥주사의 마약복용자들은 감염된 사람의 혈액으로 오염된 바늘과 주사기를 공유하여 감염된다. 예전에 수혈하는 사람에게서 감염 여부를 검사하는 것이 불가능했기 때문에 수혈 받는 사람들 중 많은 수가 오염된 혈액을 수혈 받아 감염되었다.

모자감염. 태아의 감염은 임신 중, 출산 중 혹은 수유 중 모유에 의해 이루어질 수 있다. HIV 감염의 위험률은 산모에게 첫 14주의 수태 기간 동안 항바이러스제를 투여하고, 이어서 분만하는 동안에 제왕절개를 함으로써 상당히 감소시킬 수 있다. 신생아는 분만 후 6수간 항바이러스제를 경구 두여하고, 모유는 바이러스를 포함하고 있을 수 있기 때문에 수유하지

표 6-5	후천성면역결핍 환자에서 일반적인 감염
1. 동성애 혹은 양성애자
2. 현재나 과거 정맥주사 약제 남용자
3. 인간 면역결핍 바이러스 감염의 임상 혹은 검사실 증거가 있는 사람
4. 이성애간 전파가 감염의 경로로 중요한 역할을 하는 나라에서 태어난 사람
5. 남성 혹은 여성 매춘자와 그들의 성관계자
6. 감염된 사람의 성관계자
7. 혈액 제제를 공급 받는 혈우병 환자
8. 감염된 혹은 고 위험 어머니로부터 태어난 신생아

않는다. 이러한 방법으로 태아의 HIV 감염률을 5% 낮출 수 있는데, 모체와 태아에 항바이러스제 치료를 하지 않았을 때 30%로 추정되는 감염률에 비교하면 두드러진 개선이다. 신생아에 대한 항바이러스제의 만기효과의 가능성에 대해서는 아직 알지 못한다. HIV 감염을 막기 위한 항바이러스제에 노출된 어린이에게는 이 약에 의해 일어날 수 있는 만기효과를 알아내기 위해 장기간의 추적조사가 필요하다.

▶ HIV 감염의 예방과 통제

바이러스에 감염된 개개인들은 결국에는 많은 사람들에게 일어나는 말기 합병증에 걸릴 위험이 있다. AIDS 환자에서의 감염과 종양은 치료될 수 있지만, 기저바이러스 감염의 치료는 바이러스를 제거할 수 있는 약이 없어 불가능했다. 일부 약은 바이러스의 증식을 억제하고, 병의 진행을 막을 수 있다. 바이러스를 조절하거나 박멸하는 방법을 찾고, 바이러스에 대해 면역력을 갖추게 할 백신을 발견하는 데 많은 노력을 주력하고 있지만, 현재로서는 이 영역에 주요한 돌파구는 없는 상황이다. 병을 조절할 수 있는 효과적인 유일한 방법은 감염의 확산을 막는 것이다. 이는 병의 급속한 확산이 있을 때, 개개인이 자신의 행동에 대한 책임을 당연하게 여겨야 하는 것을 의미한다.

1. 감염되지 않은 사람은 고위험군이나 바이러스에 감염되었다고 알려진 사람과의 성적 접촉을 피해야 한다(표 6-5).
2. 고위험군은 그들의 성관계 상대를 제한하고, 감염의 확산의 위험을 막기 위해 콘돔을 사용하는 "안전한 성관계"를 시행하며, 무방비의 바이러스를 퍼트릴 수 있는 항문 성교나 구강-생식기 접촉과 같은 성행위를 피해야 한다.
3. 감염에 높은 위험이 있는 사람들은 수혈에 의한 바이러스 전파를 막기 위해 헌혈을 해서는 안 된다. 혈액은행은 현재 헌혈자의 혈액에서(간염 바이러스뿐만 아니라) AIDS 바이러스의 항체를 선별하고, 항체가 검출되는 경우에 혈액을 거부하고 있지만, 몇몇 최근에 감염된 사람들은 아직 항체를 생성하지 않았을 수도 있기 때문에 모든 감염된 수혈자를 걸러낼 수 있을 정도로 정확하지는 못하다.
4. 임신을 계획하고 있는 감염된 여성은 HIV 질병의 병기에 근거한 임신의 위험과 함께 상당히 많이 줄어들었지만 아직 항바이러스 약제로 완전하게 제거하지 못하는 HIV의 모자 감염과 신생아에 대한 알려지지 않은 장기간의 항바이러스 약제의 영향을 고려해야 한다.

▶ HIV 감염의 치료

치료시기. 치료를 시작하는 시기를 결정할 때에는 바이러스의 증폭을 억제하는 이점과 치료의 비용, 부작용, 불편함을 비교해 보아야 한다. HIV 감염의 치료는 고도로 활동적인 항레트로바이러스치료(HAART: *highly active antiretroviral therapy*)라고 불리는데 병의 진행을 막기 위해 여러 종류의 약을 평생 정확한 계획대로 투여해야 한다. 약과 관련된 부작용은 상대적으로 많고, 심할 수 있으며, 여러 종류의 약을 처방된 대로 투여하지 않은 경우에는 특히 약제내성이 일어날 수 있다. 그러나 효과적인 항바이러스 치료는 바이러스의 증식을 막고, 순환하고 있는 바이러스의 양을 줄이며, 면역체계의 회복을 돕는다. 현재 치료의 목적은 치료에 대한 반응을 측정하기 위해 혈액에 존재하는 바이러스의 양을 주기적으로 측정하면서 항바이러스 약제의 효과적인 조합을 통해 가능한 한 오랫동안 바이러스의 증식을 완전히 억제하는 것이다.

일반적으로, 많은 의료진들은 혈액에 고농도의 바이러스를 가지고 있는 사람들에 대해 도움 T세포(CD4+)의 수가 정상 범주에 있고, 감염의 증상을 보이지 않더라도 치료를 받아야 한다고 생각한다. 혈액에 많은 양의 바이러스가 있는 사람들은 림프 조직에 증식 중인 바이러스를 다수 포함하고 있어 도움 T세포(CD4+)를 파괴하고 있다. 바이러스의 증식을 막는 것은 면역체계의 기능을 보존하고, 많은 말기 합병증을 막거나 늦춰줄 것이다.

HIV 감염의 치료약. 현재 HIV 감염을 치료하는 데 유용한 약이 많이 존재하고, 추가적으로 개발 중에 있다. 치료 일정은 신약이 개발되고, 의료진들이 약의 조합의 장점과 부작용에 대한 경험을 갖게 됨에 따라 계속적으로 수정되고 있다. 이 약들은 3가지 주된 군으로 분류된다.

각 군의 약들은 다른 HIV 생활사의 단계를 공격한다. 일반적으로, 3가지 약을 조합한다. 각 조합은 대개 바이러스의 증식을 막고, 면역체계의 기능을 유지하는 데 아주 효과적이고, 바이러스에 의해 이미 파괴된 면역체계를 회복시키는 것을 도울 수 있다. 조합 약물 치료는 혈액 순환하는 바이러스의 양을 아주 낮거나 측정할 수 없는 정도까지 낮출 수 있음에도 불구하고, 체내의 림프 조직에 존재하는 바이러스를 박멸하지는 못한다.

■ 사례연구

다음의 사례는 AIDS 환자들이 직면하는 몇 가지의 임상적 양상과 의학적 문제들을 예증해준다.

사례연구 6-1

남편이 혈우병이 있어 항혈우병글로불린 치료를 받은 62세 여자가 미열과 기침, 발한, 6주 간 16킬로그램의 체중 감소로 내원했다. 흉부 엑스선 촬영 결과 양측성 폐렴이 관찰되었다. 혈액 검사 상 AIDS 바이러스 항체는 양성이었고, 기관지경에 의한 폐 생검 결과 사람폐포자충(*Pneumocystis jiroveci*) 폐렴임이 밝혀졌다. 환자는 적절한 항생제 치료를 받았다.
이 환자는 혈우병 치료에 사용된 혈액 산물로부터 이미 감염된 남편과의 성관계를 통해 HIV에 감염되었다.

사례연구 6-2

많은 성교 상대를 가진 동성연애자이며, AIDS 바이러스 항체 검사에 양성인 39세 남성이 몇 번의 칸디다(*Candida*) 구강감염과 간헐적인 만성 설사로 치료 받았다. 최근에, 그는 구강에서 붉은 혈관결절이 나타났고, 생검 결과 카포시 육종인 것으로 나타났다. 이 진단이 암시하는 것을 환자에게 설명했고, 타인에게 HIV 감염이 전파되는 것을 막기 위해 필요한 지침을 조언해 주었다. 이 환자는 향후 치료를 위해 다른 의료진에게 전과되었다.

사례연구 6-3

30세 HIV 양성의 동성연애자 남성이 과거에 여러 가지의 AIDS와 연관된 합병증에 대해 치료를 받아왔다. 최근에 그는 발열, 피로, 체중 감소를 보였다. 신체검사 결과, 경부, 겨드랑이, 서혜부의 림프절 확장을 보였다. 흉부 엑스선 결과 폐렴의 증거는 관찰되지 않았다. 림프절 생검 결과 많은 수의 단핵포식세포가 림프절을 채우고 있었고, 특수 염색 결과 그 포식세포들은 항산성 개체로 가득 차 있었다(그림 6-7). 골수 생검 결과 골수 내에 비슷한 국소적인 단핵구의 군집들을 나타내었고, 골수 배양 결과는 미코박테륨아비움 복합체(*Mycobacterium avium complex*)임을 나타내었다. 적절한 항생제 치료에 들어갔다.

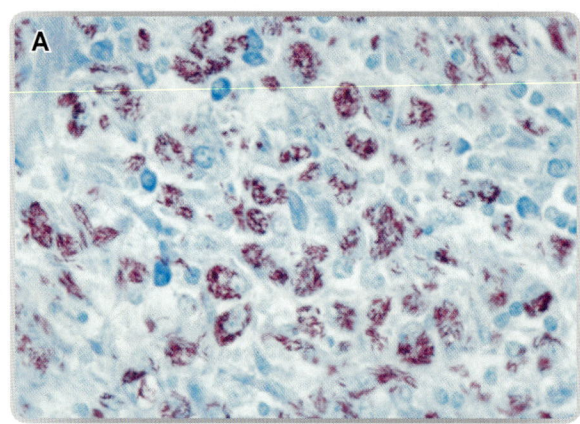 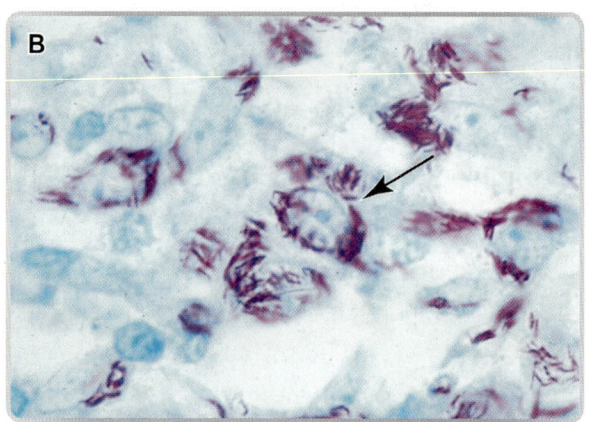

그림 6-7 • 파종성 미코박테륨아비움 복합체(Mycobacterium avium complex) 감염(사례 6-3). **A**, 특수염색을 통하여 증명된 림프절을 통해서 커다란 단핵식세포(대식세포)의 세포질에 가득 찬 항산성 세균. **B**, 미코박테리아(Mycobacteria)의 고배율 소견. 단핵식세포(화살표)의 핵이 세포질에 있는 세균의 덩어리에 의해 둘러싸인 것이 시야의 중심에서 관찰된다(1,000배).

요약

전염성 질병은 감염된 사람과의 직접적인 접촉이나, 간접적으로 오염된 음식이나 물에 의해, 혹은 곤충과 동물에 의해서 전파될 수 있다. 통제 방법은 감염의 감수성을 막기 위해 면역시키는 방법, 감염의 확산을 막기 위해 감염된 사람들을 격리하고 치료하는 방법, 안전한 물과 음식의 공급으로 간접적인 전파 경로를 조절하는 방법, 감염의 경로가 될 수 있는 곤충이나 동물을 통제하는 방법이 있다.

성에 의해 전파되는 질병 중 주요한 것은 매독, 임질, 클라미디아 감염과 헤르페스 감염이다. 매독은 잘 알려져 있고, 감염이 치료되지 않을 때 특징적인 세 단계를 보인다. 1기 매독에서는 하감(chancre)을 보이고 감염률이 높으며, 외부 생식기관에 있을 때에는 잘 보이지만 구강, 질, 직장에 있을 경우에는 잘 발견되지 않는다. 하감로부터 얻은 분비물에서 특수한 기술로 유기체를 발견할 수 있다. 치료하지 않으면 하감은 결국 없어지지만, 유기체는 이미 몸 전체에 퍼져 혈청매독 검사에 양성을 보인다. 2기는 발열, 림프절 증대와 종종 피부 발진을 보이는데 이 또한 치료하지 않더라도 약해진다. 3기는 몇 년 뒤에 나타나는데, 중추신경계와 심혈관계에 영향을 끼치는 심각한 파괴적인 손상이 특징적이다. 이 병은 페니실린 치료에는 반응하지만, 말기에서의 조직 손상까지 회복시킬 수 없다.

임질과 클라미디아 감염은 구강, 생식기 요도의 점막을 감염시킨다. 임질균은 또한 혈액을 따라 운반되어 뼈(골수염), 심장 판막(임질균 심장 내막염)을 감염시키고, 또한 작은 여드름 같은 피부 병변을 일으킬 수 있다. 임질균이 점점 내성을 갖고, 과거에 비해 치료가 어려워졌음에도 불구하고, 임질은 항생제 치료에 잘 듣는다. 임질균과 클라미디아 두 균을 가지는 여성에서는 난관에도 감염이 되어(난관염) 불임이 될 수 있다.

헤르페스는 구강(1형)과 생식기(2형) 점막에 영향을 끼치지만, 그 분포가 제한되어 있지는 않다. 어떤 곳이라도 정착하면, 감염은 과거에 감염된 같은 장소에서 간헐적으로 재발한다. 명백한 헤르페스 병변을 보이지 않는 사람까지도 간헐적으로 바이러스를 퍼

단원 복습

뜨리고, 성관계 상대를 감염시킨다. 일부 약제는 감염의 추이를 단축시킬 수 있지만, 바이러스를 소멸시키지는 못한다.

HIV 감염과 AIDS는 HIV의 행동 방식과 부작용 때문에 서로 다르게 분류된다. 혈액과 체액을 통한 전파와 감염률은 동성연애자와 주사바늘을 공유하는 정맥 주입성 약물 사용자에서 높다. 이성 간의 전파도 증가하고 있고, 일부 지역사회와 연령군에서는 두 성이 동일하게 나타나기도한다. 최근의 치료 방법은 AIDS를 불치병에서 수년간 조절할 수 있지만 치유할 수는 없는 만성적인 질병으로 변화시켰다. HIV에 감염된 많은 여성이 임신을 선택하고, 태아 또한 감염된다. 임신 중, 그리고 제왕절개가 진행되는 분만 중에 모체에 대한 집중적인 치료와 모유수유금지, 분만 후의 치료는 AIDS 감염률을 많이 낮추었다. 그러나 유아에 대한 장기간의 항바이러스 치료의 영향은 밝혀지지 않았다.

복습문제

1. 5장에서 세균은 어떻게 분류되고 설명되어 있는가?
2. 다음 용어는 무엇을 의미하는가?: 전염병, 풍토병, 면역화, 성 전염 질병
3. 매독은 어떻게 전염되는가? 임상 소견은 무엇인가?
4. 임질은 어떻게 전염되는가? 임상 소견은 무엇인가?
5. 생식관의 헤르페스 감염의 소견은 무엇인가?
6. 생식관의 클라미디아 감염의 소견은 무엇인가? 클라미디아 감염은 어떻게 진단되고 치료하는가?
7. AIDS는 무엇인가? 원인은 무엇인가? 임상적 소견은 무엇인가? 어떤 그룹이 감염에 높은 위험률을 보이며, 어떻게 감염되는가? 어떻게 감염의 전파가 예방되거나 최소화되는가?
8. HIV 항체 양성의 의미는 무엇인가?

상호 관련 문제

맞으면 ○, 틀리면 ×로 표시하시오.
1. 헤르페스는 구강과 생식관 모두를 감염한다. (   )
2. 헤르페스의 초기 감염은 영구적인 면역이 되게 한다. (   )
3. 매독은 페니실린 치료에 반응한다. (   )
4. 매독의 하감은 감염성이 높고, 생식기관에서 확인될 수 있지만, 다른 위치에서는 보이지 않는다. (   )
5. 임질구균은 생식관뿐만 아니라 심장 판막과 뼈를 종종 감염한다. (   )
6. 난관에 퍼진 클라미디아 감염은 관의 손상과 미래의 불임을 일으킬 수 있는 관의 감염을 초래할 수 있다. (   )
7. 항HIV 치료(HAART: Highly active antiretroviral therapy)는 바이러스 증식을 억제하고, 면역체계의 기능을 향상시키지만, 바이러스를 박멸할 수는 없다. (   )
8. 병을 조절하기 위해서는 무엇이 병을 일으키고, 어떻게 병이 퍼지는지 알아야 한다. (   )
9. HIV 감염된 엄마의 바이러스가 모유를 통해서는 전파되지 않기 때문에 신생아에 수유할 수 있다. (   )
10. 풍토병은 집단의 감염률이 안정적이고, 간헐적으로 늘어나거나 줄어들지 않는 경우를 말한다. (   )

CHAPTER 6 단원 복습

비판적 사고

1. 한 여성이 자궁경부 분비물에 대한 클라미디아 검사를 수행했고, 결과는 양성이었다. 그녀가 감염의 예후를 걱정할 때 감염의 예후, 그녀의 파트너에 대한 감염의 위험, 감염을 제거하기 위해 받아야 하는 치료에 대해서 어떻게 설명할 것인가?
2. 젊은 여성이 HIV 양성이고, 병에 걸렸다고 느끼지 못한다. 그녀는 결혼을 해 가족을 꾸리려 한다. 그녀는 미래의 상대에게 그녀가 HIV 양성이라고 말해야만 하는가? 그녀가 미래의 상대에 대해서 감염의 위험을 최소화하기 위해 무엇을 할 수 있는가? 만약 그녀가 임신을 했다면, 그녀의 아이의 감염의 위험은 무엇이며, 그녀의 위험을 최소화할 수 있는가? 그녀의 아이는 치료해야 하는가? 그녀는 그녀의 아이에게 수유할 수 있는가?
3. 35세의 여성은 남자와 무방비의 성관계를 하였다. 일주일 후 그녀는 불편함을 느꼈고, 왼쪽 엉덩이에서 약한 통증을 느꼈다. 그녀는 의료진의 진찰을 받았고, 고관절의 액체를 흡인하여 배양한 결과 임질구균 감염이라고 보고되었다. 그녀는 어떻게 성접촉의 결과로 고관절 감염이 될 수 있는지 이해하지 못한다. 그녀에게 어떻게 설명할 것인가?

CHAPTER 7

선천성 및 유전성 질환
Congenital and Hereditary Diseases

학습목표

1. 선천성 기형의 대략적인 발생의 일반적인 원인을 설명할 수 있다.
2. 성염색체의 네가지 이상과 임상적 징후를 설명할 수 있다.
3. 일반적인 유전자 이상과 유전방법을 설명할 수 있다.
4. 전송 및 페닐케톤뇨증 및 혈우병의 임상적 징후와 유전 방법을 설명할 수 있다.
5. 자궁 손상으로 초래된 중요한 기형을 설명할 수 있다.
6. 양수검사의 과정을 설명할 수 있다.
7. 다인자 유전과 결함의 예제와 관련 요인을 설명할 수 있다.
8. 다운 증후군의 원인과 임상적 징후. 14/21 염색체 전좌가 유전에 중요한 이유를 설명할 수 있다.
9. 배아 및 태아의 선천성 이상 진단 시 유용한 다양한 방법을 설명할 수 있다.

CHAPTER 7 선천성 및 유전성 질환

■ 선천성 기형의 원인

선천성(congenital):

삼염색체성(trisomy): 한 세포 내에 염색체가 하나 더 존재하는 것. 정상적으로 쌍을 이루는 2개의 염색체 대신에 3개의 염색체가 존재)

일염색체성(monosomt): 정상적으로 쌍을 이루는 2개의 염색체 대신에 1개의 염색체가 존재

선천성 및 유전성 질환은 흔하다. 이질환들에 대한 임상적 징후의 범위는 가볍고 경증의 결함에서부터 모체의 자궁 밖으로 나오는 출생직후부터 부적절할 정도로 극심한 기형에 이른다. 유전성 기형의 유전은 출생 후 얼마간까지 발견되지 않아도 출생 시에 존재하는 기형을 말하고, 이 광범위한 범주에는 태아기의 발달 장애로 인한 모든 기형이 기형의 성격에 상관없이 포함된다. 선천성 결손은 약 2~3%의 신생아에게서 발견된다. 그 밖의 2~3%는 출생 시에는 발달 결함이 인식되지 않지만 아기가 성장하면서 명백해진다. 심각한 기형은 또한 25~50%의 자연 유산된 배아 및 태아와 사산된 아기에게서 발견된다.

대부분의 선천성 기형의 원인으로 알려진 네가지 요인은

1. 염색체 이상
2. 개별 유전자의 이상
3. 약물, 방사선, 산모 감염, 또는 기타 유해 환경 요인에 의해 태아 및 배아의 자궁 내 손상
4. 환경유전인자의 배아에 대한 영향

■ 염색체 이상

선천성 기형으로 이어지는 염색체 이상은 생식세포에 있는 상동 염색체가 정상적으로 분리되지 못하거나, 또는 생식세포 내 염색체가 성숙하면서(배우자 형성) 비정상적으로 분열하고 재배열하기 때문에 생길 수 있고, 때로는 초기 태아 발달 기간 동안 세포가 체세포 분열에 의해 분열될 때 염색체가 수정된 난자(수정란)에서 정상적으로 분리되지 못하기 때문에 생기기도 한다.

▶ 배우자 형성 중 염색체 비분리

때로는 생식세포 내의 상동 염색체는 첫 번째 또는 두 번째 감수 분열에서 서로 분리되지 못한다. 이를 비분리라고 불린다. 이런 비분리는 생식세포 간의 염색체 분배에서 기형을 야기한다(그림 7-1). 비정상적인 염색체 분열에서 생기는 2개의 생식세포 중 하나에는 추가 염색체가 있고 다른 세포에는 염색체 하나가 부족하다. 비분리는 성염색체 또는 상염색체에서 일어날 수 있다. 비분리가 배우자 형성 과정에 생기면 딸세포 하나는 염색체가 24개가 되고, 다른 세포는 염색체가 22개가 될 것이다. 수정하는 동안 비정상적인 염색체 수를 가진 생식세포가 정상적인 생식세포와 결합하면, 그 결과로 생기는 수정

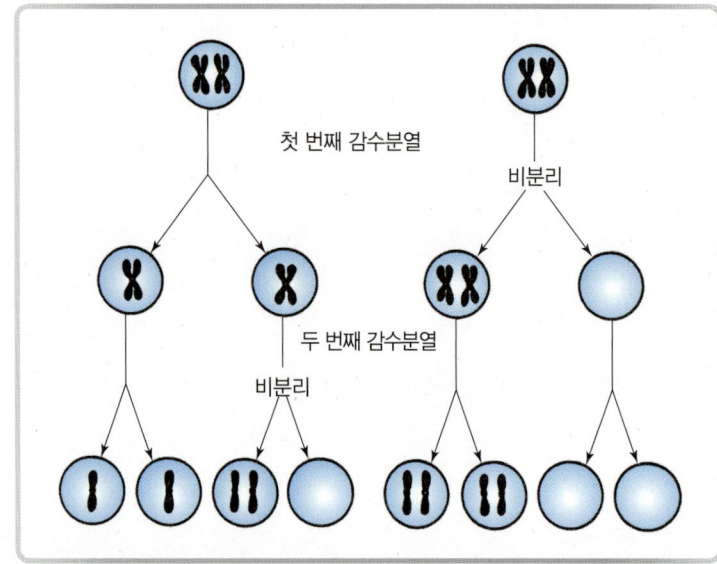

그림 7-1 • 추가 또는 결여된 염색체가 있는 생식세포의 형성에 이르게 하는 감수분열에서의 비분리효과. 비분리와 관련된 생식생포의 한 쌍만이 삽화로 표시됨. 왼쪽, 두 번째 생식세포 분할에서의 비분리. 오른쪽, 최초의 생식세포의 분할에서의 비분리.

란에는 추가 염색체가 있거나 상동 염색체 중 하나가 부족하게 될 것이다. 추가 염색체가 있는 세포는 삼중으로 존재하는 염색체인 삼염색체성(trisomy(try=three+soma=body)이라고 부른다. 하나의 염색체가 결핍된 세포는 분실된 염색체의 일염색체성 monosomy(mono=one)이라고 부른다.

▶ **배우자 형성 중 염색체 결실 및 전좌**

염색체는 이따금 감수 분열 과정에서 절단되고 절단된 조각은 세포에서 분실된다. 이는 염색체 결실(deletion)이라고 부른다. 다른 경우에는 절단된 조각이 분실되지는 않지만 감수 분열동안 같이 이동한 다른 비상동염색체에 부착된다. 위치를 잘못 잡은 염색체나 다른 염색체에 부착된 염색체의 부분은 **전좌**(translocation(trans=across+locus=place))라고 부른다.

사례연구 7-1

한 산모가 다발성 선천성 기형(multiple congenital abnormalities)을 가진 아기를 낳았고 출산 후 두 번의 임신을 더 했다. 임신은 두 번 모두 약 8주 후에 자연 유산되었다. 부모, 태어난 아기, 유산된 두 태아에 대한 염색체 연구가 행해졌다. 엄마의 핵형은 정상이었다. 아버지의 핵형에서 염색체 7의 하나가 절단되었고 분리된 조각이 염색체 21에 부착되었다는 것이 밝혀졌다. 이 경우, 아버지가 이상 염색체의 보인자였는데 자신의 세포에는 유전적 물질이 모두 존재했기 때문에 자신의 세포 기능은 방해받지 않았다. 하지만 전좌는 염색체의 비정상적 생식세포를 형성했고 이는 한 명의 태어난 아기와 그 후 두 번의 자연 유산에서 다발성 선천적 기형을 유발했다. 그림 7-2는 수정 과정에서 이런 부모의 염색체가 어떻게 분배될 수 있는지, 그리고 임신에 어떤 영향을 미칠 수 있는지 보여준다. 수정하는 정자가 정상 염색체 7과 정상 염색체 21을 가지고 있었다면 정상적인 태아가 생길 수 있었고(A), 염색체가 정상이 아니었어도 유전자 물질의 양이 정상이었기 때문에 염색체 7의 전좌 조각을 가진 염색체 21(7-21 전좌 염색체)과 함께 결핍 염색체 7을 가진 정자에 의한 수정에서도 정상적인 태아는 생겼을 것이다(D). 하지만, 그 태아는 아버지와 같이 전좌 염색체의 보인자가 될 것이다. 정상 염색체 7과 전좌된 염색체 7의 조각이 있는 염색체 21(7-21 전좌 염색체)을 가진 정자에 의한 수정은 선천성 기형을 야기하는 생식세포에서 과다한 유전자 물질을 야기할 것이다(B). 수정하는 정자에 정상 염색체 21과 함께 결핍 염색체 7(유전자 물질의 전체 성분이 부족한)이 있는 경우 유전자 물질의 총합계가 부족해서 자연 유산을 유발할 것이다(C). 상호 전좌에서, 염색체 조각들은(다른 유전자 세트를 가진) 2개의 비상동염색체 간에 상호 교환된다. 그런 사고는 유전자 물질에 손실이나 이득이 없기 때문에 세포 기능을 방해하지 않는다. 하지만 전좌가 생식세포에서 일어나는 경우, 결핍 또는 과잉 염색체 물질을 가진 난자 또는 정자가 감수 분열 과정에서 형성될 수 있다. 수정이 이루어지는 동안 그런 염색체상의 비정상 생식세포가 정상 생식세포와 합쳐지는 경우 수정란은 비정상적인 양의 염색체 물질을 가지게 된다. 비정상적인 생식세포들은 대부분 자연 유산되지만, 의학 문헌에 실린 다음 사례에서 보여주는 것 같이 일부는 생존하여 결함 있는 태아가 생기게 한다. 이 문헌은 추가 염색체, 염색체 전좌, 또는 염색체의 전체 혹은 부분적 손실과 관련된 임상적 기형에 대해 자세히 설명한다. 염색체 이상의 식별은 염색체의 크기 또는 배열이 비정상일 때, 또는 염색체 팔의 띠 패턴에서 이상이 식별될 때 가능하다.

▶ **생식세포 내 염색체 비분리**

염색체 분리의 실패는 생식세포에 제한되지 않는다. 때로는 태아 발달 과정에서 생식세포 중 세포 하나에서 체세포 분열이 이루어지는 동안 염색체가 분리되지 못하기도 한다. 체세포 분열 과정에서 이런 일이 일어날 때 염색체가 부족한 세포는 생존할 수 없지만 추가 염색체를 가진 세포는 다른 염색체 상으로 정상적인 세포와 함께 계속 분열된다. 결과적으

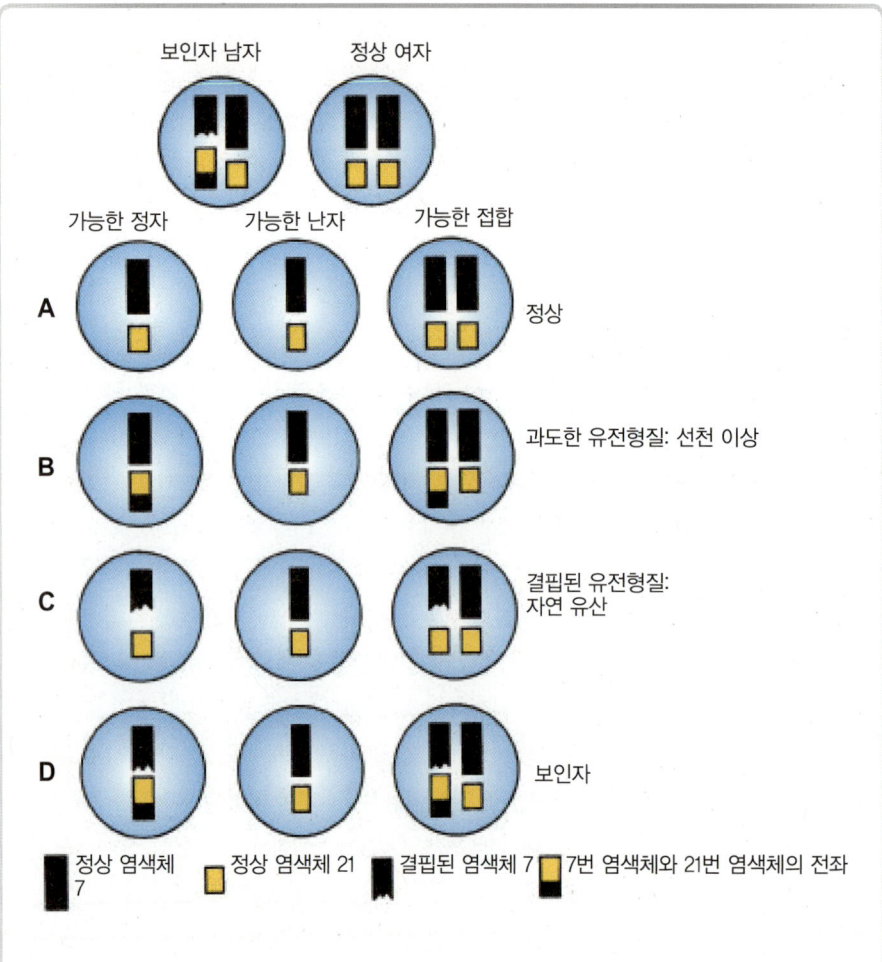

그림 7-2 • 7-21 전좌 보인자의 정자가 정상적인 난자를 수정시킬 때 가능한 결과. A, 정상염색체 7과 21(정상 태아). B, 정상염색체 7과 염색체 7의 (과도한 유전형질) 전좌된 부분을 포함하고 있는 염색체 21. C, 정상 염색체 21과(결핍된 유전형질) 결핍된 염색체 7. D, 결핍된 염색체 7과 염색체 7의 전좌된 부분을 포함하고 있는 염색체 21(비정상적 염색체이지만 정상적 유전형질).

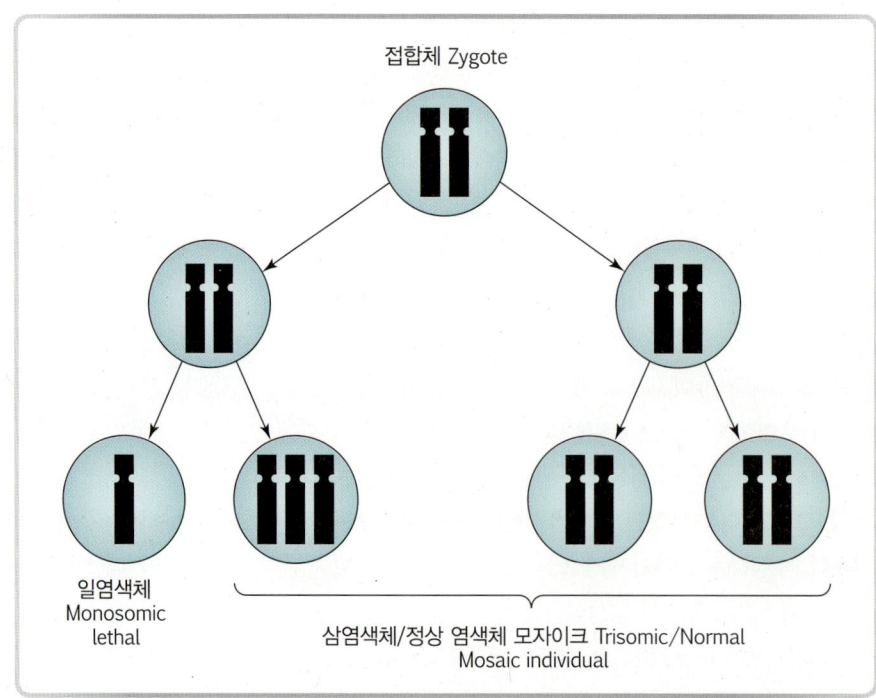

그림 7-3 • 접합체에서의 유사분열 중 염색체 비분리로 인해 발생하는 2개의 염색체 집단의 형성(염색체 모자이크).

로 그 배아는 결국 하나의 정상 세포군과 삼염색체를 가진 다른 세포군으로 구성된다(그림 7-3).

두 세포 유형의 상대적인 비율은 태아 발달 과정에서 염색체 비분리가 언제 일어나는 지에 달렸다. 2개 이상의 세포 유형으로 구성된 사람은 염색체 모자이크 또는 단순히 모자이크라고 불리고, 그 상태는 염색체의 모자이크 현상이라고 불린다. 모자이크는 다른 색상과 모양의 석재 타일로 구성된 그림이다. 비유에 의해 이 용어는 다른 종류의 세포로 "만들어진" 사람에게도 적용된다.

▶ 성염색체 이상

한 세포에서 염색체 수를 표현할 때, 세포에 있는 염색체의 총계를 먼저 보여주고 나서 성염색체를 보여주는 것이 관례이다. 예를 들어, 정상적인 남자에게는 46, XY염색체가 지정되고 정상 여성에게는 46, XX염색체가 지정된다. 성염색체 정상수의 변이는 보통 어느 정도의 지능 감소와 연관된다. Y염색체는 남성적 성분화(性分化)를 지시하고 그 존재는 X염색체의 수와 상관없이 거의 언제나 남성 신체 구성과 관련된다. 추가 Y염색체는 추가 염색체를 가진 개인의 모습에 커다란 변화를 일으키지 않는데 이는 Y염색체는 남성 성분화와 관련된 유전자 이외에는 유전자 물질을 거의 갖고 있지 않기 때문이다. Y염색체가 없는 경우 신체 구성은 여성이다. 추가 X염색체의 결과는 그 사람의 성에 따라 다르다. 하나 이상의 추가 X염색체의 존재는 남성 발달에 악영향을 주지만 추가 X염색체가 비활성화되고 세포의 핵막에 부착된 추가 성 염색질 구조로 보이기 때문에 여성에게는 거의 영향을 주지 않는다.

몇 가지 증후군은 성 염색체의 수 또는 구조의 이상에서 온다. 여성에게 가장 흔한 2가지 증후군은 (1) 보통 X염색체 하나가 부족해서 생기는(유전자형 45, X) 터너 증후군(Turner syndrome)과 (2) 추가 X염색체로 인해 생기는(유전자형 47, XXX) XXX증후군(triple X syndrome)이다. 남성에게서 가장 흔한 2가지 증후군은 (1) 추가 X염색체로 인해 생기는 (유전자형 47, XXY) 클라인펠터 증후군(Klinefelter syndromes)과 (2) 추가 Y염색체로 인해 생기는(유전자형 47, XYY) XYY증후군이다. 이 증후군들의 주된 특성은 표 7-1에 요약되었다.

터너 증후군 X염색체. 이상이 원인인 터너 증후군은 다른 염색체 이상만큼 흔하지 않은데 이는 X염색체가 부족한 대부분의 배아는 자연적으로 유산되기 때문이다. 약 2,500명 여아 출산 중 1명으로 알려진 발생률은 아주 낮은 비율의 배아가 살아서 태어난다는 것을 나타낸다. 터너 증후군을 가진 대부분의 사람들은 X염색체 하나가 부족하기 때문에 45개의 염색체를 가지고 있고(지정 45, X), 그들의 세포는 하나의 성 염색질(Barr)체가 부족하다. 그림 7-4는 터너 증후군을 가진 여자 아이의 모습을 보여준다. 신체 구조는 여성이지만 비정상이다. 세부 특징에는 작은 키, 눈에 띌 정도의 측면 피지후를 가진 굵은 목, 유방이 발달되지 않은 넓은 가슴, 간격이 먼 유두 등이 포함된다. 자궁은 작고 난소는 섬유 조직의 띠만으로 구성되어 있다. 흔히 심혈관계의 선천성 기형도 존재한다.

표 7-1 성염색체의 기형보체로 인한 신드롬

	일반적 유전자형	대략적 발생 정도	바 소체의 이상한 숫자	Y형광체의 이상한 숫자	임신
터너증후군	45X	1:2500 여성	0	0	불임
XXX증후군	47,XXX	1:850 여성	2	0	대부분 손상되지 않음
클라인펠터 증후군	47,XXY	1:750 남성	1	1	대부분 불임
XYY증후군	47,XYY	1:850 남성	0	2	대부분 손상되지 않음

CHAPTER 7 선천성 및 유전성 질환

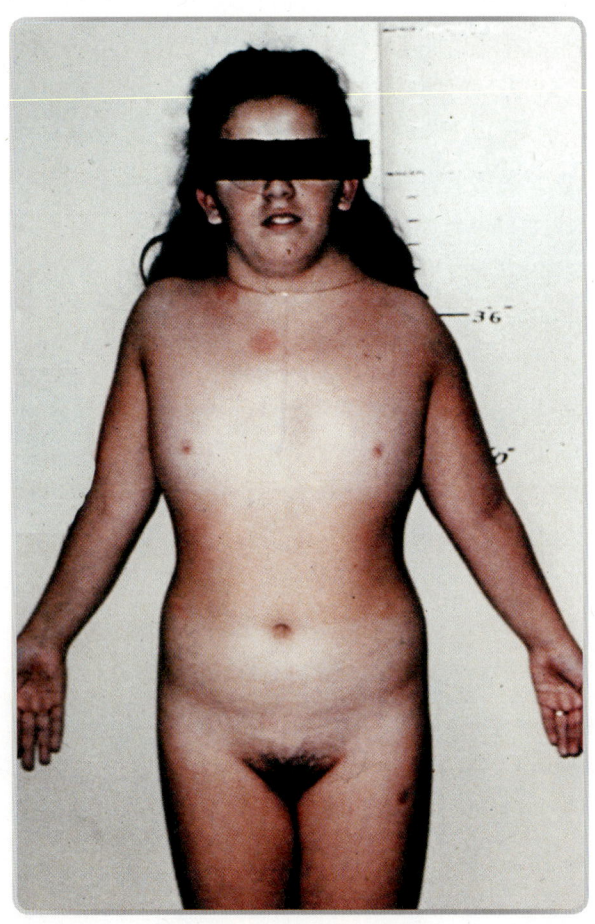

그림 7-4 • 현저한 측면피부 주름살, 넓게 벌어진 젖꼭지를 가진 넓은 가슴, 작은 키로 인한 넓은 목을 예시하는 터너증후군을 가진 어린이.

XXX증후군. 추가 X염색체의 존재는 여성 세포에서 비교적 흔한 이상이다. 이 증후군의 발생률은 850명의 여아 출산 중 1명이다. 보통 신체에 특정 이상은 생기지 않는데 이는 추가 X염색체가 비활성화되고 추가 성 염색질(Barr)체로서 세포의 핵막에 나타나기 때문이다. 성 발달은 일반적으로 정상이다. 생식력과 지능은 정상이거나 어느 정도 감소될 수 있다.

클라인펠터 증후군. 750명의 남아 출생에서 약 1명의 발생률을 가지고 있으며 클라인펠터 증후군은 남성에게 추가 X염색체가 존재하기 때문에 생긴다(일반 유전자형 47, XXY).

그림 7-5는 이 염색체 이상을 가진 사람의 특징적인 모습을 보여준다. 외부 생식기관은 남성이지만 고환은 위축되어 있다. 보편적으로 정자가 생산되지 않고 그 사람은 불임이다.

신체 구조는 어느 정도 여성스럽고 약간의 유방비대가 있을 수 있다. 지능은 보통 이하인 경향이 있지만 클라인펠터 증후군을 가진 대다수 남성은 비교적 사회생활에 문제가 없고 일부는 중요한 직책을 맡을 수 있다. 추가 X염색체 때문에 세포는 Y소체뿐 아니라 성 염색질체(바소체-Barr)도 가지고 있다.

XYY증후군. XYY증후군으로 알려진 성 염색체 이상은 약 850명의 남아 출생 중 1명의 발생률을 가지고

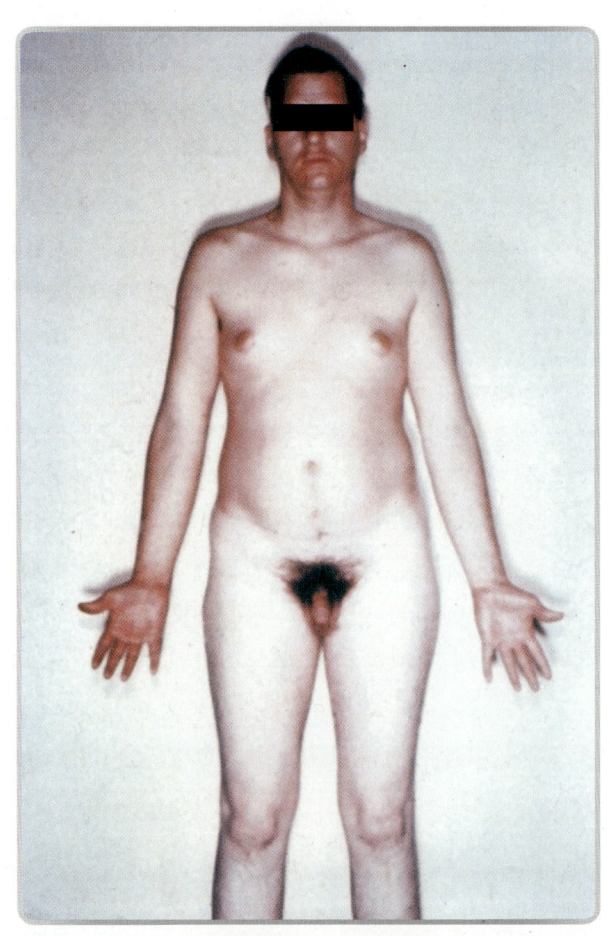

그림 7-5 • 클라인펠터 증후군. 약간의 유방비대가 있지만 환자의 몸 형태는 남성이다(로버트 고린 박사의 제공 사진).

있다. 이 증후군은 약간의 생식력과 지능 저하와 관련될 수 있다. 이 사람들은 보통 정상인보다 키가 크지만 명백한 신체 구조의 이상은 없다.

취약성 X증후군(X연관성 지능 장애). 성 염색체의 추가 또는 결핍과는 관련이 없지만 이 질환은 X염색체의 특징적 이상과 연관되고 지능 장애의 주원인으로써 다운 증후군 다음으로 꼽힌다. X염색체 이상은, 염색체 긴 팔의 끝 부분이 좁고 줄기 같은 협착에 의해 나머지 염색체에 연결되어 작고 둥근 혹처럼 보이게 하는 끝 부근의 잘록한 부분에 생긴다. 잘록한 부분은 나머지 염색체에 비해 아주 취약하고 염색체 핵형을 준비하는 과정에서 잘 부러지기 때문에 "취약성 X염색체"라는 명칭이 생겼다. 취약성 X증후군을 담당하는 유전자는 FMR1(Fragile X Menteal Retardation-1) 또는 단순히 취약성 X유전자로 규명되어 이름 지어졌고, 유전자산물은 취약성 X 지능 장애 단백질(FMRP)이라고 불린다.

정상적인 사람의 취약성 X유전자의 1부는 3개의 뉴플리오티드인 시토신-구아닌-구아닌(cytosin-guanine-guanine)이 그 순서대로 여섯 번에서 오십 번까지 배치된 그룹(배열)을 가지고 있다 (CGG가 반복되는 배열, 보통 단지 반복이라고 불린다). 반복의 수가 더 많으면 비정상이고 그 반복의 수가 많으면 많을수록 지능 장애는 더 심각하다. 취약성 X증후군이 유전의 X연관성 패턴을 따르기 때문에 취약성 X유전자를 보유하는 여성은 딸과 아들 모두에게 그 유전자를 물려줄 수 있지만 남성 보인자는 오직 자신의 딸들에게만 그 유전자를 물려줄 수 있다. 자식이 받는 취약성 X의 영향은 어느 부모에게서 그것이 유전되는지에 달렸다.

여성이 이 유전자를 물려줄 때 유전되는 X염색체에서 CGG 반복의 수는 상당히 증가되고(증폭), 그 염색체를 물려받는 자식의 지능 장애 정도는 취약성 X유전자를 물려주는 엄마의 지능 장애보다 더 현저할 수 있다. 그에 반해, 취약성 X를 가진 남성이 자신의 딸에게 물려줄 때 그 딸이 물려받는 취약성 X 유전자에서 CGG 반복 배열의 수는 그다지 증가하지 않고 그 딸의 지능 장애 심각성은 아버지의 것보다 더 심각하지 않을 수 있다. 취약성 X증후군의 진단은 모든 지능 장애인에게서 고찰되어야 한다. 선호되는 진단 테스트는 취약성 X증후군의 유전자 특징에서 CGG 반복의 크게 증가된 수를 식별할 수 있는 DNA 분석이다.

▶ **상염색체 이상**

상염색체 결핍은 상당히 많은 유전자의 손실을 가져오기 때문에 일반적으로 발달이 가능하지 않고 배아는 유산된다. 상염색체의 작은 부분이 결실되면 발달이 가능하지만 보통 아기에게 극심한 다발성 선천성 기형을 야기한다. 신생아에게서 나타나는 가장 흔한 상염색체 삼염색체성은 다운 증후군을 일으키는 작은 염색체 21이다. 염색체 13 또는 염색체 18과 같은 큰 염색체의 삼염색체성은 흔하지 않고 극심한 다발성 선천성 기형과 연관된다. 다른 큰 상염색체의 삼염색체성은 거의 언제나 치명적이다.

다운 증후군. 다운 증후군(Down syndrome)은 가장 흔한 염색체 이상이고 약 600 출산 중 1의 발생률을 가지고 있다. 지능 장애와, 위로 올라간 눈초리와 코의 밑에서 눈썹 내부까지 연장되는 현저한 피지후에 의해 생기는 특유의 얼굴 표정이 다운 증후군의 특징이다. 신체 형태의 다른 이상도 나타난다. 선천성 심장 기형이 흔히 일어나고 다른 장기체계에도 심각한 선천성 결손이 생긴다(그림 7-6).

600 출생 중 1의 보고된 발생률은 단지 비정상적인 태아의 일부만이 끝까지 생존한다는 것을 보여준다. 삼염색체성 21 태아의 약 70%는 태어나지 못한다. 다운 증후군은 3가지 상태의 결과로 생길 수 있다.

1. 배우자 형성 중 비분리로 추가 염색체 21을 가진 비정상적 생식세포 형성 유도
2. 전좌 염색체의 일부로서 추가 염색체 21을 얻음 (전좌 다운 증후군)
3. 수정란에서 비분리가 일어남(모자이크 다운 증후군)

CHAPTER 7 선천성 및 유전성 질환

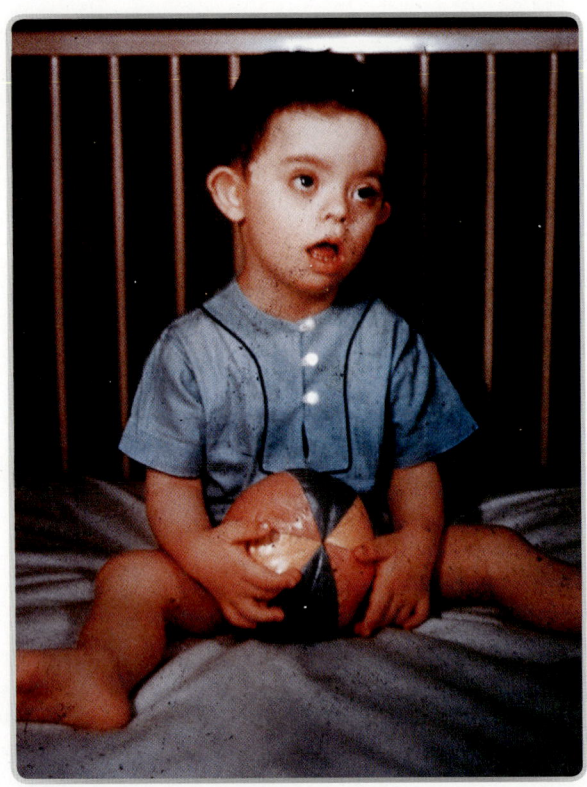

그림 7-6 • 다운 증후군 어린이.

배우자 형성 중 비분리. 약 95%의 경우, 다운 증후군은 추가 염색체 21이 있는 난자의 형성을 야기하는 난형성 과정에서 염색체 21이 비분리 해서 생긴다. 정상 정자에 의한 수정은 염색체 21이 삼중으로 존재하는 47개의 염색체를 가진 수정란을 만든다. 난형성 과정 중의 비분리로부터 오는 다운 증후군은 산모의 나이가 많을수록 그 발생률이 높아진다. 40세 이상의 여성의 자녀 50명 중 1명에게 발생할 만큼 발생률이 높다.

전좌 다운 증후군. 다운 증후군을 가진 사람들 중 소수의 경우 추가 염색체 21이 다른 염색체, 보통 염색체 14에 부착된다. 이런 개인들에서 염색체의 총계는 증가되지 않았을지라도, 염색체의 하나는 사실상 염색체 21과 다른 염색체가 결합되어 생기는 합성 염색체이고, 따라서 그 사람에게는 염색체 47과 동일한 유전자 물질이 있다. 전좌 다운 증후군을 가진 아이들의 부모에게 행해진 염색체 연구에서 양쪽 부모의 세포는 흔히 정상 염색체를 보여주었다. 이런 경우들에서 전좌는 배우자 형성 과정에서 한쪽 부모의 생식세포에서 사고로 일어나는 것 같고 이는 다른 생식세포나 체세포에는 존재하지 않는다. 다른 경우에서 전좌 염색체는 비정상 염색체의 보인자인 한쪽 부모의 핵형에서 식별될 수 있다. 보인 부모에게는 염색체 하나가 염색체 21과 다른 염색체의 결합으로 나타나기 때문에 단지 45개의 염색체가 있다. 전좌 보인자의 인식은 보인자가 비정상적인 염색체를 자신의 자식들에게 유전시킬 수 있고 전좌 다운 증후군을 유발할 수 있기 때문에 중요하다.

그림 7-7은 14/21 전좌 염색체 보인자 여성이 임신을 했을 경우 일어날 수 있는 결과를 보여준다. 명시된 바와 같이, 보인자 부모의 난자는 난모 세포에서 염색체 14와 21이 어떻게 분배되는지에 따라 4가지 염색체 유형 중 어느 하나를 보유할 수 있다. 염색체 21과 별도로 난자에게 분배될 수 있는 염색체 14가 1개뿐이기 때문에, 난자는 정상 염색체 14(난자 A와 C) 또는 전좌 염색체(난자 B와 D)를 받을 수 있다. 단지 염색체 21 하나만 난자에게 분배될 수 있기 때문에(다른 것은 전좌 염색체로 염색체 14와 함께 보유된다) 일부 난자는 단일 염색체 21(난자 A와 D)을 받겠지만 다른 난자들은 이 염색체를 받는 것에 실패할 것이다(난자 B와 C). 정상 정자에 의한 이 다양한 난자의 수정 결과는 첫 사례(A)에서 정상 난자와 정상 정자의 결합은 46개의 염색체를 가진 정상 수정란을 만든다는 것을 보여주고, 두 번째 사례에서는 (B) 한 염색체를 전좌 염색체가 대신하는 수정에 인해 수정란은 45개의 염색체를 가진다. 이 수정란에서 형성된 개인은 정상이지만 전좌 염색체의 보인자가 될 것이다. 사례 C에서, 수정란은 염색체 21 한 개가 부족하고 생존하지 못한다.

전좌 염색체를 가진 난자의 수정(사례 D)은 과다한 염색체 21 물질을 가진 수정란을 만들고 전좌를 야기한다.

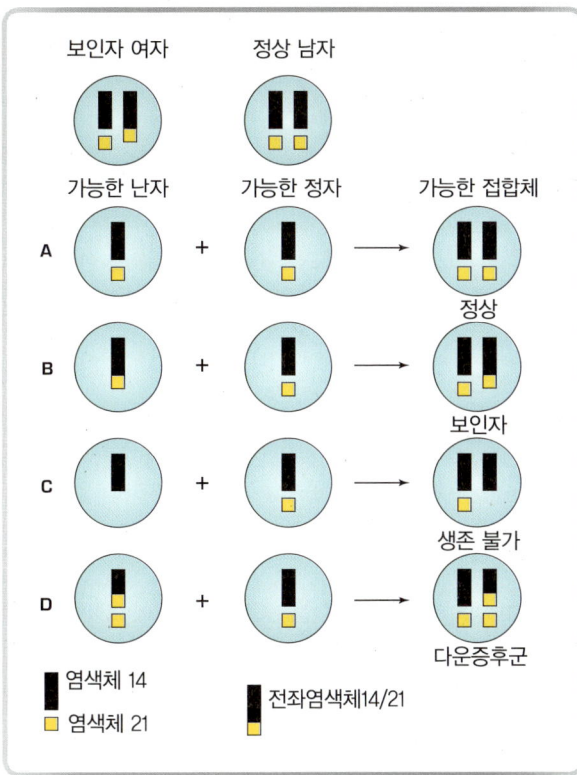

그림 7-7 • 14/21 전좌염색체의 여성 보인자가 생산한 가능한 난자들과 정상적인 정자에 의한 임신을 초래할 수 있는 가능한 접합체.

수정란에서 비분리: 모자이크 다운 증후군. 다운 증후군을 가진 소수의 사람들의 경우, 단지 일부 세포만 특징적인 삼염색체성 21을 드러낸다. 다른 세포들은 정상 염색체 성분을 가지고 있다. 모자이크 다운 증후군이라고 불리는 이런 유형의 다운 증후군은 수정란의 분열 초기 과정에서 한 세포에 있는 염색체 21의 비분리로 인해 생긴다. 비분리가 일어나는 세포는 염색체 21이 부족한 하나의 딸세포와 추가 염색체 21을 가진 다른 세포를 생기게 한다.

단 하나의 염색체 21을 가진 세포는 생존하지 못하지만 삼염색체성 21 세포는 수정란의 정상 세포와 함께 증식하는 더 많은 삼염색체성 21 세포를 형성하면서 계속 분열한다(염색체 모자이크 현상을 설명하는 그림 7-3 참고). 모자이크 다운 증후군을 가진 사람들은 모든 세포에 추가 염색체 21을 가진 사람들보다 장애가 심하지 않다.

다른 상염색체의 삼염색체성. 염색체 13의 삼염색체성은 극심한 다발성 발달 기형과 연관되고 가장 두드러진 기형은 구순구개열, 두개골과 뇌의 비정상적인 발달, 비정상적인 눈의 발달, 선천성 심장 결함, 다지증(추가의 손가락과 발가락) 등이다. 염색체 18의 삼염색체성은 또한 극심한 다발성 선천성 기형과 연관되기도 한다. 이 2가지 유형의 염색체 삼염색체성은 보통 모두 신생아기 또는 초기 유아기에 치명적이다.

■ 유전병

유전자 상으로 결정되는 질병은 염색체에 있는 개별 유전자 이상의 결과이다. 염색체 자체는 정상으로 보이고 염색체 핵형도 정상이다. 2장에서 설명된 유전의 확립된 유형에 따라 비정상적인 유전자의 유전은 부모가 자식에게 물려준다. 유전자는 세포 내의 많은 기능을 지시한다. 어떤 유전자는 단백질 합성을 지시한다. 이는 세포의 구조를 형성하는 단백질(구조 단백질) 또는 세포 기능을 위해 필요한 효소일 수 있다. 다른 유전자는 단백질 합성을 지시하는 유전자의 활동을 규제하는 기능을 한다.

일반적으로, 유전자는 안정적이고 부모가 자식에게 아무 변화 없이 물려주지만 이따금 유전자가 유전자 돌연변이라고 불리는 변화를 일으키고 이는 자발적으로 또는 화학 약품이나 방사선 노출의 결과로 일어날 수 있다. 생식세포에 돌연변이가 일어난 후 이는 부모가 자식에게 물려줄 수 있다. 때때로 단백질 구조에서 작은 변화를 유발하는 유전자 돌연변이가 그 속성에 심각한 변화를 일으킬 수 있다. 예를 들어, 낫 모양 헤모글로빈(헤모글로빈 S)은 정상 헤모글로빈(헤모글로빈 A)과 단 하나의 아미노산이 다르지만 혈액의 산소 함량이 감소되었을 때 적혈구 내에서 결정화(crystallization)를 일으킨다. 돌연변이가 효소 합성을 조절하는 유전자에게 생기면 그 효소는 불완전할 수 있고 기능 활동이 부족할 수 있다.

효소가 조절하는 대사 과정에 장애가 생기고 세

CHAPTER 7 선천성 및 유전성 질환

표 7-2 공통적 유전적 질병의 유전, 발병 및 중요한 징후의 양태

이상	유전의 양태	결함	징후
페닐케톤뇨증	열성	페닐케톤 수산화효소 결핍	정신지체
테이–삭스병	열성	헥소사미니데이스 A 결핍	정신지체, 운동신경약화, 실명
췌낭포성섬유증	열성	점액과 땀샘의 기능장애로, 두꺼운 점액이 세기관지, 췌관, 담관을 막는다.	점막에 의한 기관지의 폐색으로 인한 만성적 기관지 폐의 감염: 배설관의 두꺼운 점막차단으로 췌장과 간의 기능장애
연골형성부전	우성	장골 끝(골단)의 뼈성장장애	비균형적으로 짧은 팔다리의 왜소증
선천성 다낭신	우성	신원의 발육부진과 집합관이 신장의 다발성 낭포의 형성을 야기한다.	신부전증
다발성신경섬유종	우성	다중암이 말초신경에서 발생한다.	종양으로 인한 외모손상과 기형: 종양에서의 악성변화의 소인
겸상세포소질	공우성	적혈구가 정상(A) 및 겸상(S) 헤모글로빈의 혼합물을 포함한다.	없음
겸상적혈구빈혈	공우성	적혈구가 정상적 헤모글로빈을 가지고 있지 않다.	심각한 빈혈, 겸상적혈구 덩어리에 의한 기관에의 혈액흐름 방해
혈우병	X-연관 열성	정상 혈액응고에 필요한 단백질의 결핍	작은 상처 후에도 관절과 내부기관으로의 통제되지 않는 출혈

포는 정상적으로 기능할 수 없다. 대부분의 유전병은 상염색체에 유전된다. 일부는 성 염색체에 있다 (표 7-2).

▶ 상염색체성 우성 유전

우성 유전자는 이질 접합체 상태에서 그 자체를 표현한다. 한쪽 부모가 비정상적인 우성 유전자를 가지고 있는 경우, 비정상적인 유전자 또는 상응하는 정상 대립 형질 유전자(allele)가 자식에게 유전될 수 있다. 따라서 자식이 그 비정상적인 유전자를 물려받고 유전병의 영향을 받을 가능성은 50%이다. 이런 식으로 유전되는 발육 부전 질병의 흔한 예는 팔다리가 불균형적으로 짧은 왜소증의 일종인 연골무형성증(achondroplasia)이다(22장). 두 번째 예는 선천성 다낭신장병(polycystic kidney disease)의 한 유형이고 이는, 점차적으로 확대되고 결국 신장 기능을 파괴하는 양쪽 신장 전체에 생기는 다수의 낭종이 그 특징이다(15장 참조). 이 유형의 세 번째 유전병은 다발성신경섬유종증(multiple neurofibromatosis)이고 이는 말초신경(peripheral nerves)에서 시작되는 다수의 종양 형성이 그 특징이다.

▶ 상염색체성 열성 유전

상염색체성 열성으로 유전되는 특성은 동형 접합성 개인에게서만 표현된다. 세포 내의 효소 결핍증이 특징인 많은 질병들은 이 방법으로 유전된다. 이 유전병은 양쪽 대립 형질 유전자가 비정상이고 효소가 생산되지 않는 경우에만 생긴다. 그러므로 자식이 영향을 받으려면 부모가 모두 비정상 유전자를 보유해야 하고 양쪽 모두 자식에게 그 유전자를 물려주어야만 한다. 따라서 부모 모두 비정상적인 열성 유전자를 보유할 때 엄마가 결손 유전자에 대해 동형 접합성인 비정상적인 아기를 낳을 가능성은 25%이다. 한 부모만 열성 유전자를 물려주는 경우, 정상 유전자가 세포의 정상적인 기능을 계속하기 위해 충분한 효소 합성을 지시하기 때문에 유아는 비정상 유전자의 보인자이긴 하지만 정상일 것이다.

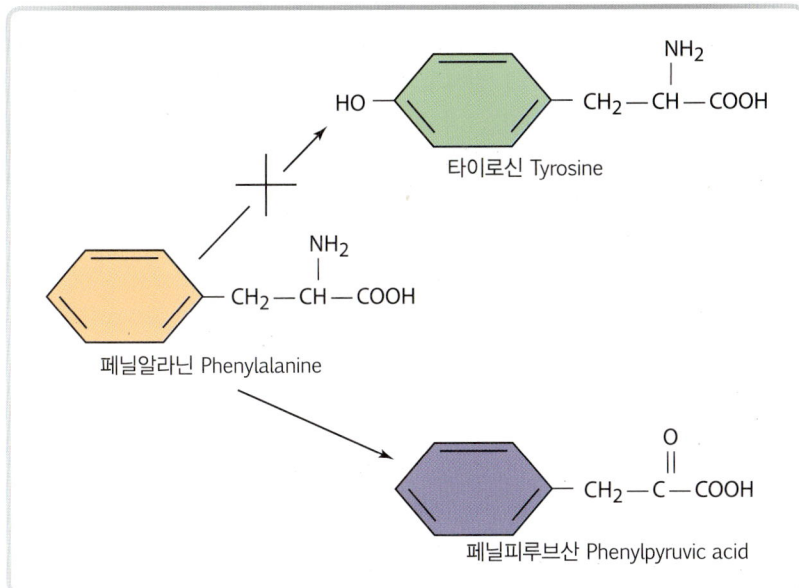

그림 7-8 • 페닐케톤뇨증에서의 신진대사 결함. 이 장애를 가진 유아는 페닐알라닌 수산화효소가 부족하고 몸이 타이로신을 형성하기 위해 페닐알라닌을 수산화할 수 없다. 일부 페닐알라닌이 다른 대사경로로 페닐피루브산으로 (분자에서의 아미노기를 위한 케톤체의 대체) 전환된다. 페닐알라닌 신진대사의 장애로 인하여 영구적 정신지체가 발생하고 페닐알라닌의 식이섭취를 제한하여 방지할 수 있다.

이 범주에서 가장 중요한 2가지 유전병은 페닐케톤뇨증(phenylketonuria)과 테이삭스병(Tay-Sachs disease)이다.

페닐케톤뇨증. 페닐알라닌Phenylalanine은 식이 단백질에 있는 필수 아미노산이다. 그 대부분은 신체가 갑상샘 호르몬, 멜라닌 및 다른 중요한 화합물을 만드는 데 사용하는 타이로신으로 신체 내에서 전환된다. 페닐알라닌 아미노산의 정상적인 신진대사에 필요한 페닐알라닌 수산화 효소의 결핍증은 페닐케톤뇨증(phenylketonuria)이라고 불리는 질병을 유발한다.

이 효소 결핍증은 유아가 자궁에서 엄마로부터 영양 공급을 받는 동안에는 아무 문제를 일으키지 않는다. 하지만 출생 직후 유아는 우유를 마시기 시작한다. 우유 단백질이 유아가 대사 작용을 할 수 없는 페닐알라닌을 풍부하게 함유하고 있기 때문에 이 아미노산은 유아의 혈액에 축적되고 소변으로 배설된다. 그 유아는 페닐알라닌 수산화 효소를 필요로 하지 않는 다른 신진 대사 경로를 통해 일부 페닐알라닌을 페닐피루브산(그리고 다른 대사산물)으로 전환시킬 수 있다(그림 7-8). 페닐피루브산은 혈액에 축적되고 페닐알라닌과 함께 소변으로 배설된다. 페닐알라닌 신진 대사 장애가 영구적 지능 장애를 일으킬 수 있지만 이는 페닐알라닌의 식이 섭취를 제한함으로써 방지될 수 있다. 페닐케톤뇨증은 혈액에서 페닐알라닌의 증가된 수준을 감지할 수 있는 검사실 선별 검사를 통해 신생아와 유아에게서 발견될 수 있다. 이 질병은 방지가 가능한 지능 장애의 원인이므로 페닐케톤뇨증을 감지하기 위한 정기적인 선별 검사는 모든 신생아에게 중요한 필수 사항이다.

테이삭스병. 테이삭스병은 주로 결손 유전자를 보유한 유대인 부모의 자손에게 생긴다. 그 임상적 징후는 헥소사미니데이스 A라고 불리는 리소좀 효소의 결핍에서 생긴다. 이 효소 결핍은 강글리오시드라고 불리는 지질이 뇌, 척수, 자율신경계, 눈의 망막에 있는 신경세포의 리소좀 내에 축적되어서 세포 기능 장애와 궁극적으로 영향 받은 신경세포의 변성을 일으키게 한다. 임상적으로, 이 질병은 점진적인 정신 황폐, 신경 기능장애, 실명으로 특징지어진다. 증상은 생후 약 6개월에 시작되고 이 질병은 아이가 3~4세가 되면 예외 없이 치명적이다. 비정상 유전자의 보인자는 그들의 혈청과 백혈구에서 낮은 헥소사미니데이스 A의 수준에 의해 감지될 수 있다. 이 효소에 대한 검사는 선별 검사에 사용될 수 있다. 조사는 일부 유대인이(동유럽계 유대인) 비교적 높은 보유율을 가졌고 이 그룹에서 약 30명 중 1명이 비정상 유전자를 보유한다는 것을 보여주었다. 테이삭스병은 양수천자에서 얻은 태아 세포를 검사함으로써 태아기에 진단될 수 있다. 이 진단 과정의 적용과 한계는 이 장의 후반에서 설명되었다.

다른 유전병. 상염색체성 열성 유전에 의해 유전되는 2개의 다른 비교적 흔하고 중요한 질병은 췌장의 낭성섬유증(cystic fibrosis)과 혈색소침착증(hemochromatosis)이다. 점액샘과 땀샘의 기능 장애에 의해 나타나는 낭포성 섬유증은 췌장의 질병과 함께 16장에서 고찰된다. 혈색소침착증은 신체 내에 축적되고 장기 기능을 방해하는 철의 과도 흡수에 의해 특징되고 이는 11장에서 고찰된다.

▶ 공우성 유전

한 쌍의 대립 형질 유전자가 모두 이질 접합성 상태로 표현되었다면 유전자는 공우성이라고 불린다. 이런 형태의 유전은 낫 모양 (S) 헤모글로빈과 다른 비정상 헤모글로빈의 합성을 담당하는 유전자에게 나타난다. 이 유전자들은 정상 헤모글로빈 A의 합성을 지시하는 유전자의 대립 형질 유전자이다. 낫 모양 헤모글로빈 유전자에 대한 각 이질 접합은 적혈구에서 대략 동일한 양의 낫 모양 헤모글로빈과 정상 헤모글로빈을 가질 것이다. 이 질환은 낫 세포 소질이라고 불리고 보통 심각한 문제를 일으키지 않는다. 하지만 그 사람이 낫 세포 유전자에 대해 동형 접합성인 경우 심각한 임상적 증후가 명백하고 정상 헤모글로빈은 형성되지 않는다. 이는 낫 적혈구 빈혈이라고 불리는 심각한 유전성 빈혈로 이어진다. 이 주제는 11장에서 다룬다.

▶ X연관성 유전

몇몇 유전병은 X염색체에 유전된다. 가장 잘 알려진 예는 혈우병(hemophilia)이고 이는 정상적인 혈액 응고에 필요한 항혈우병글로불린(antihemophilic globulin)이라고 불리는 단백질의 결핍에 의해 생긴다. 이 질병은 9장에서 설명된다. 여성 부모는 자신의 X염색체 중 하나에서 결손 유전자를 보유하고 자식에게 정상 X염색체 또는 결손 유전자가 있는 염색체를 물려줄 수 있다. 정상 X염색체를 받는 경우 아이는 정상일 것이다. 엄마가 비정상 X염색체를 물려주면 자식의 성에 따라 그 영향은 달라진다. 여자 아이의 경우 X염색체의 결손 유전자가 다른 X염색체에 있는 정상 대립 형질 유전자와 쌍을 이루기 때문에 정상으로 보일 것이다. 하지만, 그 여아는 비정상 유전자의 보인자이고 자신의 자식에게 그것을 물려줄 수 있다. 그에 반해, 남자 아이는 혈우병을 가질 것이다. 남성에게는 단지 하나의 X염색체가 있기 때문에 그에게는 여성 보인자가 가진 정상 대립 형질 유전자가 없다. 따라서 비정상 X연관성 유전자는 Y염색체와 쌍을 이룰 때 우성 유전자처럼 기능한다.

돌연변이 유전자를 가진 여성 보인자가 정상으로 보이고 일반적으로 적당한 양의 항혈우병 글로불린을 생산하더라도 그들은 이 단백질을 정상인 보다 적게 생산한다. 보통 이하의 생산은 2장에서 설명하는 바와 같이 X염색체 하나의 무작위 비활성화와 연관이 있다. 따라서 보인자 여성에게는 항혈우병 글로불린의 합성에 관한 2개의 세포군이 있다. 비활성화된 돌연변이 유전자를 가진 X염색체가 있는 세포에서 합성은 정상이지만, 비활성화된 정상 유전자를 가진 X염색체가 있는 세포는 합성이 불충분하다. 보인자 여성이 생산하는 항혈우병 글로불린의 양은 두 세포 유형-항혈우병 글로불린을 생산하는 기능 세포와 기능 유전자가 비활성화된 X염색체에 있는 비기능 세포-의 상대적 비율에 달렸다.

■ 자궁 내 손상

배아 또는 태아는 태아 발달을 방해하고 선천성 기형을 야기하는 약물, 방사선 또는 감염에 의해 손상될

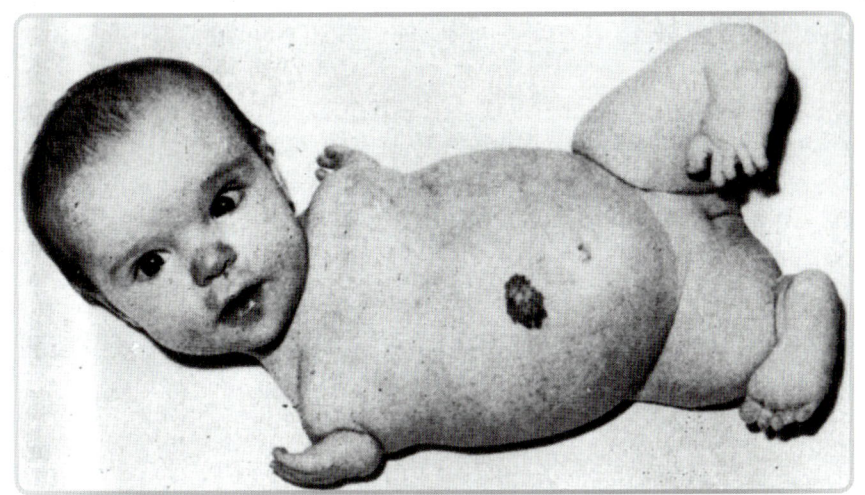

그림 7-9 • 탈리도미드에 의한 특징적인 사지기형(Tausig, H.B. 독일의 단지증 발병에 대한 연구부터; 탈리도미드 증후군. 미국의학협회 저널 180; 1106-14. 저작권 1962. 미국의학협회. 승인하에 사용됨).

수 있다. 발달하는 배아에 입히는 손상의 영향은 유해 물질의 성격과 임신의 단계에 따라 다양하다. 기관계가 형성되는 수태 후 3~8주까지의 배아기는 배아가 환경 물질의 유해한 영향에 가장 취약할 때이다.

▶ 유해 약물과 화학 물질

배아 발달에 유해하다고 알려진 약물은 많이 있다. 대표적인 예는 임신과 연관된 메스꺼움과 구토(입덧)를 치유하기 위해 1960년대에 유럽에서 널리 사용되었지만 미국에서는 판매되지 않았던 탈리도미드(thalidomide)이다. 이 약물은, 손과 발이 몸통에서 시작하는, 사지의 뼈가 많이 감소되거나 부재한 아주 특징적인 기형을 가져왔다(그림 7-9). 임신 중 언제 그 약물을 섭취했는지에 따라 상지나 하지, 또는 사지가 모두 영향을 받았다. 팔다리 결함을 야기한 것 이외에도 약물은 또한 심장, 위장기관, 눈, 귀의 기형도 야기했다. 탈리도미드(thalidomide)와 선천성 기형 간의 연관성은 약물로 인한 특이한 종류의 사지 기형 때문에 결국 밝혀졌지만, 유감스럽게도 이 약물에 의해 이미 수천 명의 유아가 피해를 입은 후였다. 이 탈리도미드 비극은 엄마가 배아 발달의 중요한 단계에서 무해하다고 추정된 약물을 섭취한 것에 대한 끔찍한 결과를 의학계에 명백하게 보여주었다.

탈리도미드만큼 유해하지는 않아도 선천성 기형을 야기할 수 있는 다른 약물도 역시 많이 있다. 현재 미국에서 사용되는 모든 약물은, 약물이 환자에게 줄 수 있는 이득과 태아에게 줄 수 있는 위험의 정도를 비교하여 미식품의약국(FDA)에 의해 다섯 등급으로 나누어졌다(표 7-3). 등급은, 임신 중 사용이 보편적으로 안전하다고 간주되는 약물에 대한 "A"에서 태아에게 해로울 수 있지만 환자에게 이득이 되고 그 약물의 이득이 태아에게 주는 위험을 능가하는 약물에 대한 "D"에 이른다. "X" 등급 약물은 태아에게 줄 수 있는 극심한 위험이 환자의 이득보다 더 크기 때문에 임신 중 사용이 금지되었다.

담배와 알코올 음료도 위험하다. 흡연은 정상 유아보다 작은 출산과 조산을 야기하는 자궁의 성장 지연을 가져온다. 임신 중에 알코올 섭취를 많이 하면 태아기 알코올 증후군이라고 불리는 발달 이상의 특징적 패턴을 유발할 수 있다. 그 유아는 신체적 정신적 발달이 모두 지연되고, 비정상적인 두개와 얼굴 발달을 보여주며, 생식기와 심혈관계에 영향을 주는 다른 선천성 기형을 가질 수 있다. 따라서 극심한 알코올 의존증을 가진 여성은 알코올 중독이 치유될 때까지 임신하지 않도록 경고되어야 한다.

작은 양의 알코올도 태아를 위험하게 할 수 있어서 임산부의 임신 중 알코올 섭취는 보편적으로 안

CHAPTER 7 선천성 및 유전성 질환

표 7-3 태아의 가능한 위험의 정도에 따른 FDA가 등급을 매긴 미국에서 사용되는 모든 약물에 대한 5개의 범주

범주	해석
A	인간에 대한 잘 통제된 연구에서 태아에 대한 위험이 없다고 검증됨.
B	태아에 대한 위험의 증거가 없음. 동물의 연구에서 위험이 있지만 인간의 연구에서는 위험이 없거나 또는 인간에 대한 적절한 연구가 없고 동물에 대한 연구에서 위험이 나타나지 않는 경우.
C	태아에 대한 위험이 배제되지 않음. 가능한 연구에서 위험을 평가할 수 없음. 동물실험이 불가능하거나 가능한 위험을 나타냄.
D	태아에 대한 위험에 양의 증거: 하지만 환자를 치료하기 위해 약이 필요하고, 더 안전한 대안약품이 없음. 환자의 잠재적인 효익이 태아의 위험보다 큼.
X	임신 중 절대적으로 사용이 금지됨. 태아에 대한 심각한 위험이 환자에 대한 가능한 효익보다 큼.

전하지 않다고 간주된다. 임산부의 헤로인, 메타돈, 코카인과 같은 약물 사용은 태아와 엄마의 중독은 물론 태아 성장과 발달을 손상시키고 선천성 기형으로 이어질 수 있다.

중독이 된 엄마에게 태어난 유아는 출산 후 며칠 이내에 마약 금단현상을 경험할 수 있다. 산모의 코카인 사용은 태반을 통한 혈류를 방해할 수도 있어서 14장에 서술한 바와 같이 자궁 내 태아사망으로 이어질 수 있다. 약물과 선천성 결함 간의 확실한 관계 때문에 대부분의 의료진들은, 특히 배아가 취약한 때인 임신 초기에 임산부가 약물이나 다른 약의 무분별한 사용을 하지 않도록 권장한다. 새로 나온 많은 약물과 항생제는 발달하는 배아에 줄 수 있는 영향이 아직 알려지지 않았기 때문에 임신 중 사용이 권장되지 않는다.

▶ 방사선

임산부의 방사선 노출은 태아에게 해로울 수 있다. 따라서 엑스레이 검사 또는 방사성 물질을 사용하는 진단 시험은 임신 중 피해야 한다.

▶ 산모의 감염

어떤 임산부 감염은 태아 발달을 해칠 수 있다.

3가지 감염원은 선천성 기형의 중요한 원인으로 알려져 있고 만성적 전신질환의 원인이 될 수도 있다.
1. 독일 홍역 바이러스(풍진)
2. 거대세포봉입체증 바이러스(cytomegalovirus)
3. 톡소포자충증(원충기생생물: protozoan parasite Toxaplasma gondii)

풍진. 풍진은 가벼운 질병이다. 90%의 출산 연령대의 여성은 이미 어린 시절에 이 병을 앓았거나 예방접종을 했기 때문에 면역력이 있다. 민감한 여성이 임신 중 풍진에 걸리면 바이러스는 배아를 감염시켜서 극심하게 감염된 배아는 자연 유산되거나 생존하는 배아의 다수는 선천성 기형이 될 수 있다. 태아기 풍진 감염으로 인한 흔한 기형에는 선천성 백내장, 심장 기형, 난청, 신경계 장애가 포함된다. 감염이 임신 기간 중 더 빨리 일어날수록 배아 발달에는 더 해롭다.

거대세포바이러스. 거대세포바이러스는 감염된 여성의 조직 내에 잠복하고 있다가 임신 기간 동안 감염될 수 있으며 임신 기간에 걸쳐 자궁과 질에서 간헐적인 바이러스 배출로 이어질 수 있다. 태아는 임신 중에 산모에게 새로 생긴 감염 또는 재개된 과거의 감염으로부터 감염될 수 있다. 산모에게 새로 생긴 감염은 태아에게 더 큰 위험을 제기한다. 바이러스는 뇌와 눈 손상이 특징인 극심한 태아 손상의 원인이 되어 뇌의 정상적인 발달 실패(소두증), 정신 지체, 실명을 야기한다. 거대세포바이러스는 또한 풍진 바이러스가 야기하는 것과 같은 태아의 만성 전

신 질환 감염을 일으킬 수도 있고 이 바이러스는 감염된 유아의 조직에서 식별될 수 있다. 산모에게 있었던 과거 감염의 재개는 태아에게 덜 해롭고 비교적 가벼운 증상만을 보일 수 있다(그림 7-10).

임신 중 다른 바이러스 질병. 단순성 포진을 일으키는 것과 동일한 바이러스인 단순헤르페스 바이러스는 때로는 거대세포바이러스가 일으키는 것과 유사한 선천성 감염을 일으킬 수 있고 이는 신경계의 이상으로 이어질 수 있다. 일부 다른 바이러스도 때로는 태아에게 옮길 수 있고 태아에게 질병을 야기할 수 있지만 그 바이러스들은 보통 선천성 기형과 연관되지 않는다.

톡소포자충증. 톡소포자충은 5장에 설명된 작고 타원형인 세포 내 기생충이다. 성인은 기생충에 감염된 날고기 또는 부분적으로 요리된 고기를 먹거나, 또는 전염될 수 있는 유기체(접합자)의 형태를 배설하는 감염된 고양이와 접촉하는 것에 의해 감염된다. 거대세포바이러스 감염과 같이 출산 연령대 50% 이상의 여성에게는 불분명한 감염이 예전에 있었고 기생충에 대한 항체를 형성했다. 이 여성들에게는 면역이 있고 과거의 감염은 태아에게 위험하지 않다.

민감한 엄마가 임신 중 감염되면 태아에게 위험하다. 태아에게 기생충은 뇌와 눈에 심각한 상처를 입히고 비정상적인 뇌의 발달(소두증), 뇌수종을 야기하는 뇌실 방해(21장), 시각적 장애 또는 실명을 야기한다. 감염된 태아는 풍진과 거대세포바이러스에 의해 생긴 것과 임상적으로 상당히 유사한 전신 톡소포자충 감염의 흔적을 갖고 태어날 수 있고, 임산부가 톡소포자충에 민감한지의 여부는 검사실 테스트에 의해 밝힐 수 있다. 민감한 임산부는 완전히 요리되지 않은 고기를 먹는 것을 피해야 하고 고양이와의 접촉을 경계해야 한다. 고양이를 키우는 임산부는 일반적으로 다음의 예방조치를 취할 것을 권한다.

1. 고양이를 만진 후 손을 씻는다.

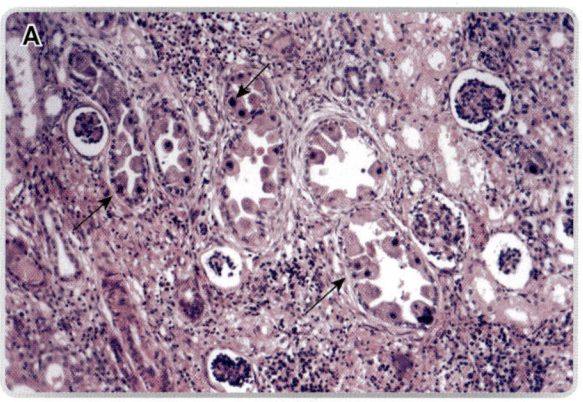

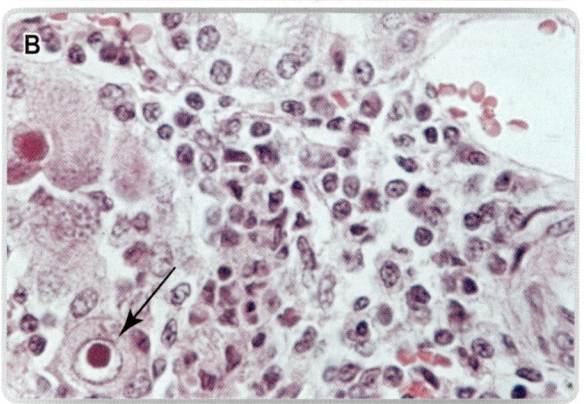

그림 7-10 • 거대세포바이러스에 의해 감염된 신장세포의 특징적인 모습. **A,** 확대된 신장 세관 내의 많은 대형 바이러스가 포함됨(화살표) (100배). **B,** 주변 조직에서의(400배) 많은 만성 염증세포가 있는 신장세관의 바이러스 감염세포를 (화살표) 보여주는 고배율 사진.

2. 다른 사람에게 매일 고양이 배설물 상자를 비우게 한다(접합자와 접촉을 피하기 위해).
3. 바깥에서 돌아다니는 고양이는 톡소포자충 감염의 위험이 크기 때문에 실내 고양이를 바깥에 나가지 못하게 한다.
4. 실외 고양이 또는 떠돌이 고양이는 톡소포자충에 감염되었을 가능성이 높기 때문에 집에 들어오지 못하게 한다.
5. 고양이가 이 방법으로 감염될 수 있기 때문에 고양이에게 날고기 제품을 먹이지 않아야 한다.

다음 사례는 임신 중 산모의 불분명한 감염으로 기인한 태아의 전신 감염에 대한 임상적 특징을 설명한다(그림 7-11). 풍진 바이러스, 거대세포바이러

CHAPTER 7 선천성 및 유전성 질환

스, 톡소포자충 및 때로는 헤르페스바이러스는 모두 태아에게 유사한 형태의 감염을 하기 때문에 조직 검사, 배양, 또는 혈청 방법으로 식별할 수 있지 않은 한 임상적으로 어느 감염원이 질병을 유발했는지를 밝히는 것이 가능하지 않을 수 있다.

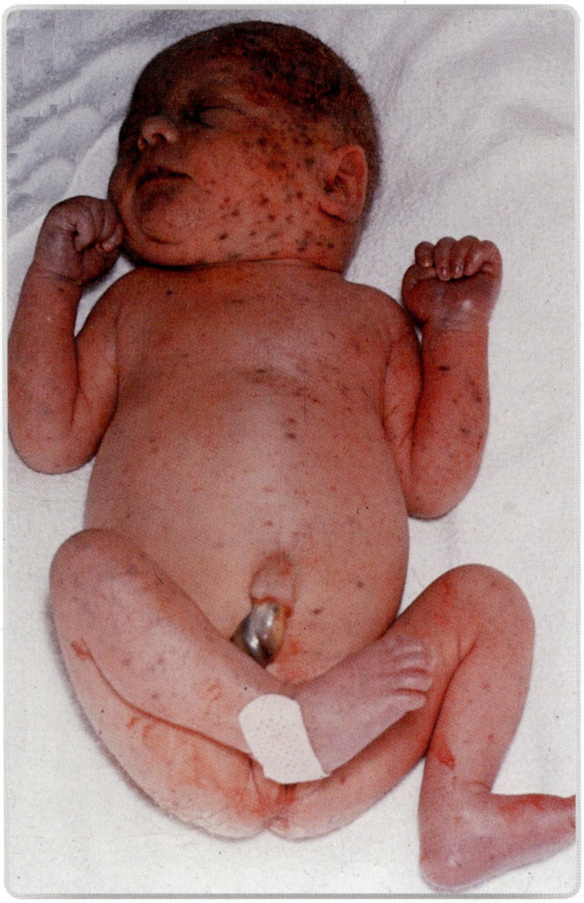

소되었다. 아기는 엄마에게서 태내 감염되어 심각한 상태인 것으로 간주되었다. 선천성 풍진, 거대세포봉입체증, 전신 헤르페스바이러스 감염 또는 톡소포자충증의 가능성이 진단되었다. 아기는 진단 연구가 더 수행되기 전에 감염이 퍼져서 사망했다. 부검에서 아기는 거대세포바이러스에 의해 감염되었다는 것이 밝혀졌다.

그림 7-11 • 사례 7-2에서 기술한 바와 같이 임신 중 산모의 불현성감염에 의한 신생아에서의 심각한 전신성 질환.

사례연구 7-2

여아가 임신 36주에 조산아로 태어났다. 아기의 피부는 많은 작은 출혈로 덮여 있었고 아기의 복부는 간과 비장의 극심한 확대 때문에 현저하게 팽창되어 있었다. 아기는 약간 빈혈이었고 혈소판 수는 상당히 감

■ 다인자 유전

많은 선천성 결함은 단일 유전자 이상에 의한 것이 아니고 전적으로 환경 인자에 의한 것이 아니다. 오히려, 선천성 결함은 다중 유전자의 결함이 환경 인자와 함께 상호 작용을 하는 것이 원인이다.

이런 종류의 유전은 다인자 유전이라고 불린다. 유전이 다인자인 흔한 결함의 일부에는 구순 구개열, 일부 선천성 심장 기형, 내반족, 선천성 고관절 탈구, 무뇌증 및 이분척추라고 불리는 어느 신경계의 선천성 이상 등이 포함된다. 이런 다인자 기형은, 기형에 따라 신생아의 500명 중 1명에서 2,000명 중 1명까지의 발생률을 갖고 있다. 한쪽 부모가 동일한 유형의 선천성 기형이 있는 경우 또는 같은 부모에게서 태어난 다른 아이가 기형이 있는 경우에 발생률은 약 25명 중 1명으로 훨씬 높아진다. 이는 그 부모가 물려주는 유전자가 발생학적인 발달에서 방해에 그들의 자식을 더 취약하게 만들기 때문이고 이는 특정 유형의 선천성 기형으로 이어진다.

■ 선천성 기형의 태내 진단

태아에게서 선천성 기형의 식별에는 여러 가지 방법이 있다. 이는 몇 개의 그룹으로 나뉜다.
1. 태아의 이상 가능성을 선별하기 위한 산모의 혈액 검사. 검사의 첫 번째 그룹은 보통 임산부의 혈액에 있는 3가지 물질의 농도를 측정했다. 비정상적인 결과는 태아의 이상을 제의할 수 있다. 산모

의 첫 혈액 선별 검사 중 하나에서 알파페토프로테인(AFP)이라고 불리는 단백질을 측정했다. 태아가 생산하는 그 단백질은 양수로 분산되어 들어가고 산모의 혈액으로 퍼진다. AFP는 21장에 설명된 바와 같이 태아에게 신경관 결여라고 불리는 주된 중추 신경계 기형이 있을 때 증가된다. 왜 이런 일이 일어나는지는 우리가 이해하지 못하지만, 산모가 다운 증후군 또는 다른 상염색체의 삼염색체성을 보유한 태아를 가지고 있을 때 흔히 산모의 혈액 AFP는 정상보다 낮다는 것이 이후에 밝혀졌다. 다운 증후군을 제의하는 특징을 식별하기 위해 태아에게 초음파 검사로 보충하면서 추가의 검사실 선별 검사도 수행되었다. 현재, 선별 검사는 염색체 이상의 위험이 높은 나이 든 여성에게만 실시되는 것이 아니라 모든 임산부에게 실시된다. 하지만 선별 검사는 비정상적인 태아를 모두 발견하지는 못할 수 있고 때로는 허위양성 결과가 나올 수도 있다. 따라서 양성 선별 검사 결과는 항상 양수천자 또는 융모막 검사라고 불리는 시술에 의해 얻어진 태아 세포의 염색체 연구에 의해 확인되어야 한다.

2. 양수 검사. 태아가 액체에 분비하는 AFP와 같은 산물은 선천성 태아 이상을 암시할 수 있다. 비정상적인 양수의 양도 태아의 이상을 암시할 수 있다.

3. 태아세포 검사. 태아세포는 양수천자 또는 융모막 검사에 의해 얻을 수 있다. 태아세포의 유전학 연구는 염색체 이상을 감지할 수 있다. 유전적 기형도 역시 태아세포에 수행된 생화학 테스트 또는 태아세포에서 얻은 DNA의 분석에 의해 식별될 수 있다.

4. 태아의 초음파 검사. 임신 16주쯤에는 1장에 설명된 초음파 검사로 사지와 뇌, 척추, 신장, 방광, 심장을 포함한 모든 주된 장기를 가시화할 수 있게 된다. 이 검사는 신경관 결여(무뇌증과 이분척추)라고 불리는 신경계의 중요한 구조 기형과 선천성 뇌수종(21장)을 감지할 수 있다. 요로의 폐쇄, 신장 발달의 실패, 또는 정상적인 사지 형성 실패와 같은 다른 구조적 이상도 식별될 수 있다.

초음파 검사는 보통 태아 이상을 확인하고 태반의 위치를 알아내기 위해 양수천자 또는 융모막 검사 이전에 실행되고, 양수천자 동안 양수 흡인 주사의 삽입 위치를 보여주기 위해 행해진다.

▶ **양수천자**

양수(aminocentesis)에 있는 세포는 태아에서 비롯되기 때문에 태아세포는 양수에서 쉽게 얻을 수 있다. 세포는 조직 배양 기술로 검사실에서 자랄 수 있고 세포의 핵형이 규명될 수 있다. 이 방법으로 태아 염색체의 수 또는 구조의 이상이 밝혀질 수 있고 태아 DNA의 분석은 그림 7-2에 실린 것을 포함한 많은 유전병을 식별할 수 있게 한다. 태내에서 식별될 수 있는 유전병의 목록은 분자 유전학의 분야가 빠르게 발달함에 따라 계속 길어지고 있다. 우리는 또한 태아가 신경관 결여를 가지고 있을 때 높은, 양수의 AFP 농도도 알 수 있다. 이 주제는 21장에서 다룬다. 양수천자는, 일부 의료 센터에서는 임신 12주에서 13주에도 실행하지만 보통 임신 14주와 18주 사이에 행해진다(그림 7-12). 주사를 산모의 복부벽을 통해 양막주머니로 직접 삽입해서 적은 양의 양수를 빼낸다. 표 7-4는 이 시술에 대한 주요 사항을 요약한다. 현재, 양수천자는 비정상 태아 선별 검사가 제의하는 염색체 이상을 확인하거나, 또는 태아 선별 검사를 거부한 35세 이상의 여성이 가진 태아

표 7-4 양수천자 또는 융모막생검

1. 산모 연령이 35세 이상인 경우
2. 다운 증후군이나 다른 염색체 이상을 가지고 이전에 유아가 출생한 경우
3. 부모 중의 한 사람이 전위염색체 보인자 또는 다른 염색체 이상이 알려진 경우
4. 태아의 세포 생화학 또는 DNA 분석을 통하여 감지할 수 있는 태아의 유전적 질병의 위험
5. 산모의 혈액테스트가 선별 태아의 염색체 이상의 위험이 높다고 나타난 경우

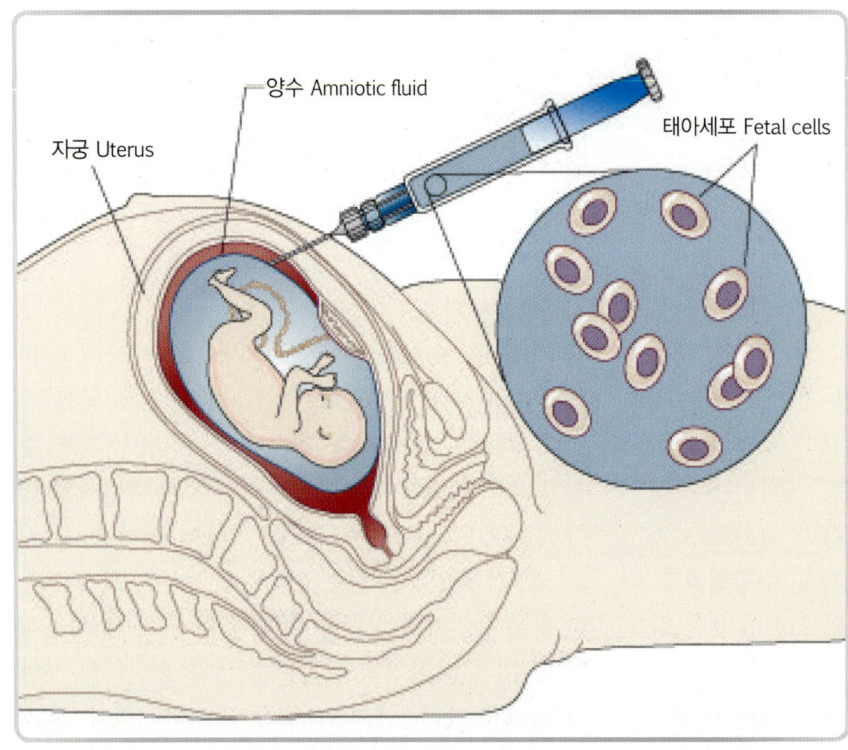

그림 7-12 • 양수천자. 태아로부터 추출한 일부 유리세포를 포함하는 양수. 태아세포는 핵형과 신진기능을 진단하기 위해 조직배양에서 성장할 수 있다. 태아 DNA의 연구도 또한 선택된 경우에만 행할 수 있다.

의 핵형을 알기 위해서 주로 사용된다. 가장 포괄적인 선별 검사도 태아의 이상을 모두 감지할 수 없기 때문에 나이 든 여성 중 일부는 선별 검사를 거부한다. 이런 여성들은 자신의 태아가 다운 증후군 또는 다른 염색체 이상을 갖고 있지 않은 것을 완전히 보장받기를 원하고 이는 양수천자 또는 융모막 검사에 의해 얻은 태아 염색체의 검사로만 보장될 수 있다. 비정상 태아가 태아 양수 검사를 통해 식별되는 경우 부모에게 이상의 성격과 그 이상이 자식에게 미칠 수 있는 영향을 알린다. 부모는 그때 유산시킬 것인지 임신을 지속할 것인지를 결정해야 한다.

▶ 융모막 검사

평가를 위한 태아세포 채취를 목적으로 융모막 검사(chorionic villus sampling)도 또한 사용될 수 있고, 이 검사는 화학 검사를 위해 양수를 채취하지 않지만 일반적으로 양수천자와 동일한 유형의 정보를 제공한다(융모막은 태반의 일부를 형성하는 길게 갈라진 구조이고 자궁막에 부착되어 있다(14장 참조). 융모막 검사는 자궁경부를 통해 작은 카테터를 융모가 자궁에 부착된 위치로 넣고 주사기로 적은 양의 융모를 빨아내어 행해진다. 융모막 검사는 양수천자보다 빠른 시기인 임신 8~10주에 행해질 수 있고 결과를 더 빨리 얻을 수 있기 때문에 양수천자보다 어느 정도 유리하다. 선천성 이상이 감지되고 부모가 유산을 원하면 임신 초기에 임신 중절을 할 수 있고 이는 임신 중반기에 하는 것보다 덜 위험하다. 하지만 융모막 검사는 양수천자보다 기술적으로 더 어렵고 시술의 복잡성 때문에 양수천자보다 자연 유산으로 이어지는 경우가 더 흔하다. 게다가 어떤 경우에는 융모막 검사가 배아를 해칠 수 있다. 임신 초기에 융모막 검사를 받은 태아에게 사지 기형이 약간 더 증가하는 것으로 여겨진다.

단원 복습   CHAPTER 7

요약

선천성 기형에는 4가지 주요 원인이 있다. 첫 번째 원인은 터너 증후군, 클라인펠터 증후군, 취약성 X 증후군과 같은 삼염색체성, 결실, 전좌에 의해 특징지어지는 염색체 이상이다.

다운 증후군을 포함한 상염색체 이상은 염색체 21의 비분리에서 온다. 두 번째 그룹은 비정상적 구조 단백질 또는 효소를 야기하는 개별 유전자에 연관되는 이상에 의해 특징지어진다. 유전은 우성, 열성, 공우성일 수 있고, 또는 비정상 X염색체를 물려받는 태아의 성에 따라 영향이 결정되는 X염색체에 유전될 수 있다. 선천성 기형의 세 번째 그룹은 엄마가 섭취한 약물, 풍진과 같은 산모 감염과 이 장에서 설명한 다른 감염 또는 방사선에 의한 자궁 내 손상을 원인으로 한다. 네 번째 그룹은 어느 정도 환경 효소와 함께 연관된 각 부모로부터 세트로 유전된 다중 유전자의 상호 작용의 결과이다. 구술구개열과 선천성 고관절 탈구와 같은 이상이 이 범주에 속한다. 선천성 기형의 태아기 진단은 선천성 기형의 가능성을 제기할 수 있는 혈액 선별 검사를 포함하지만 이는 더 확실한 테스트에 의해 확인되어야 한다. 확실한 테스트에는 임신 12주에 행해질 수 있는 양수천자 또는 그보다 더 이르게 임신 8~10주에 행할 수 있지만 어느 정도의 단점이 있는 융모막 검사에 의해 염색체를 검사하는 것을 말한다. 양막세포의 배양은 핵형을 구성하기 위해 사용될 수 있는 태아 세포의 분열을 가능하게 한다. 태아 DNA의 분석은 많은 양의 진단 정보를 제공할 수 있다. 태아기에 식별될 수 있는 유전병의 목록은 분자 유전학 분야의 신속한 발달과 함께 계속 길어지고 있다.

복습문제

1. 염색체 비분리의 결과는 무엇인가? 다운 증후군은 무엇인가?
2. 다운 증후군을 가진 사람의 핵형은 무엇인가? 클라인펠터 증후군, 터너 증후군, 취약성 X증후군은 무엇인가?
3. 선천성 기형의 대략적 발생률은 무엇인가? 선천성 기형의 주된 원인은 무엇인가? 어느 종류의 산모 감염이 유아에게 선천성 기형을 야기할 수 있는가?
4. 양수천자는 무엇인가? 양수천자는 선천성 기형의 태아기 진단에 어떻게 사용되는가? 이 방법으로 어느 종류의 선천성 기형이 감지될 수 있나? 어느 그룹의 환자에게 양수천자를 가장 많이 사용히는가?

상호 관련 문제

객관식

1. 취약성 X증후군에 대한 다음 시술 중 옳지 않은 것은?
   A. 지능 장애를 일으킨다.
   B. X염색체에 있는 유전자에 영향을 준다.
   C. 유전자 기능을 방해하는 시토신-구아닌-구아닌(CGG) 3염색체 반복 배열의 과도한 수에 의해 특징된다.
   D. 삼염색체 반복 수와 지능 장애의 정도에는 아무 관계가 없다.
   E. 이 병을 가진 사람의 세포에 대한 DNA 분석에 의해 진단이 내려진다.
2. 다음 중 어느 상태가 양수천자를 위한 징후에 해당하지 않는가?
   A. 유전병이나 염색체 이상의 가족력이 없는 25세 임산부가 태아에 영향을 줄 수 있는 예상치

못한 유전자나 염색체 이상이 없는 것을 보장하기 위해 양수천자를 원한다.
B. 과거에 다운 증후군 또는 다른 염색체 이상을 가진 아기를 출산한 이력이 있다.
C. 여성이 전좌 염색체 보인자로 알려져 있거나 다른 한쪽 부모에게 염색체 이상이 있다.
D. 여성에게 태아세포 생화학 또는 DNA 분석에 의해 감지될 수 있는 유전병의 위험이 있다.
E. 임산부 선별 혈액 검사가 태아 이상의 위험이 증가된 것을 보여준다.

3. 염색체 모자이크 현상에 관한 다음 서술 중 옳지 않은 것은?

A. 이 현상을 가진 사람은 뚜렷하게 다른 염색체 세포군을 하나 이상 가지고 있다.
B. 모자이크 현상은 수정 이전에 난자에서 일어나는 염색체 비분리에 의해 생긴다.
C. 모자이크 현상은 수정란의 유사 분열의 과정에서 염색체 비분리에 의해 생긴다.
D. 모자이크 다운 증후군을 가진 사람은 보통 모든 세포에 추가 염색체 21을 가진 사람보다 장애가 덜하다.
E. 모자이크 현상은 다운 증후군뿐 아니라 다른 염색체 이상과 연관되어 일어날 수 있다.

맞으면 ○, 틀리면 ×로 표시하시오.

1. 터너 증후군을 가진 대부분의 사람들은 단일 X염색체(45, X)만을 가지고 있다.(   )
2. 다운 증후군의 대부분 경우는 체세포 분열 과정에서 염색체 비분리에 의해 생긴다.(   )
3. 산모 혈액 또는 양수의 알파페토프로테인의 증가된 농도는 태아의 다운 증후군을 의심하게 한다.(   )
4. 다운 증후군을 가진 대부분의 아기는 다른 염색체에 부착된 염색체 21의 보인자(전좌 보인자)인 엄마에게서 태어난다.(   )
5. 신경관 결손(무뇌증 또는 이분척추)을 가진 태아는 보통 약 임신 16주에 행해지는 초음파 검사에 의해 식별될 수 있다.(   )

연관된 것끼리 연결하시오.

선천성 기형
1. 연골형성부전증
2. 혈우병
3. 낫 세포 소질
4. 페닐케톤뇨증

유전 방법
A. 성 연관 유전
B. 상염색체 우성 유전
C. 상염색체 열성 유전
D. 공우성 유전

비판적 사고력

1. 이 씨는 혈우병을 가진 남자 동생이 있다. 이 씨의 동생은 질병이 어떻게 유전되는지 그리고 자신도 영향을 받을지 알고 싶어 한다. 동생에게 무슨 말을 해 줄 것인가?
2. 최 씨는 임신 2개월인 38세 여성이다. 그녀는 아기가 다운 증후군을 가지고 있을까봐 걱정한다. 수잔은 무엇을 해야 하나? 그녀에게 무슨 말을 해줄 것인가?
3. 정 씨는 임신했고 요로 감염증이 생겼다. 그녀는 태아 발달에 해를 주는 위험을 원하지 않기 때문에 항생제 복용이 안전한지 알고 싶어 한다. 그녀에게 무슨 말을 해줄 것인가? 그녀에게 무엇을 해야 하는가?

CHAPTER 8

종양
Tumors

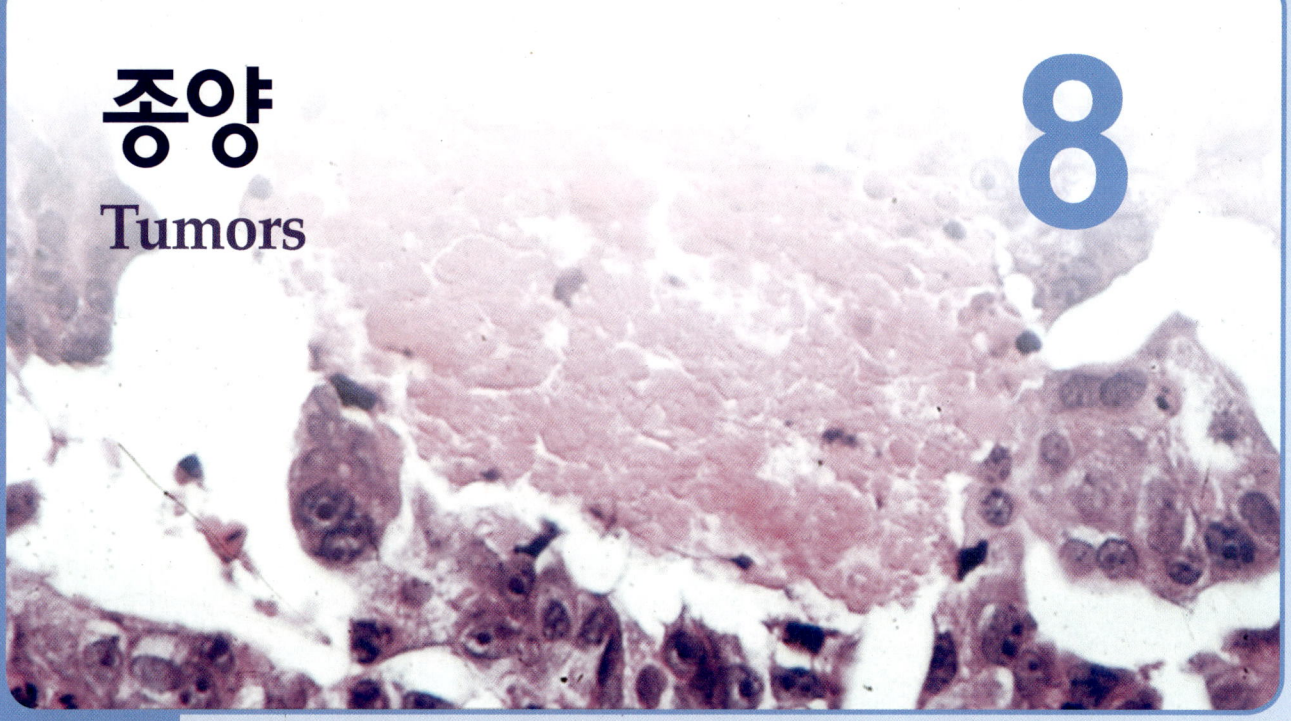

학습목표

1. 양성종양과 악성종양의 일반적 특성과 종양 명명법을 설명하고 표준 명명법에 관하여 예외적용을 설명할 수 있다.
2. 림프종의 중요 유형의 특징을 설명할 수 있다.
3. 침윤성 암종과 상피내 암종을 감별한다. 종양의 조기진단에서 파파니콜로 펴바른 표본(Pap smear)의 역할을 설명할 수 있다.
4. 백혈병의 분류법을 설명한다. 백혈병의 유형별 임상징후와 치료에 관하여 설명할 수 있다.
5. 골수종과 백혈병을 감별한다. 골수종의 임상징후와 진단법을 설명할 수 있다.
6. 종양에 관하여 신체의 면역방어 기전을 설명할 수 있다.
7. 종양 치료의 기본적 방법별 장점, 단점, 부작용을 설명할 수 있다.
8. 다양한 악성종양의 발생률 및 생존율을 설명할 수 있으며, 말기암의 재발기전과 말기 암재발의 예방에 관하여 보조요법을 설명할 수 있다.
9. 종양의 병발생기전에서 활성화된 종양유전자와 불활성화된 종양억제유전자의 역할을 설명할 수 있다.

CHAPTER 8 종양

■ 종양: 세포성장의 이상

신생물(Neoplasm: Neo=new+plasm=growth)은 새로운 성장이라는 뜻으로 종양(tumor)과 같은 의미이다. 정상상태의 세포는 상처와 같은 세포손상 시에 적절한 세포성장을 통해 손상세포에 대한 대치가 일어나고 과도한 세포증식이 일어나지 않는다. 반면, 신생물의 종양세포는 성장 및 분화가 잘 제어되지 않아 세포증식이 과도하게 발생하고 종양세포로 이루어진 종괴가 만들어진다.

■ 신체 조직화 단계

▶ 분류 및 명명

종양은 덩어리라는 뜻으로 신생물과 같은 의미이다. 종양은 크게 **양성종양**(benign tumor)과 **악성종양**(malignant tumor)의 2가지 유형으로 나뉜다 (표 8-1).

▶ 양성종양과 악성종양의 비교

일반적으로 양성종양은 느리게 자라고 팽창형 성장을 한다(그림 8-1, 8-2). 따라서 수술로 쉽게 제거한다. 조직학적으로 양성종양 세포는 그 종양이 기원한 정상조직의 세포와 유사한데 이를 좋은 분화도를 보인다고 기술한다. 양성종양과는 달리 악성종양은 분화가 불량하며 (그림 8-3), 더 빨리 자라고, 주위조직으로 침

> **전이 (metastasis):** 암이 기원한 장소에서 멀리 떨어진 곳으로 확산된 것.

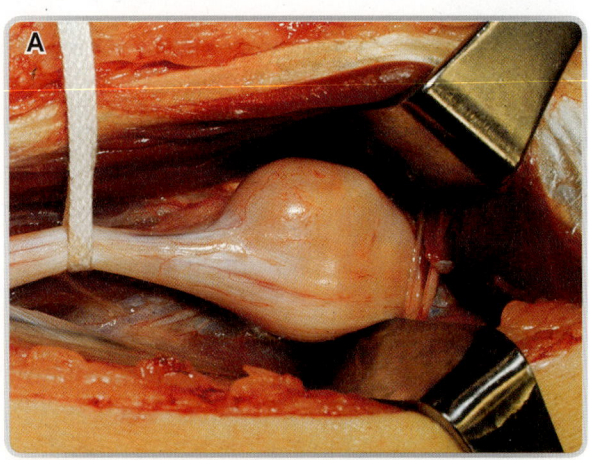
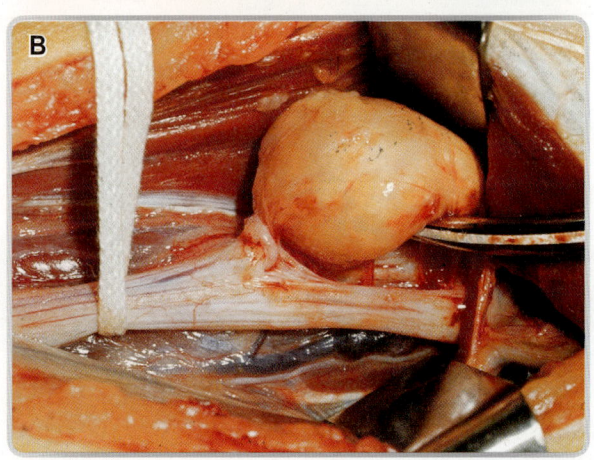

그림 8-1 • A, 궁둥신경(sciatic nerve)에서 발생한 양성종양인 신경종. B, 종양이 둥글고 주위 조직으로 침습이 없어 절개면이 쉽게 노출되고 궁둥신경에서 분리가 잘된다.

투를 잘한다(그림 8-4). 주위 조직으로 침투한 악성종양 세포는 종종 림프관을 통해 림프절로 이동하여 그곳에서 2차 병소를 만들고 진행되면 다른 장기나 다른 림프절로 퍼진다(그림 8-5). 마찬가지로 악성종양은 혈관으로 침투하여 신체의 다른 장기로 퍼질 수 있다. 이와 같이 악성종양이 원래 생긴 장소에서 떨어져 나와 새로운 곳에서 자라는 과정을 **전이** (metastasis: meta=beyond+stasis=standing)라고 하며 전이에 의해 생긴 2차 병소를 전이성 종양/전이암(metastatic tumor)이라고 한다(그림 8-6). 악성종양이 적절히 제거되지 않으면 체내의 여러 곳으로 전이되어 환자를 사망에 이르게 한다. 반면, 양

표 8-1 양성종양과 악성종양의 비교

	양성종양	악성종양
성장속도	느림	빠름
성장의 특성	팽창형	침습형
종양의 확산	퍼지지 않고 발생장소에 국한됨	혈관 및 림프관을 통해 전이
세포 분화	좋은 분화도	나쁜 분화도

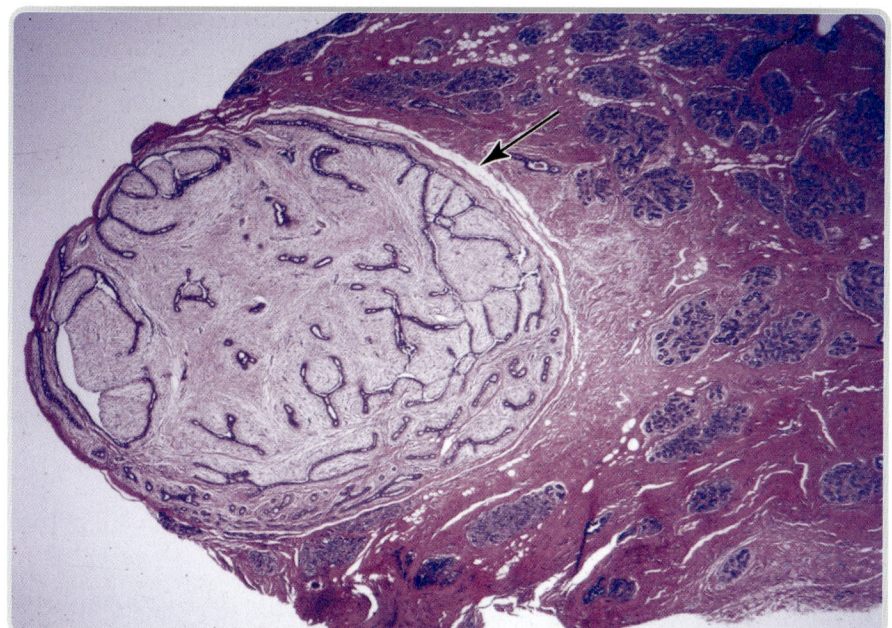

그림 8-2 • 유방의 양성종양인 섬유선종의 저배율 사진으로 주위조직(화살표)과 분명한 경계를 나타낸다.

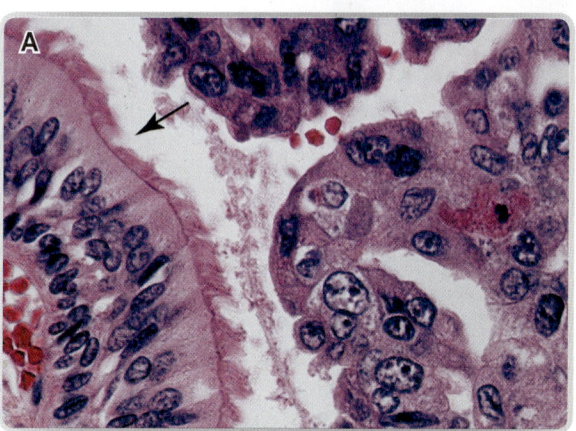
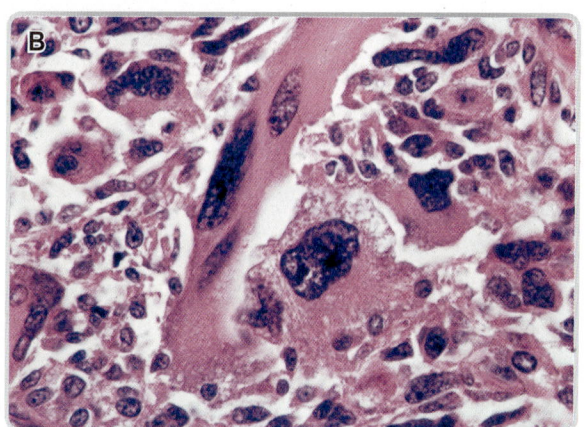

그림 8-3 • 악성종양의 세포 모양. A, 정상 폐상피가 일정한 크기와 구조를 보이는 것과는 달리(화살표) 폐암세포(우측)는 세포의 모양과 구조가 일정치 않다. B, 평활근육종의 암세포로 크고, 기괴하고, 다양한 모양의 세포로 이루어져 있다.

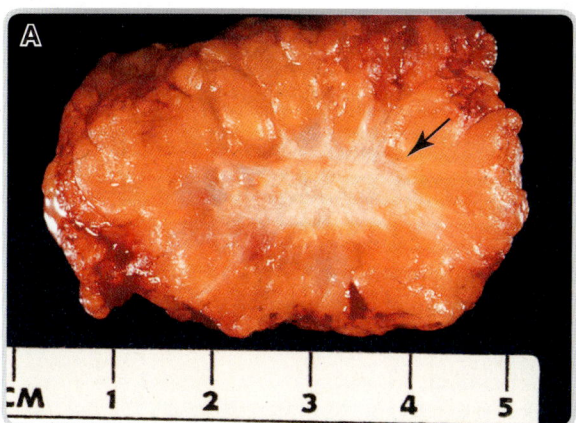
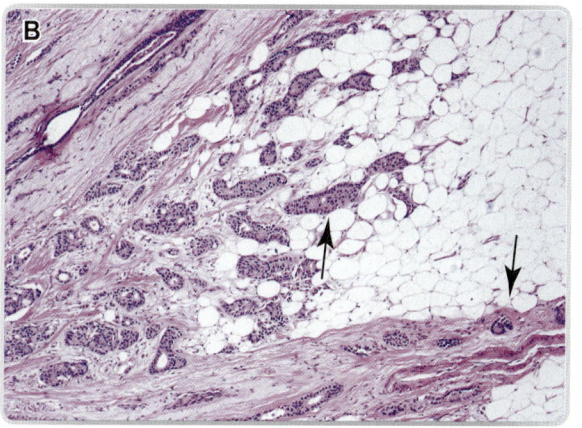

그림 8-4 • 유방암. A, 적출된 유방암 조직으로 중심부의 암조직(화살표)이 주위 지방조직과 경계가 불분명하고 침습하는 양상을 보인다. B, 침윤성 유방암의 정상조직과의 경계면으로 암세포(화살표)가 정상 지방조직으로 침습하고 있다.

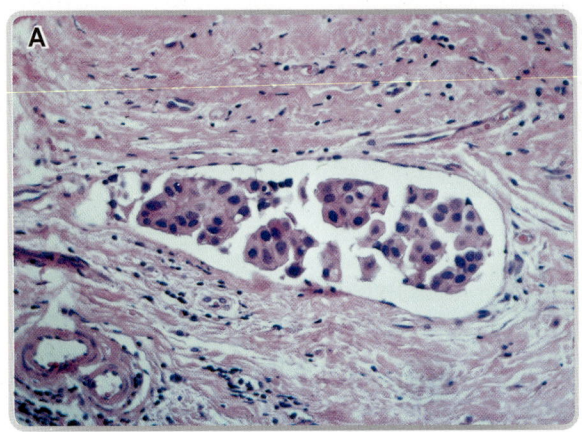
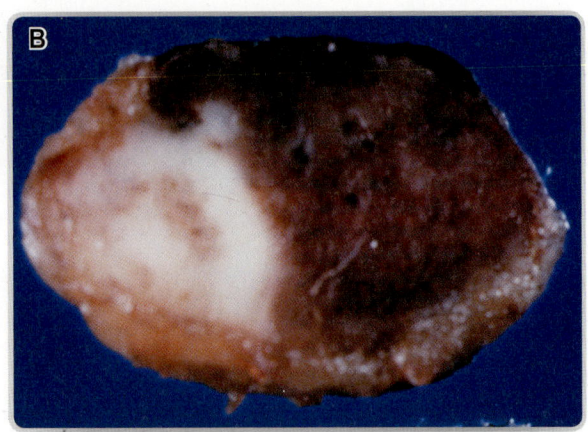

그림 8-5 • 암의 림프관 확산. A, 림프관 내로 침습한 암세포 군집. B, 림프관을 통해 주위 림프절로 확산된 암세포(희게 보이는 윤곽).

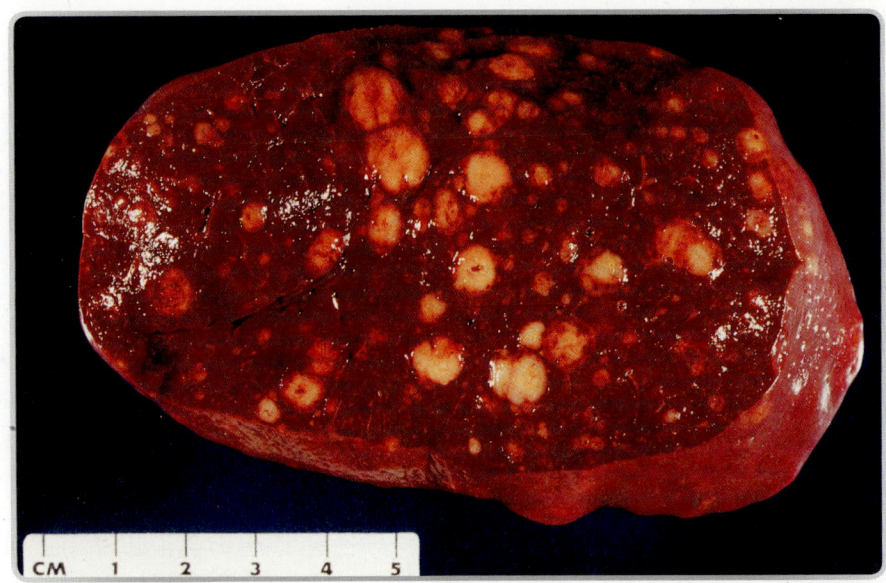

그림 8-6 • 비장에 퍼진 전이 암의 다발성 결절.

폴립(polyp):
점막으로부터의 돌출된 성장물

유두종(papilloma):
상피표면으로 돌출한 양성종양.

선종(adenoma):
선상피에서 기원한 양성종양.

성종양은 전이를 하지 않는다.

종양의 명명 및 분류는 기원한 조직이나 세포를 기준으로 삼는다. 하지만, 종양의 명명은 법칙을 따르지 않고 관례를 따르는 경우가 종종 나타나므로 유의해야 한다.

▶ **양성종양**

상피표면으로 돌출한 양성종양을 **폴립(polyp)** 혹은 **유두종(papilloma)**이라 부른다(그림 8-7). 대부분의 양성종양은 종양의 기원을 나타내는 접두사와 oma(종)라는 접미사를 합쳐서 명명한다(표 8-2). 예를 들면, 선상피에서 기원한 양성종양을 adenoma(선종)이라 한다. 혈관의 양성종양은 angioma(혈관종), 연골의 양성종양을 chondroma(연골종)이라 한다.

▶ **악성종양**

다양한 악성종양이 존재하지만 크게 3가지로 분류한다: (1) **carcinoma(암종)**, (2) **sarcoma(육종)**,

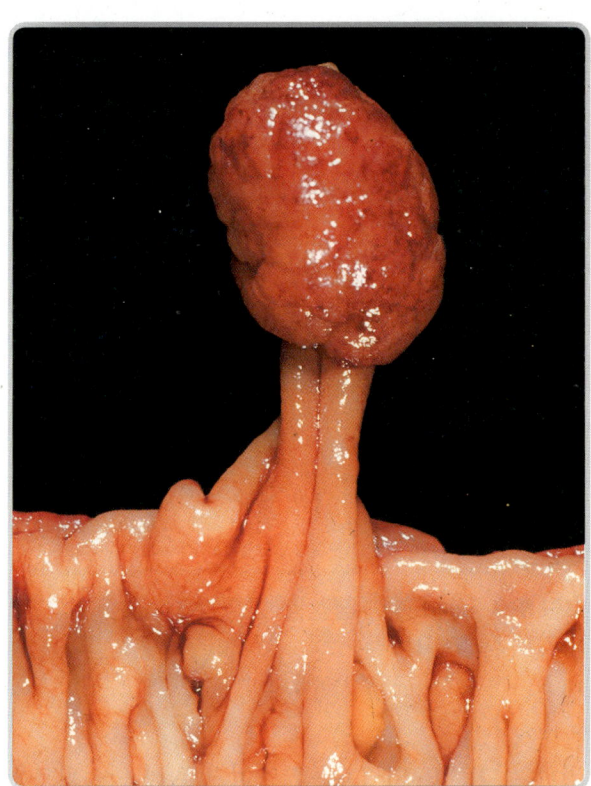

그림 8-7 • 대장의 양성 폴립.

표 8-2) 종양의 명명에 사용되는 접두어

접두어	뜻
Adeno–	Gland(선)
Angio–	Vessel(맥관)
Chondro–	Cartilage(연골)
Fibro–	Fibrous tissue(섬유조직)
Hemangio–	Blood vessels(혈관)
Lymphangio–	Lymph vessels(림프관)
Lipo–	Fat(지방)
Myo–	Muscle(근육)
Neuro–	Nerve(신경)
Osteo–	Bone(뼈)

표 8-3) 종양의 명명에 사용되는 접두어

용어	뜻
polyp (폴립), papilloma (유두종)	표면상피로부터 돌출된 양성종양
접두어 + oma	양성종양. 접두어는 종양의 기원조직
Carcinoma (암종)	표면상피, 선상피 및 실질상피로부터 기원한 악성종양
Sarcoma (육종)	표면상피, 선상피 및 실질성상피 이외의 조직에서 기원한 악성종양
Leukemia (백혈병)	혈구세포의 종양

(3) leukemia(백혈병). Cancer(암)는 모든 종류의 악성종양에 대해 사용할 수 있다(표 8-3). 양성종양의 접미사가 '–oma'인 것과 달리 악성종양의 접미사는 '–carcinoma' '–sarcoma'이다.

암은 동시에 여러 세포에서 생기는 것이 아니라 하나의 세포에서 생긴 후 이 세포가 증식하여 종괴를 만드는 것이다. 악성종양 세포는 정상세포와 다른 행동양상을 보인다. 악성종양 세포는 성장조절 신호에 반응하지 않으며 계속 증식한다. 자라나면서 악성종양 세포는 점차 더 자랄 수 있는 능력을 획득한다. 이들은 효소를 분비하여 주위 세포와 조직을 파괴하고 이를 통해 침습하고 전이한다. 정상세포는 일정 수 세포분열이 끝나면 사멸하지만, 악성종양 세포는 사멸하지 않는다. 또한, 이들은 불멸화되고 끊임없이 증식한다.

암종은 표면상피, 선상피 및 실질상피로부터 기원한 악성종양이다. 암종은 기원한 상피의 종류에 따라 추가로 분류된다. 예를 들면, 방광의 이행상피에서 기원한 악성종양은 방광 이행상피암, 췌장의 선상피에서 기원한 악성종양은 췌장 선암, 식도의 편평상피에서 기원한 악성종양은 식도 편평상피암이다.

육종(sarcoma)은 표면상피, 선상피 및 실질상피가 아닌 조직으로부터 기원한 악성종양이다. 육종의 명명은 기원세포를 접두어로 사용한다. 예를 들어, 연골에서 기원한 악성종양은 연골육종이라고 명

암종(carcinoma): 상피세포에서 기원한 악성종양.

육종(sarcoma): 결합조직에서 기원한 악성종양.

백혈병(leukemia): 혈구의 악성종양.

CHAPTER 8 종양

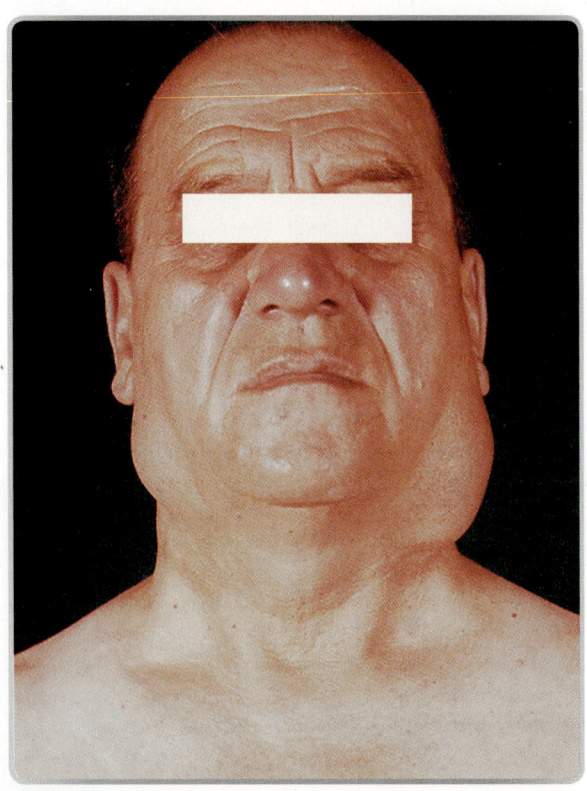

그림 8-8 • 악성림프종에 의해 커진 경부 림프절.

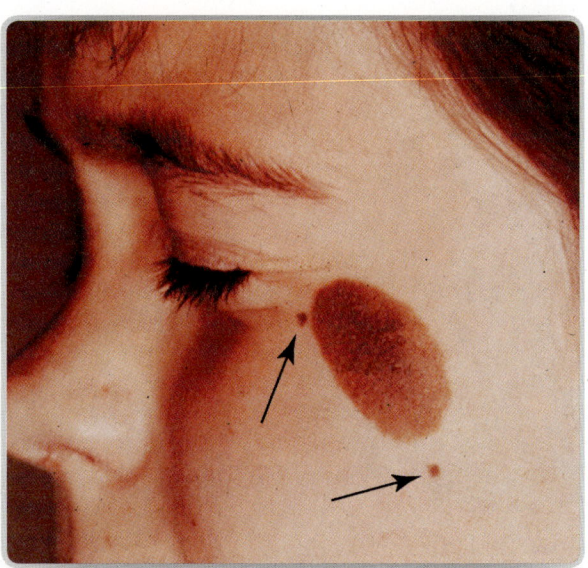

그림 8-9 • 눈 주위에 생긴 양성종양인 피부점(큰 점과 2개의 작은 점(화살표)).

림프종(lymphoma):
림프구의 종양.

호지킨병(Hodgkin's disease):
림프종의 일종.

명한다. 섬유육종, 지방육종, 근육육종, 골육종, 혈관육종은 각각 섬유모세포, 지방세포, 근육세포, 골세포, 혈관세포에서 기원한 육종이다.

백혈병(leukemia)은 조혈조직에서 기원한 악성종양이다. 백혈구 전구세포로부터 생기는 백혈병은 암종이나 육종과 달리 종괴를 형성하지 않고 골수에서 증식한 후 말초혈액으로 퍼진다.

▶ 예외적 종양명명법

종양의 명명법은 일반규칙을 따르지 않는 경우가 존재한다. 림프종, 흑색종, 혼합 기원의 종양, 소아 종양의 일부가 일반적 명명법을 따르지 않는다.

림프종(Lymphoma). 모든 림프조직 기원의 종양은 림프종이라고 부른다. 이들은 거의 대부분 악성종양이므로 림프종은 특별한 경우가 아니면 악성종양을 지칭한다(그림 8-8). 혼동을 줄이기 위해 악성림프종이라고 부르기도 한다. lymphoma라고 불리워 양성종양의 접미사를 사용하지만 악성종양이다.

림프종은 크게 호지킨 림프종과 비호지킨 림프종 2가지로 분류한다. 호지킨 림프종은 다른 림프종과는 확연히 다른 특징을 지닌다. 어른에서 주로 발생하는 비호지킨 림프종과는 달리 호지킨 림프종은 어린이에서 주로 생긴다. 호지킨 림프종은 하나의 림프절에서 생긴 후 주위 림프절로 퍼지며 신체 여러 곳으로 퍼지는 순차적 확산을 나타낸다. 크고 기형적인 세포가 다양한 종류의 세포(림프구, 형질세포, 호산구, 섬유조직)와 섞여서 나타난다. 국소적으로 한정된 호지킨 림프종은 방사선 치료가 적용되고 확산된 경우는 항암제를 이용해 치료한다.

호지킨 림프종 이외의 모든 림프종은 비호지킨 림프종이라 명명한다. 대부분은 B-세포에서 기원한 B-림프종이지만 모양, 임상양상, 예후가 다양하다. 호지킨 림프종의 첫 증상이 단일 림프절이 커진 것이라면 비호지킨 림프종은 첫 진단 시에 이미 널리 퍼진 경우가 흔하며 치료가 호지킨 림프종에 비해 어렵다. 비호지킨 림프종의 종류는 다양하며 임상경과도 다양하다.

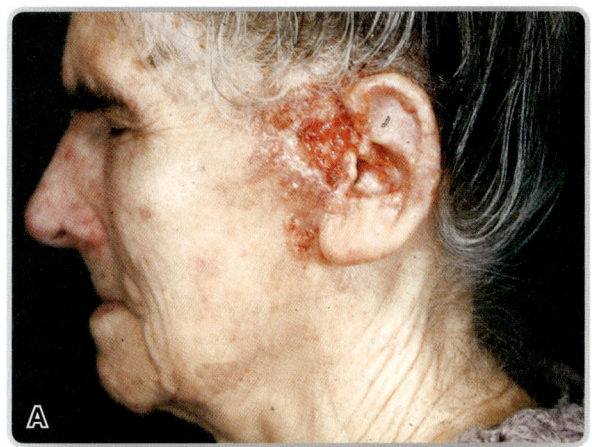
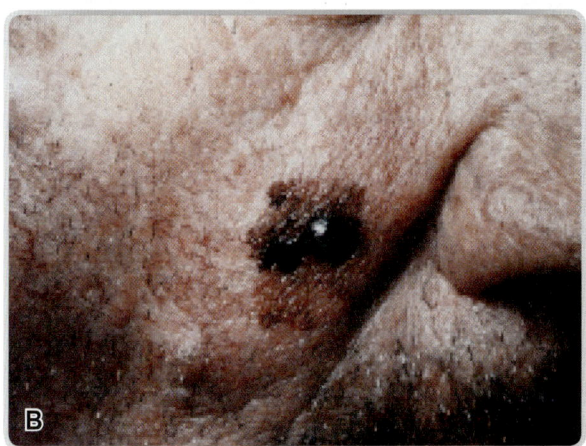

그림 8-10 • 과도한 햇빛 노출에 의해 생긴 피부암.
A, 기저세포암. B, 악성흑색종.

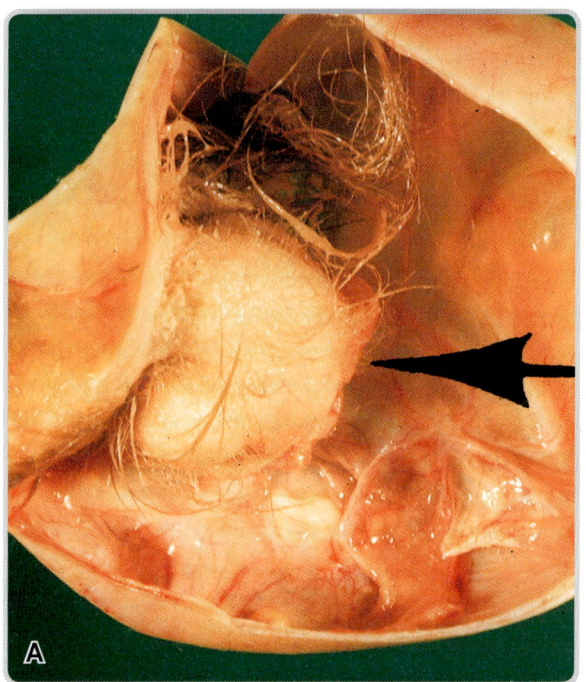
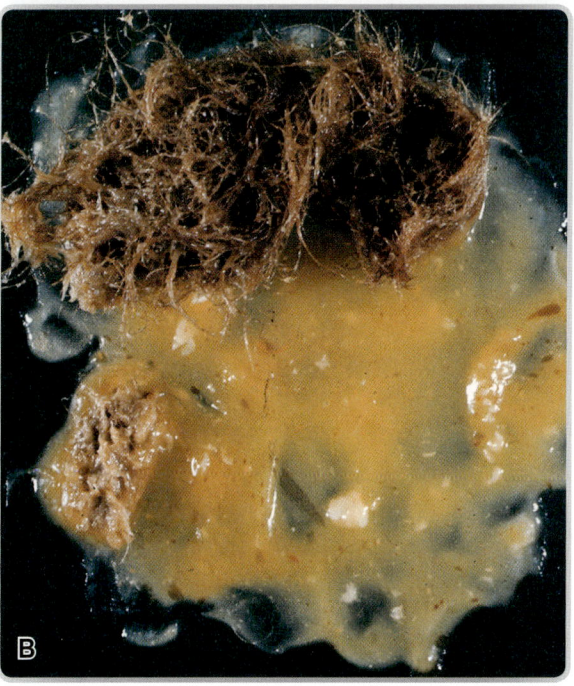

그림 8-11 • A, 난소의 기형종. 기형종의 낭(주머니)은 땀선과 피지선으로 둘러싸여 있고 모발도 존재함. 지방, 근육, 뼈로 이루어진 조직 덩어리(화살표)도 나타난다. B, 모발과 피지로 이루어진 낭의 내용물.

피부종양. 대부분의 피부종양은 각화세포 혹은 색소세포(멜라닌세포)에서 기원한다. 멜라닌세포에서 기원한 양성종양은 점 혹은 모반이라 하며(그림 8-9), 악성종양은 흑색종(혹은 악성 흑색종)이라 한다. 흑색종은 공격적이며 전이를 잘하고 예후가 좋지 않다. 흑색종(melanoma)라고 불리어 양성종양의 접미사를 사용하지만 악성종양이다.

각화세포의 양성 증식은 각화증이며 악성종양은 기저세포암과 편평상피암 두 종류이다. 기저세포암은 정상 피부상피의 기저세포와 유사한 모양을 취하며 비교적 성장속도가 느리다. 또한, 기저세포암은 주위 조직을 파괴하기는 하지만 전이를 거의 하지 않는다(그림 8-10A). 반면 편평상피암은 기저세포암

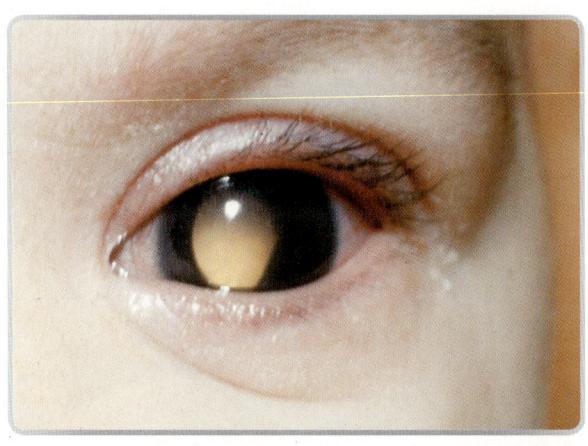

그림 8-12 • 확장된 동공을 통해 흰 종괴로 보이는 망막모세포종.

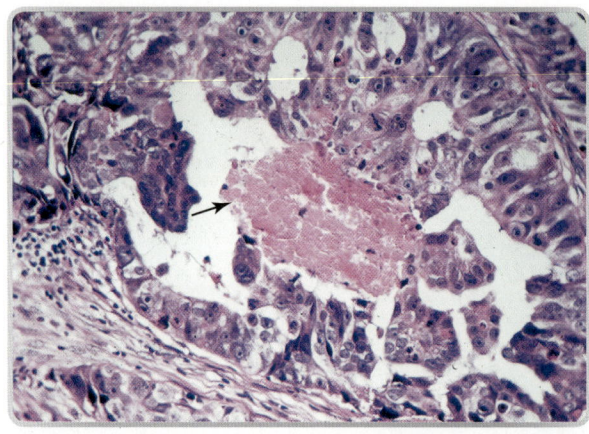

그림 8-13 • 유방암 조직의 중심에서 나타난 암세포 괴사 (화살표).

보다 빨리 자라고 전이하는 경우가 흔하다. 두 암종 모두 수술로 치료가 잘되며 예후가 좋다. 피부의 모든 악성종양은 햇빛에 피부가 노출된 경우 잘 발생한다(그림 8-10B).

각화세포(keratinocyte): 각질을 생성하는 피부세포.

색소세포(melanocyte): 멜라닌을 생성하는 피부세포.

멜라닌(melanin): 피부에서 발견되는 흑색색소.

기형종(teratoma): 혼합세포성분의 종양.

혼합성분의 종양(기형종). 다양한 조직으로(뼈, 근육, 선, 상피, 뇌, 모발 등) 분화가 가능한 생식세포에서 기원한 종양이 기형종이다. 기형종은 이들 다양한 조직이 뒤엉켜 종괴를 형성한다. 기형종은 양성기형종과 악성기형종이 따로 존재하지만, 대부분의 기형종은 난소에서 발생하는 양성기형종이다(그림 8-11).

소아의 원시세포 종양. 종양은 어른에 비해 소아에서 아주 낮은 빈도로 발생한다. 발생장소는 뇌, 망막, 부신, 신장, 간, 생식기 등이다. 태아의 발생 초기에 보이는 세포를 원시세포라 하고 소아의 종양은 원시세포와 유사하여-blastoma(모세포종)라는 접미사를 붙인다(blast=원시세포+oma=종양). 망막에 생기는 원시세포 종양은 망막모세포종(그림 8-12), 간에 생기는 것은 간모세포종, 신장에 생기는 것은 신장모세포종이라 한다.

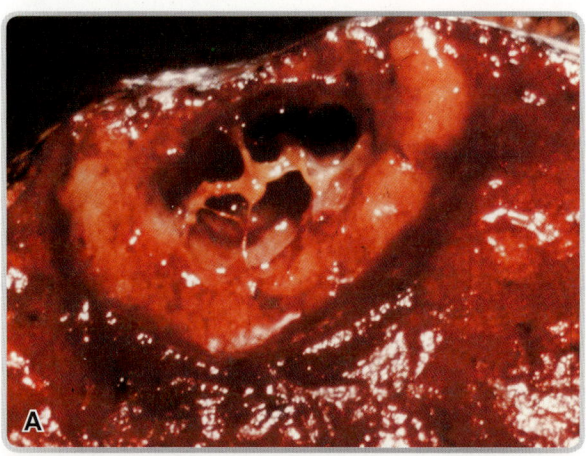

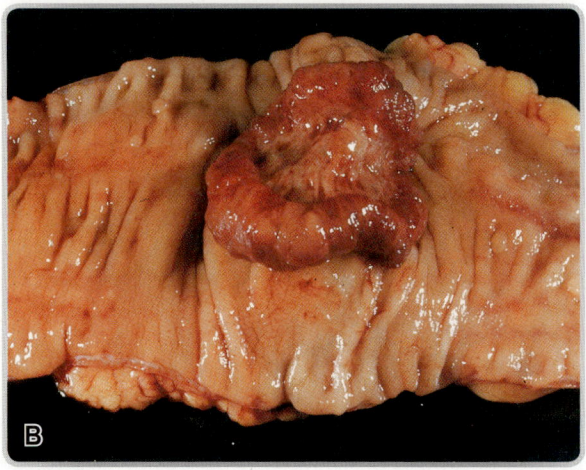

그림 8-14 • A, 중심성 괴사가 나타난 폐암. B, 암의 표면에 궤양이 나타난 대장암.

난다(그림 8-13). 종양이 간이나 폐 같은 기관의 안에서 자라면 정상조직과 가장 근접한 종양부위가 혈관형성이 좋고 종양의 중심부가 가장 혈관형성이 나빠 이 부위에 괴사가 잘 일어난다(그림 8-14A). 반면, 종양이 상피표면에서 자라면서 밖으로 튀어나오는 경우 상피의 바닥부위가 가장 혈관공급이 양호하고 튀어나온 첨부가 가장 혈관공급이 나빠 첨부에 괴사가 가장 먼저 생긴다. 이때 괴사된 부위가 떨어져 나가고 염증이 생기면 궤양이 생긴다(그림 8-14B). 종종 종양의 궤양에서 출혈이 발생하는데 이는 궤양 부위에 혈관이 손상되어서 생기는 것이며 암환자 만성빈혈의 원인으로 작용한다.

▶ 비침습성암(상피내암)

침습과 전이는 악성종양(암)의 가장 중요한 특징이다. 하지만, 많은 경우 상피에서 발생하는 악성종양은 상당기간(길게는 수년) 상피 내에서 국한되어 있다가 주위조직으로 침습하고 전이한다. 이를 상피내암이라 부르며 자궁경부암, 유방암, 대장암, 방광암, 피부암의 경우에서 가장 잘 증명된 바 있다(그림 8-15). 상피내암은 단순 외과절제술로 대부분 치유할 수 있으며 이 시기의 암치료는 대부분 성공적이다.

▶ 전구암 병변

일정시기가 지나면 암으로 이행할 확률이 높은 병변을 전구암 병변이라고 부른다. 햇빛에 대한 과도한 피부노출은 피부각화증, 악성흑색점을 유발하는데 이들은 피부암으로 이행하기 쉽다. 구강점막이 담배에 노출되어 생기는 백반증은 구강의 편평상피암에 대한 전구암 병변이다. 여성 외음부의 백반증은

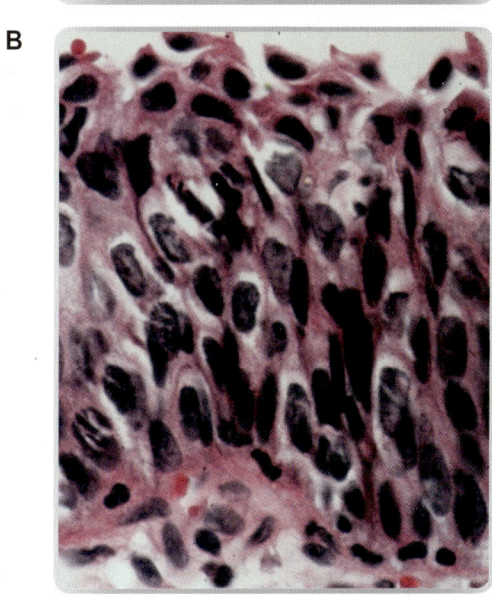

그림 8-15 • 정상 자궁경부의 편평상피세포(A)와 상피내암종(B). 암세포의 핵의 모양이 정상에 비해 크고 진함. 상피내암종이므로 아직 주위조직으로 침윤되지 않음.

피부각화증(actinic keratosis): 피부의 편평상피세포에서 생기는 전구암 병변.

악성흑색점(lentigo maligna): 색소세포에서 기원하는 전구암 병변.

백반증(leukoplakia): 구강이나 음부에서 상피세포의 증식에 의해 생기는 전구암 병변.

돌연변이(mutation): DNA 염기의 구조적 이상.

원발암유전자(proto-oncogene): 세포의 성장을 조절하는 정상 유전자.

종양억제유전자(tumor suppressor gene): 세포의 증식을 억제하는 유전자.

DNA 수복 유전자(DNA repair genes): 세포분열시에 나타나는 DNA 복제 이상을 교정하는 유전자.

▶ 종양의 괴사

정상세포가 생존을 위해 혈관이 필요한 것과 마찬가지로 종양 역시 생존을 위해 혈관이 필요하다. 하지만, 종양은 성장속도가 빨라 혈관의 생성이 이를 따라가기 어려운 경우가 많다. 이 경우 혈관공급이 부족한 종양의 부위는 종양세포가 사멸해 괴사가 나타

외음부 편평상피암의 전구암 병변이다. 대장에서 생기는 폴립의 일부는 대장암의 전구암병변이다. 모든 전구암이 암으로 진행하는 것은 아니지만 암의 예방 및 조기치료의 차원에서 전구암 병변은 중요하다.

■ 종양의 원인 요소

▶ 바이러스

동물에서 생기는 많은 종양이 바이러스에 의해 발생하며 같은 종 혹은 다른 종의 동물로 전파된다. 어떤 경우는 한 가지 바이러스가 여러 종류의 종양, 여러 종의 종양을 발생시킨다. 동물보다는 적은 경우지만, 사람 종양의 일부도 바이러스가 원인이다. 에이즈 환자에서 잘 생기는 카포시육종은 HHV-8이라는 헤르페스 바이러스에 의해 생기고, 유두종(papilloma) 바이러스는 자궁경부암의 흔한 원인이고 구강, 인후의 편평상피암의 원인이기도 하다. 간염바이러스는 간염을 일으키고 심해지면 간암을 유발한다. 엡스타인-바 바이러스는 특정 비인두암과 특정 림프종을 유발한다.

▶ 유전자 및 염색체 이상

"암은 유전자 질환이다"라고 정의할 수 있다. 이는 암의 원인이 세포의 증식, 성장, 사멸, 침습, 전이 등에 영향을 미치는 중요 유전자의 이상에 있다는 것을 나타내는 말이다. 이들 유전자의 이상은 위에 열거한 중요 과정을 제어하지 못하게 하여 암세포가 통제 없이 증식하게 한다. 평상시에도 신체의 수십 억 개 세포는 끊임없이 분열하고, 방사선, 발암화학물질 등 유전자 이상을 유발하는 자극에 끊임없이 노출된다. 유전자의 구조를 변화시키는 현상을 돌연변이(mutation)이라 하며, 돌연변이는 유전자의 정상기능을 훼손할 수 있다.

암과 관련한 세포의 기능을 조절하는 중요한 유전자를 원발암유전자(proto-oncogene), 종양억제유전자(tumor suppressor gene), DNA 복구유전자(DNA-repair gene)의 3가지 부류로 나눌 수 있으며 이들은 세포에 정상적으로 존재한다(표 8-4).

표 8-4 세포의 기능에 이상을 유발하는 유전자의 돌연변이

유전자	정상 기능	이상 기능
원발암유전자	세포 성장 및 분열을 촉진	점돌연변이, 증폭, 전위에 의한 종양유전자의 활성화에 의한 세포의 무한증식
종양억제유전자	세포 증식을 억제	종양억제유전자의 불활성화가 세포증식을 유도
DNA 수복 유전자	DNA 복제의 에러를 교정함	수복유전자의 불활성화가 돌연변이 빈도를 높임

원발암유전자. 세포의 성장, 분화, 세포분열을 촉진할 수 있는 기능의 유전자를 원발암유전자라고 한다. 정상세포에 있는 원발암유전자는 다양한 자극, 세포의 환경을 고려하여 성장, 분화, 세포분열을 조절한다. 원발암유전자가 돌연변이되면 암유전자가 되고 이는 원발암유전자의 기능을 통제없이 과활성화시켜 세포를 증식시킨다.

원발암유전자의 암유전자로의 변화는 유전자 단일염기의 변화(점돌연변이), 유전자 수의 증가(증폭), 다른 염색체로 유전자의 이동(전위 혹은 전좌)에 의해 일어난다. 정상적으로 조절되던 원발암유전자가 점돌연변이에 의해 유전자의 구조가 변하거나, 구조의 변화는 없이 양적으로 증대되거나, 다른 염색체로 이동해 다른 유전자와 합쳐지거나, 다른 조절유전자에 의해 발현이 증가해 암관련 활동성이 강해지고 통제되지 않는 것이다.

종양억제유전자. 종양억제유전자는 원발암유전자와 달리 세포의 증식을 억제하는 기능의 유전자이다. 돌연변이 같은 과정을 통해 종양억제유전자가 불활성화가 되면 '세포증식의 억제'가 억제되어 세포가 증식하여 암을 유발한다. 원발암유전자은 염색체에 있는 2개의 카피(copy) 중 1개만 이상이 있어도 암을 유발할 수 있지만, 종양억제유전자는 2개의 카피 모두가 이상이 생겨야 암을 유발할 수 있다.

DNA 복구유전. 정상세포에서도 DNA는 복제과정에서 다양한 손상을 받기 쉽다. 이를 교정하는 유전자가 DNA 복구유전자이다. DNA 복구유전자의 이상은 돌연변이의 발생빈도를 높이고 이를 통해 암의 발생이 증가하게 한다. 종양억제유전자처럼 DNA 복구유전자도 2개의 카피 모두가 이상이 생겨야 암을 유발할 수 있다. 선천적으로 DNA 복구유전자가 돌연변이된 사람은 다른 사람에 비해 여러 가지 암의 발생이 증가한다.

다단계 암발생 모델. 대부분의 경우 암은 하나의 유전자 돌연변이에 의해서는 생기지 않으며, 원발암유전자의 돌연변이와 종양억제유전자의 돌연변이 등 여러 개 유전자의 돌연변이의 축적에 의해 발생한다. 양성종양인 대장의 폴립이 침습성 대장암으로 변환하는 과정에는 하나의 암유전자(ras 유전자)의 활성화와 3개의 종양억제유전자의 불활성화(APC, DCC, p53)가 나타나는 경우가 많다.

종양이 형성된 이후에도 추가적으로 무작위적인 돌연변이가 발생되는데, 이는 종양의 유전체에 유전적 불안정성이 존재함을 나타낸다. 때로는 동일 유전자가 추가적으로 돌연변이되기도 하고 동일 유전자의 증폭이 추가적으로 일어나기도 한다. 또한, 염색체가 소실되거나 전위되기도 한다. 이런 유전 이상의 일부가 유전적 불안정성이 높은 종양에서 새로운 돌연변이 종양세포를 만들어내고 더 나쁜 종양세포로 유도한다. 이런 종양세포의 악화는 더 빠른 종양의 증식, 침습, 전이, 치료에 대한 불응성 등으로 나타난다.

염색체 이상. 암세포의 염색체 검사를 통해 암유전자를 활성화 시키고 종양억제유전자를 불활성화시키는 유전자 이상을 모두 알 수는 없다. 점돌연변이는 염색체의 구조를 변화시키지 않지만, 염색체 전위, 넓은 범위의 유전자 결손, 유전자 증폭은 염색체의 구조를 변화시킨다. 가장 널리 알려진 암 관련 염색체 이상인 필라델피아 염색체는 만성골수성백혈병의 암세포에서 관찰할 수 있다. 이는 염색체 9번과 22번의 일부가 교환되어 상호전위된 것이다. 이 전위를 통해 9번 염색체의 원발암유전자인 abl 유전자가 22번 염색체로 이동하여 그곳의 유전자인 bcr 유전와 융합하여 bcr/abl 유전자를 만든다. 이를 통해 abl은 통제를 받지 않고 활성화되고 이를 통해 세포의 증식이 일어난다(그림 8-16).

▶ 면역방어의 저하

모든 종양의 발생에 기본적으로 적용되는 기전은 돌연변이이다. 돌연변이에 의해서 생기는 새로운 단백질은 정상세포에서는 없는 것이므로 면역계에 의해 비정상이라고 감지될 수 있다. 이런 단백질을 발현하는 종양세포는 면역계에 의해 감지되고 대부분 파괴된다. 아주 극히 일부의 종양세포가 이 과정의 결함에 의해 살아남는다. 따라서, 종양의 발생은 종양면역 반응의 결손으로도 해석이 가능하다. 선천적으로 면역계가 결손된 환자, 약물 등에 의해 면역력이 감소된 환자에서 종양의 발생하는 빈도가 증가하는 것이 이에 대한 간접적 증거이다.

그림 8-17은 종양의 방어에 대한 여러 요소의 상호관계를 나타낸 것이다. 비정상세포가 발생하고 증식하여 종양이 생성되는 반면, 면역 방어기전이 신체에 해로움을 나타내기 전에 이 세포들을 파괴한다. 대부분의 비정상세포가 초기에 면역반응에 의해 제거되지만, 면역 방어기전의 작동이 불완전하면 종양세포의 파괴가 안 일어날 수 있다. 종양면역 반응이 종양의 발생 초기에는 효율적이지만, 일단 종괴가 형성되면 효과적으로 작동하지 않는다.

▶ 유전과 종양

악성종양에 공통적으로 작용되는 강력한 선천적 유전적 요소는 존재하지 않지만, 특정 악성종양에 대해서는 유전요소들이 일정 역할을 하는 것으로 알려져 있다. 부모나 형제가 유방암, 대장암, 폐암에 걸렸던 사람들은 그 암에 대해 보통 사람들에 비해 3배 이상의 발생빈도를 보인다. 이런 소인은 다인자 유전의 패턴으로 나타나며 일부 유전자를 유전적으

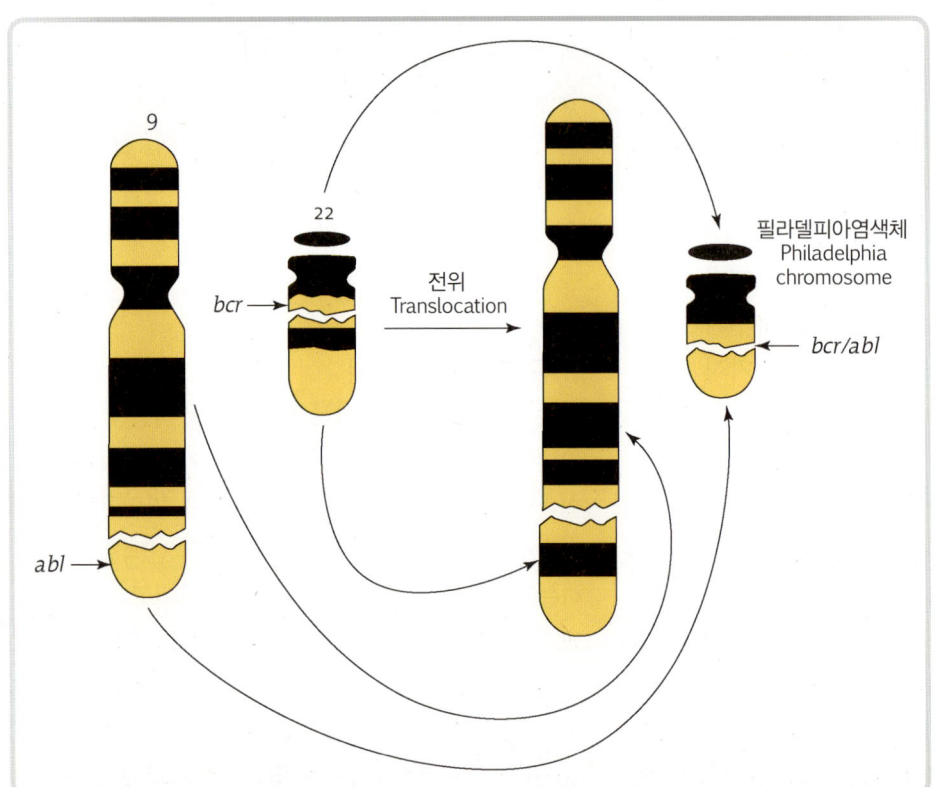

그림 8-16 • 염색체 9번과 22번 사이의 상호전위에 의해 필라델피아 염색체가 융합유전자가 정상세포의 기능 이상을 초래한다.

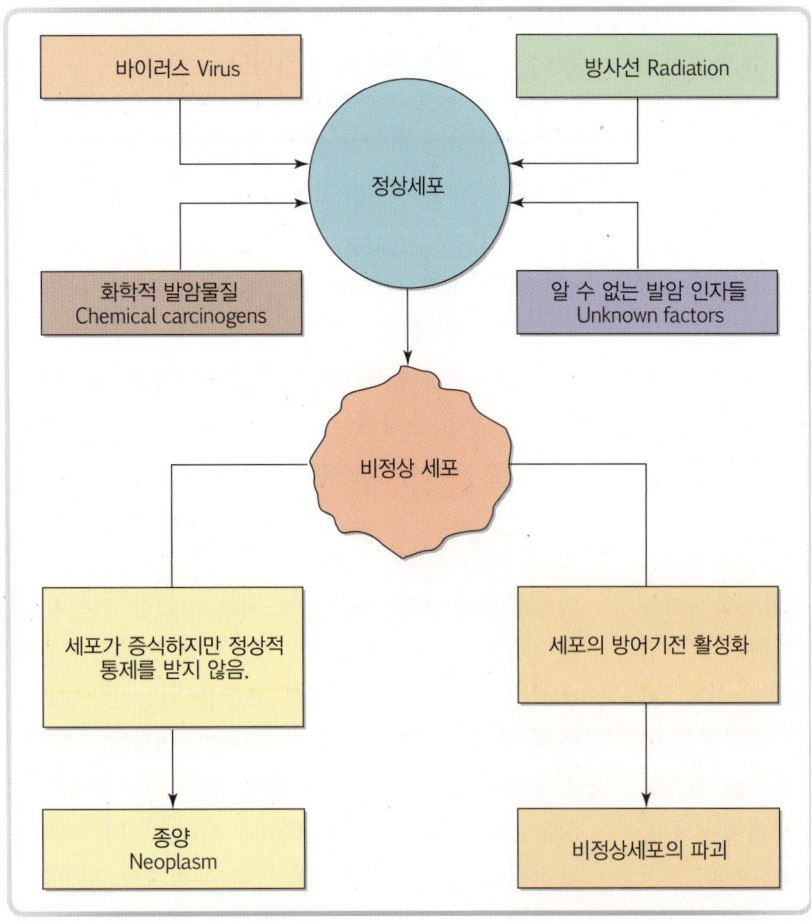

그림 8-17 • 종양발생에 대한 면역방어의 개념도. 원발암유전자의 활성화와 종양억제유전자의 억제가 정상적 조절 기능을 파괴하여 정상세포를 종양으로 유도한다. 이 과정은 다단계로 일어나는 것이 일반적이다.

로 공유하는 가족간에 일어난다. 특정 암의 발생에 관여하는 호르몬이나 효소반응 과정에 관여하는 많은 유전자들이 이런 소인으로 작용하고 암의 발생에 대한 위험도를 상승시킨다. 이때 암발생 위험도 상승은 유전된 물질의

1. 세포의 성장에 관여하는 호르몬의 차이,
2. 암을 유발하는 화학물질의 불활성화 혹은 대사에 관여하는 효소의 차이,
3. DNA 손상을 수복하는 단백질의 차이,
4. 종양의 면역에 관여하는 효율의 차이에 의한다.

유전이 암발생에 중요한 역할을 하는 경우도 있는데, 대표적인 예가 망막모세포종이다(그림 8-12). 이 종양은 종양억제유전자가 어떻게 종양의 발생에 영향을 주는지에 대한 기전을 잘 보여준다. 망막모세포종은 유아 및 어린이에서 발생하는 망막원시세포의 악성종양으로 RB 종양억제유전자의 불활성화에 의해 발생한다. RB 유전자는 13번 염색체에 1쌍(2개의 카피)이 존재하는데 망막모세포종이 되려면 2개의 RB 유전자가 모두 불활성화 되어야 한다. 반 정도의 망막모세포종은 부모에 의해 유전으로 발생하며(유전성 망막모세포종), 나머지 반은 유전적 소인 없이 산발적으로 발생한다. 유전성 망막모세포종은 하나의 돌연변이 RB 유전자를 부모로부터 획득했을 때 발생한다. 하나의 RB 유전자 이상으로 망막모세포종이 발생하지는 않지만, 생후에 추가로 나머지 하나의 RB 유전자의 돌연변이가 발생하면 결국 2개의 RB 유전자 모두 이상이 생긴 것이므로 망막모세포종이 발생한다. 종종 유전성 망막모세포종은

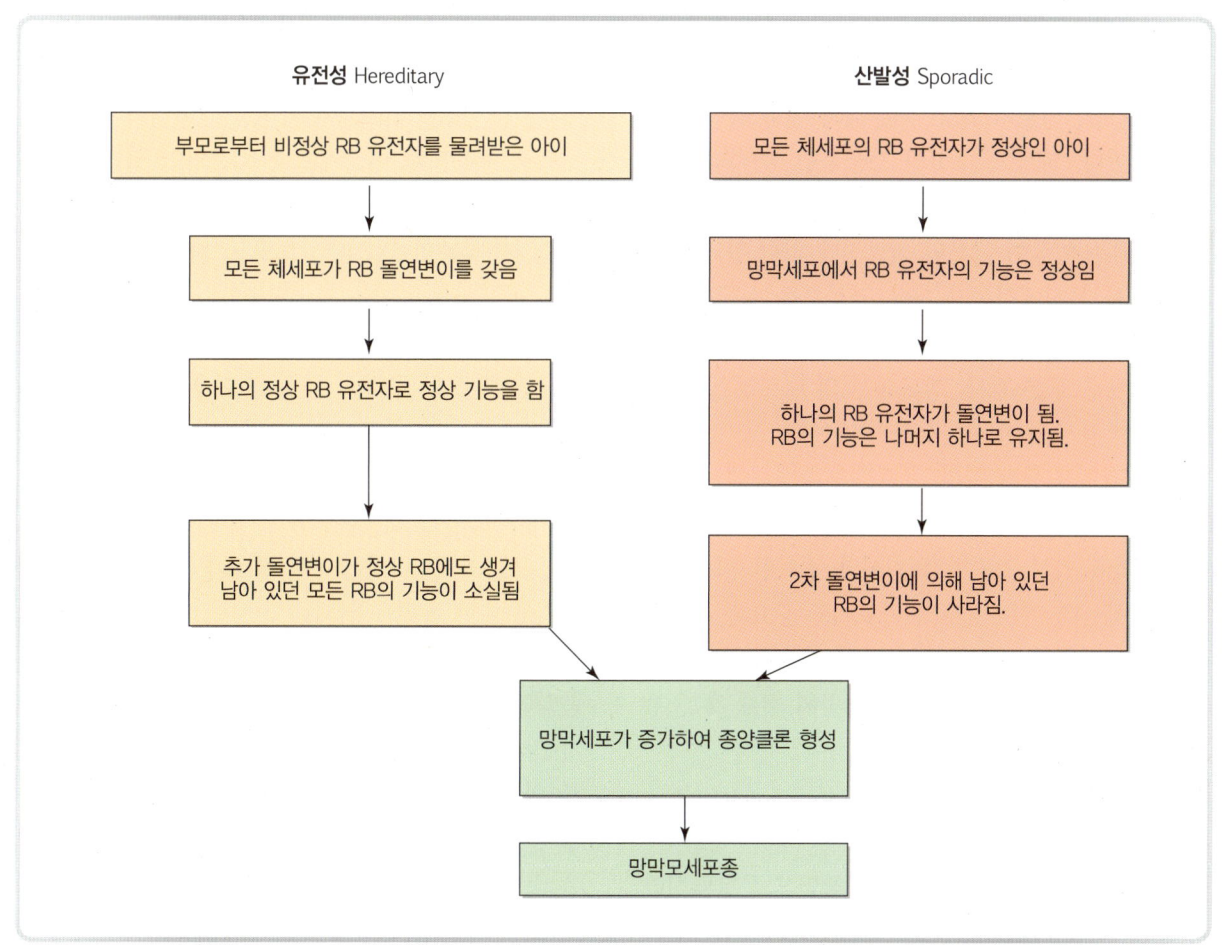

그림 8-18 • 모든 체세포의 RB 유전자가 정상인 아이.

두 눈 모두에 생기기도 한다. 산발성(비유전성) 망막모세포종은 임신 시에는 두 RB 유전자가 모두 정상이지만, 이후에 2개의 RB 유전자 모두가 순차적으로 돌연변이된 경우이다(그림 8-18). 일부의 유방암 및 난소암의 경우에도 종양발생에서 유전성이 나타나는데 이에 관련된 유전자가 BRCA1, BRCA2 유전자이다. 유전성 종양이 이외에도 여러 가지 존재하지만 유전성종양이 산발성종양에 비해 극히 드물다는 사실을 꼭 기억해야 한다.

표 8-5 암의 경고 신호

1. 배변 및 배뇨 습관의 변화
2. 쉽게 낫지 않는 목구멍의 통증
3. 비정상적인 출혈 또는 분비물
4. 유방을 포함한 신체의 비후 혹은 멍울
5. 연하장애, 소화불량
6. 피부 점의 변화
7. 계속되는 기침, 쉰 목소리

(미국 암학회)

종양의 진단

▶ 종양의 감지

미국암학회는 암을 의심할 수 있는 증상과 징후를 발표한 바 있다(표 8-5). 이상 기능 혹은 이상 형태 모두가 종양의 조기 소견일 수 있으며 의료진에 의해 반드시 진료가 이루어져야 하는 사항들이다. 예를 들면, 유방의 멍울, 입술의 궤양, 피부점의 변화 등이 형태의 이상이다. 폐경기 여성의 자궁출혈, 변비와 설사 같은 배변습관의 변화는 이상 기능이다.

의심되는 이상이 있으면 의료진에 의한 완벽한 과거력 조사와 신체검사가 다음 과정으로 실행되어야 한다. 직장과 항문의 내시경 검사, 질검사 및 파파니콜로 펴바른 표본 검사, 식도와 위의 내시경검사, 다양한 X선 검사 등이 신체검사의 예이다.

이런 과정을 통해 종양의 존재가 확인되면 종양의 생검이나 절제를 통해 정확한 진단이 필요하다. 병리전문의에 의한 조직학적 검사가 정확한 최종진단을 제시하는데 이는 향후의 치료에도 중요한 가이드라인을 제시한다. 양성종양이라면 단순절제가 치료가 되지만, 악성조양인 경우는 광범위 절제 혹은 추가의 다른 치료가 필요하다.

▶ 종양에 대한 세포학 진단

종양은 종양 관련 세포를 종양의 표면으로 탈락시키거나 분비하는 경우가 흔한데(그림 8-19), 이들 세포를 현미경으로 조사하여 상피내암 같은 조기암 시기에도 진단을 하는 기술이 존재한다(세포학 진단). 이 방법은 방법을 개발한 의료진인 조지 파파니콜로의 이름을 따서 파파니콜로 펴바른 표본(Papanicolaou smear 혹은 Pap smear)이라고 한다.

이 방법의 보급에 따라 자궁경부암의 조기진단이 가능해졌고 이를 통해 이 질환의 사망률이 크게 감소되었다. Pap smear는 확진용이 아니라 스크리닝용으로 이용되며 이상세포가 발견되면 생검을 통해 반드시 질환을 확진해야 한다. 세포학 검사는 객담, 소변, 유방분비물을 대상으로도 시행되지만, 가장 흔히 사용되는 분야는 자궁경부암의 조기진단이다.

세침흡인을 이용한 세포학 검사. 세포학 검사는 주사기와 좁은 구경의 바늘을 이용하여 조직을 흡인하는 세침흡인 검사로도 가능하다. 세포를 종양의 표면으로 탈락하기 어려운 장기(간, 신장, 폐 등)의 내부 종양을 세침흡인을 통해 진단하기 위해서는 CT, 초음파 등 다양한 X선 장비가 필요하다(정확한 부위에 대한 흡인을 위해).

종양에 대한 동결절편 진단. 종양에 대한 수술범위가 양성종양, 악성종양 여부에 따라 크게 달라지므로 의료진은 수술 도중 절제한 종양의 악성 여부를 알아야 한다. 또한, 의료진은 암을 절제하고 몸에 남은 정상부위에 암세포가 남아 있는지 또 전위부위가 존재하는지를 확인하고파 한다. 의료진은 이런 점에 대해 수술 중에 신속히 동결절편 진단이라는 방법을

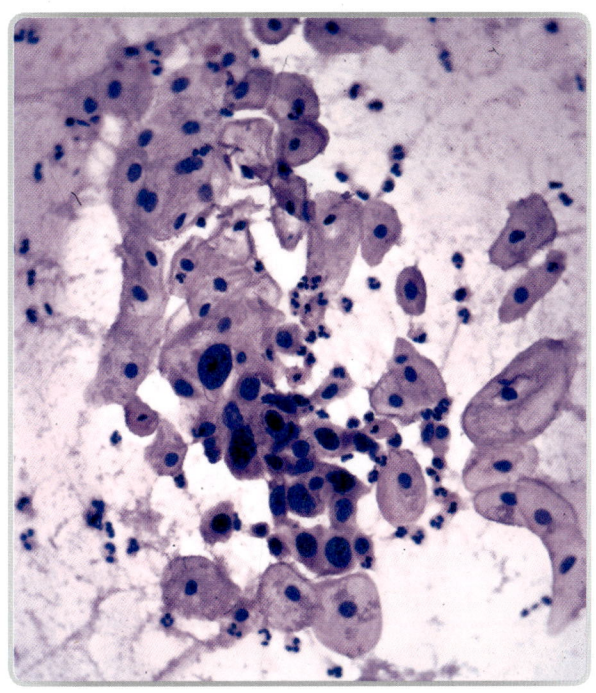

그림 8-19 • 자궁경부 상피내암종의 파피니콜로 펴바른 표본. 암세포는 주위의 정상 편평세포와 다른 모양을 취한다.

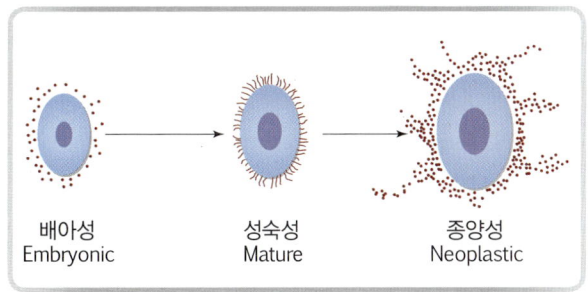

배아성 Embryonic　성숙성 Mature　종양성 Neoplastic

그림 8-20 • 암종배아항원. 배아세포(왼쪽)가 특이한 탄수화물-단백질을 세포표면에 발현하며 이들은 성숙세포(중간)에서는 다른 유형으로 변화한다. 종양세포(오른쪽)는 배아세포와 같은 상태로 암종배아항원을 다량생산하고 배출하여 암환자의 혈액에서 감지된다.

이용해 의료진에게 진단정보를 제공한다. 보통의 병리진단은 고정액에 상당기간 고정된 조직을 이용하므로 수술이 끝난 후에 정해지지만, 동결절편 진단은 고정없이 즉시 동결, 절편 제작, 염색, 관찰이 수십 분 내에 이루어진다.

▶ 종양-연관 항원 검사

일부 종양은 종양-연관 항원을 분비하는데 이는 정상 조직에는 없거나 미량으로 존재하는 항원을 말한다. 대부분의 종양-연관 항원은 당단백질이며 혈액내로 배출되기 때문에 암환자의 혈액을 조사함으로써 종양-연관 항원을 감지할 수 있다.

대표적 종양-연관 항원인 암종배아항원(CEA)은 태생기에 분비되는 당단백질로 태어난 후 당단백질의 유형이 바뀐다. 하지만, 암세포는 정상세포에 비해 분화도가 낮으므로(태생기와 유사) 태생기의 암종배아항원을 암환자의 혈액에서 감지하여 진단에 이용할 수 있다(그림 8-20).

암종배아항원이 모든 암에서 분비되는 것은 아니며 분비하는 암의 유형에 특이하지 않다. 대부분의 위장관암, 췌장암에서 양이 증가하지만, 유방암, 폐암의 일부에서도 양이 증가한다. 암종배아항원의 혈액농도는 종양의 크기에 비례하므로, 조기암에서는 증가가 미미하고 진행된 암이나 전이암 크기가 큰 암에서 많이 증가한다. 암종배아항원의 농도 증가를 이용해 암의 재발을 진단할 수 있고, 치료효과를 판정할 수 있다(그림 8-21). 일부 비종양성 질환(염증 등)에서도 암종배아항원의 혈중 농도가 증가할 수 있지만, 이때는 암에 비해 증가 정도가 미미한 것이 일반적이다.

암종배아항원 이 외에도 태생기 분비되는 알파 태아단백(alpha fetoprotein)은 간암에서 증가하며, 임신한 여성의 태반에서 분비되는 인체 융모막 생식선자극호르몬(human chrionic gonadotropin(hCG))은 난소와 고환의 융모막암에서 증가하고, 전립선특이항원(prostate specific antigen: PSA)은 전립선암에서 증가한다. 특히, PSA는 전립선암의 스크리닝에 사용되는 가장 정확한 종양-연관 항원으로 진단뿐 아니라 치료의 효과판정 및 재발의 조기진단에도 이용된다.

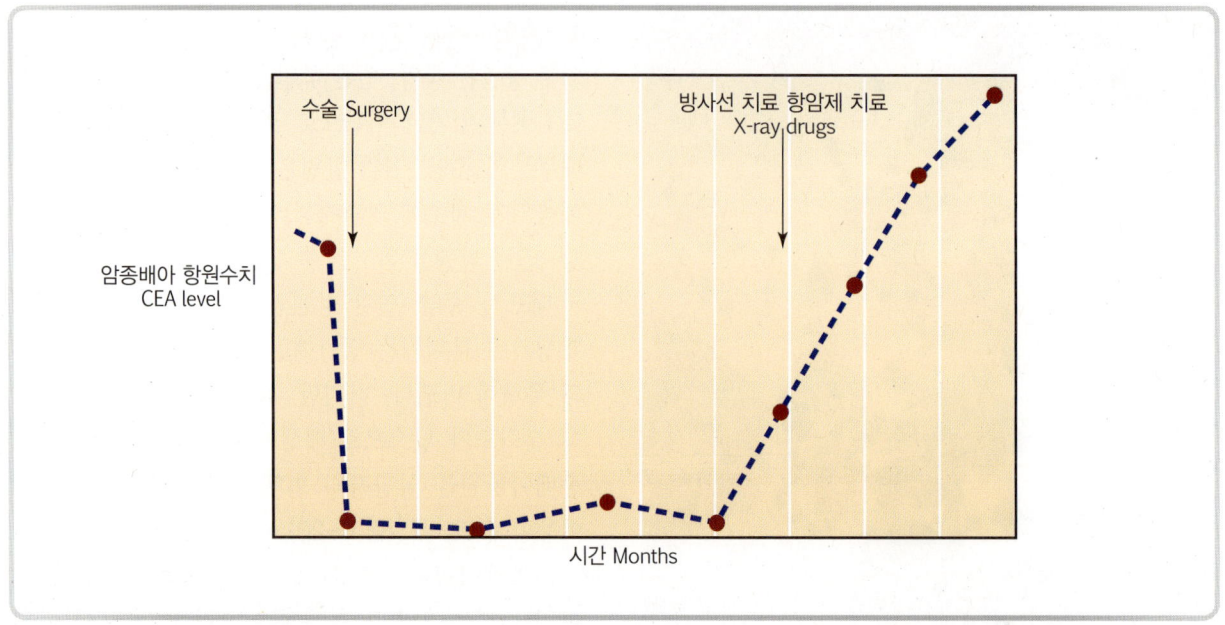

그림 8-21 • 암종배아항원(CEA)을 이용한 암치료 반응의 모니터링. 대장암 환자에서 상승했던 암종배아항원이 수술 후 감소하다가 재발하여 재상승하는 소견.

종양의 치료

양성종양이 외과절제에 의해 완벽히 치유되는 것과는 달리, 악성종양은 치료가 어렵다. 악성종양에 대한 치료의 범주는 크게 4가지로 나눌 수 있다:
1. 수술적 제거(surgery)
2. 방사선 요법(radiotherapy)
3. 호르몬(hormone therapy)
4. 항암제 치료(화학요법: chemothrapy)

치료방법의 결정은 종양의 종류, 확산상태 등을 고려해 결정하며 몇 가지를 병합하기도 한다. 이를 이용해 많은 경우에 치료가 성공해 환자가 완치되기도 한다. 완치가 불가능한 경우에도 치료를 통해 종양의 성장을 지연시키고 환자의 생존을 증가시키는 경우가 많다.

▶ 수술

악성종양이 원격부위로 전이되지 않은 경우는 악성종양과 주위 조직 및 림프절의 광범위한 제거를 통해 치료가 가능하다. 하지만, 상당수의 악성종양이 발견 시에 이미 전이가 된 경우가 흔하므로 수술만으로 치유가 불가능한 경우도 많다. 이 경우 수술과 병합하여 다른 치료를 함께 시행한다.

▶ 방사선 치료

악성림프종 및 일부의 상피암은 방사선에 민감하므로 이 경우 수술보다는 우선 방사선치료를 시행한다. 수술과 병합하여 방사선치료를 시행하는 경우도 흔하다. 수술 전에 방사선치료로 종양의 크기를 줄여서 수술을 용이하게 하거나, 수술 후 방사선 치료로 남아 있을지 모르는 종양을 제거하는 경우이다. 또한 방사선 치료는 확산된 암의 성장을 저해하거나 전이암에 의한 통증과 장애를 완화시키기 위해서도 시행된다. 이 경우 방사선 치료는 비록 완치가 어렵지만 암환자의 증상을 완화하고 편안한 삶을 위해서도 시행되는 것이다.

▶ 호르몬 치료

몇몇 종양은 성장을 위해 호르몬이 필요하다(호르몬 반응성). 이들 종양에 대해 호르몬을 차단하면 일시적으로 종양의 성장을 지연시킬 수 있다. 예를 들면, 전립선암은 남성호르몬에 의존적이므로 고환을 제거하거나 남성호르몬의 생성을 차단하면 성장이 저해된다. 많은 폐경기의 유방암은 여성호르몬(에스트로겐)에 의존적이므로 에스트로겐을 차단하는 약제를 이용해 치유가 가능하다. 부신피질호르몬 역시 많은 악성종양의 성장을 차단할 수 있다. 림프종 일부는 부신피질호르몬의 치료에 민감하다.

▶ 항암제

정상세포와 마찬가지로 암세포도 다양한 전구체를 통해 DNA를 합성한다. DNA는 다양한 RNA(mRNA, tRNA, rRNA)의 합성을 유도하고 연이어 단백질을 합성한다. 항암제는 이 과정을 다양한 방법으로 제어하여 암세포의 성장과 분열을 저해한다.

항암제는 매우 세포독성이 강해 암세포뿐 아니라 정상세포에 손상을 주기가 쉽다. 따라서, 정상세포에 대한 독성을 줄이면서 암세포에 대한 작용을 극대화하기 위해 신중히 사용되어야 한다. 정상 림프조직은 항암제에 매우 민감하므로 항암제의 독성으로 면역력이 약화되는 경우가 흔하다.

최근 기존의 항암제와는 달리 정상세포에 독성 없이 암세포만 파괴하는 항암제가 개발되어 사용되고 있다. 이들은 정상세포에는 없는 돌연변이 성장인자나 돌연변이 신호전달 물질을 표적하여 치료한다.

▶ 보조 항암제 치료

종종 수술에 의한 암치료가 성공적인 듯해도, 수년 후에 재발하고 치명적인 경우가 많다. 숨어 있는 작은 전이암이 있는 경우는 수술만으로 암을 치료하기 어렵다. 말기의 전이를 제어하기 위해 사용하는 현재의 치료법은 수술후 항암제 치료이며 보조 항암제 치료(adjuvant chemotherapy)라고 한다. 이를 통해 잔존할 가능성이 있는 암세포를 치료한다. 하지만, 항암제 자체가 독성이 크므로 이를 고려하여 적용해야 한다.

▶ 면역치료

면역계는 암세포에 대한 다양한 방어기전을 가지고 있다.

1. 세포독성 T세포는 종양세포 표면에 MHC I 단백질과 더불어서 발현하는 종양항원을 인식하여 종양세포를 파괴한다.
2. 자연살해 림프구(natural-killer cell)는 항원의 자극 없이도 종양세포를 공격, 파괴할 수 있다.
3. 활성 대식구는 탐식과 세포손상을 줄 수 있는 사이토카인을 분비하여 종양세포를 파괴할 수 있다. 또한 활성 대식구는 림프구를 자극하여 종양세포를 공격하게 할 수 있다.
4. 종양세포 항원에 대한 항체는 종양세포에 부착되어 보체를 활성화하고 이를 통해 종양세포를 공격할 수 있다.

면역치료(immunotherapy): 신체의 면역기능을 향상시켜 확산된 암의 성장을 억제시키는 암 치료.

이런 면역체계에도 불구하고, 많은 종양이 신체방어를 무력화할 수 있다. 또한, 항암제 치료나 방사선치료를 통해 암환자의 면역체계가 약화되는 경우가 많다. 다양한 방법이 환자의 면역력을 증대시키기 위해 이용되는데 이를 통틀어 **면역치료(immunotherapy)**라고 하며 일부 종양이 면역치료에 반응하기도 한다. 하지만, 면역치료를 받는 환자는 대부분 전이된 말기종양 환자이므로 암이 너무 커서 완전치유가 되는 경우는 드물다.

백혈병

백혈병(leukemia)은 조혈세포에서 생긴 종양을 일컫는다. 종괴 혹은 결절을 형성하는 고형종양(solid tumor)과는 달리 백혈병은 골수 내와 림프조직에 산재하다가 혈관으로 퍼지고 여러 기관으로 확장된다. 조혈조직의 다양한 발생단계에서 백혈병이 발생할 수 있다. 골수에 백혈구 암세포가 증가하고 말초혈액에는 나오지 않을 수도 있고, 백혈병 암세포가 말초혈액으로 나올 수도 있다.

CHAPTER 8 종양

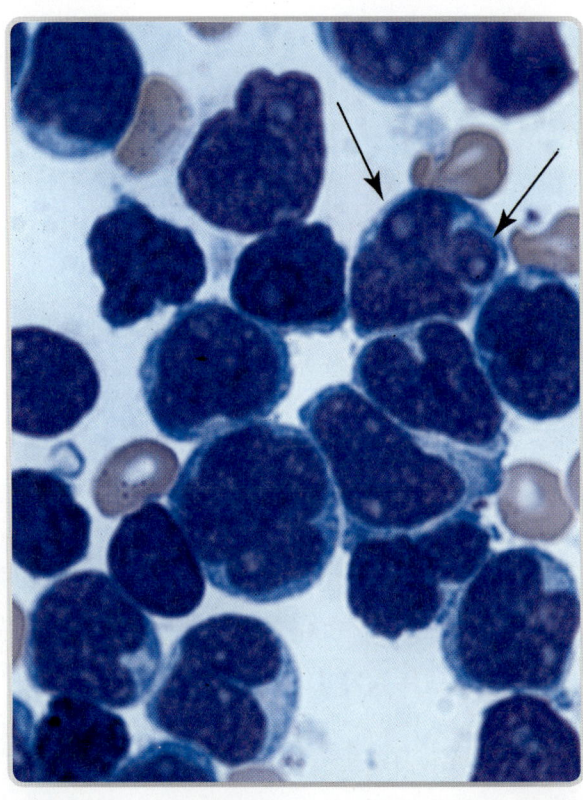

그림 8-22 • 급성백혈병 환자의 혈액 펴바른 표본. 암세포의 핵은 미세한 염색질과 뚜렷한 핵소체를 보이고(화살표) 크기는 크며 모양은 불규칙하다.

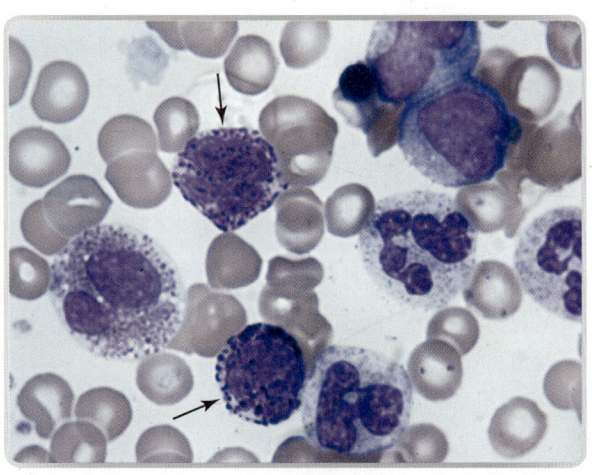

그림 8-23 • 만성골수성백혈병. 보이는 대부분의 백혈병 세포는 성숙세포의 모양을 취한다. 호염구(화살표), 호산구(화살표 왼쪽), 호중구(화살표 오른쪽).

▶ **백혈병의 분류**

백혈병의 분류는 종양세포의 유형과 성숙도(조혈계 발생단계)에 따라 결정된다. 모든 조혈세포 유형이 백혈병을 일으킬 수 있지만, 대부분의 백혈병은 과립구성(granulocyte), 단핵구성(momocyte), 림프구성(lymphocyte)이다. 조혈발생단계에서 과립구(호산구, 호산구, 호중구) 및 단핵구를 만드는 혈구 줄기세포에서 기원한 백혈병이 골수성 백혈병(myelogenous leukemia)이다. 림프구성 백혈병(lymphoblastic leukemia)는 림프구를 만드는 세포로부터 기원한다. 이들 2가지에서도 다양한 세부 분류가 있으며 세부 분류가 실제로 임상에서 중요하다.

백혈병 세포의 모양이나 성질이 매우 미성숙하면 (조혈 발생단계에서) 이를 급성 백혈병(acute leukemia)이라고 한다(그림 8-22). 반대로 매우 성숙하여 혈액 내에 있는 분화가 완료된 정상 혈구세포와 유사하면 만성백혈병(chronic leukemia)이라고 한다. 만성 골수성 백혈병의 암세포는 정상 과립구와 모양이 비슷하며 미성숙세포는 극히 일부분이다(그림 8-23). 만성 림프구성 백혈병의 암세포는 대부분 정상 림프구와 비슷하다(그림 8-24).

대부분의 백혈병에서 말초혈액의 백혈구는 백혈병 세포(악성 백혈구) 때문에 많이 증가한다. 하지만, 일부의 경우 백혈병 세포가 골수에만 국한되어 있어 말초혈액의 백혈구수가 정상이거나 오히려 낮은 경우도 있다. 일반적으로 백혈병의 분류가 성숙도와 세포 유형을 동시에 반영하므로 만성 골수성 백혈병, 급성 골수성 백혈병, 급성 림프구성 백혈병, 만성 림프구성 백혈병 등으로 불린다.

▶ **임상특징 및 치료원칙**

백혈병의 임상적 특징을 결정하는 2가지 인자는 첫째 골수기능의 장애, 둘째 백혈병세포 침윤에 의한 골수 이외 장기의 장애이다. 백혈병 세포가 골수를 채워서 정상 조혈세포가 소실되어 기능이 떨어지는 데 적혈구 생산 감소로 인한 빈혈, 혈소판 생산 감소

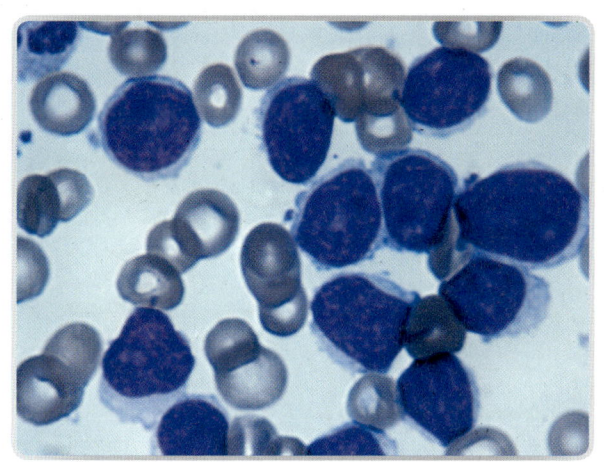

그림 8-24 • 만성림프구성백혈병. 진한 핵 염색질이 성숙한 림프구임을 보여준다.

로 인한 출혈, 백혈구 생산 감소로 인한 감염이 대표적 예이다.

백혈병 세포는 골수에서 발생해 골수를 일차적으로 침윤하지만 비장, 간, 림프절 등의 다른 장기를 흔히 침윤한다. 만성백혈병은 진행이 느려서 치료에 의해 오랫동안 제어가 가능하고 생존 기간이 길다. 반면, 급성백혈병은 종종 매우 빠른 진행을 보이고 골수 및 여타 장기로의 침윤 때문에 증상의 출현도 빠르다. 급성백혈병의 일부는 항암제에 의해 암의 증식이 상당기간 정지되는데 이를 완전 완해(complete remission)라고 한다. 하지만, 많은 경우 완해 이후에 백혈병이 재발하는 경우도 흔하고 최악의 경우는 환자를 사망에 이르게 한다. 어린이의 급성백혈병은 어른의 급성백혈병보다 항암치료에 대해 반응성이 좋은 경우가 많고 완치되는 경우가 더 많다.

급성백혈병, 만성백혈병, 림프종, 다발성골수종의 일부 환자는 골수이식을 통해 치료되는 경우가 있다. 이식되는 골수는 면역적으로 환자의 골수와 다르므로 반드시 환자의 면역력이 억제되어야 이식이 성공할 수 있다. 하지만 골수이식이 모두 성공적이지는 않은데 면역억제에 의한 감염, 백혈병의 재발 등이 생길 수 있기 때문이다. 골수이식이 모든 환자에게 가능한 것이 아니므로 항암제를 이용한 백혈병의 치료가 더 일반적이다. 적절한 항암제의 선택, 세밀한 치료계획, 부작용에 대한 주의가 항암제 치료의 성공을 위해 필요하다.

▶ **골수형성이상 증후군**

백혈병이 급격히 발생하지 않고 적혈구 감소에 의한 빈혈, 백혈구 감소, 혈소판 감소가 오랫동안(수 년) 있은 후에 발생하는 경우가 있으며 이를 골수형성이상 증후군이라고 한다. 이 시기의 골수를 조사하면 백혈병세포는 관찰되지 않고 혈구의 생성과 성숙의 이상이 관찰된다. 이들 세포가 추가적인 유전적 이상에 의해 혈구성숙에 문제가 심화되면 백혈병이 결국 발생한다.

골수형성이상 증후군(myelodys-plastic syndrome): 빈혈, 백혈구감소, 혈소판감소를 특징으로 하는 골수의 이상으로 백혈병으로 진행될 수 있음.

다발성 골수종

다발성 골수종은 골수 내의 형질세포(plasma cell)에서 기원한다(그림 8-25). 다발성 골수종은 혈구세포에서 기원하고 골수에서 발생하는 등 여러 가지 면에서 백혈병과 유사점이 있다. 하지만, 백혈병과는 달리 다발성골수종 암세포는 골수에 국한되어 존재하며 다른 장기로 퍼지거나 말초혈액으로 이동하는 경

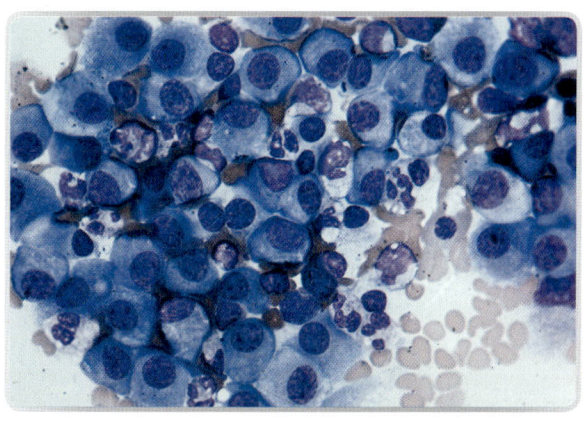

그림 8-25 • 다발성 골수종 환자의 골수흡인 표본. 대부분의 세포는 미성숙한 형질세포의 모양을 보인다.

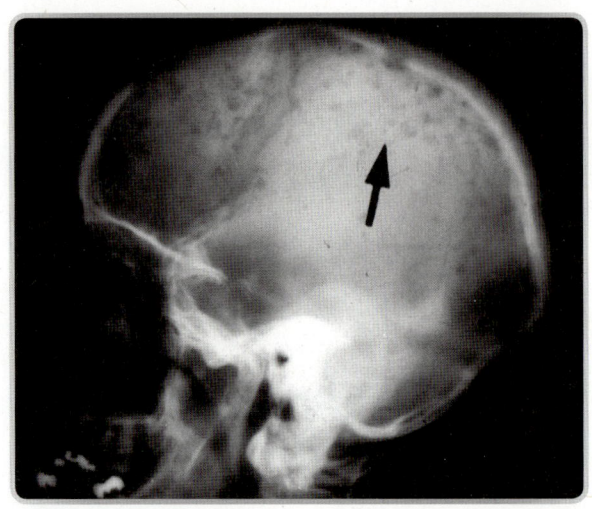

그림 8-26 • 다발성 골수종 환자의 머리뼈 사진. 뼈에서 자라난 골수종 세포의 성장에 의해 뼈가 파괴되어 펀치로 뚫어낸 것 같은 많은 음영(화살표)이 나타남.

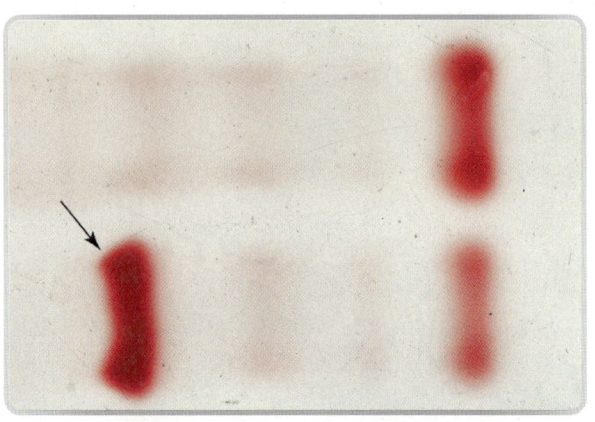

그림 8-27 • 정상인의 혈청 단백질 전기영동 사진(위)은 알부민 밴드만 보이나 다발성골수종 환자는 알부민 밴드 이외에 글로블린 밴드가 나타남(아래 화살표).

우가 흔하지 않다. 대신, 골수 안에 퍼져 있거나 모여서 뼈를 약하게 하여 통증, 골기형, 골절을 일으키는 경우가 흔하다(그림 8-26). 형질세포는 면역글로불린을 만든다. 다발성 골수종 세포 역시 많은 양의 면역글로불린을 생산하는데 한 가지 종류(대부분 IgG)를 만들고 이는 환자의 혈액에서 확인 가능해 다발성 골수종의 진단에 쓰인다(그림 8-27). 많은 경우 다발성 골수종에서 생성되는 면역글로불린이 환자의 다양한 조직에 축적되어 장기의 기능을 약화시킨다. 다발성 골수종환자에서 신장의 손상은 이런 축적에 의해 이루어지며 사망을 촉진시키는 요소이다.

다발성 골수종의 치료에는 다양한 항암제가 사용되는데 프로테오솜(proteosome)의 활성을 억제하는 Bortezomib이라는 새로운 약제가 일부 다발성 골수종 환자에서 좋은 치료반응을 유도한다.

표 8-6　악성종양의 5년 생존율

종양	5년 생존율(%)	
	백인	흑인
갑상선	97	94
흑색종	93	75
자궁경부	73	63
자궁체부	85	60
유방	90	77
방광	82	65
후두	66	54
전립선	100	98
호지킨 림프종	87	81
대장	65	55
신장	65	66
비호지킨 림프종	64	54
난소	45	39
다발성골수종	33	32
백혈병	49	47
위	22	23
폐	15	12
식도	16	11
췌장	5	5

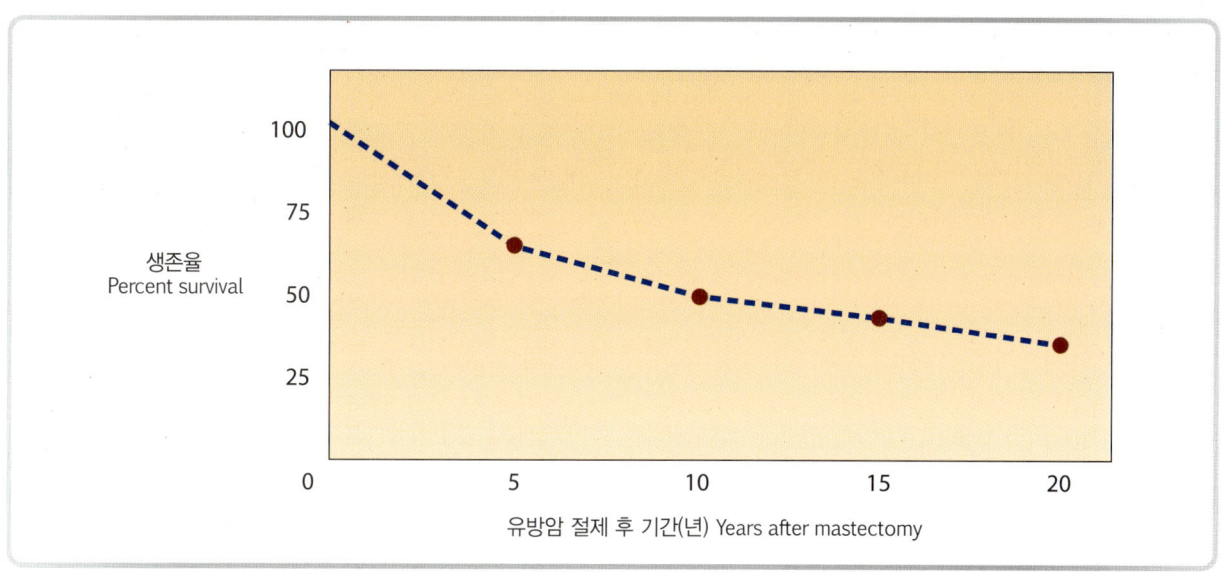

그림 8-28 • 유방제거술 이후 지속적으로 감소하는 유방암 환자의 생존율.

종양의 생존율

2017년 기준 한국인 사망원인의 1위가 악성종양일 정도로 암은 국내는 물론 세계적으로 사망의 주요 원인이다. 미국에서는 심혈관 질환에 이어 두 번째의 사망원인이 악성종양이며 전체 사망 약 23%의 원인으로 작용한다. 남성에서 폐, 전립선, 여성은 유방이 암의 호발장기이다. 위장관의 암은 남녀 모두에서 흔하다. 암의 사망률을 결정짓는 가장 중요한 요소가 암의 진단시기로 조기암 환자의 생존율이 상당히 높은 데 반해 림프절이나 원격장기로 전이된 암 환자의 생존율은 급격히 감소한다.

일반적으로 암의 치유율은 5년 생존율로 계산한다. 5년 생존율이 높은 전립선암, 갑상선암으로부터 5% 밖에 안 되는 췌장암까지 다양하다(표 8-6). 조기진단과 효과적 치료법 개발을 통해 암의 생존율을 증대시키기 위한 다양한 연구가 시도되고 있다. 많은 암이 5년 후 재발이 없으면 치유되는 경우가 많지만, 일부의 암 특히 유방암, 악성 흑색종은 후기에 재발이 흔한 암이다. 연구에 따르면 유방암의 5년 생존율이 65%인 반면 10년 생존율은 재발과 전이에 의해서 50%로 감소하는 것으로 밝혀졌다. 10년 후에도 일부의 환자는 암 때문에 사망하는 경우가 나타난다(그림 8-28). 이런 경우는 암이 처음 진단된 시기에 눈에 잘 보이지 않는 암세포가 전이된 상태였던 경우로 면역에 의해 암이 진행하지 않고 있다가 시간이 지나 면역 방어가 약해진 후 재발한 것이다.

요약

종양은 정상적인 세포증식 조절메커니즘이 존재하지 않는 세포의 과도한 증식이다. 양성종양은 분화가 좋은 세포로 이루어지며 느리게 자라고 주위 조직과 경계가 분명하며 발생한 곳에서 멀리 퍼지지 않는다. 기원조직의 이름을 앞에 쓰고 뒤에는 -oma를 붙여서 명명한다. 예를 들어 adeno(gland: 선)+oma(tumor: 종양)=선종으로 표기한다. 기저부가 좁은 종양이 상피표면으로 돌출한 것은 폴립 혹은 유두종이라고 부른다. 반면, 악성종양은 분화가 나쁜 미성숙세포로 이루어져 있고 빠르게 자라며 주위조직과 경계가 불분명하며 신체의 다른부위로 전이를 잘한다. 암(cancer)은 악성종양(malignant tumor)과 같은 말이다. 암 중에서 상피, 선, 분비기능을 갖는 조직에서 기원한 악성종양을 암종(carcinoma)이라 하고, 반면 신경, 근육, 뼈, 연골, 지방, 혈관 등의 결합조직에서 기원한 악성종양은 육종(sarcoma)이라고 한다. 백혈병(leukemia)은 혈액세포의 종양이다. 신체의 면역시스템은 발생 초기의 종양을 방어에 효율적이나 이미 어느 정도 커진 종양에 대해서는 효율적이지 못하다.

일반적으로 양성종양은 치료가 쉽고 환자를 사망에 이르게 하지 않지만, 악성종양은 치료하기가 어렵다. 악성종양이라도 발생한 후 상당기간 침습 없이 한정되어 있는 경우가 많으며(전구암 혹은 비침습암) 이 시기에는 치료가 용이하다. 하지만, 심부조직으로 침습하거나 혈관 및 림프관으로 침습하고 다른 부위로 전이한 경우는 치료가 어렵다.

바이러스, 유전자 및 염색체 이상, 면역체계 약화 등 많은 요소가 암의 발생에 관여한다. 일반적으로 종양발생에서 부모로부터의 유전이 중요원인은 아니지만 일부 유방암, 난소암, 망막모세포종 등의 종양의 발생에서는 중요한 역할을 한다. 많은 유전자의 돌연변이와 염색체의 이상이 세포의 증식조절에 문제를 만들고 과도한 증식을 유도한다. 크게 3가지의 유전자군의 이상이 관여하는데: (1) 원발암유전자는 정상적으로 세포의 증식과 성장을 촉진하는 유전자인데 돌연변이와 같은 이상이 발생해 암유전자로 기능이 활성화되고 세포의 과증식을 유도한다.; 종양억제유전자는 세포의 증식을 억제하는 기능이 있는데 돌연변이에 의해 기능이 손상되면 세포의 과증식을 유도한다.; DNA 복구유전자는 DNA의 정확한 복제를 감시하며 방사선, 화학물질, 환경인자로부터 손상된 DNA를 복구하는 유전자로 돌연변이 생성을 방지한다. 따라서, 이 유전자에 이상이 생기면 돌연변이 생성이 촉진되고 결국 암발생이 증가한다.

결손과 전위 같은 염색체 이상은 유전자의 구조와 양을 변화시켜 유전자의 기능을 변화시킨다. 필라델피아 염색체는 9번과 22번 염색체의 전위에 의해 생긴 염색체로 만성골수성백혈병의 원인이다.

백혈병은 골수에서 발생하는 종양으로 백혈구의 비정상적 과도증식에 의해 생기며 정상골수기능을 훼손하여 적혈구, 백혈구, 혈소판의 생성을 억제한다. 백혈병 세포는 골수에서 생기지만 말초혈액이나 다른 장기로 퍼지는 경우가 많다. 다발성골수종은 형질세포의 종양으로 주로 골수에서만 증식한다.

악성종양의 조기진단은 효과적 치료와 좋은 예후를 유도할 수 있다. 조기진단은 Pap smear, 유방촬영, 내시경 등 여러 가지 스크리닝법과 암을 의심할 수 있는 여러 증상과 징후를 종합해 이루어진다.

악성종양의 생검은 암의 진단, 종류를 찾을 수 있는 가장 정확한 방법으로 적절한 치료법을 정하기 위해서도 필요하다. 암 종괴와 림프절의 절제를 통한 수술로 종종 암 환자의 치료가 가능하다. 수술 이외에도 방사선치료 및 항암제치료가 단독 혹은 병합으로 사용된다. 호르몬에 의존적인 종양에 대해서는 호르몬을 차단하는 치료가 유용한 경우가 많다.

상호 관련 문제

맞으면 ○, 틀리면 ×로 표시하시오.
1. 지방육종은 선상피에서 기원한 악성종양이다. (　)
2. 종양억제유전자는 종양을 유발할 수 있는 과도한 세포의 증식을 억제한다. (　)
3. 혈관육종은 혈관에서 기원하는 악성종양이다. (　)
4. 호지킨 림프종은 바이러스에 의한 전구암이다. (　)
5. 항암제의 대부분은 정상세포에 어느 정도의 손상을 준다. (　)
6. 상피내암종은 악성종양이지만 상피 내에 국한되어 주위 조직으로 침습하지 않은 상태를 말한다. (　)
7. 다발성 골수종은 비정상 형질세포로 이루어진 악성종양이다. (　)
8. 암의 수술 이후에 항암제를 투여하는 것은 보조 항암요법의 일종이다. (　)
9. 필라델피아 염색체는 필라델피아 지역에 사는 사람에게 주로 생기는 염색체이다. (　)
10. 근육육종은 근육세포에서 기원한 악성종양이다. (　)

연관된 것끼리 연결하시오.

1. 폴립
2. 망막모세포종
3. 급성백혈병
4. 호지킨림프종
5. 자궁경부 상피내암
6. 다발성 골수종

A. 비침습성 악성상피세포 종양
B. 형질세포의 악성종양
C. 눈의 악성종양
D. 악성림프종의 한 종류
E. 양성 상피 종양
F. 백혈구의 악성종양

비판적 사고
1. 이 씨는 자궁의 파파니콜로 펴바른 표본검사를 했는데 이 검사의 의미를 잘 모른다. 이 검사의 의미를 그녀에게 어떻게 설명할 것인가?
2. 박 씨는 빈혈이 있다. 그의 백혈구 수치는 매우 증가해 있으며 성숙한 림프구로 이루어져 있다. 혈소판의 수치도 정상에 비해 많이 감소해 있다. 그는 백혈병에 걸린 것이 아닌가 걱정하고 있다. 당신이라면 그에게 어떻게 그의 혈액소견을 설명할 것인가?
3. 정 씨는 면역계의 기능이 떨어진 사람은 정상인 사람에 비해 암이 잘 걸린다고 들은 바 있다. 만일 그가 당신에게 이 생각이 옳은지 아니면 틀린지, 또 어떻게 면역계가 사람을 암으로부터 보호하는지를 물어본다면 어떻게 답할 것인가?

CHAPTER 9

혈액 응고장애와 순환장애
Blood Coagulation Abnormalities and Circulatory Disturbances

학습목표

1. 지혈기전에서 혈관과 혈소판의 기능을 설명할 수 있다.
2. 응고의 3단계를 설명하고 이에 관련된 응고인자를 설명할 수 있다.
3. 지혈(응고)기능을 평가하기 위한 다양한 임상검사를 설명할 수 있다.
4. 지혈기전을 방해하는 주요 임상장애와 임상소견을 설명할 수 있다.
5. 정맥혈전을 일으키는 원인과 그 영향을 설명할 수 있다.
6. 폐색전증의 발병기전과 임상소견을 설명하고 폐색전증의 진단법을 비교하여 설명할 수 있다.
7. 동맥혈전을 일으키는 원인과 그 영향을 설명할 수 있다.
8. 모세혈관과 간질조직 사이의 체액순환을 조절하는 4개의 인자를 나열하고 부종을 일으키는 임상적 원인과 징후를 설명할 수 있다.
9. 암 환자들에게서 주로 나타나는 과응고 상태의 발병기전을 설명할 수 있다.
10. 쇼크를 정의할 수 있고, 쇼크의 원인과 질병에 부합하는 쇼크 발생기전을 설명할 수 있다.

■ 지혈

피부에 작은 열상(laceration)으로 인해 출혈이 생긴다면 열상 부위는 얼마 지나지 않아 출혈이 멈추고 치유가 된다. 몸은 유사시 혈액을 모세혈관과 큰 혈관들 안에 간직한 채 피가 응고되도록 하는 복잡한 응고기전이 있다.

■ 지혈과정과 관련된 인자들

지혈 기전의 정상적인 기능은 지혈에 영향을 미치는 5가지 주요한 인자들이 정상적으로 통합되어 기능하는지에 달려 있다:

1. 작은 혈관의 통합성
2. 구조적, 기능적으로 적당한 수의 정상 혈소판
3. 응고인자들(혈장에 적은 양으로 존재하는 단백질들)의 정상 수치
4. 응고 억제제의 정상 수치
5. 혈액 내 적절한 양의 칼슘 이온

▶ 혈관과 혈소판

작은 혈관(vessels)들과 혈소판(platelets)들은 출혈을 예방하기 위해 함께 기능한다. 작은 혈관들은 신체의 최초 방어선(first line of defense)이다. 혈관은 손상을 받으면 자동적으로 수축하여(반사적인 혈관수축) 직경을 줄이고 혈액 응고를 촉진해 혈관 손상부위를 막는다. 혈관 손상은 내피 파열을 불러오고 그 밑에 깔린 결합 조직을 노출시킨다. 혈소판들은 손상 부위에 쌓이고 부착되며 3가지 중요한 기능을 한다:

1. 혈관 벽 손상을 틀어막는다.
2. 혈관을 수축시키고(혈관수축 물질들) 혈소판의 응집을 촉진하는 화학물질을 분비한다.
3. 혈액 응고과정을 개시하는 물질들(인지질: phospholipids)을 분비한다.

혈액 응고(blood coagulation)에서 필수적인 역할을 하는 혈소판들은 거대핵세포(megakaryocyte)

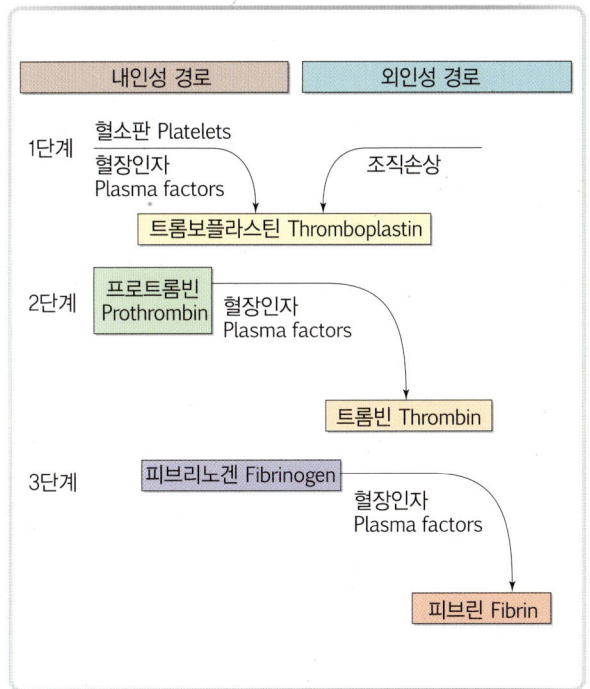

그림 9-1 • 혈액 응고과정의 개념도.

라는 골수 내 전구세포의 매우 작은 세포질 조각들이다. 혈소판은 순환 수명이 평균 10일이고 이들의 수명이 다하면 비장의 대식세포들에 의해 제거된다. 혈소판들은 수축성 단백질과 정상적인 혈소판 기능을 할 수 있도록 해주는 다양한 효소계를 가지고 있다. 혈소판들이 거칠어지거나 손상된 내피 표면과 접촉하면 급격히 부풀어 오르고 끈적해진다. 이들의 세포질로부터 길다란 돌기들(위족: pseudopods)이 확장되어 나오고 다양한 생산물을 내어 혈소판 팽창과 응집을 더욱 증가시켜 혈괴(platelet plug)가 형성되도록 한다. 활성화된 혈소판들은 혈액 응고 단백질들과 상호작용하여 그림 9-1에 나와 있는 것과 같은 응고과정을 개시한다.

혈소판들은 모세혈관 출혈 예방에 있어 매우 큰 비중을 차지한다. 모세혈관 벽의 작은 균열은 빈번하게 발생하지만 손상 부분은 혈소판의 신속한 축적으로 출혈은 일어나지 않는다. 하지만 몇몇 질환에서와 같이 혈중 혈소판 수치가 심각하게 감소된다면 "혈소판-봉쇄기전(platelet sealing mechanism)"

표 9-1 응고인자

인자 번호	이름	기능
I	피브리노겐	간에서 합성된 단백질: 3단계에서 섬유소로 전환됨
II	프로트롬빈	간에서 합성된 단백질 (비타민 K를 필요로 함): 2단계에서 트롬빈으로 전환됨
III	조직 트롬보플라스틴	손상 조직으로부터 유리: 외인성 1단계에서 필요로 함
IV	칼슘 이온들	손상 조직으로부터 유리: 외인성 1단계에서 필요로 함
V	프로엑셀레린	간에서 합성된 단백질: 내인성, 외인성 1단계 모두에서 프로트롬빈 활성인자를 만드는 데에 필요함
VII	혈청 프로트롬빈 전환 촉진제	간에서 합성된 단백질 (비타민 K를 필요로 함): 외인성 1단계에서 기능함
VIII	항혈우병인자(항혈우병글로불린)	간에서 합성된 단백질: 내인성 1단계를 위해 필요함
IX	트롬보플라스틴 혈장성분	간에서 합성된 단백질 (비타민 K를 필요로 함): 내인성 1단계에서 필요함
X	스튜어트인자 (스튜어트-프라워 인자)	간에서 합성된 단백질 (비타민 K를 필요로 함): 내인성, 외인성 경로 모두에서 프로트롬빈 활성인자를 만드는 데에 필요함
XI	혈장 트롬보플라스틴 전구물질	간에서 합성된 단백질: 내인성 1단계를 위해 필요함
XII	헤게만 인자	내인성 1단계를 위해 필요한 단백질
XIII	섬유소 안정인자	3단계에서 섬유소 가닥들을 안정화시키기 위해 필요한 단백질

이 장애를 일으킨다. 그 결과로 영향을 받은 사람은 모세혈관 내피의 작은 결함을 통해 피부와 더 깊은 조직으로 혈액이 누출되어, 다중의 아주 작은 출혈 부위를 보인다(점상출혈: petechiae, petechial hemorrhage).

점상출혈(petechia): 혈소판 감소, 비정상적인 혈소판 기능, 모세혈관 결함에 의해 야기되는 아주 작은 출혈.

▶ **혈장 응고인자**

혈장은 응고인자(coagulation factor)라 불리는 몇 개의 서로 다른 단백질들을 포함하고 있는데, 이들은 이름과 로마숫자로 표기된다 (표 9-1). 이 인자들이 활성화되면 혈괴(blood clot)를 형성하기 위해 상호작용을 한다. 혈액 응고과정은 연쇄반응으로, 연쇄는 혈액 내 각 응고인자의 불활성화된 상태로 구성되고, 활성화된 응고인자는 연쇄의 다음 구성원을 활성화시킨다. 이 과정은 길에 늘어진 도미노의 첫 번째 블록을 쓰러뜨릴 때 일어나는 것과 비교되어 왔다. 첫 번째 도미노를 쓰러뜨리는 것은 응고기전의 개시를 의미하고 마지막 도미노가 쓰러지는 것은 단단한 혈괴의 형성을 뜻한다.

혈액 응고과정은 혈장과 조직 구성물들, 혈소판들, 그리고 칼슘을 동반한 매우 복잡하고 혼란스러운 상호작용이 복잡한 과정인데, 이를 간소화하여 3단계로 나눌 수 있다.(그림 9-1).

1단계는 서로 다른 두 기전에 의해서 생성되는 트롬보플라스틴(thromboplastin)의 형성이다. 한 기전은 혈소판과 혈장응고인자의 상호작용에 달려 있다. 혈관 벽이 손상 받으면 손상 부위에 혈소판이 축적되며 이들은 혈장 구성성분과 상호작용이 트롬보플라스틴을 만드는 인지질을 방출한다. 이 시스템은 트롬보플라스틴이 혈류 내에 존재하는 물질을 통해 만들어지기 때문에 내인성 경로(intrinsic system)라 불린다. 조직 또한 트롬보플라스틴 활성을 가지고 있고 손상된 조직으로부터 트롬보플라스틴이 유리된다. 이는 트롬보플라스틴이 주로 혈액이 아닌 혈관 구역 밖의 조직으로부터 유래했기 때문에 외인성 경로(extrinsic system)라고 불린다. 사실 내인성과 외인성 경로는 완전히 독립적이지는 않다. 주로 조직이 손상을 받으면 두 경로가 함께 활성화되고 혈액

응고과정을 개시하기 위해 상호작용을 하게 된다.

프로트롬빈(prothrombin)에서 **트롬빈(thrombin)**으로의 전환은 2단계에서 이루어진다. 내인성 또는 외인성 경로를 통해 만들어진 트롬보플라스틴은 다른 혈장 인자들과 함께 혈소판 인지질과 상호작용하여 프로트롬빈을 트롬빈으로 전환시킬 수 있는 복합체(thromboplastia)를 형성한다. 프로트롬빈은 간에서 생성되는 단백질이다. 이 단백질은 트롬보플라스틴에 의해 몇 개의 조각들로 나뉜다. 이 조각들 중 하나가, 단백질 분해가 가능하도록 활성화된 구성물, 트롬빈(thrombin)이다. 프로트롬빈에서 트롬빈으로의 형성은 전환의 속도를 올려주는 다른 혈장 응고인자들(부수 인자들: accessory factors)을 필요로 한다.

3단계에서는 트롬빈에 의해 피브리노겐(fibrinogen)이 피브린(fibrin)으로 전환된다. 피브리노겐은 간에서 생성되는 분자량이 큰 단백질이다. 트롬빈은 피브리노겐의 일부를 잘라내버려 더 작은 **피브린 단량체(fibrin monomer)**를 형성한다. 피브린 단량체들은 끝과 끝이 이어져(중합: polymerization) 긴 가닥의 피브린을 형성하고 이 가닥들은 옆에서 옆으로도 연결된다. 또 다른 혈장 인자(피브린 안정화 인자: fibrin stabilizing factor)는 피브린 분자들 간의 결합을 강화시키고 피브린 혈괴를 단단하게 만드는 역할을 한다. 혈괴는 응고 과정의 마지막 단계로 혈장, 적혈구, 백혈구, 그리고 혈소판이 갇힌 섬유소의 격자형태로 배열된 그물로 이루어진다.

▶ 응고 억제제와 섬유소용해

응고인자들은 응고과정이 일어나는 공간을 제한시키는 다양한 응고 억제자들과 맞균형을 이룬다.

이와 동급으로 중요하게 여겨지는 조절 시스템이 섬유소가 형성된 후 이를 녹이는 시스템이다. 혈장 내에 존재하는 플라스미노겐(plasminogen/profibrinolysin)이라는 전구 복합체가 활성화되어 플라스민(plasmin)을 형성하고, 혈괴로부터 섬유소를 용해시켜낸다. 섬유소용해계는 응고과정이 개시되자마자 활성화되고 응고과정에서 생성되는 트롬빈 또한 이 시스템을 활성화시킨다. 또 다른 중요한 플라스미노겐 활성화 인자는 조직 플라스미노겐 활성제(tissue plasminogen activatior)라 불리는 것으로 혈괴가 형성되고 있던 부위의 내피세포로부터 유리된다. 10장에서 설명된 바와 같이 혈전으로 막혀버린 관상동맥에 혈류를 수복하기 위한 방법 중 하나가 최근에 심장마비를 겪은 환자의 관상동맥에 있는 혈괴를 녹이기 위해 조직 플라스미노겐 활성제 또는 스트렙토키나아제(streptokinase)라는 다른 플라스미노겐 활성제를 투입하는 것이다. 이들 플라스미노겐 활성제 중 하나가 증상이 나타난 지 몇 시간 안에 신속하게 투여된다면 응괴를 용해시키고 동맥 혈류가 복구되어 폐쇄에 의한 심근 손상을 최소화시킬 수 있다.

▶ 칼슘과 혈액 응고

적당한 양의 칼슘 이온이 혈액 응고의 모든 단계에서 필요하고 칼슘 없이는 혈액이 응고되지 못한다. 하지만 비정상적으로 낮은 칼슘 수치에 의해 혈액 응고에 장애가 생기는 질병은 존재하지 않는다. 이는 그만큼 낮은 칼슘이라면 생명을 유지할 수 없게 되기 때문이다.

■ 혈액 응고의 임상적 장애

혈액 응고장애의 분류
1. 작은 혈관의 이상
2. 혈소판 숫자와 기능의 이상
3. 1개 이상의 혈장 응고인자 결손
4. 순환계로의 트롬보플라스틴성 물질 유리

▶ 작은 혈관의 이상

비정상적인 출혈을 보이는 몇몇 흔하지 않은 질병들은 작은 혈관들의 비정상적인 기능으로 인한 것으로

> **트롬빈(thrombin):** 혈액 응고과정에서 프로트롬빈의 활성에 의해 형성되는 응고인자.
>
> **피브린모노머(fibrin monomer):** 혈액 응고 동안에 피브린을 위해 중합되는 피브리노겐의 유도체.

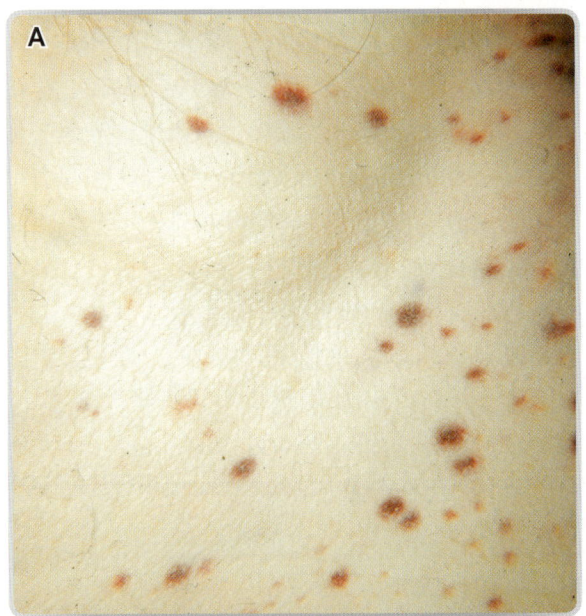 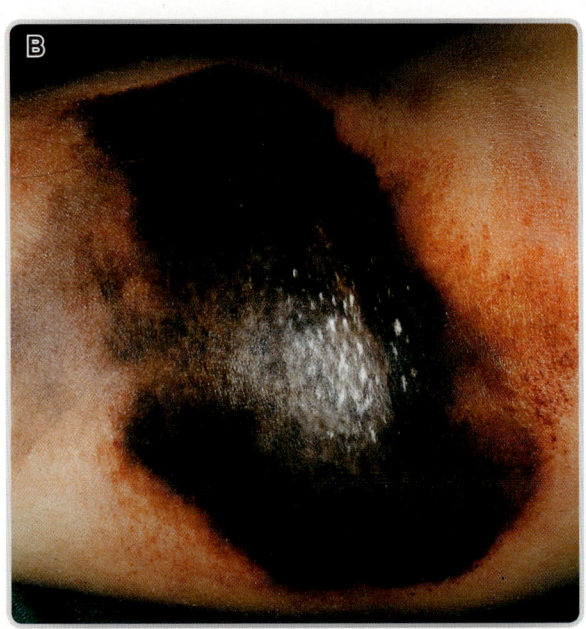

그림 9-2 • 지혈기능장애가 있는 환자의 출혈특징. A, 혈소판감소증 혹은 혈소판기능장애를 나타내는 점상출혈. B, 혈장응고인자 결핍으로 인한 커다란 출혈(혈종).

밝혀졌다. 보통 작은 혈관들은 손상이 발생한 후 수축하여 결함 부위를 덮고 혈괴가 형성되도록 돕는다. 때때로 이 기능이 결함되어 있기도 하는데, 이는 출혈로 이어진다. 몇 개의 다른 흔치 않은 질병들에서 작은 혈관들이 비정상적으로 형성되고 제대로 기능하지 못한다.

▶ 혈소판 숫자 또는 기능의 이상

혈소판 수의 감소는 혈소판감소증(thrombocytopenia)이라 부른다. 이 감소는 혈소판의 전구 세포들인 골수 내 거대핵세포들을 파괴하는 골수 손상 또는 질병에 의한 결과일 수 있다. 다른 경우에서는 혈소판감소증이 골수가 골격계 전반으로 퍼진 백혈병 세포들이나 암세포들의 침투로 비정상세포들이 거대핵세포들을 몰아냈기 때문이다. 혈소판감소증은 자기면역질환에서시처럼 항 혈소판 자가면역항체가 말초 혈액의 혈소판을 파괴하기 때문에 발생할 수도 있다. 때때로 혈소판들은 양은 정상이지만 기능이 비정상적이고 응고과정을 개시하는 데에 있어 비효율적이다.

결함성의 또는 부적절한 혈소판과 관련된 출혈은 일반적으로 넓은 범위의 출혈보다 작은 점상출혈 소견을 보인다(그림 9-2A).

▶ 혈장 응고인자의 부족

혈장 응고인자의 부족은 그림 9-2B에서 보이듯이 혈종이라 불리는 큰 출혈부위로 이어질 수 있다. 첫 단계와 관련된 인자 결함은 대부분 유전이 원인이 되며 흔하지 않다. 남성에게 나타나는, X염색체를 통해 유전되는 혈우병이 그 대표적인 예이다. 가장 대표적인 타입은 A형 혈우병(hemophilia A) 또는 고전적 혈우병(classic hemophilia)이라고 불리는 것으로, 항 혈우병인자라 불리는 응고인자 Ⅷ의 감소에 의해 발생한다. 유전의 원리는 7장에 소개되어 있다. 조금 덜 흔한 혈우병 타입은 B형 혈우병(hemophilia B) 또는 크리스마스병(Christmas disease)이라 불리는 것이다. 이는 크리스마스인자(Christmas factor: 명절이 아니라 환자의 이름을 딴)라고도 불리는 응고인자 Ⅸ의 결함에 의해 발생한다. 간에서 생성되는 인자 Ⅷ과 Ⅸ 모두 응고의 첫 단계에 필요하다.

세 번째 출혈 질환은 폰 빌레브란트병(von Willebrand disease)이라 불리는 것이며 멘델 우성 양상으로 유전된다. 경미한 사고에도 과도한 출혈을 일으키는 것은 동일한 특징이나 다른 혈우병과는 다르게 출혈 부위가 주로 관절들이 아니다. 폰 빌레프란트병의 소견은 주로 혈관 벽을 이루고 있는 내피세포에서 생산하는 큰 단백질 분자의 결함에 의한 결과로 나타난다. 이 인자는 혈소판들로 하여금 손상 지역에 달라붙을 수 있도록 해주는 데 필요하다. 이 단백질은 또한 혈류로 방출되고 순환계에서 인자 Ⅷ과 복합체를 이루어 혈중 인자 Ⅷ의 농도를 유지하는 데 필요하다.

폰 빌레브란트 인자는 내피가 손상받은 혈관 벽에 부착함으로써 혈소판과 응고인자들의 부착과 상호작용으로 혈괴를 형성하도록 격자형태의 골격구조를 만들어 기능한다.

폰 빌레브란트 병을 가진 환자들과 헤모필리아(hemophilia) A 환자들 모두 인자 Ⅷ의 수준이 낮은 것 같지만 다른 이유를 갖고 있다. 폰 빌레브란트 질병을 가진 환자들은 인자 Ⅷ을 합성할 수 있지만 적당한 양의 폰 빌레브란트 인자가 형성되어야 순환계에서 인자 Ⅷ과 복합체를 이루어 정상 수치를 유지할 수 있다. 폰 빌레브란트 병에서의 인자 Ⅷ 결함은 순환계 내에서 인자 Ⅷ이 결합할 수 있는 순환 폰 빌레브란트 인자가 부족하기 때문에 생긴다.

폰 빌레브란트 인자는 혈관 손상 부위에 혈소판이 부착하기 위해서도 필요하기 때문에 이 질병을 가진 사람들의 혈소판 기능에도 장애가 생기는데, 이는 특수검사를 통해 확인될 수 있다.

출혈 에피소드들을 경험한 A형 혈우병, B형 혈우병, 그리고 폰 빌레브란트 병 환자들은 DNA 재조합 기술을 통해 마련된 인자 농축물을 투여함으로써 치료될 수 있다.

혈액 응고의 두 번째 단계와 관련된 장애는 프로트롬빈 결함이나 프로트롬빈을 트롬빈으로 전환시키는데 필요한 다른 여러 부수 응고인자의 결함에 의해 생긴다. 이 인자들은 간에 의해 생성되고, 이 인자들의 합성에는 비타민 K가 꼭 필요하다(비타민 K-의존성 인자들). 비타민 K는 많은 음식들에 존재하고(18장) 장 세균에 의해서도 합성된다. 이는 지용성 비타민이고 흡수를 위해서는 담즙이 필요하다.

프로트롬빈 또는 이와 관련된 인자들에 의한 혈액 응고 장애는 4가지의 가능성을 제시한다
1. 항 응고제들의 투여
2. 비타민 K 합성의 부족
3. 비타민 K 흡수 부족
4. 심각한 간 질환

쿠마딘(coumadin)과 이와 비슷한 항응고제들은 다리 정맥에서 혈괴를 형성하는 경향이 높은 환자들에게서 치료로 사용된다. 이 약물들은 심장 질환을 가진 환자들에게도 처방된다. 항응고제들은 생화학적으로 활성이 높은 비타민 K-의존성 인자들의 합성을 막는다. 부적절한 비타민 K의 활성은 장기간의 항생제요법에 의해 장 세균총이 박멸되었을 때도 나타날 수 있다. 이 상태는 비타민 K의 급원이 되는 음식을 먹지 않을 뿐더러 비타민 K를 만들어내는 대장 세균이 더 이상 존재하지 않는 중증 입원 환자들에게서 나타난다.

부적절한 비타민 K의 가장 흔한 원인은 담석이나 종양에 의한 공동 담관의 폐쇄로 인해 담즙이 장으로 도달하지 못하게 되는 것이다. 담즙은 지방을 췌장 리파아제(lipase)에 의해 소화되기 쉽고 흡수가 용이하도록, 유화시켜 작은 소구(globule)로 만드는 계면활성제로서의 역할을 한다. 담즙이 십이지장으로 흘러들어갈 수 없게 되면, 지방 소화와 흡수는 장애를 받게 되고, 이어 비타민 K의 흡수에도 문제가 생긴다.

심각한 간 질환을 가진 환자들은 프로트롬빈과 다른 비타민 K-의존성 혈액응고인자들의 결함을 가지고 있는데, 이는 간이 심각하게 손상된 나머지 비타민 K가 이용 가능하더라도 적당한 양의 응고인자를 합성할 수 없기 때문이다.

비타민 K의 근육 내 투여로 쿠마딘(coumadin)

CHAPTER 9 혈액 응고장애와 순환장애

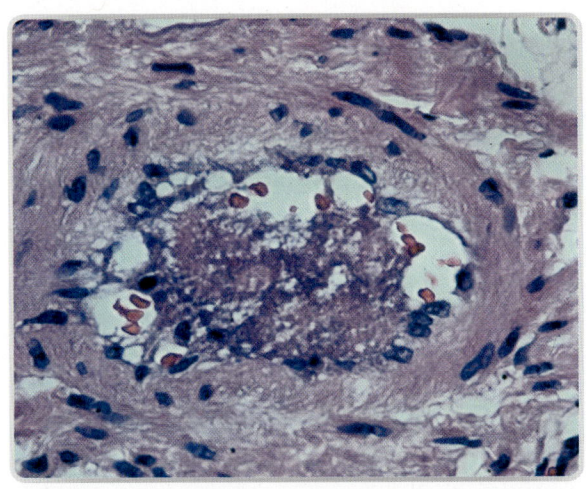

그림 9-3 • 범발성혈관 내 응고증후군 환자의 소혈관 내 섬유소 혈전.

▶ 순환계로의 트롬보플라스틴성 물질의 유리

쇼크, 심한 세균 감염 또는 조직의 광범위한 괴사와 관련된 몇 개의 질병에서 조직 괴사 생성물과 트롬보플라스틴 활성과 관련된 다른 물질들이 순환계에 유리 되어 광범위한 혈관 내 혈액 응고를 일으킨다 (그림 9-3). 이 응고 과정에서 혈소판들과 다양한 혈장 응고 인자들이 사용되고 혈액 내 이들 구성원들의 수치는 급속도로 하락한다.

광범위한 혈관 내 응고에 대항하기 위해 몸은 섬유소용해소 시스템을 활성화시킨다: 이는 응괴를 녹이고 잠재적으로 치사 위험성이 있는 대량 혈관 내 응고를 방지한다. 섬유소 분해 도중에 발생하는 분해 산물들은 응고과정의 부가적인 억제제로 사용된다. 이러한 다양한 작용의 결과는 출혈 장애로 나타나고 혈액 응고 시스템을 활성화시키는 선행질환이 있거나 심각한 질환을 가진 환자에서 발생하기도 한다. 이 비정상적인 출혈 상태를 범발성혈관 내 응고 (disseminated intravascular coagulation syndrome)라 부르며 DIC라는 약어를 사용한다. 그림 9-4는 이 출혈 증후군의 발병기전을 요약하고 있다.

범발성 혈관 내 응고증 (disseminated intravascular coagulation syndrome): 응고기전과 가상 응고용해의 활성으로 초래되는 혈액 응고장애.

항응고제, 불충분한 비타민 K 합성, 비타민 흡수장애에 의한 응고 장애를 교정한다. 간 질환에 의해 발생하는 응고장애는 더 이상 효율적인 항상성을 유지하기 위한 충분한 응고인자 합성이 불가능하기 때문에 비타민 K에 반응하지 않는다.

▶ 지혈 평가를 위한 임상검사

일부 임상검사 항목들은 응고과정의 전반적인 효율을 평가하고 응고억제제의 존재를 확인하며 혈소판의 갯수를 통해 그 기능을 추정할 수 있다 (그림 9-5). 혈액 내 혈소판 숫자는 혈액 도말 검사를 함으로써 추정될 수 있고 더욱 세밀한 데이터는 혈소판 수치 계측(numerical platelet count)

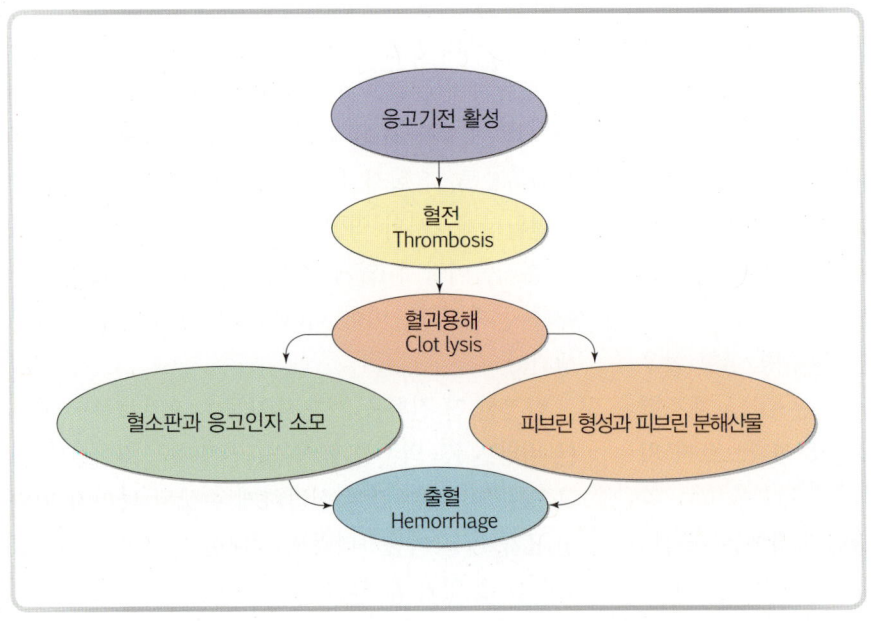

그림 9-4 • 범발성 혈관 내 응고증후군의 병인기전.

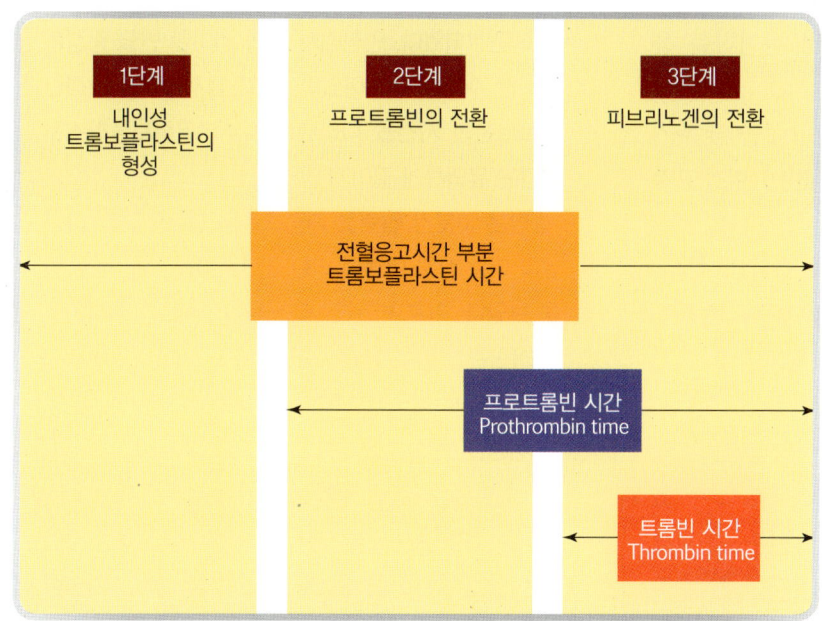

그림 9-5 • 지혈기능측정에 이용되는 검사방법들. 다양한 검사방법에 의해 측정되는 응고기전 단계를 보여주고 있다.

을 통해 얻을 수 있다. 또한 혈소판의 기능을 평가하기 위해 특수한 검사들이 사용될 수 있다. 지혈 과정에서의 모세혈관의 기능을 평가하는 데에는 작고 표준화된 피부 절개부위에서 출혈이 멈추는 데까지 걸리는 시간을 반영하는 출혈 시간(bleeding time)을 사용할 수 있다.

몇 개의 상대적으로 간단한 검사들이 혈액응고와 관련된 다양한 단백질들(응고인자들: coagulation factors)을 평가하는 데 사용될 수 있다. 표준 환경에서 시험관 내 혈액이 굳는 데에 걸리는 시간은 전반적인 응고과정의 효율을 측정하는 검사로 상대적으로 민감도가 떨어진다. 3개의 다른 검사들이 응고계를 평가하기 위해 사용된다. 이 검사들은 항응고제를 포함하고 있는 시험관에 모아진 혈액에서 수집한 혈장에 대하여 실시되는 것들로, 부분트롬보플라스틴 시간(partial thromboplastin time), 프로트롬빈 시간(prothrombin time), 그리고 트롬빈 시간(thrombin time)이다. 각 검사들은 응고과정의 서로 다른 단계의 시간을 측정한다. 검사들이 함께 사용될 경우 응고과정의 각 세 단계를 따로 측정할 수 있고 어떤 검사가 비정상적인 결과를 냈다면 경로 상의 결함된 응고인자의 위치를 추적할 수 있다.

부분트롬보플라스틴 시간 검사(partial thromboplastin time test: PTT test)는 지질 성분과 칼슘이 응고를 개시시키기 위해 첨가 된 후 혈장이 응고되기까지 걸리는 시간을 측정한다. 첨가되는 지질은 혈액 응고의 첫 번째 단계를 개시하기 위해 혈소판들로부터 배출되는 지질 성분과 유사한 것으로 두 번째, 세 번째 단계가 잇따라 진행된다. 어떤 응고 단계에서라도 혈장 인자가 부족하다면 응고 과정은 느려지게 되고 PTT는 길어진다.

프로트롬빈 시간검사(prothrombin time test)는 동물의 뇌조직으로부터 만들어진 트롬보플라스틴과 응고를 개시하기 위한 칼슘이 첨가된 후 혈장이 응고되는 데에 소모되는 시간을 측정하는 것이다. 반응을 개시하기 위해 첨가된 트롬보플라스틴은 기본적으로 첫 단계에서 혈소판들과 혈장 응고인자들의 상호작용을 통해 생성되는 트롬보플라스틴과 같은 성분이다. 정상적인 프로트롬빈 시간은 두 번째와 세 번째 혈액응고 단계가 정상임을 지시한다. 여기서의 이상은 혈액응고의 첫 번째 단계와는 연관될 수 없는데, 첫 번째 단계는 내인성 트롬보플라스틴의 형성과 관계가 있으나 이미 트롬보플라스틴이 검사 시약으로 첨가되었기 때문이다(내인성 트롬보플라스틴의 형성은 평가 대상이 아니다). 이 시험은 첫 번째 단계는 건

부분트롬보플라스틴시간(partial thromboplastin time(PTT) test: 혈액 응고과정의 전체 효율을 측정하는 검사.

프로트롬빈 시간(prothrombin time test): 트롬보플라스틴 형성후 응고기전의 단계를 측정하는 검사.

트롬빈 시간(thrombin time): 혈전생성후 혈장의 응고시간을 측정함으로써 혈액내 피브리노겐의 농도를 알아보는 검사.

너뛰고 두 번째와 세 번째 단계들에서 관여하는 응고인자들의 양만을 측정한다.

프로트롬빈 시간시험은 혈액의 응고성을 낮추기 위해 환자에게 투여된 쿠마딘(coumadin) 항응고제들의 효과를 감시하는 데 사용된다.

트롬빈 시간(thrombin time)은 혈액 응고의 첫 두 단계들을 건너뛴다. 이 시험은 보통 혈액 응고과정의 두 번째 단계에서 형성되는 트롬빈을 첨가한 후 혈장 응고에 걸리는 시간을 측정한다. 따라서 이 시험은 피브리노겐의 수치를 측정하기 위해 사용된다. 피브리노겐 수치는 다른 시험들에 의해서도 측정될 수 있고, 섬유소 용해 작용의 증가여부를 말해주는, 피브리노겐과 피브린의 분해 산물에 대한 검사를 할 수도 있다.

어떤 응고 단계에서든 이상이 감지되는 상황에서는 이 현상이 응고 인자가 부족해서 일어난 것인지, 억제자가 인자의 활성에 장애를 주고 있는 것인지를 구분하는 것이 중요하다. 필요하다면 실험자는 다양한 인자들의 농도를 알아낼 수 있다.

▶ **사례 연구**

다음 사례들은 임상현장에서 접할 수 있는 다양한 종류의 응고장애를 서술하고 있다. 이 사례들은 또한 어떠한 검사들이 응고장애 원인을 알아내는 데 도움을 줄 수 있고 적절한 치료 방향을 제시하는지를 서술하고 있다.

사례연구 9-1

인자 VIII 결함: 10개월 된 어린아이가 넘어지면서 입술 아래 부위에서 출혈이 심해 응급실을 거쳐 내원하였다. 환자는 태어날 때부터 쉽게 멍이 드는 병력을 가지고 있었으나 관절에서 출혈이 일어난 적은 없었고 부모 말에 따르면 아이의 건강상태는 비교적 양호했다고 한다.

신체검사 결과 왼쪽 가슴에 반상출혈이 있었고 복부의 작은 멍이 관찰되었다. 또한 작은 멍들이 양다리에서도 관찰되었다. 임상검사 결과 경미한 빈혈 증상과 혈소판 수치는 정상이었다. 응고 검사들은 정상적인 프로트롬빈 시간을 나타냈으나 부분트롬보플라스틴 시간은 유의하게 길어져 있었다.

출혈은 10분간 압력을 가함으로써 제어되었다. 다음 날 아이는 삼킨 혈액에 의한 것으로 여겨지는 검은 변을 보았다. 이후 변은 정상 색을 되찾았고 더 이상의 출혈은 관찰되지 않았다.

이 사례에서 비정상 트롬보플라스틴 시간은 혈액 응고 이상을 뜻했지만 정상 프로트롬빈 시간은 두 번째나 세 번째 응고 단계의 문제가 아님을 말해주었다. 따라서 결함은 당연히 첫째 단계에서 발생했을 것이고 이는 혈우병 또는 폰 빌레브란트 병의 진단 가능성을 열어주었다. 추가적인 실험들에서 인자 VIII(항 혈우병인자)가 매우 낮은 수준임을 보여주었고 부가적인 진단검사들을 통해 폰 빌레브란트 병으로 진단되었다.

사례연구 9-2

비타민 K 결핍: 55세 여성이 왼쪽 흉막강(pleural cavity)에 고름이 차는 합병증을 동반한 심한 포도상구균성 폐렴을 주호소로 내원하였다. 그녀는 강한 항생제요법을 받아왔다. 그녀는 오심과 구토 때문에 구강으로 음식물과 물을 섭취할 수 없고 거의 정맥 수액을 통해 유지되었다. 만족스러운 수액과 음식물 균형을 맞추는 것이 어려웠다. 몇 주가 지난 후 그녀는 직장과 요도로 출혈을 일으켰다.

응고 검사는 길어진 부분트롬보플라스틴 시간과 길어진 혈장 프로트롬빈 시간(27초; 대조군은 13초)을 보여주었다. 환자에게 비타민 K 약제가 주어졌다. 부분트롬보플라스틴 시간과 프로트롬빈 시간 모두 정상으로 돌아왔고 그녀는 더 이상의 출혈을 보이지 않았다.

이 사례의 경우, 응고 데이터는 비타민 K 공급을 위한 음식물 공급의 불충분과 더불어 비타민 K를 합성하던 장세균들이 강력한 항생제 요법에 의해 사라지면서 발생한 후천성 비타민 K-의존성 응고인자들의 저하를 나타낸다. 비타민 K 투여에 대한 훌륭한 반응이 이를 검증했다.

사례연구 9-3

만성 간 질환: 57세 남성이 요도출혈로 내원하였다. 혈액 응고 검사결과 부분트롬보플라스틴 시간 및 프로트롬빈 시간 모두 길어진 것으로 나왔다. 다른 검사들은 간기능 이상을 나타냈다. 프로트롬빈 시간은 비타민 K 약제 투여에도 정상으로 돌아오지 않았다. 간 바늘생검은 간경화라는 만성 간 질환을 밝혔다(16장).

여기서 이상 소견은 혈액응고의 두 번째 단계로 국소화되었다. 비타민 K 약제에 대한 미반응은, 항응고제 요법에 의한 응고인자 결핍이나 비타민 K 결핍보다는 만성 간 질환임을 나타내고 바늘 생검으로 만성 간질환이 확인되었다.

사례연구 9-4

사망한 태아의 잔류에 의해 발생하는 범발성 혈관내 응고 증후군: 임신한 36세 여성이 임신 38주째에 병원을 찾았다. 지난 달에 태아운동을 감지하지 못했고, 그녀의 담당의료진은 태아 심장 박동을 감지하지 못했다. 응고 검사는 길어진 부분트롬보플라스틴 시간과 프로트롬빈 시간을 나타내었다. 피브리노겐이 눈에 띄게 적어져 있었다. 환자의 혈액은 높은 수준의 피브리노겐과 섬유소 분해 산물을 포함하고 있었다. 출산이 유도되었고 분만은 매우 적은 혈액 손실과 함께 이루어졌다. 다음 날 피브리노겐 수준은 정상을 되찾았고 모든 응고검사 결과는 정상 범위 안이었다.

이 사례에서는 모든 응고인자들이 잔류한 사망 태아로부터 나오는 트롬보플라스틴성 물질에 의해 응고 과정이 유도되어 전부 소모되었기 때문이다. 높은 수준의 피브리노겐과 섬유소 분해 산물들은 치사가능성이 있는 혈관 내 응고 과정에 대항한 몸의 방어기전으로 섬유소용해성 시스템이 활성화된 결과였다.

■ 순환장애들: 혈전증과 색전증

정상적으로 혈액은 혈관계 내에서는 응고되지 않는다. 하지만 비정상적인 상황에서 1개 이상의 요소에 의해 혈관 내 응고가 일어날 수 있다:

1. 혈류의 느려짐 또는 정체
2. 혈관 벽의 손상
3. 혈액의 응고성 상승

혈관 내 혈괴는 혈전이라고 한다. 이러한 상태를 **혈전증(thrombosis)**이라 불린다. 혈관 내 혈전들이 정맥들이나 동맥들에서, 또는 가끔씩 심장 자체에서 형성될 수 있다. 혈관계의 혈괴는 떨어져 나간 다음 순환에 의해 운반될 수 있다. 이러한 혈괴를 색전(embolus)이라 하며 이러한 상태를 **색전증(embolism)**이라고 한다. 최초로 혈괴가 생긴 위치에 따라 색전은 폐순환 또는 체순환으로 운반될 수 있다. 결국 색전은 자신보다 작은 직경을 가진 동맥에서 정체된다. 색전이 동맥을 막으면 그 동맥 원위부의 조직으로 가는 혈류를 막아 곁순환이 적절하지 못할 경우 조직은 괴사하게 된다. 조직 괴사 부위를 경색(infarction: infarct)이라 불린다.

혈전증(thrombosis): 혈관계 내에서 형성되는 혈액응고.

색전증(embolism): 떨어져나간 혈괴, 세균덩어리, 혹은 다른 이물질(색전)들이 혈관을 막는 현상.

■ 정맥 혈전증과 폐 색전증

다리 정맥내의 혈괴 생성은 일차적으로 정맥 혈류가 느려졌거나 정체가 일어나기 때문에 생긴다. 지속적인 침상 안정이나 오랜 기간 동안 비좁은 자세 이후에 발생할 가능성이 높다. 이러한 상황에서 정맥환류를 촉진하기 위한 다리 근육의 활동이 장애를 받고 혈액 정체가 발생한다. 정맥류나 정상 정맥 배출을 방해하는 여러 가지 상황에서 정맥 정체를 일으켜 혈전증이 생기기 쉽게 만든다.

어떤 원인에서든 조직 손상 또는 괴사가 일어나면 주로 혈액 응고인자들이 늘어나기 때문에 다리정맥들의 수술 후 혈전증은 흔한 문제이다. 수술환자는

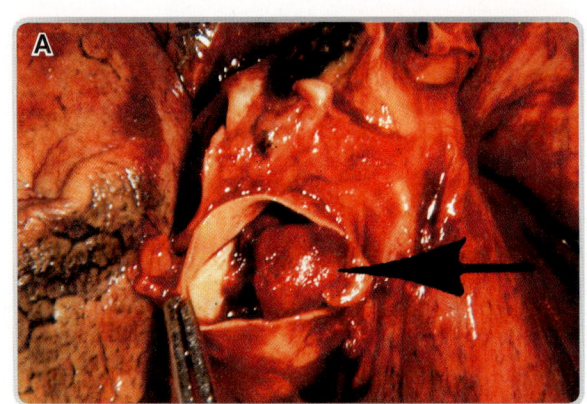 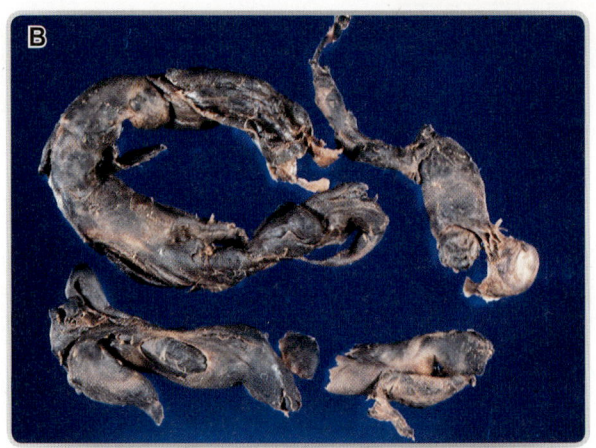

그림 9-6 • 거대한 폐색전. A, 색전에 의해 막힌 큰폐동맥(화살표). B, 폐동맥과 폐로의 혈류를 막아버린 색전들.

증가된 응고인자 농도에 의해 증가한 응고성과 비활동에 의한 정맥 저류의 효과가 합쳐져 정맥 혈전증을 일으키기 쉽다. 정맥 혈전증은 하지로 정맥 환류를 부분적으로 막아 다리를 붓게 할 수 있다. 하지만 정맥 혈전증의 가장 주요한 합병증은 정맥 벽으로부터 혈전이 떨어져 나오는 것이다. 혈전은 정맥 벽에 견고하게 부착되어 있지 않다. 혈전은 떨어져 나올 수 있고 색전을 형성해 아래대정맥에 의해 빠르게 위로 운반되어 우측 심장으로 간다. 여기서 혈전은 폐동맥으로 분출되며 주 폐동맥 또는 그 가지들로 들어가게 된다. 폐 색전증의 임상 소견은 색전의 크기와 폐동맥 내에서 막게 되는 부위에 따라 다르다.

▶ 커다란 폐 색전

주 폐동맥 또는 이의 가장 주요한 2가지들을 완전하게 막는 큰 색전은 폐로 가는 혈류를 막는다(그림 9-6). 혈액이 폐로 들어가지 못하기 때문에 우측 심장은 과잉 팽창된다. 막힌 색전의 전방에 있는 폐동맥 또한 혈액으로 인해 과잉팽창하고 폐동맥압이 상승한다. 폐로부터 왼쪽 심장으로 들어가는 혈액이 적어지므로 좌심실은 뇌와 다른 생명중추기관들에 적절한 양의 혈액을 뿜어낼 수 없게 된다. 전신 혈압은 떨어지고 환자는 쇼크상태에 이른다. 그럼에도

내림 대동맥에서 분지하는 기관지 동맥을 통해 혈액이 계속 폐로 흘러들어가고 폐동맥과 곁순환로를 통해 상호연결된다. 이 흐름은 보통 폐의 경색을 막는다(그림 9-7).

임상적으로 환자는 숨이 가빠지고 혈액의 산소화가 적절하지 못해 피부와 점막이 푸른 빛을 띠게 된다(청색증 cyanosis). 다량의 색전증으로 인해 생명에 위협을 주지 않는다면 폐동맥의 과잉 팽창으로 인해 직경이 증가하고, 높은 혈압이 혈액으로 하여금 폐쇄부위를 돌아 순환하도록 하기 때문에 어느 정도의 피가 색전을 돌아 폐로 순환할 수 있는 것이다. 좀 더 나은 상황에서는 색전이 신체의 정상적인 혈전 용해 기전들에 의해 용해되고 폐동맥의 혈류가 복구될 수 있다. 그러나 불안정한 상황에서는 혈전 물질이 폐쇄성 색전의 표면에 쌓여 크기를 오히려 증가시킨다. 폐쇄부위 원위부의 느리게 흐르는 혈액 또한 혈전을 만들 수 있다. 이러한 상황들은 더욱 더 폐의 혈류에 손상을 입히고 최초의 색전화가 일어난 후 며칠 뒤 사망할 수 있다.

▶ 작은 폐 색전

색전이 작다면 이들은 주 폐동맥을 지나 주로 폐의 아래엽들에 혈액을 공급하는 말초가지들에 가서 박

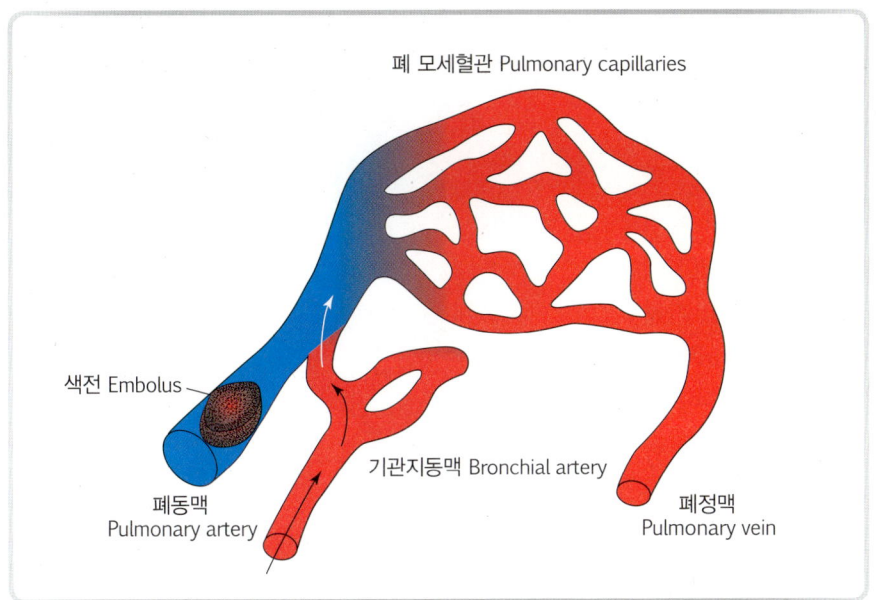

그림 9-7 • 기관지와 폐동맥 사이의 연결. 폐동맥이 색전에 의해 막혔을 때 혈류의 변경된 통로가 생겨 폐경색을 방지한다.

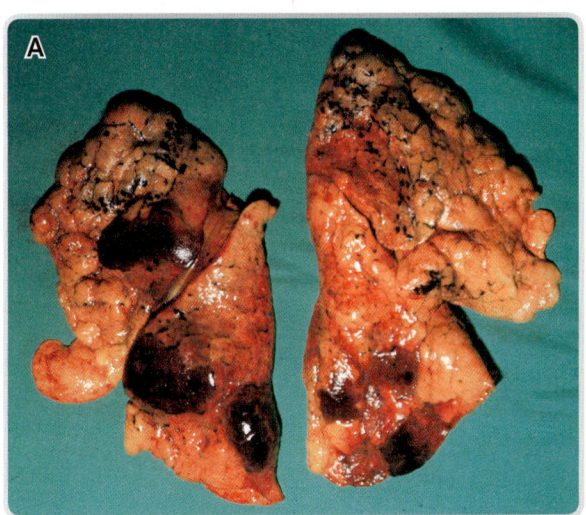

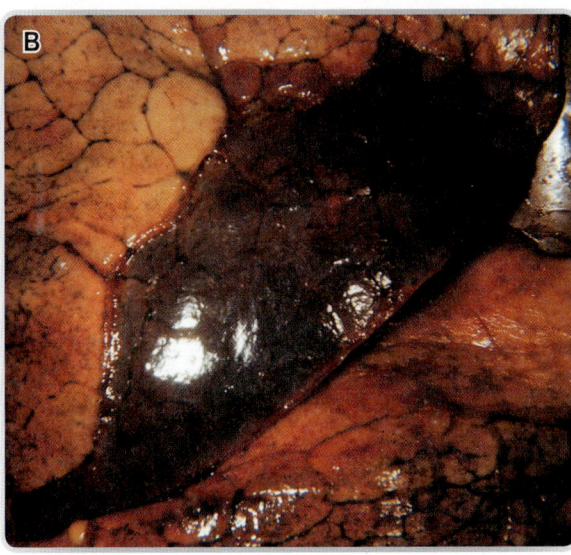

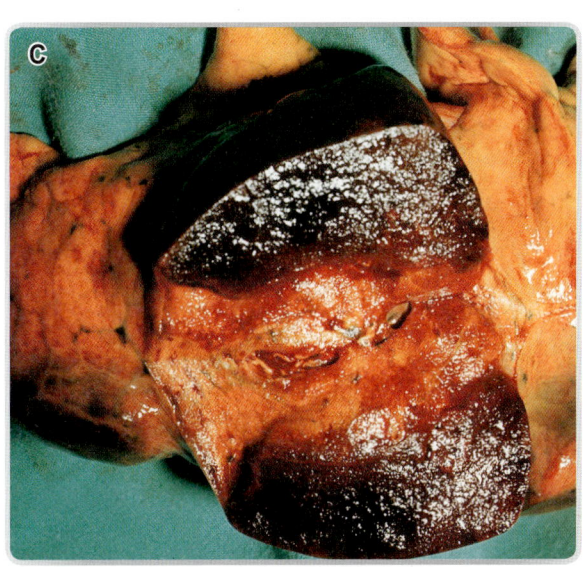

그림 9-8 • A, 양쪽 폐의 다발성 출혈성 폐경색. B, 늑막까지 걸쳐 있는 전형적인 쐐기모양의 출혈부위의 근접사진. C, 폐경색의 절단면. 경색이 있는 폐부분에 출혈이 있고 경색된 폐와 인접한 정상폐조직 사이에 경계가 분명하다.

힐 수 있다. 작은 폐 색전은 폐로의 혈류를 방해하고 폐동맥압을 상승시킬 수 있다. 빈번하게 폐색된 폐동맥에 의해 혈액이 공급되던 부위에 괴사가 발생할 수 있고 이는 폐경색을 발생시킨다. 폐포 격벽이 파괴되고 터진 모세혈관으로부터 폐포로 혈액이 흘러 들어가며 늘어난다. 전형적인 경색은 흉막 표면까지 확장된 쐐기 모양의 출혈 부위이다(그림 9-8). 기관지동맥과 폐쇄된 폐동맥의 원위부의 문합(anastomoses)이 혈류의 대체경로를 제공해주기 때문에 폐 색전증 뒤에 항상 경색이 일어나는 것은 아니다. 하지만 심장기능상실 또는 폐의 팽창이 불량할 때와 같이 폐 정맥압이 증가하면 적절한 곁순환이 잘 발달하지 않고 폐 경색으로 이어질 수 있다.

작은 폐 색전의 임상 소견들은 꽤 다양하고 폐가 경색되지 않는다면 그 정도는 심하지 않다. 폐 경색의 주요한 증상들은 호흡 곤란, 흉막성 가슴 통증, 기침, 그리고 혈액성 객담의 배출이다. 가슴 통증은 경색 부위를 덮고 있는 흉막에 염증이 생기고 호흡 과정에서 폐가 팽창, 수축하면서 이를 덮고 있는 벽쪽 흉막이 자극되기 때문이다. 기침은 손상 부위 가까이에 있는 기관지에 발생하는 자극 때문이다. 혈액성 객담은 폐의 경색 부위로부터 혈액이 탈출해 기관지로 들어가서 기침으로 뱉는 것이다.

▶ 폐 색전증의 진단

폐 색전증의 진단에는 높은 수준의 주의가 요구된다. 감수성이 높은 환자에서의 설명되지 않는 호흡곤란, 기침, 그리고 흉막염증성 가슴 통증이 유일한 임상 소견일 수 있다. 이러한 증상들은 의료진으로 하여금 추가적인 진단 검사를 하도록 경고하는 요소들이다. 이들보다 더욱 유용한 검사들로는 흉부 엑스선 촬영, 방사성동위원소 폐 스캔, 그리고 표준 방사선법(standard radiologic method)을 이용하거나 전산화단층촬영술(Computerized tomography: CT)를 사용한 폐 조영술이 있다.

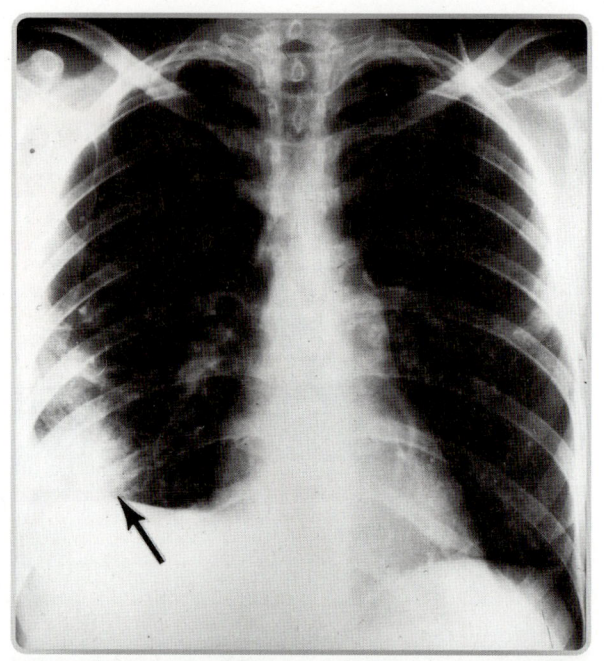

그림 9-9 • 우측 폐의 하부에 경색을 보이는 흉부 엑스선 (사진의 좌측), 밀도가 증가된 부위(화살표)가 보인다. 반대쪽 폐는 정상소견을 보인다.

흉부 엑스선 촬영. 만약 색전이 폐경색을 일으켰다면 일상적인 흉부 엑스선 촬영이 쐐기 모양의 밀도가 증가된 경색 부위를 나타내줄 것이다(그림 9-9). 색전이 엑스선 촬영사진으로는 보이지 않기 때문에 경색이 일어나지 않았다면 폐는 정상으로 보일 것이다.

방사성동위원소 폐 스캔. 방사성동위원소 폐 스캔을 하기 위해서 의료진은 일단 말초 정맥에 방사성동위원소로 표시한 용액을 투여한다. 투여된 물질은 폐를 지나 흘러 모세혈관에서 여과되어 나오고 폐의 방사성이 측정된다. 폐의 특정 부분이 색전에 의해서 막힌다면 동위원소는 막힌 혈관이 공급하는 폐의 부분에는 퍼지지 못할 것이다.

폐 조영술. 폐 색전증을 진단할 수 있는 결정적인 진단 방법은 폐 조영술로 폐 동맥과 그 가지들을 볼 수 있도록 해준다. 팔의 정맥으로 카테터가 삽입되어 정맥을 따라 위로 올라가고 위대정맥을 거쳐 우

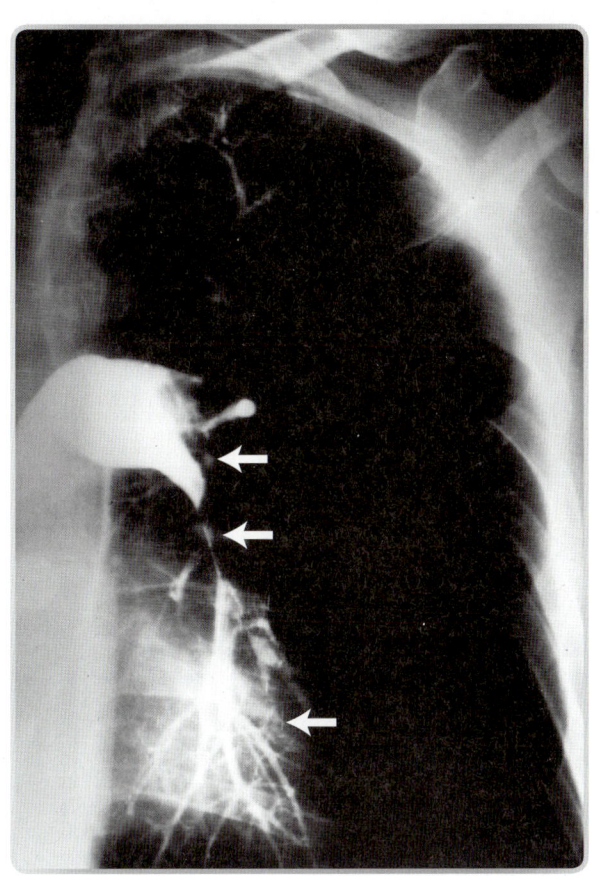

그림 9-10 • 좌측 폐와 폐동맥에서 색전을 진단하기 위해 사용된 혈관조영술. A, 도뇨관이 폐동맥에 삽입되어 있고 조영제가 주입되어 있다. 조영제의 흐름이 주폐동맥을 막고 있는 커다란 폐색전에 의해 완전히 차단되었다(위쪽 화살표). 하엽부위를 공급하는 폐동맥가지를 채우고 있는 색전(중간 화살표) 주위의 조영제의 가는 흐름이 있다(아래쪽 화살표).

측 심장으로 들어간 후 폐동맥을 통해 밖으로 나온다. 그 후 방사선비투과 물질이 동맥 내로 주입되고 물질이 폐동맥을 따라 들어가면서 그 경로가 연속적 엑스선 촬영을 통해 가시화될 수 있다. 폐동맥이나 이의 가지들 중 하나가 색전으로 인해 완전히 막히면 어떠한 조영제도 막힌 혈관으로는 흘러들어갈 수 없게 된다(그림 9-10). 색전이 혈관을 완전히 막지 않으면 조영제가 색전을 돌아 흘러들어갈 수 있고 이는 부분적으로 막힌 혈관 내에서 조영제의 충만 결손(filling defect)으로 나타난다. 새롭게 발전된 컴퓨터 단층촬영(CT)은 비슷한 정보를 제공할 수 있고, 방사선비투과 물질의 정맥내 투여가 필요하지만 폐동맥 카테터 삽입은 필요하지 않다. 이 기기는 폐 동맥과 이들의 가지들에서의 대조물질의 흐름을 감시할 수 있고, 폐 색전을 암시하는 폐순환의 막힌 부분을 찾아낼 수 있다.

▶ 폐 색전증의 치료

폐색전증 환자들의 치료는 일반적인 지지요법과 항응고제의 투여를 포함한다. 투여 즉시 효과가 있는 헤파린은 보통 최초로 사용되고 간에서의 응고인자 합성을 저하시키는 작용을 하는 쿠마딘(coumadin) 또는 와파린(wafarin) 종류의 항응고제의 사용이 이어진다. 항응고제 요법의 의의는 2가지로 설명될 수 있다: (1) 다리와 골반 정맥에서의 혈전 형성을 막아 폐 색전의 재발을 예방하기 위해서, 그리고 (2) 색전에 대해 원위부의 폐동맥가지들에서 혈전이 생성되는 것을 막기 위해서이다. 적절한 치료법이 주어진다면 추가적인 혈전색전증이 예방될 수 있고 색전은 조금씩 용해될 것이다. 흔치 않게 환자에게 대량의 색전이 생겼고 이로 인해 주 폐동맥이 막혀 위급한 상황에 처했다면 색전을 외과적으로 제거하거나 혈전 용해성 약물을 투여해 빠르게 용해시켜야 한다. 이들은 심장마비 시 관상동맥의 혈전을 녹이기 위해 주어지는 약물과 같은 종류이다.

괴저(gangrene): 2가지 다른 뜻으로 쓰임. 1) 혐기성 세균에 의해 가스가 생성되는 감염. 2) 혈관 공급 차단에 의해 초래되는 사지괴사.

혐기성(Clostridia): 그람 양성 포자를 형성하는 간상 모양의 세균.

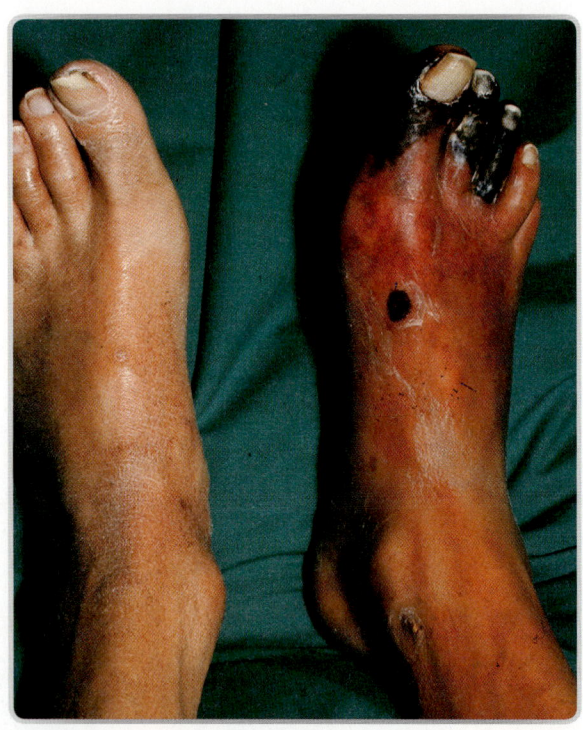

그림 9-11 • 동맥폐쇄로 발생한 우측발 괴사.

■ 동맥 혈전증

동맥 혈류는 매우 빠르고 혈관 내 압력은 높다: 따라서 동맥 혈전증에서 혈액 정체가 원인이 될 수 없다. 동맥 혈전증의 주된 원인은 보통 동맥경화증에 이차적으로 발생하는 혈관 벽의 손상이다. 동맥경화 침전물들은 궤양과 혈관 내막의 거칠어짐을 유발하고 이렇게 거칠어진 부분에서 혈전이 형성된다. 동맥 혈전의 효과는 막힌 동맥의 위치와 크기에 달려있다. 관상동맥의 폐쇄는 흔히 심근 경색과 잇따른 심장마비를 불러온다. 뇌로 가는 동맥의 폐쇄는 흔히 뇌졸중(stroke)이라고 불리는 해당 뇌부위의 경색을 일으킨다. 만약 다리에 혈액을 공급하는 주 동맥이 폐쇄되면 다리에 괴사가 일어나는데, 이를 괴저(gangrene)라 부른다(그림 9-11). 동일한 단어가 클로스트리디아(clostridia)라는 혐기성 포자형성 간균에 의해 발생하는 가스 괴저(gas gangrene)를 설명하기 위해 사용되기 때문에 개념이 혼동될 수도 있다.

■ 심장 내 혈전증

가끔 혈전이 심장 자체에 생길 수도 있다. 혈전은 심장기능이상이나 심방이 제대로 수축하지 못할 때처럼 심장 기능이 비정상적일 때 심방 부속기들 속에서 형성될 수 있다. 또한 질병에 의해 손상된 판막들의 표면에서도 혈전이 형성될 수 있다. 가끔씩 관상동맥 경색에 의해서 손상된 심실의 심근부위에서 혈전이 생길 수 있다. 심장 내 혈전은 떨어져 나와 전신순환으로 운반되어 그 결과로 비장, 신장, 뇌, 그리고 다른 기관들의 경색을 일으킬 수 있다. 발생하는 증상들은 경색의 크기와 위치에 따라 달라질 수 있다.

■ 혈액 응고성 증가에 의한 혈전증

때로는 여러 혈액 응고인자가 상승되어 혈액의 응고성을 증가시키고 혈관내 응고에 노출되도록 만든다. 손상 또는 수술 후, 트롬보플라스틴 활성을 가지는 조직 괴사 산물들은 여러 응고인자의 합성을 자극한다. 이는 다리 정맥의 수술 후 혈전증이 일어날 확률을 높인다.

피임약에 들어 있는 에스트로겐 또한 응고인자의 합성을 자극하여 농도를 높임으로써 피임약을 사용하는 여성들에게서 정맥, 동맥 혈전증의 위험을 높이는 것으로 알려졌다. 이러한 보고들은 피임약을 장기간 사용할 경우에 그 안전성에 대해 불안감을 갖도록 하였지만, 경구 투여 피임약과 연관된 혈전증 위험성은 현재 시판되고 있는 훨씬 낮은 농도의 에스트로겐과 프로게스틴을 함유한 피임약을 사용할 경우 문제가 적어진다.

▶ 암환자들에서의 혈전증

진행성 암을 가진 많은 환자들은 높아진 혈액 내 혈소판과 응고인자 수치를 가지고 있어 정맥과 동맥 혈전증이 발생할 위험이 있다. 이러한 경향은 종양 내의 퇴행, 괴사 부위에서 순환계로 방출되는 트롬보플라스틴성 물질들에 의한다. 이는 범발성혈관 내

응고 증후군을 가진 환자들에서 출혈이 일어나는 것과 같은 기전을 보인다. 임상 소견의 차이는 트롬보플라스틴성 물질이 순환계로 들어오는 속도의 차이에 의해 발생한다. 급성 과정에서는 다량의 트롬보플라스틴성 물질이 순환계로 빠르게 쏟아져 들어온다. 혈소판과 응고인자들은 이들이 보충되는 속도보다 빠른 속도로 소모되고, 출혈이 발생한다. 광범위한 암을 가지고 있는 환자들에서는 트롬보플라스틴성 물질이 느리게 유리되는 반면 지속적으로 종양으로부터 분출된다. 그 후 혈액 응고기전이 활성화되고 혈괴 용해가 잇따르는 범발성혈관 내 혈전증이 발생한다. 혈소판들과 응고인자들의 생산은 수요에 따라 증가하지만 신체는 과잉 보상을 한다. 형성이 파괴를 앞지르게 되고 과응고성 상태로 치닫는다. 그림 9-12는 이 두 과정을 비교하고 있다.

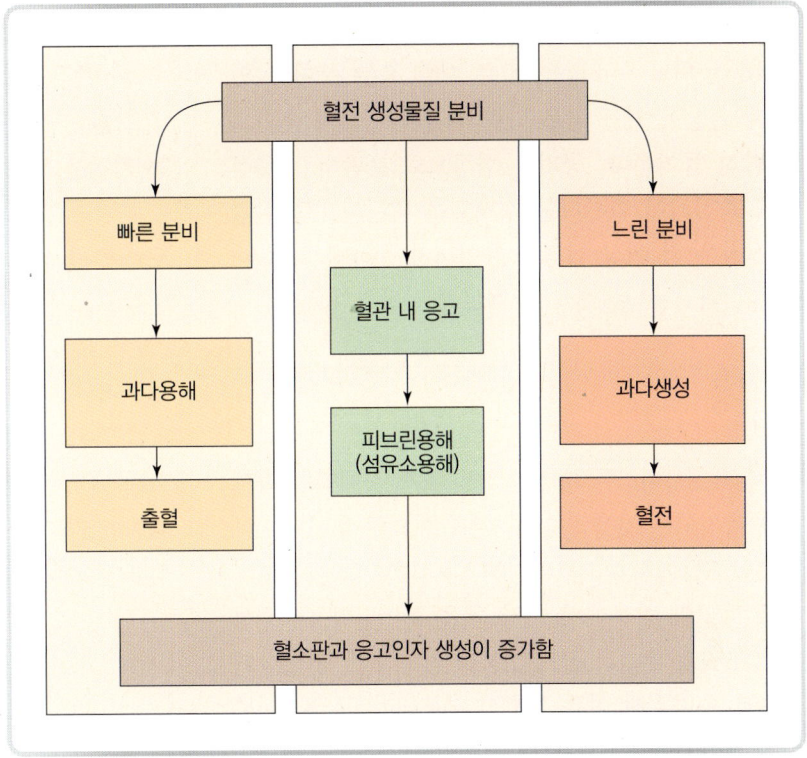

그림 9-12 • 범발성혈관 내 응고증과 비교되는 암환자에서의 과응고의 병인기전. 다른 임상적 징후가 섬유소용해의 비율과 지혈인자의 보상적 재생이 다르다는 것을 반영한다.

■ 외부 물질로 인한 색전

대부분의 색전이 혈괴로부터 생기지만, 다른 물질들도 가끔씩 순환계에 들어온다. 지방, 공기, 그리고 외부 물질들이 순환계에 들어오면 종종 심각한 문제를 일으킬 수 있다.

▶ 지방 색전증

심각한 골절 후 지방성 골수와 둘러싸는 지방 조직이 손상받을 수 있다. 유화된 지방 소구가 정맥으로 빨려들어가 폐로 운반되어 광범위한 폐 모세혈관의 폐쇄로 이어질 수도 있다. 지방의 일부는 폐 모세혈관을 통과해 전신 순환에 도달하여 결국 뇌와 다른 장기들의 작은 혈관들을 막을 수도 있다.

▶ 양수 색전증

이 상태는 분만 당시 일어나는 임신의 흔하지 않지만 심각한 합병증으로 자궁 수축 시 압력이 양수를 태아막의 찢긴 부분을 통해 들어가도록 하며 이어서 자궁 또는 자궁경부의 찢어진 자궁 정맥으로 들어간다. 탈피된 태아 상피세포들과 털, 지방 물질, 태아 호흡과 소화계에서 나온 물질, 그리고 트롬보플라스틴성 물질을 포함하는 양수는 모체의 정맥 순환계를 통해 폐로 운반되고 폐 모세혈관을 틀어막는다. 임상소견으로는 심각한 호흡곤란, 쇼크, 그리고 양수에 포함된 혈전생성 물질에 의한 범발성혈관 내 응고증후군이 있다.

▶ 공기색전증

공기색전증(air embolism)은 때론 흉부 상처로 인해 폐 손상이 있을 경우 다량의 공기가 정맥 순환으로 빨려 들어온다. 공기는 심장으로 운반되고 우심방에 축적되어 환류하는 정맥혈을 막는다. 그 결과로 심장은 더 이상 혈액을 뿜어내지 못하게 되고 환자는 순환기능상실에 의해 빠르게 사망한다.

■ 부종

부종(edema)이라는 개념은 간질 조직에 체액이 과도하게 축적되는 것을 뜻한다. 부종은 의존적인 피부와 피부밑조직에서 가장 확연히 나타나며 그중에서도 주로 다리와 발목에서 가장 처음 확인된다. 부종성 피부 조직을 손가락 끝으로 눌러 압박하면 체액은 한쪽으로 쏠리는데 이를 요흔성 부종(pitting edema)이라 한다. 체액은 흉막 공간에 쌓일 수도 있고(hydrothorax) 복강에 쌓일 수도 있다(ascites).

부종은 모세혈관과 간질세포 간의 세포외액의 순환이 방해받을 때 생긴다.

▶ 모세혈관과 간질 조직 사이의 액체 흐름을 조절하는 인자들

1. 모세혈관 정수압: 체액을 모세혈관 내피를 통과하여 여과시키려는 경향을 갖고 있다.
2. 모세혈관의 투과도: 체액이 얼마나 용이하게 모세혈관 내피를 통과할 수 있는지를 결정한다.
3. 혈장에 포함된 단백질에 의해 발생하는 삼투압(교질삼투압: colloid osmotic pressure): 간질 공간으로부터 혈관으로 체액을 끌어오려는 성질이다. 삼투압은 체액을 높은 분자 농도 쪽으로 이동하도록 만드는 성질이다. 혈장의 삼투압은 일차적으로 혈장 단백질의 농도에 달려 있다. 모세혈관들은 단백질을 투과시키지 않기 때문에 단백질은 간질로부터 모세혈관으로 물을 당겨와 그 자리에 잡아놓으려는 경향을 가지고 있다.
4. 개방 림프관(open lymphatic channel)의 존재: 정수압을 통해 밖으로 나간 액체 일부를 다시 모아 순환계로 복귀시키는 역할을 한다.

그림 9–13은 체액 흐름이 간질 조직에서 조절되는 기전을 그리고 있다.

모세혈관 안팎으로의 체액이동. 체액이 모세혈관 안팎으로 이동하는 것은 체액을 모세혈관 밖으로 "밀어내는" 정수압과 이에 반하여 체액을 다시 모세혈관 안으로 "당기는" 삼투압에 의해 결정되는데, 이때 삼투압은 대부분 알부민에 의해 발생한다. 모세혈관 내피는 혈액이 여과되어 나가는 반투과성 막의 역할을 한다. 모세혈관의 동맥 끝에서는 정수압이 삼투압보다 높아 체액이 내피를 통해 간질 공간으로

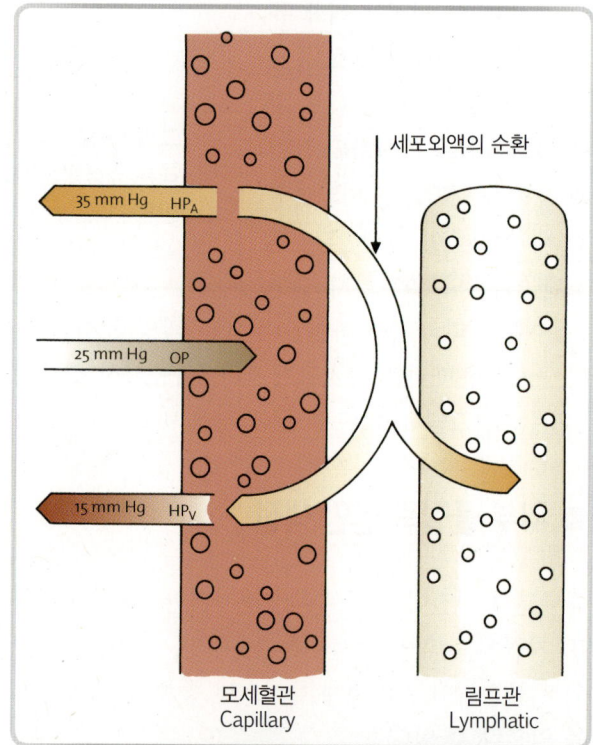

그림 9–13 • 간질조직을 통한 체액흐름을 조절하는 인자들. HP_A 모세혈관의 동맥 끝에서의 정수압. HP_V 모세혈관의 정맥 끝에서의 정수압. OP 삼투압. 압력은 mmHg를 뜻한다. 정수압이 삼투압보다 높기 때문에 체액은 모세혈관의 동맥 끝에서부터 흐른다. 모세혈관의 정맥끝에서는 정수압이 삼투압보다 낮기 때문에 체액이 되돌아간다. 림프관은 정수압에 의해 모세혈관으로부터 나온 체액을 모은다.

여과되어 나가도록 한다. 모세혈관의 정맥 끝 쪽은 교질삼투압에 비해 정수압이 낮아 체액이 다시 모세혈관 내로 들어오려고 한다. 이 과정을 통해 녹아 든 영양소를 포함하고 있는 체액이 혈액으로부터 간질 조직으로 운반되어 나와 세포들에게 영양을 공급할 수 있고 폐기물들은 다시 순환계로 복귀해 배출된다. 체액의 일부는 림프관들을 통해 다시금 혈류로 유입된다.

▶ 부종의 분류와 발병기전

증가된 모세혈관 투과성. 보통 모세혈관들의 내피는 혈액으로부터 여과되는 체액의 양을 제한한다. 모세혈관들의 투과도가 과하게 높다면 간질 공간으로의 체액 여과는 정상보다 클 것이다. 증가된 모세혈관 투과성은 3장(그림 3-3과 그림 3-12)에 그려진 급성 염증과 관련된 조직 부종의 원인이 된다.

낮은 혈장 단백질 수치. 혈장 단백질의 농도가 줄어든다면 교질 삼투압이 잇따라 줄어들 것이다. 결과적으로 더 적은 양의 체액이 모세혈관으로 다시 이끌려 들어오고, 조직에 체액이 쌓인다. 낮은 혈장 단백질 수치는 몇 종류의 신장 질환에서 나타나는 것처럼 뇨로 과잉하게 단백질이 손실되는 경우나 영양실조나 기아의 결과로 나타날 수 있다(그림 9-14). 부적절한 단백질 섭취에 의해 생기는 저단백질혈증은 적절한 양의 음식물을 섭취하지 못하는 만성 퇴행성 질환들을 가진 환자들과 음식물의 흡수 기능에 장애가 있는 장 질환이 있는 환자들에서 발생한다.

증가한 정수압. 모세혈관이 배출되는 정맥의 압력 증가는 모세혈관에 영향을 미쳐 보통보다 높은 모세혈관의 정맥 끝쪽 압력 증가로 이어진다. 그 결과로 더 많은 체액이 모세혈관으로부터 여과되어 나가고

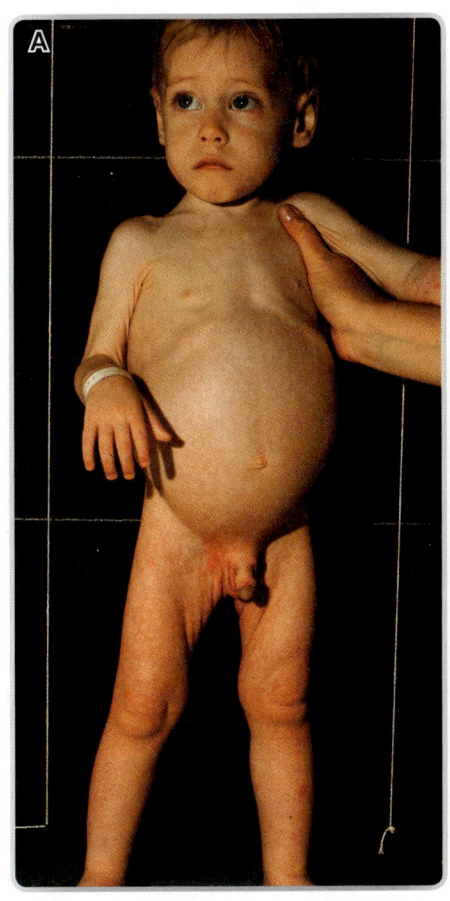 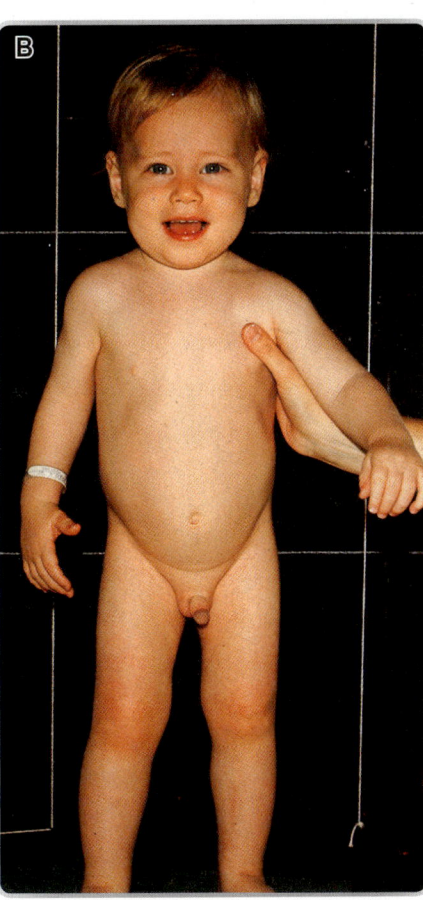

그림 9-14 • 영양결핍에 의한 저혈장단백의 결과로 초래된 부종. A, 치료 전 아이, 쇄약하고 복막강에 체액이 모여 야기된 복부팽창, 다리부종을 보여주고 있다. B, 고단백식이요법 치료 후 아이.

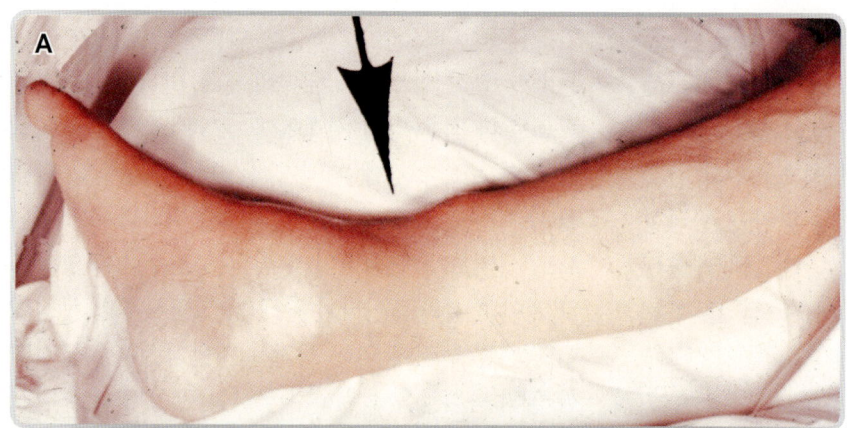

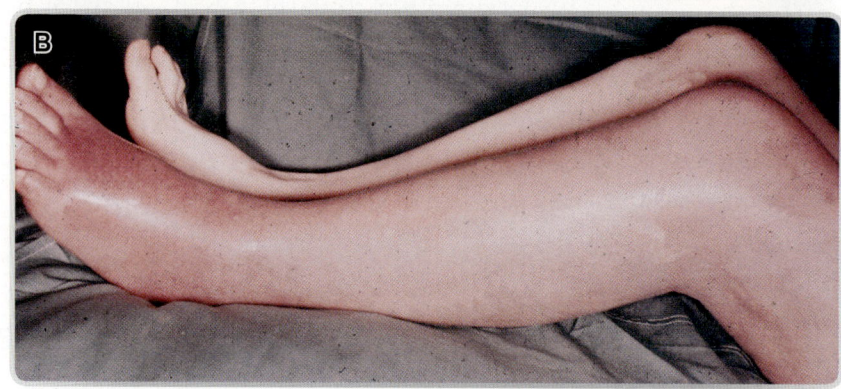

그림 9-15 • A, 만성 심부전에 의한 하지의 함요부종(화살표). B, 정맥 폐쇄에 의해 야기된 좌측 하지의 국소적 부종, 우측 하지는 정상.

조직에 쌓인다. 이러한 정맥압 증가는 심부전발생이 되기도 하며 압력의 증가는 전신의 정맥에서 발생한다(그림 9-15A). 하지만 국소화된 정맥압 증가는 신체 부위로부터 배출을 담당하는 정맥이 내강을 채우는 혈전에 의해 막혔을 때 또는 허벅지나 골반의 정맥이 눌려 정맥 환류가 방해 받았을 때 관찰될 수 있다(그림 9-15B).

림프 폐쇄. 때로는 신체 부위로부터 배출을 담당하는 림프관들은 질병에 의해 막히기도 한다. 이 폐쇄는 간질 공간으로부터 순환계로 체액이 돌아가는 경로를 막아 정상적으로 그 림프관들을 통해 배출되는 부위에서 부종을 일으킨다(그림 9-16).

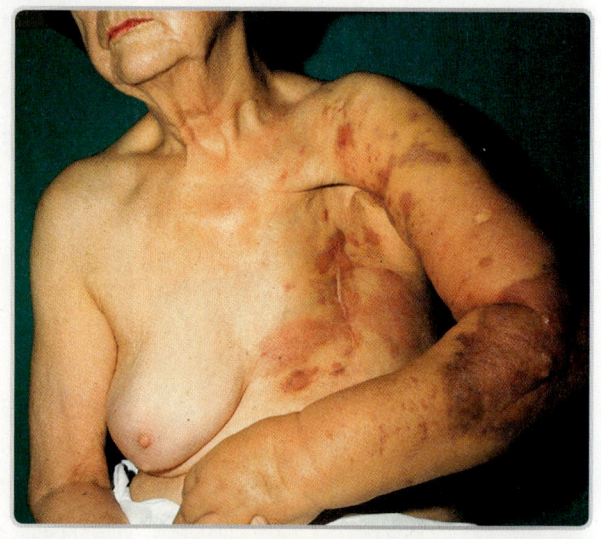

그림 9-16 • 오랜 림프관 폐쇄에 의한 팔의 심한 부종. 환자는 수년 전 유방암으로 수술을 받았다. 겨드랑이의 흉터가 팔의 림프관 흐름을 막았고 만성 부종을 초래했다. 흉벽피부에 있는 검게 변한 부위는 림프관에 발생 한 악성종양(림프관육종) 때문이고 때때로 만성 림프부종의 합병증을 초래한다.

■ 쇼크

쇼크(shock)는 몸의 세포나 기관에 적절한 혈액 공급을 해주지 못할 정도로 혈압이 낮아져 있는 상태를 표현하는 일반적인 용어이다. 쇼크는 다음에 의해 발생할 수 있다:

1. 혈액량의 감소로 인해 그에 대응하는 혈압의 감소 (혈액량 감소성 쇼크)
2. 부적절하거나 망가진 심장의 펌프기능으로 인한 심박출량의 감소(심장성 쇼크)
3. 과도한 혈관확장으로 인해 순환하는 혈류량이 크게 늘어난 혈관 내의 공간을 적절하게 채워주지 못함(패혈성 쇼크와 아나필락시스 쇼크)

대부분의 혈액량 감소성 쇼크는 순환혈액량을 상당히 감소시키는 큰 출혈에 의해 생기지만, 심각한 화상과 설사, 이뇨제로 인한 소변으로의 과도한 체액의 손실로 인한 수분 결핍 역시도 혈액량을 감소시킬 수 있다. 심장성 쇼크는 보통 심근경색의 합병증이지만, 심장막 내의 혈액이나 체액의 축적으로 인하여 심이완기 때에 심장에 혈액이 적절하게 채워지지 못하여 심장의 펌프기능이 망가지는 경우도 있다.

패혈성 쇼크는 심각한 감염으로 감염부위에서 미생물의 독소와 염증매개체 유리에 의한 현저한 혈관확장으로 발생한다. 아나필락시스쇼크(5장에 언급되어 있음)는 비만세포와 호염구에서 염증매개체들이 광범위하게 유리되어, 현저한 혈관확장과 그에 따르는 순환허탈(circulatory collapse)이 발생한다.

쇼크의 결과는 그 원인과 얼마나 빨리 발견되고 치료 되었는가에 의해 결정된다. 쇼크의 치료에는 혈관을 수축시켜 혈압을 올리는 약을 투여하는 것, 쇼크가 대량출혈에 의한 것이라면 정맥으로 체액이나 혈액을 공급해 혈액량을 회복시키는 것, 그리고 쇼크를 일으키는 근본적인 원인을 치료하는 것들이 포함된다. 불행하게도 고연령의 환자에서의 패혈성 쇼크나 심장성 쇼크가 다른 의학적 문제들과 함께 있는 경우에는 예후가 매우 좋지 않다.

요약

여러 가지 요인들이 지혈에 관여한다. 응고과정을 3개의 과정으로 나누어서 생각하는 것이 편리하다: (1) 트롬보플라스틴의 형성 (2) 프로트롬빈이 트롬빈으로 변화 (3) 피브리노겐이 피브린으로 변화. 임상검사를 통해 응고과정에서 어떤 과정이 장애가 있는지를 정확하게 알 수 있다: 응고장애를 국한시키는 것은 응고장애의 원인을 결정하고 치료방법을 선택하는데 도움이 된다. 몇몇 희귀한 질병은 혈관 구조나 기능의 문제로 특징지어지지만, 그러나 대부분의 혈액 응고 문제는 혈소판이나 혈장 응고인자의 장애로 인해 발생한다. 부족한 혈소판(혈소판 부족증)은 혈소판이 생산되는 골수의 질병에서 유래하거나, 또는 혈소판을 손상시키는 자가 항체나 약물에 의한 것이다. 보통 혈소판 부족증은 대규모의 출혈(혈종)보다는 작은 점출혈이 나타나는 것이 특징이다.

응고과정의 첫 번째 과정에 국한된 응고인자의 부족은 대개 유전적이며, 3가지 가장 흔한 결핍은 X 유전자로 유전되는 고전적 혈우병(A형 혈우병), 크리스마스(Christmas)병(B형 혈우병), 상염색체 우성으로 유전되는 폰 빌레브란트(von Willebrand)병이 있다. 이 질병들은 완치될 수는 없지만, 성공적으로 치료될 수 있다.

2번째 응고과정에 관련된 응고문제는 보통 간에서 만들어지고 합성에 비타민 K가 필요한 프로트롬빈과 그와 관련된 응고인자의 결핍이 원인이다. 결핍증은 다음의 결과이다: (1) 쿠마딘(coumadin) 항응고제의 투여로 간에서 응고인자의 합성이 저해되어 생기는 것으로, 혈액의 응고성을 낮출 필요성이

CHAPTER 9 단원 복습

있는 환자들에게 투여한다. (2) 비타민 K의 결핍으로, 음식을 적절하게 섭취하지 못하거나, 비타민을 생산하는 장내세균의 소실, 또는 질병으로 인해 지방 흡수가 저해된 환자에서 지용성 비타민이 잘 흡수되지 못해서 생긴다. (3) 심각한 간 질환으로 인한 간 손상으로 비타민 K가 충분한 경우에도 이러한 응고인자를 충분히 만들어내지 못할 경우에 생긴다.

또 다른 응고문제는 쇼크나 폐혈증, 조직괴사의 결과로 많은 양의 트롬보플라스틴물질이 혈중으로 유리될 때 발생한다. 트롬보플라스틴물질은 응고체계를 활성화시켜서 작은 혈관에서 광범위한 혈전을 만든다. 혈전은 즉각적으로 섬유소용해체계에 의해 녹지만, 광범위한 혈관 내 혈전은 혈전이 생겼다가 빠르게 섬유소용해소에 의해 용해되어 혈소판과 혈장응고인자가 고갈되도록 한다. 이 상태를 범발성혈관 내 응고(DIC)라고 한다.

혈전은 큰 정맥에서 느린 혈액흐름이나 혈액의 정체에 의해 혈액응고인자의 농도가 증가함으로써 생기기도 한다. 다리 정맥의 혈전은 작게 부서져서 색전으로서 폐동맥이나 그 가지를 막을 수 있고, 폐에 혈액공급을 방해하거나 폐경색을 일으키기도 한다. 흉부 엑스선(X-ray)과 혈관조영술이 적절한 진단을 할 수 있도록 돕는다.

동맥혈전은 보통 죽상판이 있는 위치에 혈전이 생기는 것이 원인으로, 뇌(뇌졸중), 심장(심근경색), 하지의 큰 동맥(절단이 필요할 수도 있는 다리의 괴사), 또는 다른 장기의 혈류를 제한한다. 치료는 다양한 방법으로 막힌 것을 뚫는 것이 포함된다.

여러 가지 요인들이 모세혈관과 간질액 사이의 체액흐름을 조절한다: (1) 모세혈관 정수압 (2) 모세혈관 투과성, (3) 혈액의 알부민 농도에 관련된 혈장의 삼투압, (4) 림프관에서 간질액으로 제거되는 체액의 양. 이 체계의 장애는 조직에 과도한 체액이 축적되도록 하는데, 이것을 부종이라고 한다. 치료는 이러한 장애를 정상으로 돌려놓는 것이다.

쇼크는 혈압의 급격한 감소로 인해 조직에 혈액의 순환이 적절하게 되지 않은 결과로, 병인론에 따라 분류된다. 혈액량감소성 쇼크는 적은 혈액량에 의한 결과이다: 심장성 쇼크는 심장이 효과적으로 펌프기능을 하지 못했을 때 발생한다: 패혈성 쇼크와 아나필락시스 쇼크는 혈관의 과도한 이완으로 인해 발생하는 것으로, 순환하는 혈액량이 혈관계 내의 공간을 적절하게 채워주지 못할 정도로 확장되었기 때문이다. 그 결과로 혈압이 감소한다. 치료는 어떠한 방법이든 가장 적합한 것으로 혈압을 회복시켜주는 것이다.

복습문제

1. 혈액은 어떻게 응고되는가?
2. 혈액 응고에 일반적인 장애요인은 무엇인가?
3. 혈소판부족증은 무엇인가? 혈소판이 감소했을 때 어떤 종류의 출혈이 생기는가?
4. 혈액응고의 첫 단계에 장애가 있을 때 어떤 종류의 질환이 발생하는가?
5. 순환에 혈전형성물질이 유리된 결과는 무엇인가?
6. 혈액응고 검사법은 무엇인가?
7. 출혈경향이 있는 환자가 트롬보플라스틴 시간은 지연되었고 프로트롬빈 시간은 정상이었다. 응고과정에서 어떤 부분에 장애가 있는가? 이러한 결과가 발생될 수 있는 질병은 무엇인가?

8. 쿠마딘(coumadin) 항응고제가 응고과정에 미치는 효과는 무엇인가? 그것은 어떻게 작용하는가? 어떤 검사로 그 항응고제의 효과를 관찰할 수 있는가?
9. 혈전과 색전의 차이점은 무엇인가? 경색은 무엇인가?
10. 어떤 요인들이 정맥 혈전이 발생하도록 하는가? 하지 정맥에 생긴 혈전의 주요한 부작용은 무엇이 있는가?
11. 어떤 요인들이 동맥 혈전이 생기도록 하는가?
12. 심장 내 혈전의 원인과 효과에는 어떤 것이 있는가?
13. 어떠한 상태가 혈액의 응고성을 높여서 혈전이 잘 생기도록 하는가?
14. 어떠한 요인이 간질액과 모세혈관 사이의 체액 흐름을 조절하는가? 부종의 주요 원인에는 무엇이 있는가?
15. 어떤 응고장애가 종양이 있는 환자에서 일어날 수 있는가?
16. 폐색전증과 폐경색의 차이는 무엇인가? 폐경색의 임상소견에는 무엇이 있는가?
17. 쇼크는 무엇이고 그 원인에는 무엇이 있는가?

상호 관련 문제

맞으면 ○, 틀리면 ×로 표시하시오.
1. 현저한 혈소판 부족증은 보통 넓은 범위에서의 출혈을 유발한다. (   )
2. 폐색전증의 일반적인 근원은 다리의 혈전이다. (   )
3. 혈우병과 폰 빌레브란트(von Willebrand)병은 둘 다 혈중 항혈우글로블린 부족과 관련이 있다. (   )
4. 프로트롬빈 시간은 프로트롬빈과 간에서 만들어지는 다른 혈액응고인자들의 농도를 측정하는 것이다. (   )
5. 쿠마딘(coumadin) 항응고제는 간에서 혈장 응고인자를 합성하는 것을 저해한다. (   )
6. 폐색전이 있는 환자는 언제나 폐경색을 가지고 있다. (   )
7. 피임약은 혈중 혈장 응고인자의 농도를 높인다. (   )
8. 만성 간질환이 있는 사람은 보통 혈관 내 혈전형성을 유발하는 응고인자의 농도가 높아져 있다. (   )
9. 쇼크는 순환계에서 과도한 혈관의 확장으로 인해 순환하는 혈액량이 확장된 혈관을 적절하게 채워주지 못한 결과이다. (   )
10. 겨드랑이의 림프관의 폐쇄는 모세혈관에서 나온 모든 체액이 혈관으로 돌아가기 때문에 상지의 부종을 유발하지 않는다. (   )

연관된 것끼리 연결하시오.

상황
1. 감소한 모세혈관 삼투압
2. 증가한 모세혈관 투과성
3. 증가한 모세혈관 정수압
4. 림프관의 폐쇄

원인
A. 벌이 쏘아서 얼굴이 부음
B. 만성 심부전
C. 혈장 단백 부족이 동반된 영양결핍
D. 수술로 인한 겨드랑 림프절 제거로 생긴 상처

CHAPTER 9 단원 복습

객관식
1. 혈관 내에 혈액응고를 유발하는 몇 가지 인자가 있다. 그것은:
    A. 혈관 내 느려진 혈류
    B. 혈관 벽의 손상
    C. 혈액의 응고성 증가

빈칸 채우기
1. 동맥 벽에 콜레스테롤과 다른 지질이 침착되어 내막이 손상 받은 관상동맥에 생긴 혈전_____
2. 피임약을 복용하는 젊은 여자에서 동맥 내에 생긴 혈전_____
3. 10시간 동안 비행기를 탄 중년 남자에서 다리에 생긴 혈전_____

비판적 사고
1. 32세의 이 씨는 박사학위 과정을 마칠 때까지 임신을 늦추려고 했다. 이 씨는 하루에 담배를 한 갑씩 피우지만, 줄이고 끊을 계획을 세우고 있다. 그녀의 혈압은 130/80이고 그녀는 자신을 건강하다고 생각하고 있다. 피임약을 복용할 생각을 하고 당신의 조언을 구하고 있다. 어떻게 설명할 것인가?
2. 54세의 이 씨는 다른 부서와의 협력을 위해 장시간 비행기 여행을 하였고 다리에 혈전이 생겼다. 그는 혈전이 왜 생겼는지, 다리정맥의 혈전으로 인해 어떤 문제가 생길 수 있는지, 그리고 장기간 비행기 여행을 할 때 혈전이 생기는 것을 어떻게 막을 수 있는지 물었다. 이 씨에게 어떻게 설명할 것인가?

CHAPTER 10

심혈관계
The Cardiovascular System

학습목표

① 심장의 기본적인 해부생리학적 기전을 심장병의 형태와 관련하여 설명할 수 있다.

② 선천성 심장질환과 판막성 심장질환의 원인과 임상양상, 그리고 치료방법을 설명할 수 있다.

③ 관상동맥질환의 병인론과 임상양상을 설명할 수 있으며, 발생의 중요한 4가지 위험인자와 치료방법과 그 원리를 설명할 수 있다.

④ 심근경색증의 주요 합병증을 열거하고 그 임상양상을 설명할 수 있다.

⑤ 관상동맥질환과 심근경색증의 진단과 치료에 적용되는 주요 원칙을 설명할 수 있다.

⑥ 관상동맥질환이 다이어트와의 관련성과 지질 단백질에 의해 콜레스테롤이 어떻게 운반되는지 설명할 수 있으며, "좋은" 콜레스테롤과 "나쁜" 콜레스테롤의 차이를 설명할 수 있다.

⑦ 고혈압이 심혈관계와 신장에 미치는 부작용에 관해 설명할 수 있다.

⑧ 급성 심부전과 만성 심부전의 병인론의 차이를 구분할 수 있으며, 각각의 병인론과 치료원칙을 설명할 수 있다.

⑨ 대동맥에서의 동맥 경화성과 박리성 대동맥류 병인론과 임상양상을 구분하고, 각각 치료원칙을 설명할 수 있다.

⑩ 정맥에 발생하는 일반적인 질병을 나열하고 그 임상양상과 치료방법을 설명할 수 있다.

■ 심장의 구조와 기능

심장은 혈액을 폐를 통과하여 말초 조직으로 순환시키는 근육성 펌프이다. 심장병은 심장 펌프의 기능장애로 발생한다. 심장의 정상 구조와 기능에 대한 지식은 다양한 형태의 심장병을 이해하는 데 필수적이다.

방실판막(atrioventricular valve): 심방과 심실사이에 위치한 심장판막.

힘줄끈(chordae tendineae): 심방판막의 자유모서리에서 연장되어 꼭지근육에 부착되는 섬유성 끈.

■ 심장의 정상기능

▶ 심실

심장은 좌, 우 심방과 좌, 우 심실의 총 4개의 공간으로 나뉘어 있다. 심장의 우측 절반과 좌측 절반 사이에 직접적인 연결은 없으며, 임상적으로 심장의 각각 절반을 독립적인 구조로 이해하여야 한다. "우심장"은 혈액을 폐동맥으로 보내어 폐를 통과하도록 한다(폐순환): "좌심장"은 대동맥으로 혈액을 보내어 체내의 다양한 기관과 조직에 혈액을 분배한다(체순환).

▶ 심장판막

심실에서 혈액이 들어가고 나오는 흐름은 혈액을 한 방향으로만 흐르게 하는 판막이라는 체계에 의해서 조절된다. **방실판막**(AV valve)은 조직판 같은 판막으로 심방과 심실 사이 구멍을 둘러싸고 있다. 판막의 자유모서리는 심실벽의 꼭지근육에 가늘고 실 같은 띠구조의 섬유조직인 **힘줄끈**(건색: chordae tendineae)으로 연결되어 있다(그림 10-1). 이 띠는 심실수축 시에 심방쪽으로 판막이 뒤집어지지 않게 막아준다. 반월판은 대동맥과 폐동맥의 구멍에 위치하여 있는데, 마찬가지 이유로 판막의 자유모서리가 위를 향해 있다. 이 구조적 배치는 판막의 자유모서리와 판막이 부착된 혈관의 뿌리부분 사이에서 컵 모양의 주머니를 형성한다(그림 10-2).

심장은 이완기에는 느슨해지는데, 이 경우 힘줄끈이 판막에 장력을 형성하여 방실판막이 떨어지도록 당겨준다. 심실 수축 시에 힘줄끈은 긴장된 상태에 있지 않으며, 혈류의 힘이 판막을 달라붙게 하여 심실에서 심방으로 혈액이 흐르지 않도록 한다. 심실 수축시에 심실을 떠나는 혈액의 분출에 반월판은 열린다. 심실의 수축이 멈추면 분출된 혈액의 무게에 의해 판막을 원래 위치대로 돌려놓게 되어, 이완기에 심실로 혈액의 역류를 막는다. 방실판막과 반월판막은 상반된 기능을 한다. 심실수축은 힘줄끈의 장력을 이완시킴으로 방실판막이 닫히고, 동시에 혈액 분출이 반월판막을 열게 한다. 이완기에 반월판막이 닫히는 것은 역시 방실판막이 열리는 것과 연관이 있다. 청진기로 심음을 들을 때에 두 번의 소리

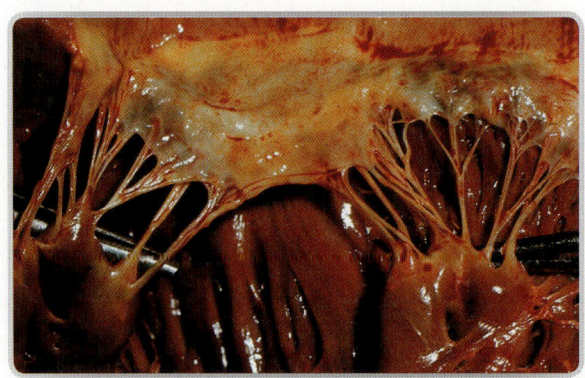

그림 10-1 • 정상적인 승모판. 얇은 힘줄끈이 판막의 첨판에서부터 꼭지근까지 뻗어 있다.

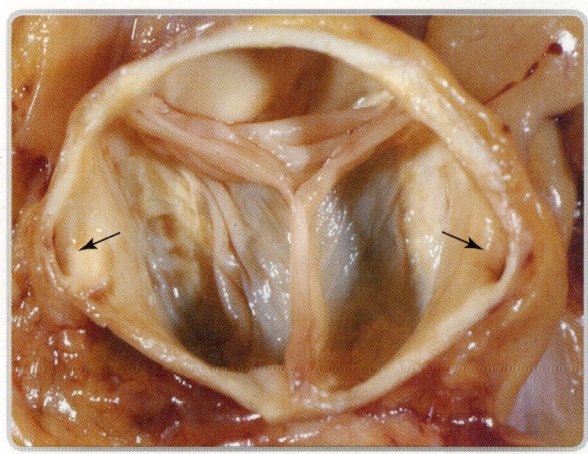

그림 10-2 • 위에서 본 대동맥 판막으로 판막 첨판의 윤곽이 컵 모양. 대동맥 판막의 첨판에 인접한 대동맥의 기저부에서 시작되는 관상동맥의 개구부에 주목.

가 들리는데, 처음은 방실판막이 닫히고, 그 다음은 반월판막이 닫히는 소리이며, 그 사이의 멈춤은 심장의 이완을 의미한다(그림 10-3).

▶ **심장으로 혈액공급**

좌관상동맥과 우관상동맥. 심장은 대동맥뿌리부분에 있는 대동맥굴에서 나오는 2개의 큰 관상동맥(심장동맥)에 의해 혈액을 공급받는다(그림 10-4). 좌관상동맥은 곧 2개의 큰 가지로 갈라지는 짧은 동맥이다. 좌전방 하강동맥은 심장의 앞부분과 심실 중격(사이막)의 앞부분에 혈액을 공급한다. 좌만곡 동맥은 왼쪽으로 돌아서 심장의 왼쪽부분에 혈액을 공급한다. 우관상동맥은 우측으로 돌아서 심장의 우측 부분과 심장의 뒷부분, 심실 중격의 뒷부분에 혈액을 공급한다. 각각의 관상동맥은 심장근육에 혈액을 공급하기 위해 많은 가지를 낸다. 관상동맥의 말단가지들은 자주 **접합**(anastomosis)이라 불리는 연결을 형성해 서로 교통한다. 이러한 연결 덕분에 한 동맥이 폐쇄된다고 해서 그 폐쇄된 동맥이 담당하는

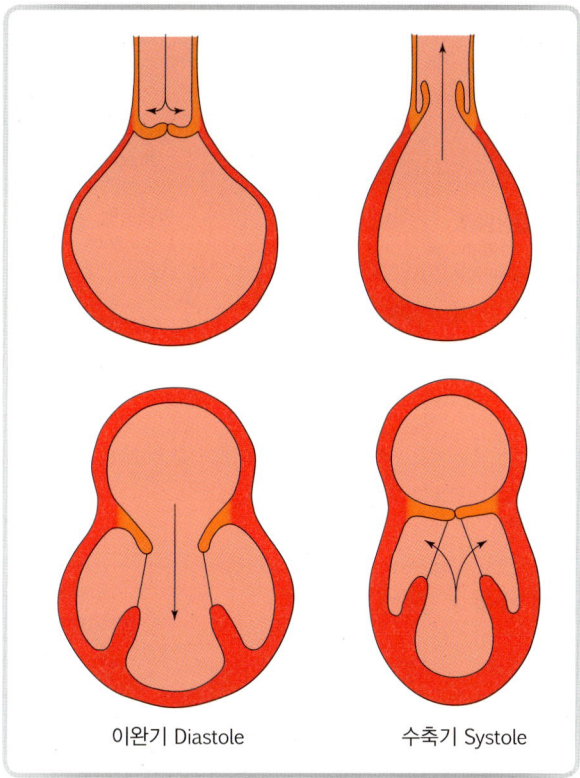

이완기 Diastole   수축기 Systole

그림 10-3 • 방실과 반달판막의 상호작용으로 인해 혈액이 한 방향으로 흐른다.

자세히 살펴보기

청진기의 발명은 의료진이 비만환자를 진찰하려고 할 때 겪는 문제들과 직접적으로 연관되어 있다. 이 이야기는 1819년 르네 라에네크(Rene laenec)라는 프랑스 내과의사가 굉장히 과체중의 심장병이 있는 여성 환자를 진찰하면서 시작된다. 그 당시 내과의료진들은 환자의 가슴에 귀를 직접 대고서 심장의 소리와 잡음을 들었다. 따라서 과체중이거나 비만인 환자들에서는 심장소리를 듣기가 더 어려웠다. 때로는 귀를 가슴에 대고 듣는 절차가 여자 환자와 의료진 모두를 당황하게 하였다. 진찰하는 동안, 환자가 비만이었기 때문에 라에네크는 심장소리를 들을 수 없었다. 소리의 전파에 대한 몇 가지 원칙들을 떠올리며 그는 종이를 여러 장 들어서 관 모양으로 말았다. 그는 그 관의 한쪽 끝을 환자의 가슴에 대고 한쪽 끝에 귀를 갖다 대었고, 소리가 잘 들린다는 사실에 기뻐했다. 그 후 그는 그가 전에 사용했던 종이관과 비슷한 속이 빈 나무 관을 제작해서 청진기라고 불렀다(Stethoscope: stethos=chest+skopos=viewing or examining). 곧 그는 심장뿐만 아니라 폐의 소리를 듣기 위해서도 청진기를 사용하였고, 그가 들은 소리들을 부검을 통해 논증된 폐나 심장의 질환과 연관시킬 수 있었다. 결국 그 기구는 2개의 분리된 수신기가 달린 형태로 수정되었고 현재 사용되는 청진기로 발전되었다. 라에네크는 만성 간 질환(그는 경화라고 불렀다), 복막염, 결핵, 악성 흑색종에 대한 기술을 포함해 의학에 많은 추가적인 기여를 하였다. 그러나 그는 청진기로 가장 잘 알려져 있다. 불행하게도 라에네크는 폐결핵이 발병하였고, 그 진단은 라에네크가 발명한 청진기를 통해 그의 조카인 의료진에 의해 내려졌다. 그는 결핵으로 인해 1826년 45세의 나이로 사망했다.

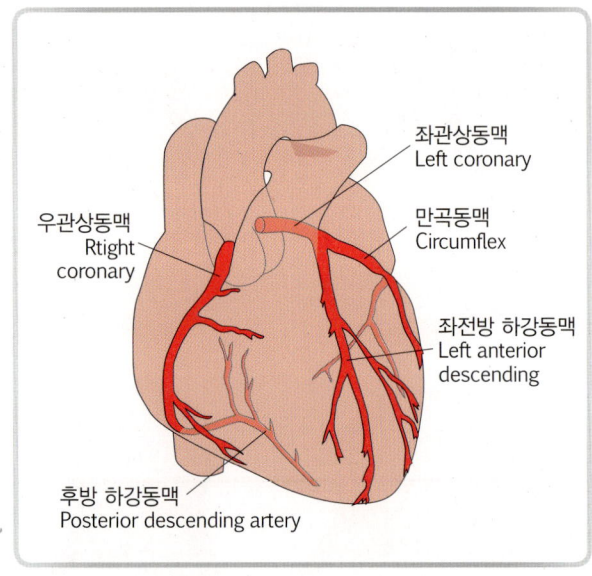

그림 10-4 • 관상동맥의 분포

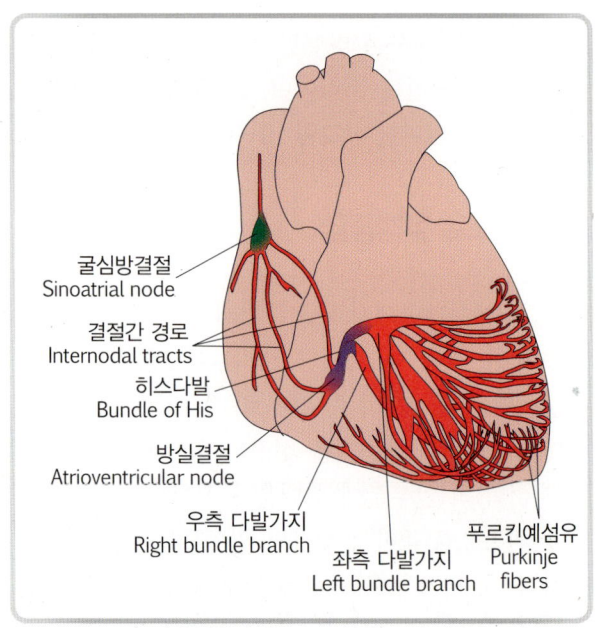

그림 10-5 • 심장전도계의 도표. 심장박동은 굴심방결절에서 시작되어 결절간 경로, 방실결절, 히스다발, 히스다발의 좌측과 우측 가지를 통해 심실로 전도되며 푸르킨예섬유의 그물망에서 끝난다.

부분의 조직에 혈액공급이 완전히 차단되는 것은 아니다. 접합(anastomosis) 덕분에 이를 통하여 다른 동맥으로부터 심장근육에 필요한 혈액이 충분히 공급된다. 이것을 **곁순환(측부순환: collateral circulation)**이라 부른다.

▶ 심장전도계통

심장이 뛰도록 하는 추진력은 동시에 탈분극되는 특수화된 근육세포에 의해 시작되고 퍼져나가는데, 이것을 심장전도계라 한다(그림 10-5). 충격은 보통 **굴심방(동방)결절(SA node)**에서 시작되는데(간단히 sinus node라고도 부름), 우심방에 위치한 상대정맥의 유입구 근처에 위치한다. 결절간 경로라고 불리는 작은 섬유의 묶음이 굴심방결절과 심방중격의 뒤 아래 부분에 위치한 방실결절을 연결한다. 히스다발(bundle of His)은 방실결절의 연장으로, 심방을 심실과 분리시키는 섬유조직(심장의 섬유골격) 사이의 작은 구멍을 통해 충격을 심실에 전달한다. 심실에 들어간 이후에 방실다발은 심실중격의 윗부분에서 우측다발과 좌측다발의 가지로 나뉘고 심실중격을 내려가 심장근육을 활성화시키는 푸르킨예섬유로 나뉘어 종말한다. 자율신경계 또한 심장전도계통의 조정된 탈분극 주기에 영향을 준다. 교감신경에서 오는 충격은 주기를 빠르게 하고, 부교감신경의 충격은 주기를 늦춘다. 심장전도계통에서 만들어진 정상적인 리듬은 굴심방결절에서 조절된다는 것을 나타내기 위해 정상 굴리듬이라고 부른다.

심장전도계통의 어떤 부분에서도 동시에 탈분극되어 충격을 만들어낼 수 있지만, 굴심방결절이 1분에 60~70회 탈분극되어 심장전도계통의 다른 부분을 차례로 탈분극시키기 때문에 보통 심장 페이스메이커로 작용한다. 그러나 굴심방결절로부터의 충격이 전도계통의 손상으로 인해 방해받을 경우에, 방실결절이 1분에 약 50번 정도 탈분극하여 그 역할을 대신한다. 만약 방실결절까지 손상될 경우에는 방실다발이나 그 가지들에서 충격이 시작할 수 있다. 그러나 그 주기는 더 느려서 1분에 약 30~40회 정도이다.

▶ 심장주기

심실이 한 번 수축하고 이완하는 데 일어나는 일련

의 과정들을 **심장주기**(cardiac cycle)라고 한다. 심실의 수축은 'systole' (그리스어로 수축이나 단축의 의미)이라 하고, 이완 'diastole' (그리스어로 '수축 사이'의 의미)이 그 다음으로 이어진다. 심방 수축과 이완은 심실 수축과 이완으로 이어진다. 이완기에는 심방과 심실 모두가 이완된다. 정상인이 쉬는 상태에서 이완하고 있는 각 심실은 약 120ml의 혈액을 담고 있으며, 이완기에 심실을 채우고 있는 대부분의 혈액은 방실판막이 열림으로써 수동적으로 심실로 흘러들어간 것이다. 심방 수축은 심실에 추가적으로 30ml 정도의 혈액을 더 공급한다. 심박수가 정상일 때는, 심방의 수축으로 인해 심실로 뿜어지는 부가적인 혈액은 심장의 정상적인 기능에 중요하지 않은데, 그것은 심실을 채우는 대부분의 혈액이 심방이 수축하기 전에 이미 심실로 흘러들어가 있기 때문이다. 심방의 수축은 상대적으로 적은 양만을 운반한다. 그러나, 심박수가 증가할 때는, 이완기의 지속시간이 짧아진다. 심장이 빠르게 뛸 때에는 심실로 혈액이 수동적으로 흘러들어갈 수 있는 시간이 적기 때문에, 심방의 수축으로 인해 능동적으로 혈액을 뿜어내는 것이 심실에 혈액을 채우는 데 더 큰 비중을 차지하게 된다. 심방의 수축에 이어지는 심실의 수축은 높은 압력으로 혈액을 대동맥으로 뿜고, 폐동맥으로는 훨씬 낮은 압력을 뿜는다. 심장의 기능을 생각할 때, 다음의 몇 가지 유용한 개념들을 기억하는 것이 도움이 된다:

1. 안정 상태에서 각 심실에 이완기에는 약 120ml의 혈액을 채운다(확장기말용적). 보통 수축기에는 70ml의 혈액이 뿜어지는데, 이것을 **일회 박출량**(stroke volum)으로 부르고, 약 50ml의 혈액을 심실 내에 남겨두게 된다(수축기말용적). 수축기에 분출되는 혈액 부피의 퍼센트를 **박출률**이라고 하는데, 심실 부피의 약 60% 정도이다. 이 측정값은 심부전환자에서 심장 펌프의 기능을 평가하는 데 흔히 사용된다.

2. **심박출량**(cardiac output)은 1분에 1개의 심실이 분출하는 혈액량으로, 일회박출량(약 70ml)과 심박수(1분에 약 72회)의 곱으로 1분에 약 5,000ml 정도이다. 이것은 대략적으로 평균 성인의 총 혈액량과 같다.

3. 활발한 활동 중에는, 젊고 건강한 사람의 보통 심장에서 일회박출량은 2배 정도 증가할 수 있고, 심박수는 크게 증가하여 안정상태의 심박출량보다 4~7배 정도 증가한다.

▶ **혈관**

심장은 각각 구조와 기능이 다른 전도, 분배, 그리고 수집을 담당하는 관으로 된 계통으로 혈액을 뿜어낸다. 그들을 4개의 그룹으로 구분하여 생각하는 것이 편리하다:

1. 탄성대동맥은 몸 전체에 다양한 지역으로 혈액을 전도한다. 그들은 심장에서 수축기에 혈액이 분출되면 늘어나고, 이완기에는 반동하여 수축 사이에서 혈액의 흐름을 유지한다.

2. 세동맥은 근육층의 벽을 가진 더 작은 혈관으로, 정원에 있는 호스의 노즐과 비슷하게, 대동맥으로부터 오는 혈류와 모세혈관으로 보내는 혈류를 조절하는 기능을 한다. 그들은 혈압을 낮추고 맥박의 진폭을 낮춘다.

3. 모세혈관은 가는 내피로 층을 이룬 도관으로 세포로 영양분을 전달하고, 노폐물을 제거한다.

4. 정맥은 낮은 압력에서 혈액을 심장으로 돌려보내고, 보통 동맥과 함께 주행한다.

림프라고 불리는 액체를 운반하는 구분된 도관의 체계는 림프계통의 부분에 속한다. 그것은 순환계와 관련이 있으며 11장에 기술되어 있다.

▶ **혈압**

심실의 수축력은 산소가 없는 정맥혈을 낮은 압력에서 폐동맥으로 운반하여 폐로 보내서 산소를 공급하고, 훨씬 높은 압력에서 산소를 받은 혈액을 대동맥

접합(anastomosis): 2개의 혈관사이 또는 다른 관상 구조 사이의 연결, 수술을 통한 2개의 속이 빈 구조, 예를 들어 장이나 혈관의 나뉜 끝의 연결을 일컫기도 한다.

곁순환(collateral circulation): 주된 순환이 색전이나 혈전 등으로 인해 막혔을 때 조직에 혈액을 공급하는 부가적인 순환.

굴심방결절(sinoatrial node): 심장전도계의 일부로 가장 빨리 탈분극되기 때문에 심장의 속도를 조절하는 심장박동 조율기로 기능한다.

심장주기(cardiac cycle): 심방과 심실의 한 번의 수축과 이완의 연쇄.

으로 운반하여 몸 전체로 보낸다. 동맥 내부의 압력은 심장의 박동에 따라 규칙적으로 변화하고, 좌심실에서 만들어진 높은 압력은 위팔동맥에서 혈압측정띠를 통해 측정되는 **혈압(blood pressure)**이다. 가장 높은 압력은 심실 수축으로 인해 대동맥과 그 가지에 혈액이 분출될 때 형성된다(수축기혈압). 이 압력은 심실이 이완될 때 가장 낮아지며(이완기혈압) 추진시키는 힘을 공급한다. 말초동맥은 동맥 수축의 정도를 변화시킴으로써 모세혈관의 혈류량을 조절한다. 여러 면에서 이 효과는 정원의 호스에서 물의 흐름에 대한 저항을 호스의 노즐을 조이거나 느슨하게 하거나 하여 변화시킬 수 있다는 것과 비슷하다. 세동맥에 의해 만들어지는 저항 때문에 이완기의 혈압이 0까지 떨어지지 않고 혈액이 큰동맥을 떠나 세동맥과 모세혈관으로 흘러감에 따라 서서히 감소하는 형태를 나타낸다.

큰동맥의 탄력성은 수축기혈압에 영향을 준다. 심실에서의 혈액 분출에 의한 혈압상승 중의 일부는 동맥의 신장에 따라 흡수되기 때문에 동맥이 더 단단하고 늘어날 수 없을 경우일 때 예상되는 혈압만큼 올라가지는 않는다.

정리하면, 수축기 혈압은 심실이 수축할 때 혈액이 큰동맥으로 분출되는 힘을 측정한 것이다. 이완기 혈압은 혈액이 모세혈관으로 "흘러나가는" 비율의 측정으로, 몸 전체에 있는 세동맥에 의한 말초저항에 의해 지배받는다. 큰동맥에서의 혈압의 평균값은 대략적으로 수축기혈압과 이완기혈압의 중간 정도이다.

▶ 심전도

심전도(EKG)는 심상의 선기석 활동을 기록하는 것으로, 다리, 팔, 가슴에 부착된 전극으로부터 측정한다. 전압 차이가 연속적으로 위(양극)와 아래(음극)로 편향되는 것이 특별한 패턴을 형성하는데, 이 패턴을 순서대로 P, Q, R, S, T라고 한다(그림 10–6).

일회박출량 (stroke volume): 한 번의 심실 수축으로 인해 심실에서 분출되는 혈액의 양.

박출률(ejection fraction): 수축기 때 심실에서 분출되는 혈액의 양(일회박출량)을 이완기 때 심실의 혈액량(이완기말용적)에 대한 분율로 나타낸 것.

심박출량(cardiac output): 1분 동안에 하나의 심실에서 분출된 혈액의 양으로 심장의 분출량과 분당 심장 박동수를 곱하여 계산한다.

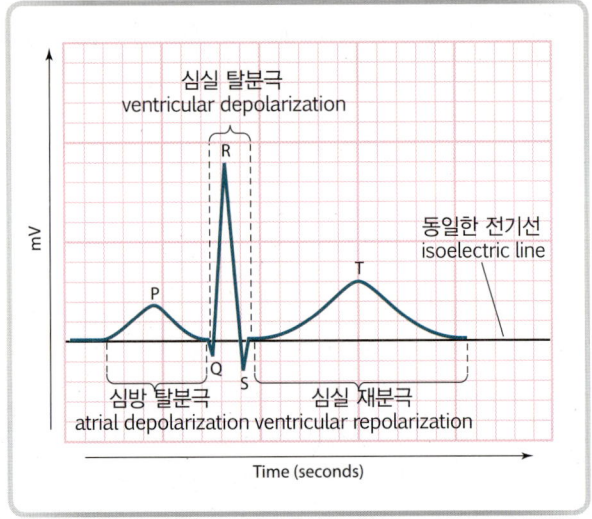

그림 10–6 • 정상적인 심전도의 특징적인 소견

P파는 심방 수축과 관련된 최초의 탈분극을 나타낸다. Q, R, S파는 다같이 QRS 복합체(complex)라고 부르는데, 심실의 탈분극을 나타내며 심실의 수축이 뒤따라 이어진다. T파는 수축기에 심실의 재분극을 나타낸다. P파의 시작점과 QRS 복합체(complex)의 시작점 사이의 간격은 PR 간격이라고 하는데, 탈분극이 방실결절을 지나 심방에서 심실에 도달하는 데 걸리는 시간을 나타낸다.

보통 양극과 음극 편향은 양에 따라 구분된 그래프용지에 기록되는데, 각 수평선은 기준이 되는 전압 차이를 나타내고 수직선은 시간 간격의 기준을 나타낸다. 또한 심전도 추적은 형광 화면에도 나타낼 수 있는데 관상동맥 집중치료실에서 환자를 계속적으로 관찰할 필요가 있을 때 사용한다.

심전도는 심박수나 심장 리듬에 특징적인 장애가 있는지, 혹은 심장의 충격 전도에 장애가 있는지를 확인할 수 있는 가치 있는 진단 방법이다. 심전도는 또한 심장 발작에 뒤따르는 심근 손상을 확인할 수 있고 심상근육이 손상된 범위를 결성하는 데 사용할 수 있다.

■ 심부정맥

전도체계의 탈분극과 재분극은 순서에 맞게 심방과 심실의 수축과 이완을 지시하는데, 이것이 언제나 완벽하게 기능하는 것은 아니다. 따라서, 심박수나 심장 리듬에 장애를 초래하기도 하는데, 이것을 **심부정맥**(cardiac arrhythmia)이라고 부른다.

▶ 심방세동

비정상적인 심장 리듬 중 가장 흔한 것은 심방이 정상적으로 수축하지 못하는 것으로, 이 상태를 심방세동(atrial fibrillation)이라고 부른다. 심방세동은 특히 심혈관계 질환이나 만성 폐질환이 있는 노인들에서 흔히 발생한다. 또한 갑상샘과다증 환자나, 명확한 이유없이 일부 건강한 사람에서 발생하기도 한다.

심방세동은 심방 탈분극에서 몇 개의 동조되지 않은 부분이 있기 때문에 정상적으로 심방이 수축하지 못하고 비효율적으로 떠는 특징이 있다. 비정상적인 심방 임펄스가 방실결절로 전해지고, 방실결절은 그만큼 많은 수의 자극에 반응을 하지 못하게 된다. 따라서 심실에 도달하는 심방임펄스에 의해 비정상적으로 심장이 1분에 140~160번 정도 뛰기도 한다. 심실이 그만큼 빠르게 수축하면 이완기의 지속시간이 매우 짧기 때문에 심실이 정상적으로 혈액으로 채워지지 않게 된다. 따라서 심박출량이 떨어지기 때문에 기존에 심혈관계 질환이 있던 사람은 위험에 처할 수 있다. 심실수축 과정의 일부에서는 혈액이 심실에 적절하게 채워지기 전에 수축이 발생되는 경우도 있다. 이 경우 심실에서 분출되는 혈액이 충분하지 않아서 손목의 요골동맥에서 맥박을 감지하지 못할 수도 있다. 결과적으로 요골동맥의 1분당 맥박수가 청진기로 가슴에서 측정하는 맥박수보다 적게 된다. 이러한 모순을 맥박결손이라고 한다. 심방세동의 진단은 심전도 검사로 알 수 있는데, P파가 뚜렷하지 않게 나타나는데 이것은 심방이 정상적으로 수축하지 않는다는 것을 의미하며 심실의 1회 박출량이 일정하지 않고 다양하기 때문에 QRS 복합(complex)이 다양한 형태로 나타나며 임상소견으로는 맥박결손이 나타난다(그림 10-7A).

> **심전도**(electrocardiogram): 심장주기의 다양한 단계에서 심장의 전기적 활성의 연쇄적인 변화를 측정하는 기술(ECG, EKG라고 부른다).

▶ 심방세동의 치료

치료의 첫 단계는 심박수를 낮추는 약물을 투여하는 것으로 수동적으로 심실을 혈액으로 채울 수 있는 시간을 늘리도록 한다. 심박수가 줄어든 다음 단계는, 세동을 제거하여 정상적인 심장 리듬을 회복하는 것이다. 이것은 부정맥을 제거하기 위하여 환자의 가슴에 전기 충격을 주거나 비정상적인 임펄스 형성이나 전도를 막아주는 약을 투여하는 것으로 가능하다. 정상적인 심장리듬이 형성된 다음에는 환자가 정상리듬을 유지할 수 있도록 항부정맥의 약물치료가 필요하다.

▶ 심실세동

심방세동과 반대로, 심실세동(Ventricular fibrillation)은 심실이 정상적으로 수축하지 못하여 순환이 멈추기 때문에 생명을 유지할 수 없게 된다(그림

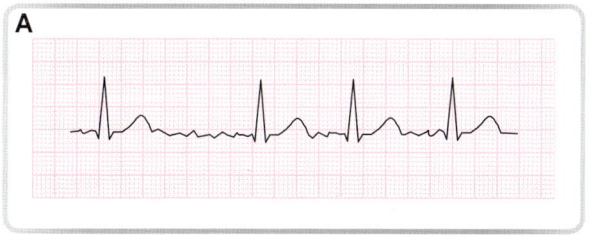

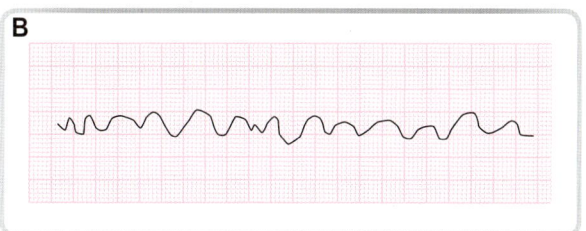

그림 10-7 • A, 심방세동으로 뚜렷한 P파가 보이지 않고 불규칙적인 심실박동, 주로 분당 140회에서 160회를 보인다. B, 심실세동으로 비정상적이고 무질서한 심박을 보이며, 동조된 전기적 흥분의 흔적을 찾아볼 수 없다.

10-7B). 심실세동이 일어난 다음에 때로는 **심장마비**(cardiac arrest)가 오기도 한다. 갑작스러운 심실세동을 발견하였을 때, 제세동기의 패드를 환자의 가슴에 대고 전기충격을 가하여 세동을 멈추는 것으로 가능하다. 이러한 과정은 보통 심실이 정상적인 수축을 다시 시작할 수 있도록 해준다.

▶ 심장차단

심장차단(heart block)은 심방에서 심실로 충격의 전도가 지연되거나 완전히 차단되는 것으로, 심장질환의 결과로 심장전도계통에 손상이 있을 때 발생한다. 충격의 전도가 지연되거나 부분적, 혹은 완전히 차단되는 것이 증상으로 나타난다. 충격의 전도가 방실다발을 통과하는 것이 완전히 방해받는 가장 심각한 형태(완전 심장차단)에서는 정상적인 심실 수축을 자극하기 위해 심장 페이스메이커를 삽입하는 것으로 치료할 수 있다. 많은 다른 형태의 페이스메이커를 이용할 수 있는데, 각 형태마다 특정적인 적용법이 있다.

■ 펌프기능의 장애로 인한 심장질환

심장의 펌프가 원활하게 작용하기 위해서는 몇 가지 조건이 필요하다:

1. 펌프가 올바르게 형성되어 구조적인 결함이 없어야 한다.
2. 펌프는 적절하게 동기화되어 한 방향으로만 흐르도록 해주는 밸브체계(심장판막)를 가지고 있어야 한다. 밸브가 정상적으로 기능하지 못하면, 펌프가 수축하는 힘이 흩어지기 때문에 효과적인 펌프작용을 못한다.
3. 펌프는 적절한 연료(혈액)공급을 받아야 한다. 만약에 연료관(관상동맥의 혈관)이 더럽거나 막혀버리면 제대로 작동하지 못할 것이다.
4. 펌프는 자신의 용적 내에서 사용되어야 한다. 10마력의 힘을 요구하는 일에 3마력짜리 펌프를 사용하면 안 되는 것이다. 펌프가 전혀 기능하지 못할 뿐 아니라, 곧 낡아서 못쓰게 될 것이다.

표 10-1 기계적인 펌프 이상과 비교한 심장질환

기계적 비정상	비슷한 심장질환
불완전한 펌프 구조	선천성 심질환
불완전한 일방향성의 판막	판막성 심질환
지저분하고 더럽거나 막힌 연료 공급선	관상동맥성 심질환
과부하된 펌프	고혈압성 심질환
기능을 제대로 하지 못하는 펌프	원발성 심근질환

5. 펌프 모터(심장의 수축력과 이완력)는 부드럽고 효과적으로 기능해야 한다. 모터가 불규칙적으로 기능한다면, 펌프의 효율성은 크게 떨어질 것이다.

심장은 기계적인 펌프와 같은 요구조건에 적합해야 하는 근육의 펌프이다. 각 형태의 심장질환은 기계적인 펌프의 기능을 방해하는 장애와 비교될 수 있다(표 10-1).

선천적인 심장질환은 펌프를 만드는 데 결함이 있는 것과 비교할 수 있다. 판막성 심장질환은 심장판막이 질병에 의해 손상 받아 정상적으로 열리고 닫히지 못하는 것을 나타낸다. 그것은 기계적인 펌프에서 한 방향으로 흐르게 하는 밸브(판막) 체계에 결함이 있는 것과 비교할 수 있다. 관상동맥질환은 동맥벽에 지방성 물질이 침착되어 관의 내강을 좁히고 결국에는 동맥을 통한 혈액의 흐름을 완전히 막혀버린 결과로 발생한다. 이 형태의 심장질환은 연료관(혈관)의 더러워지거나 막힘에 따른 기계적인 펌프의 결함에 비교할 수 있다. 고혈압성 심장병은 심장이 말초 세동맥의 높은 저항에 대해 높은 압력으로 혈액을 펌프질할 때 생기는 질환으로, 기계적인 펌프에 과부하를 거는 것에 대응할 수 있다. 원발성 심근질환은 심근의 수축력의 기능 장애가 주원인 일 수 있다.

■ 선천성 심장질환

▶ 심장의 발달과 태아기의 혈류

심장은 복잡한 발달과정을 지난다. 심장은 한 관이 부분적인 확장과 수축, 그리고 성장과 배치의 변화를 통하여 형성된다. 결과적으로 각각 실, 판막, 그

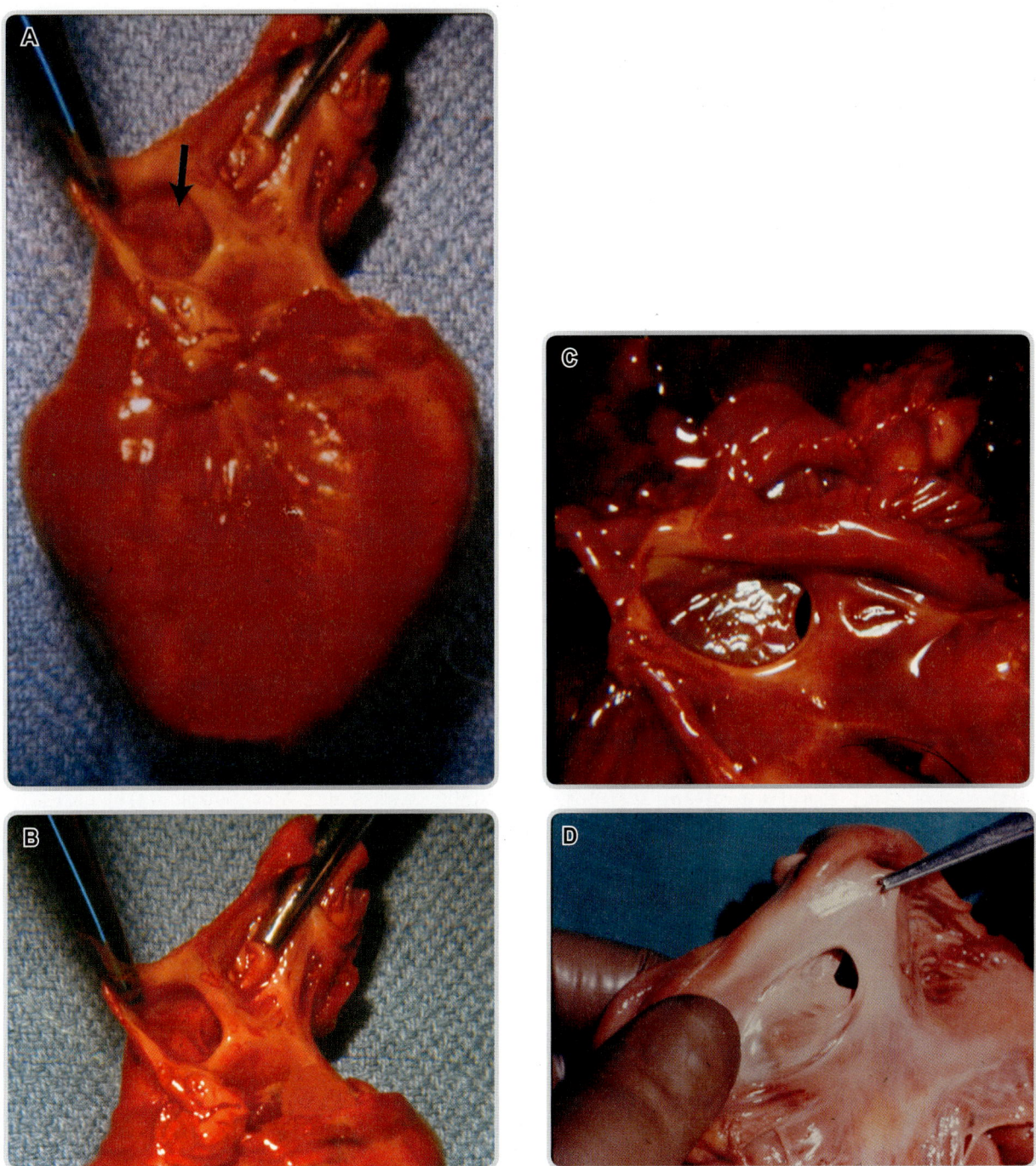

그림 10-8 • 타원구멍의 구조와 기능. A, 우심방을 열어서 심방중격을 노출시킨 태아의 심장의 개관. 타원구멍이 중격의 우심방쪽 면에서 오목으로 보인다(화살표). B, 타원구멍을 보다 가까이에서 본 것으로, 우심방의 혈액의 높은 압력으로 인해 좌심방 쪽으로 치환되어 혈액이 좌심방으로 흐르게 하는, 구멍의 기저부를 형성하는 심방중격조직의 판이 보인다. C, 태아 우심방의 중격쪽 표면의 모습으로, 우심방의 혈액의 높은 압력으로 인해 좌심방 쪽으로 치환되어 혈액이 좌심방으로 흐르게 하는 중격조직의 판의 자유 모서리를 노출시키기 위해 당겨져 있다. D, 열린 타원구멍을 가진 어른 심장의 당겨진 우심방의 모습. 판이 제대로 위치해 있을 때 높은 우심방압에 의해 혈액이 우심방에서 좌심방으로 흐르는데, 정상적으로 왼쪽에서 오른쪽으로의 혈액의 흐름을 어떻게 막는지를 보여준다.

CHAPTER 10 심혈관계

리고 큰동맥이 발달하고 정상적으로 완전히 발달한 심장의 구조적인 특징에 도달한다.

심장이 발달함에 따라 태아 심장의 혈액흐름은 최종적인 분만 후의 혈류와 다르게 된다. 폐동맥으로 들어간 혈액의 많은 부분이 태아에서는 기능을 하지 못하는 폐로 흐르지 않고 다른 태아 조직에 혈액을 공급한다. 폐를 우회하는 2개의 경로는 타원구멍과 동맥관이다.

동맥관은 폐동맥과 대동맥을 연결하는 큰 교통으로 폐동맥으로 흐르는 혈액의 상당부분을 대동맥으로 바로 우회시킨다. 유아가 태어났을 때 공기로 호흡하기 시작하면 동맥관은 수축하여 동맥관을 통한 혈액흐름을 차단한다. 결과적으로 폐동맥의 혈액이 새롭게 확장된 폐로만 흐를 수 있게 되고, 기능을 상실한 동맥관은 결과적으로 동맥관 인대라고 불리는 섬유끈으로 바뀌게 된다.

타원구멍은 심방중격에 있는 두 심방을 연결하는 구멍으로 좌심방쪽의 심방중격에 있는 심방조직판에 의해 덮여 있다. 이 위치에서 조직판은 혈액이 우심방에서 좌심방으로만 흐르게 하는 한 방향의 밸브 역할을 하게 되며, 결과적으로 혈액이 우심방에서 우심실을 거쳐 기능이 없는 폐로 흐르는 것을 우회하게 하고 반대방향으로는 흐르지 않게 해준다(그림 10-8). 오른쪽에서 왼쪽으로의 흐름은 두 심실 사이의 압력 차이에 의해 결정된다. 태아의 혈압은 우심방이 좌심방보다 높은데, 상대적으로 적은 양의 혈액만이 폐를 지나서 좌심방으로 들어가고 대부분은 동맥관을 통해 대동맥으로 흘러간다. 출생 이후에 폐가 확장되고 많은 양의 혈액이 허파를 지나 좌심방으로 흘러감에 따라 좌심방의 혈압이 증가한다. 높은 좌심방의 혈압이 조직판을 눌러서 심방중격의 좌심방 쪽 표면에 대해 밀어주기 때문에 심방 사이의 연결이 닫히게 된다. 보통 조직판이 두 심방 사이에서 심방중격과 합쳐져 단단한 부분을 형성한다. 그 결합이 불완전한 경우가 때로 있지만 좌심방의 혈압이 우심방보다 높기 때문에 조직판이 심방중격에 달라붙어 있어 혈액이 오른쪽에서 왼쪽으로 흐르지는 못한다.

▶ 선천성 심장질환의 병인론과 소견

가끔 심장은 정상적으로 발달하지 못할 수 있다. 심실 사이 중격(격막)에 결함이 있을 수도 있다. 심장판막이 기형적으로 만들어졌을 수도 있고 또는 심장에서 나가고 들어오는 큰 혈관이 정상적으로 심방이나 심실과 교통하지 않을 수도 있다. 태아 발달 초기에 풍진과 같은 몇몇 바이러스 감염이나 다양한 모체의 질환이 다른 장기뿐만 아니라 심장에서도 비정상적인 발달을 일으킬 수 있다. 다운증후군 같은 염색체질환 또한 빈번하게 심장의 비정상적인 발달과 관련되어 있다. 유전적 요인이 심장기형의 원인이 될 수 있지만 많은 경우의 선천성 심장질환 원인은 확실하지 않다.

구조적인 기형 결과는 결함의 본질과 혈액 순환에 주는 영향에 따라 다양하게 나타난다. 선천성 심장질환이 있는 환자의 대부분은 심장 기형에 관련된 비정상적인 혈액흐름에 의해 생기는 심잡음을 가지고 있다. 많은 선천성 심장기형은 체순환과 폐순환 사이의 비정상적인 연결의 결과로, 인접한 심실 사이의 전환으로 인해 혈액이 흐를 수 있게 된 것이다. 전환을 통해 흐르는 혈액의 양과 전환의 방향은 심실 사이의 구멍의 크기에 의해 결정되고, 심실 사이의 흐름의 방향은 혈압 차이가 결정한다.

대부분의 전환은 좌우 방향, 즉 좌측 심실(체순환)에서 우측 심실(폐순환)로 간다. 좌우 전환은 산소로 포화된 혈액이 왼쪽 심실에서 오른쪽 심실로 가서 산소가 없는 혈액과 섞인다. 그렇지만 그 혼합물은 좌심실에서 조직으로 운반되는 혈액의 산소 함유량에는 영향을 주지 않는다. 전환된 혈액의 양은 중격 결손의 크기에 의해 결정된다. 작은 결함은 아주 적은 양만의 혈액을 전환시켜 심혈관계 기능에 뚜렷한 영향을 주지 않는다. 그러나 큰 중격 결손은 많은 양의 혈액이 전환되기 때문에 전환된 혈액에 의해 과도하게 차버린 우심실에 추가적인 부담을 준다. 많은 양의 혈액이 폐로 분출되기 때문에 폐의 혈압을 높이게 되고, 결과적으로 폐혈관벽이 두꺼워지고 폐혈관내강이 좁아져 폐에 손상을 준다. 폐혈관의 손상이 계속되고 폐동맥

혈압이 계속 증가함에 따라 우심실은 폐의 증가한 혈류에 대한 저항을 극복하기 위해 훨씬 더 많은 일을 하게 된다.

반대로 우좌 전환은 오른쪽 심실에 있는 산소가 없는 혈액을 왼쪽 심실에 있는 산소 포화된 혈액과 섞이게 하여 좌심실에서 몸으로 보내는 혈액의 산소 함유량을 떨어뜨리게 된다. 정상적으로 산소화되지 않은 동맥혈의 영향에 의해 사람의 활동이 심각하게 제한 받게 된다. 피부와 점막이 푸르게 되는 것을 **청색증**(cyanosis)이라 하는데, 정상적으로 산소화된 동맥혈액이 밝은 붉은색을 띠는 것과 반대로 산소가 결핍된 혈액이 섞여서 푸른색을 띠기 때문이다. 청색증과 관련된 선천성의 심혈관기형은 하나의 그룹으로 한데 묶어서 청색증성 선천성 심장질환(cyanotic congenital heart disease)이라는 일반적인 용어로 부른다.

■ 일반적인 심혈관계 이상

일반적인 주요 심혈관계 질환은 다음의 4가지 원인들로 나눌 수 있다.
1. 일반적인 태아 우회로의 차단
2. 심실, 심방 중격의 결손
3. 심장, 폐동맥, 대동맥을 지나는 혈류를 방해하는 이상
4. 대동맥과 폐동맥의 비정상적인 형성이나 적합한 심실과의 비정상적 연결

▶ 개방된 동맥관

일반적으로 만기 태아에서는 동맥관이 출산 직후에 닫힌다. 크게 **개방된 동맥관**(patent ductus arteriosus)은 대동맥으로부터 폐동맥으로 혈액을 이동시키고 이와 동일한 임상적 증상과 심내 좌우 전환과 같은 합병증을 일으킬 수 있다. 개방된 동맥관은 외과적인 동맥관의 폐쇄로써 치료할 수 있다.

▶ 개방된 타원구멍

타원구멍은 출생 후 빠르게 일어나는 동맥압의 변화에 의해 출생 후에는 기능을 하지 않는다. 신생아에서 **타원구멍**(난원공, foramen ovale)을 통한 좌우 혈액 이동을 유발할 수 있는 우심방의 고혈압과 연관이 있는 선천적 심장 기형이 있다면 개방된 채로 존재하고 지속적으로 기능을 하게 된다. 대부분의 성인들에서 피판 밸브는 심방 중격에 완전히 융합되지 않지만 타원구멍은 좌심방압이 우심방압 보다 높게 유지되는 한 기능을 못하기 때문에 문제가 되지 않는다.

▶ 심방, 심실중격결손

심방을 나누는 부분의 결손으로 야기되는 심방 중격의 결손과 그 결손은 보통 타원구멍이 위치하는 장소인 중격의 중간 부분에 위치한다. 유아에서 작은 결손은 보통 자연적으로 닫힌다. 더 큰 결손은 닫혀야만 하는데, 결손부위가 작을 경우 일반적으로 카테터를 이용하여 대퇴 정맥을 통해 심장중격까지 위치하여 패치를 삽입하여 구멍을 막기도 한다. 구멍이 큰 경우는 개심술(open heart surgery)로 결손된 부위에 패치 또는 봉합하는 경우도 있다(그림 10-9). 심실중격결손이 심방결손보다 더 심각하기에 외과적인 시술이 일반적으로 시행되며, 보통 중격결손의 크기가 지름이 3mm보다 작은 경우는 자연적으로 닫히지만, 더 큰 결손은 심장과 폐혈관들의 큰 좌우 전환에 해로운 영향을 줄 수 있기 때문에 외과적 교정으로 폐쇄시켜야 한다.

청색증(cyanosis): 피부와 점막이 옅은 파란색이 되는 것으로 혈액의 산소화가 부족할 때 헤모글로빈의 양이 굉장히 많이 감소함으로 인해 생긴다.

▶ 폐동맥판과 대동맥판막의 협착증

반월판 첨판의 비정상적 발달은 지름이 2cm에서 10cm 정도로 다양하게 판막구멍을 좁힐 수 있고 폐쇄 정도는 구멍의 지름에 달려 있다(그림 10-10). 폐동맥판막의 협착은 우심실로부터 혈류를 방해할 수 있고 대동맥판막의 협착은 좌심실로부터의 혈류를 방해한다. 치료는 좁아진 판막 구멍에 풍선과 같은 장치를 삽입하여 판막 구멍을 넓히는 것으로 치료된다.

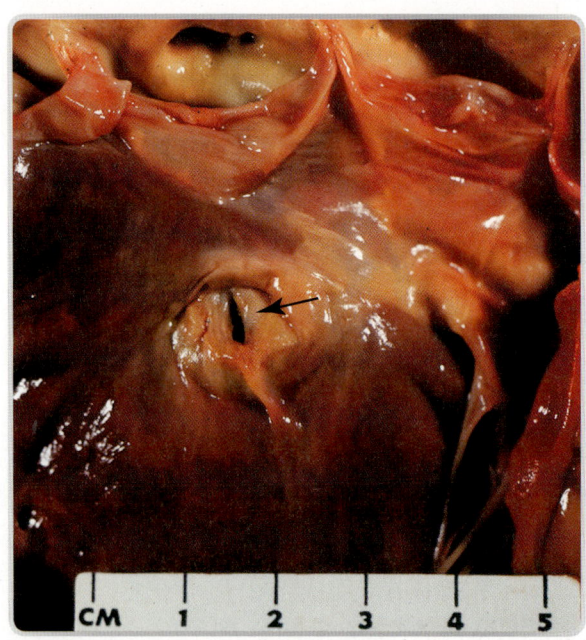

그림 10-9 • 작은 심실판막결손(화살표).

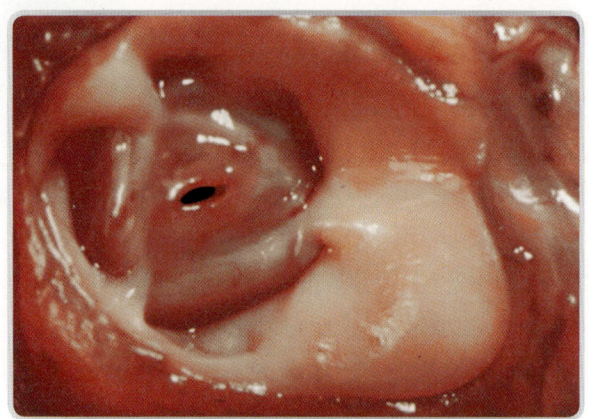

그림 10-10 • 선천성폐동맥협착. 판막의 구멍이 좁은 틈새로 줄어들어 우심실에서의 유출을 막는다.

▶ 대동맥축착증

축착(coractation)은 라틴어로 좁아짐을 의미하고 이 단어는 원위 쪽 대동맥으로 가는 혈류가 제한되는 근위 대동맥의 협착을 의미한다. 보통 협착은 대동맥활 부위로부터 일어나 큰 동맥들이 기원하는 원위부에 주로 위치한다. 협착 부위의 근위부와 대동맥의 혈압은 보통보다 더 높게 나타나는데 이는 심장이 대동맥이 협착된 부위를 통해 혈액을 운반하기 위해 더 높은 압력으로 혈액을 내보내기 때문이다. 그러나 더 높은 혈압은 협착 부위를 통해 정상적인 양의 혈액을 내보내기에 적합하지 않다. 협착 부위의 원위 대동맥으로 보내지는 혈액의 압력과 양은 모두 보통보다 낮고 폐쇄된 부분을 우회하기 위해 곁순환이 발달하게 된다.

협착 근위부의 빗장밑동맥의 가지들은 협착 원위부 대동맥으로 혈액을 전달하기 위해 협착 원위부의 가슴동맥들(갈비사이동맥)과 교통하게 된다. 협착의 대상은 팔동맥들이 하지쪽의 동맥들에 비해 높은 혈압을 나타내는 것을 제외하고는 보통 수치를 나타낸다. 보통 협착증은 의학적 검사상 고혈압과 관련 없는 경우가 대부분이다. 대부분 대동맥의 좁아진 부분이 짧으므로 협착된 부분을 제거하고 대동맥과 전체 부분 중 구경이 정상인 부분을 연결함으로써 치료할 수 있다.

▶ 팔로 4징증과 대혈관 전위증

이 두가지 증상은 발달 중인 좌심실로부터 확장되어 대동맥과 폐동맥을 나누는 부분인 동맥간이라 불리는 하나의 채널에 비정상적인 분열로부터 발생된다. 대동맥폐동맥 중격이라 불리는 이 부분은 동맥간을 나누어 나선모양의 길을 형성하는데 이는 폐동맥과 대동맥이 각각의 심실에 결합하여 나선모양으로 나가기 때문이다. 동맥간의 비정상적인 분열에 의해서 야기되는 선천성 심장병은 상대적으로 잘 나타나고, 이는 정맥혈과 동맥혈이 섞여서 청색증을 나타내게 된다.

1. 팔로 4징증(Tetralogy of Fallot)은 대동맥폐동맥 중격이 동맥간을 균일하게 나누지 못했을 때 나타난다. 결과적으로 폐동맥이 더 작아지고 대동맥은 매우 커진다. 대동맥폐동맥 중격으로부터 일부 형성되는 심실 중격의 윗부분은 각각의 심실로부터 확장되는 대동맥과 폐동맥이 적절히 결합하지 못하게 한다. 이런 비정상적인 결합은 더 커진 대동맥에 의해 갈라진 큰 심실 중격의 결손

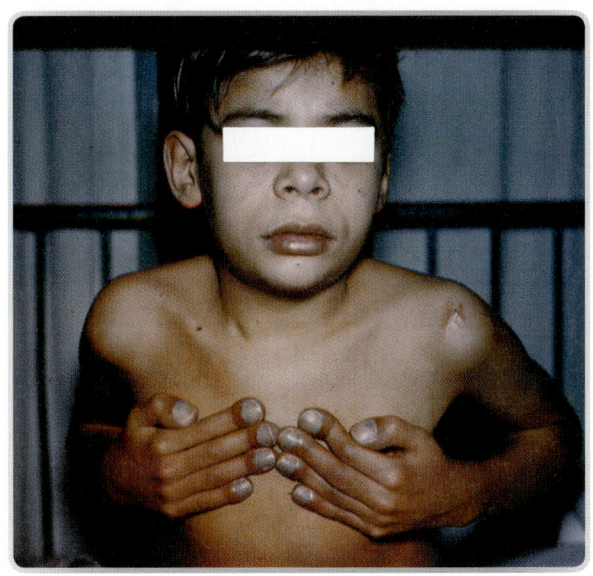

그림 10-11 • 청색증 선천성 심질환(팔로 4징)이 있는 아이. 탈산소화된 혈액이 산소화된 혈액과 섞임(우-좌 전환)으로 인해 생긴 피부의 청색증과 현저한 손가락 곤봉증(고상지두)이 관찰된다.

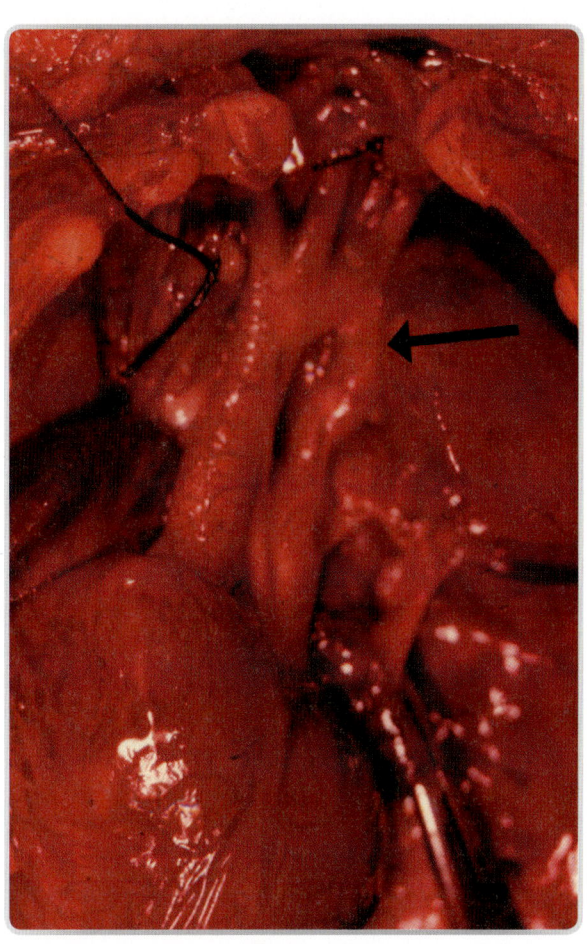

그림 10-12 • 대동맥과 폐동맥의 평행한 진행을 보이는 큰 동맥들의 자리 바뀜. 대동맥이 폐동맥 왼쪽에 있고(사진의 왼쪽) 우심실에 연결되어 있으며, 폐동맥은 좌심실과 연결되어 있다. 개방된 동맥관(화살표)에 의해 체순환과 폐순환의 혈액들이 섞이고, 타원구멍에 의해서도 섞이는데 이는 사진에 나타나지 않았다.

을 일으키고 두 심실로부터 분출되는 혈액을 받게 된다. 팔로 4징으로부터 발생되는 4가지 비정상증으로는 **(1) 심실중격결손, (2) 폐동맥 협착증, (3) 중격 결손에 과중되는 대동맥의 커짐(대동맥기승), (4) 폐동맥의 협착**의 결과로 일어날 수 있는 우심실의 비대가 있다. 청색증은 심실 중격 결손을 통해 우심실로부터 나온 많은 양의 정맥혈들이 대동맥으로 직접 들어가서 나타난다. 보통 손가락과 발가락 끝이 부풀어 오른다. 보통 곤봉형이라고 불리는 이러한 상태는 결합조직과 동맥의 혈액 속에 낮은 산소량에 의해 손가락과 발가락 끝으로 전달되는 혈관들이 과증식하면서 일어난다(그림 10-11). 낮게 산소로 포화된 혈액은 불행하게도 산소를 잘 받을 수 없는 조직에 산소 운반을 증가시키기 위해서 골수에서의 적혈구 생성 증가(적혈구 증가증)를 자극하게 된다. 심장은 더 점성이 커진 혈액을 내보내기 위해 더 많은 일을 하게 되고 증가된 혈구로 인해 혈액에 점성도가 높아져 순환 중에 혈전이 생기기 쉽게 한다. 치료는 좁아진 폐동맥의 구멍을 넓히고 중격 결손을 폐쇄함으로써 이루어진다.

2. 대혈관 전위증은 대동맥폐동맥 결손이 대동맥과 폐동맥의 동맥간을 나누는 일반적인 나선형 형태를 따르지 않고 동맥간을 나누는 경우에 나타날 수 있다. 결과적으로 대동맥과 폐동맥은 각각에 평행하게 발달한다. 대동맥은 폐동맥의 좌측 뒤편에 존재하는 것 대신에 우측에 위치하게 됨으로써 정상적인 심실과 동맥의 연결이 변하게 된다(그림 10-12). 대동맥은 우심실에 결합하고 폐

표 10-2 일반적인 선천적 심혈관 이상의 특징들

이상	생리적 장애	합병증	치료
개방된 동맥관	대동맥에서 폐동맥으로의 혈관 열림.	폐동맥고혈압.	열린 관을 묶거나 잘라냄.
개방된 타원구멍	우심방에서 왼심방으로의 타원구멍 열림.	좌심방압이 우심방압을 초과할 때까지 일반적으로 영향이 없음.	대개 치료가 필요 없음.
심방, 심실, 또는 복합적인 중격결손	좌측에서 우측쪽으로의 열림.	폐동맥고혈압이 폐에 손상을 준다. 우심실비대.	결손부분을 닫음.
폐동맥협착증	우심실에서 나오는 혈액이 막힘.	우심실비대.	좁아진 판막열림을 넓힘
대동맥협착증	좌심실에서 나오는 혈액이 막힘.	좌심실비대.	좁아진 판막열림을 넓힘
대동맥축착증	대동맥축착 부위에서 먼 쪽의 혈액흐름이 막힘.	머리와 팔에 혈액을 공급하는 동맥들의 고혈압.	축착부위를 자르고 대동맥을 다시 연결한다.
팔로 4징증	우측에서 좌측으로의 열림. 확장된 동맥이 걸쳐져서 생기는 심실중격결손. 폐동맥협착증. 우심실비대.	청색증. 적혈구증가증. 손가락과 발가락이 곤봉모양으로 변함.	폐동맥 시작부위를 넓힘. 중격결손 부위를 막음.
큰동맥들의 전위	우심실에 연결된 대동맥과 좌심실에 연결된 폐동맥.	체순환과 폐순환의 연결이 대동맥관과 타원구멍을 통해서만 이루어진다.	대동맥과 폐동맥을 각각 맞는 심실에 재연결. 관상동맥들의 재배치.

동맥은 좌심실에 결합하게 되는데 이는 폐순환과 체순환의 혈액 흐름에 심각한 붕괴를 만든다. 우심실은 체내로 혈액을 보내기 위해 폐동맥 대신 대동맥으로 혈액을 보내고 혈액은 상대정맥과 하대정맥에 의해 우심방으로 돌아온다. 결과적으로 신체는 지속적으로 체순환을 한 산소포화도가 낮은 혈액을 공급받게 된다. 대조적으로 좌심실은 좌심방으로 들어온 폐정맥의 산소포화도가 높은 혈액을 대동맥 대신 폐동맥으로 보낸다. 산소포화도가 높은 혈액은 지속적으로 폐순환을 하게 된다. 출생 후에 이러한 상태에서는 타원구멍이나 심방, 심실 중격 결손에 의해 폐순환과 체순환 사이의 혼합과 같은 교통이 없다면 생존하기 힘들다. 보통 그러한 교통은 태아의 요구를 충족시킬 만큼 충분히 산소로 포화된 혈액을 공급해줄 수 없기 때문이다.

이런 상태에서 일반적인 치료 방법은 동맥교환수술법이라고 불리는데 폐동맥과 대동맥이 각각의 심실에 붙어 있는 부분을 자르는 것을 의미한다. 그 후에 대동맥은 좌심실에 연결되고 폐동맥은 우심실에 연결한다. 또한 이 수술은 심장 동맥이 좌심실에 혈액을 공급하는 동맥에 적절히 연결시키는 재배치를 필요로 한다. 선천성 심혈관기형에 대한 요약(표 10-2)과 그림설명(그림 10-13)을 참조하기 바란다.

▶ 선천성 심장병의 예방

선천성 심장병을 예방할 수 있는 유일한 방법은 자궁 내 태아가 손상받기 쉬운 기간인 초기 임신기에 자궁 내 손상으로부터 태아를 보호하는 것이다(7장 참조).

■ 판막성 심장병

류마티스열은 과거보다 현재 훨씬 적게 발생한다. 결과적으로 류마티스성 판막질환은 현재에는 점차 줄

▶ 류마티스열과 류마티스성 심장병

류마티스열은 목을 따끔하게 하고 스칼렛열을 유발하는 연쇄구균 중 A그룹의 베타 용혈성 연쇄구균에 감염 시에 나타난다. 어린아이들에게 더 잘 나타나는 이 질병은 특히 심장이나 관절뿐만 아니라 신체 전체의 결합 조직에 염증반응과 연관해서 일어나는 발열성 질병이다. 임상적으로 질병에 걸린 환자는 여러 군데의 관절에 급성 관절염이 나타나고(이 질병이 류마티스성 열이라고 불리는 이유), 심장에 염증을 일으킨다.

류마티스성 열은 박테리아 감염이 아닌 연쇄구균의 표면에 있는 다양한 항원에 의해서 일어나는 면역성 과민반응의 일종이다. 이 반응은 처음 연쇄구균에 감염이 된 이후 수 주 후에 발생한다. 연쇄구균에 의해 류마티스성 열이 어떻게 발생하는지는 아직 확실하지 않다. 명백한 것은 일부에서 연쇄구균이 존재할 때 구균의 표면 항원에 대한 항체를 형성하고 연쇄구균에 대한 항체가 인체의 조직에 있는 비슷한 항원에 교차반응을 일으킨다. 항원-항체 반응은 결합조직을 손상시키고 발열성 질병을 일으키는 것으로 보인다. 다행히도 류마티스성 열은 A그룹의 베타 연쇄구균 감염에 걸린 사람들 중 소수에게서만 일어나는 것으로 알려져 있다.

류마티스성 열을 앓고 있는 일부 환자에서는 심장에 발생한 심각한 염증에 의해 급성 심부전을 일으켜 사망할 수 있다. 대부분의 경우 열과 염증에 의해 나타나는 징후들은 결국 사라지지만 염증의 치유는 부수적으로 흉터를 형성한다. 관절이나 다른 많은 조직에서 흉터 형성은 불편함을 발생시키지는 않지만 심장 판막에 생긴 흉터는 심장 기능을 제대로 하지 못하는 다양한 기형을 유발할 수 있다.

불행히도 류마티스성 열은 재발할 수 있는데, 그 이유는 표현형이 다른 종류의 연쇄구균의 감염에 의한 결합 조직 손상과 연속적인 과민 반응을 일으킬 수 있기 때문이다. 류마티스성 열의 합병증인 류마티스성 심장질환은 류마티스성 감염의 치료과정에서 심장판막에 생긴 흉터에 의해 발생할 수 있다. 이

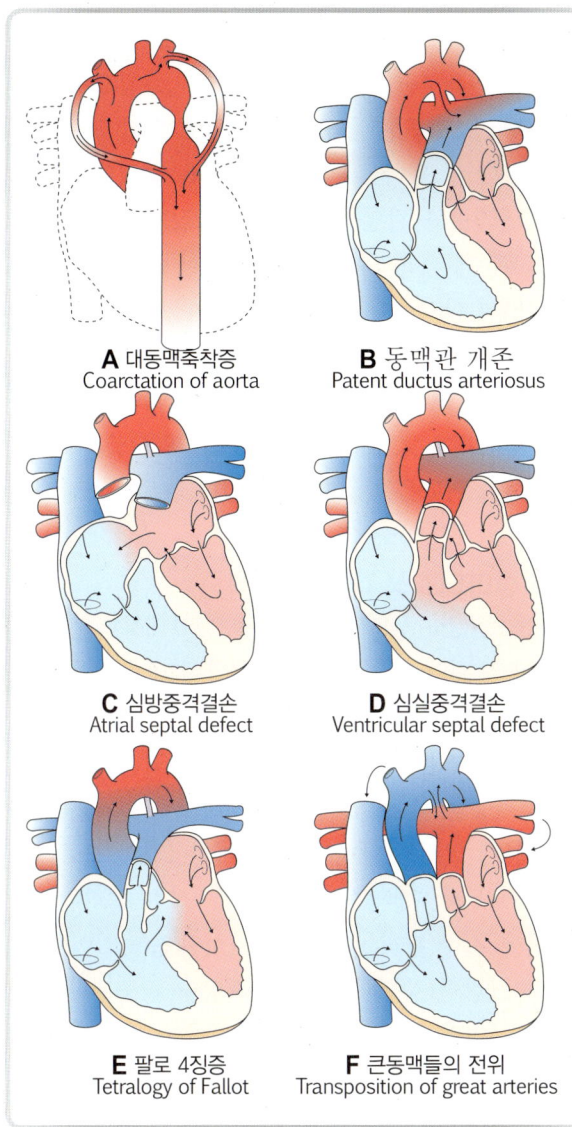

그림 10-13 • 여기서 설명된 6가지 일반적인 선천적 이상에서의 혈액흐름. A, 대동맥축착증. B, 개방된 동맥관. C, 심방중격결손. D, 심실중격결손. E, 팔로 4징증. F, 큰동맥들의 전위.

어들었고 판막 기능이상을 초래하는 다른 상태가 더 중요해졌다. 여기에는 다양한 대동맥 판막의 비발달성 상태와 심실수축 시에 심방 쪽으로 이첨판(승모판)이 탈출하는 비정상적인 경우가 가장 흔하다.

CHAPTER 10 심혈관계

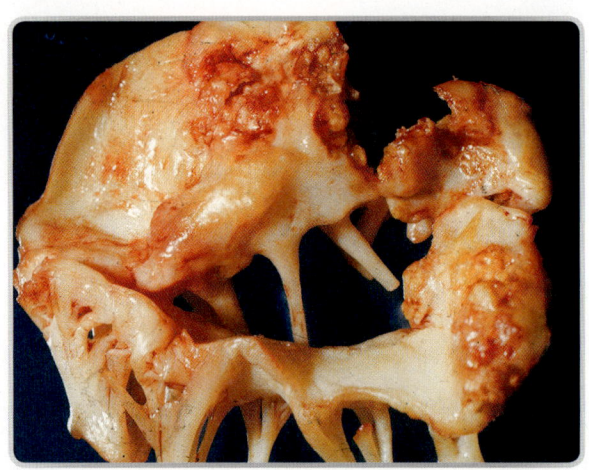

그림 10-14 • 류머티즘 열 때문에 손상을 입고 기능을 거의 못하는 흉터지고 석회화된 승모판막. 판막이 절제되고 인공판막으로 대체되었다.

합병증은 심장의 좌측 부분의 판막(이첨판이나 대동맥 판막)에 일반적으로 나타난다. 만약 판막이 제대로 닫히지 않는다면 혈액은 나온 곳으로 **역류(regurgitation)** 한다. 때로는 손상된 판막은 판막 구멍이 좁아지게 되어 정상적으로 열리지 않기도 한다. 이를 **판막협착증(stenosis)** 이라 한다. 판막 병변은 심장의 기능을 파괴한다. 판막 협착증이 있는 경우에 심장은 좁은 구멍을 통해 혈액을 내보내기 위해 평소보다 더 큰 노력을 하여야 한다. 역류 상황에서는 심실에서 방출되어야 할 부분이 불완전한 판막을 통해 새는 혈액 때문에 평상시처럼 내보내지지 못한다. 심장 기능에 심각한 영향을 주지 않는 가벼운 류마티스성 판막 결함을 갖고 있는 환자는 장애를 거의 겪지 않는다. 그러나 심각한 판막 결함은 심장에 심각한 긴장을 주어 류마티스성 열이 처음 발생하고 몇 년이 지난 후에 심부전을 일으킬 수 있다. 환자가 류마티스성 판막 결함에 의한 심각한 장애를 겪을 때는 비정상 부분, 즉 흉터가 형성된 심장 판막을 외과적으로 잘라내고 그곳을 인공 판막으로 교체하여 대신한다(그림 10-14).

판막협착(valve stenosis): 판막이 잘 열리지 않아서 생기는 혈액 흐름장애.

류마티스성 심장 질환의 예방. 류마티스성 심장 질환은 베타 연쇄구균성 감염을 적절히 치료함으로써 예방할 수 있고 또한 류마티스성 열에 의한 과민반응도 예방할 수 있다. 류마티스성 열을 겪었던 환자는 베타 연쇄구균 감염 후 재발하는 질병에 감수성이 있기 때문에 많은 의료진들은 이전에 류마티스성 열을 겪었던 환자들이 어린 시절부터 청년에 이르기까지 예방적으로 페니실린 치료를 받아야 한다고 충고한다. 페니실린 치료는 연쇄구균 감염을 예방할 수 있고 류마티스성 열의 재발과 나아가 심장 판막 손상에 대한 위험을 감소시킬 수 있다.

▶ 비류마티스성 대동맥 협착증

사람들 중 2% 정도에서 선천적으로 대동맥 판막의 첨판이 보통의 경우인 3개의 첨판이 아닌 2개의 첨판을 갖는다. 이런 선천성 이상은 태아성 이첨판 대동맥 판막증이라고 불린다. 그러한 판막은 일시적으로 제 기능을 할 수 있지만, 이첨판으로 이루어져 있기 때문에 열리고 닫히는 동안 비정상적인 스트레스를 받게 된다. 결과적으로 판막은 점점 두꺼워지고 수 년에 걸쳐 판막이 변성되어 석회화가 일어나 결국 그 사람이 중년에 이르면 판막이 경축된다(그림 10-15). 이러한 상태를 이첨판 대동맥 판막에 의한 이차성 대동맥 협착증이라고 부른다.

일반적인 삼첨판 대동맥 판막 소엽의 섬유화와 석회화는 고령환자에게서 흔히 나타날 수 있는데, 그 경우 대동맥 판막은 제대로 열리지 못할 정도로 많이 경축된다. 이러한 상태를 석회화성 대동맥 판막 협착증이라고 부른다(그림 10-16). 경미한 대동맥 판막협착증은 심장기능에 큰 영향을 주지 않지만 심각한 대동맥판막 협착증은 좁아지고 경축된 판막 구멍을 통해 혈액을 내보내야 하는 좌심실에 큰 부담을 줄 수 있다. 이러한 현상으로 좌심실 비대를 일으키게 되고 갑작스런 심부전을 일으킬 수 있다. 심각한 대동맥판막 협착증의 치료로 인공 심장 판막을 이용한 외과적 판막치환술로서 치료된다.

대동맥판막 협착증은 판막 운동성에 제한을 주는

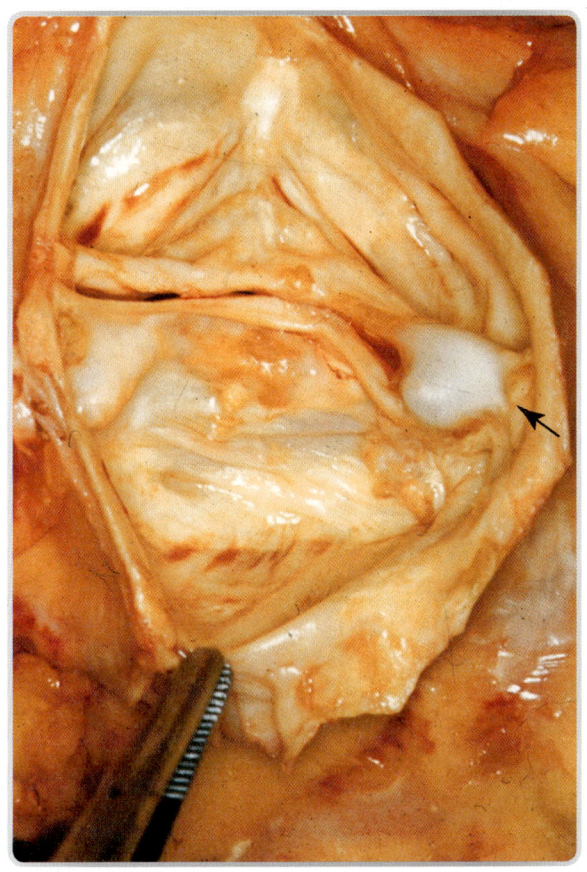

그림 10-15 • 위에서 본 선천적 이첨판 대동맥. 흉터가 만들어지기 시작하는 것이 판막의 오른쪽 경계(화살표)에서 보인다.

석회화가 일어나 수년에 걸쳐서 판막 소엽이 정상적으로 열리고 닫히는 것에 지장을 초래해 판막 소엽 결합 조직의 변화에 의해 발생한다고 알려져 있다. 그러나 최근의 연구에서는 지질의 축적과 심장 동맥 경화증에서 보이는 변화와 비슷한 판막 소엽에 대식세포의 축적의 원인을 제시하고 있다. 이 연구에 의하면 높은 콜레스테롤 수치와 당뇨병, 고혈압과 같은 관상동맥질환에 위험한 요인들이 마찬가지로 대동맥판막 협착증과 같은 판막변화를 일으킬 수 있다는 것을 보여주고 있다. 최근에 대동맥판막 협착증은 판막성 심장질환의 대표적인 유형이 되고 있다. **사례연구 10-1**은 대동맥판막 협착증의 대표적인 임상 사례와 심질환 환자 관리를 설명해주고 있다.

사례연구 10-1

73세 남성인 이 씨는 심 청진 시에 수축기 잡음이 관찰되었다. 그는 건강한 상태였고 과거에 심각한 질병력이 없었으며, 류마티스성 열을 앓은 병력도 없었다.

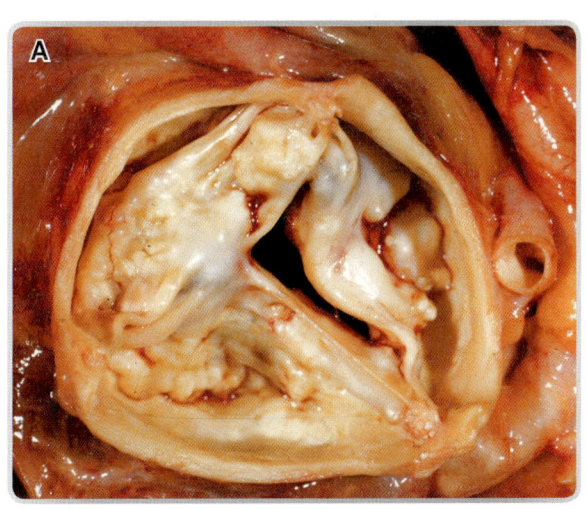
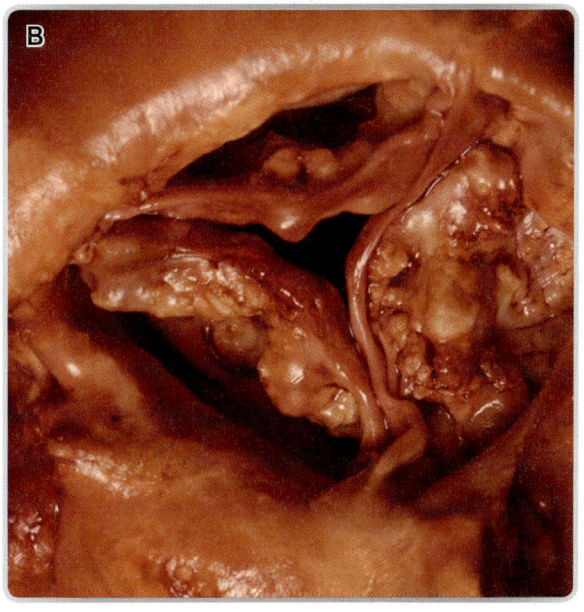

그림 10-16 • 심하게 두꺼워지고 결절화가 이루어진 대동맥첨판들을 위에서 본 사진. A, 첨판들의 부분적인 융합(사진의 왼쪽). 대동맥판막 우측 절단면에서 정상적인 관상동맥이 보인다. B, 심각한 석회성 대동맥협착증. 첨판에서의 광범위한 칼슘 침착이 판막의 운동성을 제한한다.

임상 검사에서 심장 잡음을 제외하고는 모두 정상으로 나타났다.

심장초음파검사에서는 심장 잡음의 원인이 될 수 있는 대동맥 판막 협착증이 발견되었다. 대동맥 판막은 석회화되어 있었고, 대동맥 판막 구멍에 경미한 제한이 있었다. 대동맥판막의 열린 구멍은 1.2cm² 정도의 크기로 나타나, 완전히 열렸을 때 3~4cm² 정도의 크기를 보이는 정상적인 것과는 대조적이었다. 대동맥 판막을 지날 때 평균적인 혈압은 17mmHg 나타났는데 이는 좌심실이 수축 시에 나타나는 대동맥의 혈압보다 더 높게 측정된 수치였다. 그 이유는 좌심실로부터 혈액이 방출될 때 판막 협착증에 의해 방해를 받기 때문이었다.

이 씨는 경미한 정도로 오랫동안 진행된 것으로 보이는 대동맥판막 협착증이 있어 판막 교환을 하여야 한다고 설명을 들었다. 그는 일상생활에 제한을 느끼지 않았지만, 치과적 시술이나 외과적 처치 등에 의한 순환 내의 박테리아의 침입으로 심내막염을 일으킬 수 있는 위험을 감소시키기 위해 예방적인 항생제 처방을 권고 받았다. 그는 또한 관상동맥질환 발생 위험성과 협착된 대동맥 판막의 거친 표면에 혈소판이 부착되는 것을 막기 위해 80mg 아스피린을 매일 복용할 것과 협착증이 진행될 수 있는 2년 동안은 주기적인 심장초음파 검사를 받도록 권고 받았다.

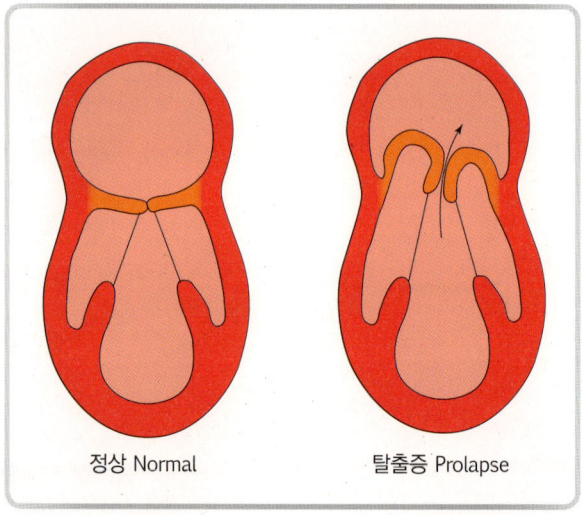

그림 10-17 • 정상적인 승모판막(왼쪽)과 경미한 승모판막 기능부전과 연관된 판막 탈출증(오른쪽).

▶ 승모판 탈출증

승모판 탈출증(mitral valve prolapse)은 탈출증과 연관하여 오직 소수의 사람들에게서만 문제를 발생시킬 수 있는 질환이다. 이 경우 하나 또는 두 개의 승모판 소엽들이 비대해져 심실 수축기 동안 좌심방 쪽으로 혈액이 탈출하게 된다. 때로는 판막 소엽들의 자유모서리들이 서로 긴밀하게 붙어 있지 않아 좌심실 수축시 좌심방으로 혈액이 흘러나가게 된다(승모판 역류). 탈출의 범위는 매우 다양하고 탈출된 판막을 통해 좌심방으로 흘러나가는 혈액의 양은 심실 수축기 동안 탈출한 판막 소엽들의 자유 모서리들이 얼마나 단단히 붙어 있는지에 달려 있다(그림 10-17).

승모판막은 다른 심장판막 소엽들과 마찬가지로 판막 구멍을 둘러싸는 치밀한 결합 조직인 승모판 고리에 붙어있다. 그 고리는 판막과 심근다발들이 붙어 있는 심장의 섬유틀의 일부분이다. 승모판 탈출증 환자에서 청진기로 심음을 들을 때 수축기 시 소엽들이 모두 닫히는 클릭 소리를 들을 수 있다. 그다음에 닫힌 승모판막 사이로 혈액이 역류하여 좌심방으로 흘러가는 미약한 수축기 심잡음을 들을 수 있다. 일부의 경우에서 탈출증은 판막 소엽을 구성하는 결합 조직의 결함에 의한 것으로도 나타난다. 결과적으로 하나 또는 두 개의 소엽들이 비대해지고 과도하게 탈출하게 된다. 이렇게 되면 늘어지고 탈출된 승모판이 힘줄끈에 붙어 있고(펼쳐진 낙하산과 비슷, 그림 10-18), 좌심방으로 명백한 혈액의 역류가 보인다. 탈출한 판막은 힘줄끈과 유두근에 과도한 긴장을 유발하고 심실의 부정맥 발작을 일으킬 수 있다. 또한 과도한 스트레스는 힘줄끈의 파괴를 유발하기도 한다.

▶ 감염성 심내막염

감염성 심내막염(infective endocarditis)은 박테리아에 의한 심장판막의 감염이다. 그러나 때로는 다른 병인성 인자에 의해 유발되기도 한다. 많은 경우

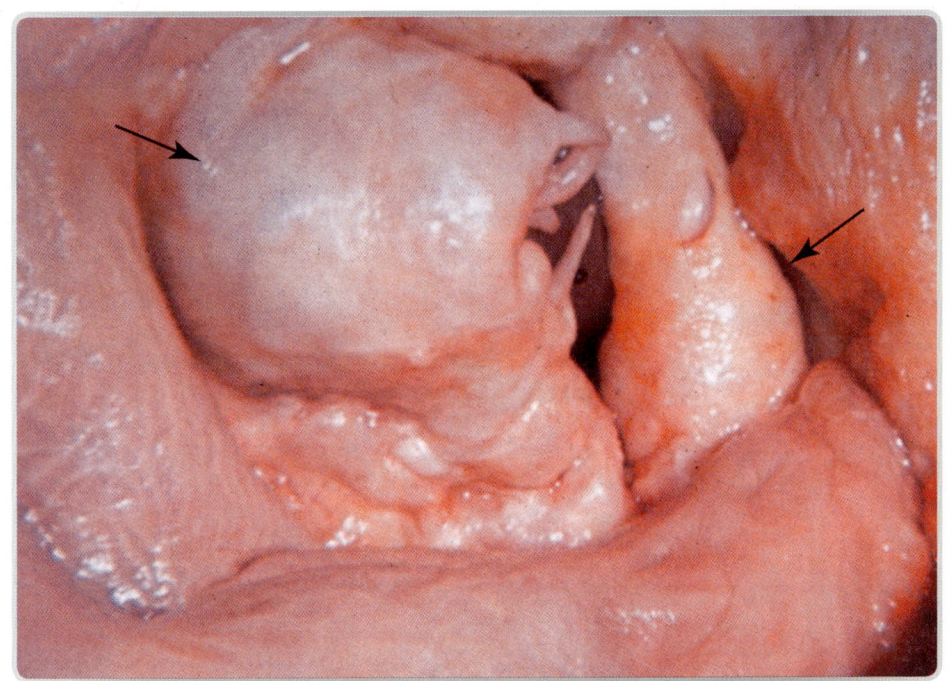

그림 10-18 • 위에서 본 좌심방의 아랫부분. 탈출된 승모판막 첨판들이 좌심방쪽으로 부풀어 오른 것이 보인다(화살표). 탈출증은 승모판막 힘줄끈들의 파열로 생긴다.

에 이 감염은 심장의 좌측 판막에 일어난다. 일반적으로 감염성 심내막염은 두가지 그룹으로 분류한다. (1) 낮은 독성의 개체에 의해 유발된 아급성 감염성 심내막염은 판막성 심장질환의 한 종류의 합병으로 일어날 수 있고 경미한 증상의 감염과 연관이 있다. (2) 정상 심장 판막에 이전에 감염되었던 높은 독성을 가진 개체로 인해 발생한 급성 감염성 심내막염은 심각한 전신성 감염의 증상과 관련이 있다.

아급성 감염성 심내막염. 비정상적이거나 손상받은 판막은 감염에 감수성이 매우 크다. 그 이유는 판막의 거칠어진 표면에 축적된 응집된 혈소판과 피브린이 박테리아의 서식 장소가 될 수 있기 때문이다. 일시적인 세균혈증은 표면적인 피부 감염, 발치 후, 그리고 다양하고 경미한 감염으로부터 발생할 수 있다. 정상적인 사람에서 일시적인 세균혈증은 문제를 발생시키지 않는다. 왜냐하면 세균들이 체내의 방어기작에 의해 모두 파괴되기 때문이다. 그러나 손상된 판막을 가진 사람에서는 박테리아가 판막에 서식하거나 감염의 위험성을 갖게 된다(그림 10-19). 흔히 판막 감염 장소에서 형성된 혈전과 혈전 조각들이 체내의 다른 부위로 이동하여 색전이 될 수 있고 다양한 장기에 경색증을 발생시킬 수 있다.

심내막염을 방지하기 위한 항생제 예방. 감염성(박테리아성) 심내막염은 상대적으로 일반적이지는 않지만 매우 심각한 질병이다. 손상된 심장 판막이나 다른 심장 결함을 갖고 있는 사람은 위험성이 증가하게 된다. 몇몇 외과적 시술과 치석의 제거, 발치하거나 근간치료와 같은 치과시술 등이 혈류 속으로 박테리아가 들어가는 원인이 될 수 있다. 심장 판막이 손상된 사람에서는 박테리아성 심내막염 위험성이 있기 때문에 예방적인 항생제 투여는 손상된 심장 판막을 갖고 있는 감수성 있는 사람들에게 추천된다. 미국심장협회에서는 항생제를 치료해야 하는 기준을 제시하고 있다. 최근에 이러한 가이드라인은 심장 잡음을 갖고 있는 대부분의 사람들에게서 박테리아성 심내막염이 발생할 수 있는 위험성 때문에

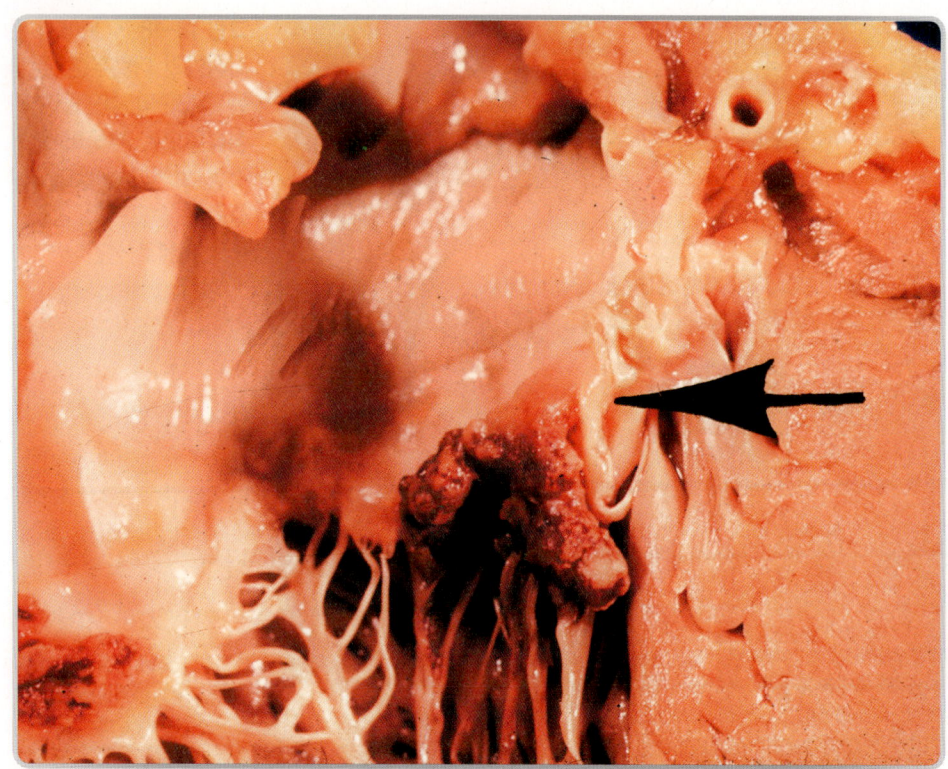

그림 10-19 • 승모판막 첨판에서의 증식(화살표)을 보여주는 세균성 심내막염. 절단면에서 정상적인 관상동맥이 보인다(위 오른쪽).

제공되고 있다. 현재 예방적인 항생제는 심내막염에 걸릴 위험성이 높은 치과 환자에게만 추천되고 있다. 이런 후자의 그룹은 다음과 같은 사람들을 포함한다.
1. 과거에 심내막염을 치료받은 적이 있는 심장 판막 손상을 가진 사람.
2. 질환을 앓은 판막이 인공심장판막으로 대치된 사람.
3. 태아성 심장 질환을 외과적으로 치료받은 적이 있는 대부분의 사람.

급성 감염성 심내막염. 급성 감염성 심내막염(acute infective endocarditis)은 높은 병원성을 가진 감염원이 신체의 다른 곳에서 생긴 감염에서 또는 과거 정상 심장 판막에 생겼던 감염으로부터 혈액으로 퍼질 때 발생할 수 있다. 독성이 있는 포도상구균은 급성 심내막염의 일반적인 원인이며 판막의 심각한 손상의 원인이 된다(그림 10-20). 높은 위험성이 있는

다른 원인들은 정맥 내 약물 투여자들인데 이 사람들은 감염이 심장의 좌측에 있는 판막보다 삼첨판에 더 잘 나타나는데, 약물 주사 시 살균하여 시행되지 않을 경우 정맥주사에 의한 감염으로 발생할 수 있다. 정맥 내 투여는 우측심장의 직접적으로 오염된 매개체를 운반할 수 있고 따라서 삼첨판의 표면에 달라붙을 수 있다. 다른 판막질환에서와 같이 손상된 부위에 혈소판들이 부착되어 혈전을 형성하고 침투된 미생물들이 자신이 선호하는 곳에서 감염발생이 시작되며 많은 박테리아의 증식군이 판막에서 형성될 수 있다. 또한 오염된 삼천판으로 부터 폐로 운반되는 폐동맥들에 포함되어 폐에 경색증과 농양을 형성할 수 있다. **사례연구 10-2**는 약물 중독자에서 발생하는 급성 심내막염의 임상적 특징을 설명하고 있다.

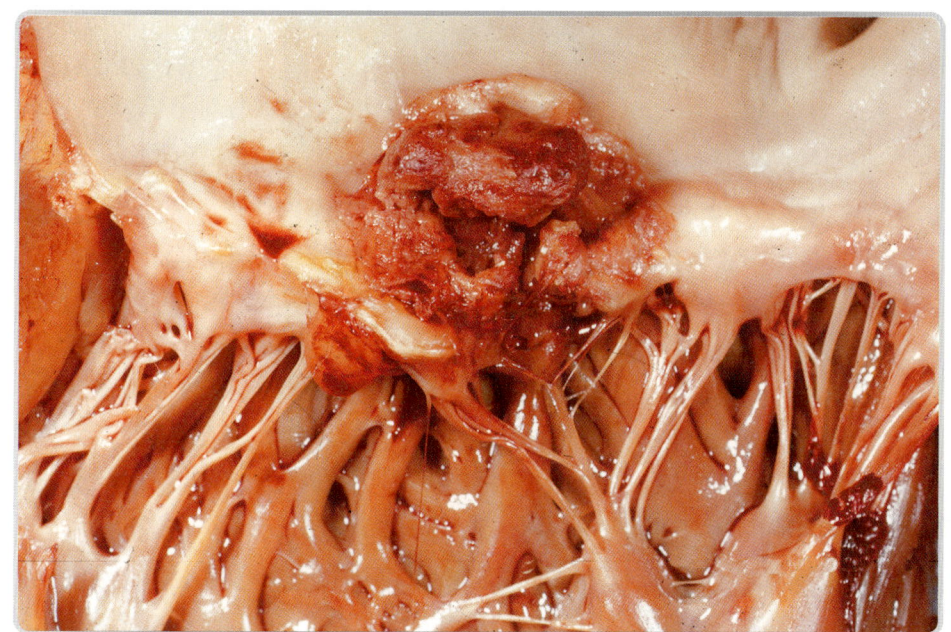

그림 10-20 • 정상 승모판막에 포도알균 감염으로 인해 생긴 심각한 세균성 심내막염. 감염이 판막 첨판의 광범위한 파괴와 천공을 일으켰다.

사례연구 10-2

32세된 김 씨는 2주에 걸친 오한과 열 때문에 병원에 입원하였다. 그녀는 과거에 정맥 내 코카인 투여를 하고 있었다. 신체검진에서 사지와 목에서 많은 주사 자국이 발견되었다. 임상검사 소견에서 혈액에서 감염을 의미하는 다핵형의 백혈구들의 숫자가 증가가 있었고, 혈액 배양에서 포도상구균의 증식이 있었다. 심장 특수검사(심장초음파검사)에서는 삼첨판에 버섯 모양의 신생물들이 증식되어 있는 것으로 관찰되었고 흉부 엑스선 검사에서는 좌-우 양측의 폐에 삼첨판에 생긴 감염으로부터 나온 색전에 의한 이차 폐경색을 의미하는 많은 음영이 나타났다. 그녀는 외과적 심장수술을 받았고, 약물 중독치료 프로그램도 받게 되었다.

■ 관상동맥질환

관상동맥질환(coronary artery disease)은 큰 관상동맥의 동맥경화에 의해 생겨날 수 있다. 동맥은 혈관 벽에 지방질 물체들의 축적에 의해 좁아지게 된다. 중성 지방과 콜레스테롤로 구성된 지방 축적체들은 혈류로부터 확산되어 동맥에 축적된다. 제일 먼저 일어나는 변화는 혈관의 내피세포가 손상되고, 노출된 동맥벽의 내층(intima)에 있는 평활근 세포의 증식이 일어나고 세포질에 콜레스테롤과 지방질들이 축적된다(그림 10-21). 평활근의 일부 세포에서는 세포질 내에 결정을 생성할 수 있는 매우 많은 콜레스테롤이 축적되어 세포를 파괴하고 세포괴사를 야기할 수 있다. 콜레스테롤 결정 및 잔해와 파괴된 세포로부터 나온 효소들에 의해 이차적으로 섬유화, 석회화, 그밖에 퇴행성 변화가 동맥벽에 일어난다. 결과적으로 노랗고 죽 같은 잔해들이 불규칙하게 육안적으로 동맥 혈관 내면에 나타나고 진행되면서 동맥벽의 탄력조직과 근육조직으로 확장된다. 때로 혈관의 평활근층 지방 축적체의 표면에 궤양이 발생하고, 그 표면에 혈전이 형성될 수 있다. 지방체와 괴사된 잔해들의 모인 것을 죽상판(atheroma)이라 한다(그림 10-22). 동맥경화가 발생되는 첫 번째 단계는 가변적이고 처음 형성되는

죽종(atheroma): 동맥의 속 층을 따라 축적되어 내강을 좁히는 지질과 조직파편들의 덩어리.

죽상경화증(atherosclerosis): 지질의 축적으로 혈관의 내막이 두꺼워지고 이차적으로 흉터와 석회화가 생긴 증후군.

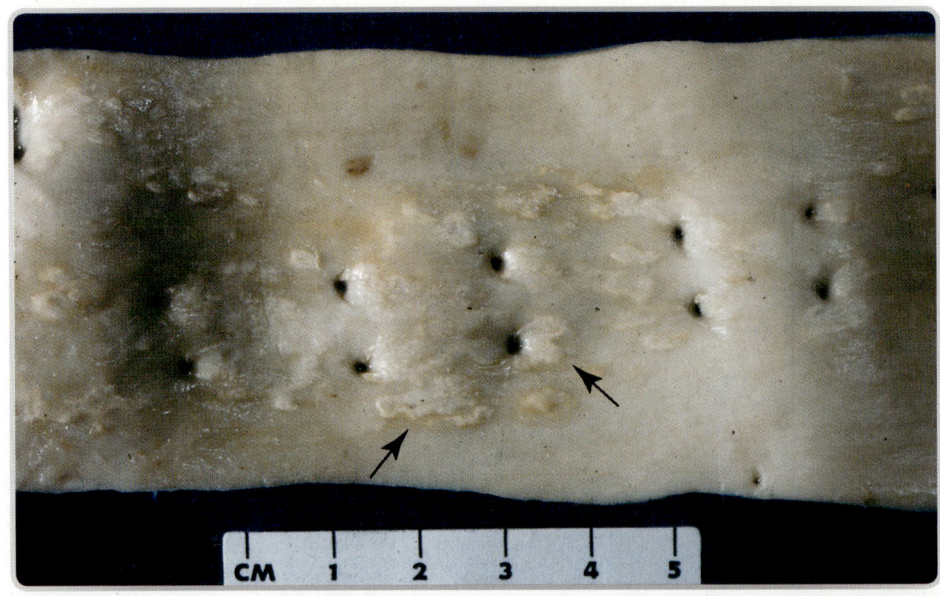

그림 10-21 • 초기의 죽상판 형성을 나타내고 있는 대동맥의 아랫면. 화살표가 2개의 판을 가리키고 있다. 동그란 구멍들이 갈비사이(늑간)동맥의 구멍들이다.

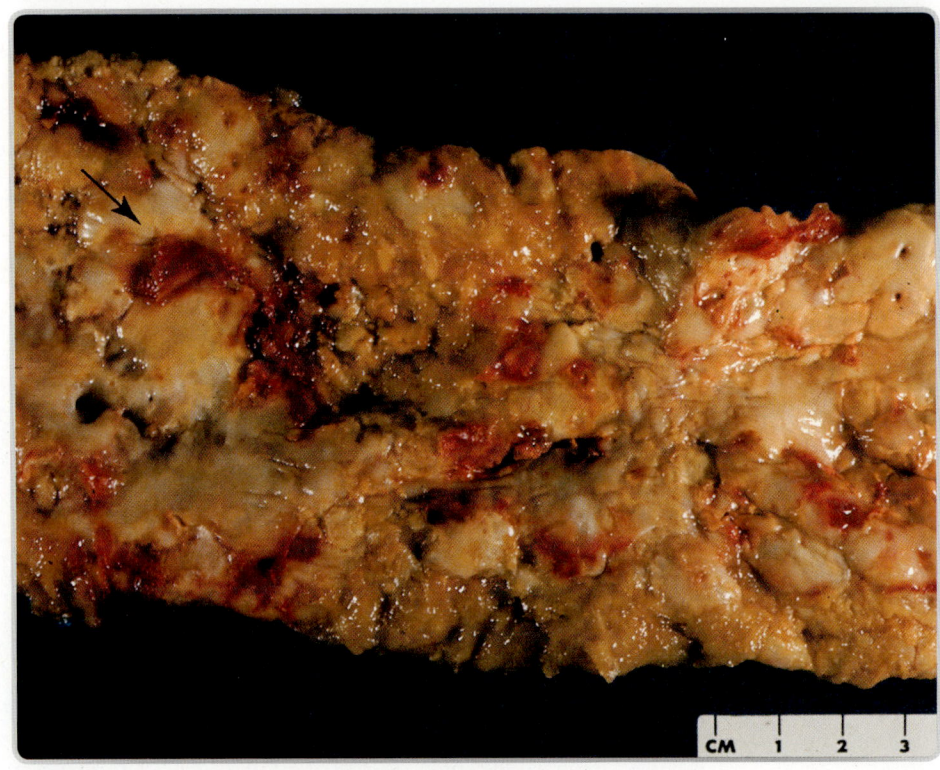

그림 10-22 • 진행된 대동맥의 죽상경화증. 많은 판들이 궤양을 일으켰고, 혈전 물질들로 덮여 있다(화살표).

물질은 안정적이지 않은 물질로 불린다. 콜레스테롤의 결정화와 퇴행성 변화로 특징지어지는 그 후의 단계에서는 비가역적으로 혈관에 변형을 일으킨다. 섬유조직에 의해 둘러싸인 판들은 안정화된 판으로 되면서 혈관들은 영구적으로 좁아진다(그림 10-23).

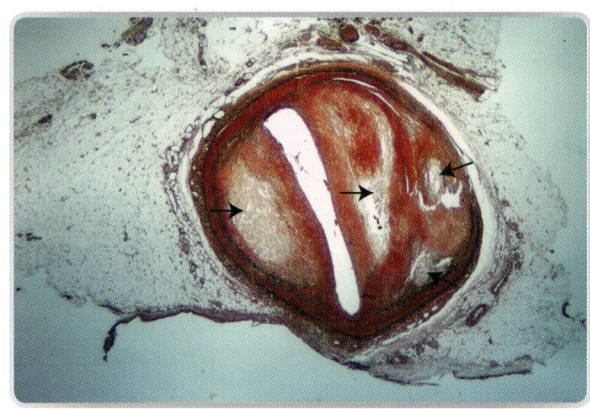

그림 10-23 • 치밀한 섬유 조직들로 둘러싸여 안정적인 여러 개의 죽상판들(화살표)이 보이는 관상동맥 절단면의 저배율 광학현미경 사진.

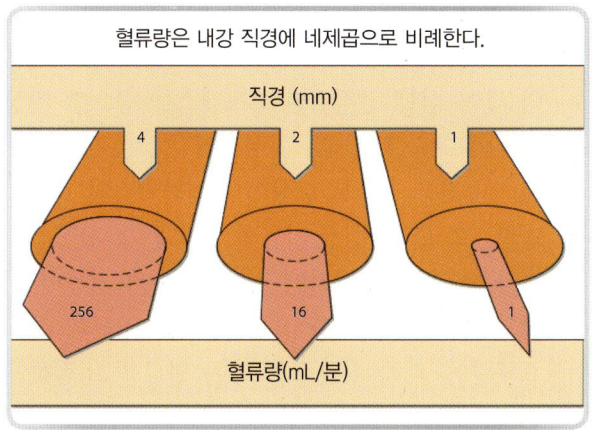

그림 10-24 • 동맥의 직경과 혈류량과의 관계. 매우 작은 직경의 감소가 불균형적으로 얼마나 큰 혈류량 감소를 일으킬 수 있는지 설명한다.

▶ **위험 요인**

관상동맥질환과 연관된 합병증을 일으키는 위험요인은 다양하다. 원인인자 중 가장 중요한 4가지는 (1) 혈중 지방농도의 증가 (2) 고혈압 (3) 흡연 (4) 당뇨병이다. 만약 이 중 하나의 위험 요인이라도 갖는다면 관상동맥질환이나 심장마비와 같은 질환이 위험요인을 갖지 않은 사람들에 비해 일어날 확률이 2배 정도 높아진다. 만약 2가지 위험 요인을 모두 갖는다면 위험성은 4배로 커지고, 3가지의 위험요인을 가지면 그렇지 않은 사람에 비해 위험성이 7배 정도 커진다. 비만 또한 위험요인이 될 수도 있는데 이는 비만인에서 일반적으로 혈중 지방 농도가 높고 혈압이 증가하기 때문이다.

▶ **소견**

동맥경화 판(plaque)에 의해 관상동맥이 50% 또는 그 이하로 좁아지면 개인이 활동적이지 않거나 심장에 과부하가 걸리지 않는 한 동맥들이 심장근육에 충분한 혈액을 공급할 여력은 있다. 그러나 심장의 혈액 요구량이 증가될 경우 혈액 공급이 부적절할 수 있다. 심근허혈증은 관상동맥이 좁아지거나 막혀서 심장근육에 혈액 공급이 감소되는 것을 표현할 때 사용된다. 그리고 허혈성 심장질환은 흔히 관상동맥 질환과 같은 의미로 사용된다(그림 10-24).

일반적으로 혈관을 통해 흐르는 혈류량은 혈관이 좁아짐에 따라 감소하지만 감소하는 정도는 혈관의 지름이 아니라 지름의 네제곱에 연관된다. 따라서 관상동맥 직경이 어느 정도 감소하더라도 혈류량의 급격한 감소를 야기할 수 있다.

관상동맥 질환의 임상적 소견은 다양하다. 비록 많은 사람들에서는 증상이 잘 나타나지 않지만 일부에서는 강한 흉부 통증이 목이나 팔로 뻗치는 경우도 있다. 심근허혈증에 의한 통증을 협심증이라 한다. 협심증의 가장 흔한 형태는 운동 등 신체에 힘을 발휘할 때 가슴 가운데 흉골 부위에 압박을 느끼는 불편함이 나타난다. 이 경우 휴식을 취하거나 심근으로 가는 혈류량을 증가시켜주고 관상동맥의 직경을 넓혀주는 니트로글리세린 알약을 복용했을 때 이러한 증상이 소실되는 특징이 있다. 이런 형태의 협심증은 안정된 협심증이라 하며 이는 관상동맥이 더 좁아지거나 심각하게 좁은 경우의 소견인 불안정한 협심증과 구별된다. 불안정한 협심증은 더 자주, 더 길게 일어나는 통증으로 특징되는데 니트로글리세린 투여에도 통증의 경감이 미약하다. 비록 협심증이 관상동맥 질환의 대표적인 소견이지만 관상동맥이 심각하게 좁아지지 않는 한 잘 일어나지 않는다.

> **협심증 (angina pectoris)**: 심근으로의 불충분한 혈액 공급으로 인한 운동 시 느껴지는 명치부 통증

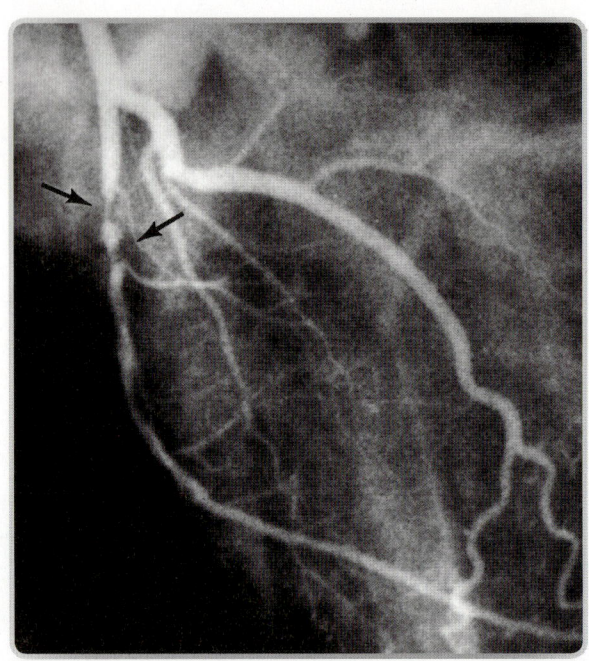

그림 10-25 • 부분적 협착(화살표)이 보이는 관상동맥 조영사진.

▶ 관상동맥질환의 진단

의료진들은 관상동맥질환뿐만 아니라 관상동맥이 막힌 부위가 어디인지 정확히 판단할 수 있다. 이것은 카테터를 대동맥을 통해 관상동맥의 구멍으로 직접 삽입 후 조영물질을 혈관에 투입하면 동맥의 폐쇄 정도와 그 위치를 관찰할 수 있다(관상동맥 혈관조영술)(그림 10-25).

▶ 명백히 정상인 관상동맥을 갖는 관상동맥질환 소견

때로 환자들은 관상동맥질환의 증상을 보이지만 관상동맥 혈관조영술을 하였을 경우 관상동맥이 정상이거나 또는 관상동맥을 뚜렷하게 좁히지 않는 작은 동맥경화성 편민을 보이는 경우가 있다. 임상적인 관상동맥질환 소견과 명백한 정상 관상동맥 혈관조영술 사이의 이런 불일치에는 3가지 정도의 가능한 원인이 있다.

1. 관상동맥에 동맥경화가 있지만 혈관조영술로 그것을 찾을 수 없는 경우이다. 예를 들어 동맥경화증이 관상동맥의 특정부위에 경화판을 형성하여 혈관이 좁아진 것이 아니라 광범위하게 혈관 전체에 동맥경화가 일어난 경우이다. 이 경우에는 관상동맥질환의 명확한 증거 없이 좁은 내강만 형성하게 된다. 다른 경우는 동맥경화에 의해 생성된 독립된 동맥경화판이 혈관의 내강 쪽보다는 바깥쪽으로 확장되어 있는 경우로 이때는 혈관조영으로 관찰이 되지 않는 경우가 많다.

2. 관상동맥들은 정상이지만 교감신경계의 혈관 수축인자들이 관상동맥을 수축시켜 심근으로 가는 혈류를 감소시킬 수도 있다. 이 경우는 스트레스에 의한 혈관수축의 예를 들 수 있다. 최근 관상동맥질환이 없는 19명의 여성에서 보고된 예에서와 같이 심한 감정적인 스트레스를 받으면 관상동맥의 수축이 일어나고 심근에 손상이 일어나는데, 이 경우 심전도 이상이나 생화학적인 효소의 변화, 그리고 좌심실 기능의 부전 등이 나타난다.

3. 관상동맥은 정상이지만 심장세동맥의 기능이 이상일 경우이다. 보통 심장세동맥은 심근의 산소 요구량에 의해 심근으로 가는 혈류를 조절하게 된다. 운동을 하거나 신체활동이 증가할 경우 세동맥이 완전히 확장되어 심근으로 공급하는 혈액의 양을 5배까지 증가시킬 수 있다. 그러나 일부 연구에서 보고된 바와 같이 심장세동맥이 심근의 혈액 요구량을 충족시키지 못할 정도로 확장되지 않는 경우 심근 허혈증과 유사한 증상이 나타난다.

▶ 관상동맥질환의 치료

내과적 치료. 관상동맥질환의 치료는 심근의 산소 소비량을 감소시키고 관상동맥 혈액 순환을 증가시키는 약으로 구성되어 있다(항협심증약). 만약 환자들에서 부정맥이 나타나면 부정맥을 감소시킬 수 있는 약을 처방한다(항부정맥제). 또한 아래와 같이 관상동맥질환의 잠재성이 있는 요인들은 조절 또는 가능할 때마다 제거하여야 한다(그림 10-26).

1. 심장순환에 악영향을 미치는 담배는 끊어야 한다.

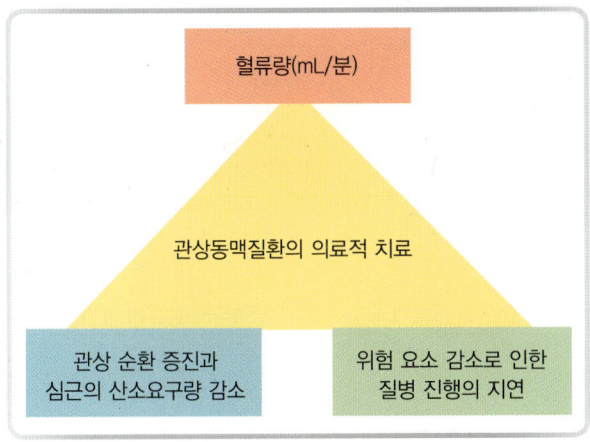

그림 10-26 • 관상동맥질환의 의료적 치료의 원리

2. 심근의 일을 증가시키고 동맥경화의 발달을 촉진시킬 수 있는 고혈압을 조절해야 한다.
3. 식이요법 조절로 혈중 콜레스테롤과 지방을 줄여야 한다. 만약 식이요법의 변화가 콜레스테롤 수치를 낮추는 데 충분하지 않으면 약으로 콜레스테롤이나 지질단백 합성 효소를 억제시켜야 한다 (스타틴 제제).
4. 체중 감소
5. 심근의 기능을 향상시킬 수 있는 점진적인 운동 프로그램.

외과적인 치료. 심근혈관 성형술로 불리는 몇몇 외과적 접근법은 심근에 공급되는 혈류량을 증가시킬 수 있다. 수술은 내과적 치료법에 만족스런 반응을 보이지 않는 환자들에게 추천된다. 유용한 외과적 방법은 환자의 다리로부터 얻을 수 있는 복재정맥의 일부분으로 관상동맥의 막힌 부분의 우회로를 형성하는 것이다. 이식되는 조직의 위쪽 부분은 대동맥에서 기시하는 정상 관상동맥의 위에 연결하고 아래쪽 끝은 관상동맥의 좁아진 부분의 뒤쪽으로 연결한다. 심근 혈관 재형성 수술법은 일반적으로 3개의 주요한 관상동맥에 모두 심각한 경화가 생긴 환자들에게 사용되고 이식되는 조직은 3개의 동맥들을 우회하는 데에 모두 사용된다(그림 10-27). 이 수술은

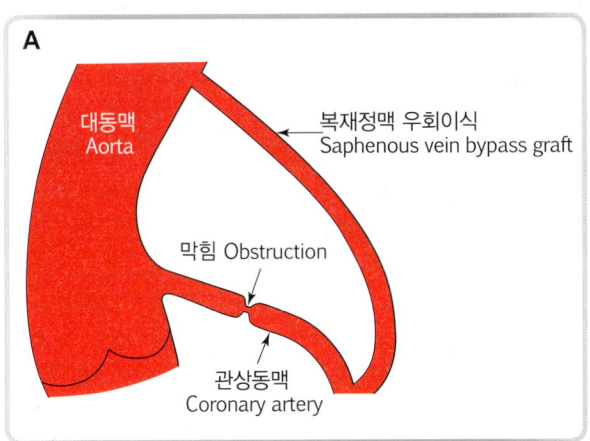
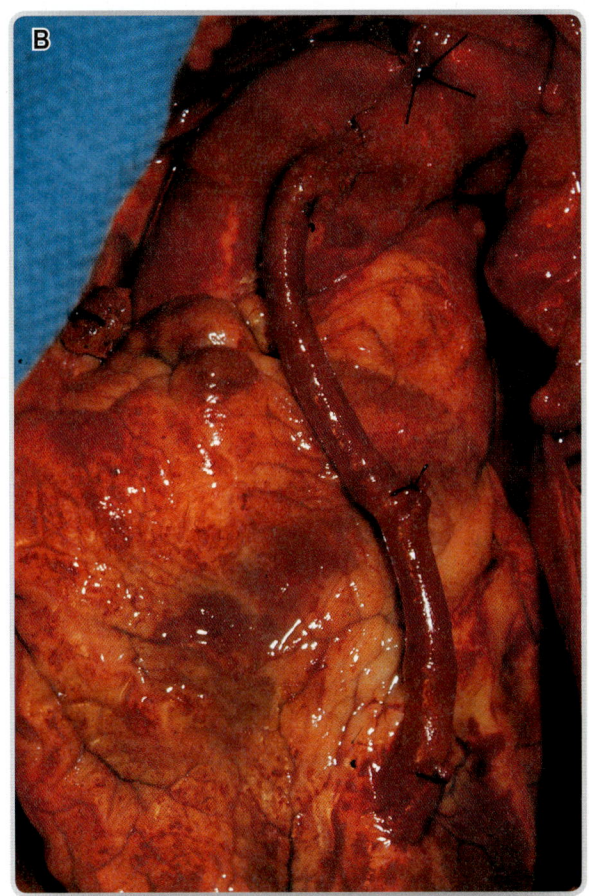

그림 10-27 • A, 관상동맥 막힘을 우회하는 복재정맥이식을 이용한 관상동맥질환의 외과적 치료의 원리(관상동맥 성형술). B, 관상동맥이 기존의 대동맥에서 나오는 자리보다 위에서 나와서 동맥협착이 일어난 곳의 먼 쪽에 있는 앞심실 사이(앞 아래) 관상동맥으로 가는 정맥우회.

협심증의 증상을 완화시킬 수 있어 일부 환자들에게는 매우 유용하다. 과거에 내유방동맥으로 불리던 내흉동맥을 이용하여 막힌 관상동맥의 우회술에 이용할 수 있다. 내유방동맥은 대동맥으로부터 분지하여 흉골의 양옆에서 흉강의 아래쪽 표면을 따라 내려가는 쌍으로 이루어진 동맥으로 정상 위치에서 잘라내어 좁아지거나 막힌 관상동맥 뒤로 연결시킨다. 몇몇 환자들에게서 복재정맥과 내유방동맥의 이식은 심근에 적절한 혈류를 공급하는 데 유용하게 사용된다.

관상동맥 성형술. 일부 환자에게서는 관상동맥 우회술(CABG) 같은 큰 외과적 수술 대신 관상동맥의 막힌 부분을 확장시키는 시술(PTCA)을 할 수 있다(관상동맥 성형술, 그림 10-28). 관상동맥 혈관조영술에서 사용되는 술기와 유사하게 카테터를 다리나 팔에 있는 동맥에 피부를 통해 투입 후 이동하여 투시장치를 통해 좁아진 관상동맥에 위치를 잡는다. 그 후에 풍선 카테터를 통해 삽입 후 이동하여 좁아진 부위에 도달한 후 매우 높은 압력을 주입하여 풍선을 부풀려 동맥벽을 밀고 플라크를 제거하면 내강이 넓어져 심근으로 가는 혈류량이 증가한다. 보통 스텐트라 불리는 짧고 확장될 수 있는 금속 튜브는 금속 그물이 펼쳐지며 동맥의 내강을 넓혀주고 혈관이 지속적으로 넓혀져 있도록 단단하게 지지하는 기능을 한다(그림 10-28). 이 시술에는 스텐트가 위치하고 있는 곳에 혈소판이 축적되는 것을 방지하기 위해 보조적인 약물 요법이 반드시 필요하다. 이 시술은 처음에는 좁아진 동맥이 하나인 경우에 주로 이용되었지만 지금은 보편적으로 여러 혈관이 좁아진 경우에도 시술되고 있다. 스텐트의 사용은 유용하지만 어떤 경우에는 확장되어 있는 그물 사이의 동맥 벽으로부터 반작용으로 조직이 자라들어올 수 있어 스텐트가 삽입된 동맥의 내강을 더 좁게 만들기도 한다. 이러한 문제를 해결

스텐트(stent):
혈관 같은 구조의 내강에 설치되는 속이 비고 확장될 수 있는 금속 관구조의 장치로, 종종 혈관의 내강을 확장하기 위해 사용되며, 이는 확장된 혈관의 협착 예방을 돕는 기능을 함.

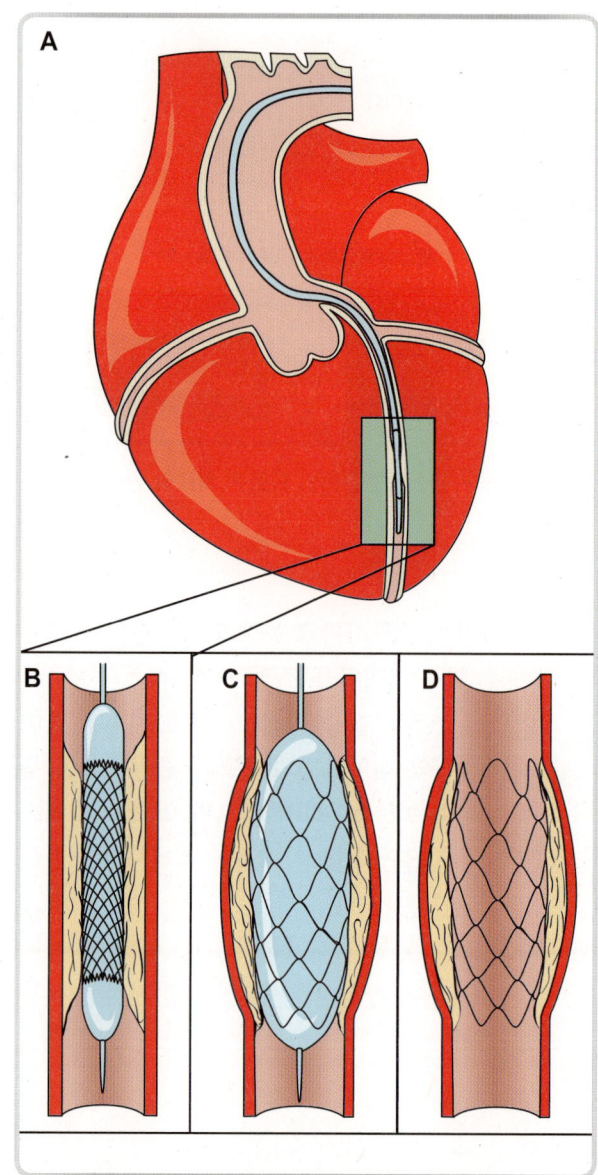

그림 10-28 • 혈전이 일어난 관상동맥(피부경유 관상동맥 중재)을 지나는 혈류를 넓히거나, 죽상판에 의해 좁아진 동맥의 내강을 넓히기 위한 관상동맥성형술의 원리. **A,** 관상동맥의 협착이나 막힘이 일어난 부위에서 유도카테터의 위치를 보여주는 개관. **B,** 확장되지 않은 덧대로 둘러싸인 풍선카테터가 유도카테터를 따라 진행되고 폐쇄적인 혈전과 죽상판을 밀어 낸다. 또는, 죽상판에 의해 부분적으로 막힌 동맥의 협착된 부분에 위치하게 된다. **C,** 스텐트를 확장시키고 동맥을 열고 있는 팽창된 풍선. **D,** 동맥을 계속 열린 채로 있도록 확장되어 경직된 스텐트를 남겨두고 제거된 풍선카테터.

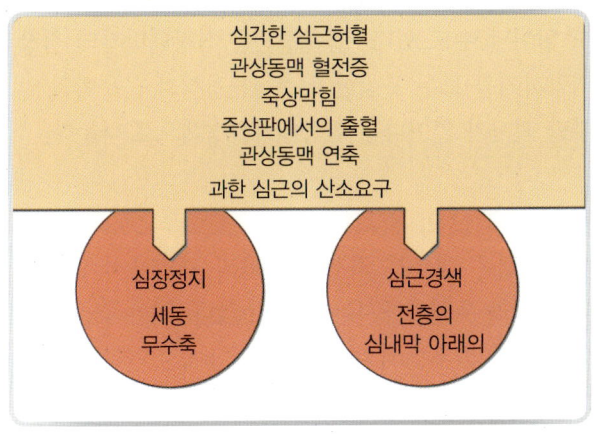

그림 10-29 • 심각한 심근허혈의 원인과 작용.

하기 위해 스텐트가 삽입된 부위에 증식하는 세포를 억제하기 위해 스텐트에 약물이 코팅되어 있다.

■ 심각한 심근허혈과 합병증: 심장발작

심각하고 지속되는 심근허혈은 심장발작이라는 급성 반응을 촉진시킬 수 있다. 이 경우 정상적인 심장 수축의 종료, 즉 심장마비 또는 심근경색이라 불리는 실질적인 심장 근육의 괴사로 명백하게 드러난다. 아래 4가지 메커니즘 중 어느 하나라도 관상동맥질환이 있는 환자에게 심장발작을 유발시킬 수 있다(그림 10-29).

1. 관상동맥의 갑작스러운 폐쇄. 보통 이것은 궤양화된 죽종반의 거칠어진 표면에 형성된 혈전에 의해 일어나는데 이를 관상동맥 혈전증이라고 한다 (그림 10-30). 관상동맥 혈전증보다 빈도는 낮으나 죽종반 부스러기에 의해 동맥 내강이 막히는 경우도 있는데 이 경우 내막과 죽종반을 덮는 섬유조직에서 죽종반의 부서진 내용물이 내강을 막을 때 일어난다.

2. 죽종반으로의 출혈. 죽종반의 출혈은 보통 죽종반 근처의 동맥 벽에 있는 작은 혈관이 터져 혈액이 죽종반으로 잠입해 들어가 발생한다. 죽종반으로 들어가는 피는 죽종반을 더 크게 만들어 관상동맥의 내강을 더 좁게 하거나 폐쇄시킨다.

3. 동맥 경축. 죽종반 근처에서 관상동맥의 경축이 일어날 수 있다. 이러한 갑작스런 동맥의 수축은 심장발작을 가진 환자들에게서 동맥이 폐쇄되는 기전으로 작용할 수 있다.

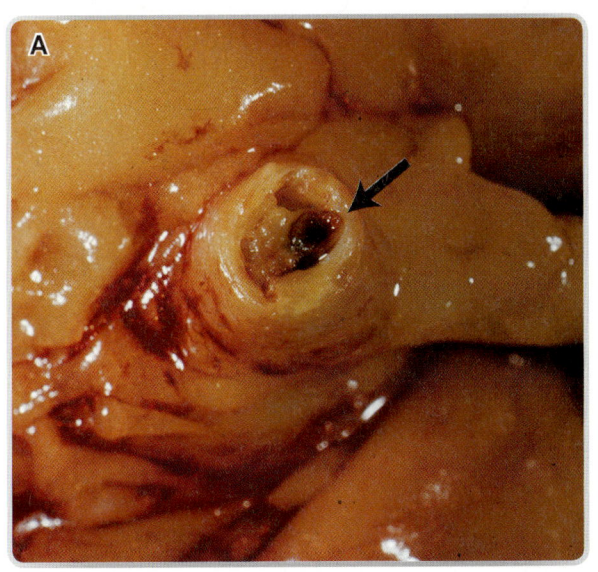
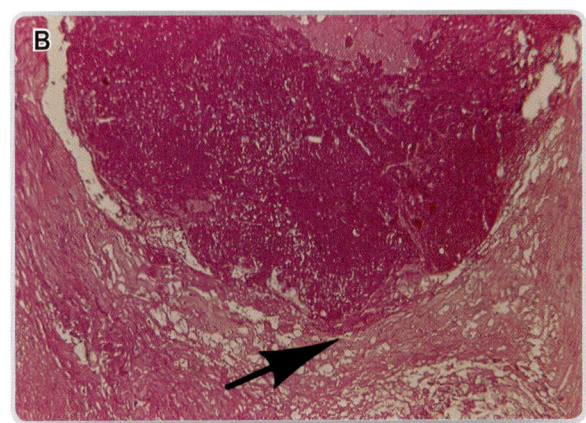

그림 10-30 • A, 혈전이 동맥을 막고 있는 관상동맥의 뚜렷한 죽상경화증(화살표). B, 관상동맥의 손상된 불안정한 죽상경화판에서의 혈전증을 보여주는 현미경 사진. 그림 10-33에서 보이는 안정한 죽상경화판의 모습과 비교되는, 죽상경화판의 안쪽 면을 덮고 있는 섬유조직이 없음. 창백하게 보이는 세포의 집단은 지질함유 대식세포들이다.

4. 갑자기 과다하게 증가된 심근 산소 요구량. 달리기, 눈치우기, 테니스 등의 과격한 활동은 급격하게 심장 박출량을 증가시키고 이에 따라 심근 산소 소모량이 증가된다. 그렇지만 경화된 관상동맥은 심근에 적절하게 혈액을 공급할 수 없기 때문에 심각한 심근허혈이 일어날 수 있다.

▶ 심장마비

심근허혈(myocardial ischemia)은 심근 과민성을 증가시켜 정상적인 심장의 리듬을 방해하여 심장 부정맥을 일으킨다. 심장마비는 심한 심근허혈이 심실의 펌프작용을 방해하여 발생한 부정맥이 있을 때 일어난다. 가장 심각한 부정맥은 조절이 어려운 심실의 떨림으로 발생되는 심실세동으로 관상동맥질환을 가진 환자에게서 갑작스러운 사망의 가장 흔한 원인이다. 더 이상 심실의 정상적인 펌프작용이 일어나지 않기 때문에 심실세동은 급속도로 사망을 초래한다. 만약 심실세동 상태를 즉시 알게 될 경우 심장에 전기적 충격을 주어 세동을 멈추는 것이 가능하다. 이 방법은 흔히 심실이 정상적인 수축을 할 수 있도록 돌아가게 하지만, 많은 경우에서 심실세동은 사전에 예측할 수 없을 정도로 일어나고, 환자는 치료를 받기 전에 죽는다. 심실세동보다는 흔하지 않지만 심실이 전혀 수축하지 않는 경우에도 심장마비가 일어날 수 있다.

심근경색증 (myocardial infarction): 심장 근육에 혈액공급의 중단으로 인해 심장 근육이 괴사된 것이다. 심장 근육 벽의 두께 전체에 영향을 미칠 수도 있고(전층심근경색) 벽의 일부분에만 영향을 미칠 수도 있다 (심내막하경색증).

■ 심근경색증

심근경색(myocardial infarct)은 심각한 허혈로부터 초래되는 심근의 괴사이다. 근육의 괴사는 관상동맥 중 어느 하나의 혈류가 심근을 유지하기 부족하며 또한 다른 관상동맥을 통한 허혈된 근육으로 우회 순환이 불충분할 때 일어난다. 경색증(infarction)은 심한 가슴통증과 쇼크, 그리고 순환부전을 초래한다. 심근경색은 근육벽 전체에 일어날 수도 있고 부분적으로도 일어날 수도 있다. 심근경색은 심장내막부터 심장외막까지를 모두 포함한 전층심근경색과 근육벽의 일부만 괴사가 일어나는 심장내막하경색으로 나눈다.

▶ 심근경색의 위치

심근경색은 대부분 좌심실 근육과 격막에서 발생되며 심방과 우심실에서는 흔하지 않다. 이는 좌심실이 다른 심장의 부분에 비해 혈액 공급에 취약하기 때문이다. 좌심실의 벽은 우심실 벽보다 훨씬 두껍고, 좌심실은 체순환을 위해 높은 압력으로 펌프작용을 해야 하기 때문에 많은 혈액 공급을 필요로 한다. 반대로 우심실은 심실벽이 얇고 상대적으로 낮은 압력으로 혈액을 펌프질하고 또한 주요 관상동맥이 막혔을 때는 곁순환을 통해 살아남을 수 있다.

심근경색의 크기와 위치는 관상동맥이 폐쇄된 위치와 우회 순환 정도에 의해 결정된다. 보통 좌전 하행 관상동맥폐쇄는 심장의 전면과 심실중격 전면 대부분을 포함하는 심근경색이 일어난다. 회선동맥의 폐쇄는 심장의 측면 심근경색을 유발한다. 우측 관상동맥이 막혔을 때는 좌심실의 후면과 근처 심실중격의 뒷부분에 심근경색이 생긴다. 좌측 관상동맥이 막혔을 때는 대부분은 좌심실의 전면과 측면을 모두 포함하는 심각한 경색을 일으켜 대개는 사망한다.

▶ 심근경색의 주요 합병증

심근경색증 환자에서 많은 합병증이 나타난다. 그 중 가장 중요한 것들은 다음과 같다.

1. 부정맥(arrythmia)
2. 심부전(heart failure)
3. 심장 내 혈전(intracardiac thrombi)
4. 심장 파열(cardiac rupture)

이와 같은 합병증은 피할 수 없는 것은 아니며 막힌 혈관을 신속하게 개통시켜 혈액 공급을 해주면 심근에 가해지는 손상을 줄이고 예후를 좋게 할 수 있다.

부정맥. 부정맥은 심근경색의 주변 허혈 근육의 과도한 감수성 때문이며 일반적으로 심근 과민성을 줄

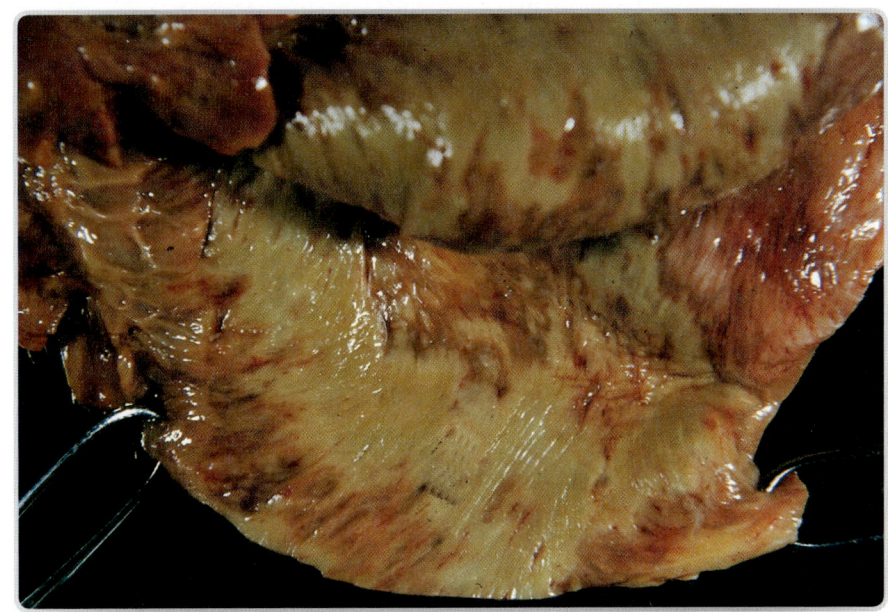

그림 10-31 • 경색된 심장 근육의 종단면도. 염증세포 침윤으로 괴사된 창백한 근육을 보여준다.

여주는 약을 통해 조절이 가능하다. 가장 심각한 부정맥은 심실세동으로 이 경우 혈액 순환이 일어나지 못한다. 다른 종류의 부정맥은 심장의 전도 시스템이 심근경색에 의해 손상되었을 때 발생되는데 심방에서 심실로 전도되는 신호의 장애가 일어나는데 이를 **심장차단**이라 한다. 심근경색을 치료할 경우에는 전도 장애는 줄어들 수 있지만 때로는 다양한 종류의 전극을 심장에 집어넣어 심실이 적절히 수축하도록 자극해주어야 한다. 이런 종류의 장치를 심장 페이스메이커(pacemaker)라 한다. 페이스메이커는 심실이 예정된 심박수로 빠르게 수축하도록 하여 정상 심박수와 비슷하게 유지되도록 한다.

심부전. 심실이 매우 심각하게 손상 받으면 정상 심장 기능을 유지할 수 없게 되고 이때 심부전이 일어난다(그림 10-31). 심부전은 갑작스럽게(급성심부전) 또는 서서히(만성심부전) 일어날 수도 있으나 치료는 어렵다.

심장 내 혈전. 심근경색이 심내막까지 침범되면 심실벽 내에서 혈전이 형성될 수 있으며 이 혈전이 심내막 표면의 손상된 면을 덮어 이른바 벽재성 혈전(mural thrombus)을 형성할 수 있다(그림 10-32). 이 경우 혈전의 일부분은 부서지고 떨어져 체순환에 색전을 형성하여 뇌, 신장, 비장 또는 다른 기관에 경색을 일으킬 수 있다. 일부 의료진들은 환자가 중증의 경색을 가지고 있을 때 합병증을 예방하기 위해 선제적으로 항응고제를 투여하기도 한다.

심장파열. 만약 환자의 심장벽 전체에 경색이 일어날 경우 괴사된 근육을 통해 천공이 일어날 수도 있다(그림 10-33). 이때 파열된 부분을 통해 심장 주위로 혈액이 유출되고, 혈액이 축적됨에 따라 심장을 압박해 이완기에 심실이 완전히 이완할 수 없게 된다. 심장이 더 이상 혈액을 펌프할 수 없을 때 순환은 종료된다.

심장차단 (heart block): 심방에서 심실로의 자극 전달의 지연 또는 완전한 중단

▶ **심근경색증 이후의 생존**

심근 경색을 진단받은 환자의 생존율은 여러 요인에 의해 결정되지만 가장 중요한 것은 (1) 경색의 크기 (2) 환자의 나이 (3) 합병증의 발생 (4) 환자의 생

CHAPTER 10 심혈관계

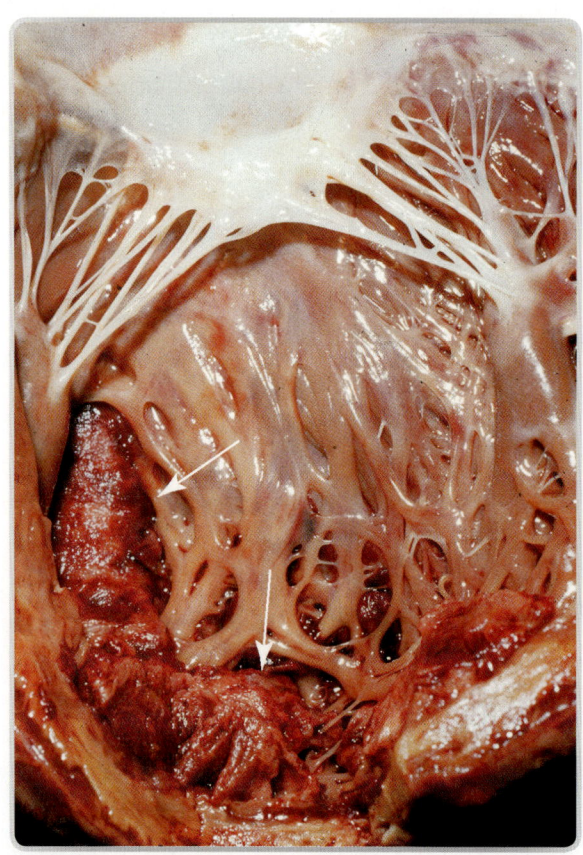

그림 10-32 • 좌심실의 내부. 심근경색에 근접한 심내막에 들러붙는 심벽혈전을 보여준다. 정상의 승모판과 건삭이 사진의 윗부분에 보인다.

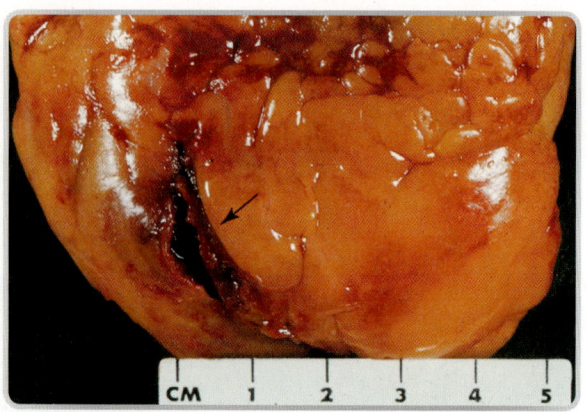

그림 10-33 • 거대한 전층심근경색을 통해 심장이 파열.

존을 방해하는 다른 질병의 존재 유무이다. 사망률은 심근경색이 작은 범위에 일어나고 심부전으로는 진행하지 않은 경우(6%)에서부터 경색의 크기가 넓고 중증 심부전으로 발전한 경우(50%) 등 차이가 있다. 심근경색증 이후 사망의 주 원인은 부정맥, 심부전 과 심장 파열 등 이다. 심근경색으로 병원에 내원한 환자일 경우 90% 정도는 생존할 수 있지만, 이 생존율에는 심장발작으로 갑자기 또는 몇 시간 안에 죽은 환자들은 포함되어 있지 않은 경우가 대부분이다. 그렇지만 병원 밖에서 심장발작으로 죽은 환자들 중 1/3은 심근경색이며, 또한 생존율 데이터에 심근경색의 크기가 작아 임상적으로 진단되지 않은 환자들은 제외되어 있기 때문에 심근경색의 정확한 생존율은 산정하기가 쉽지 않다. 일반적으로 크기가 작은 심근경색은 증상이 미약하고 합병증 없이 치료된다. 이 환자들은 경미한 가슴 통증을 소화불량이나 다른 원인 때문으로 생각하고 의학적인 치료를 받지 않는 경우가 대부분이다. 연구보고에 의하면 심근경색 환자 중 25% 정도는 증상이 경미해 의료진에게 진찰받지 않은 것으로 나타났다.

▶ 심근경색증의 진단

심근경색증의 진단은 의료 기록과 이학적 검사, 검사실 소견의 분석이 일반적이다. 심한 협심증은 심근경색 때의 통증과 비슷하고, 범위가 작은 심근경색 환자 중 대부분은 증상이 없는 경우가 많기 때문에 의료기록만은 충분하지 않다. 혈압, 청진 등 이학적 검사에서는 피험자가 쇼크나 심부전이 온 적이 없는 한 일반적으로 정상이다. 따라서 심근경색의 정확한 진단에는 전문적인 검사가 필요하다. 가장 유용한 진단 방법은 심전도의 변화와 손상 받은 심장 근육에서 나오는 여러 효소의 혈중 농도를 측정하는 것이다.

심전도. 심전도(electrocardiogram: ECG, EKG)는 심장 수축과 관련된 전기적 신호 전달을 측정하여 심장 근육에 혈액 공급이 원활하지 않거나 심장 근육에 경색이 있을 경우 이상 소견이 나타난다(그림 10-34). ECG를 이용해 의료진은 경색의 위치와 대략

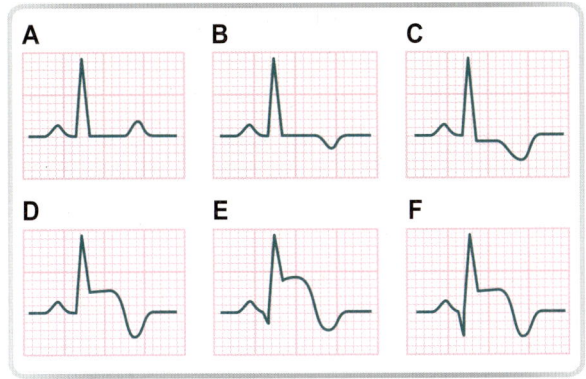

그림 10-34 • ECG 허혈과 경색증의 패턴. A, 비교를 위한 정상 ECG. B, 반전된 T파에 의해 보여지는 가벼운 허혈. C, 약간 ST분절이 침체되고 반전된 T파에 의해 보여지는 중간정도의 허혈. D, 그리고 E, 심근경색에 의한 ST분절의 상승. F, 더욱 심한 심근경색을 가리키는 현저한 Q파를 동반한 심근경색에 의한 ST분절.

적인 크기, 치료 과정의 변화, 부정맥과 심장의 신호 전달 시스템의 다양한 문제점 등을 확인할 수 있다.

심근괴사를 확인하기 위한 혈액 검사. 심근에는 세포의 대사작용을 조절하는 효소가 풍부할 뿐 아니라 근육의 작용과 관련된 다른 중요한 단백질도 많이 포함하고 있다. 여기는 근육 수축과 관련된 트로포닌(troponin) T, 트로포닌 I, 그리고 크레아틴키나아제(creatine kinase, CK) 등이 있다. 크레아틴키나아제는 심장근육뿐만 아니라 다른 조직에서도 발견되지만 혈청학적 검사에서 CK-MB라고 불리는 심근괴사와 관련된 특이 효소를 확인할 수 있다. 심근경색이 있으면 이 단백질들이 괴사세포에서 순환계로 들어온다. 건강한 사람의 혈액에서는 심근에 있는 두 종류의 트로포닌이 검출되지 않는다. 심근 섬유는 약한 손상만 받아도 트로포닌 수치가 높아지고, 24시간에 최대치가 되며 10~14일 동안 높은 수치로 유지된다. 트로포닌 검사는 민감도와 특이도 모두 높기 때문에 크레아틴키나아제 수치로는 확인할 수 없는 가벼운 심근 질환을 확인하는 데 유용하다. CK-MB는 매우 대중적인 진단 방법이지만, 트로포닌 검사에 비해 민감도가 떨어지며 경색증이 경미할 경우 유용성이 떨어진다. 효소 수치는 중증의 심근경색이 일어난 후 24시간 정도 뒤에 최대가 되고 며칠 지나면 정상 수치가 된다. 일반적으로 효소 수치는 심근경색이 범위가 크면 정상으로 돌아오는 시간이 지연된다. 급격한 심근효소의 상승 후 며칠간의 하강 패턴은 심근경색의 특징이다. 혈청학적 검사는 심근경색의 진단과 심근 손상의 정도를 판단하는 데 도움을 준다.

▶ **심근경색증이 의심되는 환자의 진단과 치료 : 급성 관상동맥 증후군 분류**

가슴통증이 있고 관상동맥질환에 관련된 급성 증상을 가지는 것으로 의심되는 환자들은

예후와 치료방법에 따라 크게 3가지 그룹으로 분류한다.

(1) 심한 심근경색증이 있는 경우
(2) 가벼운 심근경색증이 있는 경우
(3) 심각한 불안정 협심증이 있는 경우

이 환자들은 급성 관상동맥 증후군이라는 일반적인 카테고리에 모두 포함된다. 임상진단, 심전도 분석과 함께 트로포닌과 CK-MB 검사를 이용하면 환자의 관상동맥질환을 진단하고 예후를 판단하고 적절한 치료법을 찾을 수 있다(표 10-3).

1. ST-분절 상승 심근경색증 혈전에 의해 주요 관상 동맥이 완전히 막히면 벽 전체에 걸친 큰 경색이 일어나게 된다. 광범위하게 심이 손상 받으면 ECG에서 ST-분절이 상승되고 손상된 근육에서 나오는 심근효소의 혈중 수치가 현저하게 상승한다. 이런 유형의 심근경색증은 대개 ECG 패턴의 특성에 따라 ST-분절 상승 심근경색증(ST-segment elevation myocardial infarction)으로 불리고, 때로는 약자인 STEMI로 부르기도 한다. ST-분절(segment)상승 심근경색승은 응급상황으로 막힌 혈관을 가능한 한 빨리 개통시켜야 한다. 막힌 혈관을 통한 혈액 흐름이 빠를수록 심근 손상이 덜하고 예후 또한 좋다. 혈관 확장술

표 10-3 관상동맥성 심장병의 급성심장증후군(ACS) 분류

상태	ECG	효소	평가와 치료
불안정 협심증	협심증이 진정될 때 협심증이 정상으로 돌아오면서 ST 침체	증가되는 것 없다.	협심증을 치료한다. 작은 심근손상으로 나아갈 수 있다. 항혈소판제와 항응고제의 추가를 고려한다. 심혈관계의 위험요소를 최소화한다.
ST분절의 상승이 없는 심근경색	ST분절의 침체	트로포닌의 증가. 크레아틴키나아제는 증가하지 않는다.	동맥의 먼 가지를 막는 손상된 관상판으로부터 생기는 죽상파편에 의한 작은 심근 손상, 또는 혈전에 의해 동맥이 부분적으로 막힘. 동맥이 열려있는 상태를 유지하기 위해 항응고제와 항혈소판제를 사용. 만약 항응고제와 항혈소판제의 치료가 성공적이지 않다면, 혈관성형술을 고려한다.(경피적 관상중재술)
ST분절이 상승된 심근경색	ST분절의 상승	트로포닌과 크레아틴키나아제 둘 다 상승	동맥이 완전히 막혔다. 동맥조영도에 의해 막힌 부분을 확인하고 최대한 많은 심근을 구하기 위해 가능한 한 빨리 혈관성형술(경피적 관상중재술)에 의해 막힌 관상동맥을 열어준다. 만약 설비가 혈관성형술을 못하는 상황이라면, 혈전용해제를 이용해서 혈전을 녹이는 것을 시도한다.

을 통한 소통과 혈전 용해제를 사용해 혈괴를 녹이는 것이 치료 방법이 될 수 있다.

2. ST-분절이 상승하지 않는 심근경색증. 관상동맥이 불완전하게 폐쇄되면 손상이 적다. 죽종판에 형성된 혈전이 동맥을 완전히 막지 않고 파열되어 그 조각들이 동맥 내강으로 들어가 운반되어 관상동맥 주변의 세동맥이나 모세혈관이 막힐 수도 있다. ECG에서는 경미한 이상소견이 관찰되지만, 큰 경색증과 달리 ST-분절의 상승이 없고 심장 효소 수치의 상승도 높지 않다. 민감도가 높은 트로포닌 검사에서는 수치가 상승된 것이 확인되지만, 민감도가 낮은 CK 검사 결과는 정상이다. 이런 유형의 심근 손상을 ST-분절이 상승하지 않는 심근경색증(non-STEMI)이라 한다. 치료방법은 더 이상 동맥이 폐쇄되는 것을 막기 위해 혈소판 억제제와 항응고제를 사용하는데 효과가 없을 경우 혈관확장술을 시행해야 한다.

3. 괴사 소견이 없는 불안정 협심증. 안정 협심증을 가지고 있던 환자가 더 극심한 흉통을 호소하면 이 환자가 불안정 협심증인지 심근경색인지 임상적으로 밝히기 어려운 경우가 있는데 이 경우에 ECG와 효소 검사가 유용하게 사용된다. ECG에서는 경미한 이상소견이 나타나지만 큰 경색에서와 같은 ST-분절의 상승은 없고, 심근괴사를 나타내는 심장 효소 검사에서는 수치의 상승이 관찰되지 않으면 심근괴사가 없는 불안정 협심증이라는 진단을 내릴 수 있다. 이런 환자들에는 항협심증제뿐만 아니라 혈소판 응집 억제제를 투여하여 관상동맥 혈전증을 예방하여 한다.

급성관상증후군 (acute coronary syndrome): 관상동맥병의 가장 심각한 3가지 징후를 일반적으로 이르는 용어: 불안정협심증, ST분절의 상승이 없는 심근경색, ST분절이 상승되는 심근경색.

▶ 혈전이 생긴 관상동맥에 혈류 공급 회복

혈전이 생긴 관상동맥에 혈류를 다시 공급해주는 방법에는 2가지가 있다. 하나는 혈괴를 녹이기 위해 혈전용해제를 쓰는 혈전용해법과, 두 번째는 앞서 그림 10-28에 있는 혈관 확장술로 막힌 혈관을 개통하고 폐쇄된 곳에 짧은 팽창성 금속 튜브(스텐트)를 넣어 동맥이 항상 열려 있도록 하는 것이다. 이 방법이 폐쇄된 관상동맥에 사용될 때 경피적 관상동맥 중재술(percutaneous coronary intervention)이라고 하고 보통 PCI로 표현한다.

혈전 용해법. 혈전을 용해시키면 동맥에 혈액이 재공급되고 막힌 혈관을 통해 혈액을 공급받던 근육이 완전히 괴사되기 전에 부분적으로 생존할 수 있다. 혈관 폐쇄로 심근이 비가역적 변화가 생기기 전에 혈전은 용해되어야 한다. 다양한 종류의 정맥 투여 혈전용해제가 있는데 효과가 좋다. 임상적 연구결과 환자가 첫 심장 발작의 증상을 경험하고 1시간 이내에 혈전이 용해된 경우 사망률이 급격히 감소하였다. 그렇지만 관상동맥 혈전증이 발생한 것과 혈전 용해법(thrombolytic(clot-dissolving) treatment)이 시행된 시간차가 클수록 혈전 용해법의 장점은 감소한다. 혈관 폐쇄가 6시간 정도 지나 혈전 용해제를 투여하면 이미 심근은 허혈에서 완전한 경색으로 괴사가 일어나 막힌 혈관을 통해 혈류를 회복해주어도 생존할 수 없다.

혈전 용해법을 통해 심근의 생존율을 높일 수 있지만 이 방법은 체내의 혈액 응고기전의 불균형을 초래해 심각한 출혈이 발생할 수 있다. 결론적으로 여러 가지 출혈 합병증의 위험이 높은 사람은 혈전 용해법이 적합하지 않다.

경피적 관상동맥 중재술(PCI). 시설이 가능할 경우 막힌 혈관의 재개통에 혈관 확장술의 사용이 관상동맥 혈류의 확보에 유용하게 사용된다. 이 방법은 경험이 있는 의료진이 지체 없이 시행할 경우(증상이 시작된 지 12시간 이내 또는 환자가 PCI 받을 병원에 도착한 지 90분 이내) 여러 가지 치료 방법 중 우선으로 선호된다. 수술 과정은 그림 10-28에서 설명한 협착된 관상동맥 확장에 사용되는 혈관확장술과 유사하다. 관상동맥 조영술을 통해 폐쇄된 혈관의 위치를 확인하고 안내선(guide wire)을 혈전과 죽종성 물질 쪽으로 향하게 하고, 안내선을 따라 풍선카테터를 넣어 혈액 흐름을 막고 있는 혈전과 죽종성 찌꺼기를 밀어낸다. 그리고 풍선이 부풀면서 동맥을 열고 스텐트를 확장시켜 동맥이 열려 있도록 유지한다. 시술 후 혈소판의 기능을 억제하는 아스피린, 헤파린 및 다른 약물들을 투여해 열린 동맥에 다른 혈전이 생기지 않도록 한다.

막힌 혈관에서 혈류를 회복하는 데 혈관 확장술이 혈전 용해술보다 더 효과적이지만, 이 방법은 혈전과 죽종성 찌꺼기의 작은 조각들이 떨어져나와 색전을 형성하여 작은 세동맥이나 모세혈관을 막을 가능성이 있다. 이럴 경우 관상동맥이 회복되었는데도 불구하고 심근으로 가는 혈류는 줄어들 수도 있다. 막힌 동맥을 개통할 때 이런 조각들이 유출되는 것을 막기 위해 어떤 의료진들은 풍선을 이용해 동맥을 확장시키는 것보다 혈괴를 제거하고 스텐트를 삽입하는 방법을 시행하기도 한다.

혈전용해치료(thrombolytic therapy): 동맥을 통한 혈류를 재형성하기 위한 시도로 혈전에 의해 막혀 있는 동맥 내의 핏덩어리를 녹이기 위한 혈전용해제를 정맥 내 주입한다.

경피적관상동맥심장중재술(percutaneous coronary intervention): 스텐트에 의해 덮여 있는 풍선 카테터를 심하게 좁아지거나 막힌 관상동맥 부위에 삽입하고 풍선을 팽창시켜 동맥의 내강을 크게 하는 동시에 스텐트를 확장시켜 동맥이 열려 있게 하는 혈관성형술이다.

▶ **심근경색증 이후의 치료 방법**

폐쇄된 동맥을 개통시켜 심근을 최대한 회복하고 나서는 우선 침대에서 휴식하고 제한된 활동을 유지시키고 단계적으로 완전히 활동하는 것이 치료방법이다. 흔히 손상된 심장은 감수성이 커져 비정상적인 리듬을 가지게 되기 쉽다. 따라서 많은 약물이 심근의 감수성을 낮추기 위해 투여된다. 심장 마비로 진행되는 것을 억제하기 위해 심장 페이스메이커를 주입하기도 한다. 심근경색이 있었던 환자는 경색에 의해 손상된 심실의 심내막 쪽에 혈전이 생길 수 있다. 또한 제한된 활동 때문에 다리의 깊은 정맥에 혈전이 생길 수 있다. 따라서 의료진들은 항응고제를 투여하여 혈액의 응고성을 감소시켜 혈전증과 색전증의 위험을 낮추어야 한다. 또한 환자가 심부전 소견을 보인다면 심부전을 막기 위한 다양한 약물도 투여된다.

심근경색으로부터 회복된 환자들은 부정맥이나 다른 경색으로 사망할 확률이 증가되어 있고, 특히 경색 후 첫 6개월에 위험도가 가장 높다. 많은 의료진들이 심근경색을 겪은 환자들에게 최소 2년 동안 심근 감수성을 낮추는 약물(beta-blocker)을 투여한다. 이렇게 하면 합병증의 위험을 낮추고 생존률이 높아진다. 적은 양의 아스피린을 매일 복용하는 것도 효과적이다. 아스피린은 혈소판의 기능을 억제해 혈소판이 거칠어진 죽종판의 표면에 덜 부착하도록 하여 관상동맥에 혈전이 생기지 않도록 해준다.

■ 사례연구

아래 3가지 사례는 심근경색증의 몇 가지 임상 증상과 합병증을 보여주고 있다.

사례연구 10-3

74세 남성이 5시간 동안의 심한 압박성 가슴통증으로 응급실에 내원하였다. 지난 2주 동안 그는 빨리 걸을 때마다 경미한 가슴통증이 있었고, 이 경우 휴식을 취하면 통증은 이내 사라졌다. 이학적 검사에서 이 남자에게 급성 병증의 징후는 없는 것이 밝혀졌다. 심박동수는 정상이었고 흉부 방사선 소견도 정상 이었다. 혈압은 190/100으로 높았다(정상: 120/80). 심전도는 좌심실의 전면벽을 포함하는 급성 심근경색의 패턴을 보였다.

응급실에서 실시된 검사 소견에서 심장 효소인 크레아틴 인산화효소(CK-MB)의 농도가 높아진 것이 확인되었다. 반복검사에서 이 효소들의 농도가 더 높아진 것이 확인되었다.

환자의 혈압은 심한 심근 손상에 의해 집중적인 치료가 없어도 가파르게 떨어졌고, 심실세동이 일어나는 것이 기록되었다. 즉시 시행한 심폐소생술도 효과가 없었고 환자는 사망하였다.

부검 결과 모든 관상 동맥에서 심한 세동맥경화증이 관찰되었다. 좌전방 하강 동맥은 혈전에 의해 막혀 있었고, 심장근 파열과 함께 전벽과 측벽 전층에 이르는 큰 심근경색이 있었다. 혈액이 심장막낭을 가득 채우고 있어 심장을 압박하여 심실은 기능을 할 수 없었다.

사례연구 10-4

57세 남자가 일하는 도중 그는 힘든 느낌을 호소하다가 의식을 잃어 직장에서 병원으로 이송되었다. 병원에서 다시 깨어났을 때 그는 지속되는 압박성 흉골하 통증을 느꼈다. 지난 달에도 그는 몇 분 동안 지속되다가 이내 저절로 사라지는 비슷한 흉골하 통증을 여러 번 경험하였고 이 통증은 팔의 무감각과 연관되어 있었다. 과거력상 이 환자에게는 2년 전 심근경색이 일어났다. 이학적 검사 소견과 혈압은 정상이었다. 심전도는 전벽과 심실사이중격에서 급성 심근경색 소견을 보였다. 내원한 지 얼마 되지 않아 그의 혈압은 쇼크 레벨까지 급격히 떨어졌고, 이는 심한 심근 손상을 초래하여 정상으로 회복할 수 없게 되었다. 곧이어 심실세동을 보였고 심폐소생술도 효과가 없어 환자는 사망하였다.

부검 결과 우관상동맥의 지배 영역인 심장 후벽과 심실사이중격의 뒷부분에 오래된 흉터가 있었다. 좌전방 하강 관상동맥의 지배영역인 전-측벽과 심실사이중격의 앞부분에는 최근에 경색이 일어난 것이 관찰되었다. 관상동맥들에서는 다양한 정도의 세동맥경화증이 관찰되었다. 좌관상동맥과 만곡동맥에서는 내강이 35~50% 정도 좁아져 있었다. 좌전방 하강 동맥에서는 내강이 85~90% 정도 좁아져 있었지만 폐쇄되지는 않았다.

우관상동맥은 7~8cm 정도 크기의 오래된 혈전으로 막혀 있었다. 폐에서는 현저한 폐부종이 관찰되었다.

사례연구 10-5

52세 남성이 오심, 구토와 관련된 심각한 전흉부 통증을 여러 번 경험하였다. 그는 이 증상을 소화불량으로 생각하고 병원에 가지 않았다. 그는 집에서 한정된 활동을 하며 지냈지만, 기력이 없었고 이따금 힘든 느낌과 흉통이 있었다. 차츰 증상이 호전되었으나 2주 후 갑자기 밥을 먹다가 오른 팔에 무기력함을 느꼈고 말을 하기 어려워졌고, 또한 테이블에서 일어나려고 했지만 오른 다리가 제대로 지탱해주지 않아 바닥에 넘어졌다. 병원에 내원할 때 그는 몸의 오른편에 마비가 있었다. 혈압은 210/110으로 올라가 있었다. 그밖의 이학적 검사 소견은 정상이었다. 심전도 소견에서는 최근에 전벽에 심근경색이 있었던 것으로 나타났다. 심근경색이 이미 2주 전에 일어났기 때문에 24시간째, 48시간째에 혈청 심장 효소 분석 소견은 모두 정상이었다. 증가된 효소 활성은 환자가 병원에 내원할 때 정상으로 돌아와 있었다. 환자에게 나타난 이상 증세는 최근에 발생한 심근경색 때문으로 밝혀졌다. 좌심실 경색이 일어났던 부분에 벽 내 혈전이 형성되었다. 핏덩이의 조각이 부서져 유리되어 뇌에 운반되었고, 이 색전이 뇌동맥을 막아 마비를 일으켰던 것이다. 치료 후 그는 만족할 만한 회복을 보였지만 좀 쇠약해졌고 말하는 데 약간의 어려움을 겪었다.

■ 심혈관계 질환 예방을 위한 아스피린 복용

아스피린은 심장발작과 뇌졸중을 예방하기 위한 임상 약물로 널리 쓰이고 있다. 아스피린의 주작용은 혈소판기능의 방해, 즉 트롬복산 A2라는 화학 물질을 만드는 데 필요한 혈소판 효소를 영구적으로 불활성화시킨다(아세틸화). 트롬복산 A2는 혈소판이 혈관의 거친 표면에 붙으면 분비되고, 혈소판이 서로 뭉쳐 혈액 응고과정이 시작되게 하는 물질이다.

아스피린을 복용함으로써 혈소판의 기능이 저하되면 혈소판이 관상동맥이나 뇌동맥에 있는 죽상경화판의 거친 표면에 붙어 혈전을 형성할 가능성이 줄어든다. 아스피린은 위와 소장에서 빠르게 흡수된다. 아스피린이 소화된 후 20분 안에 혈중 농도가 최대에 도달하며 약을 복용한 지 1시간 정도 뒤에 혈소판의 기능이 저하된 것을 관찰할 수 있다. 하루에 30mg 정도의 적은 양을 복용하는 것(아기 용량의 절반보다도 적음)으로 트롬복산 A2의 합성을 막을 수 있다. 따라서 아스피린을 매일 복용하면 혈소판 수명인 10일 내내 이 효과가 지속되며, 전체 순환하는 혈소판의 10퍼센트가 매 24시간마다 교체되기 때문에 10일 뒤에는 순환 혈액에서 정상적인 기능을 하는 혈소판을 관찰할 수 없게 된다. 혈소판을 불활성화시키기 위해 아스피린을 복용하는 것은 심혈관계 질환 발생을 줄이기도 하고 뇌혈관에서 혈괴에 의해 발생하는 뇌졸중의 위험도 줄이기도 한다. 그렇지만 뇌졸중이 있는 환자에서 심장발작을 줄이기 위해서 아스피린을 복용할 경우에는 뇌출혈의 위험을 증가시키기도 한다.

■ 코카인에 의한 부정맥과 심근경색

코카인은 심혈관계에 매우 강력한 효과를 가지고 있는데, 최근 코카인이 오락적인 용도로 많이 쓰이게 되면서 코카인과 관련된 심장사망자 수가 증가하였다. 이 약물은 심장과 혈관을 조절하는 교감신경의 신호를 지속시키고 강화시킨다. 따라서 심장은 더 빠르게 강하게 박동하게 되고 심근 산소 요구량이 증가된다. 이 경우 심장 근육의 감수성은 더 높아져 부정맥이 오기 쉬워지고 말초혈관이 수축하게 되어 혈압이 높아진다. 또한 코카인은 또한 관상동맥을 수축시켜 관상동맥 경련을 일으킬 수 있는데, 이 경우 심각한 심근 허혈이 생겨 심근경색이 발생 된다. 정상 관상동맥을 가진 사람에게서도 코카인과 관련해 사망에 이를 수 있는 부정맥과 심근경색이 발생할 수 있고, 이미 어느 정도의 관상동맥 죽상경화증을 가지고 있는 코카인 복용자에게서는 그 위험도가 훨씬 높아진다.

■ 혈중 지질과 관상동맥질환

혈중 지질 농도는 관상동맥 죽상경화증의 병인론에 중요 요인인 것이 밝혀졌다. 임상적으로 중요한 지질은 중성지방(트리글리세라이드)과 콜레스테롤이다.

▶ 중성지방

화학적으로 지방은 지방산 세 분자와 글리세롤 한 분자로 구성되어 있다. 글리세롤은 3개의 탄소로 된

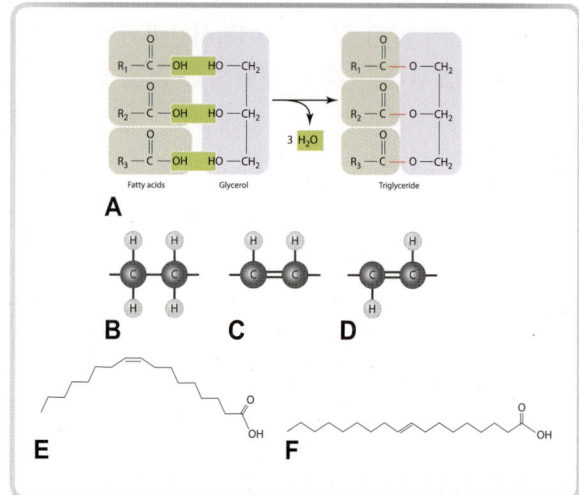

그림 10-35 • A, 지방산, 글리세롤, 트리글리세라이드. 트리글리세라이드의 구조는 16개에서 18개의 탄소 원자로 이루어진 3개의 긴 지방산 사슬로 구성되어 있다. 지방산의 카르복실 그룹은 물 분자를 잃으면서 글리세롤이 결합되어 트리글리세라이드를 형성한다. B, 단일결합은 포화지방의 트리글리세라이드 분자 내의 탄소원자를 결합시킨다. C, 비포화지방 안에 있는 이중결합이 사슬의 같은 쪽에 위치한다 (cis 결합). D, 비포화지방 안에 있는 이중결합이 사슬의 반대편에 위치한다(trans 결합). E, cis 위치의 이중결합이 있는 구부러진 지방산 사슬. F, 포화 지방의 사슬과 유사한, trans 위치의 이중결합이 있는 곧은 지방산 사슬.

알코올로, 수산기가 각각의 탄소 원자에 붙어있다. 지방산은 길고 곧은 탄소 사슬로 말단의 카르복실기(COOH)를 가지고 있다. 카르복실기는 유기분자의 산성 기를 구성한다. 지방산의 카르복실기는 글리세롤의 히드록시기와 반응하여 물 분자를 잃으면서 에스테르 결합을 형성한다(그림 10-35A).

중성지방은 포화 지방산과 불포화지방산으로 구분될 수 있다. 포화지방산에서 각각의 탄소원자는 인접한 2개의 탄소 원자와 단일 공유 결합을 형성한다(그림 10-35B). 3개의 지방산은 길고 곧고 대칭적인 분자들로서 서로에 평행하게 가까이 모여 있다. 이와 같은 원자 배열은 상대적으로 밀집되고 압축적인 분자를 형성한다. 대부분의 동물 지방산은 포화지방산이다. 대부분의 식물성 기름과 어류나 가금류에 있는 식물성 지방의 분자에는 인접한 탄소 원자 사이에 이중결합이 있고 이중결합 사이에 있는 이 2개의 탄소원자에 수소원자가 결합해 있는 불포화지방산이다. 이중결합 주변의 수소원자는 탄소사슬의 같은 쪽에 붙어 있어 이를 시스 배열이라 한다 (그림 10-35C). 이 배열은 사슬을 불균형하게 만들고 이중결합의 위치에서 사슬이 휘어지게 하여 중성지방 분자에서 더 많은 공간을 차지하게 만든다(그림 10-35E). 반면 트랜스지방은 이중결합 옆에 있는 수소원자들이 트랜스배열, 즉 사슬에서 서로 반대편에 있는 배열을 하고 있어 탄소 사슬이 포화지방산처럼 곧은 직선에 가까운 배열을 유지할 수 있는 불포화지방산이다(그림 10-35D, 그림 10-35F). 거의 대부분의 트랜스지방산은 인공적으로 식물성 지방(시스배열)에 부분적으로 수소를 첨가하여 일자형에 가까운 트랜스배열의 분자로 전환하는 방식으로 합성된다. 결과적으로 지방산 분자는 이제 포화지방산과 비슷해져 기름에서 반고형 지방으로 바뀐다. 우리는 트랜스지방이 혈중 지질에 대한 유해 효과 때문에 나쁘다는 것을 알고 있다. 트랜스지방은 포화지방산보다도 훨씬 죽상경화를 일으키기 쉽기 때문에 가능한 한 식이에서 제외되어야 한다.

혈중 고농도의 지방(콜레스테롤과 함께)은 죽상경화를 촉진한다. 탄수화물은 체내에서 빠르게 지방으로 전환되고 사실 대부분의 중성지방은 섭취한 지방보다는 탄수화물로부터 유래한 것이다. 임상의학에서 고트리글리세라이드혈증은 탄수화물이 과도하게 많이 포함된 식이로부터 발병한 경우가 많았다. 당은 혈중 트리글리세라이드 농도를 높이는 데 있어 곡물이나 다른 녹말로부터 유래한 복잡한 탄수화물보다 더 효과적인 것으로 밝혀졌다.

▶ 콜레스테롤

콜레스테롤(cholesterol)은 많은 고리 구조를 가지고 있는 복잡한 탄소 화합물로서 스테롤로 분류된다. 체내에는 많은 양의 콜레스테롤이 지방산과 함께 콜레스테롤 에스테르 형태로 존재한다. 콜레스테롤은 체내에서 합성될 뿐 아니라 다양한 종류의 음식에도 함유 또는 포함되어 있다. 정상적으로 콜레스테롤은 위장관을 통해 담즙으로 배설되기도 한다.

콜레스테롤을 많이 섭취하면 혈중 콜레스테롤 농도가 높아지고 죽상경화증이 일어나는 시기가 빨라진다는 많은 증거들이 있다. 혈중 콜레스테롤의 농도는 식이에서 콜레스테롤의 양뿐 아니라 식이 지방의 종류에 의해서도 영향을 받는다. 육류나 유제품에서 발견되는 포화지방산은 혈중 콜레스테롤 농도를 높이는 경향이 있는 반면, 어류나 가금류, 대부분의 식물성 기름에서 발견되는 불포화지방산은 혈중 콜레스테롤 농도를 낮춰준다. 콜레스테롤과 포화지방산은 대다수 음식에 같이 포함되어 있다. 일반적으로 콜레스테롤이 많이 함유된 음식은 포화 지방산의 농도가 높은 반면 콜레스테롤 농도가 낮은 음식은 포화지방산에 비해 불포화지방산의 농도가 더 높다.

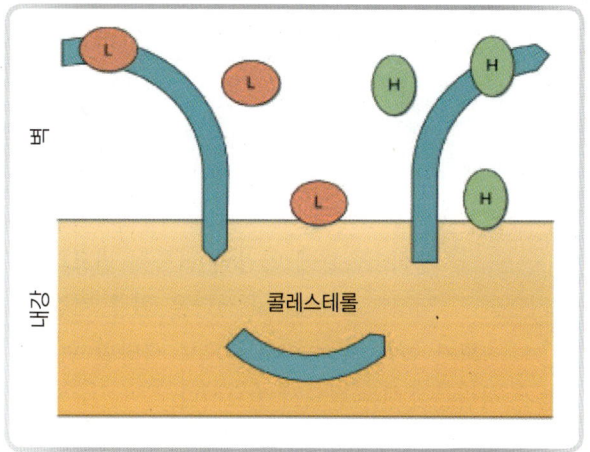

그림 10-36 • 콜레스테롤 운반에 대한 지단백질의 역할. 저밀도지단백질(L)은 동맥벽으로 콜레스테롤을 운반시켜 죽상경화증을 유인한다. 고밀도지단백질(H)은 분비를 위해 간으로 콜레스테롤을 운반시켜 죽상경화증에 대해 보호작용을 한다.

▶ 지질단백에 의한 콜레스테롤의 수송

혈장으로 운반되는 콜레스테롤은 단백질과 다른 지질과 함께 지질단백이라는 복합체 형태로 운반된다. 콜레스테롤을 운반하는 2가지 지질단백이 있다. 그들은 서로 다른 기능을 가지고 있고 그들의 무게(비중)에 따라 LDL(low-density lipoprotein)과 HDL(high-density lipoprotein)로 분류된다. 순환하는 콜레스테롤의 80%는 LDL에 붙어 운반되고 나머지 20%는 HDL로 운반된다.

LDL의 기능은 콜레스테롤을 혈류로부터 조직세포로 운반하는 것이다. 반면 HDL은 콜레스테롤을 조직세포로부터 제거하고 간으로 운반하여 담즙으로 배설한다. HDL은 또한 혈중콜레스테롤을 묶어두어 동맥벽으로 스며들지 못하게 한다(그림 10-36). 여기서부터 "나쁜 콜레스테롤"과 "좋은 콜레스테롤"의 개념이 생겨났다. "나쁜 콜레스테롤"은 LDL에 결합하고 있는 분율로, 동맥벽에 침투할 수 있어 죽상경화와 관련이 있다. "좋은 콜레스테롤"은 HDL에 결합하고 있는 콜레스테롤 분율로 이 콜레스테롤 분율이 상승하는 것은 실제로 관상동맥 관련 심장 질환을 예방해준다. 다양한 요인이 HDL 콜레스테롤 농도를 높여주고 결과적으로 관상동맥 관련 심장질환의 위험을 낮춰주는 것으로 알려져 있다. 이 요인들에는 규칙적인 운동, 금연, 그리고 놀랍게도 적정한 양의 알코올을 규칙적으로 마시는 것 등이 있다.

▶ 식이조절을 통한 혈중 지질 농도 변화

많은 연구에서 혈중 콜레스테롤과 트리글리세라이드 농도가 식이조절을 통해 낮아질 수 있다는 것이 입증되었다. 이 연구들에서 또한 조절된 식단을 유지하는 그룹은 일반적인 미국 식단 그룹보다 관상동맥질환의 위험이 낮다는 것도 밝혀졌다. 이 식단(보통 "anti-coronary" 식단이라고 불림)은 콜레스테롤과 포화지방, 다가 불포화지방을 포함하는 대체식품의 양이 적게 되도록 조절되었다. 이는 동물성 지방과 어류, 가금류 대체식품의 섭취를 제한하는 것을 포함한다.

이 식단에서 탄수화물은 기본적으로 전분과 곡류로부터 섭취되며, 당과 당이 풍부한 파이, 케이크, 사탕 같은 음식의 소비는 줄게 된다. 알코올 섭취도 제한되지만 관상동맥질환을 예방하는 HDL 수치에 대한 이로

고혈압 (hypertension): 혈압이 높은 상태.

세동맥경화증 (arteriosclerosis): 작은 동맥이 두꺼워지고 악화가 특이적인 동맥경화증의 한 종류.

운 효과 때문에 완전히 금지되지는 않는다. 오래된 식이습관을 버리기 어렵기 때문에 전형적인 미국 식단을 조절하는 것은 매우 어렵다. 하지만 관상동맥질환의 위험도를 현저히 줄여주기 때문에, 식이습관에 약간의 변화는 필요하다. "anti-coronary" 식단은 혈중 지질 농도가 높아 관상동맥질환으로 사망할 위험이 높은 사람들에게는 반드시 필요하다.

죽상경화가 진행되는데 영향을 미치는 인자가 다양하다는 것은 중요한 사실이다. 혈중 지질 농도의 상승은 죽상형성에 관련된 여러 인자 중 하나일 뿐이다. 비만이나 고혈압 같은 다른 질환과 흡연, 그리고 유전적 인자도 역시 죽상경화를 촉진한다.

■ 고혈압과 고혈압성 심혈관계 질환

▶ 원발성 고혈압

이상적인 정상 혈압은 120/80mmHg 범위이며 140/90mmHg 보다 높으면 고혈압이라 하며 혈압이 높을수록 유해 효과도 더 많다. 대부분의 고혈압은 신체 전반에 걸쳐 작은 세동맥의 과도한 수축에 의해 유발된다. 말초저항이 높으면 심장은 혈액을 더 힘차게 펌프질하여야 수축된 세동맥에 의해 형성된 저항을 극복하고 조직으로 적절하게 혈액을 공급할 수 있다. 원발성 또는 본태성 고혈압이라고 하는 이 질환에 관여하는 원인은 잘 알려져 있지 않지만 중증 고혈압은 심장뿐만 아니라 혈관과 신장에도 이상을 초래한다.

심장에 대한 효과. 심장은 높은 말초저항으로 증가된 부하에 반응해 크기가 커진다. 비록 큰 심장이 몇 년 동안은 효과적으로 기능을 유지할 수 있지만 심장 펌프는 "정격 용량"을 초과해 일하게 된다. 결국 심장은 더 이상 적절하게 혈류를 공급할 수 없게 되고 환자는 심부전 증상을 나타낸다.

혈관에 대한 효과. 혈관은 심장처럼 높은 압력에 저항할 수 있지 않기 때문에 혈압이 높을 경우 마모가 빠르게 진행된다. 고혈압은 큰 동맥들에서 죽상경화의 진행을 촉진한다. 이 경우 세동맥도 손상을 입게 된다. 세동맥 벽이 두꺼워지고 변성되며, 내강이 좁아진다. 이 과정이 죽상경화증으로 명명되어 있다. 간혹 지속되는 고혈압 때문에 작은 세동맥의 벽이 완전히 괴사되기도 한다. 약해진 세동맥은 파열될 수 있어 출혈이 일어난다. 뇌는 특히 손상에 취약해 뇌출혈은 상대적으로 가장 흔한 중증 고혈압의 합병증이다.

신장에 대한 효과. 신세동맥이 좁아지면 신장으로의 혈액 공급이 줄어들어 사구체와 세뇨관에 허혈성 손상이 가고 변성된다. 중증 고혈압은 신기능을 심각하게 저하시킬 수 있고, 궁극적으로 신부전을 유발할 수도 있다.

▶ 이차성 고혈압

고혈압의 일부분은 만성신장질환(15장), 뇌하수체나 부신의 종양, 갑상샘 항진증 같은 내분비샘 기능장애로부터 초래되기도 한다. 이런 질환들과 연관된 고혈압은 그 원인을 알기 때문에 이차성 고혈압이라고 한다. 대부분의 경우에서 이런 질환들을 성공적으로 치료하면 고혈압(hypertension)도 치료된다.

▶ 고립수축압

고립수축압은 이완기 혈압은 정상이거나 정상보다 낮지만 수축기 혈압만 올라간 상태로 정의된다. 주로 고연령의 성인에서 호발하며 이는 대동맥과 주요 동맥들이 나이에 따라 신축성이 떨어지기 때문이다. 심실 수축기에 혈액이 대동맥으로 분출될 때 동맥의 신축성이 떨어질수록 덜 늘어나고 분출되는 혈액의 압력을 흡수할 수 없게 된다. 결과적으로 혈관의 신축성이 좋을 때보다 수축기 압력은 더 높아지게 된다. 이 경우 과다한 세동맥 수축은 일어나지 않기 때문에 이완기 압력은 정상을 유지한다. 예전에는 고립수축압은 수축기, 이완기 압력이 모두 정상보다 높은 고혈압보다는 덜 심각한 것으로 여겨졌으나, 최근 연구 결과에 따르면 고립수축압은 심장이나 혈관에 원발성이나 이차성 고혈압과 동일한 유해 효과를 나타낸다는 것이 밝혀졌다.

▶ 고혈압의 치료

고혈압의 원인은 대부분의 경우에서는 밝혀져 있지 않지만 혈압은 정상 수치로 줄어들 수 있기 때문에 고혈압의 합병증의 위험은 낮아질 수 있다. 말초혈관의 수축을 줄여 혈압을 낮추는 약물을 투여하면 된다. 고립수축압의 치료에도 똑같은 접근이 이루어진다. 고립수축압의 원인은 노화와 큰 동맥들의 신축성 감소와 관련되어 있지만, 원발성이나 이차성 고혈압의 치료에 쓰이는 약물들이 역시 효과를 보인다.

■ 원발성 심근질환

일부 환자들에서는 심장질환이 판막이나 관상동맥 질환, 고혈압으로부터 유래된 것이 아니라 심장 근육 그 자체의 질환으로부터 유래되기도 한다. 원발성 심근질환에는 크게 2가지 종류가 있다. 하나는 심장 근육의 염증에서 초래된 것으로 심근염이라고 한다. 반면 염증의 흔적이 없는 두 번째 유형은 심근병증이라는 명확하지 않은 용어로 명명된다.

▶ 심근염

심근염(myocarditis)은 근육 섬유의 손상과 괴사와 관련되어 심장 근육에서 활발하게 일어나는 염증반응으로 특징지어진다. 미국에서는 대부분의 경우 바이러스에 의해 발병된다. 몇몇 경우만 심근에 염증을 일으키는 편모충(Trichinella, 5장)과 같은 기생충에 의해 일어난다. 때때로, 특히 면역억제 환자들에게서는 심근염이 히스토플라스마(Histoplasma) 같은 다른 병원체에 의해 발병되기도 한다. 몇몇 경우는 급성 류마티스열일 때 일어나는 심근염과 같이 과민반응 때문에 일어나기도 한다.

심근염은 대부분 갑자기 일어나며 급성 심부전을 일으킬 수도 있다. 다행히도 대부분은 염증반응이 완전히 가라앉아 환자들은 심장에 영구적인 손상 없이 회복된다. 심근염은 기저질환을 치료하고 염증이 가라앉을 때까지 휴식과 제한된 활동을 취하여 심박출량을 줄이는 것 이외에는 별다른 치료방법이 없다.

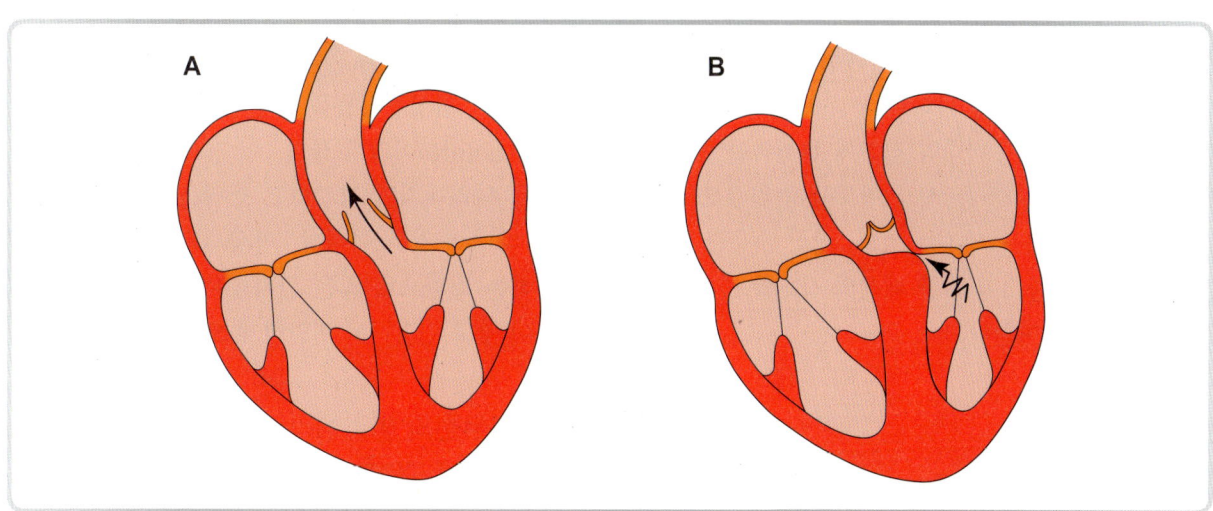

그림 10-37 • 비대성 심근병변의 특징적인 기능부전과 정상 심장기능의 비교. A, 정상 심장, 심실 수축기에 좌심실에서 대동맥으로 흐르는 혈류가 막혀 있지 않다. B, 비대성 심근병변, 비대된 심실 격막이 승모판의 앞판막에 영향을 주어 좌심실에서 대동맥으로 가는 혈류를 막았다.

▶ 심근병증

일반적으로 심근병증(cardiomyopathy)이라는 용어는 확장성 심근병증과 비대성 심근병증이라는 2가지 다른 질환을 포함하고 있다. 확장성 심근병증은 심장의 비대와 각 챔버의 확장으로 특징지어진다. 심실의 펌프작용은 현저하게 손상되어 있어 만성 심부전으로 이어질 수 있다. 확장성 심근병증은 이유도 밝혀지지 않았고 특별한 치료법도 없다. 비대성 심근병증은 유전성이며 우성형질로 전달된다. 이 질환은 근육섬유들이 특정한 조직적인 패턴 없이 마구잡이로 어긋나게 교차하고, 심근이 현저히 비대되어 상대적으로 챔버의 크기가 크게 줄어들어 이완기에도 쉽게 이완하지 못하는 것이 특징이다. 대부분의 경우에서 다른 심근보다도 심실중격이 가장 심하게 비대되어 혈액이 심실에서 대동맥으로 나가는 것을 방해받는다. 때로는 두꺼운 격막이 대동맥 이첨판의 전판막첨을 손상시켜 좌심실에서의 대동맥으로 혈액이 나가는 것을 간헐적으로 완전히 막기도 한다(그림 10-37). 이러한 유형의 심근 병증을 특발성 비대성 대동맥하 협착(idiopathic hypertrophic subaortic stenosis)이라 하고 IHSS로 줄여 말한다. 특발성 비대성 대동맥하 협착이라는 것은 알 수 없는 원인으로 심근 비대가 일어났고 폐쇄(협착)가 대동맥판막 밑에서 일어났다는 것을 의미한다. 대부분의 경우에 IHSS 환자들은 심한 피곤이나 어지럼증 등 심박출량이 부족한 징후를 나타낸다. 진단은 초음파 심장 검진을 통해 심근비대와 심하게 두꺼워진 중격을 확인할 수 있다. 치료는 심장 박동을 늦춰주고(심실이 충만될 시간을 늘려주는 효과) 심실 수축력을 늘려주는(비대된 중격에 의한 폐쇄의 정도를 줄여주는 효과) 약물을 투여한다.

■ 심장부전

심장부전(heart failure)은 심장이 충분한 양의 혈액을 조직에 펌프하지 못할 때 나타난다. 모든 종류의 심장 질환이 그 원인이 될 수 있다. 다량의 근육이

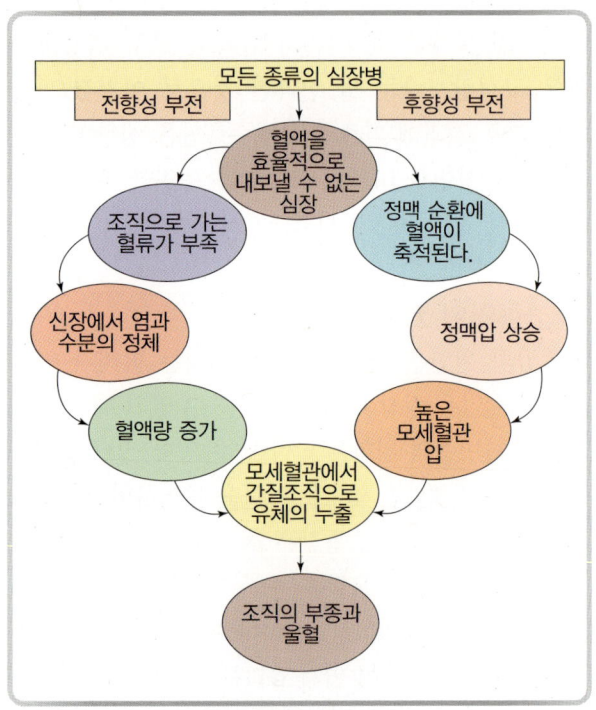

그림 10-38 • 울혈성 심부전의 병인기전.

경색되어 심장이 급속도로 기능을 상실하게 될 경우 급성 심장부전이 발생한다. 그러나 대부분의 경우에서는 심장은 기능을 천천히 잠행성으로 상실하게 되는데 이를 만성 심장부전이라 한다. 만성 심장부전의 주 특징은 조직에 혈액이 가득 차서 발생하는 울혈이기 때문에 의료진들은 흔히 만성 심장부전과 그에 따른 임상증상들을 울혈심장부전(congestive heart failure)이라 부른다. 이 용어는 심장의 기능이상을 나타내지만 그렇다고 생명을 위협하는 상황을 나타내는 것은 아니다. 만성 심장부전은 느리게 진행하는 질환으로 많은 환자들은 효과적인 치료에 반응이 좋고 건강하고 편안하게 오래 산다.

▶ 심장부전의 병리생리와 치료

심장부전을 일으키는 기전에 따라 전방부전(forward failure)과 후방부전(backward failure)이라는 표현을 사용한다. 전방부전에서는 심박출량이 낮아 조직에 공급되는 혈액이 불충분하고, 신장에 공

급되는 혈액량이 적어져 신장에 의해 물과 염이 체내에 축적된다(이는 부신을 매개로 간접적으로 효과가 나타난다). 이 경우 몸에 액체가 축적되면 혈액량이 증가하고 이에 따라 정맥압이 증가한다. 높은 정맥압과 모세혈관압은 모세혈관에서 여출액이 빠져나와 조직의 부종을 일으킨다. 후방부전에서는 불충분한 심박출량으로 인해 심장으로 들어오는 정맥이 가득 차게 되면서 높은 정맥압으로 내장에 울혈과 부종이 발생한다. (그림 10-38)에서 심장부전의 발생에 관여하는 여러 요소들의 상관관계가 나타나 있다. 모든 심장부전 환자는 전방부전과 후방부전을 모두 어느 정도 갖고 있을 것이다. 치료에는 이뇨제를 써서 신장에서 과량의 물과 염은 배출하도록 하여 혈압을 낮춘다. 또한 심실의 수축이 효율적이 되도록 돕는 강심제를 사용하기도 한다. 흔히 ACE (angiotension-converting enzyme)로 불리는 억제제를 사용하기도 하는데, 작용기전은 신장에서 대흡수기전으로 체내에 물과 염을 보유/축적하고 혈압을 높이는 레닌-안지오텐신-알도스테론 조절기전에 의한다. 고혈압과 물과 염의 축적은 심장부전 환자에서 바람직하지 않으므로 ACE 억제제의 사용은 울혈심장부전 환자의 생존율을 높인다.

▶ 심장부전에서 수축기 기능장애와 이완기 기능장애의 비교

심장부전 환자의 심실 기능의 효율성은 측정이 가능해서, 의료진은 심장부전의 원인이 수축기에 심실에서 박출되는 양이 적어서 발생하는지, 이완기에 심실에 혈액이 불충분하게 유입되는지 알 수 있다. 대부분의 환자에서 심실이 혈액으로 가득 차서 늘어나 있고 수축기에 정상적인 혈액량을 박출하지 못한다. 좌심실의 박출계수는 정상인의 60%에서 20%까지 감소할 수 있다. 심장은 수축기에 충분한 양의 혈액을 박출하지 못하게 되는데, 이 질병을 수축성 심부전이라 부른다. 그에 반해 다른 심부전 환자들의 문제는 수축기 시 혈액이 충분히 박출되지 못한 것이 아닌 이완기에 심실이 혈액으로 충분히 유입되지 않는 것이다. 이 질병은 이완성 심부전이라 부른다. 이는 두꺼워진 좌심실벽이 이완기에 충분히 이완하지 못해 심실이 정상적으로 커지지 못하는 고혈압 환자에서 발생한다. 이에 따라 심실로 흘러들어가는 혈액량이 감소되고 심실 내 압력은 증가한다. 그 외에도 심실이 이완기에 정상적으로 이완하지 못하는 다른 비교적 흔하지 않은 질병들도 심실 충만을 방해하고 심실압력을 상승시킨다. 이 모든 경우에서 이완기에 좌심실을 채우는 혈액량은 부족하고 박출 가능한 혈액양이 작으므로 일회박출량 또한 작다. 그러나 박출계수는 정상인데 그 이유는 이완기말 용적과 일회 박출량이 같은 비율로 감소하기 때문이다. 이완성 심부전과 수축성 심부전의 임상증상과 치료는 비슷한데 이완성 심부전에서는 이뇨제를 선호한다.

■ 급성 폐부종

급성 폐부종(pulmonary edema)은 급성 심부전에 따른 결과이고 생명을 위협하는 매우 심각한 질병이다. 발생은 좌-우 심실에서 박출되는 혈액량의 균형이 맞지 않아 나타난다. 좌심실의 박출량이 우심실의 박출량보다 일시적으로 감소하면 좌심장이 말초조직으로 혈액을 전달하는 것보다 우심장이 폐로 혈액을 더 빠르게 전달하게 될 것이다. 이 경우 폐조직은 급속도로 충혈되고 폐 모세혈관압은 상승해서 폐포 속으로 액체가 빠져나가게 된다. 폐포 안에 액체가 축적되면서 폐를 순환하는 혈액은 산소를 공급받지 못하게 되고 환자는 호흡곤란을 겪는다. 또한 들어 마신 공기(들숨)와 섞이면서 생성된 부종액의 거품 섞인 액체는 기관과 기관지를 채우고 상기도까지 흘러넘친다.

치료법은 부종성 폐포에 들어가는 산소량을 늘리기 위한 산소 보충과, 전체 순환 혈액량을 감소하여 심기능을 향상시키는 이뇨제나 기타 약물 불안을 진정시키는 모르핀과 급성 심부전을 일으킨 근본원인을 치료하는 방법이 있다.

동맥류(aneurysm): 대동맥, 대뇌동맥, 심실벽의 일부 같은 구조의 확장.

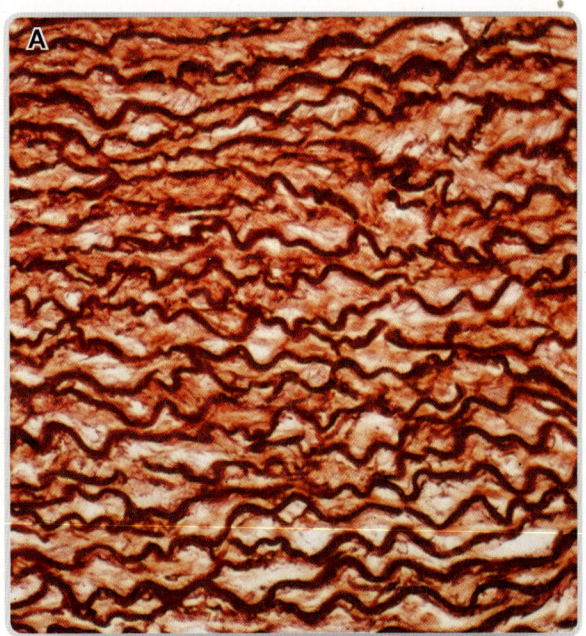 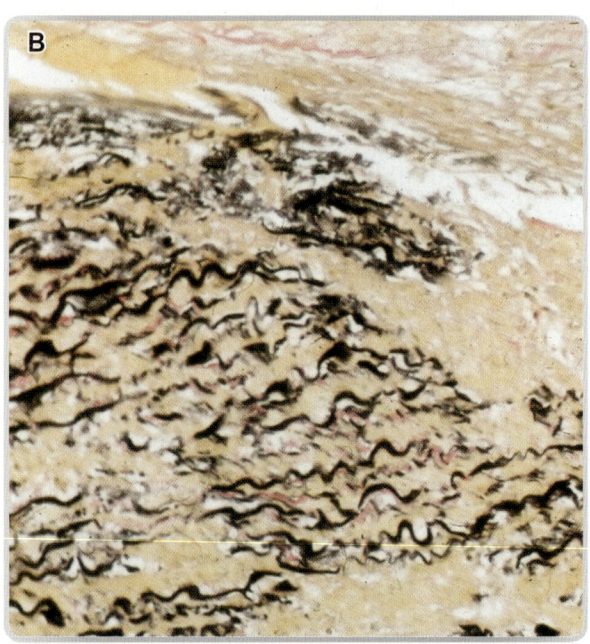

그림 10-39 • A, 탄성조직이 염색된 정상 대동맥 벽의 현미경 사진. 탄성섬유는 어두운 물결 모양의 줄무늬로 보인다. B, 심한 대동맥 죽상경화증을 가진 환자의 대동맥 벽, 탄성섬유의 파괴와 뚜렷한 분절화가 벽을 약화시키고 동맥류에 대한 감수성이 생긴다(400배).

동맥류

동맥류(aneurysm)는 동맥 벽이 확장되거나 일부분이 주머니처럼 늘어난 것이다. 대부분의 동맥류는 혈관벽을 약하게 하는 죽상경화증의 결과이다. 어떤 특정 뇌동맥류는 선천적으로 혈관벽이 이상이 있어 발생하는 것으로 신경계와 연계하여 생각해야 한다(21장 참조).

▶ 죽상경화성 동맥류

작은 혈관에 동맥경화가 생기면 혈관이 좁아지거나 혈전이 발생할 수 있다. 대동맥과 같은 비교적 큰 동맥은 내강의 반경이 매우 커서 완전한 폐쇄는 드물다. 그러나 죽상축적물은 대동맥벽의 탄력을 떨어뜨리고 약화시켜 손상을 일으킨다(그림 10-39). 손상된 대동맥벽은 혈관 내 높은 압력을 이기지 못하고 팽창한다. 동맥류는 주로 혈압이 가장 높고 죽상변화가 가장 심한 배대동맥의 원위부에서 발생한다(그림 10-40과 그림 10-41). 보통 동맥류는 죽상물질에 의해 덮히고 혈관벽의 일부는 석회화한다.

죽상경화성 동맥류의 원인은 질병 명을 보고 알 수 있듯이 죽상경화증이고, 죽상경화 동맥류 환자의 15~20%에서 가족력이 있는 것으로 나타나 유전적인 영향도 있다고 추정된다. 죽상경화 대동맥류는 서서히 진행하고 초기에는 무증상이다. 또한 작은 죽상경화 동맥류는 일반 이학적 검사로는 발견하기 어려우므로 현 지침은 죽상경화 대동맥류 가족력이 있거나 위험이 높은 65세 이상 성인들에서 주기적인 초음파 검사가 권장된다.

죽상경화 대동맥류가 위험한 이유는 파열하면 대량으로 치명적일 수도 있는 출혈이 발생하기 때문이다. 정상인 배대동맥의 반경은 2cm이다. 그렇지만 5cm보다 큰 배대동맥류는 파열할 수 있으므로 치료해야 한다. 일반적으로 동맥류가 클수록 파열할 가능성은 높아진다(그림 10-42).

표준적인 개복수술은 동맥류를 열고 동맥류가 차지하는 부위의 위 아래로 나일론이나 데이크론(Dacron) 이식편을 넣고 봉합하여 혈액 흐름이 동

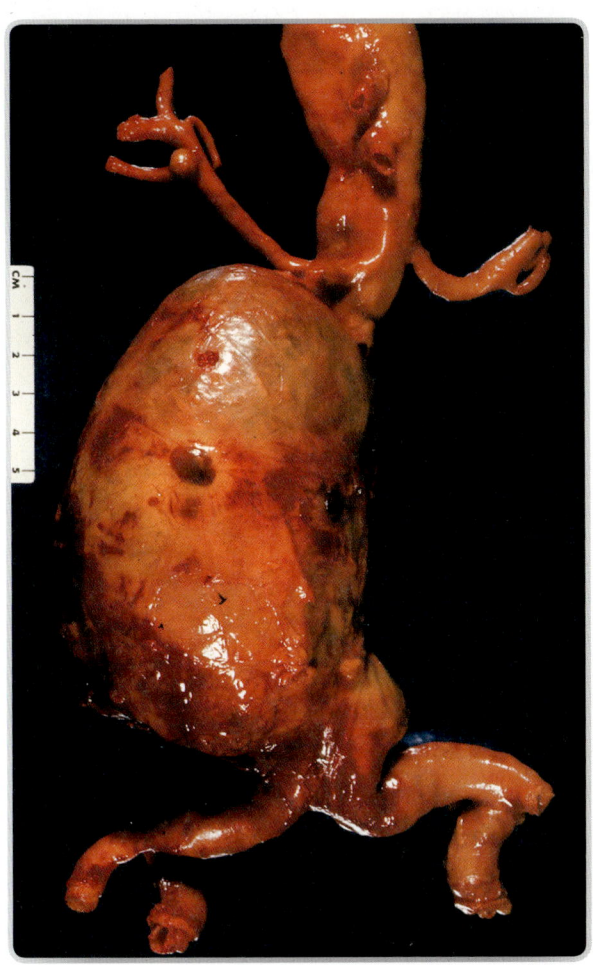

그림 10-40 • 신동맥(위)에서 엉덩동맥(아래)까지 뻗은 큰 동맥경화성 동맥류.

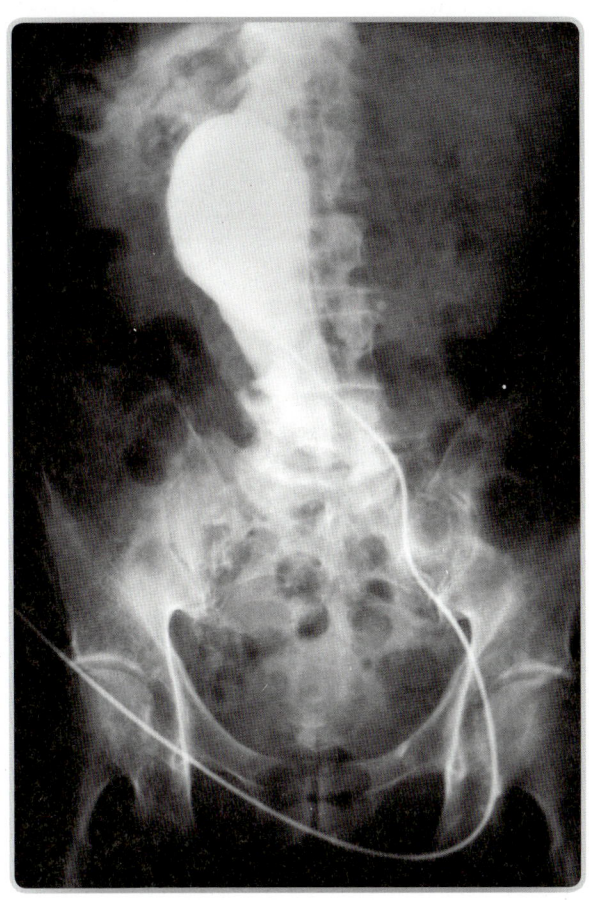

그림 10-41 • 대동맥에 조영물질을 주사하여 엑스선으로 확인되는 대동맥 동맥류.

맥류가 아닌 이식편을 통하도록 하는 것이다(그림 10-43). 이식편이 우회하는 동맥류 부분은 제거할 필요가 없으며, 보통은 대동맥류의 벽이 이식편을 감싸게 된다. 이 수술법은 확립되고, 믿을 만하고, 매우 성공적이지만 대수술이고 관상동맥질환이나 다른 질명을 앓는 고령 환자에는 위험할 수 있다.

어떤 환자들은 혈관 내 대동맥류 수술을 할 수도 있다. 서혜부에 작은 절개를 2개 내어 대퇴동맥을 노출시킨 다음, 특수 제작된 스텐트 이식편을 대퇴동맥에 삽입하고 엑스선으로 관찰하며 특수 장치를 사용해서 동맥류에 위치하게 한다. 그 다음에 스텐트 이식편을 풍선 작용으로 팽창시키고, 스텐트의 고리는 이식편을 대동맥의 위에 부착하고 또 대동맥의 아래 혹은 장골동맥에 부착한다(그림 10-44). 이럴 경우 혈액은 대동맥류가 아닌 제 위치에 있는 이식편을 통해 흐른다.

▶ 대동맥의 박리성 동맥류

대동맥의 두터운 중간층을 중막(media)으로 부른다. 이는 탄력섬유와 근육으로 이루어진 여러 층의 섬유성 결합조직으로 부착되어 있다. 대동맥 중막은 느슨하고 분리되어 있는 층으로 구성되어 있기 때문에 퇴행성 변화가 때때로 일어날 수 있다. 혈액의 박동성 압력에 의해 손상된 대동맥 벽의 안쪽 반과 중막의 바깥쪽 반으로 분리되면서 종종 혈관 내막이 찢어지기도 한다. 이 합병증은 고혈압 환자에

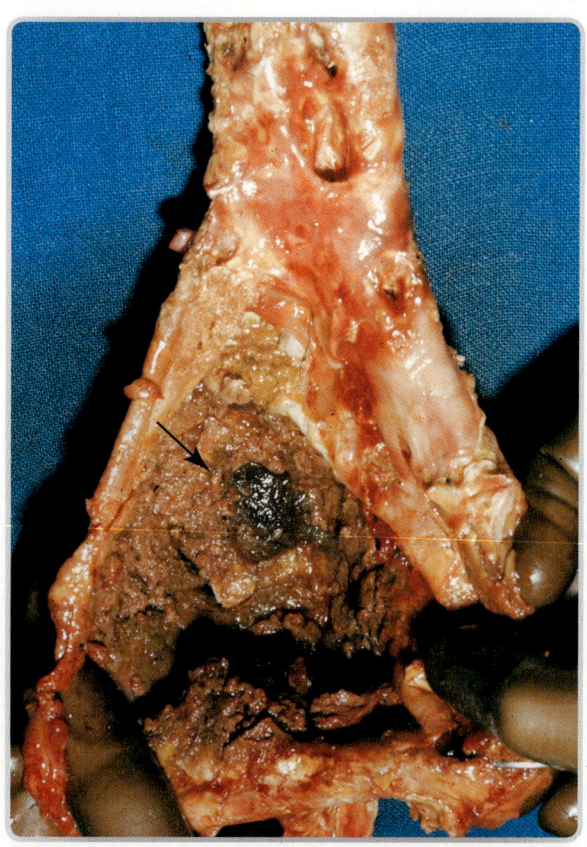

그림 10-42 • 동맥경화성 동맥류의 앞면. 벽의 두드러진 쇠퇴성 변화가 보인다. 벽의 극도로 얇은 부분이 파열의 위험이 있다.

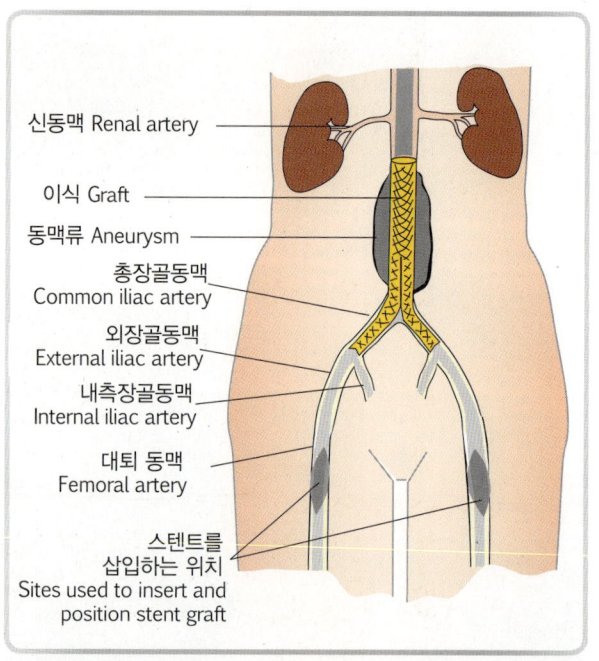

그림 10-44 • 복부 대동맥 동맥류를 치료하기 위한 혈관 내 이식. 이식은 대동맥 안에서 팽창하고 스텐트 부착이 대동맥 가까이 장골동맥 멀리에 이식을 고정시킨다.

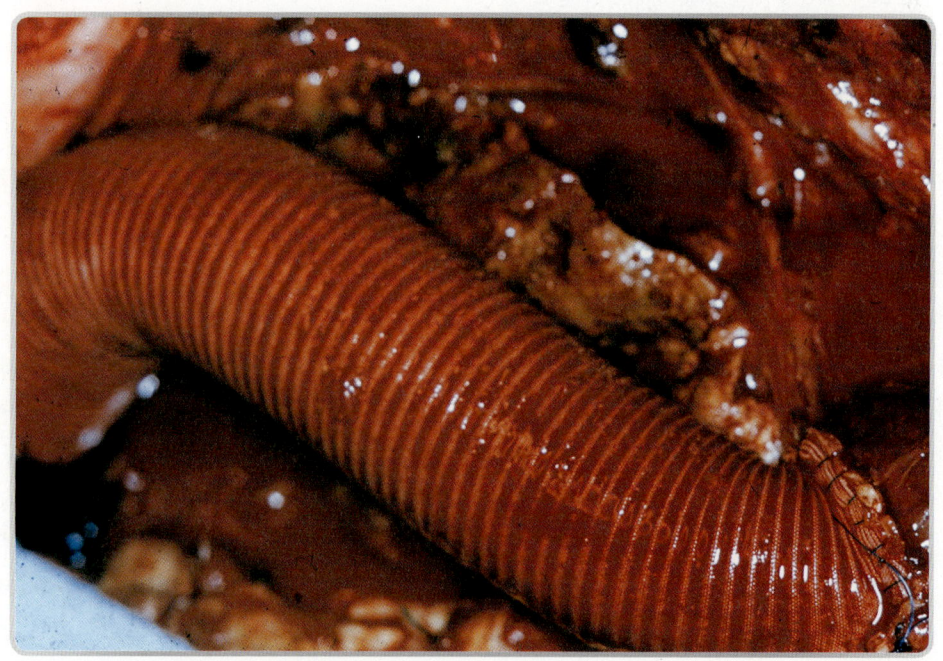

그림 10-43 • 관 모양의 데크론 이식에 의한 대동맥 동맥류 치료.

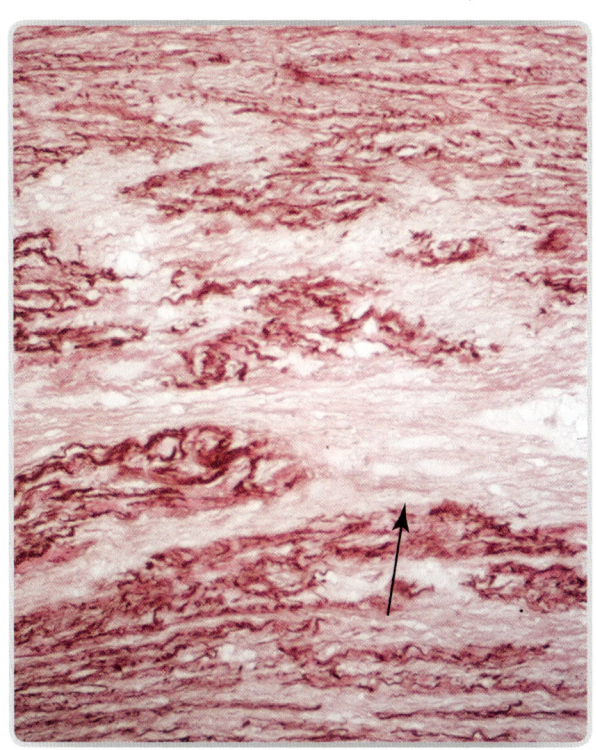

그림 10-45 • 사진의 중앙에 있는 대동맥 벽의 중간층에 특징적인 쇠퇴성 변화가 대동맥 벽의 안쪽 바깥쪽 층 사이에 결합의 상실을 유도하고 대동맥 박리에 감수성을 만든다.

서 흔히 일어난다.

내막이 찢어지면 혈액이 대동맥 벽안으로 들어간다. 퇴행한 중막에 틈새가 생겨 혈액이 중막 내에서 박리(dissect)하면서 점차적으로 진행한다. 이것을 대동맥의 박리성 동맥류라고 부르고, 격심한 가슴과 등에 통증을 동반한다. **박리(dissecting)**라는 용어는 혈액이 중막을 분열시키는 것을 말하고, 여기서 오해의 소지가 있는 용어인 동맥류(aneursym)는 형태적으로 대동맥이 정상보다 확장되어 보여서 붙인 것이다. 대동맥벽 속 혈전에 의해 확장되어 보이는 것이지 대동맥의 내강에는 변화가 없다(그림 10-45).

박리를 유발하는 내막의 손상은 주로 상행 대동맥에서 대동맥판막 바로 위에 있거나 하행 대동맥에서 대동맥궁에서 시작하는 큰 동맥 등의 바로 밑에서 발생한다. 내막손상이 상행 대동맥에 있는 경우에 혈액에 의한 박리가 근위와 원위 방향으로 진행해서 대동맥판막이 있고 관상동맥이 시작하는 대동맥의 뿌리까지 도달할 수 있다. 대동맥판막은 혈관벽 깊이 부착되어 있는데 박리가 발생하면 분열이 일어나 대동맥판막 기능부전과 폐쇄부전증(regurgitation)이 발생할 수 있다. 또한 관상동맥의 기원부위가 혈전에 눌려 심장의 혈액공급이 방해될 수 있다. 상행 대동맥에서 발생하는 박리는 흔히 치명적인데 그 이유는 심장의 기저부에서 혈액이 대동맥의 외막을 뚫고 나와 종격과 심낭으로 대량 출혈이 발생하기 때문이다(그림 10-46).

하행 대동맥에서 내막이 찢어진 경우 박리는 아래로 진행하여 하행 대동맥의 끝까지 진행할 수 있다. 대동맥벽 속 혈액은 대동맥에서 기원하는 여러 큰 동맥을 압박하여 신장, 장 등 여러 필수 장기에 혈액공급이 저하될 수 있다. 어떤 경우에는 박리가 혈액 내막을 뚫고 내강과 다시 이어진다. 이런 경우에는 혈액은 대동맥의 내강뿐만 아니라 대동맥의 근위부와 원위부에서 각각 교통하는 박리의 경로를 따라서도 흐른다(그림 10-47). 이 질병을 위한 수술법은 다양하다.

■ 정맥의 질환

정맥의 주요 질병은 (1) 정맥에서의 혈전 (2) 정맥의 염증 (3) 정맥의 심한 확장과 비틀림(tortuosity)이다. 정맥의 혈전은 주로 하지에서 발생하지만 신체의 다른 부위의 정맥에서도 발생한다. 정맥의 염증은 정맥염(phlebiti, phelb=정맥+itis=염증)이라 부른다. 염증이 있는 정맥에 혈전이 동반되면 혈전정맥염(thrombophlebitis)이라 부른다. 확장되고 비틀린 정맥을 정맥류(varice 또는 varicose vein)이라 부른다(Varix는 확장된 정맥이라는 뜻의 라틴 단어이고, varices는 복수형이다). 정맥류는 주로 하지의 정맥에서 발생하지만 다른 신체 부위에서도 발생할 수 있다.

▶ 정맥혈전과 혈전정맥염

수술을 받은 환자나 침상 생활하는 환자들에서 혈전형성은 임상적으로 흔한 문제이다. 9장에서 기술되었듯이 폐혈전을 동반할 수 있다. 혈전이 발생 가능한

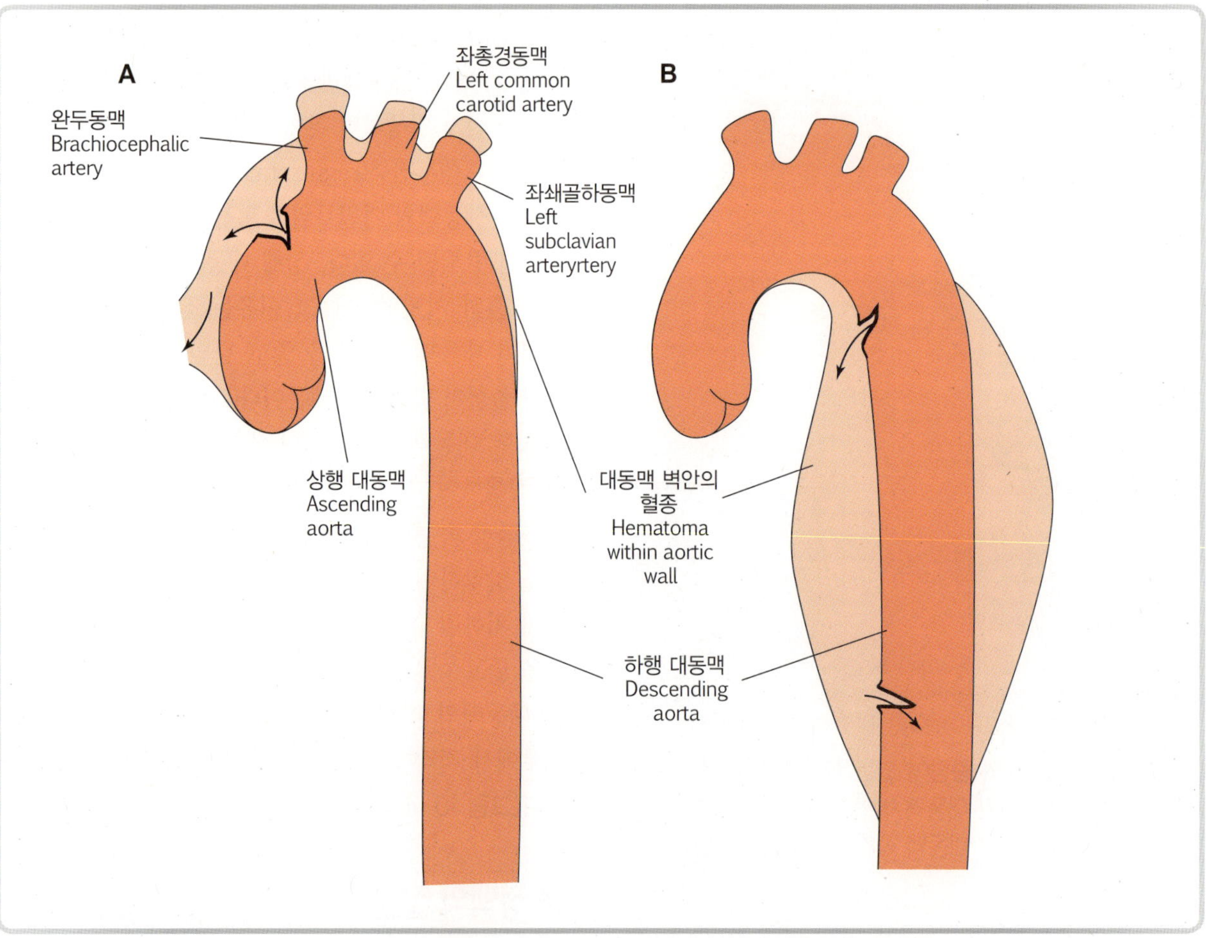

그림 10-46 • 대동맥 박리의 위치. A, 상행 대동맥이 찢어져서 가까운 쪽과 먼 쪽의 박리를 유발시킨다. B, 하행 대동맥이 찢어지면 광범위한 가까운 쪽 박리를 유발시킬 수 있고, 대동맥 내강으로 파열이 일어날 수도 있다.

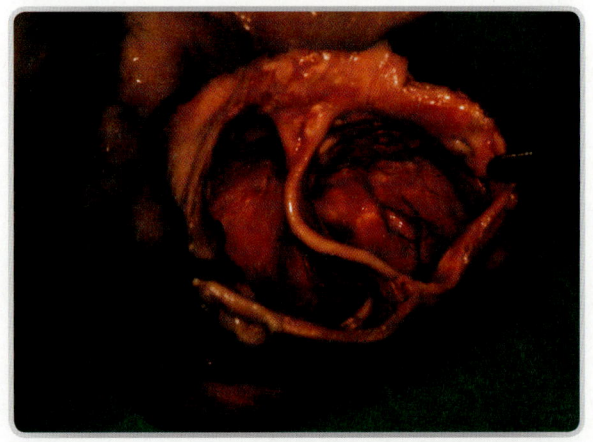

그림 10-47 • 박리성 동맥류로 발생된 2개의 관이 보이는 대동맥 절단면. 사진의 오른쪽에 있는 관은 진짜 대동맥 내강이다. 왼쪽의 관은 박리로 생긴 대동맥 벽 안의 관이다.

환자들의 정맥흐름을 좋게 하고 정체를 예방하는 하지 운동이나 수술 후 일찍 보행하도록 도와줌으로써 위험도를 낮출 수 있다.

정맥혈전(venous thrombosis)과 정맥혈전염(thrombophlebitis)은 하지를 들어올리는 것과, 열, 항혈전약물을 사용해서 치료한다. 항혈전약물은 정맥 내에 혈전이 형성되는 과정을 막고 신체의 정상 보호기전에 의해 혈전을 혈액에서 제거한다. 피떡(clot)은 섬유소분해 기전이 활성화되거나 피떡이 정맥벽에 부착한 위치에서 결합조직이 내강으로 자라나오면서 용해된다. 혈전정맥염 이후 남은 정맥벽과 판막의 손상은 정맥의 혈액 흐름을 방해할 수 있고 후에 정맥류를 형성하는 경향이 있다.

▶ 하지의 정맥류

하지의 혈액은 두 종류의 정맥(심부정맥과 표재정맥)을 통해서 환류한다. 심부정맥은 정맥환류의 대부분을 운반하는데, 큰 동맥을 동반하고 엉덩정맥으로 배출되며 하대정맥으로 이어진다. 표재정맥은 피부 밑 피하조직에서 서로 교통하는 채널을 형성하고 심부정맥으로 혈액이 흘러들어간다. 가장 큰 표재정맥은 대복재정맥이고 다리의 안쪽을 따라 발목에서 서혜부까지 이어지고 서혜부에서 심부정맥인 대퇴정맥으로 혈액을 배출한다. 두 번째로 가장 큰 표재정맥은 소복재정맥으로 다리의 뒤를 따라오르다가 무릎의 뒤에서 심부정맥으로 혈액을 배출한다. 표재정맥과 심부정맥을 따라 심장의 반달판막과 모양이 비슷한 컵 모양의 판막이 위치한다. 판막에 의해 혈액은 정맥을 따라 위로 진행하고 아래로는 진행하지 못한다. 표재정맥과 심부정맥은 짧은 교통가지에 의해 연결되어 있고, 이 교통가지에는 판막이 있어 혈액은 표재정맥에서 심부정맥 방향으로만 흐른다. 심부정맥에서는 다리와 허벅지의 근육이 수축하면서 주기적으로 정맥을 눌러 혈액이 중력에 반대로 밀어져 위로 나아가게 한다. 정맥 내 판막이 혈액의 후향적 흐름을 막는다. 그에 비해 표재정맥의 구조는 지지가 덜 되어 있어 정맥환류의 효율성이 떨어진다. 그럼에도 불구하고 정맥환류는 표재정맥을 통해서 정상적으로 이루어진다. 이는 정맥이 심하게 늘어나지 않고 판막이 제 기능을 하여 후향적 흐름이 일어나지 않고 혈액 정체가 발생하지 않는다는 것을 전제로 한다.

하지정맥류는 복재정맥이 확장되고 판막의 기능이 상실되면 발생한다. 정맥 안에서 혈액은 정상적으로 상향(심장)으로 흐르지 않고 정체되고, 이에 따라 정맥은 길어지고 비틀어진다. 이 질병은 가족력의 소인이 있기 때문에 근본적인 원인은 선천적으로 정맥류가 발생하기 쉽게 정맥벽 또는 판막이 약한 것으로 추정된다.

복재정맥의 정맥류가 발생하는 또 다른 원인은 심부정맥이 막히거나 기존의 혈전정맥염으로 인해 심부정맥의 판막이 손상된 것이다. 심부정맥의 손상되어 정맥환류의 상당량이 표재정맥을 통하게 되고, 따라서 상대적으로 약한 표재정맥은 증가된 흐름은 견뎌내지 못해 정맥류가 된다.

하지정맥류의 합병증. 합병증은 정맥내 혈액이 정체되면서 만성적으로 정맥혈의 충만으로 조직에 영양결핍이 발생된다. 이 경우 다리의 말단부와 발목의 피부는 얇아지고 위축되며 감염되기 쉽다. 또한 피부에 궤양이 생기면 쉽게 회복되지 않는다. 확장된 정맥은 쉽게 손상되고 파열되어 혈액이 혈관 밖으로 나와 피부 변색을 일으킬 수 있다. 또한 혈액 정체에 의해 후에 혈전정맥염이 일어나기 쉽다.

하지정맥류의 치료. 복재정맥 정맥염의 치료는 탄력스타킹과 가능할 경우 지속적으로 다리를 올린 자세를 취하여 정맥의 환류를 돕는다. 어떤 환자들에서는 하지정맥류를 외과적으로 제거해야 한다. 이런 수술을 할 때 표재정맥과 심부정맥을 연결시키는 교통가지를 결찰하여야 한다.

다른 부위에서의 정맥류. 직장(rectum) 주변에서 정맥이 확장되었을 때 치질이라 하며 이는 위장관 질환(17장)에서 상세히 설명하였다. 간경화증이 있는 환자에서는 식도에서 정맥류가 흔히 나타난다. 식도정맥류가 파열되면 생명을 위협하는 출혈이 발생할 수 있다. 식도정맥류의 발병기전과 치료는 16장에서 설명하였다. 정삭에서 발생하는 정맥류에서는 음낭 속에서 고환 바로 위에 정맥혈관 덩어리가 생겨난다. 이 질병을 정계정맥류(**varicocele**: varix=정맥+cele=팽창)라 부른다. 정맥류염은 주로 무증상이지만 음낭의 불편함을 겪을 수 있다. 아주 드물게는 남성의 불임을 유발하지만, 일반적으로 치료를 필요로 하지는 않는다.

> **박리성 동맥류 (dissecting aneurysm of the aorta):** 동맥의 안쪽층이 찢어지고 동맥벽의 손상되는 것에 이차적으로 동맥벽으로 혈액이 들어가는 박리.
>
> **정계정맥류(varicocele):** 고환으로부터 피를 관류하는 정삭 내에 하지정맥류.

요약

심장(펌프)과 혈관의 정상 구조와 기능을 기계 펌프와 비교해서 심장질환과 기계의 기능 불량을 비교할 수 있다. 선천성 심장질환은 펌프 제조에서 문제가 있는 것이다. 태아에서 기능이 없는 폐를 우회하는 구조물은 우심방과 좌심방을 전환하는 타원구멍과 폐동맥과 대동맥을 직접적으로 이어주는 동맥관이다. 이런 우회 구조물이 정상적으로 태생 후에 폐쇄되지 못하고 동맥관이 열려 있을 때 문제가 된다. 심장의 방들이 비정상적으로 교통하면 심장기능이 저하될 수 있다. 탈산소화된 혈액이 산소화된 혈액과 합쳐지는 변이(anomalies)는 청색증을 유발하고 조직에 산소가 풍부한 혈액공급을 하지 못하게 되고, 이로 인한 합병증이 발생한다. 산소화된 혈액이 폐로 향하는 탈산소화된 혈액과 섞이는 변이는 조직에 산소를 공급하는 데 문제가 없지만 심장에 걸리는 부하는 증가한다. 대부분의 선천성 변이는 효과적으로 치료할 수 있다.

판막성 심장질환은 펌프기계의 밸브에 문제가 있는 것과 같다. 류마티스염에 의해 판막이 손상되는 질환은 최근에는 흔하지 않지만 대동맥판막협착은 고령층에서 점차 증가하고 있다. 승모판탈출증 또한 비교적 흔한 질병이다. 비정형적인 판막을 가진 사람들은 감염성 판막염이 발생하기 쉬우며, 특히 감염성 판막염에 위험성이 높은 환자는 치과치료 전에 예방 차원에서 항생제를 사용한다. 감염성 판막염은 적절한 항생제를 사용하여 치료한다. 심하게 손상된 심장판막은 인공판막으로 대체할 수 있다.

관상동맥 질환은 콜레스테롤과 지질이 관상동맥과 큰 동맥에 축적되어 혈관 내강이 좁아지게 되고, 결국 조직에 혈액을 공급하는 작은 동맥으로의 혈액 흐름이 줄어든다. 이는 펌프기계의 연료관이 좁아지거나 막히는 것과 같다. 치료는 외과적이나 약물요법 모두 가능하다. 주요 관상동맥이 완전히 막히는 경우 심장마비, 심실세동, 심근경색 등 심근을 심하게 손상시키는 심각한 합병증을 초래한다. 진단은 심전도와 심장 효소 검사법이다. 막힌 관상동맥이 빨리 뚫릴수록 예후가 좋다. 치료법은 혈전을 녹이거나 동맥을 여는 수술인 경피 관상동맥 수술이 있다. 급성 관상동맥증후군 분류는 관상동맥질병의 진단과 치료를 내리는 데 도움이 되는 지침서이다. 트랜스지방이 주는 손상과 혈중 지질과 지질단백질이 관상동맥질병에 기여하는 역할을 고려하여야 한다. 정상보다 높은 혈압은 심혈관계를 손상시킨다. 고혈압의 분류는 원인 불명 시 일차 고혈압, 원인이 신장질환처럼 알려진 질병이면 이차 고혈압으로 분류한다. 고립수축성 고혈압은 큰 동맥이 딱딱해져 수축기 심실수축에 의한 압력을 흡수하지 못하여서 발생한다. 치료법은 원인과 무관하게 높은 혈압의 하강을 목적으로 한다.

일차 심근질환은 다른 종류의 심장질환에 비해 드물다. 심근염은 바이러스가 주 원인이며 심장에 영구적인 손상이 일어나지는 않는다. 심근병은 심근염보다 더 심한 질병으로 현재까지 알려져 있는 치료법은 없다. 어떤 종류의 선천성 심근병은 심근섬유가 불규칙하게 배열을 하고 있어 심장이 매우 비대해진다. 이 경우 두꺼워진 심실중격은 좌심실에서 혈액이 빠져나갈 때 방해하기도 한다. 치료는 심장을 느리게 하고 심실 수축력을 감소시키는 약물을 사용하여 심기능을 향상시키는 것이다.

모든 심장질환에서 신체에 공급되는 혈액이 필요에 못 미치는 만성 심부전을 유발할 수 있다. 수축성 심부전은 수축기에 심장이 충분한 양의 혈액을 박출하지 못하는 것이고, 이완성 심부전은 이완기에 심실이 충분히 이완하지 못해 혈액이 충분히 차지 못하여 박출할 수 있는 혈액양이 줄어드는 것이다. 급성심부전은 급성폐부종을 유발할 수 있어 즉시 집중치료를 하여야 한다.

동맥경화증은 대동맥벽을 약화시키게 되고, 결과적으로 혈압이 가장 높은 대동맥의 원위부에서 확장이 일어난다. 이를 동맥경화성 동맥류라 부르며 진행은 대동맥이 서서히 늘어나며, 진단과 치료를 받지 못하면 파열될 수 있다. 여러 가지 효과적인 치료법이 있다. 박리성 대동맥류는 퇴행성으로 대동맥벽의 약해진 부위의 혈관 내막이 찢어지는 손상이 일어나면서 혈액이 찢어진 대동맥벽으로 들어가는 것으로 심각한 합병증을 유발한다. 이는 동맥경화성동맥류보다 치료가 어렵다.

확장된 정맥인 정맥류는 인체의 여러 부위의 정맥에서 발생할 수 있다. 주로 하지에 있는 표재정맥인 복재정맥에서 발생하고 효과적으로 치료가 가능하다. 그 외에도 다른 부위에서 발생하는데 예를 들어 식도에서 식도정맥류, 직장에서 치질, 음낭에서 정계정맥류가 있다.

복습문제

1. 한 방향으로 혈액이 흐르는 데 심장 판막의 기능이 어떻게 기여하는가? 수축기압과 이완기압을 결정하는 요인들은 무엇인가?
2. 심장질환의 주 원인이 무엇인가? 류마티스염과 류마티스 심장질병의 차이는 무엇인가?
3. 감염성 심장내막염은 무엇인가? 어떻게 발병하는가? 예방법은 무엇인가? 치료법은 무엇인가?
4. 관상동맥질환의 증상은 무엇인가? 협심증과 심근경색의 차이는 무엇인가?
5. 고혈압이 심장과 혈관에 미치는 영향은?
6. 심장부전은 무엇인가? 다음 용어의 뜻은 무엇인가? 전방부전, 후방부전, 급성심부전, 만성심부전, 수축성심부전, 이완성심부전, 급성폐부종.
7. 대동맥류의 주원인은 무엇인가? 대동맥류의 치료법은?
8. 동맥경화성 대동맥류와 박리성 대동맥류의 차이는?
9. 다량의 심근경색이 있을 경우 발생할 수 있는 합병증은?
10. 다음 용어의 뜻은 무엇인가? 승모판탈출, 석회화, 대동맥 협착, 심실세동
11. 다리의 혈관에서 혈전이 발생하기 전에 선행하는 요인들은? 정맥혈전의 주 합병증은?
12. 정맥류의 정의는? 어떠한 정맥이 주로 영향을 받는가? 또한 임상 징후는?

상호 관련 문제

연관된 것끼리 연결하시오.

1. 이첨 대동맥판막
2. 대동맥 축착(aortic coarctation)
3. 개방된 동맥관
4. 심방중격결손
5. 팔로 4징

A. 근위부의 대동맥이 좁아져서 원위부 대동맥으로 혈액 흐름이 방해
B. 대동맥 협착이 발생하기 쉽다.
C. 산소 함량이 적은 동맥혈액과 정상적으로 산소가 충분한 동맥혈액이 섞여 청색증이 발생.
D. 대동맥의 혈액이 폐동맥의 혈액과 섞인다.
E. 좌심방의 혈액이 우심방 혈액과 섞인다.

CHAPTER 10 단원 복습

객관식

1. 대사증후군의 특징적인 징후가 아닌 것은?
   A. 고혈압
   B. 청색증
   C. 탄수화물에 대한 내성 저하
   D. 비만
   E. 고지혈증
2. 환자가 가슴의 통증을 호소하였고 심근경색이 의심된다. 심근경색을 진단하는 데 도움이 되지 않는 검사는?
   A. 심전도에서 ST 세그먼트(segment)가 상승함
   B. 혈압이 상승
   C. 혈중 크레아틴키니아제(creatine kinase) (CK-MB)이 상승함
   D. 혈중 트로포닌(troponin)이 상승함
3. 가슴통증을 호소하는 환자에 혈관조영술을 실시한 결과 혈전이 주요 심장혈관을 폐쇄한 것을 알았다. 환자가 의료진이 풍부한 심장센터를 다닌다고 할 때 이 질병을 가장 효과적으로 치료하는 방법은?
   A. 침대서 휴식을 취하고 환자가 불편하지 않도록 진정제 투여
   B. 저지방, 심근경색을 예방하는 식이요법
   C. 혈전용해성 치료를 하여 혈전용해 시도
   D. 경피 관상동맥 수술을 해서 혈전을 제거하고 스텐트를 설치하여 심장혈관이 열려 있게 함
4. 태아에서 타원구멍의 주 기능은:
   A. 좌심방에서 우심방으로 혈액 이동
   B. 우심방에서 좌심방으로 혈액 이동
   C. 폐동맥에서 대동맥으로 혈액 이동
   D. 대동맥에서 폐동맥으로 혈액 이동
5. 동맥관의 주 기능은:
   A. 좌심방에서 우심방으로 혈액 이동
   B. 우심방에서 좌심방으로 혈액 이동
   C. 폐동맥에서 대동맥으로 혈액 이동
   D. 대동맥에서 폐동맥으로 혈액 이동

비판적 사고

1. 15세 고등학생 김 군이 넘어지면서 등을 다쳐 병원에 갔다. 병원에서 혈압을 측정하였더니 170/100으로 나타났다. 이 소년은 혈압을 올리는 약물을 복용하지 않았고, 또한 심혈관 질환의 가족력도 없었다. 김 군은 자기 혈압이 그렇게 높은 이유를 이해할 수 없었다. 김 군은 어떠한 원인으로 혈압이 높은지 알고 싶어 한다. 당신은 무엇이라 조언하겠는가?
2. 64세 이 씨는 최근에 심잡음이 들린다고 의사로부터 들었다. 그는 과거에 시행한 일반 신체검사에서 심잡음이 없었기에 깜짝 놀랐다. 그는 자신이 건강하다고 생각하고 새로 생긴 심잡음의 원인을 찾기 위한 추가적인 검사와 더불어 과거처럼 골프를 쳐도 되는지에 대하여 알고 싶어 한다. 당신은 무엇이라 조언하겠는가?
3. 52세 박 씨는 최근에 심장마비(심근경색)에서 회복하였다. 그는 심근경색의 재발을 감소시키기 위해 해야 할 일을 알고 싶어 한다. 당신은 무엇이라 조언하겠는가?
4. 22세 대학생 이 씨는 아주 오래전부터 심잡음이 있음을 알고 있었다. 최근에 그는 농구부에 들어가기 위해 실시한 신체검사에서 심잡음의 원인을 알아내기 위해 추가적인 검사가 필요하다고 들었다. 이 학생이 심잡음의 원인과 그로 인하여 자신의 건강에 미치는 영향에 대하여 알고 싶어 한다. 당신은 무엇이라 조언하겠는가?

조혈계와 림프계

The Hematopoietic and Lymphatic Systems

CHAPTER 11

학습목표

1. 혈액의 구성 성분과 각각의 기능과 림프계 기능을 설명할 수 있다.
2. 빈혈의 종류와 치료 원칙을 설명할 수 있다.
3. 저색소성 소적혈구성 빈혈과 큰적혈구빈혈의 주요 원인들을 설명할 수 있다.
4. 골수 손상의 결과로 생긴 빈혈의 원인과 실혈로 인한 빈혈의 원인과 치료 방법을 설명할 수 있다.
5. 적혈구증가증과 혈소판감소증의 원인과 결과를 설명할 수 있다.
6. 전염성단핵구증의 원인과 임상 증상을 설명할 수 있다.
7. 림프절 종대의 흔한 원인을 설명할 수 있다.
8. 감염을 막는 비장의 역할과 신체 방어기전에 있어서 비장 절제술의 영향을 설명하고, 비장 절제술을 받은 환자의 치료와 연관시켜 설명할 수 있다.

조혈계

▶ 인체 혈액의 구성 성분과 기능

혈액(blood)은 조직에 산소와 영양분을 공급하는 데 필수적이다. 즉, 세포의 물질대사의 산물인 이산화탄소와 다른 폐기물을 배설기관으로 운반하고 백혈구, 호르몬, 항체들을 신체의 여러 장소로 이동시킨다. 혈액의 부피는 개개인의 몸무게에 따라 다양하지만, 평균적으로 남자는 4.6리터이다. 거의 혈액의 반 정도는 세포 성분으로 구성되어 있다. 즉, 적혈구, 백혈구, 혈소판이 혈장으로 불리는 점성액에 떠 있다 (그림 11-1). 모든 혈액 세포는 줄기세포라 불리는 골수 내에 있는 전구세포에서 기원하고, 좀 더 분화하여 혈액 내에 순환하는 적혈구, 백혈구 그리고 혈소판을 형성한다. 순환 적혈구, 백혈구, 혈소판 수치는 너무 커서 혈액 1마이크로리터당 숫자로 표기한다. 또한, 혈액 세제곱 밀리미터당 숫자로 표현하기도 한다. 이 두 용어는 1마이크로리터가 1세제곱 밀리미터와 동일하기 때문에 상응한다.

적혈구(red cell)는 기본적으로 산소 운반에 관여하며, 혈액 성분 중 가장 숫자가 많고, 혈액 1ml에 평균 약 500만 개이다. 하나의 성숙 적혈구는 매우 신축성이 좋은 양면이 오목한 원반으로 단면상 약 7ml이다. 양면이 오목한 모양 때문에 염색된 혈액 도말에서 특징적으로 가운데가 희미하게 보이고 가장자리가 좀 더 진하게 염색된다. 또한, 양면이 오목한 형태는 부피에 비해 좀 더 넓은 표면적을 가질 수 있어, 폐모세혈관을 통해서 혈류로 산소를 빠르게 흡수할 수 있게 하고, 혈액이 조직 내로 운반되었을 때 산소를 몸의 세포로 빨리 방출할 수 있게 한다. 이러한 적혈구의 모양은, 또한 신축성을 매우 좋게 하여, 적혈구 지름의 반도 되지 않는 작은 모세혈관을 통해서 적혈구가 지나갈 수 있게 한다. 적혈구는 정상적으로 혈류에서 약 4개월 동안 생존할 수 있다.

백혈구(leukocyte)는 적혈구에 비해 숫자가 적고, 혈액 1ml에 평균 7,000개이다. 백혈구의 종류는 다음과 같다.

1. 호중구(neutrophil)
2. 호산구(eosinophil)
3. 호염기구(basophil)
4. 단핵구(monocyte)
5. 림프구(lymphocyte)

림프구는 주로 림프절과 비장에서 생산되지만, 또한, 골수나 림프 조직이 있는 몸 전체 어디에서도 만들어질 수 있다. 정상 환경에서는 여러 종류의 백혈구는 골수에서만 생성된다. 비교적 긴 수명을 가진

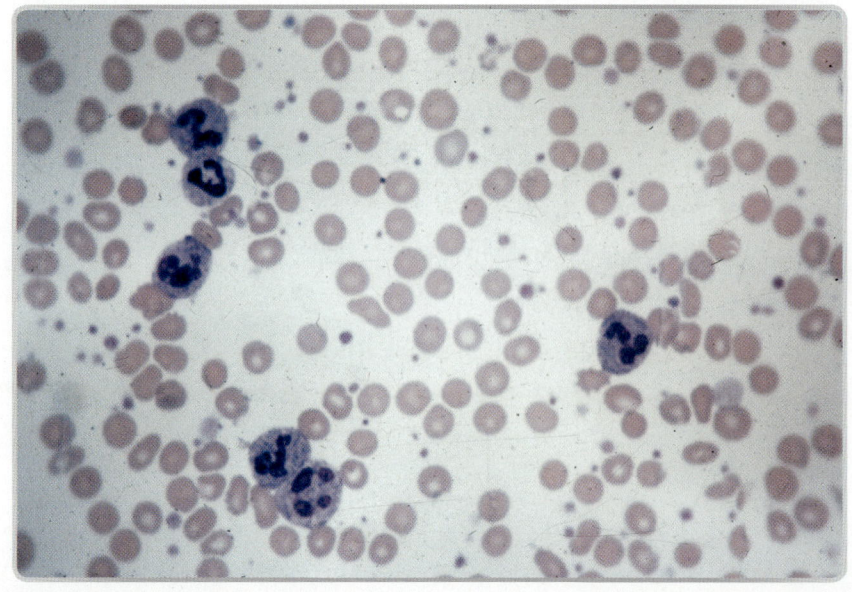

그림 11-1 • 말초 혈액 도말에서 적혈구는 양면이 오목한 원반 모양이다. 여러 개의 호중구가 사진 중앙 근처에서 관찰된다. 작은 검은 구조물들이 혈소판이다(1,000배).

적혈구와 달리 대부분의 백혈구는 혈액 순환 내에서 수명이 짧고, 수시간에서 수일간 다양하며 계속적으로 보충되어야 한다. 단, 림프구는 예외적인데 혈액 순환 내에 2가지 종류의 림프구가 있고 하나는 다른 백혈구와 생존 기간이 동일하나, 다른 하나는 수년간 생존한다.

다양한 종류의 백혈구의 비율은 개개인의 나이에 따라 달라질 수 있다. 성인에서 가장 숫자가 많은 것은 호중구로 전체 순환 백혈구의 약 70%를 차지한다. 호중구는 급성 염증 반응에서 식세포능이 활발하고 수적으로 우위를 차지한다. 림프구는 성인에서 호중구 다음으로 많은 백혈구로 소아에서는 가장 많은 백혈구이다. 말초혈액에 있는 림프구는 전체 림프구의 작은 부분을 차지하고 대부분 림프절, 비장, 또는 다른 림프 조직에 위치한다. 림프구는 혈류에서 림프 조직으로 끊임없이 재순환된다. 결국에는, 림프관 통로나 흉관을 통해서 림프 조직을 떠나 혈액 순환으로 되돌아오거나 후에 일시적으로 다른 림프양 조직으로 갈 수 있다.

적은 수의 호산구, 호염기구 그리고 단핵구들은 정상적으로 혈액에 존재한다. **호산구**(eosinophil)는 일부 알레르기 반응과 연관되어 있다. 호산구의 기능 중 하나는 포식 작용과 항원-항체 복합체의 흡수이다. 호산구는 알레르기 질환, 벌레 또는 다른 동물-기생충 감염이나, 일부 다른 상태에서 증가한다. **호염기구**(basophil)는 비만세포와 유사하다. 그들의 과립은 히스타민과 헤파린이라고 불리는 항응고제를 포함하고 있다. **단핵구**(monocyte)는 식세포능이 활발하고 특정 만성 감염에서 증가한다. 단핵구-림프구 상호관계는 외부 항원에 대한 초기 반응에 필수적이다. 또한, 세포 매개 면역 반응에 기능을 한다.

혈소판(blood platelet)은 정상 혈액 응고에 필수적이고 백혈구보다는 수가 적다. 그들은 골수에 존재하는 크기가 큰 **거대핵세포**(megakaryocyte)의 세포질의 일부에 해당한다. 혈소판은 대부분의 백혈구와 비슷하게 생존 기간이 짧다.

■ 정상 조혈

골수는 큰 생산공장으로 비유할 수 있다. 골수는 혈액 순환에서 계속적으로 써서 못쓰게 되어 제거된 혈액세포를 보충한다. 다른 생산 과정과 마찬가지로, 충분한 양의 원료가 필요하다. 더욱이, 골수는 이러한 원료를 효율적으로 이용하여 생산물(혈액 세포)을 만들 수 있어야 한다. 조혈에 필수적인 주요 원료로는 단백질, 비타민 B_{12}, 비타민 B 그룹 중 하나인 엽산, 그리고 철분이다. 이러한 원료가 불충분하게 공급되면 혈액세포를 만드는 데 문제가 발생한다.

▶ 적혈구의 발달, 성숙, 생존

적혈구는 골수에서 **적혈구모세포**(erythroblast)로 불리는 큰 전구 세포에서 생산된다. 산소를 운반하는 단백질인 **혈색소**(hemoglobin)는 발달 과정의 적혈구에 의해 형성되고, 소단위(subunit)로 불리는 4개의 다른 조각으로 구성되어 있으며, 결국에는 서로 합쳐져서 테라머(teramer)로 불리는 큰 덩어리를 만들게 된다. 각각의 소단위는 두 부분인 헴(heme)과 글로빈(globin)으로 구성되어 있다.

헴(heme)은 질소를 포함하는 링 모양 구조(포르피린 고리)로 철원소를 포함하고 있다. 글로빈(globin)은 각각의 혈색소의 소단위에서 가장 큰 부분을 차지하고 짧은 코일 모양의 단백질(폴리펩티드) 사슬이다. 아미노산 구성이 다른 여러 가지 타입의 글로빈 사슬이 만들어지고, 태아와 성인에서 다른 비율로 존재하게 된다. 이러한 글로빈 사슬들은 알파(α), 베타(β), 감마(γ), 델타(δ), 그리고 입슐린(ϵ)이라는 그리스 문자로 표시된다.

호산구(eosinophil): 세포질이 크고 균일한 과립을 포함하고 있고 산 염료에 진하게 빨간색으로 염색된다.

호염기구(basophil): 많은 다양한 크기의 과립을 포함하고 있고 염기 염료에 진하게 자주색으로 염색된다.

단핵구(monocyte): 신장 모양의 핵과 옅은 푸른 세포질을 가진 백혈구이다. 포식 세포가 세망내피계 일부를 형성한다.

거대핵세포(megakaryocyte): 풍부한 과립상 세포질과 다엽성 핵을 가진 매우 큰 골수 세포로 혈류 내에 순환하는 혈소판을 형성한다.

적혈구모세포(erythroblast): 적혈구를 만드는 골수에 있는 전구세포.

혈색소(hemoglobin): 적혈구 내에 있는 산소 운반 단백질로 단백질 사슬(글로빈)과 결합된 철-포르피린 복합체(헴)로 구성되어 있다.

태아혈색소(fetal hemoglobin): 2개의 알파 사슬과 2개의 베타 사슬을 포함하고 있는 혈색소의 한 종류로 성인 혈색소보다 매우 낮은 산소 분압에도 산소를 포획하고 방출할 수 있는 능력이 있다.

망상적혈구(reticulocyte): 특수 염색에 의해 인지되는 젊은 적혈구.

적혈구형성인자(erythropoietin): 조혈을 조절하는 신장에서 만드는 체액 물질.

빈혈(anemia): 혈색소 또는 적혈구, 또는 이 둘이 모두 감소된 상태.

정상 성인의 적혈구에 있는 혈색소는 혈색소 A 또는 성인혈색소라고 하고 테라머 중 2개의 소단위에 알파 사슬이 있고 나머지 2개에는 베타 사슬이 있다. 이것은 또한 속기로 $\alpha_2\beta_2$로 표기한다(사슬은 그리스 문자로 표기 되고 소단위 숫자는 아래첨자로 표기된다).

배아와 태아기에는 다른 종류의 글로빈 사슬을 포함하는 혈색소가 출생 전 발달 과정에서 다양한 시간대에 생산되고, 이 중 베타 사슬은 출생 전 발달 과정 중에 비교적 늦게 생산된다. 이러한 결과로, 태아에서 많은 혈색소는 알파와 감마 사슬을 갖는 테라머로 태아혈색소(혈색소 F)로 불린다. 태아혈색소는 혈액에서 산소 분압(PO_2)이 낮을 때 성인혈색소보다 좀 더 효율적으로 산소를 획득하고 방출할 수 있어서, 성인 혈액보다 산소 분압이 낮은 태아에 유리하다. 임신 말기에 태아에서 베타 사슬이 생산되면서 감마 사슬을 대신하게 되고, 태아가 자궁 밖으로 나갈 준비를 하면서 성인혈색소(혈색소 A)가 적혈구에 있는 태아혈색소를 대신하기 시작한다.

신생아는 거의 같은 양의 성인혈색소와 태아혈색소를 가진다. 정상적으로 태아혈색소는 출생 후에는 거의 생산되지 않는다. 신생아에 의해 새로운 적혈구가 생산되고 거의 수명을 다한 태아혈색소를 포함한 적혈구를 대체하게 되고 이러한 새로운 "대체" 적혈구는 기본적으로 혈색소 A만을 포함한다. 결국에는, 혈색소 A의 농도는 혈색소 F가 떨어짐에 따라 올라가고 6개월 정도 지나면 혈색소는 거의 전부 혈색소 A로 대체되고 혈액 내에서 정상적으로 기능하게 된다. 발달 과정의 적혈구는 성숙해지면서 많은 양의 혈색소를 축적한다. 전체 혈색소의 약 80%까지 만들어지면 핵은 사라진다. 그 후 세포는 골수에서 혈액으로 나가게 되고, 그곳에서 적혈구가 성숙하고 24시간이 지나면 혈색소가 완전하게 만들어진다. 새로 만들어진 적혈구는 핵은 없지만 얼마 동안 미토콘드리아와 다른 세포 기관을 보유하는데, 이것을 **망상적혈구(reticulocyte)**라고 한다. 이 이름은 특징적인 특수 염색에서 기원한다. 이 염색은 세포질 내 세포 소기관을 침전시켜서 짙은 파란색의 가닥과 과립 형태의 망(망상조직)처럼 보이게 한다. 망상적혈구는 성숙적혈구보다는 약간 크고 또한 성숙 세포보다는 덜 빨갛게 염색되는 혈색소를 포함하고 있기 때문에 약간은 푸른 빛깔을 띤다. 이러한 현저한 특징으로 성숙적혈구와 망상적혈구를 구분할 수 있지만, 혈액 순환에서 세포가 성숙함에 따라 곧 사라지게 된다.

적혈구는 포도당의 효소 파괴에 의한 붕괴로 에너지를 얻는데 이것은 적혈구가 생존에 필요한 다양한 대사 기능을 수행할 수 있는 효소계를 가지고 있기 때문이다. 하지만 세포가 핵이 없기 때문에 점차 낡아서 없어지는 적혈구를 대체할 수 있는 새로운 효소 물질을 합성할 수는 없다. 세포가 나이를 먹으면서 효소계는 점진적으로 고갈되고 약 4개월 후에는 결국 세포는 더 이상 기능을 할 수 없게 된다. 이렇게 못쓰게 된 적혈구는 기본적으로 비장에 있는 단핵탐식세포계(세망내피계)에 의해 제거되고 혈색소도 파괴된다. 글로빈 사슬은 파괴되고 그 안의 아미노산은 다른 단백질을 만드는 데 사용되고, 철은 추출되어 새로운 혈색소를 만드는 데 비축된다. 하지만, 포르피린 고리는 다시 사용할 수 없다. 그것은 파괴되어 간에서 담즙 색소로 배출된다.

▶ 조혈 조절

적혈구 생산은 동맥혈의 산소 농도에 의해 조절된다. 조직에 산소 공급이 감소되면 적혈구 생성이 활성화된다. 그러나, 낮은 산소 분압이 직접적으로 골수에 작용하지는 못하고, 그 영향은 신장에 의해 중개된다. 신장에 있는 특정 전문화된 세포가 효소와 같은 적혈구-자극 물질인 **적혈구형성인자(erythropoietin)**를 상승시킨다.

백혈구 생산을 조절하고 혈류로 운반하는 물질은 잘 알려져 있지 않다. 세포괴사에 의해 만들어진 물질이 아마도 말초혈액에 있는 백혈구의 숫자를 증가

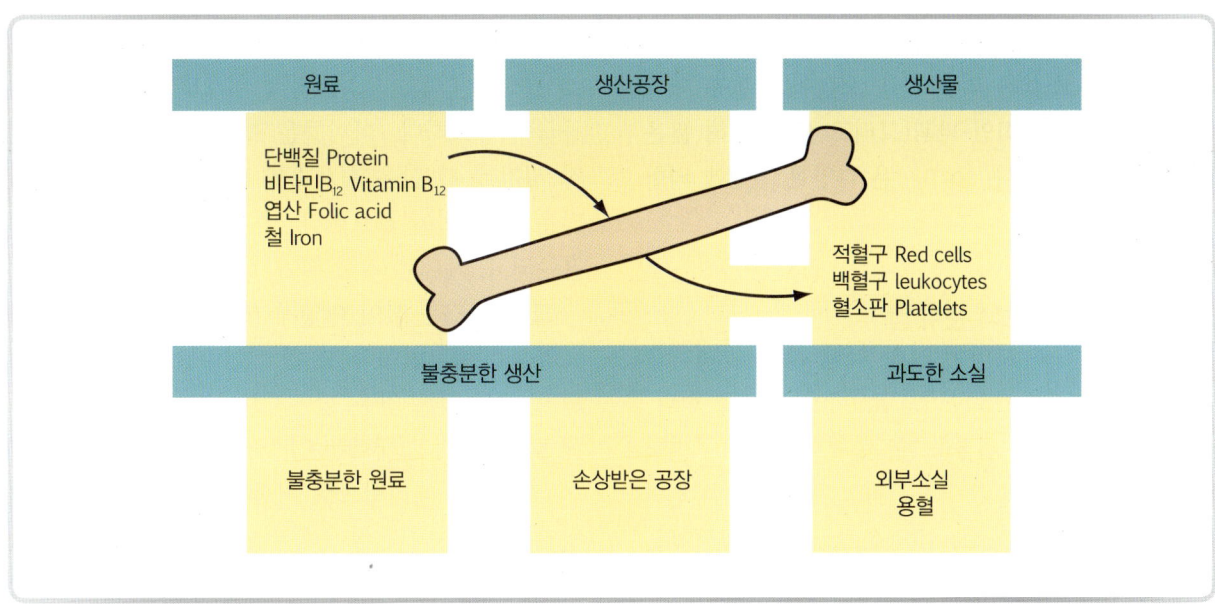

그림 11-2 • "골수 공장" 개념에 근거한 빈혈의 분류.

시키는 것으로 생각된다. 부신과 다른 내분비선에 의한 호르몬 분비가 또한 백혈구 생산에 영향을 미친다.

■ 빈혈

빈혈(anemia)은 말 그대로 "혈액이 없는" 것을 의미한다. 구체적으로 말하면, 이 용어는 적혈구 총량의 감소나 혈색소의 농도가 낮아지는 것을 의미한다. 빈혈의 많은 분류법이 제안되어 왔고, 이 중 2개의 분류 방법이 널리 사용되고 있다. 한 분류 방법은 빈혈의 원인이 되는 인자에 기초를 둔 원인적 분류법이고, 두 번째 방법은 적혈구의 모양과 생김새(염색된 혈액 도말에서의 현미경적 검사에 따라 결정되는)에 기초를 둔 형태학적 분류법이다.

▶ 빈혈의 원인적 분류법

빈혈의 가장 단순한 분류법은 "골수 공장(bone marrow factory)" 개념에 근거한다(그림 11-2). 빈혈은 적혈구가 불충분하게 생산되거나 또는 과도하게 소실되어 생기는 2가지로 분류한다. 불충분한 생산은 원료가 불충분하거나 또는 공장을 돌아갈 수 없게 하는 인자들과 충분한 성숙 적혈구를 혈류 내로 운반하지 못해서 생길 수 있다. 후자의 예로는 골

표 11-1 빈혈의 원인적 분류

불충분한 적혈구 생산
불충분한 "원료"
철 결핍
비타민 B_{12} 결핍
엽산 결핍
골수 공장의 기능 상실
만성 질환에 의한 빈혈
손상 받은 또는 파괴된 골수(재생불량빈혈)
외부 또는 비정상적 세포에 의해 대치된 골수(골수치환성 빈혈)

적혈구의 과도한 소실
외부 혈액소실(출혈)
혈액 순환에서 적혈구의 수명 단축
결핍 적혈구(유전성 용혈빈혈)
적혈구 내 비정상적 혈색소
불충분한 적혈구 효소
"적대적인 환경"
항적혈구 항체
순환적혈구의 기계적 외상

수 손상 또는 비정상세포의 골수 침범이 있다. 적혈구의 과도한 소실은 외부 혈액 소실이나 혈류 내에서의 세포의 가속적인 파괴(그리고 이로 인해 짧은 생존)에 의해 생긴다. 표 11-1은 다양한 원인에 의한 빈혈의 분류법이다.

▶ 빈혈의 형태학적 분류법

적혈구의 크기와 모양이 정상일 때 생기는 빈혈을 정상적혈구빈혈(normocytic anemia)이라고 한다. 적혈구가 정상보다 커졌을 때, 빈혈은 큰적혈구빈혈(macrocytic anemia)이라고 하고 정상보다 작으면 작은적혈구빈혈(microcytic anemia)이라고 한다. 또한, 작은 적혈구는 혈색소 농도도 감소하여, 현미경하에서 보면 매우 창백하게 보여서 저색소성빈혈(hypochromic anemia)이라는 용어가 사용된다. 종종 후자는 두 용어를 합쳐서 저색소성 소적혈구성 빈혈(hypochromic microcytic anemia)이라는 용어를 쓴다. 적혈구의 모양에 근거를 둔 빈혈의 분류법은 세포의 생김새가 빈혈 원인의 단서를 제공해 주기 때문에 유용하다. 철결핍빈혈은 저색소성 소적혈구성 빈혈이다. 비타민 B_{12} 또는 엽산 결핍에 의한 빈혈은 큰적혈구빈혈이다. 대부분 다른 종류의 빈혈은 정상적혈구빈혈이다.

▶ 철대사와 조혈

체내에는 약 4g의 철(iron)이 있고 이 중 약 75%가 혈색소에 들어 있다. 나머지 대부분은 예비 공급분으로 철결합단백질인 아포페리틴과 결합해서 철-단백질 복합체인 페리틴을 만들어 간, 골수 그리고 비장에 저장되어 있다. 적은 양의 철은 또한 혈액 내에 트란스페린으로 불리는 단백질과 결합하여 혈액 내에서 순환하고, 신체 곳곳에 철을 운반한다.

보통 성인의 철 섭취는 하루 약 10~20mg으로 남자 성인은 이 중에서 단지 1mg을 흡수하고 성인 여성과 아이들은 좀 더 많은 양의 철이 흡수된다. 성인 여자는 생리혈 소실을 보충하기 위해서 더 많은 철이 필요하고 이는 혈액 1ml가 약 0.5mg의 철을 포함하고 있기 때문이다. 또한, 임신 시에는 태아 성장에 필요한 양을 더 공급하기 위해서 추가적인 철의 공급이 필요하다. 아이들은 혈액 양이 증가하는 성장 시기에 더 많은 혈색소를 합성하기 위해서 훨씬 많은 양의 철이 필요하다. 철은 위장관에서 어렵게 흡수되고, 체내에 저장 철이 조심스럽게 유지된다.

그림 11-3은 철이 어떻게 체내에서 이용되는지를 요약해주는 그림이다. 철은 십이지장에서 주로 흡수되고, 흡수되는 양은 십이지장 상피세포의 철 농도에 달려 있다. 결국에는 간, 골수, 그리고 다른 저장 철 장소에서 페리틴으로 저장된 철의 양에 따라 결정된다. 만약 저장 철이 풍부해서, 장 상피세포의 철 농도가 높다면 섭취된 철의 적은 양만을 흡수한다. 반면에, 체내 저장 철이 고갈되어 있고, 십이지장 상피세포의 철 농도가 감소되어 있다면, 페리틴 저장을 보충하고 최종적으로 저장 장소로 이동시키기 위해서 좀 더 많은 철을 세포로 흡수한다.

십이지장 점막으로부터 철은 트란스페린에 의해서 골수로 운반되어 혈색소를 합성하고 간이나 다른 저장 장소로 운반되어 나중에 사용할 수 있게 한다.

적혈구는 못쓰게 되어 파괴되면, 혈색소에 있던 철을 재활용하고, 트란스페린에 의해 골수로 다시 운반되어 새로운 혈색소를 만드는 데 사용된다. 만약 재활용 철이 혈색소 합성에 충분히 쓰일 수 없다면, 추가적으로 철이 저장 장소로부터 동원된다.

▶ 철결핍빈혈

철결핍빈혈(iron deficiency anemia)은 임상에서 가장 흔히 나타나는 빈혈이다. 철은 혈색소 분자의 중요한 부분을 차지하고, 정상 혈색소 합성에 충분한 철의 공급이 필요하다.

적혈구는 약 4개월의 정상 수명을 가지고 있고, "늙게" 되면 그들은 혈액 순환에서 제거된다. 파괴된 적혈구로부터 철은 다시 골수로 운반되고 이곳에서 새로이 만들어지는 적혈구에 재사용된다. 철결핍빈혈은 (1) 음식으로 철의 섭취가 불충분하거나 또는 (2) 못쓰게 된 적혈구에 존재하는 철의 재사용이

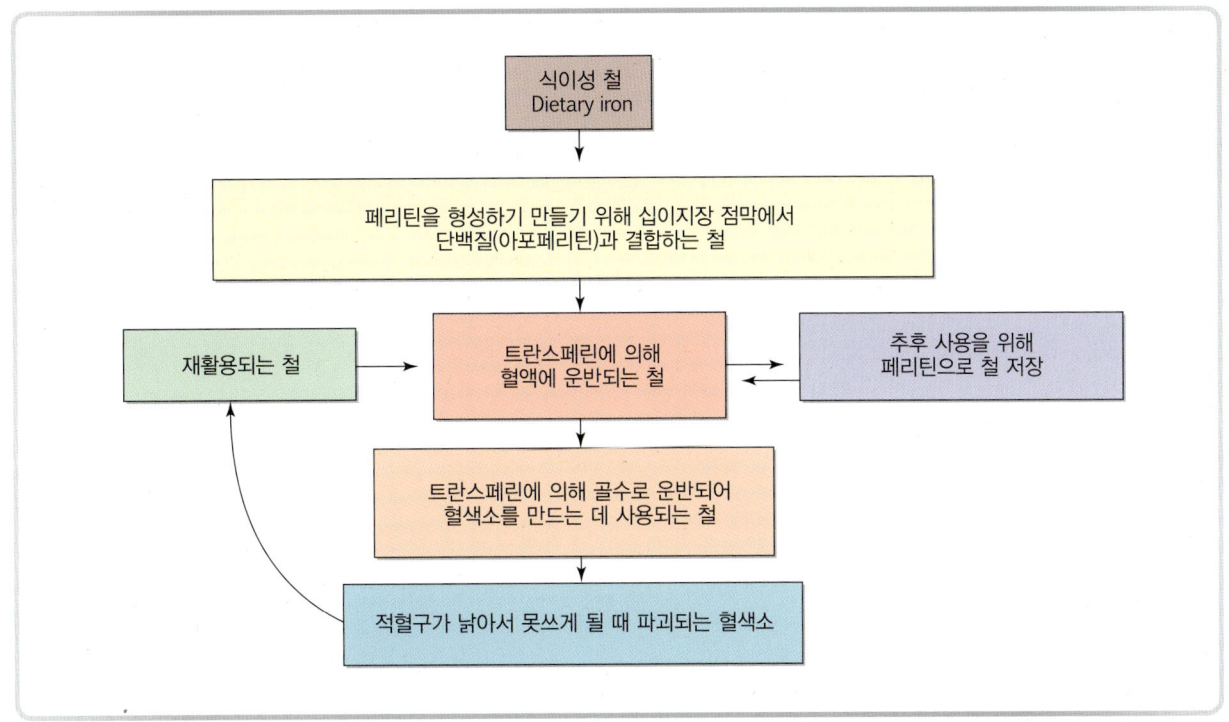

그림 11-3 • 혈색소 합성에 대한 철의 흡수, 이동, 저장과 이용. 혈색소 합성에 사용되는 대부분의 철은 낡아서 못쓰게 된 적혈구를 재활용한다. 만성 혈액 소실은 혈액 순환에서 철 함유 세포를 제거하고, 적혈구 내 포함된 철은 혈색소를 만드는 데 더 이상 재활용될 수 없고, 결국 철결핍빈혈을 초래한다.

불충분한 경우, 즉 정상적으로는 새로운 혈색소를 만들기 위해서 재활용되어야 하는데 그렇지 못할 경우에 생길 수 있다. 만성 실혈은 혈색소에 있는 철이 적혈구와 함께 소실되어 더 이상 적혈구 생산에 재활용될 수 없기 때문에 체내 저장 철을 고갈시킨다.

  불충분한 음식 섭취에 의한 철 결핍은 빠른 성장을 보이는 신생아에서 발생할 수 있다. 정상 만삭아는 임신 말기에 엄마로부터 태아로 운반되는 예비 철 공급을 제공받는다. 그 결과 새로 태어난 신생아는 일반적으로 조혈에 필요한 철을 충분하게 단기간 공급을 할 수 있고, 이때 혈액량의 증가에 맞추어 더 필요한 양을 공급하기 위해서 적혈구 생산이 가속화된다. 하지만, 미숙아는 충분한 양의 저장 철을 얻지 못하기 때문에 출생 후 필요한 양을 공급하기에 충분한 저장 철이 없을 수 있다. 심지어 만기 출생 신생아에서도 조혈에 필요한 철의 예비 공급량이 제한되어 음식으로 철을 보충해주어야만 하는 경우도 있다. 충분하게 모유 수유가 잘 흡수되더라도 모유에는 철이 거의 없기 때문에 철을 포함한 시리얼, 과일, 야채, 그리고 철을 포함한 다른 음식이나, 또는 다른 종류의 보충물을 주지 않으면, 저장 철은 급속하게 고갈되고 철결핍빈혈이 생후 1년 내에 발생할 수 있다. 이런 이유로, 많은 의료진은 점진적으로 신생아에게 철을 추가적으로 포함시키는 보충식을 처방한다. 종종 불충분한 또는 균형이 맞지 않는 식단으로 생활하는 청소년들에게서도 철결핍빈혈이 발생할 수 있다.

  성인에서 발생하는 철결핍빈혈의 대부분은 혈색소 합성에 필요한 철을 적혈구에서 탈환하는 데 실패하기 때문이다. 이러한 탈환의 실패는 만성 실혈의 결과물이다. 적혈구에 있는 철은 출혈에 의해 혈류에서 소실되면 더 이상 체내에서 새로운 적혈구를 만드는 데 사용할 수 없기 때문이다. 혈액 각 1ml는 0.5mg의 철을 포함하고 있기 때문에 혈액 500ml의 소실은 철 250mg의 소실을 의미한다. 이 양은 체내 전체 철 보유량의 1/4에 해당한다. 철의 섭취가 매우 많지 않다면 저장 철은 곧 고갈되고 철결핍빈혈이 발생한다.

철결핍빈혈은 저색소성 소적혈구성 빈혈이다(그림 11-4). 세포는 정상보다 적은 혈색소를 가지고 있어 창백하게 보인다. 세포는 또한 비정상적으로 작은데 이는 감소된 혈색소 농도에 맞추기 위해서 세포의 크기를 축소하려고 하기 때문이다.

철결핍빈혈의 철대사 평가를 위한 검사실 검사.

철저장, 철운반 그리고 철대사를 측정하는 다양한 검사실 검사가 철결핍빈혈로 의심되는 환자의 진단 검사로 사용될 수 있다. 여기에는 혈청 페리틴, 혈청 철 그리고 혈청 철결합능 측정이 포함된다.

철결핍빈혈에서 체내 저장 철은 고갈되고 혈청 페리틴은 낮다. 혈청 철은 정상보다 많이 낮지만 혈청 내 철운반단백질은 정상보다 높고, 이것은 좀 더 효율적으로 불충분한 철을 이용 가능하게 포획하고 그것을 운반하려는 인체의 노력을 반영하는 것으로 보인다. 그 결과 철결핍빈혈의 특징적인 검사실 소견은 혈청 페리틴과 혈청 철 값이 낮고 혈청 철결합 단백질은 정상보다 많이 높고 철과포화도가 정상 퍼센트보다 많이 낮은 것이다.

철결핍빈혈의 평가와 치료.

철결핍빈혈 환자를 다루는 의료진은 기본적으로 빈혈의 원인을 습득하고 그 후 증상보다 원인을 교정하는 데 집중한다. 제대로 먹지 못한 신생아에서 원인은 자명하다. 성인에서는 빈혈은 보통 실혈 때문이고, 의료진은 반드시 이러한 가

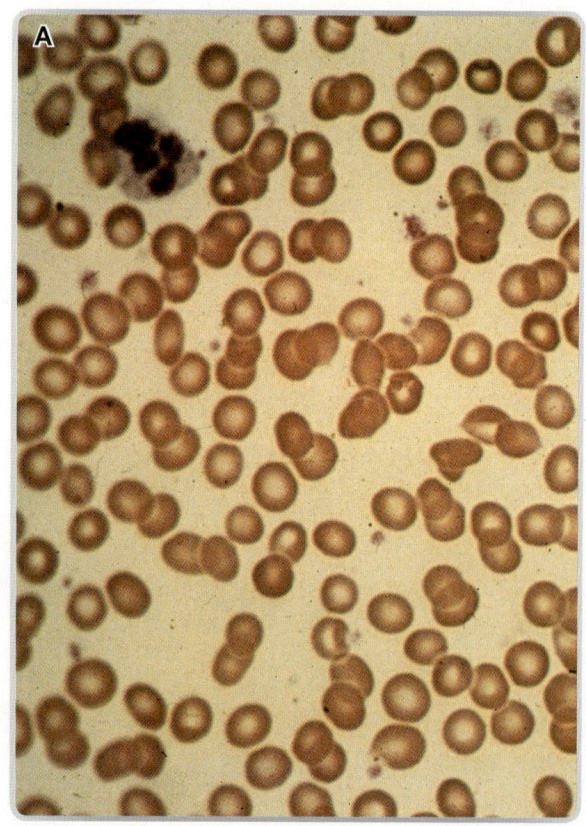 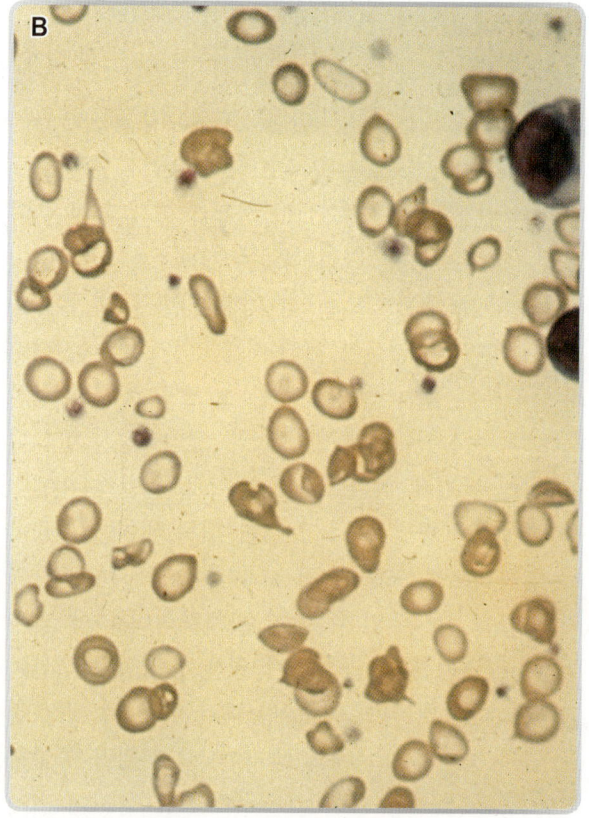

그림 11-4 • 정상 적혈구 A와 만성 철결핍에 의해 초래된 저색소성 소적혈구성 빈혈을 가진 적혈구 B의 비교(400배).

능성을 인지하고 실혈의 원인을 찾기 위해서 검사를 해야 한다. 예를 들면, 만성 실혈은 출혈성 궤양이나 대장의 궤양성 암이다. 성인 여성에서, 과도한 생리혈은 철결핍빈혈의 흔한 원인이다. 건강해 보이는 젊은 성인에서의 철결핍빈혈의 원인 중 때때로 간과하는 또 다른 원인은 너무나 빈번한 수혈이다. 실혈의 원인이 밝혀지면 기저 원인의 적절한 치료가 시작되어야 한다. 또한, 환자는 체내의 고갈된 저장 철을 보충하기 위해서 철보충제를 처방받아야 한다.

▶ 비타민 B_{12} 결핍과 엽산 결핍

비타민 B_{12}는 고기, 간 그리고 동물성 단백질이 많은 여러 가지 음식에 들어 있다. 엽산은 자연에 광범위하게 분포되어 있고, 녹색 식물이나 동물 기원의 많은 음식에서 풍부하게 발견된다. 비타민 B_{12}와 엽산은 정상 조혈과 많은 종류의 다른 세포의 성숙에 필요하다. 비타민 B_{12}나 엽산이 없으면 DNA 합성이 저해되고 골수에 있는 발달 과정에 있는 적혈구의 세포 성숙에 치명적인 장애를 보인다. 발달 과정의 적혈구는 정상보다 커서 **거대적혈구모세포(megaloblasts)**라고 부른다. 또한, 비정상적인 적혈구 성숙을 거대적혈모구성 적혈구형성(*megaloblastic erythropoiesis*)이라고 한다.

비정상적인 성장으로부터 나온 완전히 발달한 적혈구는 정상 적혈구보다 크다. 그래서 여기에서 발생한 빈혈은 형태학적으로 큰적혈구빈혈로 분류된다. 백혈구 전구세포와 거대핵세포의 발달 과정도 또한 비정상적이어서 결국에는 거대적혈모구빈혈 환자는 보통 큰적혈구빈혈과 더불어서 **백혈구감소증(leukopenia)**과 **혈소판감소증(thrombocytopenia)**을 동반한다. 엽산은 아니지만, 비타민 B_{12}는 신경계의 구조적 기능적 통합성을 유지하는 데 필요하고 결국 이 비타민이 결핍되면 현저한 신경학적 손상이 동반될 수 있다.

엽산 결핍에 의한 빈혈. 체내에는 엽산의 저장이 매우 적어서 계속적으로 보충하지 않으면 빨리 고갈된다.

결론적으로, 엽산결핍빈혈은 비교적 흔하고 음식 섭취가 적거나, 흡수에 방해가 있거나 엽산 필요량이 증가할 때 발생할 수 있다.

불충분한 음식 섭취에 의한 결핍은 불충분한 식사로 생활하는 사람에서 발견될 수 있고 흔히 일반적으로 과도한 양의 술을 먹는 사람에게서도 음식 섭취가 불충분하기 때문에 나타날 수 있다. 또한 술을 마시지 않는 사람에서는 엽산 흡수가 되지 않아 결핍이 발생할 수도 있다. 임산부는 임신 자체가 엽산 필요량을 많이 증가시켜 위험에 빠질 수도 있다. 임산부의 엽산결핍빈혈은 의료진이 임산부에게 엽산 보충제를 일상적으로 처방해주기 때문에 흔하지는 않다.

거대적혈구모세포(megaloblast): 비타민 B_{12} 또는 엽산 결핍에 의해 만들어진 비정상적인 적혈구 전구세포.

백혈구감소증(leukopenia): 말초혈액에서 백혈구 숫자가 비정상적으로 적은 것.

혈소판감소증(thrombocytopenia): 혈소판 결핍.

비타민 B_{12} 결핍에 의한 빈혈. 음식에서 섭취한 비타민 B_{12}의 충분한 흡수를 위해서는 내인성인자(intrinsic factor)로 불리는 물질이 필요하고, 이것은 엽산과 소화효소와 같이 위 점막세포에서 분비된다. 내인성인자가 비타민 B_{12}와 결합하고, B_{12}-내인성인자 복합체는 말단 소장에서 흡수된다. 흡수된 비타민은 간에 저장되고 골수나 다른 조직에서 세포 성장이나 성숙에 필요할 때 사용할 수 있게 한다.

비타민 B_{12} 결핍의 흔한 원인은 악성빈혈(pernicious anemia)이다. 악성빈혈의 기본적인 결핍은 위 점막의 위축으로, 때때로 중년이나 노인에서 발병하고 종종 위 점막세포와 내인성인자에 대한 자가항체와 관련되어 나타난다. 위 점막의 위축은 위산과 소화 효소를 분비하지 못하고 내인성 인자도 분비하지 못하여, 결국에는 비타민 B_{12}도 흡수하지 못한다. 비타민 B_{12} 결핍은 조혈에 결함을 야기시키고 다른 여러 가지 신경학적 손상도 야기시킨다.

악성빈혈이 비타민 B_{12} 결핍의 유일한 원인은 아니다. 궤양이나 위암으로 위를 수술적으로 제거한 대부분의 사람이나 비만을 억제하기 위해서 위 우회로조성술을 받은 사람들에서도 충분한 내인성인자를 분비하지 못할 수도 있다. 말단회장의 소장절제술을 받은 사람에서는 절제된 부위가 비타민 B_{12}-내인성인자 복합체가 흡수되는 곳이어서, 충족할 수 있을 만큼 비타민이 충분히 흡수되지 않을 수도 있다. 또한 말단회장의 B_{12}-흡수구역에 영향을 미치는 만성 장질환(예를 들면 크론병)이 있는 경우에도 비타민이 충분히 흡수되지 않을 수 있다.

악성빈혈과 다른 비타민 B_{12}의 결핍에서는 비타민 B_{12}의 근육 내 주사로 치료할 수 있다. 경구용 주입은 비타민 흡수가 잘 되지 않는 문제가 있어서 피한다.

재생불량빈혈(aplastic anemia): 골수 부전에 의한 빈혈.

용혈빈혈(hemolytic anemia): 골수 파괴 증가에 의한 빈혈.

유전둥근적혈구증(hereditary spherocytosis): 적혈구막에 영향을 미치는 결함으로 생기는 유전성 빈혈로 정상적인 양면이 오목한 원반 모양의 적혈구를 작은 둥근 모양으로 변화시켜 순환 내에서 정상적으로 살아남지 못하게 한다.

골수 억제, 손상, 또는 침윤. 많은 상황에서 골수 기능이 억제될 수 있다. 모든 종류의 만성 질환은 조혈을 억제해서 경도 또는 중등도의 빈혈을 일으킬 수 있고, 이런 경우를 만성 질환에 의한 빈혈(anemia of chronic disease)이라고 한다. 이러한 조건에서는 골수에 공급되는 철과 나머지 다른 "원료"가 충분하지만, 적혈구를 만드는 데 효율적으로 사용되지 못한다. 하지만, 이러한 경우에는 보통 백혈구와 혈소판 생산은 방해를 받지 않는다. 이러한 형태의 빈혈 중 가장 흔한 원인이 만성 감염이지만, 다른 만성 질환과 일부 악성 종양도 또한 원인이 될 수 있다.

만성 질환에 의한 빈혈은 보통은 상대적으로 경미한 골수 기능 억제만을 일으키고 원인이 되는 질환을 진단하고 치료하면 개선될 수 있다. 만성 감염은 치료에 반응을 보일 수도 있지만, 불행히도 이러한 종류의 빈혈을 일으키는 많은 다른 만성 질환은 종종 "완치"될 가능성이 없을 수도 있다.

만성 질환에 의한 빈혈과 달리, 골수 공장에 좀 더 심각한 그리고 때때로 비가역적인 손상이 성숙 혈액 세포나 혈소판의 기원이 되는 골수 줄기세포의 파괴 때문에 올 수 있다. 이러한 종류의 빈혈을 **재생불량빈혈(aplastic anemia)**이라고 한다. 하지만 이 용어는 줄기세포 손상이 빈혈과 더불어서 백혈구감소증과 혈소판감소증을 함께 일으킬 수 있으므로 엄밀히 정확하지는 않다. 이 빈혈에서는 적혈구 숫자가 불충분하지만, 크기와 모양이 정상이므로 정상적혈구빈혈로 분류된다. 많은 물질이 재생불량빈혈을 일으킬 수 있고, 여기에는 방사선, 항암 화학 약제, 그리고 다양한 독성 물질 등이 있다. 일부 항생제, 항염증약, 그리고 항경련제 등을 포함한 다른 약제도 감수성이 있는 사람에게서 골수 줄기세포에 손상을 일으킬 수 있다. 그러나 많은 예에서 재생불량빈혈의 원인은 자기 자신의 신체 면역체계의 문제로 자기 자신의 세포독성 T림프구가 골수 줄기세포를 공격하고 파괴하는 자가면역질환의 한 증상으로 나타난다.

재생불량빈혈은 골수 부전의 원인을 조사하는 초기에는 순환 혈액세포의 적절한 부피를 유지하기 위해서 혈액과 혈소판 수혈로 치료한다. 만약 골수 손상이 독성 약제나 화학 물질에 의한 것이고 심각하지 않다면 골수 기능은 회복될 수도 있다. 하지만, 심각한 재생불량빈혈에서는 회복될 가능성이 적고 골수 기능을 회복하는 데 다른 치료 방법이 요구된다. 많은 환자가 줄기세포 파괴에 원인이 되는 파괴적인 세포독성 T림프구에 작용하는 면역억제제가 좋은 반응을 보인다. 골수 이식이 또한 효과적이고 백혈병을 가진 환자를 치료하는 데 사용하는 같은 방법을 이용해서 매우 선택적인 환자에게 적용할 수 있다(8장).

골수 줄기세포가 백혈병세포나 또는 전이성 암과 같은 비정상적 세포에 의해 골수 줄기세포를 꽉 채우고 대체된다면, 적혈구와 더불어 백혈구와 혈소판에 영향을 미치는 재생불량빈혈과 유사한 빈혈이 발생할 수 있다. 골수치환성 빈혈(bone marrow replacement anemia)이라는 용어가 이러한 종류의 빈혈을 나타내는 데 사용된다. 불행히도, 골수가 백혈병세포나 암세포로 대부분 침윤된 후에는 아무리 적당한 양의 혈색소와 적혈구를 수혈로 유지시켜준다고 해도 골수 기능은 회복될 수 없을 수도 있다.

표 11-2 일부 유전용혈빈혈의 유전과 임상 증상

빈혈	유전 방식	적혈구의 특징	임상 증상
유전둥근적혈구증 (hereditary spherocytosis)	우성 또는 열성	구상(형)	경미에서 중등도의 만성 빈혈
유전타원적혈구증 (hereditary ovalocytosis)	우성	타원	보통 무증상; 경미한 빈혈을 가질 수도 있다.
낫적혈구빈혈(sickle cell anemia)	공동우성	정적혈구성: 세포가 감소된 산소 분압 아래에서 낫 모양이 된다.	심각한 빈혈
혈색소 C 질환 (hemoglobin C disease)	공동우성	정적혈구성	경미에서 중등도의 빈혈
낫적혈구-혈색소 C 질환 (sickle cell-hemoglobin C disease)	공동우성	정적혈구성: 세포가 감소된 산소 분압 아래서 낫 모양이 된다	중증도의 빈혈
경증성 지중해빈혈 (thalassemia minor)	우성(이형 접합)	저색소성-소적혈구성: 총 적혈구 숫자는 보통 증가한다.	경미한 빈혈
중중성 지중해빈혈 (thalassemia major)	우성(동형 접합)	저색소성-소적혈구성	심각한 빈혈; 보통 소아기에 치명적이다.
포도당-6-인산 탈수소효소 결핍(glucose-6-phosphate dehydrogenase deficiency)	X연관열성유전	정적혈구성: 효소-결핍세포	약이나 감염에 의해 촉발되는 급성 용혈빈혈의 삽화

▶ **급성 실혈**

정상적혈구빈혈은 자궁 또는 소화기의 심각한 출혈과 같은 급성 실혈로 생길 수 있다. 저장 철이 충분하다면 소실된 혈액은 빨리 골수에서 대체할 수 있고 최종적으로 새로이 형성된 적혈구는 정상이다. 이것은 만성 실혈에 의해서 지속적으로 출혈이 있어 체내의 저장 철이 소실되어 생기는 저색소성 소적혈구성 빈혈과는 대조적이다.

▶ **가속적인 혈액 파괴**

정상 적혈구는 약 4개월까지 생존한다. 하지만, 때때로 생존 기간이 상당히 짧아질 수 있고 빈혈은 골수의 재생 능력이 가속적인 파괴에 충분히 보조를 맞추지 못해서 생긴다. 이러한 종류의 빈혈을 **용혈빈혈**(hemolytic anemia)이라고 하는데, 결함이 있는 적혈구 또는 "적대적 환경(hostile environment)" 때문에 발생한다. 결함이 있는 적혈구로 생기는 용혈빈혈은 유전용혈빈혈(hereditary hemolytic anemias)이라고 한다. 항체나 다른 유해성 물질에 의해 정상 적혈구 손상이 오는 경우는 후천용혈빈혈(acquired hemolytic anemias)이라고 한다.

유전성 용혈빈혈. 유전적으로 결정되는 적혈구 이상으로 적혈구의 생존이 짧아질 수 있고 다음 4가지 그룹으로 나눌 수 있다(표 11-2).
 1. 비정상적 모양의 세포
 2. 비정상적 혈색소
 3. 결손 혈색소 합성
 4. 효소 결핍

비정상적 모양의 세포. 비정상적 모양의 적혈구 중 가장 흔한 것이 **유전둥근적혈구증**(hereditary spherocytosis)이다. 유전둥근적혈구증에서는 적혈구막의 구조적 뼈대(세포뼈대)에 결함이 있고, 이로 인하여 안정도와 유연성이 떨어진다. 골수에서 생성되고 혈류로 분비된 새로운 적혈구는 정상적으로 양면이 오목한 원반 모양이지만 세포막이 불안정하여 혈류를 통해서 매우 작은 모세혈관을 간신히 빠져나갈 때 세포막 일부가 세포로부터 떨어져 나가고 점진적으로 적혈구막의 표면적이 줄어든다. 적혈구는 점차적으로 양면이 오목한 원반에서 둥근 모양의 세포로 변화하여 세포 면적에 비해 상대적으로 작은 표면적에 적응하는데 이것은 둥근 모양이 세포막이 감소할 때 상대적으로 큰 적혈구 면적을 둘러싸는 유일한 방법이기 때문이다(그림 11-5). 하지만, 이러한 둥근 모양은 혈류 내에서 적혈구 생존을 매우 짧게 만드는 단점이 있다. 혈액이 비장을 통해서 흐를 때, 정상적인 유연성을 가진 원반 모양의 적혈구는 비장속질을 통해서, 비장 밖으로 혈액을 운반하는 얇은 벽을 가진 정맥(굴맥관)으로 "서서히 나간다". 하지만, 둥근적혈구는 비장을 통과할 수 있을 정도로 충분히 얇지도 않고 유연성도 떨어져서 결국에는 비장에 걸려 비장속질에서 포식세포에 의해 파괴된다. 골수에서는 둥근적혈구의 짧은 생존에 대한 보상으로 적혈구 생산이 증가하고, 결국에는 만성용혈빈혈(chronic hemolytic anemia)이 발생한다. 비장 절제술로 주요 적혈구 파괴 장소를 제거하면 빈혈이 완치되지만 기본적인 적혈구 결함에는 효과가 없다.

비정상적 혈색소. 혈색소에서 글로빈 사슬의 아미노산 배열은 유전자에 의해 통제된다. 만약 유전자가 비정상적이면 글로빈 사슬을 만드는 아미노산이 변하고 결국에는 비정상적 혈색소가 만들어진다. 다양한 종류의 혈색소 생성을 총괄하는 유전자는 공동우성이다. 만약 비정상적 유전자가 있다면 비정상적 혈색소가 적혈구에 나타난다. 많은 비정상적 혈색소는 다양한 검사실 검사에 의해 확인될 수 있다. 비정상적 혈색소 일부는 정상적으로 기능하지만 다른 일부는 기능이 떨어지고 흔하지 않은 드문 특성을 갖게 된다. 혈색소 S(낫혈색소)는 가장 중요한 비정상적 혈색소 중 하나이다. 이것은 혈색소의 베타 사슬에서 1개의 아미노산의 변화로 발생한다. 혈액의 산소 농도(분압)가 떨어지면, 정맥혈에서와 같이, 혈색소 S 분자는 모여서 경직섬유를 형성하고 이 과정은 결정형성과 비슷하다(그림 11-6). "결정화(crystallization)"는 매우 가역적이어서 혈액이 폐에서 산소가 공급되고 산소 분압이 올라가면 혈색소는 다시 가용성 상태로 된다. 흑인 집단의 약 8%에서 낫세포유전자에 대해서 이종접합보인자이다. 그들의 적혈구는 혈색소 S와 혈색소 A를 둘 다 가진다. 이러한 상태를 낫적혈구소질(sickle cell trait)이라고 하고, 적혈구에 있는 혈색소 S는 단순 혈액 검사로 쉽게 입증될 수 있다. 낫적혈구소질이 있는 환자는 높은 고도에서 무리한 운동을 하거나 혈액 산소 농도가 매우 낮게 떨어지지 않는다면, 정상적으로는 적혈구에 있는 낫혈색소에 관련된 어떠한 문제도 발생하지 않는다.

낫세포유전자에 대한 동형 접합 상태는 **낫적혈구빈혈**(sickle cell anemia)을 일으키고 양쪽 부모가 낫

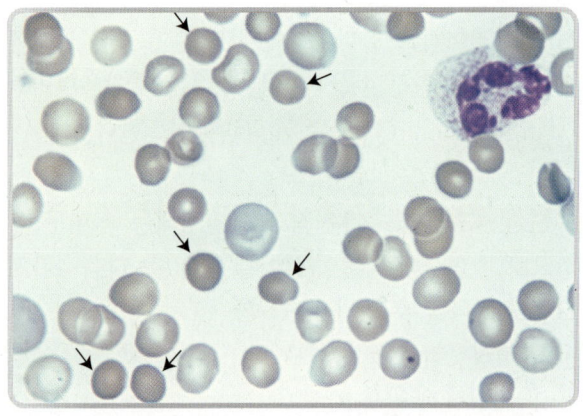

그림 11-5 • 유전둥근적혈구증 환자의 말초혈액 도말. 거의 중앙에 창백함이 없는 많은 작고 검은 세포들이 구상세포들이다(화살표). 좀 더 크고, 좀 더 정상적으로 보이는 적혈구들은 같은 세포막 결핍을 가지고 있지만 구형을 획득하기에 충분한 순환을 하지 않은 젊은 적혈구이다. 사진 중앙에 비교적 크고, 옅은 파란색으로 염색된 세포가 망상적혈구이다(400배).

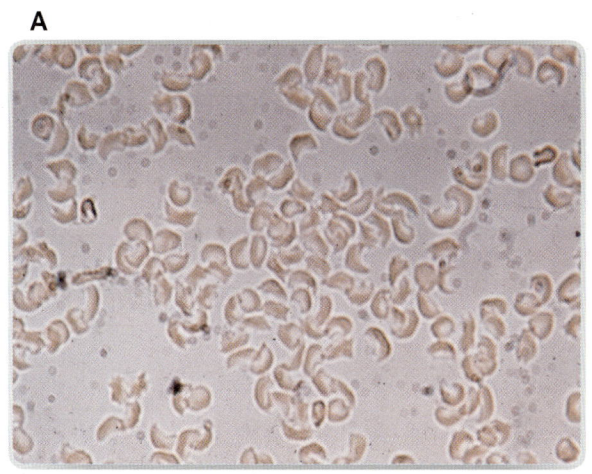 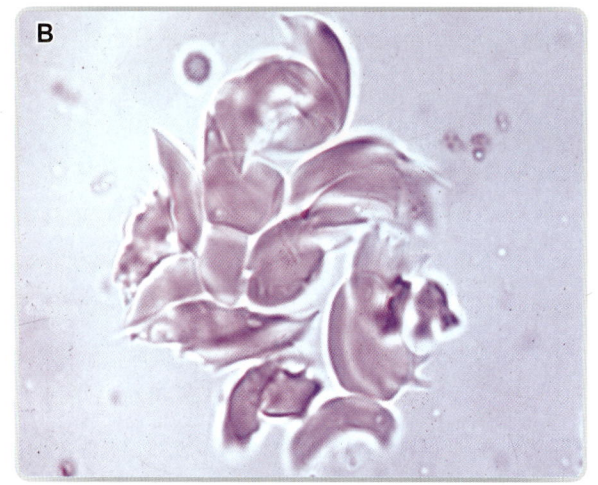

그림 11-6 • 낮은 산소 분압에서 배양될 때 낫혈색소를 포함한 적혈구 변형. A, 저배율에서의 세포의 모습(100배). B, 낫혈색소에 의해 초래된 적혈구 변형의 고배율 모습(400배).

적혈구소질을 가지고 각각 신생아에게 낫세포유전자를 물려줄 때 생기는 심각한 질병이다. 이환된 환자의 세포에는 혈색소 A가 없고 산소 분압이 동맥혈보다 낮은 모세혈관에서 낫 모양이 된다. 낫 모양의 적혈구가 모여서 혈관을 막아 혈류가 차단되고 결국 순환장애로 심장, 신장, 비장 그리고 다른 장기에 점진적인 손상을 일으킨다. 빈혈은 낫-혈색소-함유 세포가 혈류에서 생존이 짧아져서 발생한다. 결국에는 짧은 적혈구 생존에 대한 보상을 하기 위해서 골수가 적혈구의 생산을 매우 증가시키게 되는데, 이것은 말초혈액 망상적혈구가 상승하는 것으로 입증된다.

낫적혈구빈혈을 가진 신생아는 초기에는 적혈구가 많은 양의 태아혈색소를 가지고 있기 때문에 낫혈색소의 농도가 희석되어 낫적혈구소질을 가진 사람의 적혈구와 유사하여 문제가 발생하지 않는다. 보통 신생아가 약 6개월이 될 때까지는 증상이 나타나지 않는데, 이것은 태아혈색소와 낫혈색소를 둘 다 가진 적혈구가 이 시기에 거의 대부분 낫혈색소로 대체되기 때문이다.

낫적혈구빈혈은 완치가 없지만, 치료가 발전함에 따라 생존이 증가하고 있고 많은 이환된 환자가 현재 40~50살 정도는 산다. 그들은 감염에 잘 걸리기 때문에 폐렴구균백신을 맞아야 하고 감염 위험을 줄이기 위해 다른 면역 약물을 처방 받아야 한다. 과활동성 골수는 적혈구 생산을 촉진시키기 위해서 충분한 엽산을 필요로 하고, 충분하게 엽산 보충제를 공급해주어야 한다. 히드록시유레아 약물이 태아혈색소를 생산할 수 있게 골수를 자극하기 때문에 사용될 수 있고, 적혈구 총량에서 낫혈색소 비율을 낮추지만, 장기 사용 시 안정성은 아직까지 알려져 있지 않다.

이환된 환자에서 간단하고 쉽게 낫적혈구소질을 찾아낼 수 있는 검사법이 있고 낫적혈구빈혈 아이를 가질 위험성이 있는 부부에서는 유전 상담을 추천한다. 양수 천자를 통한 태아 세포의 DNA 분석은 태아가 낫세포유전자를 가지고 있는지를 알려주고, 있다면 태아가 유전자에 대한 동형 접합인지 이형 접합인지 밝혀낼 수 있다.

결손 혈색소 합성. 때때로 혈색소의 글로빈 사슬은 정상이지만 그들의 합성에 결손이 있을 수 있다. 유전적으로 결정된 이러한 상태를 **지중해빈혈**(thalas-

> **낫적혈구빈혈** (sickle cell anemia): 비정상적인 혈색소 생성이 특징인 유전성 빈혈로 혈액의 산소 분압이 낮아지면 적혈구가 낫 모양으로 변한다.
>
> **지중해빈혈**(thalassemia): 정상적인 혈색소를 생산하는 데 필요한 글로빈 생성에 결핍이 있는 유전성 빈혈로 저색소성 소적혈구성 빈혈을 야기한다.

semia)이라고 하고 멘델 유전 우성으로 유전한다. 보통 결손이 있는 합성은 베타 사슬과 관련된다(베타지중해빈혈). 이러한 유전적 이상 소견은 그리스나 이탈리아 혈통을 가진 사람에게서 비교적 흔하다.

베타지중해빈혈에서는, 혈색소 생산에 필요한 베타 사슬의 생산이 감소한다. 이 때문에 적혈구는 저색소성 소적혈구성 빈혈이고 철결핍빈혈과 비슷하다. 그러나, 지중해빈혈에서의 저색소성은 베타 사슬 생산이 불충분해서 결합이 있는 혈색소가 생기는 것이지 철결핍에 의한 불충분한 생산은 아니다.

만약 한 사람이 지중해빈혈 유전자에 대해서 이형 접합이라면 빈혈은 경미하고 이러한 상태를 경증성 지중해빈혈(thalassemia minor)이라고 한다. 적혈구는 저색소성 소적혈구성이고 보통 적혈구가 보상적으로 과잉 생산된다. 결국에는 숫자는 정상보다 많다. 동형 접합 상태는 중증성 지중해빈혈(thalassemia major)이라고 하고 양쪽 부모가 경증성 지중해빈혈을 가지고 각각 비정상적 유전자를 물려주었을 때 발생한다. 이환된 동형 접합 환자는 심각한 만성 용혈빈혈을 가지고 보통 소아기에 사망한다.

적혈구 효소 결핍. 적혈구는 다양한 효소계가 촉매 작용을 통해 일련의 화학 반응이 일어나서 포도당을 대사시켜 에너지를 얻는다. 이러한 에너지-생산 반응은 또한 간접적으로 혈색소의 산화를 막아 산화 약제의 잠정적 유해한 효과를 막고 혈색소 손상을 일으킬 수 있는 다른 약제로부터 혈색소를 보호한다. 특정 적혈구 효소가 결핍이 있을 때 이러한 보호 기능은 제대로 발휘되지 못한다. 이러한 상황에서 적혈구가 산화 약제에 노출되면 세포막의 단백질과 혈색소의 단백질 사슬의 변성과 침전을 야기한다.

가장 흔한 적혈구 효소 결핍의 하나가 포도당-6-인산염 탈수소효소(glucose-6-phosphate dehydrognase)이다. 이 병은 X연관열성유전이고, 효소는 불안정하고 정상적으로 기능하지 못한다. 흑인 남자의 약 10%가 이환되고, 흑인 여성의 30%가 X염색체 중 하나에 이상 유전자가 있다. 이상 유전자는 일부 백인에서도 높은 빈도로 발생한다. 효소-결핍 세포는 정상 적혈구에는 영향을 미치지 않는 약제에 대한 손상에 매우 감수성이 높고, 또한 세균 감염과 바이러스 감염에 감수성이 높다. 40개 이상의 약제가 감수성이 있는 사람에게서 급성 용혈빈혈을 유도한다고 알려져 있다. 용혈은 약제나 감염성 인자에 노출된 후 곧 시작되고 약 일주일간 계속된다. 상당한 적혈구 파괴가 있은 후 적혈구 재생이 오고 약 4~5주 후에 적혈구 수치가 정상으로 돌아온다.

돌연변이 유전자가 X염색체에 있다면 이환된 남자는 정상 효소를 생산하지 못하고 모든 적혈구는 용혈에 감수성이 있다. X염색체 중 하나에 돌연변이 유전자를 가지고 있는 여자도 또한 약재로 인한 용혈의 위험이 있다. 그러나, 여자에서는 X염색체 중 하나가 무작위 불활성화되기 때문에 여자의 적혈구는 2개의 집단을 갖는다. 일부는 돌연변이 유전자를 갖는 X염색체가 불활성화되어 여기에서 발생한 세포들은 정상 효소를 갖는다. 다른 적혈구는 정상 유전자를 갖는 X염색체가 불활성화되고, 여기서 생긴 세포들은 결손 효소를 포함하고 용혈에 감수성이 있다. 보통 정상 적혈구와 효소 결핍 적혈구는 거의 동등한 비율로 존재하고 결국에는 약제에 의한 용혈은 이환된 남자보다 여자에서 적게 나타난다. 이것은 여성 보인자에서의 용혈 감수성 적혈구의 비율이 모든 적혈구가 결손 효소를 갖는 이환된 남자보다 항상 적기 때문이다.

후천성 용혈빈혈. 때로는 적혈구는 정상적으로 만들어지지만, 그들이 "적대적인 환경" 안으로 분비되기 때문에 정상적으로 오래 살지 못한다. 예를 들면, 적혈구를 공격하고 파괴하는 항체가 혈액 순환에 존재할 수 있다. 전신홍반루푸스와 같은 자가면역질환 일부와 림프계의 일부 질환이 자가항체에 의한 용혈 빈혈과 연관되어 나타난다. 일부 약제가 적혈구를 손상시키는 항체 생성을 유도해서 용혈빈혈을 일으킬 수도 있다.

▶ 빈혈의 진단적 평가

환자가 빈혈이 있다고 판단된 후에는 의료진이 적절하고 효과적인 치료를 시작하기 위해서는 빈혈의 원인을 밝혀내야 한다. 주의 깊은 병력 청취와 문진은 가장 가능성이 있는 원인에 대한 중요한 근거를 제공할 수 있다. 완전한 혈액 검사가 빈혈의 정도를 파악하고 백혈구감소증이나 혈소판감소증이 같이 있는지를 결정하는 데 필수적이다. 혈액 도말의 세심한 현미경적 검사로 빈혈이 저색소성 소적혈구성 빈혈인지, 정상적혈구인지 또는 큰적혈구인지 결정할 수 있게 해준다. 이러한 정보는 빈혈의 가능성 있는 원인을 밝혀내는 데 도움이 된다. 새로운 적혈구의 생성 비율은 혈액 순환 내에 있는 망상적혈구의 퍼센트를 결정함으로써 평가할 수 있다. 이것을 망상적혈구수(reticulocyte count)라고 한다. 망상적혈구 수의 증가는 적혈구의 빠른 재생을 의미하고 급성 실혈이나 용혈에서 볼 수 있다. 일부 환자에서, 저장철, 철운반, 그리고 철대사를 측정하는 검사가 유용할 수 있다. 선택된 환자에서 골수 검사가 매우 유용한 정보를 제공한다. 적은 양의 골수를 골반뼈나 복장뼈 그리고 다른 장소에서 떼어 슬라이드를 만들어 현미경으로 검사한다. 골수세포의 성숙에 특징적인 이상 소견은 악성빈혈과 엽산결핍빈혈에서 보인다. 또한 골수 검사는 백혈병세포나 전이성 암종이 이차적으로 골수를 침범하여 골수 기능을 방해하는 것을 밝혀낼 수도 있다. 재생불량빈혈은 일반적으로 골수 검사에서 인지할 수 있다. 위장관에서의 만성 실혈이 의심되면 특정 다른 검사가 이용될 수 있다. 혈변 검사와 위장관 엑스선 촬영 검사가 출혈의 장소를 밝히기 위해서 자주 시행된다. 또한 다른 진단적인 검사가 특정 상황에서 시행될 수 있다.

■ 적혈구증가증

적혈구와 혈색소의 증가가 정상 범위보다 높은 것을 **적혈구증가증**(polycythemia)이라고 한다. 적혈구증가증은 동맥 산소 포화도를 감소시키는 기저 질환에 의해 이차적으로 올 수 있고(상대적 적혈구증가증), 또는 분명한 이유 없이 적혈구가 백혈병과 유사하게 과도하게 생성되어 나타날 수 도 있다(원발성 적혈구증가증).

▶ 상대적 적혈구 증가증

혈류에서 운반되는 산소량이 감소되는 어떠한 상태(낮은 동맥 PO_2)에서도 에리트로포에틴 생성이 증가하게 되고 결국에는 순환 적혈구의 수가 증가한다. 이러한 경우 폐기종, 폐섬유화 또는 혈액의 산소 공급을 손상시키는 다른 종류의 만성 폐질환이 동반될 수도 있다. 우심방으로부터 혈색소가 감소한 혈액이 온몸 순환으로 단락을 만드는 것과 연관된 선천성심장질환을 가진 환자는 이전 장에서 기술한 팔로 4징에서 기술한 것과 같이 상대적 적혈구증가증이 생길 수 있다. 이러한 환자들은 조직으로 공급하는 온몸 순환에서 운반된 산소의 양이 감소하는데(낮은 동맥 PO_2), 이것은 단락된 산소 결핍 혈액이 섞이면서 발생하고 청색증과 적혈구의 보상 증가가 초래된다.

> **적혈구증가증(polycythemia)**: 적혈구 숫자의 증가로 여러 가지 종류의 심장 또는 폐질환에 의해서 야기될 수 있고 (상대적 적혈구증가증) 또는 미상의 골수 적혈구 증가증에 의해 생길 수도 있다 (원발성 적혈구증가증).

▶ 원발성 적혈구증가증

원발성 적혈구증가증은 또한 *진성적혈구증가증(polycythemia vera)*이라고 하고, 원인 없이 골수의 광범위 증식이 있는 소견이다. 이것은 적혈구의 과도한 생산과 더불어 백혈구와 혈소판의 증식을 동반한다. 이 질환은 종양과 유사한 많은 특징을 가지고 일부 환자는 결국에는 과립구 백혈병(granulocytic leukemia)으로 발전할 수 있다.

▶ 적혈구증가증의 치료와 합병증

적혈구증가증의 증상은 혈액 부피의 증가와 혈액 점성이 증가하는 것과 연관되어 나타난다. 적혈구증가증 환자는 혈액 점성도가 증가하고 혈소판 수치가 증가하기 때문에 혈전증으로 발전할 수 있다. 진성 적혈구증가증은 보통 골수 과잉 활성도를 억제하는 약제로 치료한다. 상대적 적혈구증가증은 때로는 과도한 혈액의 주기적인 제거로 치료한다.

■ 철 과부하: 혈색소침착증

> **혈색소침착증(hemochromatosis)**: 과도한 철 흡수가 특징인 유전병으로 신체 내에 과도한 양의 철 축적으로 기관 손상을 야기한다.

철은 정상 조혈에 필수적이고 인체에서 다른 필수적인 기능을 가지지만 인체에 철 과잉은 유해하다.

철은 어렵게 흡수되고 또한 어렵게 배설된다. 철 흡수는 몸에서 매우 엄격히 통제되고 체내에서 필요량보다 과잉되면 철의 배설을 가능하게 하는 정상적인 경로가 없다. 남자는 하루에 단지 약 1mg만 배설하고 이것은 기본적으로 새로운 세포로 대체되는 피부, 장, 그리고 다른 곳에서 소실되는 세포에 포함되어 있는 작은 양의 철의 소실을 의미한다. 폐경 전 여성은 생리혈 소실 때문에 더 많은 양의 철을 배설하는 데, 이것은 적혈구 1ml당 약 0.5mg의 철을 포함하기 때문이다.

철 배설 경로가 부족하기 때문에, 몸을 순환하는 어떠한 과도한 양의 철도 제거할 수 없고, 인체는 철로 과부하 상태가 되고 인체의 조직이나 기관에 축적된다. 결국에는 이것이 기관 손상을 일으키고 흉터가 생기고 이환된 기관의 기능에 영구적인 장애를 가져온다.

철 과부하의 통상적인 원인은 유전성 질환인 **혈색소침착증(hemochromatosis)**이고, 이것은 상염색체 열성으로 유전된다. 이 유전자는 인구의 약 10%에서 나타나지만, 이 질환은 유전자의 동형 접합 보인자에서만 발생하고, 철의 과도한 양의 흡수로 인하여 인체의 축적을 야기시킨다.

조기 발견하고 치료를 하면 질환의 진행과 기관 손상을 막는다. 치료는 몸에 있는 철을 제거하기 위해서 혈액을 반복적으로 빼내고(정맥절개), 500ml의 혈액을 제거했을 때 250mg의 철이 제거된다. 정맥절개술은 저장 철이 고갈될 때까지 반복하고 그 후에 환자의 남은 여생 동안 주기적인 동맥절제술을 계속한다.

혈색소침착증의 특징인 과도한 철의 흡수와 저장은, 철결핍빈혈 환자에서 철 저장과 운반을 측정하는 데 사용하는 같은 종류의 검사실 검사로 확인 될 수 있다. 여기에는 혈청 페리틴, 혈청 철, 혈청 철결합능이 있고, 인체에 철이 과부하되면, 혈청 페리틴이 매우 상승하는데, 이것은 철 저장이 약 1g인 정상수치보다 훨씬 많은 15~20g 이상까지 증가하는 것을 통해서 알 수 있다. 혈청 철은 또한 정상보다 많이 상승하고 철결합단백질 트란스페린이 완전히 철에 부하된다(포화된다). 이러한 검사실 소견 모두는 철의 흡수와 저장이 증가하는 것을 나타낸다.

사례연구 11-1

40세 건강한 여성이 선별 검사에서 혈청 철이 증가하여 병원을 방문하게 되었다.

이학적 검사에서 혈액과 소변 검사는 정상이었으나, 저장 철과 철대사에서 이상 소견이 나왔다. 혈청 철은 정상보다 훨씬 수치가 높았고(234mg/100ml), 혈청 철결합단백은 철에 완전히 포화되어 있었다. 혈청 페리틴은 1335/ml이였고, 이는 정상보다 10배 이상 높은 수치였다. 혈색소침착증으로 진단되어, 과도한 철을 제거하기 위해서 주기적 정맥절개를 포함한 치료를 시작하였다.

■ 혈소판감소증

혈액 내 혈소판은 혈류 내에 방출되는 거대핵세포의 세포질 조각이다. 이러한 작은 구조물은 모세혈관 내에 작은 틈을 봉합하고 혈액 응고의 초기 단계에 있는 혈장 응고인자와 상호작용하면서 항상성 기능을 유지한다. 혈액 내에서 혈소판의 상당한 감소는 피부나 점막에 있는 모세혈관의 수많은 작은 극소출혈인 점출혈(petechiae)부터 좀 더 큰 범위의 반출혈(ecchymosis)까지 일으킨다. 이러한 종류의 피부와 점막의 출혈은 **자색반증(purpura)**이라고 하고 저혈소판자색반병(thrombocytopenic purpura)이라고 한다. 이 질환은 (1) 골수 손상에 의한 혈소판의 부적절한 생산이나 또는 (2) 항혈소판 자가 항체에 의해 순환내에 있는 혈소판의 생존 단축에 의해 발생한다.

골수 손상에 의한 저혈소판자색반병은 종종 약제, 화학 물질, 또는 혈소판 생성을 방해하는 물질에 의해 야기되고 또는 골수가 백혈병세포나 전이성 암종 세포들이 혈소판을 만드는 거대핵세포를 골수에서 몰아내서 발생할 수도 있다. 이러한 상태는 자색반증이 골수의 기조 질환에 의해 발생하기 때문에 속발성 저혈소판자색반병(secondary thrombocytopenic purpura)이라고 한다.

혈소판 생존의 단축에 의한 혈소판감소증에서는, 골수가 정상적으로 혈소판은 생성하나 혈액에 있는 항혈소판 자가항체가 혈소판을 파괴하고 이러한 경우 항체가 이환된 환자의 혈액에서 검출된다. 이러한 종류의 예에서, 기저 골수 질환이 없는 경우를 진성 저혈소판자색반병이라고 한다. 이러한 상태는 종종 소아에서 발견되고 때로는 최근 바이러스 감염과 연관되어 나타나고 짧은 시간 내에 자연적으로 낫는다. 하지만, 어른에서 발생한다면 좀 더 만성 경과를 밟을 수 있다.

림프계

림프계(lymphatic system)는 몸 전체에 퍼져 있는 다양한 림프양 조직의 덩어리를 포함하여 림프절과 비장으로 구성되어 있다. 여기에는 편도, 아데노이드, 가슴샘 그리고 장 점막이나 호흡기 그리고 골수에 있는 림프양 무리가 있다. 림프계의 첫 번째 기능은 세포 매개와 체액(항체-매개) 방어 기전에 의해서 외부 불질에 대항하는 면역학적 방어를 제공하는 것이다. 림프절은 림프계의 주요 부분으로 림프관 통로와 연관된 망을 형성한다.

림프절은 작은 콩 모양의 구조물로 지름이 1mm부터 2cm까지 다양하다. 림프절은 림프관 통로의 경로를 따라서 퍼져 있고, 그곳에서 림프절은 필터 같은 역할을 한다. 흔히 림프절은 한 위치에서 그룹을 형성하고 그곳의 많은 림프관 통로가 하나로 모이는 데, 예를 들면 대동맥주변과 하대정맥, 장의 장간막, 겨드랑이와 서혜부 그리고 목 바닥 등이 있다. 각각의 림프절은 망상 섬유의 그물에 지지를 받는 림프구의 덩어리로, 그 안에 단핵탐식세포계(세망내피계)의 포식 세포가 흩어져 분포되어 있다. 림프가 림프절을 통해 흐를 때, 포식세포가 림프관 통로로 들어온 미생물이나 다른 외부 물질을 걸러내고 파괴시킨다. 또한 림프절 내에 있는 림프구와 단핵탐식세포는 외부 물질과 상호 반응하여 면역 반응을 개시한다.

비장은 림프보다는 혈액을 걸러내도록 세분화 되어 있다. 림프절보다 훨씬 크고, 남자 주먹만한 크기이고 복부 좌상부 갈비뼈 밑에 있다. 망상 섬유와 많은 포식세포 내로 구성된 지지성의 골격 내에 단단한 림프구 덩어리와 굴모양혈관(다양한 굵기의 넓은 내강을 가지는 모세혈관)으로 구성되어 있다. 혈액이 비장을 통해 흐를 때 못쓰게 된 적혈구는 포식세포에 의해서 혈액 순환에서 제거되고, 포함하고 있는 철은 재사용을 위해서 구제된다. 예를 들어 질환에 의해 손상을 받아서 생긴 이상 적혈구는 모양이 이상하고 많은 양의 이상 혈색소를 포함하고 있기 때문에 비장 포식세포에 의해 파괴되고, 이 때문에 혈액 순환 내에서 생존 기간이 짧다.

흉선은 심장 바닥 바로 위에 있는 두엽의 림프양 기관이다. 신생아와 소아기 동안 가장 큰 구조물이고 청소년기에 점차적으로 위축이 되고 성인에서는 단지 잔유물로 남는다. 흉선은 림프계의 출생 전 발달과 신체의 면역 방어기전 형성에 중요한 역할을 한다.

> **자색반증(purpura):** 피부와 점막에 출혈을 특징으로 하는 상태.
>
> **엡스타인바 바이러스(Epstein-Barr virus):** 전염성단핵구증을 일으키는 바이러스.

■ 림프계 질환

림프계를 침범하는 기본적 질환은 감염과 종양이다.

▶ 림프절의 감염(림프절염)

감염 부위를 배수시키는 림프절은 급성 염증과 림프관 통로를 통해서 감염이 퍼져 나가기 때문에 커지고 단단해진다. 이것을 림프염(lymphadenitis)이라고 한다.

▶ 전염성단핵구증

전염성단핵구증(infectious mononucleosis)은 비교적 흔한 바이러스질환이다. 이 바이러스는 열성수포를 일으키는 헤르페스바이러스와 같은 과에 속하고 또한 **엡스타인바 바이러스(Epstein-Barr virus)**라고 불려왔다(보통 간단히 *EB 바이러스*라고 한다). 대부분 젊은 성인에 가장 흔하게 발생하고 가까운 신체 접촉이나 종종 키스에 의해 전파된다. 바이러스는 몸 전체에 있는 림프양 조직의 광범위 증식과 급성 쇠약성 열성 질병을 일으킨다. 림프양 증식은 말초 혈액에서 림프구의 중등도 증가, 림프절 증대와 압통, 그리고 약간의 비장 증대를 특징으로 한다. 정상적인 비장은 약 150g 정도이고 상복부 갈비뼈 안에 잘 보호되어 있는데, 크기가 2~3배 커지고 왼쪽 늑골 모서리 아래로 수 센티미터까지 확장된다. 말초혈액 내에 순환하는 림프구는 분명한 형태학적 이상 소견을 보이고 진단은 일반적으로 혈액 도말의 면밀한 검사로 의료진에 의해 내려진다. 림프구는 정상보다 크고, 풍부하고 진한 청색의 세포질을 갖고 불규칙한 모양의 핵을 가진다(**그림 11-7**). 편도의 림프양 조직의 증대와 궤양으로 인해서 종종 인두통이 동반된다.

EB 바이러스는 B림프구를 감염시키고, 감염 첫 주 동안 활발하게 증식한다. 그 후 세포독성(CD8+) T림프구와 형질세포에 의해 생성되는 EB 바이러스에 대한 항체가 바이러스에 의해 감염된 세포 대부분을 파괴시킨다. 그러나, 일부는 파괴되지 않고 일생 동안 감염된 환자의 림프계 내에 살아남는다. 혈

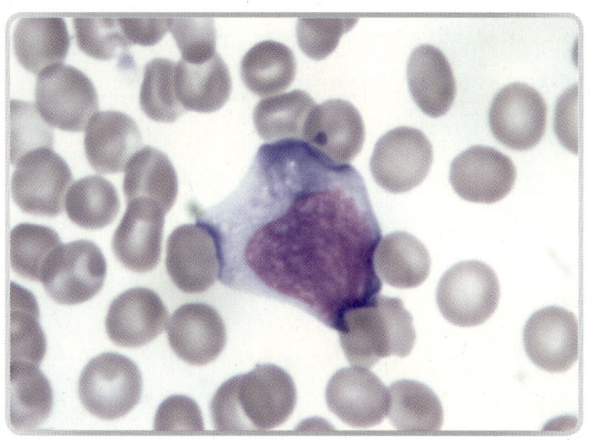

그림 11-7 • 본문에 기술된 대로 특징적인 형태학적 이상 소견을 보이는 전염성단핵구증 환자의 큰 림프구(1,000배).

액에 보이는 비전형 림프구는 바이러스에 감염된 세포를 공격하는 활성화된 세포독성T세포이다. EB 바이러스에 감염된 많은 사람들은 신체의 방어기전으로 바이러스에 감염된 세포를 파괴시키기 때문에 전염성단핵구증의 임상 증상이 잘 나타나지는 않는다. 단지 감염된 사람의 일부에서만 이 질환에 특징적인 체온 상승, 인두통, 비장증대, 그리고 림프절 증대가 나타난다.

일반적으로, 이 질환은 스스로 좋아지고 특별한 치료는 필요없지만, 환자가 다시 좋아지는 것을 느끼는 데 수 주 걸릴 수도 있다. 전염성단핵구증에서 회복한 젊은 성인은 비장을 커지게 하거나 상복부 쪽 갈비뼈 아래까지 확대하는 농구 같은 접촉 스포츠는 피해야 한다. 상복부에 외상을 입게 하는 운동은 어떠한 것이라도 커진 비장을 파열을 시킬 수 있고, 매우 심각한 손상을 일으킬 수 있기 때문이다. AIDS 환자나, 골수나 기관 이식을 하고 면역계를 억제하는 치료를 받는 사람과 같이 면역계가 손상을 입었거나 억제된 사람은 또 다른 문제에 직면할 수도 있다. 기능을 하지 못하는 면역계에 의해 파괴되지 않고 살아남은 감염된 B세포가 활성화되고, 계속적으로 증식하여 악성 B세포 림프종을 만들 수도 있다.

▶ 림프절을 침범하는 종양

전이성 종양. 림프절은 유방, 폐, 장, 또는 다른 기관에서 기원하는 악성 종양으로부터 전이성 종양의 확산으로 이환될 수 있다. 처음에 이환되는 림프절은 종양이 처음 배출되는 영역이고 그 후 종양은 림프관 통로를 통하여 다른 좀 더 멀리 떨어진 림프절로 확산 될 수 있고 결국에는 흉관을 통해서 순환계로 접근할 수 있다(그림 11-8).

악성 림프종. 림프종은 림프양 조직의 원발 악성 종양이다. 림프종의 2가지 중요한 타입은 호지킨병(Hodgkin lymphoma)과 비호지킨림프종(Non-Hodgkin lymphoma)이다(8장). 림프종은 하나의 림프절 또는 림프절의 작은 그룹에서 보통 시작하지만, 종종 다른 림프절로 확산되어 흔히 만연하게 된다. 림프종이 림프절의 많은 그룹으로 확산되는 것은 아마도 림프계 내에 림프구의 재순환의 결과일 것이라고 생각된다.

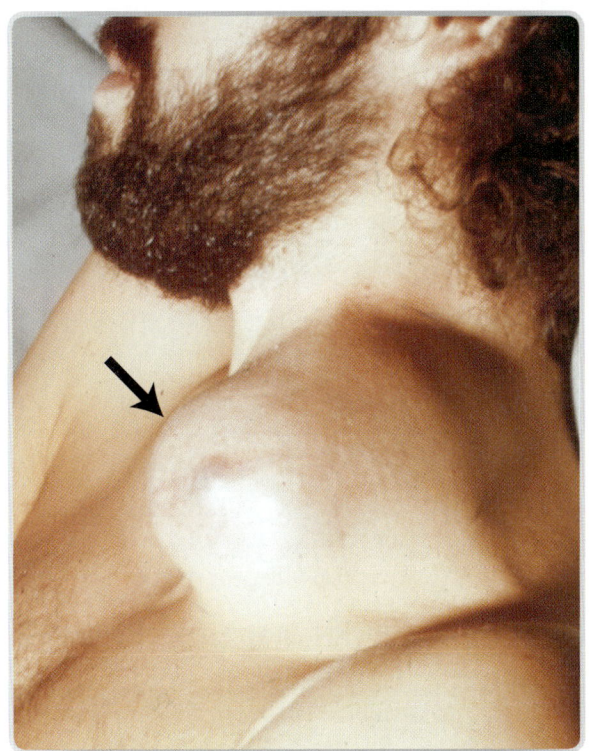

그림 11-8 • 고환의 암종을 가진 젊은 남자의 빗장위림프절에서 선이성 암송의 큰 짐작.

림프구 백혈병. 백혈병은 골수의 림프계 세포에서 발병할 수도 있고 몸 전체에 있는 림프양 조직에서 생길 수도 있다. 백혈병은 8장에서 다룬다.

▶ 림프계 질환에서 면역 반응 변화

면역 반응에서 림프계가 중추적인 역할을 하기 때문에 백혈병이나 림프종 같은 림프계 전반에 영향을 미치는 많은 질환들이 비정상적인 면역 반응과 연관될 수 있다. 이러한 반응은 이환된 환자의 적혈구, 백혈구, 또는 혈소판에 대한 자가항체를 생성함으로써 또는 정상 세포 매개와 체액 방어의 소실로 나타날 수 있고, 후자는 감염에 감수성 증가를 초래한다.

▶ 진단적 문제로서의 림프절 종대

하나 또는 그 이상의 림프절이 커져서 병원을 방문하는 대상자는 어려운 진단적 문제에 봉착할 수 있다. 림프절 종대는 림프절을 배양하는 부위의 국소감염의 증상일 수 있다. 그것은 또한 전신 감염의 초기 증상으로 림프절에 나타날 수도 있다. 전이성 암종에 의해 림프절 종대가 야기될 수도 있고 또는 백혈병이나 악성 림프종의 초기 증상일 수도 있다. 종종 림프절 종대의 원인이 말초혈액 검사를 포함한 검사실 검사와 더불어서 의료진의 환자에 대한 임상적 평가에 의해 밝혀질 수 있다. 그러나, 때로는 원인이 규명되지 못할 수 있고 이런 경우 의료진은 종대의 원인을 결정하기 위해서 림프절 생검을 시행해야만 한다. 커진 림프절은 수술적으로 절제하고 현미경 검사와 미생물 검사를 위해서 의료진에게 보낸다. 어려운 예에서는, 좀 더 정교하고 복잡한 검사가 필요할 수도 있다.

▶ 전신 감염에 대한 방어로서의 비장의 역할

비장은 효율적인 혈액-여과 체계이다. 혈류에 접근하는 어떠한 세균이나 다른 외부 물질이 비장을 통해서 혈액으로 흐르게 되면 비장 포식세포가 즉시 제거한다. 또한 비장은 병원성균의 즉각적인 제거를 쉽게 하기 위해서 항체를 만든다.

때로는 비장을 제거해야 하는 경우가 있다. 자동차 사고나 또는 다른 손상에 의해서 열창이 생긴다면 치명적 출혈을 막기 위해서 비장 절제술이 필요하다. 저혈소판자색반병이나 일부 유전용혈빈혈에서와 같이 비장 내에서 혈액세포를 과도하게 파괴시키는 혈액 질환 환자에서도 비장 절제술을 시행해야 한다. 비장 절제술을 받은 사람은 혈류로 접근하는 세균을 제거하기 어렵고 비장 절제 전과 같이 항체를 생산하지도 못한다. 결국 그들은 병원성 세균에 의해 심각한 혈류 감염으로 발전할 수 있다. 이러한 위험을 줄이기 위해서 비장 절제술을 받은 환자는 종종 세균 백신을 투여하여 면역력을 갖게 하는데, 이것은 항세균 항체가 높으면 순환으로부터 세균을 제거하기 쉽고 어느 정도 비장 기능을 대신할 수 있기 때문이다. 또한 많은 의료진은 비장 절제술을 받은 환자에게 호흡기 감염이나 다른 열성 질환의 초기 증상이 나타날 때 항생제를 복용하도록 권유한다.

복습문제

1. 순환 혈액에서 어떤 종류의 세포가 존재하고, 그들의 중요한 기능은 무엇인가?
2. 빈혈이란 무엇인가? 빈혈의 원인적 분류와 형태학적 분류 사이의 차이점은 무엇인가? 빈혈의 원인적 분류를 간단히 서술하시오.
3. 철결핍빈혈이 무엇인가? 원인과 치료는 무엇인가? 적혈구의 형태학적 모습은 무엇인가?
4. 혈액 세포 성숙단계에서 비타민B_{12}와 엽산의 효과는 무엇인가? 어떤 종류의 빈혈이 이러한 비타민 결핍에 의해 생기는가?
5. 재생불량빈혈과 용혈빈혈의 차이점은 무엇인가? 적혈구증가증과 혈소판감소증의 차이점은 무엇인가? 혈색소침착증은 무엇인가? 징후는 무엇이고 어떻게 진단되고 치료 방법은 무엇인가?
6. 림프계란 무엇인가? 어떻게 구성되어 있고 주요 세포는 무엇인가? 림프계의 중요한 기능은 무엇인가?
7. EB 바이러스는 무엇인가? 전염성단핵구증과의 연관성은 무엇인가? 전염성단핵구증의 임상 증상과 치료 방법은 무엇인가? 이 감염으로 생길 수 있는 합병증은 무엇인가?
8. 한 대상자가 림프절이 커졌다. 어떠한 종류의 질환이 림프절 증대를 야기할 수 있는가? 대상자가 림프절 종대를 주소로 왔을 때 의료진은 어떻게 진단에 도달할 수 있는가?
9. 어떤 종류의 면역 반응 변화가 때때로 림프계 질환을 만드는가?
10. 비장의 역할은 무엇인가? 비장 절제술의 부정적 효과는 무엇인가?

상호 관련 문제

객관식

1. 혈액 순환에서 적혈구의 평균 수명은?
   A. 2주
   B. 2개월
   C. 4주
   D. 4개월

2. 다음 중 거대적혈모구빈혈과 관련 없는 사항은 무엇인가?
   A. 비타민B_{12} 결핍
   B. 엽산 결핍
   C. 철 결핍

3. 다량의 성숙 림프구로 증가된 백혈구를 특징으로 하는 혈액 질환을 가지고 있으며 빈혈과 혈소판 감소를 동반하고 있었다. 가장 유력한 진단은?
   A. 악성 림프종
   B. 급성 림프구성 백혈병
   C. 만성 림프구성 백혈병
   D. 전염성단핵구증

4. 철결핍빈혈과 관련된 서술 중 옳지 않은 것은?
   A. 출혈성 궤양에서 올 수 있다.
   B. 과도한 혈액 수혈로 올 수 있다.
   C. 비타민 결핍에서 올 수 있다.
   D. 과도한 생리혈 소실로 올 수 있다.

비판적 사고력

1. 중등도의 빈혈을 진단 받은 23세 대학생이 백혈구 수치와 혈소판 수치는 정상이다. 빈혈의 가능성이 있는 원인은 무엇일까? 초기 추적 진단을 위해 수행할 검사들은 무엇일까?
2. 피로함과 림프절 종대로 병원을 방문한 노인을 위한 진단 검사는 무엇이며, 어떤 진단이 예상되겠는가?

호흡기계
The Respiratory System

CHAPTER 12

학습목표

1. 환기와 기체 교환에 대한 기본적인 해부학적, 생리학적 원리를 설명할 수 있다.
2. 기흉과 무기폐의 원인, 임상적 영향, 합병증과 치료법에 관하여 설명할 수 있다.
3. 결핵 감염의 조직학적 특징들을 설명할 수 있으며, 그에 따라 나타날 수 있는 결과와 진단, 치료 방법을 설명할 수 있다.
4. 기관지염과 기관지 확장증을 설명할 수 있다.
5. 만성폐쇄성 폐질환의 해부학적, 생리학적 장애와 기전, 임상 증상, 치료 방법에 관하여 설명할 수 있다.
6. 기관지 천식과 호흡곤란 증후군의 기전과 증상에 관하여 설명할 수 있다.
7. 폐 섬유증의 원인들과 영향 및 석면폐와 연관된 특별한 문제들을 설명할 수 있다.
8. 주요 폐암의 종류와 임상적 증상, 치료 원리를 설명할 수 있다.

■ 산소 공급: 협동적인 노력

정상적인 인체활동에서는 조직에 적절한 산소가 공급되어야 하며 세포대사에서 생산된 노폐물들이 제거 되어야만 한다. 이러한 기능들은 호흡기계와 순환기계의 협동적인 노력으로 일어난다. 호흡계는 혈액에 산소를 공급하고 이산화탄소를 제거한다. 순환계는 혈류에 이러한 기체들이 운반되도록 한다.

■ 폐의 구조와 기능

폐(lung)는 두가지 구별되는 요소들로 이루어져 있는데 폐의 안과 밖으로 공기를 인도하는 튜브역할을 하는 시스템과, 공기와 폐동맥 사이에 산소와 이산화탄소가 교환되는 폐포(alveoli)로 구성되어 있다. 나무가 점차적으로 가지를 뻗어 나뭇잎에서 끝나는 것처럼, 작동하는 튜브들은 반복적으로 뻗어나가며 폐포 덩어리에 도달한다. 폐는 엽(lobe)이라고 불리는 여러 가지 큰 부분들로 나뉜다. 훨씬 작은 단위인 소엽들이 여러 개 모여서 엽을 이룬다. 정상적인 폐의 구성과 구조적 특징들은 폐가 부풀어 있으며 공기가 말라 있을 때 가장 잘 관찰될 수 있다(그림 12-1A). 각 엽, 열구와 폐 표면들이 잘 나타난다. 제대로 나타나지 않은 자갈 모양의 폐의 표면은 각각의 폐 소엽들의 위치를 나타내는데 이는 이런 개개의 소엽들은 그것들을 둘러싸고 에워싸는 결합조직에 축적된 탄소 침전물에 의해 종종 강조되어 나타난다. 정상적으로 마른 공기로 가득한 폐 단면들에 대한 검사를 배경 조명을 이용하여 검사해보면, 정상적 기체교환에 필수적인 스펀지와 같은 미세구조에 대해 잘 알 수 있다(그림 12-1B).

▶ 기관지, 세기관지와 폐포

공기를 가장 크게 인도하는 튜브들은 기관지(단수형: bronchus)라고 불린다. 지름이 1mm보다 작은 튜브들은 세기관지(작은 기관지)라고 부르며 단지 기도로만 작용하는 가장 작은 세기관지들을 종말세기관지라고 부른다. 종말세기관지에서 더 떨어진 튜브들을 '호흡세기관지'라 부르는데 그 이유는 이 튜브들이 벽에 폐포를 지니고 있어 공기 운반뿐

> **기관지(bronchus):** 기도의 세분화된 큰 구역 중 하나.
>
> **세기관지(bronchiole):** 뻗어나간 기관지의 수지상 구조에서 끝 쪽에 위치한 작은 구역 중 하나.
>
> **계면활성제(surfactant):** 폐포를 피복하는 액체의 표면 장력을 줄임으로써 호흡을 원활하게 해주는 폐포 내면세포에 의해 분비되는 지질 물질.

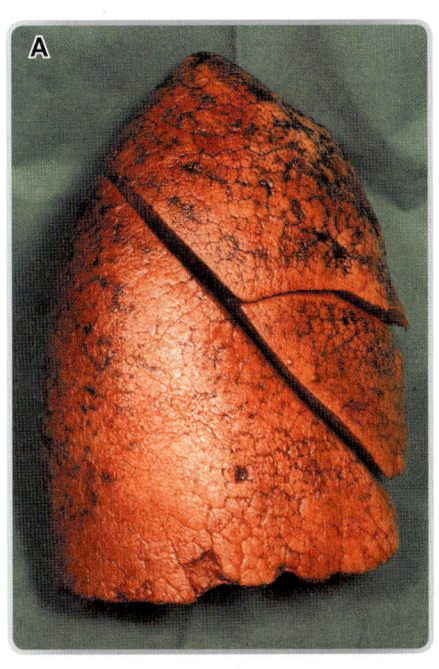
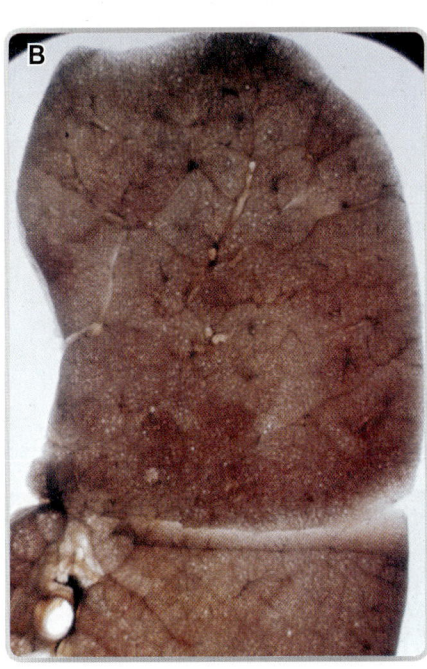

그림 12-1 • 엽과 소엽의 구조가 보여지고 폐포의 미세구조가 검토될 수 있도록 정상 폐는 부풀려지고 공기가 건조되어 있다. A. 엽과 틈을 드러내는 외부 표면. 늑막 표면의 미세한 자갈돌 같은 패턴은 각각 폐 소엽들을 나타낸다. B. 빛이 비추어진 폐 부분은 기체 교환이 일어나는 호흡 단위들에 의해 만들어진 미세하고 스펀지와 같은 모양을 나타내고 있다.

CHAPTER 12 호흡기계

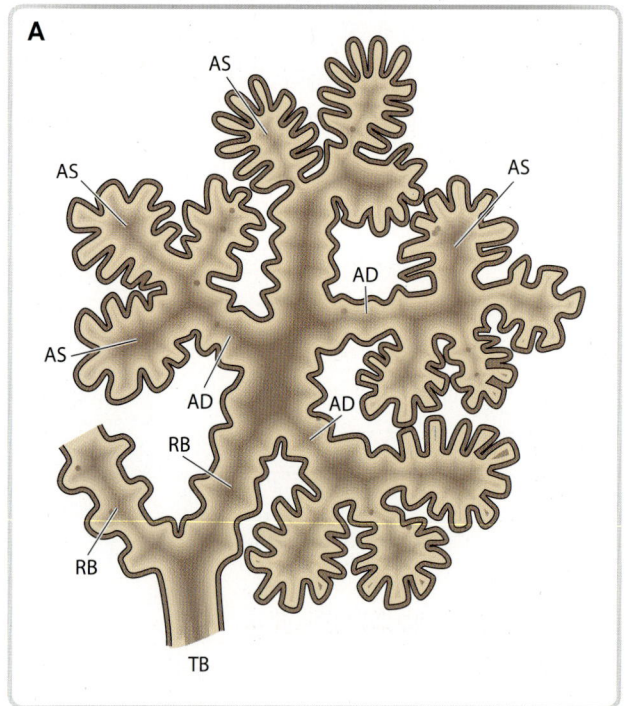
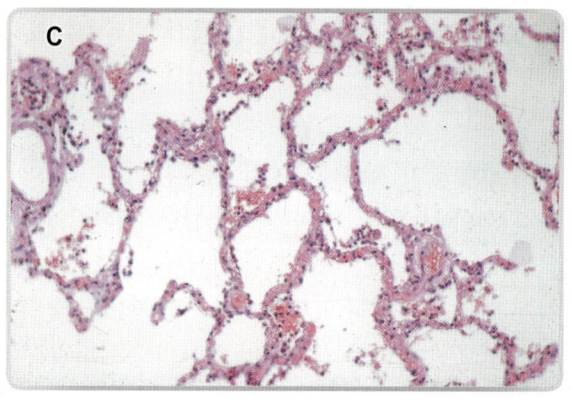
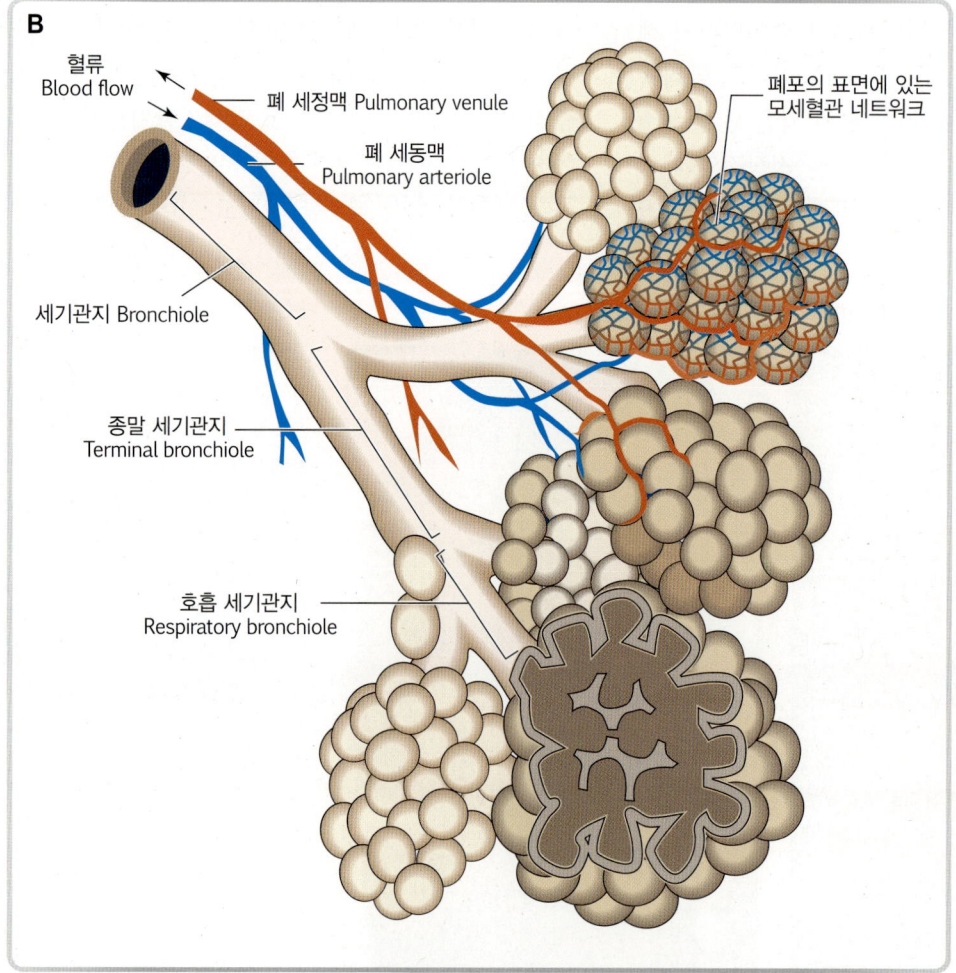

그림 12-2 • A, 호흡 단위의 구조. 전형적인 종말세기관지들은 TB로 부른다. 폐포관은 AD, 폐포낭은 AS로 칭한다(표시되어 있지 않은). 여러 폐포들이 폐포낭으로 열려 있다. B, 종말기도의 구조. 폐포관의 내부는 절개도로 나타나 있다. 혈류(Blood flow), 폐 세정맥(Pulmonary venule), 폐 세동맥(Pulmonary arteriole), 폐포의 표면에 있는 모세혈관망(Capillary network on surface of alveolus), 세기관지(Bronchiole), 말단 세기관지(Terminal bronchiole), 호흡 세기관지(Respiratory bronchiole). C, 폐포와 폐 모세혈관을 지니고 있는 얇은 폐포 중격을 드러내는 폐의 조직학적 구조(100배).

만 아니라 기체교환에도 관여하기 때문이다. 각 종말 세기관지는 더 뻗어나가 여러 개의 호흡 세기관지들을 형성하고 그들이 분지를 내어 폐포관을 형성한다. 폐포관은 차례대로 폐포낭으로 세분화되며 여러 폐포들이 순차적으로 폐포낭을 열게 된다(그림 12-2A, 그림 12-2B).

각 폐포는 상피세포층들로 이루어져 있으며 몇몇 결합 조직에 의해 지지받는 얇은 벽의 모세혈관들로 이루어진 폐포 중격에 의해 둘러싸인 작은 공기 공간이다(그림 12-2C). 각 폐포는 혈액이 폐를 지나면서 폐포 공기와 폐 모세혈관 사이에 산소와 이산화탄소가 빠르게 확산되는 것을 촉진시키는 큰 네트워크의 모세혈관들에 의해 둘러싸여 있으며, 상대적으로 작은 양의 공기를 지니고 있다. 폐포를 확장시키거나 폐 모세혈관들의 숫자를 줄이는 상태는 폐환기의 효율성을 방해한다.

2가지 종류의 세포들이 폐포들을 덮고 있다. 대부분은 편평상피세포들이다. 소수의 세포는 표면장력을 낮추는 지질 물질인 계면활성제를 생산하는, 더 큰 형태의 분비성 세포들이다. 표면장력은 얇은 막처럼 퍼지지 않고 액체로 하여금 작은 물방울로 응집하도록 하는 액체 분자들 사이의 인력이다. 폐포들을 덮고 있는 액체 내의 분자들 간의 표면장력은 보통 폐포 벽들을 끌어당기는 경향이 있다. 이러한 효과는 흡기 동안에 폐 팽창을 방해하고 호기 때 폐포가 붕괴하도록 하는데 이는 물 분자의 응집력 때문이다. 계면활성제는 액체의 표면장력을 낮추어 줌으로써 어느 정도 세정제처럼 작용하여 호흡이 원활하도록 해준다.

폐의 기능단위는 호흡단위라고 불린다. 이는 하나의 종말 세기관지에서 유래된 호흡 세기관지, 폐포관, 폐포낭, 폐포의 집합체에 의해 형성된다. 폐 소엽(lung lobule)은 종말 세기관지의 작은 그룹이며 그들로부터 유래되는 호흡 단위이다. 소엽은 부분적으로 결합조직 중격에 의해 둘러싸여 있으며, 소엽이 잘 구분되도록 해주는 결합조직이 위치해 있는 늑막 바로 아래에서 가장 쉽게 알아볼 수 있다(그림 12-4).

호흡은 2가지 기능이 있는데 이는 폐의 2가지 구조적 요건에 달려있다:
1. 폐에 공기가 들어오고 나가는 공기의 움직임에 따른 환기
2. 폐포의 공기와 폐 모세혈관 사이의 기체교환

호흡이 효과적이려면 환기와 기체교환 둘 다 정상적으로 작동해야만 한다.

호흡단위(respiratory unit): 하나의 종말 세기관지에서 유래한 호흡 세기관지, 폐포관 및 폐포들의 집합체로 구성된 폐의 기능단위이다.

▶ 환기

흉곽의 풀무 동작(늘어나다가 줄어드는 것을 반복함)에 의해 공기가 폐의 안팎으로 이동한다. 흡기 동안에는 늑간근의 작용과 횡격막의 하강으로 인해 늑골은 더욱 수평을 유지한다. 그 결과, 흉곽의 용량은 증가한다. 폐는 더 커진 흉곽 내 공간을 채우기 위해 팽창하고 공기는 기도와 기관지를 통해 폐로 들어온다. 호기 동안에는 늑골은 더 수직을 이루며 횡격막은 올라간다. 흉곽의 크기에 맞춰 폐들은 또한 용량이 줄어들며 공기는 빠져나간다.

정상 호흡운동은 호흡 근육, 근육에 대한 신경지배와 흉곽의 기동성이 정상이어야 할 수 있다. 만약에 호흡근육을 지배하는 신경 전달이 척수성 소아마비와 같은 질환에 의해 손상되거나 몇몇 드문 종류의 근육 질환에서와 같이 호흡 근육이 위축되고 감퇴되면, 환기가 제대로 이루어지지 않는다. 만약에 흉곽이 기동성을 잃어버리면, 환기가 이루어지지 않는다. 예를 들어, 목까지 땅에 묻힌 사람은 질식하게 되는데 이는 흉곽을 움직일 수 없기 때문이며 그럴 경우, 폐 안팎으로 공기를 이동시키지 못한다.

▶ 기체 교환

질소와 수증기와 더불어, 산소와 이산화탄소는 우리가 호흡하는 대기 중의 공기, 폐포 내의 공기와 혈액 내에도 있다. 해수면에서 모든 기체 혼합물에 의해 가해지는 대기압은 760mmHg이다. 각 기체는 전체적인 대기압에 비례하는 부분만큼 힘을 가할 수 있는데 이는 복합된 기체에서 각각의 농도에 영향을

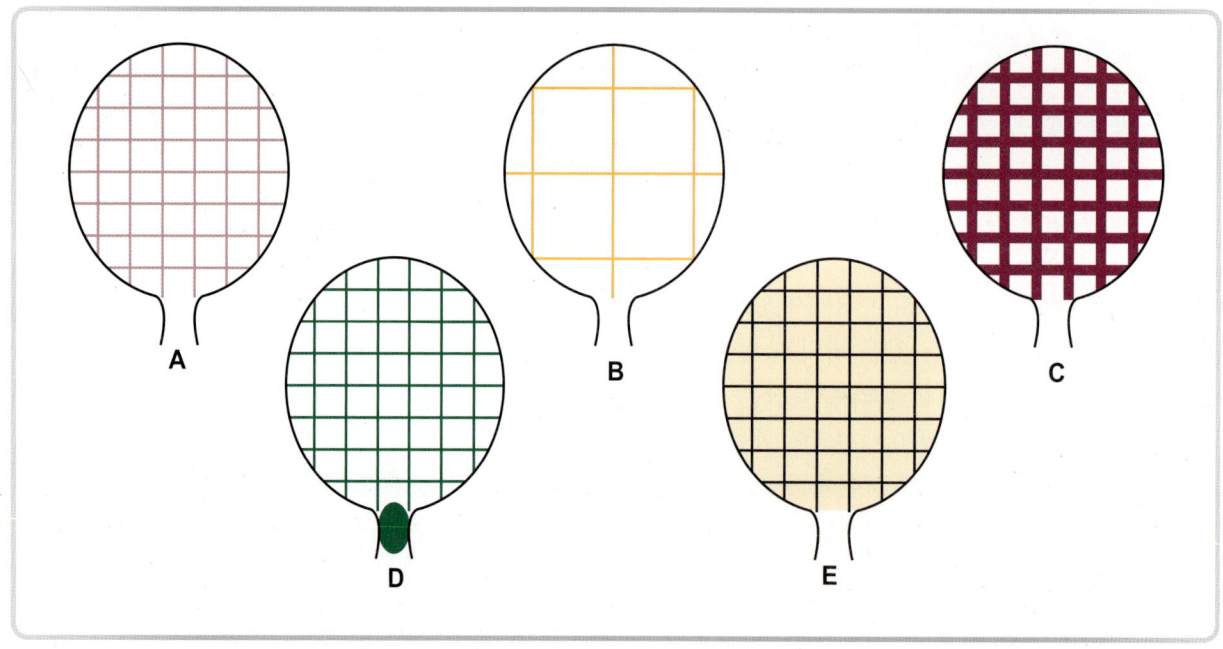

그림 12-3 • 폐 기체교환에 역효과를 일으키는 구조적, 기능적 이상의 종류. A, 정상 폐포와 폐혈류량. B, 폐포 중격의 붕괴. 이는 폐포 구조가 융합되고 그에 따라 폐 모세혈관상의 크기를 줄이는 결과를 가져온다. C, 폐포 중격의 섬유성비후와 흉터. 폐포막을 통한 기체 교환을 방해한다. D, 폐 부분에 전달되는 폐 혈류의 차단. E, 액체 또는 염증성 삼출액으로 가득 찬 폐포.

받는다. 예를 들어, 대기의 산소농도는 20%이다. 그러므로 산소가 가한 압력은 모든 기체에 의해 가해진 전체적인 압력의 20%이다($0.20 \times 760 = 152$mmHg). 전체 대기압의 일부분에 해당하는 각 기체의 압력을 그 기체의 부분 압력이라고 한다. 부분 압력은 기체의 화학적 부호 앞에 나타나는 알파벳 "P"로 표시한다. 예를 들어 PO_2는 152mmHg이다.

기체는 혈액, 조직과 폐포 사이에 **확산(diffusion)**되는데 이는 기체들의 부분압력 차이 때문이다. 조직으로부터 돌아오는 정맥혈은 산소농도가 낮으며(PO_2 40mmHg) 이산화탄소 농도가 높다(PCO_2 47mmHg). 이 혈액이 폐 모세혈관 전체에 펌프되고 거기서 폐포 내에 있는 공기와 접촉한다. 폐포 내의 공기는 훨씬 높은 농도의 산소를 지니고 있으며(PO_2 105mmHg) 이산화탄소의 농도는 낮다(PCO_2 35mmHg). 그러므로 산소는 폐포 내의 공기에서 폐 모세관으로 확산되며, 이산화탄소는 폐 모세관에서 폐포로 확산된다. 조직에서는 이 상황이 뒤바뀐다. 조직 내의 산소 농도는 훨씬 낮으며(PO_2는 대략 20mmHg) 이산화탄소 농도는 훨씬 높다(PCO_2는 대략 60mmHg). 그러므로 산소가 혈액에서 조직으로 확산되며, 이산화탄소는 반대방향으로 확산된다.

폐포 내의 공기와 폐 모세혈관 사이의 기체 교환은 폐포 기저막을 통한 확산으로 인해 이루어진다. 효율적인 기체 교환은 (1) 폐포 내의 공기와 접촉하는 넓은 폐 모세혈관 표면적, (2) 폐포 막을 통한 원만한 기체 확산, (3) 정상 폐 혈류와 (4) 정상 폐포를 필요로 한다. 큰 네트워크의 모세혈관으로 둘러싸인 각각의 작은 공기 낭이 있는 폐의 스펀지와 같은 구조는 효율적인 기체교환에 필요한 넓은 표면적을 제공한다(그림 12-3A). 폐포 중격이 파괴되면 폐포의 융합이 일어나고 폐포를 둘러싸는 모세혈관 네트워크 크기가 줄어들어 효율적인 기체교환이 일어나지 못하게 된다(그림 12-3B).

만약에 폐포 중격이 두꺼워지고 흉터가 생겨나면,

두꺼워진 폐포막 때문에 기체의 확산이 방해를 받는다(그림 12-3C). 만약 폐에 전달되는 폐 혈류가 막히면, 기체 교환 또한 방해를 받는데 이는 큰 폐동맥 폐쇄가 폐색전에 의해 일어나거나 지방 색전 또는 외부 물질에 의해 폐 모세혈관의 막힐 때 일어날 수 있다(그림 12-3D). 만약에 폐포가 액체 또는 염증성의 삼출액으로 가득 차면, 유입된 기체는 병든 폐포에 들어갈 수가 없어, 폐의 기체 교환이 방해를 받는다(그림 12-3E).

▶ 폐기능 검사

폐기능 검사(pulmonary function test)는 폐환기와 폐 기체교환의 효율성을 검사하기 위해 사용될 수 있다. 폐 환기는 보통 표준조건에서 폐 안팎으로 드나들 수 있는 기체 용량을 재어봄으로써 검사가 이루어진다. 2개의 일반적인 측정방법은 숨을 깊이 들이 쉰 후 배출할 수 있는 기체의 최대 용량을 재는 폐활량과 1초 동안에 배출해낼 수 있는 기체의 최대 용량을 재는 **초당 강제호기량**(FEV_1)이 있다. 만약에 세기관지가 염증 또는 경련에 의해 좁아지면, 폐 밖으로의 공기의 이동이 방해되어 FEV_1은 줄어든다. 특별검사로 최대 호기 후 폐에 남아 있는 기체용량과 폐 내의 기체의 최대용량을 측정해볼 수도 있다.

환자의 동맥혈에 있는 산소와 이산화탄소(O_2와 CO_2)의 농도를 측정하여 폐의 기체교환의 효율성을 알아볼 수 있다. 만성 폐질환에서는 혈액의 산소화는 불충분하다. 산소 농도는 줄어들고 이에 따라 동맥 산소 포화도도 줄어든다. 또한 종종 동맥 PCO_2는 정상치보다 높은데 이는 폐가 이산화탄소를 충분히 제거하지 못하기 때문이다. 손목에 있는 요골동맥에 바늘을 꽂아 적은 양의 혈액을 뽑아내어 분석에 사용되는 동맥혈을 채취한다. 산소포화도 측정기(pulse oximeter)라는 기구를 이용하여 얼마나 효과적으로 폐가 혈액 산소화를 진행시키는지(동맥산소 포화도)를 또한 측정할 수 있다. 손가락 끝을 그 기구 안으로 넣으면, 심이완기와 심수축기 동안 다양한 파장에서 광전자를 이용하여 손가락 끝 모세혈관에 있는 헤모글로빈의 빛 흡수의 변화를 감지할 수 있다. 그리고 수집된 자료는 동맥혈의 산소포화도를 자동적으로 계산하는 데 쓰이며 그 기구는 신속히 결과를 보여준다.

▶ 흉막강

폐는 **흉막**(pleura)이라고 불리는 얇은 막에 둘러싸여 있는데 이는 또한 흉벽 내부까지 뻗어 있다. 폐가 흉강을 채우기 때문에, 두 흉막 표면은 서로 맞닿아 있다. 폐와 흉벽에 생길 수 있는 잠재적인 공간을 **흉막강**(pleural cavity)이라 한다. 정상적으로는, 나란히 놓인 흉막 표면들은 서로 부드럽게 움직인다. 하지만, 질환이 있을 시, 흉막 표면들은 염증 때문에 거칠어질 수 있으며 유착될 수도 있다. 염증성 삼출액이 흉막강에 쌓일 수 있으며 두 흉막 표면들을 갈라놓을 수도 있다.

▶ 흉막내와 폐내 압력

흉막강 내에서 폐는 팽창한 채로 유지되는데 이는 흉막강 내 압력(흉막 내압)이 폐내의 기체 압력(폐내 압력)보다 낮기 때문이다. 그 압력의 차이는 출생 후 흉막강이 커지면서 나타난다. 호흡이 시작되면서 흉막강의 크기는 커진다. 폐는 대기압 조건에서 공기로 가득 차게 되며 커진 흉막강을 채우기 위해 팽창하고 폐에 있는 탄력성 조직은 늘어난다. 늘어난 폐가 흉벽으로부터 떨어지려는 경향과 원래의 수축된 상태로 돌아오는 경향으로 인해 흉막강 내에 약간의 진공공간을 만들어진다. 흉막내 압력이 대기압보다 약간 낮기 때문에, 이는 종종 "음압"이라고 불린다.

■ 기흉

흉강내압이 대기압 이하기 때문에 만약에 폐 또는 흉벽에 구멍이 나면 공기는 흉막공간으로 흘러들어온다. 만약에 이 현상이 일어나면, 폐가 팽창한 상

폐활량(vital capacity): 숨을 깊이 들이쉰 후 최대한 힘껏 배출할 수 있는 기체의 최대 용량.

초당 강제호기량(FEV_1) (one-second forced expiratory volume (FEV_1)): 폐에서 1초 동안에 뱉어져 나오는 기체의 최대용량.

늑막(pleura): 폐(장측 흉막)와 흉벽(벽측 흉막)을 감싸는 중피성 막.

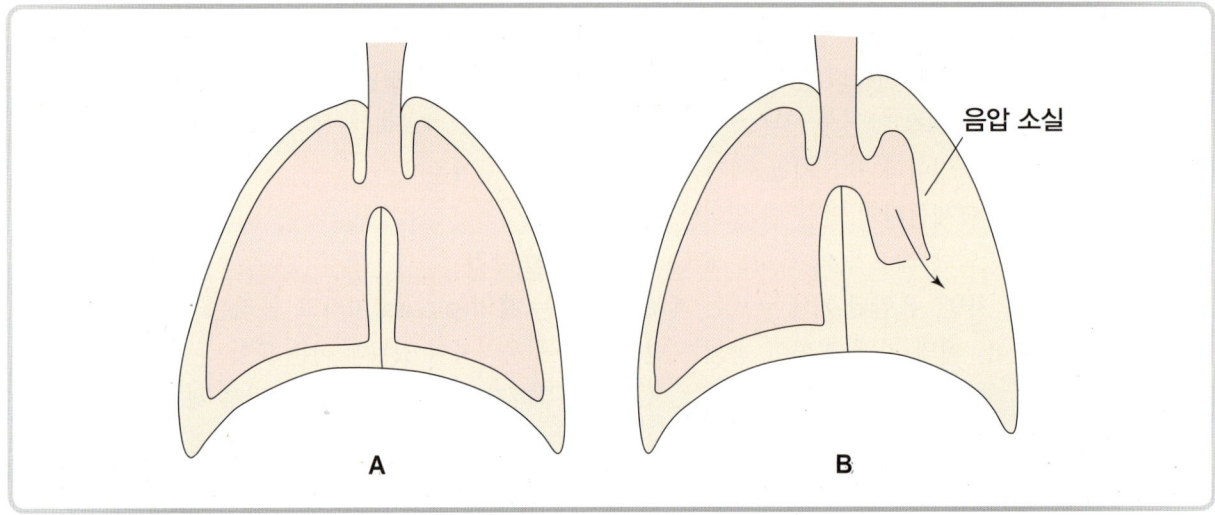

그림 12-4 • A, 폐와 흉벽 사이의 정상적인 관계. 흉막강은 부풀어 있으며, 보통 표면들은 붙어 있다. "음압"은 주로 늘어난 폐가 흉벽에서 떨어지는 경향에 따른 결과이다. B, 기흉은 대기압 아래에서 공기가 흉막강으로 빠지게 하는 폐를 관통하는 상처 때문에 생긴다.

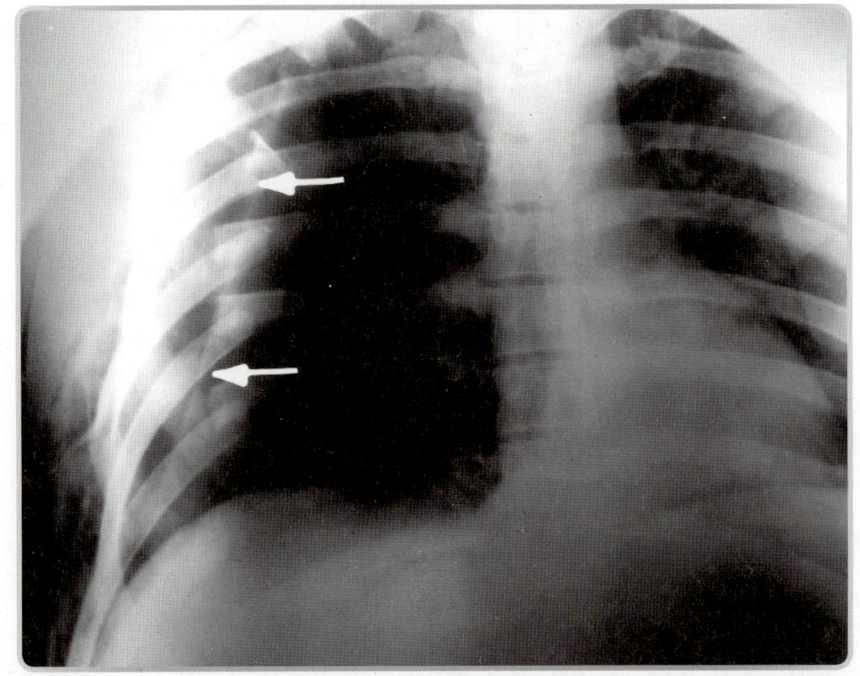

그림 12-5 • 여러 늑골 골절에서 이차적으로 나타난 기흉을 엑스선에서 볼 수 있는데 이는 늑골골절의 부러진 끝이 흉막을 찢고 들어가 아래에 위치한 폐를 찢었다. 화살표는 흉벽과 더 이상 붙어 있지 않은 폐의 표면을 가리키고 있다.

태를 유지해주는 음압이 사라지며 폐가 쪼그라들게 되는데 이는 폐 내의 탄력성 조직이 수축하기 때문이다. 이 상태를 **기흉(pneumo=기체)**이라 하는데 이는 폐에서부터 흉막강으로 공기가 들어오도록 하는 폐 손상 또는 폐 질환에 의해 생길 수 있다. 이는 또한 자창 또는 흉막강으로 대기의 공기가 들어오도록 흉벽을 관통하는 다른 류의 상처로 인해 일어날 수도 있다(그림 12-4).

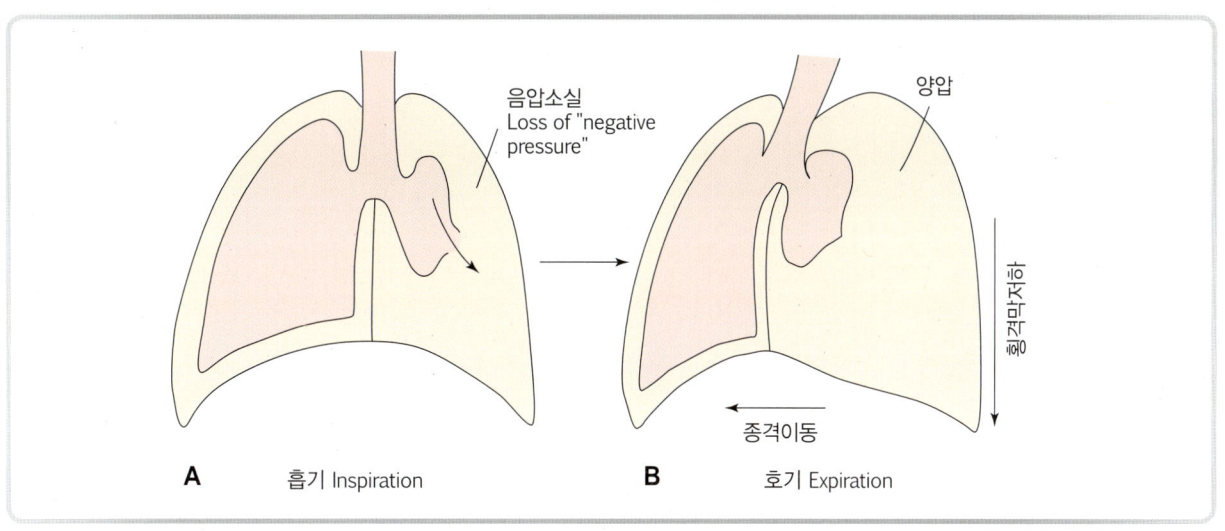

그림 12-6 • 긴장성 기흉의 발생 기전. A, 흉강 내 압력이 떨어져 있는 흡기 동안 흉막강 내에 공기가 들어온다. B, 호기에 따라 증가한 흉막강 압력이 흉막강 내에 공기를 가두면서 찢어진 흉막의 틈을 막는다. 영향을 받은 부분의 횡격막은 아래쪽으로 이동되었다. 기도와 종격 구조들은 기흉이 있는 쪽에서 멀어졌으며 반대편 흉막강을 침식한다.

기흉(pneumothorax)은 명백한 원인 없이도 일어난다. 이를 자연기흉이라 한다. 대부분의 경우, 젊고 건강한 사람들에게서 보통 폐 꼭대기(첨부apex)에 있는 공기가 찬 작은 흉막하 소기포가 파열되어 나타난다.

갑작스럽게 흉막강에 공기가 주입되는 것과 연관된 종류의 기흉들은 보통 흉부 불쾌감과 종종 호흡곤란을 일으킨다. 호흡 도중 공기가 폐 안팎으로 움직일 때 보통 청진기로 들릴 수 있는 호흡음이 이 질환의 영향을 받은 부분에서는 들리지 않는다. 흉곽 엑스선은 부분적 또는 전체적 폐 함몰과 흉막강 내에 공기가 존재함을 보여준다(그림 12-5).

흉막강에서 대기압보다 높은 양압이 생겨나는 것을 긴장성 기흉 또는 양압기흉이라고 부른다. 높은 흉강 내 압력은 어느 종류의 기흉에서도 나타날 수 있다. 만약에 찢어진 흉막강 틈이 일방통로처럼 행동하도록 폐에 구멍이 난 것이라면, 위험한 합병증이 생길 수도 있다(그림 12-6). 이와 같은 경우, 흡기에 흉강 내 압력이 낮아지면서 공기는 구멍을 통해 흉막강으로 들어오게 된다. 하지만, 호기에는 흉강

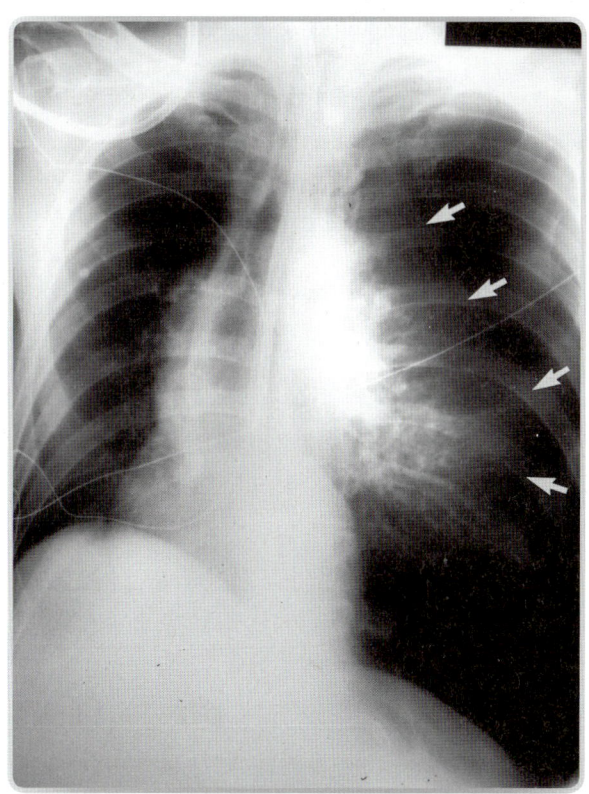

그림 12-7 • 긴장성 기흉의 엑스선. 화살표는 무너진 폐의 표면을 가리키고 있다. 영향 받은 부분의 낮게 위치한 횡격막과 종격 구조들의 이동을 볼 수 있다.

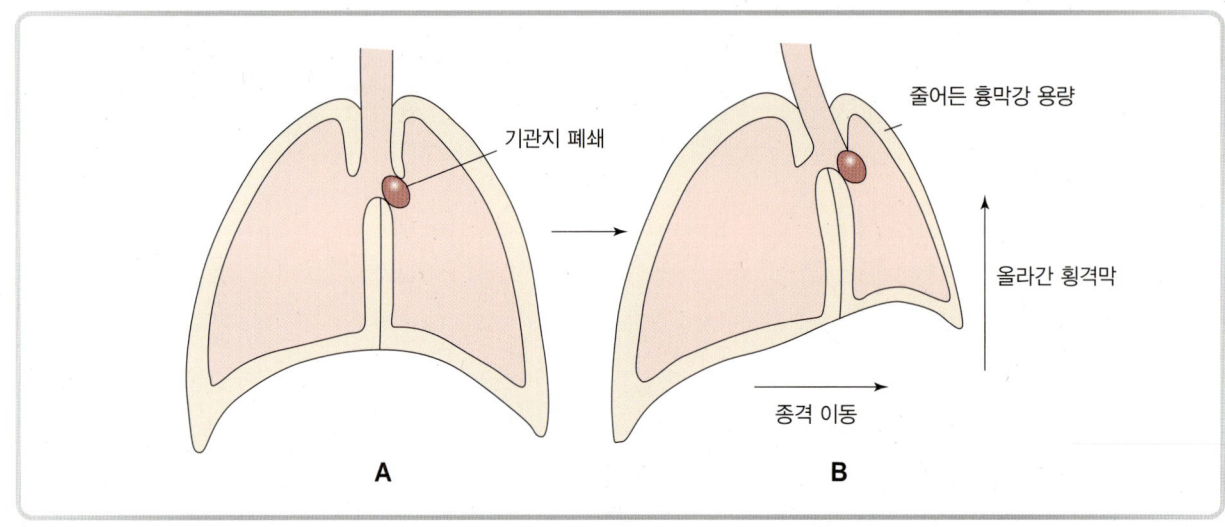

그림 12-8 • 기관지 폐쇄로 일어난 무기폐. A, 막힌 기관지는 폐쇄된 기관지에 연결된 폐의 환기를 방해한다. B, 공기 흡수는 폐 붕괴를 일으키며 이에 따라 흉막강 크기를 줄이게 된다. 횡격막이 올라가고 종격은 영향 받은 쪽으로 이동한다.

내 압력이 올라가며 찢어진 틈의 끝머리들이 붙도록 하는데 이로 인해 흉막강 내에 공기가 갇히게 된다. 흡기와 더불어 더 많은 공기가 흉막강 내로 들어오지만 빠져나갈 수가 없다. 마침내, 흉막강은 압박을 주는 공기로 과도하게 팽창되어 그 영향을 받은 폐는 완전히 무너져버린다. 흉막강 내의 압력이 세어 질수록, 심장과 종격 구조들은 기흉이 있는 쪽에서 멀어지며 반대편 흉막강을 침식하여 반대편 폐의 확장을 방해한다(그림 12-7). 만약에 그것이 인지되지 않고 압력을 완화하기 위해 갇혀 있는 공기를 빼내는 치료를 곧바로 하지 않으면, 긴장성 기흉은 생명을 위협할 수 있다.

긴장성 기흉은 보통 흉벽을 절개해 흉막강에 튜브를 삽입하는 것으로 치료한다. 튜브는 흉막강에 공기가 차는 것을 방지하고 폐가 다시 팽창하도록 도와준다. 튜브는 호기 동안에는 공기가 흉막강에서 빠져나오는 것을 돕고 흡기 동안에는 공기가 흉강 내로 다시 빨려 들어가는 것을 막는 기구와 연결되어 있다. 폐의 찢어진 틈이 치유되고 더 이상 공기가 빠져나가지 않을 때까지 튜브를 유치하여야 한다. 흉막강에 남아있는 공기들은 점차적으로 혈류에 재흡수되며 공기가 흡수되면서 폐는 다시 팽창한다. 때때로 더 빠르게 공기를 빼내고 폐 재팽창을 도모하기 위해 약간의 진공이 튜브에 적용되기도 한다.

무기폐(atelectasis): 기관지 폐쇄(폐쇄성 무기폐) 또는 외부압력 (압박성 무기폐)에 의해 쪼그라진 폐.

■ 무기폐

무기폐(atelectasis)는 글자 그대로 폐의 불완전한 팽창을 의미한다(ateles=불완전한+ectasia=팽창). 이는 폐의 부분적인 함몰을 의미한다. 이는 2가지 유형이 있다:

1. 기관지 폐쇄에서 일어나는 폐쇄성 무기폐
2. 폐의 외부압력에 일어나는 압박성 무기폐

▶ 폐쇄성 무기폐

끈적한 점액 분비물, 종양 또는 흡인된 이물질에 의한 완전한 기관지 폐쇄는 막힌 기관지에 의해 공기가 폐포 안팎으로 드나드는 것을 방해하며 원래 있었던 공기는 폐를 관류하는 혈액에 점차 흡수된다. 그 결과, 막힌 기관지에 의해 제공되었던 폐 부분은 공기가 흡수되면서 점차적으로 붕괴된다. 영향을 받

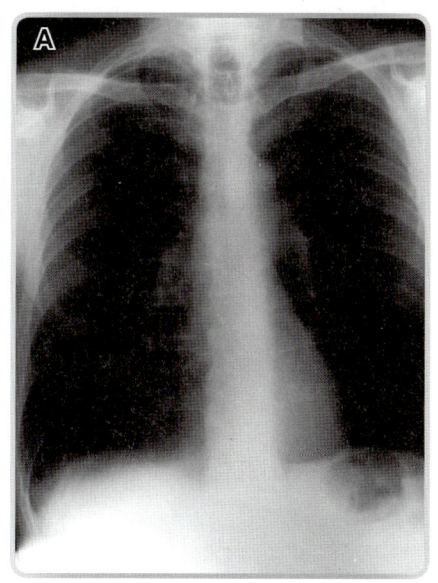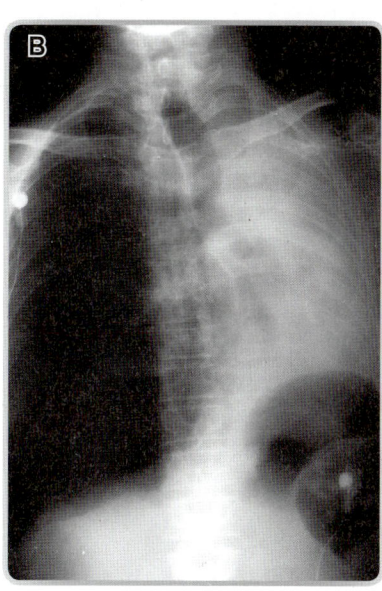

그림 12-9 • 왼쪽 주요 기관지의 폐쇄로 인하여 생긴 왼쪽의 완전 무기폐(사례연구 12-1). A, 무기폐 발생 전 흉부 엑스선. B, 왼쪽의 완전 무기폐. 공기가 흡수되었기 때문에 무너진 폐가 진하게 보인다. 횡격막의 왼쪽 반은 올라가 있다. 기도와 종격 구조들은 무너진 쪽으로 치우쳐 있다.

은 흉막강의 용량 또한 이에 따라 줄어들고, 이는 영향 받은 쪽으로 종격 구조물을 이동시키고 횡격막을 그 방향으로 상승시키는 원인이 된다(그림 12-8). 만약에 기관지 폐쇄가 신속하게 해소된다면, 폐는 정상적으로 재팽창한다. 처음에는 폐쇄성 폐암에 따른 이차적인 문제라고 여겼던 폐쇄성 무기폐에 대한 사례연구 12-1에 나타나 있다.

때때로 무기폐는 수술 후 합병증으로 나타나기도 한다. 수술 후 통증 때문에 환자는 기침을 하지 않거나 숨을 깊게 쉬지 않아 점액질 분비물들이 기관지에 차게 된다(그림 12-10). 이 문제를 예방하기 위해 의료진은 수술 후 환자가 깊이 숨을 들이쉬고 자주 기침을 하여 분비물들이 호흡 기도를 막지 않도록 장려한다.

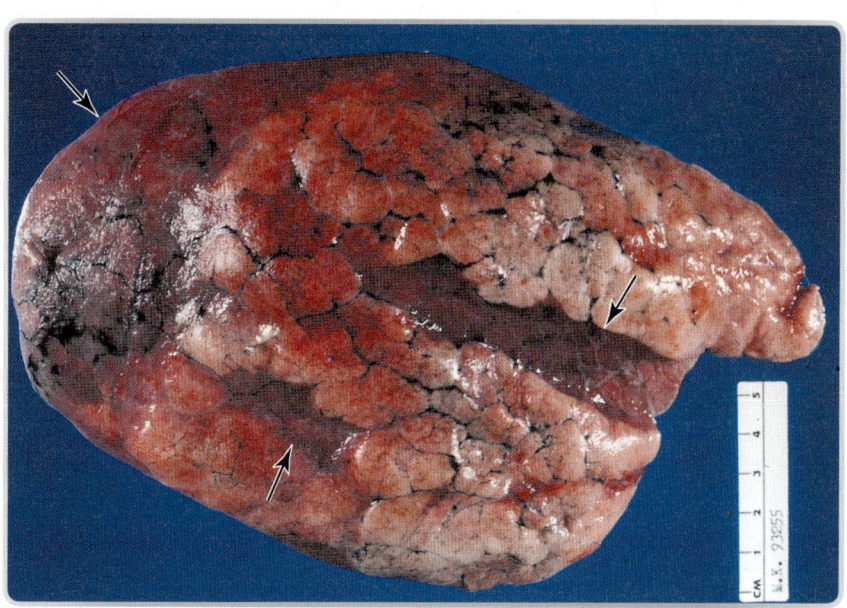

그림 12-10 • 잔류되어 있던 점액 분비물에 의한 여러 폐엽의 무기폐. 정상적으로 연하게 환기된 폐와 검고 함몰된 무기폐 부분을 비교하여 살펴보라.

사례연구 12-1

장기간 과다흡연과 음주의 경력을 가진 66세 남성이 호흡곤란으로 의료진과 상담하였다. 그는 왼쪽 무기폐를 지닌 것으로 밝혀졌다(그림 12-9). 폐쇄성 암이 의심되어 기관지경 검사가 이루어졌다. 부드러운 고무마개가 왼쪽 주요기관지를 막고 있다는 것이 밝혀졌다. 그는 고무마개를 항상 씹어왔었고 우연히 이것을 흡입한 것이었다. 고무마개가 제거되었다. 그 다음날 찍은 엑스선에서 폐가 완전히 다시 팽창한 것으로 나타났다.

▶ 압박성 무기폐

압박성 무기폐는 흉막강 내에 액체, 혈액 또는 공기가 쌓이면서 폐의 용량이 줄어들고 그로 인해 폐의 전체적인 팽창을 방해할 때 나타난다.

■ 폐렴

폐렴(pneumonia)은 폐의 어느 부위에서든 발생하는 염증과 같은 혈관 변화와 액체와 세포의 삼출물로 특징지어지는 폐의 염증을 일컫는다. 하지만, 염증 반응은 폐의 스펀지와 같은 특성에 영향을 받는다. 염증 삼출액은 폐를 통해 아무런 방해 없이 퍼지고, 폐포를 채우며, 영향을 받은 부분의 폐는 상대적으로 딱딱하게 되는데 이를 경화라고 부른다(그림 12-11A). 염증 삼출액은 일부가 흉막 표면에 닿아 흉막을 자극시키고 염증을 유발할 수도 있다. 때때로 염증 삼출액이 흉막강 내에 축적되기도 한다.

▶ 폐렴의 분류

폐렴은 여러 가지 방법으로 분류될 수 있다:
1. 병인관계
2. 염증과정에 따른 해부학적 분포
3. 폐렴 발생을 야기하는 선행 요인들

병인관계 분류가 가장 중요한데 이는 치료에 대한 지침서로 쓰이기 때문이다. 폐렴은 박테리아, 클라미디아, 미코플라스마, 리케차, 바이러스 또는 곰팡이에 의해 야기될 수 있다. 가능하다면 언제든지, 폐

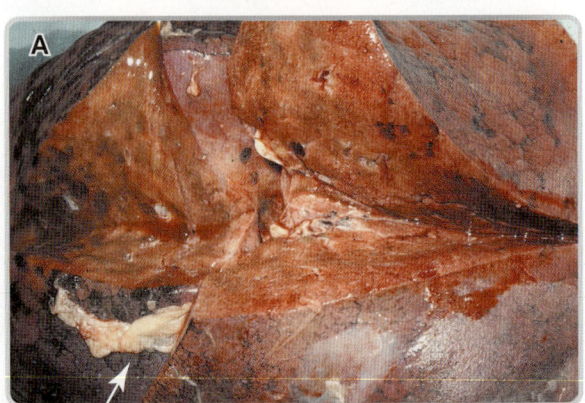

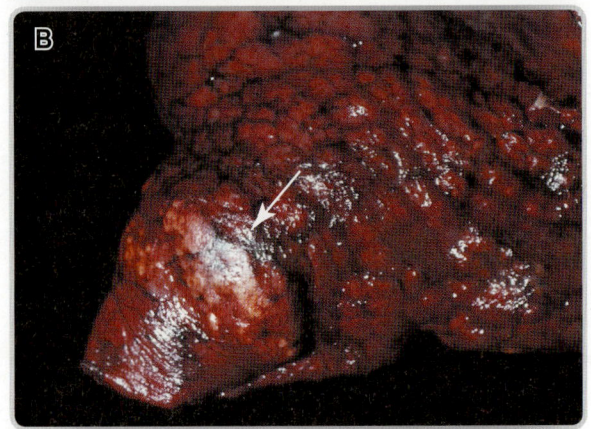

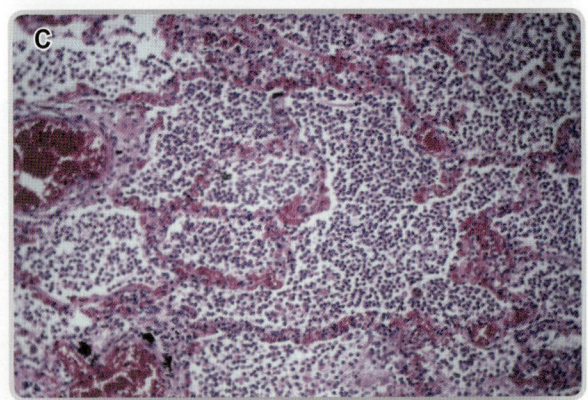

그림 12-11 · A, 대폐엽성 폐렴에 의해 생긴 폐엽의 경화. 폐가 절개되어 절개면이 드러나 있다. 화살표는 흉막에 섬유소가 축적된 곳을 가리키고 있다. B, 기관지 폐렴. 염증은 폐엽 전체보다는 폐소엽에 나타난다. 화살표는 가장 심하게 감염이 된 소엽을 가리키고 있다. C, 폐렴의 조직학적 외관이다. 폐포는 호중구로 가득 차 있으며 감염을 받은 폐포에는 공기가 통과할 수 없다(100배).

렴은 폐렴균, 포도상구균, 미코플라스마 또는 병원성 바이러스와 같은 감염에 대한 책임이 있는 정확한 유기체를 지명함으로써 더 세밀히 분류된다.

해부학적 분류는 어느 부분의 폐가 연관되었는가를 나타낸다(그림 12-11). 대엽성 폐렴은 폐엽 전체에 감염이 일어났을 때를 일컫는다. 기관지폐렴은 기관지에 인접한 하나 또는 여러 개의 대엽의 일부만 감염이 된 것이다. 대엽성 폐렴과 기관지 폐렴은 병원성 박테리아에 의해 생겨난 감염이다. 세 번째 해부학적 분류는 간질성 폐렴 또는 원발성 비정형 폐렴이라 불리며 이는 보통 바이러스 또는 미코플라스마뉴모니아이(Mycoplasma pneumoniae)에 의해 야기된다. 이 종류의 폐 감염은 폐포보다는 폐포 중격에 더 잘 일어나며, 중격에 스며드는 염증성 세포들은 주로 호중구보다는 임파구, 단핵구와 형질세포들로 이루어져 있다.

선행 요인들에 따른 폐렴 분류도 흔히 이루어진다. 저조한 폐환기와 기관지 분비물 축적과 연관된 상태에 있는 사람들에게 폐렴이 발생하는 성향이 높아진다. '수술 후 폐렴'은 고통 때문에 기침 또는 깊은 숨을 쉴 수 없는 수술 후 환자들에게서 생겨나는 폐 염증이다. 그 결과, 저조한 환기와 분비물의 축적은 폐 소엽의 무기폐 성향을 높이며 이는 이차적인 박테리아의 침투를 야기하여 기관지폐렴을 일으키게 된다. 외부 물질, 음식, 구토물 또는 다른 종류의 자극성 물질들이 폐안으로 흡인될 때, '흡인성 폐렴'이 나타난다. '폐쇄성 폐렴'은 폐에서 기관지가 좁아지거나 막힌 말단 부위의 폐에 나타난다. 종양 또는 외부물질에 의해 막힌 기관지에서는 환기가 저조해지며 폐의 막힌 부분의 기관지 분비물들이 축적하게 되는데 이는 감염에 대한 위험성을 높인다.

▶ 폐렴의 임상 증상

폐렴에 대한 징후와 증상들은 전신적인 감염의 그것과 같다. 환자는 아파 보이고 체온은 높으며, 말초혈액 내의 백혈구 숫자들은 종종 보통보다 높다. 기침과 화농성 가래에 의해 명확하게 기관지 염증이 나타난다. 만약에 염증 반응이 흉막에 침범하면, 환자는 호흡하는 데 따라 고통을 느끼는데 이는 부어오른 흉막 표면들이 서로 마찰되기 때문이다. 또한 환자는 폐포 내 염증성 세포들의 축적에 따른 폐의 부분적 경화로 인한 부분적 폐 기능 손실에 따른 증상들을 경험할 수도 있다. 혈액의 산소화가 이루어지지 않으며 환자는 호흡곤란을 경험할 수도 있다.

폐렴은 폐 감염을 일으키는 선행 요소들을 개선시키고 적절한 항생제 치료를 시작하는 것으로 치료가 이루어진다.

재향군인병은 토양, 민물, 연못, 강가와 시냇물과 같은 환경에 널리 퍼져있는 그람 음성의 막대 모양인 폐렴레지오넬라(Legionella pneumophila) 박테리아에 의해 일어나는 폐렴 종류이다. 이 미생물은 에어콘 관, 샤워 분수구와 가습기와 같은 환경에서 번성한다. 사람들은 분무성 물방울 내의 공기로 인한 미생물을 들여 마셔 감염된다. 감염은 사람들 사이에 직접적으로 전염되지 않는다. 임상적으로, 질환은 폐 감염의 전형적인 증상들로 나타나며 흉곽 엑스선을 통해 폐렴을 알아낸다. 감염은 그에 따른 적절한 항생제에 잘 반응한다.

▶ 뉴모시스티스 폐렴

인간과 많은 동물들은 쥐폐포자충(Pneumocystis carinii) 또는 사람폐포자충(Pneumocystis jiroveci)이라고 불리는 낮은 병원성의 원생 기생생물을 지니고 있다. 기생생물이 기도에 있는 것은 정상적이며 이는 보통 사람들에게는 영향을 끼치지 않지만 감염되기 쉬운 사람들에게는 심각한 폐 감염을 야기할 수도 있다. 쉽게 감염될 수 있는 사람들로는 AIDS와 같이 질환에 의해 면역방어가 약화되었거나 면역억제 약물을 복용하는 성인들과 면역방어가 완전히 발달하지 않은 미숙아가 있다.

임상적으로, 뉴모시스티스 폐렴은 면역 방어가 약화되고 질환이 생겨날 위험이 높은 이들에게서 점

재향군인병 (legionnaires' disease): Legionella pneumophila라는 공기를 통한 박테리아에 의해 야기되는 폐렴의 일종이다.

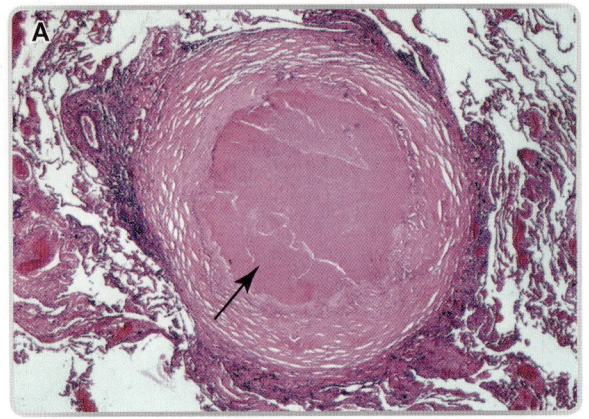 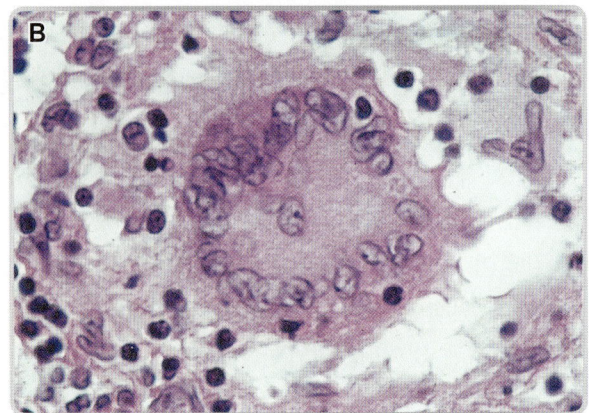

그림 12-12 • A, 결핵의 결과로 나타난 육아종. 중앙 부분(화살표)은 괴사 조직으로 이루어져 있다(배율×100). B, 다핵성 거대세포는 결핵 감염의 특징이다(100배).

진적인 호흡곤란과 기침으로 나타난다. 폐포 삼출물에 의해 야기된 폐 경화가 흉부 엑스선에 나타난다(그림 12-12). 진단은 기관지 내시경술을 통한 폐 조직 생체검사를 통해 고단백질 삼출물과 섞여 있는 여러 개의 작고 둥근 기생물을 특수 염색을 통해 확인함으로써 이루어진다. 감염을 치료하기 위해 여러 다른 항생제들이 쓰일 수 있다.

■ 결핵

폐결핵(tuberculosis)은 항산성 세균인 결핵균(*Mycobacterium tuberculosis*)에 의해 일어나는 특별한 종류의 폐렴이다. 결핵균이 왁스와 지방질들로 구성된 캡슐을 가지고 있기 때문에, 이는 여러 다른 미생물에 비해 파괴에 대한 저항성이 더 높다. 결핵균에 대한 신체의 반응 또한 보통 급성 염증성 반응과 다르다. 단핵구들이 박테리아 주변에 모인다. 그들 중 많은 숫자는 합쳐져서 거대 세포(giant cell)라 불리는 큰 다핵성 세포들을 형성한다. 임파구와 플라즈마 세포들 또한 축적되며 섬유성 조직은 단핵구와 거대세포의 중앙 다발 주위에서 증식한다. 세포들의 집합체의 중심부는 일반적으로 괴사가 된다. 중심부 괴사와 더불어 이런 특징적인 다발성 덩어리의 세포는 육아종이라 불리며 그 염증성 과정은 육아종성염증이라 불린다(그림 12-12). 결핵균에 대한 육아종성 반응과 육아종 내의 괴사는 결핵균에 대한 세포매개성 면역반응이 발생하였음을 의미하고 이것이 그 균에 대한 주된 면역 반응이다.

▶ 결핵 감염의 경로

활동성 결핵을 지닌 사람이 기침을 하거나 재채기를 하였을 때 공기 중의 물방울을 통해 흡입된 결핵균에 의해 첫 감염이 일어난다. 결핵균들은 폐포 내에 자리를 잡고 거기서 증식하기 시작한다. 처음에는, 폐에 들어오게 된 결핵균들은 드러나는 염증성 반응을 야기하지 않는데 그것은 이 미생물들이 조직에 해를 입히는 독소 또는 유해한 효소를 생산하지 않기 때문이다. 대식세포는 그 세균에 대한 식균작용을 하지만 이들을 파괴시킬 수는 없다. 대식세포들은 오히려 결핵균들을 폐의 다른 부분과 국소적 림프절에 이동시킬 수도 있다. 하지만, 몇 주 후에는 세포성 면역이 나타난다. 민감해진 림프구는 대식세포를 끌어 모으고, 그들을 활성화시켜 상당히 강화된 식균작용과 파괴능을 가지게 만든다. 활성화된 대식세포는 그 균들을 공격하고 파괴하며, 섬유성 조직의 테두리에 둘러싸이고 괴사 부분을 지니는 특징적인 육아종을 형성한다. 대다수의 경우에서는 감염이 멈춘다. 폐와 국소임파절에 있는 육아종은 흉터를 남기며 낫

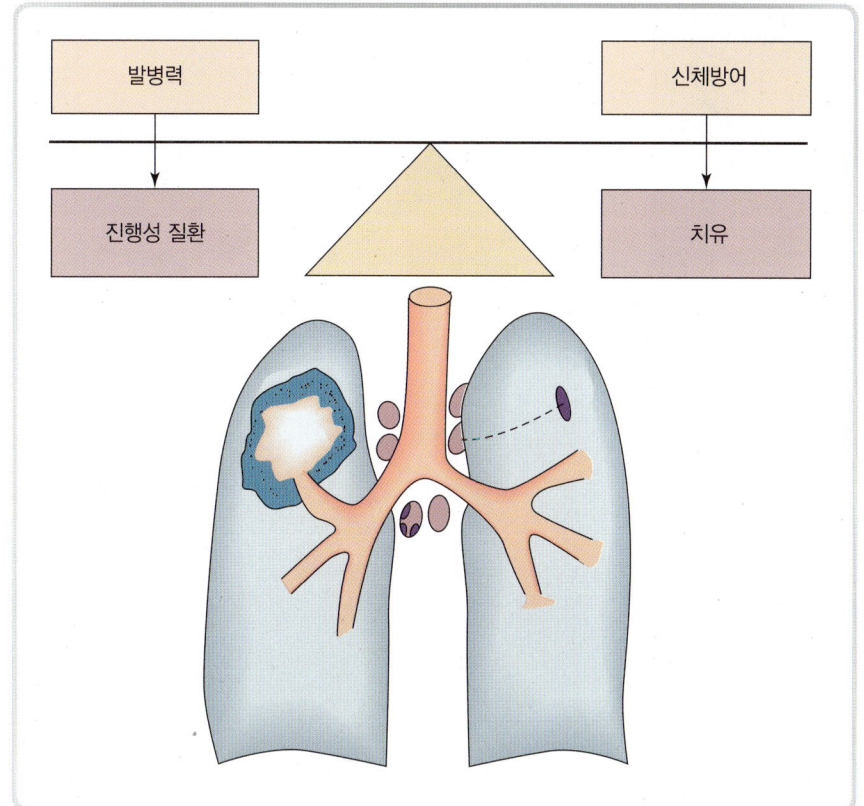

그림 12-13 • 결핵균의 독성과 양, 그리고 신체의 저항성에 따라 결핵에서 나타날 수 있는 결과. 국소 림프절의 빈번한 관여가 나타나 있다. 왼쪽에서는 다량의 결핵균 또는 약한 신체 방어로 인한 감염으로 폐 내의 공동과 진행성 질환이 일어나는 것을 보인다. 오른쪽에는 적은 숫자의 결핵균 또는 감염에 대한 높은 저항성으로 인해 흉터와 함께 낫고 있는 것을 보인다.

게 되고 자주 육아종의 석회화현상이 뒤따른다. 대부분 경우, 감염은 아무런 증상을 일으키지 않고, 환자는 감염에 대해 잘 인식하지 못할 수도 있다. 때때로, 폐에 있는 육아종은 흉부 엑스선에 나타날 만큼 크기도 하지만, 종종 감염부위는 엑스선에 나타나기엔 너무 작다. 결핵균의 단백질에 대한 과민반응을 나타내는 양성 피부반응(결핵 반응검사, Mantoux test)만이 최근에 일어난 감염의 유일한 증거가 될 수 있다.

세포 매개성 면역은 보통 감염을 조절하고 정지된 감염은 더 이상 문제를 일으키지 않는다. 그러나 치유된 육아종은 적은 수의 생존한 결핵균을 지니며 감염이 재활성화될 수 있는데 만약에 신체의 세포성 매개성 면역이 감소되면, 진행성 폐결핵으로 이어진다.

모든 일차적 감염이 좋은 반응을 보이지는 않는다. 만약에 많은 숫자의 결핵균들을 흡입하거나 신체의 면역이 적절하지 않다면, 염증은 계속 진행되어 폐 조직에 더 큰 붕괴를 일으킨다(그림 12–13). 종종 육아종성 염증 진행은 기관지와 접촉하며 괴사성 염증 조직은 기관지로 분출된다. 그런 뒤, 폐 내에 결핵균 덩어리를 가진 육아종성 염증 조직에 둘러싸인 동공을 형성한다(그림 12–14). 결핵성 공동과 더불어 활동성 진행성 결핵을 지닌 사람들은 다른 사람들을 감염시킬 수 있는데 이는 그들이 가래를 뱉어낼 때 많은 양의 결핵균을 뱉어내기 때문이다. 폐의 결핵 감염에서 결핵균들은 임파관을 통해 폐에서 기관지를 감싸는 림프절로 이동되어 국소 임파절 내에 결핵성 염증을 일으킨다. 많은 경우에 활동성 진행성 폐결핵이 첫 감염에 의해 일어나지는 않는다. 이러한 경우는 과거에 감염되어서 결핵균에 대한 세포성 면역을 생긴 사람들에게서 나타난다. 과거에는 예전에 감염된 사람들에게 발생한 결핵을 재감염 결핵이라고 하였는데 이는 의료진들이 예전에 감염되었던 사람들에게서 새로이 결핵균에 감염되어 활동성 결핵이 발

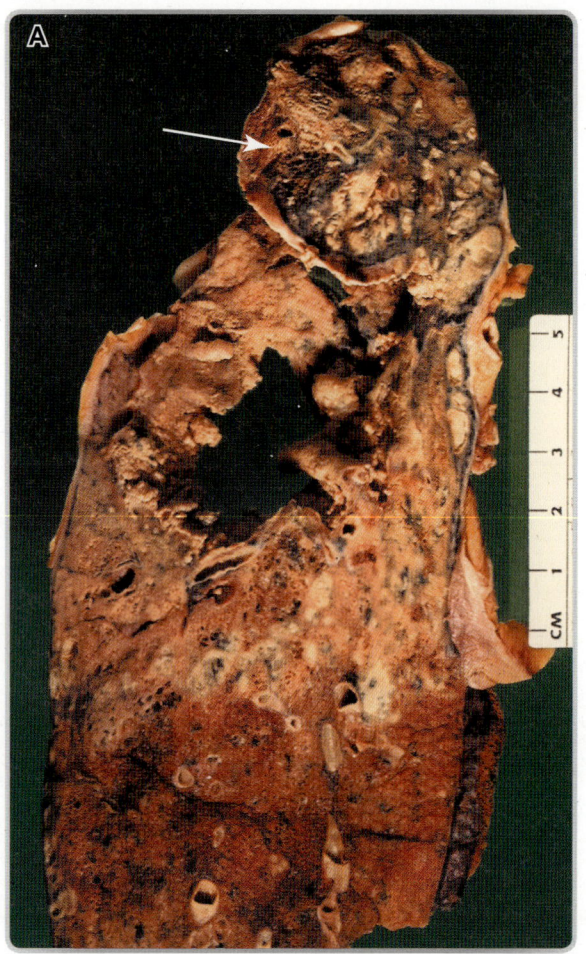 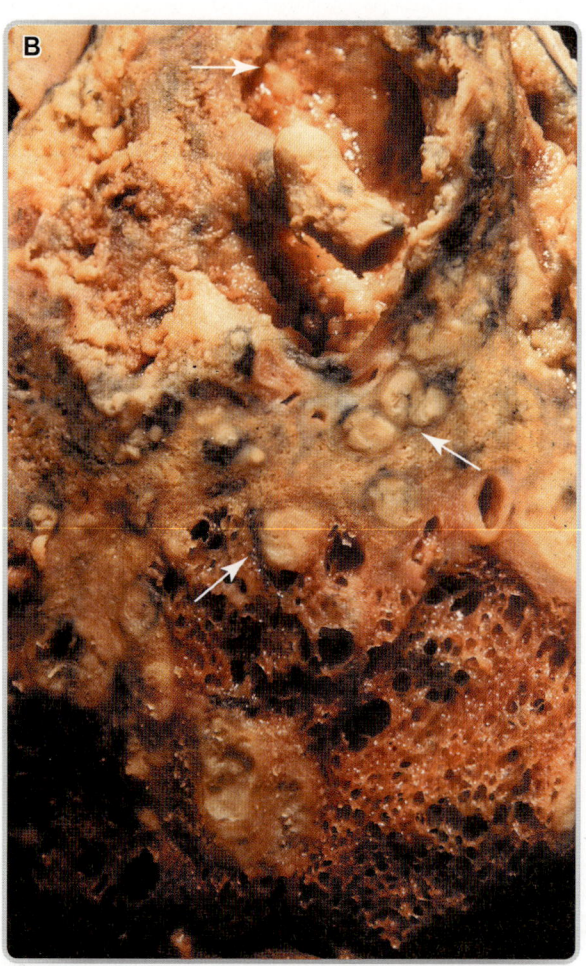

그림 12-14 • 진행된 폐결핵. A, 결핵에 의해 상부의 폐엽(화살표)이 완전히 파괴되었고 기관지와 통하는 폐 내의 공동과 하부의 폐엽에 광범위한 결핵이 있다. 단지 그 폐엽의 아래 부분만 질환이 없다(사진에서 가장 아래쪽). B, 결핵의 근접 소견. 큰 공동(위 화살표)이 경결과 미만성의 육아종 염증에 의해 둘러싸여 있다. 여러 개의 분리된 육아종(아래 화살표)이 공동 아래에 보인다.

생한다고 믿었기 때문이다. 실제로, 예전에 결핵에 걸렸던 사람들에게서 생긴 몇몇 경우는 새로운 감염이다. 하지만, 고령 환자들에 있어서 활동성 결핵의 대부분은 결핵균에 의한 새로운 감염이 아니라 오래된 감염이 재활성이 된 것이다. 이전에 완전히 나은 것처럼 나타난 결핵 병소가 결핵균을 키울 수 있다는 것은 잘 알려져 있는 사실이다. 만약에 개인의 저항성이 AIDS 또는 다른 쇠약함을 일으키는 질환들, 부신 코티코스테로이드 또는 다른 요소들로 인해 낮아지면, 보기에 나아보이는 결핵의 병소가 활성화될 수 있으며 이는 활동성 진행성 결핵으로 나아갈 수 있다.

▶ 속립결핵과 결핵성 폐렴

속립결핵과 결핵성 폐렴은 흔하지는 않지만 극도로 심각한 2가지 형태의 결핵이다. 만약에 결핵성 염증 조직 덩어리가 큰 혈관을 침식하면 혈류를 통해 몸 전체로 다량의 결핵균들을 퍼뜨리게 되어 속립결핵이 발생한다. 속립(miliary)이라는 단어는(간, 비장, 신장과 다른 조직)에서 보이는 파종성 결핵의 병소가 수수의 씨앗과 유사하다는 데서 유래하였다. 이러한 병소들은 지름 1~2mm 정도의 작고 하얀 결절들이다. 결핵성 폐렴은 하나 또는 그 이상의 폐의 대엽에 확장적인 결핵 경화로 나타나는 심한 감염이다.

AIDS를 지니거나 면역약화가 있는 사람들은 이런 형태의 빠르게 진행되는 질환에 더 잘 걸린다.

▶ 폐 이외 결핵

때때로 결핵은 신장, 뼈, 자궁, 난관 또는 다른 폐 이외의 다른 장소에서도 발생한다. 감염은 폐 내의 결핵 병소에서 나온 결핵균이 혈행성으로 번져서 나타난다. 때로는 비록 폐 감염이 회복되었더라도 감염의 이차 병소가 진행되어 임상적으로 드러나는 폐결핵 없이 활동성 폐외 결핵이 나타날 수 있다.

▶ 결핵의 진단과 치료

결핵 감염은 결핵균에 내재하는 단백질에 대한 과민반응의 발생과 연관되어 있다(4장). 양성 피부반응(결핵 반응검사)은 한때 결핵균에 감염되었다는 것을 의미하지만, 이는 반드시 활동성 감염을 나타내는 것은 아니다. 현재, 많은 의료진들은 음성에서 양성 피부반응으로 바뀐 것을 바탕으로 결핵균에 의해 감염이 일어난 사람들은 항결핵제로 치료하도록 권하고 있다. 또한 치료는 예전에 치유된 결핵 감염의 재활성화의 위험성이 높은 비활동성 결핵 환자들에게도 권장되고 있다.

안타깝게도, 1950~1980년까지 지속적으로 줄어들던 결핵 발병률은 미국에서 엄청난 속도로 늘어나기 시작했으며 여러 요소들이 이에 영향을 주는 것으로 나타났다. 만약에 면역이 약화되면, 이 그룹은 활동성 결핵이 발생하고, 감염된 사람들의 저장소로 작용하여 그들과 접촉하는 사람들에게 감염을 야기할 수 있는 결과를 초래한다. 가난, 약물 남용, 알코올 중독과 노숙자와 같은 사회적 문제들은 사람들 사이에 결핵의 전파가 잘 일어나는 환경을 조성한다. 활동성 결핵이 있는 형편이 나쁜 사람의 대부분은 적절하고 지속적인 의료를 받지 못한다. 또한, 그들은 질병을 퇴치하기 위한 전체적 치료를 받기 위한 동기를 느끼지 못할 수도 있다. 치료를 마치지 못하는 것은 치료 실패로 이어지며, 치료 중단 또한 결핵균의 변종이 약제 내성을 지니도록 한다. 결핵은 여러 가지 다른 항생제들과 화학적 요법의 약품들을 사용해 치료된다. 약제 내성 결핵은 주요 문제로 떠오르고 있으며, 지금 결핵균의 많은 부분들이 결핵을 치료하는 데 쓰이는 하나 또는 더 많은 약들에 대한 내성을 지니고 있다. 약재 내성을 지닌 결핵은 더 치료하기 어렵다. 치료 과정은 더 길어졌으며, 치료 결과 또한 덜 만족스럽게 나타난다.

결핵은 아주 심각한 문제로 남아 있으며, 인지되지 않은 경우들은 다음 예에서 나타난 것처럼 감염되기 쉬운 많은 사람들에게 퍼프릴 수 있다.

사례연구 12-2

17세 여고생이 마른기침을 시작하였는데 이와 더불어 쇠약해졌으며 피곤, 체온상승, 오한과 7kg 체중 감소를 보였다. 또한 그녀는 최근에 2층 계단을 오르고 난 뒤에 호흡곤란을 경험하였다. 예전에 학생은 결핵이 있었던 삼촌과 함께 살았던 적이 있다. 검사에서 결핵으로 인한 양쪽 폐의 윗부분에 광범위한 경화가 있는 것이 드러났다(그림 12-15). 가래 배양검사에서는 결핵균이 있다는 것이 나타났다. 학생은 입원되었고 항결핵제 치료 과정이 이루어졌다. 학교에도 연락이 갔으며 잠재되어 있는 결핵 감염에 대해 이 학생과 접촉을 하였던 학생들을 확인하는 작업들이 이루어졌다. 감염은 치료에 천천히 반응하였으며 이 학생은 외래 치료를 지속적으로 받기 위해 퇴원하였다.

■ 기관지염과 기관지 확장증

기도-기관지 점막 층의 급성 염증은 많은 상기도 감염에 흔히 나타난다. 많은 호흡기계 감염과 연관된 쓰라린 목과 기침은 급성 기관지염과 관계가 있다. 만성 기관지염 또한 흔하다. 이는 종종 담배를 피우거나 대기 중 오염물질을 많이 지닌 공기를 흡입함으로써 호흡 점막층이 지속적으로 자극을 받기 때문에 생긴다.

CHAPTER 12 호흡기계

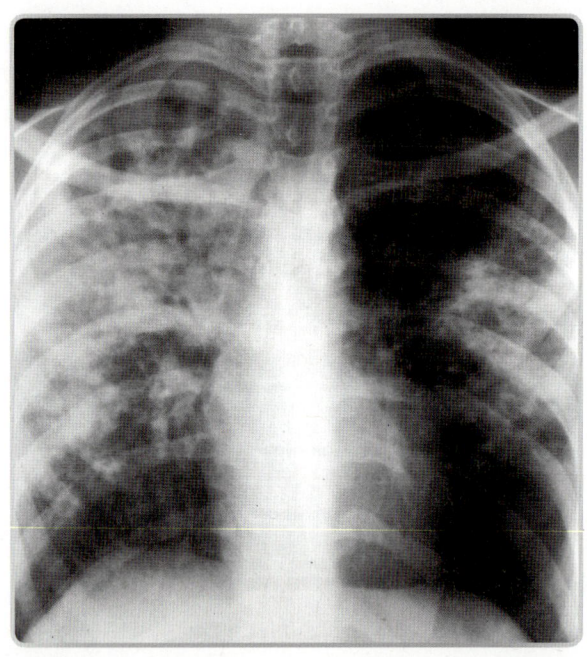

그림 12-15 • 양쪽 폐의 광범위한 경화를 보이고 있는 진행성 폐결핵을 가진 학생의 흉부 엑스선.

기관지 확장증 (bronchiectasis): 감염의 결과로 기관지 벽의 약화에 의해 발생한 기관지의 확장.

때로는 폐 일부분의 기관지 벽이 심각한 염증 또는 다른 요소들에 의해 약해지며, 영향을 받은 기관지는 현저히 팽창한다. 이러한 상태를 **기관지확장증**(ectasis=확장)이라 일컫는다. 늘어난 기관지는 분비물을 축적하는 경향이 있다. 그 결과로 인해, 기관지 확장증이 있는 환자들은 종종 많은 양의 화농성 가래를 생산하는 만성 기침을 한다. 또한 그들은 반복적으로 폐 감염을 겪는다. 기관지 확장증에 효과적인 유일한 치료 방법은 영향을 받은 폐 부분을 수술로 절제하는 것이다.

■ 만성폐쇄성 폐질환

폐기종은 종말 세기관지의 하부에 있는 공기 공간들이 커지고 그 벽이 파괴되는 질환이다. 이 질환은 장애와 사망을 일으키는 중요한 원인이며 질환의 발생률은 엄청난 속도로 늘어나고 있다. 폐기종에서는 폐의 정상이고 안정적인 폐포 구조가 파괴되고 큰낭포성 공기 공간들이 폐 전체에 발생한다(그림 12-16). 파괴 과정은 보통 상부의 엽에서 시작되지만 결국에는 두 폐의 모든 엽에 영향을 미친다. 보통 종말세기관지의 만성 염증과 연관되어 있다. 폐기종과 만성 기관지염은 함께 일어나기 때문에 종종 이는 하나

자세히 살펴보기

결핵에 대해 효율적인 첫 항생제의 개발은 의학계에 중요한 공헌을 하였지만, 이는 참여자들 사이에 많은 동요를 일으켰다. 곰팡이 스트렙토미세스 그리세우스(Streptomyces griseus)에 의해 만들어진 항생제가 스트렙토마이신(streptomycin)이다. 이 발견에 공헌한 사람은 셀먼 왁스먼(Selman Waksman)인데 왁스먼은 항생제(antibiotic)라는 용어를 만든 것으로도 알려져 있다. 그는 뉴저지의 로저스대학교에서 생화학과 미생물학 교수로 있었다. 그는 오랜 기간 동안 스트렙토미세스균(Streptomyces)에 대해 연구를 해왔으며 이 균에 의해 만들어진 많은 다른 종류의 항생제들을 분석해왔다. 그는 1952년 결핵에 대한 효율적인 첫 항생제로 알려진 스트렙토마이신을 발견하여 노벨상을 받았다. 스트렙토마이신에 대한 특허권이 주어졌고 이에 따른 인세는 로저스대학교에 있는 왁스먼 미생물학 연구소(Waksman Institute of Microbiology)의 기금으로 쓰였다. 사실, 이 발견의 대부분 일은 왁스먼 의과대학원생인 알버트 스왈츠(Albert Schatz)에 의해 행해졌는데 알버트는 공동 발견인으로 인정받지 못하고 발견에 대한 인세를 나누지 못하는 데서 반론을 제기하였다. 알버트는 왁스먼과 로저스대학교를 상대로 그의 역할을 인정 받아야 하며 인세를 공유할 수 있어야 한다고 주장하여 소송을 걸었다. 알버트의 요청은 법정 밖의 합의를 통해 받아들여졌다.

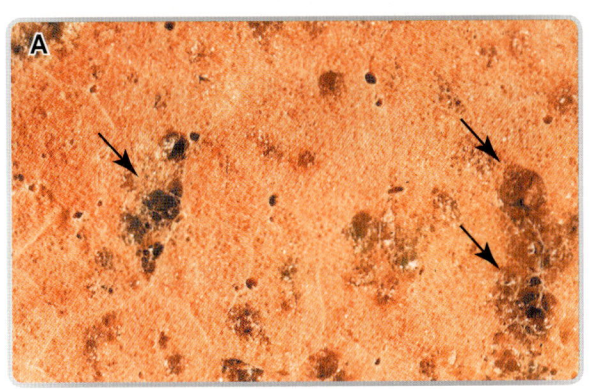 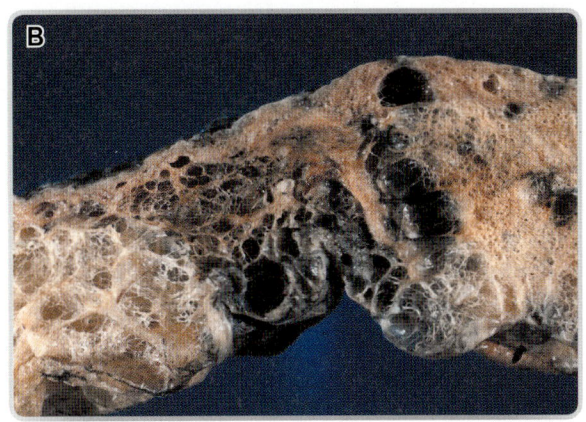

그림 12-16 • 폐기종의 총체적인 모습을 보여주는 건조 공기 상태의 폐 표본의 부분들. **A**, 가벼운 폐기종. 낭포성 공간을 형성하기 위해 폐 조직들이 부서지기 시작하였다(화살표). 대부분의 폐포는 정상적으로 나타나 있다. **B**, 폐 내에 여러 개의 융합성 낭포 공간과 더불어 진행된 폐기종. 아주 적은 양의 정상 폐 조직들이 남아 있다. 검은 색깔은 "더러운" 공기를 들이마심으로써 폐기종성 폐에 탄소 색소들이 축적된 결과로 나타난 것이다.

의 실체라고 여겨지며 **만성폐쇄성 폐질환** 또는 간단히 COPD라고 한다. 모든 종류의 만성 폐질환의 주요 임상적 증상들은 호흡곤란과 청색증이다. 호흡곤란은 호흡이 모자라는 상태를 느끼는 것이다. 청색증은 혈액 내의 헤모글로빈 양이 엄청나게 줄어들면서 피부와 점막에 파란색이 도는 것을 말한다. 줄어든 헤모글로빈은 정상적으로 밝은 적색의 정상적인 산소화가 이루어진 혈액에 반해 어두운 보랏빛 적색을 띤다.

만성 폐쇄 폐질환의 3가지 주요 구조 이상으로 (1) 종말세기관지의 염증과 좁아짐, (2) 폐의 공기 공간 팽창과 융합, 그리고 (3) 폐의 탄성도 저하가 있다. 이러한 이상들은 폐 기능에 심각한 이상을 가져온다.

▶ 폐 구조와 기능의 이상

대체로 세기관지에 대한 만성 염증이 파괴 과정을 시작하게 한다. 만성 염증은 기관지 점막을 부어오르게 하는데 이는 기관지와 세기관지의 지름을 좁히고 기관지 분비물이 늘어나도록 자극한다. 공기 흐름에 대한 튜브의 저항 정도가 지름의 네제곱까지 다양할 수 있기 때문에 세기관지의 지름의 조그마한 감소도 공기 흐름을 제한하게 된다. 보통, 기관지와 세기관지는 흡기 동안에 약간 커지고 호기 동안에 작아진다. 그 결과, 좁아진 세기관지를 통해 밖으로 나오는 것보다 공기가 더 쉽게 폐 안으로 들어갈 수 있다. 이는 호기 동안에 공기가 폐에 쌓일 경향이 높다는 것이다. 폐가 완전히 비워지지 않으며 만성적으로 과다팽창 상태에 있게 된다. 그 결과, 환자가 깊은 숨을 들이쉴 때 흡입할 수 있는 추가적인 공기의 양은 훨씬 줄어들고 환자는 늘어난 수요에 맞추어 적절히 환기를 증가시킬 수 없게 된다.

세기관지의 폐쇄 또한 폐의 여러 부분에 고르게 공기 흐름을 보내지 못하게 만듦으로써 폐 기능을 저하시킨다. 일부 폐포는 과다환기가 일어나며 다른 쪽은 충분히 환기가 일어나지 않아 폐 환기의 전체적 효율이 줄어든다. 과다환기가 일어난 폐포에 공급되는 과다 공기는 '낭비' 되는데 이는 폐포를 둘러싸고 있는 폐 모세혈관을 통해 흐르는 혈액을 완전히 산소화시키기 위해 필요한 것보다 많은 공기가 제공되기 때문이다. 반대로, 제대로 환기가 이루어지지 않는 폐포에 흐르는 혈액에서는 완전한 산소화가 이루어지지 않는다. 이 혈액이 폐의 다른 부분에

> **만성폐쇄성 폐질환 (chronic obstructive pulmonary disease):** 폐기종과 공존하는 만성기관지염을 특징으로 하는 만성 폐질환.

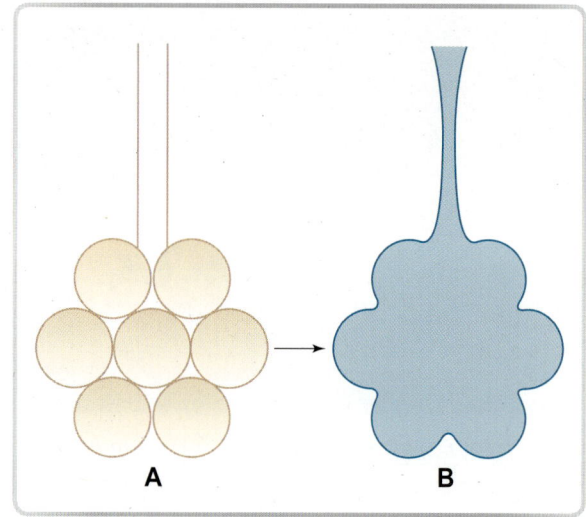

그림 12-17 • 공기 공간의 확장과 폐 모세혈관상의 감소로 인해 생기는 폐 기능의 이상. A, 정상적인 구조, 풍부한 폐 모세혈관에 의해 둘러싸인 폐포 다발들이 정상적인 세기관지에 연결되어 있는 모양이 도식화되어 있다. B, 폐기종, 공기 공간이 합쳐져서 큰 낭포성 공간을 하고 있고 크게 줄어든 모세혈관상과 좁아진 세기관지를 동반한 모양을 보인다.

서 오는 정상적으로 산소화된 혈액과 섞이면, 조직에 전달되는 혈액의 산소량은 줄어들게 된다. 폐포 중격의 파괴는 공기 공간의 확장을 일으키는 동시에 기체 교환에 사용 가능한 폐 모세혈관의 숫자를 줄인다(그림 12-17). 보통, 두 폐에 4억 개 정도의 폐포들이 있으며 폐포를 공급하는 폐 모세혈관의 표면 면적은 대략 신체 표면 면적의 30배이다. 각 폐포는 풍부한 모세혈관의 네트워크에 둘러싸인 비교적 작은 용량의 공기를 지니고 있다. 이러한 배열은 폐포 공기와 폐 모세혈관 사이에 최상의 기체 확산을 도모한다. 큰 낭포 공간에서 기체 확산은 덜 효율적인데 공간이 보통 폐포보다 더 많은 양의 공기를 지니고 있으면 상대적으로 부족한 모세혈관의 네트워크에 둘러싸이기 때문이다. 게다가, 늘어난 공간 안팎으로의 공기 움직임은 세기관지 폐쇄로 인해 방해를 받는다. 또한, 폐포 중격의 파괴는 폐의 구조적 뼈대를 형성하는 중격 내 섬유성 조직의 손실을 야기하며 그로 인해 폐는 흡기 동안에 늘어나고 난 뒤에 정상적으로 되돌아가지 못한다. 호기는 더 이상 수동적인 과정이 아니게 된다. 공기는 늑간근의 수축을 통해 폐 밖으로 활발히 배출되어야 한다. 호흡은 더 많은 노력을 필요로 하기 때문에 이는 더 많은 산소 소모를 필요로 한다. 호기 동안에 적극적으로 폐에서 공기를 빼기 위해 필요한 압력은 또한 흉강 내 압력을 올리고 폐를 누르게 되는데 이는 폐 환기에 더 많은 문제들을 일으킨다. 기관지와 세기관지들은 그들의 정상적인 구조적 지지를 잃어버리는데 이는 폐 탄력성 손실에 의한 것이며 공기가 밖으로 흐르는 것을 막고 폐 내에 더 많은 공기를 가둠으로써 기관지와 세기관지들은 호기 동안에 붕괴될 성향이 더 높아진다.

폐기종의 주요 증상은 호흡곤란이다. 처음에는 격심한 활동을 할 때에 나타나지만, 나중에는 쉬고 있는 와중에도 나타날 수 있다. 또한 환자는 보통 만성 기관지염과 연관되어 만성 기침과 화농성 가래를 뱉어내기도 한다. 마침내, 질환이 심해진 환자들은 죽기도 하는데 이는 생명 유지를 위해 정상적으로 활동하는 폐 조직이 충분하지 않아서이거나 더 심각해진 폐 감염 때문이다. 폐기종은 또한 산-염기 균형의 보편적인 폐해인 호흡성 산증의 잦은 원인이 되기도 한다. 이는 19장에서 다룰 것이다.

▶ 만성폐쇄성 폐질환의 발병기전

흡연과 대기 중의 공기 오염은 폐기종 발병률을 증가시키는 주요 요소들이다. 정확히 어떻게 이들이 폐에 파괴적인 효과를 일으키는지에 대해서는 알려져 있지 않다. 그림 12-18에서는 이러한 심각하고 장애를 일으키는 질환의 발생기전에 대한 개념을 요약하고 있다. 흡연과 공기 오염은 기관지 점막을 만성 자극에 노출시켜 끝내 만성 기침과 증가된 기관지 분비물과 연관된 만성 기관지염을 일으킨다. 점막의 염증성 팽창은 작은 세기관지들을 좁혀 호기에 대한 이들의 저항성을 높이고 폐 안에 공기가 갇혀 있도록 야기한다.

반복되는 기침과 그의 결과로 인한 기관지 내 압

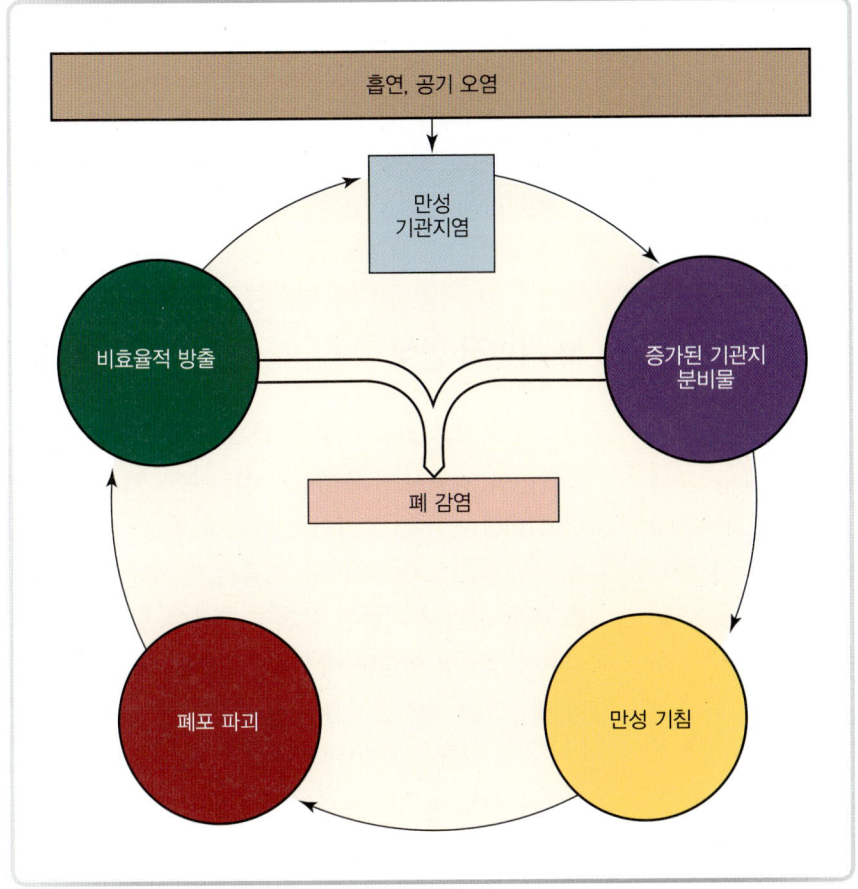

그림 12-18 • 폐기종의 발생기전에 대한 개념

력의 극단적 상승으로 폐포 중격이 파열하여 점차적으로 폐포를 큰 낭포성 공기 공간으로 바꿔나간다. 폐는 과다하게 늘어나며 정상적인 탄력성을 잃어버린다. 환자는 과다하게 늘어난 폐에서 정상적으로 공기를 배출하지 못하는데 이는 정상 폐의 탄력성이 상실되었으며 세기간지들이 폐쇄되었기 때문이다. 또한 과다한 기관지 분비물들을 뱉어내지 못하는 것도 명확해진다. 분비물의 축적과 기관지에서의 비효율적인 분비물 배출은 만성 기관지염이 지속되도록 하며 이러한 악순환이 발생한다. 병든 폐는 또한 감염에 더욱 취약한데 이는 폐 환기 저하, 폐 염증, 기관지 폐쇄와 과도한 기관지 분비물 때문이다. 그러므로 폐기종 환자들은 더 자주 폐렴에 반복적으로 걸려 폐 조직에 더 많은 손상이 일어난다.

▶ **예방과 치료**

대부분, 폐기종은 흡연과 폐에 유해하다고 알려진 물질들을 흡입하는 것을 피함으로써 예방할 수 있다. 대기의 공기오염은 폐기종의 발병률에 기여하며, 이 심각한 공공 보건 문제를 제어하기 위해 다양한 조치들이 이루어지고 있다.

폐기종이 생기고 난 뒤, 손상된 폐는 정상으로 되돌릴 수 없다. 하지만, 분비물의 배출을 장려하고 폐 환기를 향상시키며 덧붙여 일어나는 폐 감염의 정도를 줄이기 위해 여러 조치들이 이루어질 수 있다. 금연과 더불어 이러한 조치들은 질환이 더 심하게 진행되는 것을 지연시키거나 멈추게 할 것이다.

폐용적 감소술이라고 불리는 수술 또한 상세히 연구되어왔다. 이러한 수술들은 기능을 잃어버리고 극도로 기종화된 폐의 윗부분들을 절개하여 과다 팽창된 폐 크기를 줄여 덜 영향을 받은 아래 엽들이 더 효율적으로 기능을 수행할 수 있다. 미국 정부 보증 하에 1,000명 이상의 환자들이 참가한 대단위 임상 적 실험(The National Emphysema Treatment Trial: 국가 폐기종 치료 실험)에서 폐용적 감소술을 받은 그룹의 결과를 내과 치료를 받은 그룹과 비교하였다. 일반적으로, 두 그룹에서 전체적 사망률은 비슷하였는데 이는 수술이 대부분의 환자들을 생존시킬 수 있지 않다는 것을 의미한다. 하지만 한 그룹은 수술을 함으로써 이득을 얻었는데 이 그룹은 폐 위 엽에만 제한적으로 퍼져 있는 폐기종을 지녀 운동을 하는 데 필요한 능력이 저조하였던 환자들이었다. 하지만, 이 기준에 맞지 않았던 환자들은 내과적 치료를 받은 환자들보다 훨씬 높은 사망률을 보였으며 수술을 통해 더 두드러지는 혜택을 얻지 못하였다. 안타깝게도, 수술을 통해 처음 이득을 본 그룹도 그 효과가 오래가지 않았으며 2년 후에 그들의 폐 기능은 수술하기 전보다 더 좋지 않은 상태로 변하고 말았다.

다음 사례는 여러 차례의 폐렴으로 인해 심각한 호흡 부전증이 생겨난 만성 폐기종 환자의 임상적 증상들을 나타내고 있다.

사례연구 12-3

70세 남자가 지난 2주 동안 점진적으로 심각한 호흡부전으로 병원에 입원하였다. 그는 과다 흡연으로 인해 나타난 이차적인 만성 폐기종을 수 년 동안 앓아왔으며 최근에 들어 금연하기 시작하였다. 이학적 검사에서 그는 호흡이 많이 힘들었고, 입술과 손발톱 바닥에 중등도의 청색증이 나타났다. 폐는 과대 팽창한 것처럼 나타났으며 호흡 운동이 제대로 이루어지지 않았다. 검사실 검사에서는 동맥 산소량(PO_2 31mmHg)과 산소포화도(53%)가 낮으며 이산화탄소 분압(PCO_2 53mmHg)과 플라스마 중탄산염(40mEq/L)이 높게 나왔다. 혈액 pH는 7.29로 떨어졌다. 이러한 변화들은 호흡성 산증과 더불어 심각한 폐기종을 나타내는 것

들이었다. 흉부 엑스선에서는 오른쪽 아래 엽에 폐렴이 있다는 것을 보였다. 치료는 보조 산소, 항생제, 그리고 폐 기능을 향상시키기 위한 여러 가지 방법들로 이루어졌다. 폐렴은 천천히 회복되었으며 환자는 2주 후에 퇴원하였다.

■ 기관지 천식

기관지 천식은 작은 기관지와 세기관지의 벽에 있는 평활근의 경련성 수축이다. 이는 또한 기관지 점액선에 의한 분비물 증가와 연관되어 있다. 천식은 호흡 곤란을 일으키며 천명음 호흡은 꽉 막혀 있는 기도를 통한 공기의 제한된 움직임 때문에 일어난다. 천식에서 생리적 이상은 세기관지가 좁아지면서 일어나며 폐기종을 지닌 환자들이 겪는 이상과 비슷하다. 세기관지성 연축은 흡기 때보다 호기 때 더 많은 노력을 필요로 하는데 이는 호흡단계에 따라 세기관지의 지름이 다르기 때문이다. 결과적으로, 흡기 때보다 호기 때 공기 흐름이 더 방해받으며 이는 폐 내에서 공기가 갇히게 되며 폐의 과다팽창을 일으킨다.

천식의 많은 경우들은 알레르기를 기반으로 한다. 천식은 IgE 항체로 둘러싸인 비만세포와 반응하는 먼지, 꽃가루, 동물 털, 또는 다른 알레르겐을 흡입함으로써 일어난다. 이는 기관지경련을 유발하는 화학적 매개 물질이 배출되도록 한다. 급성 천식은 기관지경련을 진정시키는 에피네프린 또는 테오필린 같은 약물을 복용하여 치료한다. 때론 비만세포에서 매개 물질 배출을 막도록 하는 약들을 처방하여 천식을 예방할 수 있다(알레르기성 질환들은 4장에서 다루었다).

■ 호흡부전 증후군

▶ 신생아의 호흡곤란 증후군

신생아의 호흡곤란 증후군이라고 알려진 상태는 출산 후 곧 일어나는 점진적 호흡 부전으로 나타나는

데 이는 혈액의 산소화에 심각한 문제를 일으킨다. 이 상태는 미숙아, 제왕절개로 태어난 신생아, 그리고 당뇨가 있는 임산부에게서 태어난 신생아들에게서 가장 자주 나타난다. 기본적인 이유는 질환을 지닌 신생아의 폐에 적당량의 계면활성제가 없다는 것이다. 그 결과, 흡기 때 폐포는 정상적으로 늘어날 수 없으며 호기 때에는 무너지는 경향을 보인다. 폐 모세혈관의 투과성이 증가하며 단백질이 풍부한 액체가 폐 모세혈관에서 새어나온다. 이 피브리노겐이 풍부한 액체는 응고되어 기도를 따라 유착성 막을 형성하는 경향을 보인다. 이러한 막들은 기도와 폐 모세혈관 사이에 기체 확산을 방해함으로써 호흡부전에 기여한다. 이렇게 두드러지며 폐포의 내면을 따라 생긴 무세포성의 빨간색 막의 존재는 이 상태를 설명하기 위해 붙여진 예전 명칭인 유리질막병(hyaline membrane disease)이며, 이것이 이 질환에 토대를 제공한다(그림 12-19).

만약에 미성숙 폐를 지닌 미숙아가 태어나는 분만을 막을 수 없다면, 예상분만 시간 24시간 내에 임산부에게 주입된 부신 코르티코스테로이드 호르몬은 태아 폐에 의한 계면활성제 생산을 증가시킬 수 있도록 자극을 주어 호흡곤란 증후군의 위험성을 줄일 수 있다. 분만 후 호흡곤란 증후군이 생겨난 유아는 추가적 산소 공급을 통해 치료되고 또한 자연 계면활성제와 유사한 계면활성제 타입의 물질의 도입으로 치료될 수 있다. 이 물질은 유아의 기도에 삽입된 튜브(기관 내 삽관)로 주입될 수 있으며 계면활성제 치료는 분만 후 며칠 동안 계속된다. 표 12-1에서는 신생아들에게서 나타나는 호흡곤란 증후군과 성인에서도 나타나는 이와 비슷한 현상을 비교하였는데, 이들 둘에서 나타나는 조직학적 변화는 비슷하지만 서로 간에 발생기전과 치료법은 다르다.

▶ **성인 호흡곤란 증후군**

성인 호흡곤란 증후군(adult respiratory distress syndrome)은 첫 글자를 따라 ARDS라고 부르거나 때때로 쇼크 폐라고도 부르는데 이는 쇼크가 증후군의 주요 징후이기 때문이다.

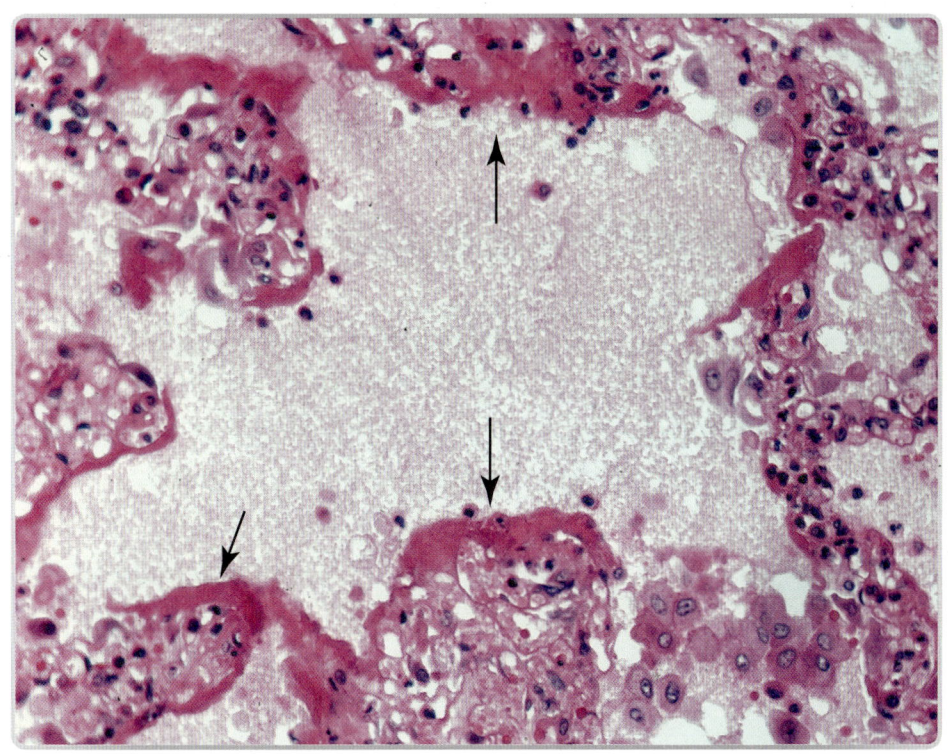

그림 12-19 • 신생아 호흡곤란 증후군. 호산성 히알린막(화살표)는 폐포 중격을 감싸고 있는 응고된 단백질로 구성되어 있는데 이는 폐포와 폐 모세혈관 사이의 기체 교환을 방해한다.

표 12-1 신생아와 성인 호흡곤란 증후군 비교

	신생아	성인
이환되는 그룹	미숙아 제왕절개를 통한 분만* 당뇨가 있는 임산부에서 난 신생아**	직접적 또는 간접적 폐 손상을 입어 온 성인들
발병	적절하지 않은 계면활성제	직접적 손상: 폐 외상, 흡인, 자극제 또는 유독 가스 간접적 손상: 쇼크 또는 패혈증에 의한 폐 혈류량 감소 연관된 상태: 계면활성제 생산 감소
치료	분만 전 임산부에게 코르티코스테로이드 주입 기관 내 삽관 계면활성제 산소 주입	순환과 호흡지지 기관 내 삽관과 인공호흡장치 양압 산소 주입

* 분만은 계면활성제 합성을 증가시키는데 이는 제왕절개 시 부족하다.
** 당뇨가 있는 임산부의 태아의 높은 혈액 내 인슐린 레벨은 계면활성제 합성을 저해시킨다.

이 증후군을 일으키는 상태는 2가지 주요 그룹으로 나뉜다. 첫 그룹에서는 지속적인 혈압 저하와 그에 따른 폐에 대한 혈류 저하를 동반한 쇼크를 일으키는 여러 가지 다른 상태들을 포함한다. 쇼크는 모든 종류의 심각한 상해(외상쇼크) 또는 심각한 전신감염(패혈성 쇼크)에서 야기되고 폐 모세혈관과 폐포 손상은 폐 혈류 손상으로 일어난 간접적 결과이다. 두 번째 그룹은 산성인 위 내용물의 흡인, 자극제 또는 유독 가스 흡입, 또는 몇몇 바이러스 감염에 따른 폐 손상과 같은 것을 포함하는 폐 모세혈관과 폐포 중격에 대한 직접적으로 손상을 입히는 다양한 상태들을 모두 다루고 있다.

폐포 손상을 입히는 선행 요인이 무엇이든지 간에, 병리 생리학적 이상들은 신생아 호흡곤란 증후군과 동일한데 이들은 폐 모세혈관과 폐포 내면세포들의 손상, 계면활성제 생성 저하, 폐포 내 유리질 막 형성과 더불어 상처난 모세혈관에서 폐포 중격으로 새어 들어오는 고단백질 액체와 부어서 두꺼워진 폐포 중격 사이로의 산소 확산 저하이다.

치료법은 쇼크를 없애고, 호흡 곤란을 일으킨 잠재적인 요인을 치료하는 것과 약간 증가된 압력으로 폐에 증가된 농도의 산소를 전달할 수 있는 인공호흡장치를 이용하여 부어 있는 폐포 중격을 통한 산소의 확산을 촉진시켜 혈액의 산소화를 향상시키는 것에 맞추어져 있다.

■ 폐 섬유증

폐는 대기에 배출되는 자극제 가스와 여러 가지 종류의 공기 유인성 유기체와 무기체 입자와 같이 여러 가지 유해한 물질들에 노출되어 있다. 심각한 폐 손상은 폐 섬유증을 야기할 수 있다. 폐포 중격의 섬유성비후는 폐를 급속도로 딱딱하게 만들어 정상적인 호흡운동을 제한시킨다. 또한 폐포 공기와 폐 모세혈관 사이에 산소와 이산화탄소의 확산이 방해를 받는데 이는 폐포 중격의 늘어난 두께 때문이다. 폐 섬유증은 폐기종에서 나타나는 것과 비슷한 점진적 호흡 장애를 야기한다. 결합 조직의 손상으로 특징되는 몇몇 종류의 콜라겐 질환들은 폐의 결합조직의 틀에 손상을 주어 폐 섬유증을 야기한다.

특정 직업적 질환은 유해한 물질들을 흡입하는 것이 원인으로 인식되고 있다. 일반적인 명칭인 진폐증(pneumo=폐+konis=먼지+osis=상태)은 유해한 먼지 또는 다른 분체의 흡입으로 인해 나타나는 폐 손상을 의미하는 것으로 사용된다. 진폐증 중에서 가장 잘 알려진 것들은 규폐증과 석면증이다. 규폐증은 돌먼지를 흡입함으로써 유발되는 진행성 결절성 폐 섬유증의 한 종류이다. 석면증은 석면 섬유를 흡입함으로써 유발되는 확산성 폐 섬유증이다. 체내에서 섬유는 석면소체라는 특징적인 구조를 만들기 위해 철 함량이 높은 단백질에 둘러싸인다. 때때로 이들은 석면증이 있는 환자의 가래에서 확인

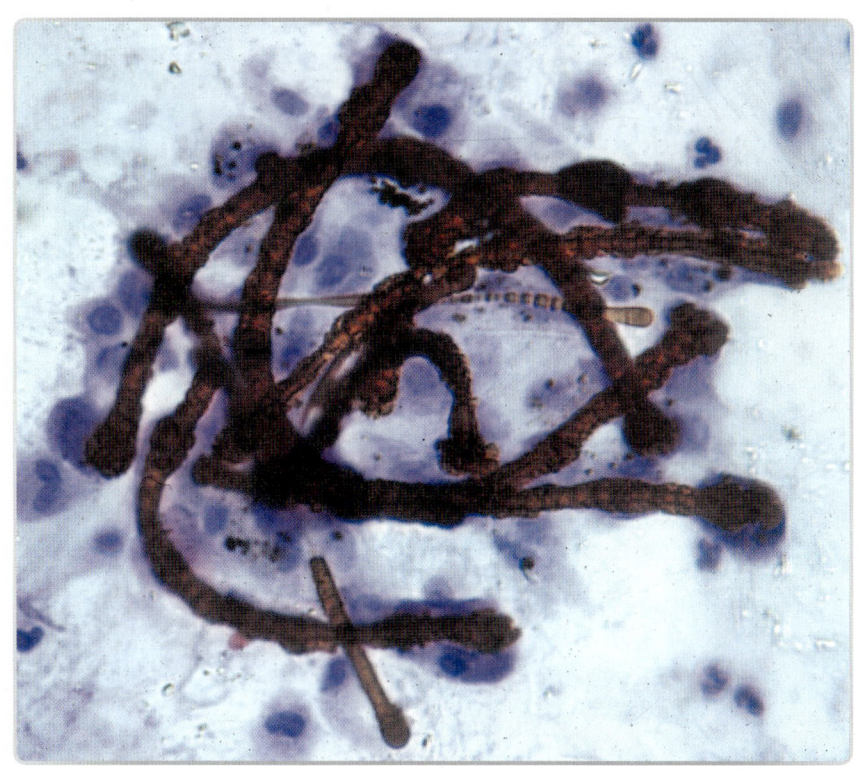

그림 12-20 • 가래 속에 있는 석면 소체의 다발

될 수 있다. 석탄 가루, 면 섬유, 몇몇 종류의 균 포자와 특정 직업에 따라 나타나는 다양한 많은 물질들을 흡입하는 것 또한 폐 섬유증을 일으킬 수 있다(그림 12-20).

석면증 환자들은 다른 문제들도 지니고 있는데 이는 석면 섬유가 암을 유발하기 때문이다. 이러한 환자들은 일반 인구에 비해 폐암 발병률이 높으며 몇몇에게는 늑막 중피 세포에서 나타나는 보기 드문 악성 종양인 악성 중피종이 생기기도 한다.

■ 폐암

폐암(lung cancer)은 흡연과 관련된 또 다른 중요한 질환이다. 한때 폐암은 흔하지 않았다. 지금, 이는 남성에게 가장 흔한 악성 종양이며, 현재는 여성의 발병률 또한 폐암으로 인한 여성의 사망률이 유방암 사망률을 뛰어넘을 정도로까지 증가하였다. 비흡연자에게 종양은 드물다. 보통 종양이 기관지 점막에서 발생하기 때문에, 기관지암은 종종 폐암을 가리킬 때 사용되고 있다. 여러 가지 다른 조직학적 종류들이 있다. 편평세포암과 선암은 더 보편적인 것들 중 2개이다(그림 12-21). 세 번째 종류는 기술적인 용어로 대세포암(large-cell carcinoma)이라 불리는데 이는 크고 기묘한 상피세포로 구성되어 있다. 네 번째 종류는 림프구와 비슷하게 생긴 적은 양의 세포질과 작고 불규칙한 검은 세포들로 구성되어 있다. 이 종류는 소세포암(small-cell carcinoma)이라 불리며 아주 나쁜 예후를 초래한다(그림 12-22). 종종 종양 세포들은 폐암을 지닌 환자들의 가래에서 확인될 수 있다.

폐 내의 풍부한 림프성, 혈관성 네트워크 때문에 종양은 빠르게 림프 채널과 폐혈관에 접근하여 곧바로 국소 림프절과 먼 구역까지 퍼지게

진폐증(pneumoconiosis): 돌먼지와 같이 유해한 물질들을 흡입함으로써 생기는 직업성 폐질환.

규폐증(silicosis): 돌먼지를 흡입함으로써 야기되는 직업성 폐질환 종류.

석면증(asbestosis): 석면 섬유를 흡입함으로써 야기되는 진폐증 종류.

석면소체(asbestos body): 단백질과 철로 둘러싸인 석면섬유이며 석면증을 지닌 환자들의 가래와 폐에서 나타난다.

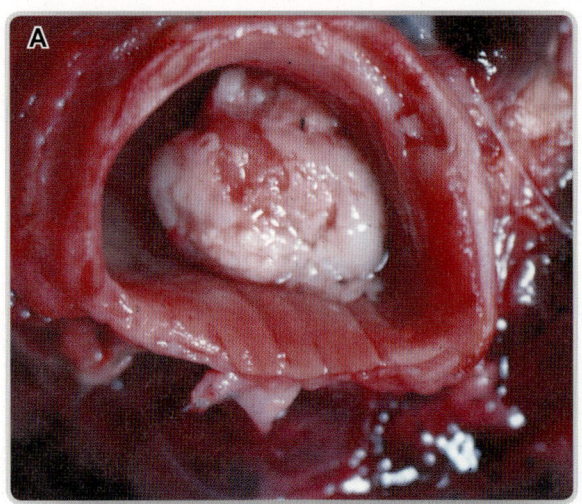
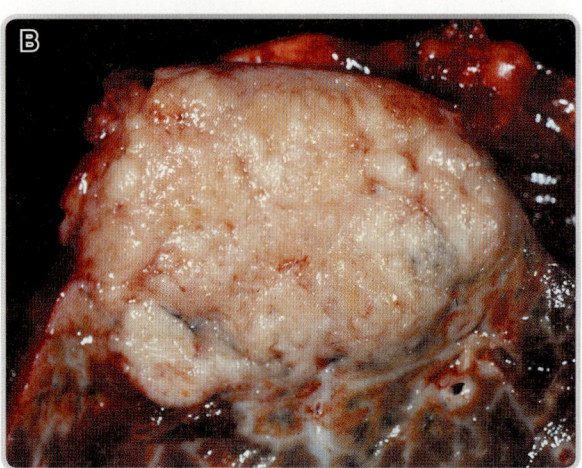

그림 12-21 • 폐암의 육안적 모습. A, 편평세포암이 부분적으로 주요 기관지를 막고 있다. B, 선암이 폐의 말단부에 있는 작은 기관지에서 나타나고 있다.

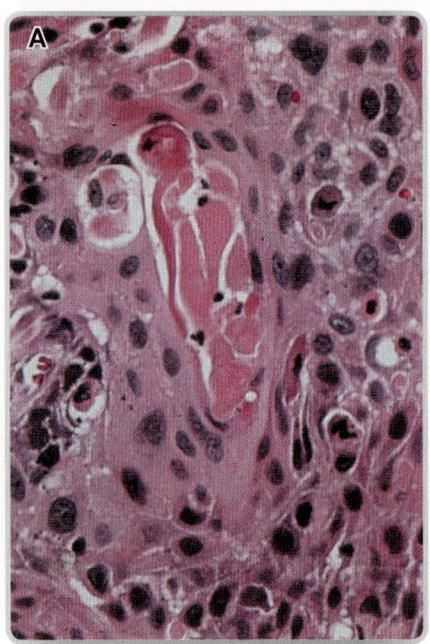
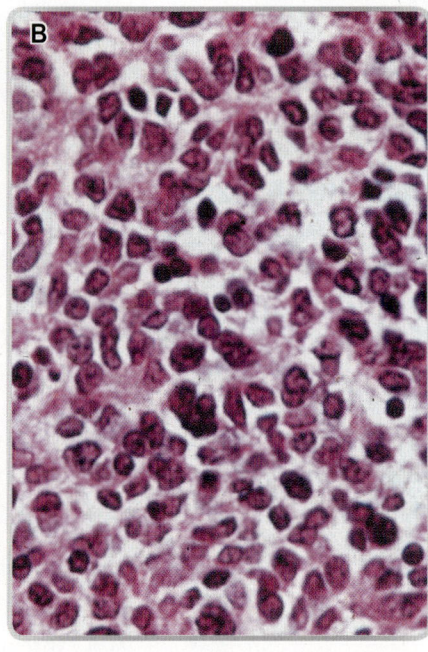

그림 12-22 • 흔한 두 종류의 폐암의 조직학적 모양. A, 중등도의 분화를 보이는 편평세포암(200배). B, 소세포암(200배).

된다. 치료법은 보통 하나 또는 그 이상의 폐엽을 수술로 제거하는 것이다. 수술보다는 항암성 화학요법과 방사능 요법이 복합적으로 소세포암을 치료하는데 쓰이며 이는 또한 수술로 제거하기엔 너무 많이 진행된 종양을 치료하는 데도 쓰인다. 치료 결과는 실망적인데그 이유는 확인된 순간에 이미 질환은 완전히 퍼져 있기 때문이다. 이 종양은 금연을 함으로써 주로 예방할 수 있다.

단원 복습 CHAPTER 12

요약

폐는 공기가 안팎으로 드나드는 튜브들(환기)과 폐포 공기와 폐 모세혈관 사이에 기체 교환이 일어나는 호흡 단위의 집합체(기체 교환), 이들 두 시스템으로 구성되어 있다. 이러한 기능의 효율성은 적절한 폐 기능 검사들로 평가될 수 있다. 출생 후 폐가 흉막강을 채우기 위해 팽창할 때, 늘어난 폐의 반동 현상으로 흉막강 내에 약간의 진공상태가 만들어지는데 이를 흉막강 내 음압이라 한다. 폐에서 흉막강으로 공기가 빠지도록 하는 상태는 진공을 축소화시키거나 제거하며, 폐가 무너져 내리게 되는데 이를 기흉이라고 한다. 어떤 경우에는 기흉과 연관되어 흉막강 내에 양압이 생기게 되는데, 이는 아주 위험한 합병증이며 흉막강내의 공기를 빼내면 치료될 수 있다.

무기폐는 연관된 부분의 폐를 지원하는 기관지의 폐쇄에 의해 일어나거나, 폐를 압박하는 흉막강 내의 액체 축적으로 인하여 발생하는 폐엽 또는 소엽들의 붕괴로 인하여 생긴다. 폐에 일어난 감염을 폐렴이라 부르며, 감염은 이를 야기하는 원인이 되는 미생물에 의해 분류된다. 또한 어떤 경우에는 감염에 연관된 폐의 조직량과 폐렴을 일으키기 쉬운 상태에 따라 분류되기도 한다. 병의 원인에 따른 분류가 가장 중요한데 이는 의료진이 적절한 치료법을 선택하는 데 도움이 되기 때문이다. 폐포자충 폐렴은 비교적 잘 나타나지 않는 유형의 폐렴인데 이는 면역체계가 정상적으로 작동하지 않는 사람들에게만 나타난다.

결핵이 문제로 떠오르고 있는데, 미국에 들어오는 많은 사람들이 감염이 되었던 적이 있으며, 이 질환은 수년 후에 활동성을 나타내기 때문에 감염이 되었던 사람들과 접촉했던 사람들이 감염된다. 완전히 치료를 마치지 못하면 치료하기 힘든 내성균이 생겨나게 된다.

급성 기관지염은 그 자체가 저절로 회복되며 짧게 지속되지만, 만성 기관지염은 종종 만성폐쇄성 폐질환과 연관성을 띠며 치료하기 더 어렵다. 심각한 만성 염증은 기관지 벽을 약화시켜 팽창하도록 하는데 이 상태를 기관지 확장증이라고 한다. 만성폐쇄성 폐질환(COPD)는 많은 사람들에게 나타나며 상당한 장애를 일으킨다. 이 질환은 폐포들이 합쳐져서 공기로 가득 찬 낭을 형성하는 것이 특징이며, 기관지의 염증과 연결되어 폐의 효과적인 환기와 기체 교환이 파괴된다. 치료는 질환의 진전을 멈추거나 늦추는 것이지만, 손상 입은 폐 조직을 회복시킬 수는 없다.

정상적 폐의 환기를 위해서는 폐포에 의해 만들어진 세척제와 같은 물질이며, 폐에 있는 물분자 간의 응집력을 약화시키고 환기를 촉진시키는 계면활성제를 필요로 한다. 신생아에게서 계면활성제의 부족은 호흡을 방해하여 심각한 호흡곤란을 야기하는데 이는 호흡을 향상시키기 위해 기도에 계면활성제 같은 물질을 넣음으로써 치료할 수 있다. 성인에게도 비슷한 상태가 모든 종류의 폐손상 또는 폐에 의해 계면활성제 생성을 방해하는 질환들에서 나타난다.

진폐증은 돌먼지(규폐증), 석탄 먼지(탄폐증), 석면섬유(석면증)과 여러 가지 다른 물질들을 흡입함으로써 생겨나는 직업관련 폐 손상을 가리키는 일반적인 용어이다. 적절한 안전 도구를 이용하여 노출을 방지하는 것으로 폐 손상을 예방한다.

폐암은 담배연기에 내재한 발암물질들에 주로 노출되어 있는 흡연자들과 관련되어 아직도 심각한 문제로 남아 있다. 안타깝게도, 질환은 상대적으로 좋지 않은 예후를 보이는데 이는 질환이 폐혈액과 림프관을 통해 쉽게 퍼지기 때문이다. 비록 암을 조기에 발견할 수 있는 정교한 진단 검사를 통해 빠르게 진단을 내릴 수 있지만, 부정적 예후를 바꿀 수 있는 방법은 없다. 치료는 종양의 단계와 종양의 종류에 달려 있다.

CHAPTER 12 단원 복습

복습문제

1. 어떻게 폐가 작동하는가? 환기와 기체 교환 사이의 차이점은 무엇인가? 만약에 폐포 중격이 두꺼워지고 상처를 입으면 폐기능이 어떻게 방해 받는가?
2. 기흉은 무엇인가? 기흉이 어떻게 생겨나는가? 폐기능에 기흉의 효과는 무엇인가?
3. 폐렴은 무엇인가? 폐렴은 어떻게 분류되는가? 폐렴에 따른 주요 임상적 양상들은 무엇인가?
4. 결핵균의 염색반응이 다른 박테리아들에 비해 어떻게 다른가? 어떠한 종류의 염증 반응을 일으키는가? 어떠한 요소들이 결핵 감염의 예후를 결정하는가? 결핵에 감염된 폐에서 어떻게 공동이 생겨나는가? 결핵성 공동을 지닌 사람이 다른 사람을 감염시킬 수 있는가? 속립 결핵은 무엇인가?
5. 환자가 신장에 결핵을 지니고 있지만, 흉곽 엑스선에서는 폐결핵의 증거가 나타나지 않았다. 어떻게 된 일인가?
6. 비활동성 결핵이라는 용어는 무슨 뜻을 지니고 있는가? 어떠한 상황 아래에서 오래된 비활동성 감염이 활동성을 나타나게 되는가? 어떤 환자들이 결핵 감염의 재활동성이 되기 쉬운가?
7. 기관지염과 기관지 확장증의 차이점은 무엇인가?
8. 폐기종이 무엇인가? 어떤 요소들이 폐기종의 발생을 야기하는가? 어떻게 이를 방지할 수 있는가? 폐기종과 폐 섬유증의 차이점은 무엇인가?
9. 폐암과 흡연과의 관계는 무엇인가? 폐암이 어떻게 치료되는가?

상호 관련 문제

객관식

1. 다음 중 폐기흉을 일으키는 것이 아닌 것은?
   A. 부러진 늑골에 의해 야기된 폐와 흉막 열상
   B. 심근경색 후 심장파열
   C. 폐를 관통하는 흉벽의 자상
   D. 흉막강으로 돌출된 공기가 찬 기종성 낭종의 파열
2. 만성폐쇄성 폐질환의 발병률은?
   A. 증가한다.
   B. 감소한다.
   C. 매년마다 바뀌지 않는다.
3. 다음 중 어떤 내용이 폐기종에 적용되지 않는가?
   A. 혈액의 불충분한 산소화
   B. 폐로 가는 혈류의 증가
   C. 폐에 낭종을 형성하는 폐포 융합은 기체 교환에 필요한 폐 모세혈관의 숫자가 줄어든 것과 연관되어 있다.
   D. 만성기관지염증은 기관지와 세기관지의 지름을 줄어들게 한다.
4. 다음 중 어떤 내용이 폐결핵에 적용되지 않는가?
   A. 질병 발병률이 증가한다.
   B. 육아종성 염증을 일으킨다.
   C. 감염된 폐 조직의 괴사로부터 폐 내에서 공동이 생성될 수 있다.
   D. 항생제에 대한 저항력을 지닌 미생물들이 아주 드물다.
5. 여성들에게 있어 폐암의 발병률 증가의 주요 원인은?
   A. 공기 오염
   B. 더 많은 여성들에게 COPD가 일어난다.
   C. 적은 수의 여성들에게 유방암이 일어난다.
   D. 흡연
6. 기관지와 세기관지의 확장과 연관된 만성기관지

염증으로 나타나는 상태이다.
A. 기관지염
B. 기관지 확장증
C. COPD
D. 기관지 원성암종

7. 외부물질을 폐로 흡입하는 것은 다음의 상태를 야기할 수도 있다.
A. 기관지와 폐의 감염
B. 폐암
C. 기흉
D. 폐기종

8. 35세 남성이 오한, 고열, 가슴 통증과 화농성 가래를 뱉어내고 있다. 이에 가장 적합한 진단은?
A. 폐렴
B. 폐기종
C. 폐경색
D. 폐암

9. 다음 중 어떤 것이 직접적으로 흡연과 연관되지 않는가?
A. 폐암
B. 폐쇄성 폐질환
C. 폐색전증
D. 후두암

10. 정상적인 체온을 지닌 환자가 수술 후 가슴통증, 호흡곤란, 객혈이 나타나고 흉과 엑스선에 폐침윤이 나타났다. 가장 적합한 진단은?
A. 대엽성 폐렴
B. 폐기종
C. 폐암
D. 폐색전증

빈 칸을 채우시오.

1. 폐 안팎으로 공기가 움직이는 것을 _____라 하며 폐포와 폐 모세혈관 사이에 산소와 이산화탄소가 움직이는 것을 _____이라 한다.
2. 폐가 무너지는 것과 연관해 폐에서 공기가 빠지는 것을 _____이라 한다.
3. 폐가 무너지는 것과 연관하여 흉막강에서 양압 (대기압보다 높은 압력)이 생성되는 것을 _____이라 하며 이 상태는 _____로 치료된다.
4. 기관지 또는 세기관지의 폐쇄로 일어나는 폐의 부분적 붕괴와 더불어 남아 있던 기체가 혈류에 의해 흡수된 상태를 _____라 한다.
5. 신생아에게서 나타나는 급성 호흡곤란 증후군의 원인은 _____이다.
6. 폐색전증의 일반적인 원인은 _____다.
7. 결핵에 따른 괴사와 연관되어 있는 특징적인 다핵세포를 _____라 부른다.
8. 결핵균에 대한 항원에 대한 민감성을 감지하여 예전에 결핵균에 노출되었다는 것을 알려주는 피부 검사는 _____라 한다.
9. 미숙아의 폐에서 계면활성제의 부족은 _____이라 부르는 상태를 야기한다.
10. 기관지 경련에 의해 야기되는 호흡곤란으로 나타나는 상태를 _____이라 한다.
11. 돌먼지를 흡입함으로써 야기되는 점진적 폐 섬유증을 _____이라 부른다.
12. 석면 섬유를 흡입함으로써 야기되는 폐 섬유증을 _____이라 부른다.
13. 석면 섬유에 노출되어 나타나는 질환은 노출된 개인으로 하여금 악성 폐 종양과 늑막 종양이 쉽게 생기도록 할 수 있다. 폐 종양은 _____이라 하며, 늑막 종양은 _____이라 불린다.

CHAPTER 12 단원 복습

14. 폐포 종격의 파손, 폐 전반에 걸쳐 낭포성 공간의 형성, 그리고 폐 탄력성 손실과 연관된 만성 기관지염으로 나타나는 질환은 _____ 이라 한다.
15. _____ 은 여성에게서 폐암 발병률을 높이는 데 관여하는 주요 요소이다.

비판적 사고

1. 65세 이 씨는 남성인데 작년에 운동을 할 때마다 점차적으로 호흡곤란을 느껴왔다. 그는 17세 때부터 매일 2갑의 담배를 피워왔었지만, 최근에 흡연을 줄여오고 있었다. 그는 자신의 문제가 무엇이며 무엇을 해야 되는지에 대해 생각하고 있다. 그는 다음 주에 주치의를 만날 계획을 하고 있지만, 그는 지금 소견을 묻고 싶어 한다.
2. 정씨는 요양원에서 파트 타임으로 일하는 26세 학생이다. 그녀가 일하기 전에 요양원에서 망투검사(Mantoux test)를 했을 때 그녀는 음성판정을 받았다. 하지만, 6개월 후에 행해진 망투 검사에서 양성으로 판명받았다. 이 현상이 무엇인지, 그녀가 무엇을 해야 하는지에 대해 알고 싶어 한다. 그녀에게 무엇을 말해줄 수 있는가?

CHAPTER 13

유방과 여성 생식계
The Breast and Female Reproductive System

학습목표

1. 유방의 정상 구조와 생리, 발달 이상을 설명할 수 있다.
2. 유방 질환의 진단과 치료에 있어서의 유방촬영술의 적용과 제한점을 설명할 수 있다.
3. 유방의 종괴로 나타나는 3개의 주요한 유방질환과 진단법을 설명할 수 있다.
4. 유방 암종의 임상징후와 진단, 치료 방법을 설명할 수 있다.
5. 유방 암종의 발병기전에서 유전학적 역할을 설명할 수 있다.
6. 생식기에 발생하는 흔한 감염과 성행위에 의해 전파되는 질환들을 설명할 수 있다.
7. 자궁내막증의 임상양상과 합병증을 설명할 수 있다.
8. 불규칙한 자궁출혈의 원인을 설명할 수 있다.
9. 자궁경부, 자궁내막, 자궁근층, 회음부에서 발생하는 흔한 질환들을 설명할 수 있다.
10. 난소의 흔한 낭성질환과 종양을 설명할 수 있다.
11. 독성쇼크 증후군의 발병기전, 임상양상, 치료에 관하여 설명할 수 있다.
12. 인공피임의 다양한 피임법과 부작용을 설명할 수 있다.

유방

▶ 유방의 구조와 생리

여성의 유방(breast)은 섬유와 지방 조직에 묻힌 20개 엽의 선조직으로 이루어져 있다. 각 엽은 선의 집합체인 소엽(lobule)으로 이루어져 있고, 분지되는 관을 통해 연결되어 수렴되며 유두까지 가는 큰 관을 형성한다. 유방은 젖을 생산하게끔 변형된 땀선이다. 사춘기 이전 남성과 여성의 유방 조직은 선조직과 지방 없이 분지되는 관들과 섬유조직으로만 이루어져 있다. 여성은 사춘기 때 이러한 유방이 난소에서 생성되는 에스트로겐과 프로게스테론에 의해 비대해지는 반면, 남성의 경우 사춘기 이전의 모습을 유지한다. 사춘기 이후 여성 유방의 변화로는 선과 섬유조직의 증식과 유방 내 지방조직 축적을 들 수 있다. 비임신 사춘기 이후 여성 유방의 크기는 선조직 양의 차이보다는 지방과 섬유조직 양의 차이에 달려 있다.

유방은 피부로부터 가슴 벽의 근육들을 덮고 있는 결합조직까지 확장되어 있는 지지인대라는 섬유조직 띠들을 통해 고정되어 있다.

유방은 풍부한 혈액 양과 림프 배출 기능을 갖고 있다. 림프 통로들은 각 유방으로부터 겨드랑이에 위치한 림프절(액와림프절), 쇄골 윗부분(쇄골상림프절), 흉골 아랫부분(종격동림프절)으로 배출을 담당한다.

유방은 호르몬 자극에 매우 민감하게 반응한다. 가벼운 주기적 과증식이 유방 조직의 퇴축에 이어 주로 생리주기 때 발생한다. 유방의 선과 관 조직이 임신과 젖 분비 호르몬 신호에 의해 눈에 띄게 과증식되고 분만 후 시기에 다시 돌아오게 된다. 폐경 후 성호르몬 수치가 줄어들고 유방 크기는 줄어들게 된다. 그림 13-1은 호르몬 자극 변화에 따른 조직학적 형태를 그리고 있다.

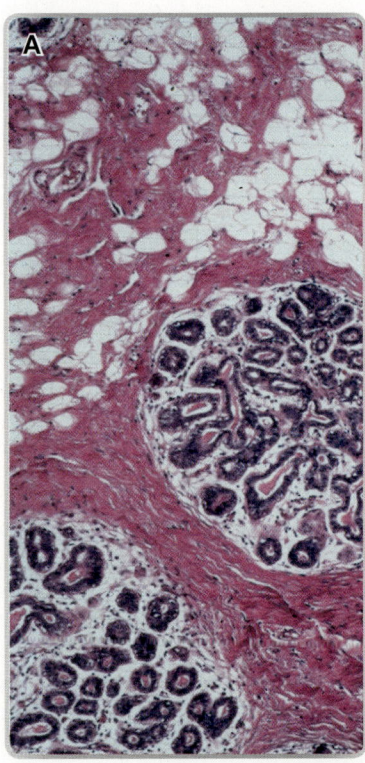 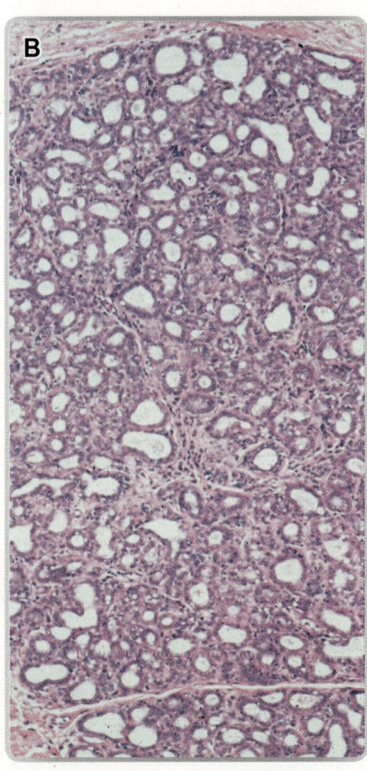 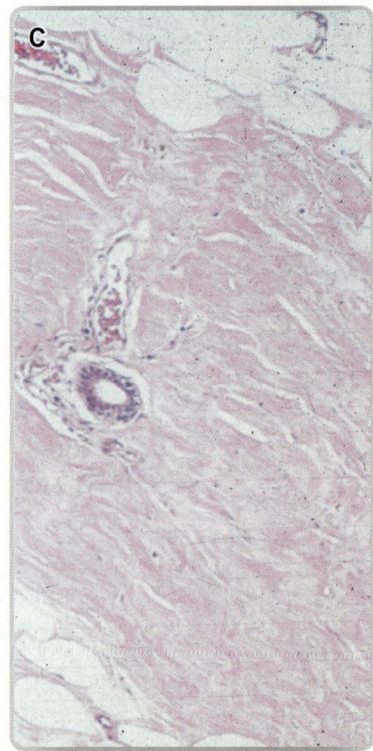

그림 13-1 • 다양한 호르몬 변화에 따른 유방 모양을 보여주는 사진(40배). A, 정상 임신하지 않은 유방. 선조직으로 된 2개의 소엽이 그림의 하부에서 보인다. B, 임신 시 선구조의 증식. C, 폐경후 위축.

▶ 유방촬영사진

유방촬영사진(mammogram)은 유방의 내부구조를 시각화하고 임상 진단에서 발견되지 않을 수 있는 이상들을 잡을 수 있도록 해주는 특별한 형태의 엑스선 검사이다. 유방촬영사진에서 유방의 선과 섬유조직들은 섞어 짠 하얀 가닥들처럼 보인다. 덜 치밀한 지방조직은 엑스선을 더 잘 투과시켜 검게 보인다(그림 13-2). 유방의 낭들과 종양들은 상대적으로 덜 치밀한 검은 주위 정상조직에 둘러싸인 치밀하고 하얀 종괴로 나타난다. 낭들과 양성 종양들은 확실한 경계를 보이는 반면 악성 종양들은 주변 조직으로의 침투를 표시하는 불확실한 경계를 보여준다. 이는 또한 조직 생검 검체를 검사할 때 육안검사에서 양성과 악성을 구별하는 기준이기도 하다. 악성 종양은 또한 암종 내 칼슘화를 뜻하는 작은 칼슘 반점을 가지고 있기도 하다. 이것 또한 유방촬영사진을 보았을 때 악성을 뜻하는 소견이다.

유방촬영사진은 젊은 여성들보다 많은 지방과 적은 선조직을 가진 폐경 후 여성들에게 가장 유용하다. 폐경 후 여성의 유방에서는 치밀한 종양이 덜 치밀한 지방조직에 대해 좋은 대비를 보이며, 빠른 식별이 가능하다. 반면 유방촬영술로 젊은 여성의 유방을 검사할 때는 훨씬 많은 선과 섬유조직을 포함하고 있어 치밀하게 보이므로 덜 효율적이다. 결과적으로, 이러한 유방의 경우 종양과 이를 둘러싸고 있는 치밀한 유방조직의 대비가 확실하지 않기 때문에 구별하기가 쉽지 않다.

주기적인 유방촬영술은 선별검사 과정에서 모든 여성들에게 권유된다. 유방촬영술은 조기 유방암을 신체검사보다 더 빨리 식별할 수 있고, 종양이 아직 작을 때 빠른 치료를 받도록 하여 여성의 생존 가능성을 높여준다. 유방촬영술이 조기 유방암을 발견해내는 데 매우 가치가 높은 선별검사 과정이긴 하지만, 이 과정은 젊은 여성의 치밀한 유방조직 속의 작은 암종을 항상 발견해내지는 못한다.

■ 유방 발달 이상

▶ 덧유방과 부유두

태생학적으로 유방은 액와에서 대퇴 위쪽까지 체벽 앞쪽을 따라 늘어선 *유방능선(mammary ridge)*이라 부르는 세포 기둥으로부터 발생한다(그림 13-3). 발달과정에서 유방과 유두의 발원지가 되는 가슴 중간 부위의 부분들을 제외하고는 대부분 능선이 출생 전에 사라진다. 때로는 여러 개의 유방이나 유두를 가지기도 한다. 이들은 액와나 정상 유방에 비하여 아래쪽 중간부에 위치하는 경우가 대부분이지만 배아 유방능선을 따라 어디서든지 나타날 수 있다(그림 13-4). 여분의 부유두(nipple)나 유방조직은 이를 가진 사람에게 수치감을 줄 수 있지만 다른 문제를 일으키지는 않는다. 하지만 때로 이러한 부수적인 유방조직이 **사례 13-1**에 소개된 것처럼 증상을 일으킬 수 있다.

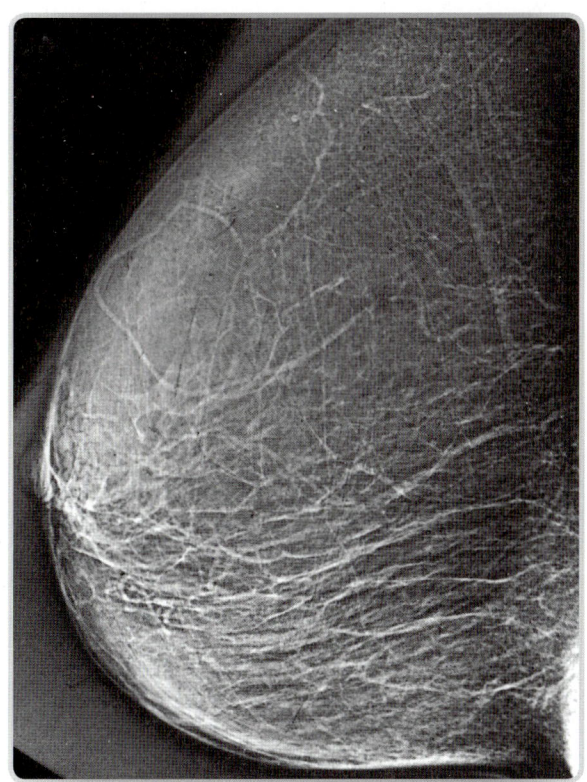

그림 13-2 • 정상 유방조영상.

CHAPTER 13 유방과 여성 생식계

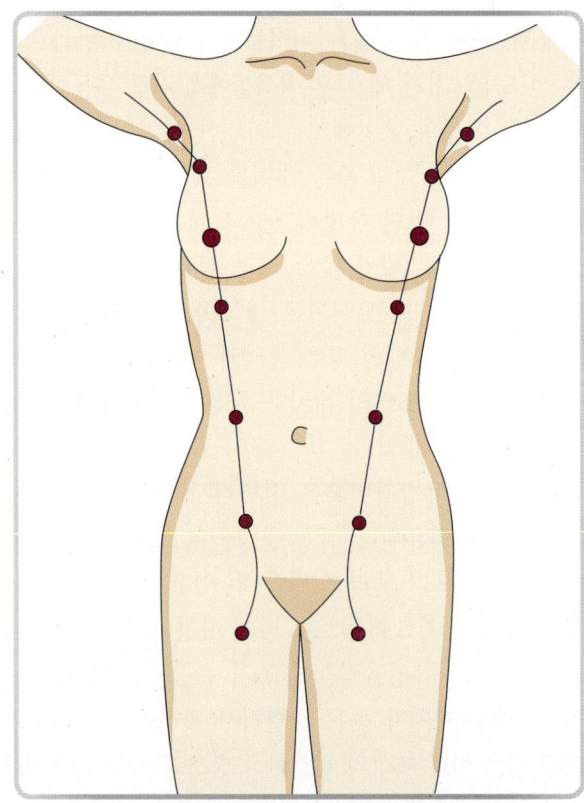

그림 13-3 • 덧유방과 유두의 흔한 부위. 배아 유방 능선의 경로를 따라 어느 곳에서도 생길 수 있다

사례연구 13-1

22세 여성이 검사와 질도말을 위해 병원을 방문하였다. 검사 과정에서 양쪽성의 부드러운 종괴(masses)가 양 액와에서 촉지되었다. 각 종괴는 지름 5cm 정도의 크기로 측정되었고, 팔을 머리 위로 들었을 때 더욱 확연하게 관찰할 수 있었다. 그녀는 종괴가 만져진 지는 좀 되었다고 말했다. 생리주기가 시작되기 직전에 압통을 느끼게 되었고 피부가 옷에 접촉할 때 자극을 받았다. 그녀는 이 종괴들이 과잉 유방조직이라는 것이며 계속 문제를 일으킬 경우 수술을 통해 제거해야 한다고 조언받았다.

▶ 유방의 불균등한 발달

완전히 발달한 유방은 서로 크기와 형태가 비슷하지만 동일하지는 않다. 때때로 한쪽 유방이 반대쪽에 비해 덜 발달하여 훨씬 작은 크기가 될 수도 있다. 나아가 유방을 팽대시키는 어떤 조건이라도 이러한 불균등함을 부추길 수 있다. 이러한 가능성들은 **사례 13-2**에 설명되어 있는 것처럼 약물을 처방할 때 빠짐없이 고려되어야 한다.

사례연구 13-2

20세 여성이 피임약을 처방받기 위해 병원을 방문하였다. 검사 결과 왼쪽 유방이 오른쪽에 비해 작았고, 유방은 브래지어 컵에 패드를 넣어 감춰져 있었다. 그녀에게 피임약을 처방해줄 수 있었지만 약으로 인해 유방 선조직에 호르몬 변화 효과 때문에 약간 유방이 팽대될 수 있다는 말을 들었다. 이러한 팽대는 양측 유방의 크기 차이를 증가시킬 수도 있다. 이후 의료진은 피임약을 복용하지 않기로 하고 대신 경막피임을 착용하기로 하였다.

▶ 유방비대

때때로 사춘기 때 유방이 호르몬 자극에 과잉 반응하여 과도하게 팽대될 수 있다. 유방비대는 선이나 지방조직이 아닌 섬유조직의 과도증식에 의해 발생한다. 환자들은 과하게 무거워진 가슴 때문에 등과 어깨에 심각한 불편을 호소한다. 증상이 심하면 과잉 유방조직은 외과적으로 절제 후 정상 크기와 형태를 가질 수 있도록 재건될 수 있다.

▶ 여성형유방증

때때로 사춘기 남성 유방의 관과 섬유조직이 증식하여 유두 아래에 눈에 띄는 결절을 형성하기도 한다. 이러한 상태는 여성형유방증(gynecomastia)이라 부르는데, 단측성일수도, 양측성일수도 있다. 이는 가끔씩 사춘기 남성에게서 나타나는 남녀 호르몬 불균형에 의해 일어나는 것으로 보인다. 보통 남성은 남성과 여성 호르몬을 모두 분비하지만, 남성 호르몬의 비율이 높아 여성 호르몬의 효과를 "저지"시킨다. 여성형유방증은 남성 호르몬에 비해 일시적으로 에

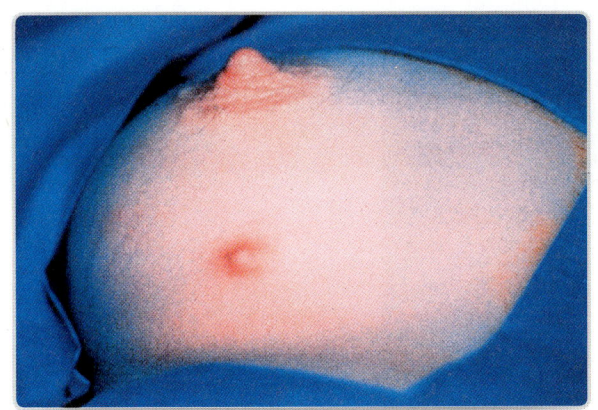

그림 13-4 • 좌측 유방과 유두 하부 내측의 부유두.

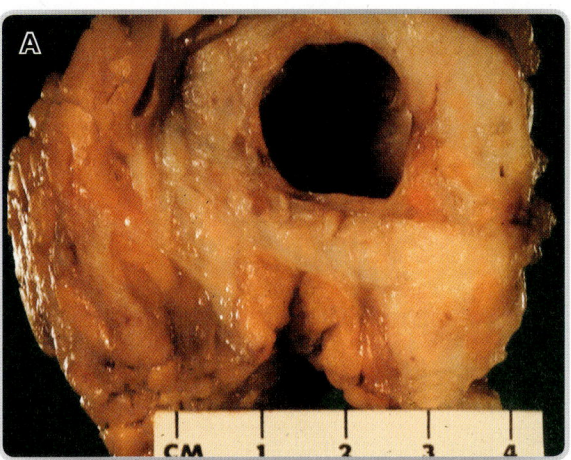

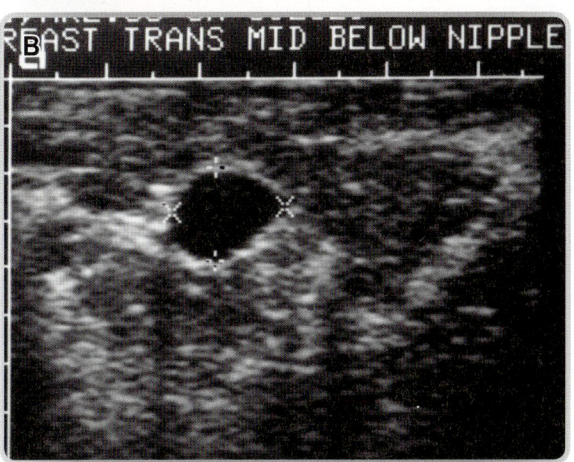

그림 13-5 • 유방의 양성낭포. A, 절단면에서 보이는 하나의 낭포. 절개했을 때 빠져나오는 액체로 가득 채워져 있다. B, 유방낭포를 보여주는 유방의 초음파 검사(그림 중심부 가까이의 어두운 부위).

스트로겐의 양이 상승했을 때 발생할 수 있다. 이 상태는 심각하지 않고 자발적으로 사라지며 치료가 필요하지 않다. 만약 이 상태가 지속되어 정서적으로 심한 고통을 준다면 외과적으로 제거가 가능하다.

■ 유방의 양성 낭성 변화

유방조직의 양성 낭성 변화(benign cystic change in the breast)는 양성 낭성 질병 또는 양성 섬유낭병이라고도 불리며 매우 흔하게 관찰된다. 이는 관들의 확장과 관련된 국소화된 선 및 섬유조직의 증식으로 특징지어지며 그 결과로 유방 내에 다양한 크기의 낭들을 형성한다. 낭성 변화는 각 생리주기의 정상적인 주기적 변동에 대한 유방조직의 반응이 불규칙적이기 때문에 발생한다. 임상적으로 유방 낭은 단단하며 고형의 종양과 같이 나타난다. 초음파 검사는 고형의 종괴로부터 이러한 낭(cyst)들을 구별하는 데 큰 도움을 줄 수 있다(그림 13-5). 의료진이 종괴를 고형 종양보다는 낭으로 보게 된다면 낭을 흡인하려는 시도가 이루어질 수 있다. 국소 마취 이후 바늘이 가슴 안으로 삽입된다. 낭이 존재한다면 액체가 흡인되어 종괴는 사라지게 된다. 만약 액체가 채취되지 않는다면, 수술 절제가 시행된다.

■ 섬유선종

섬유선종(fibroadenoma)은 젊은 여성에서 가장 많이 보이는 양성의 경계가 뚜렷한 종양이다. 간단한 외과적 절제를 통해 치유될 수 있다(그림 13-6).

■ 유방 암종

유방 암종(carcinoma of the breast)은 남성과 여성 모두에게 일어난다. 난소 호르몬의 자극을 받지

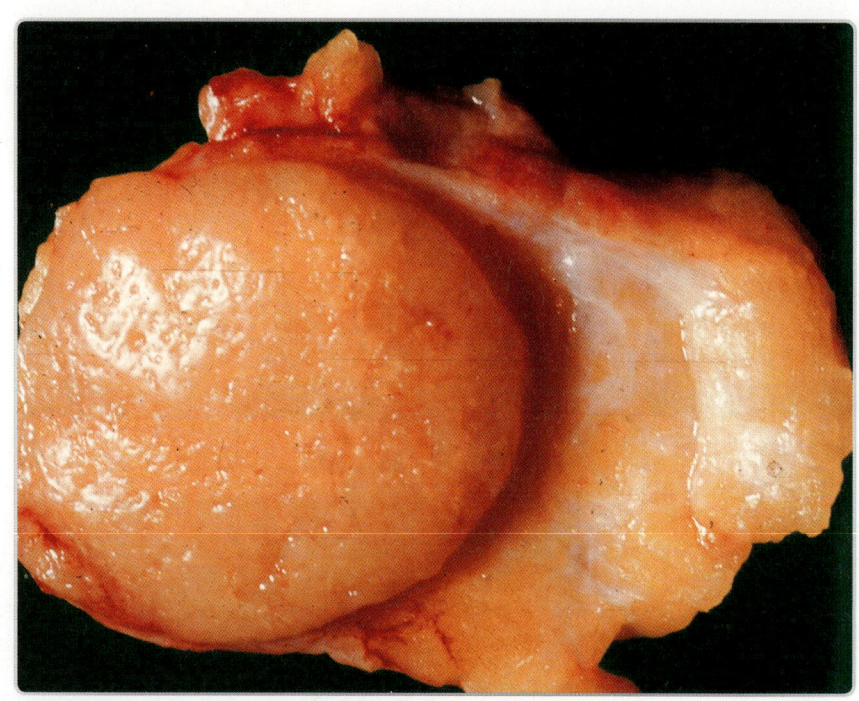

그림 13-6 • 유방의 양성 섬유선종. 이 종양은 경계가 분명하고 주변 정상유방조직과 잘 분리된다.

않는 남성의 유방조직에서는 희소한 종양이지만 여성에서는 매우 흔하다. 유방 암종은 가족성 경향이 어느 정도 있으며, 만약 여성의 어머니나 언니가 유방 암종을 가지고 있다면 위험성이 더욱 높아진다. 또한 한 번도 아기를 가져본 적이 없는 여성이나, 30세 이상의 나이에서 아이를 처음 가진 여성은 생리를 일찍 한 여성 또는 늦은 폐경기를 가진 여성과 더불어 위험도가 증가한다.

▶ 호르몬 치료와 관련된 유방 암종 위험도

호르몬은 생리불순을 치료하는 데 수년간 사용되어 왔다. 이 치료는 에스트로겐 또는 에스트로겐과 프로게스틴(프로게스테론 활성을 가진 합성 화합물)으로 구성된다. 장기간 호르몬 사용은 유방 암종의 위험성을 높인다. 그 위험도는 어떤 호르몬을 사용했는지 그리고 얼마나 오래 사용했는지에 의해 결정된다. 에스트로겐-프로게스틴 사용은 더 큰 위험을 가져온다. 호르몬 치료와 관련된 유방 암종의 위험도는 건강한 폐경 여성에서 호르몬 치료의 위험도와 장점을 주제로 한 큰 임상실험에서 증명되었다. 이 임상실험에서는 호르몬 사용이 심혈관계 질환, 정맥 혈전증, 폐색전증의 위험도를 높이는 것과 연관성이 있다고 밝혔다. 이 결과들이 발표된 후 북미에서는 폐경기 증상을 치료하기 위한 호르몬 사용이 38%나 줄었고, 이는 2002년 유방 암종의 발생률을 6.7% 떨어뜨렸으며 이는 과거 몇 년간 매년 0.5%씩 유방 암종이 증가하는 것과 대비하여 더 낮은 것이었다.

▶ 유방 암종 감수성 유전자들

유방 암종의 발생에 유전이 작은 부분 관여하고 있고 이는 유방 암종 감수성 유전자들의 돌연변이로 추적될 수 있다. 가장 중요한 2개의 감수성 유전자들은 *BRCA1*과 *BRCA2*이다. *BRCA1* 유전자는 거대한 유전자이며 많은 수의 서로 다른 돌연변이들로 형성된다. *BRCA1* 돌연변이 유전자를 물려받은 여성은 80%의 확률로 유방 암종이 생길 수 있으며, 뿐만 아니라 20~40%의 확률로 난소암 또한 발생할 수 있다. *BRCA2* 돌연변이 유전자를 물려받은 여성 또한 일생 동안 80%의 유방 암종 발병 확률을 가지고 있지만 일생 동안 난소암이 발생할 확률은 10~20%에 지나지 않는다. 이는 *BRCA1* 유전자 돌연변이에 의한 난소암 발병 위험률보다 훨씬 낮은 수치이다(세포 기능에서 종양억제 유전자의 역할과 돌연변이 유전의 효과는 8장에서 소개되었다).

▶ 유방 암종의 분류

유방암(breast cancer)은 기원 부위, 침투의 유무, 그리고 분화도에 따라 분류된다. 90% 이상의 암종들이 관 상피에서 기원하며 *관상 암종(ductal carcinoma)*이라고 불린다. 나머지는 소엽으로부터 기원하는데, *소엽성 암종(lobular carcinoma)*이라고 불린다. 초기 암종은 관상이든 소엽이든 자신의 기원 부위에 한정되어 머무르는데, 이를 비침투성 관상 또는 소엽성 암종이라고 부른다. 하지만 결국 암 조직은 관과 소엽들을 지나 주변의 유방조직으로 확장되어 침투성 관상 또는 소엽성 암종이 된다. 조직학적으로 종양의 분화도 또한 세분화될 수 있다. 분화도가 좋은 암종은 종양의 기원이 된 관이나 소엽의 상피와 닮은 세포들로 구성되는 반면, 분화도가 낮은 종양은 미성숙하고 정상의 유방 상피세포와 매우 달라 보이는, 무작위적으로 배열된 이상한 세포들로 구성된다.

▶ 유방 암종의 전개

초기 유방 암종은 유방 검사를 통해 발견되기에는 너무 작지만 많은 경우 촉지될 수 있는 종괴로 성장하기 전 초기 2년 정도 전까지도 유방촬영술을 통해 발견할 수 있다. 빈번하게 증식하는 종양세포 없이도 국소적인 괴사가 일어나고 혈중으로부터 칼슘이 괴사부위로 확산되어 들어갈 수 있다(그림 13-7). 이러한 작은 국소적인 칼슘 축적은 유방촬영술을 통해 발견될 수 있고 관상 암종 내의 칼슘 축적 가능성을 제시한다. 그러나 양성 유방 병변 부위에도 칼슘 침착물이 생길 수 있기 때문에 칼슘 침착물의 존재가 유방 암종의 결정적인 단서가 되지는 못한다.

유방 종양이 자라면서 유방조직을 더욱 광범위하게 침투하고 치료되지 않고 방치될 경우, 구역 림프

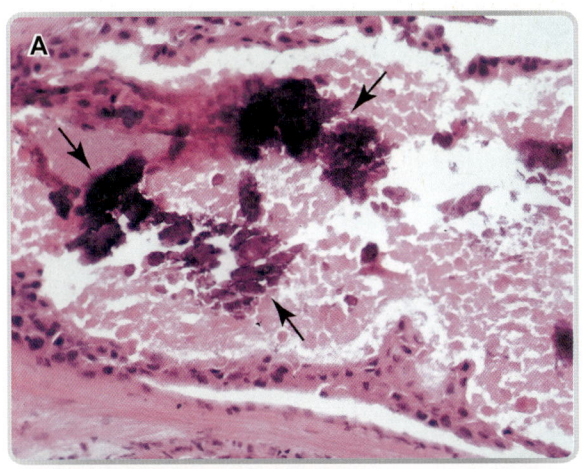
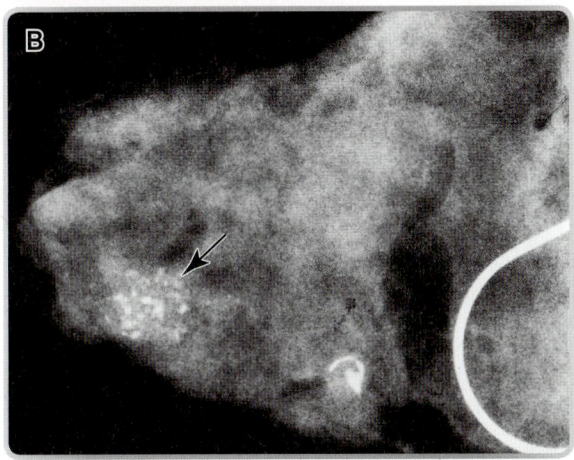

그림 13-7 • A, 괴사와 석회화(화살표)를 보이는 유방의 관상암종. B, 유방조영술에 의해 확인할 수 있는 특징적인 종양 내 반점 모양의 석회화(화살표).

절과 더 떨어진 부분들에도 전이될 수 있다. 5년 생존율과 후기 전이의 문제는 8장에서 다루고 있다. 조기 진단은 빠른 치료를 가능하게 해주고 치료율을 높여준다. 이러한 이유 때문에 모든 여성이 유방에 이상이 발견될 경우 유방 검사와 의료진과의 상담을 권유받는다. 선별검사용 유방촬영 또한 앞에서 언급한 바와 같이 많이 권유된다.

많은 유방 암종이 마치 몸이 침범된 자신을 보호하려고 침범되고 있는 조직에 섬유조직을 덮는 것처럼 종양에 의해 침투된 정상 유방조직에서 섬유화를 촉진한다. 결과적으로 많은 유방암들이 주변 유방조직에 잘 융합되는 불규칙적인 경계를 가진 단단하고

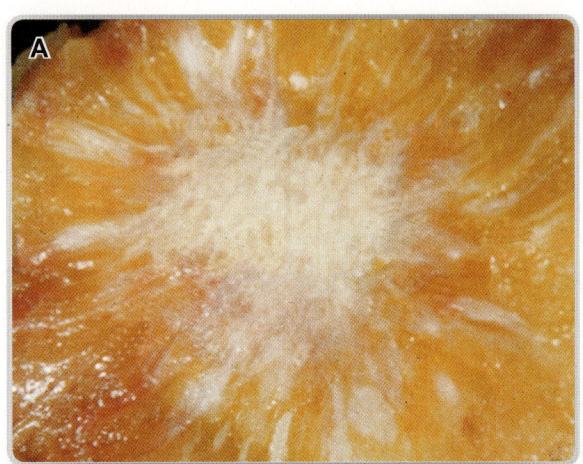

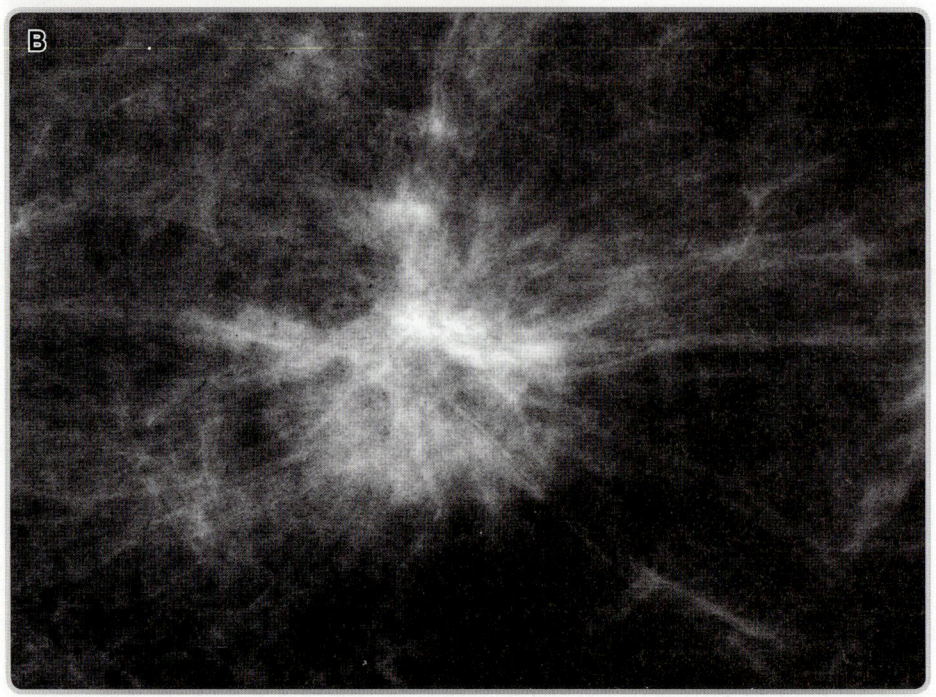

그림 13-8 • 유방 암종. A, 유방 생체검사의 절단편. 종양은 주변 지방으로 된 유방조직을 침습하고 있는 단단하고 경계가 좋지 않은 종괴이다. B, 유방조영술에서의 유방 암종. 종양은 침습하는 가장자리를 가지고 있는 백색 부위로 보인다. 육안소견에서 유방 암종을 확인하기 위해 이용된 동일한 기준이 유방조영술에서 악성이라고 인지하는 데 사용된다.

주름진 흉터가 있는 형상을 하게 된다. 이러한 형상은 종양세포 자체보다는 종양에 반응한 섬유조직의 증식에 의한 경우가 많다. 그럼에도 불구하고 이 형상은 많은 유방암의 특징이 되며 유방촬영술에서 암종을 찾아내는 데에 도움을 준다(그림 13-8). 모든 유방 암종이 이와 같은 특징적인 형상을 가지는 것은 아니다. 많은 경우에 유방촬영술은 비정상적이거나 의심되는 부위를 나타내주지만 결정적이지 못하며 정확한 진단을 내리기 위하여 생검이 필요하다.

▶ **임상소견**

유방 암종의 가장 초기의 소견은 유방에 생기는 종괴이다. 이는 환자 자신에 의해서 발견되거나 유방촬영술을 통해 발견될 수 있다. 때로 암종은 이를 덮고 있는 피부나 유두에 이차석인 변화를 일으킬 수 있다. 신생물은 지지인대를 침투하여 당김을 유발해 짧아지게 만들 수도 있다. 인대는 유방의 피부에 부착하기 때문에 인대가 짧아지면 이를 덮고 있는 피부 또한 수축된다. 결과적으로 피부와 유두의 수출

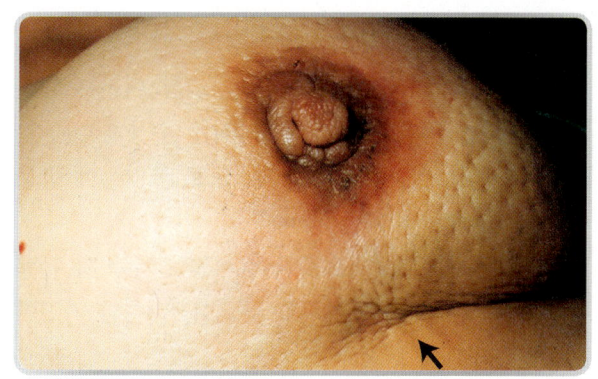

그림 13-9 • 진행된 암종에 의한 유방변화 피부당김(화살표)과 피부의 오렌지 껍질 같은 모습.

(뒤당김)은 유방 깊숙한 곳에 침투성 암종이 존재하고 있음을 시사한다.

만약 종양이 피부로부터 림프 배출을 받는 림프관을 막는다면 부종이 초래될 것이다(부종의 원인으로서의 림프관 폐쇄는 9장에서 설명하였다). 피부 부종은 특징적인 형상을 보이게 되는데, 모낭들이 부종성 피부 내에서 여러 개의 작은 함몰 부위로 확연히 나타난다. 이러한 형상은 오렌지에 비교되기도 하며 주로 귤껍질 모양(orange-peel sign)이라고 불린다(그림 13-9). 불행하게도 이러한 소견들은 이미 림프관을 침범한 진행성 암종을 뜻하고 국소 림프절로 전이되었을 가능성이 높다. 이 시점에서는 종양을 치료할 수 있는 가능성이 많이 줄어든다.

만약 환자가 의료진과의 상담을 미루고 유방암이 치료되지 않는다면 결국 종양은 유방 전체를 침투하여 흉벽에 고정될 것이다. 또한 종양은 광범위하게 전이될 것이다. 물론 훨씬 진행된 암이라도 일정 시간동안 제어할 수 있지만 치료의 가능성은 더 이상 존재하지 않는다.

▶ **치료**

유방 암종을 치료하는 방법에는 2가지가 있고 각 방법들은 장기적으로 동일한 결과를 불러온다. 한 방법은 변형근치유방절제술(modified radical mastectomy) 또는 액와림프절 절제를 포함한 완전유방절제술(total mastectomy with axillary lymph node dissection)이다. 이 과정은 흉벽을 덮고 있는 흉근은 남겨둔 채 유방 전체는 물론 유방의 배관을 담당하는 림프절이 분포된 액와 조직도 포함해 절제하는 것을 뜻한다. 유방절제술은 생리식염수나 실리콘으로 채워진 삽입물을 이용한 유방 재건으로 보충할 수 있다.

두 번째 방법은 종양과 함께 오직 일부분의 유방만을 제거하는 것(부분유방절제술) 또는 적은 양의 근처 유방조직과 함께 종양만을 제거하는 것이다(종괴절제술). 이들 방법에서도 완전유방절제술과 마찬가지로 액와림프절이 제거된다. 그다음으로 혹시라도 수술로 제거되지 못한 암종 잔여물이 있다면 이를 박멸하기 위해 방사선 요법이 행해진다. 이 치료법은 유방을 보존하는 이점이 있지만 방사선 요법에 의한 합병증이 생길 가능성이 있다.

어떤 치료 방법을 선택하든, 외과적 처치 당시 얻은 종양 일부분으로 에스트로겐과 프로게스테론 수용체를 가지고 있는지를 검사하고 종양세포들에서 *HER-2*라는 유전자가 증폭되었는지 확인하는 검사를 실시한다. 종양의 호르몬 수용체는 다음 2가지 의의를 가진다:

1. 예후에 대한 정보를 주기 위함이다. 호르몬 수용체를 가지고 있는 종양들은 수용체가 없는 종양들에 비해 더 잘 분화되어 있으며 수용체가 있는 종양을 가진 환자들은 더 나은 임상경과를 보인다.
2. 이후의 치료에 대한 길잡이다. 호르몬 수용체를 포함하고 있는 종양은 이러한 수용체를 차단하는 약물을 사용하는 보조요법에 반응한다.

> **감시림프절 (sentinel node):** 악성종양에 가장 가까이 있는 림프절군에 있는 림프절로 종양이 이 림프절을 침범하였는지를 검사한다. 이 림프절에 종양이 침범하지 않았으면 더 이상의 림프절 박리는 필요하지 않다.

▶ **액와림프절 검사: 감시림프절의 역할**

액와림프절들은 일차적으로 종양이 유방을 넘어 전이되었는지를 알기 위해 조직학적으로 검사할 수 있도록 제거가 이루어진다. 유방으로부터 림프를 받는 림프절들은 서로 연결되어 있고 가슴관이나 우측림프관을 통해 정맥순환으로 복귀하기 전까지 몇 개의 림프절을 거쳐 여과된다. 1개 이상의 액와림프절에서 전이 암종을 포함할 경우, 종양이 이미 유방 너머로 전이되었다고 볼 수 있고, 전이 림프절들의 수가 많을수록 그 예후가 좋지 않다.

이후 치료의 길잡이로서 이루어지는 액와림프절 절제는 액와림프절에서의 림프 배출 장애의 결과로 팔에 부종을 일으키는 합병증을 가져올 수 있으며 일시적인 어깨 운동 제한이나 액와 부위의 불편과 관련될 수 있다. 액와 부위의 전이 유무에 대한 정보는 계속 얻으면서 액와 절제를 피할 수 있는 경우도 있다. 액와림프절의 사슬 내에서 처음이 되는 림프절을 찾아내는 것이 가능하다. 이 림프절은 감시림프절(sentinel lymph node)이라고 부른다. 만약 감시림프절이 전이 종양을 가지고 있지 않다면, 다른 액와림프절 부위가 이 종양을 가지고 있을 가능성은 매우 적으므로 더 광역적인 액와 절제는 피할 수 있다.

▶ 유방 암종의 에스트로겐과 프로게스테론 수용체들

유방 암종은 성장과 기능이 여러 호르몬들에 의해 영향 받는 세포들로부터 기원한다: 에스트로겐, 프로게스테론, 성장호르몬, 프로락틴, 부신피질호르몬. 많은 유방 종양들이 성장을 지속하기 위해 이러한 호르몬 자극을 필요로 하며 신체의 호르몬 균형이 깨지면 일시적으로 퇴행한다. 많은 유방 암종의 종양세포들이 에스트로겐과 프로게스테론에 의한 자극을 받으며, 이 호르몬들에 대한 반응을 막기 위해 호르몬 수용체를 차단하는 약물들(항에스트로겐 약물)을 사용하면 퇴행한다. 검사실 검사들은 종양세포들에서 호르몬 수용체가 존재하는지를 알아봄으로써 이 세포들에서 이러한 호르몬들이 요구되는지를 알아낼 수 있다. 만약 수용체가 에스트로겐에 부착한다면 그 세포는 에스트로겐-수용체 양성이다; 만약 수용체가 프로게스테론에 부착한다면 그 세포는 프로게스테론-수용체 양성이다. 모든 유방 종양의 60% 정도가 에스트로겐-수용체 양성이고, 대부분의 에스트로겐-수용체 양성 종양들은 프로게스테론 수용체에 대해서도 양성을 보인다. 이러한 수용체들을 가지고 있지 않은 종양들은 항에스트로겐 약물에 반응하지 않는다.

그림 13-10은 에스트로겐이 어떻게 수용체 단백질과 반응하는지를 보여주고 있으며, 비슷한 기전이 프로게스테론에도 적용될 수 있다. 세포가 에스트로겐에 반응하기 위해서는 호르몬이 세포 내로 들어가 세포질 내의 에스트로겐 수용체와 결합할 수 있어야 한다. 이렇게 형성된 호르몬-단백질 복합체는 핵 속으로 들어가 핵 DNA에 결합하여 세포의 성장과 대사 활동을 자극한다.

▶ 유방 암종에서의 *HER-2* 유전자 증폭

17번 염색체에 위치한 *HER-2* 유전자는 세포막에 성장인자 수용체의 생산을 지시한다. 성장인자(growth factor)라 불리는 수용성의 성장 촉진 물질들이 수용체에 결합하여 성장을 자극한다. 유방 암종의 25% 정도에서 종양세포들은 복수의 *HER-2* 유전자 복제품들을 생산하는데 이를 유전자 증폭이라고 부른다. 그 결과로 종양세포들은 정상보다 훨씬 더 많은 수의 성장인자 수용체를 세포 표면에 만들게 되고 이는 종양세포의 성장과 증식 모두를 촉진한다. 이 종양들은 대부분 에스트로겐-음성이고 매우 빨리 자라며 다른 유방 암종에 비해 나쁜 예후를 보인다. 검사실 검사를 통해 *HER-2* 유전자가 증폭된 종양들을 잡아낼 수 있다. *HER-2* 유전자가 증폭된 환자들의 경우 종양세포의 성장인자 수용체를 차단하는 항체를 이용해 치료할 수 있다. 그 결과 성장인자들은 수용체에 결합할 수 없게 되며 세포를 자극하지 못하므로 종양의 성장을 늦출 수 있다. 다른 항암 화학요법 약물들과 병행하여 사용할 경우 *HER-2*-양성 종양을 가진 여성에서의 유방암 재발 위험도를 확실히 줄일 수 있다.

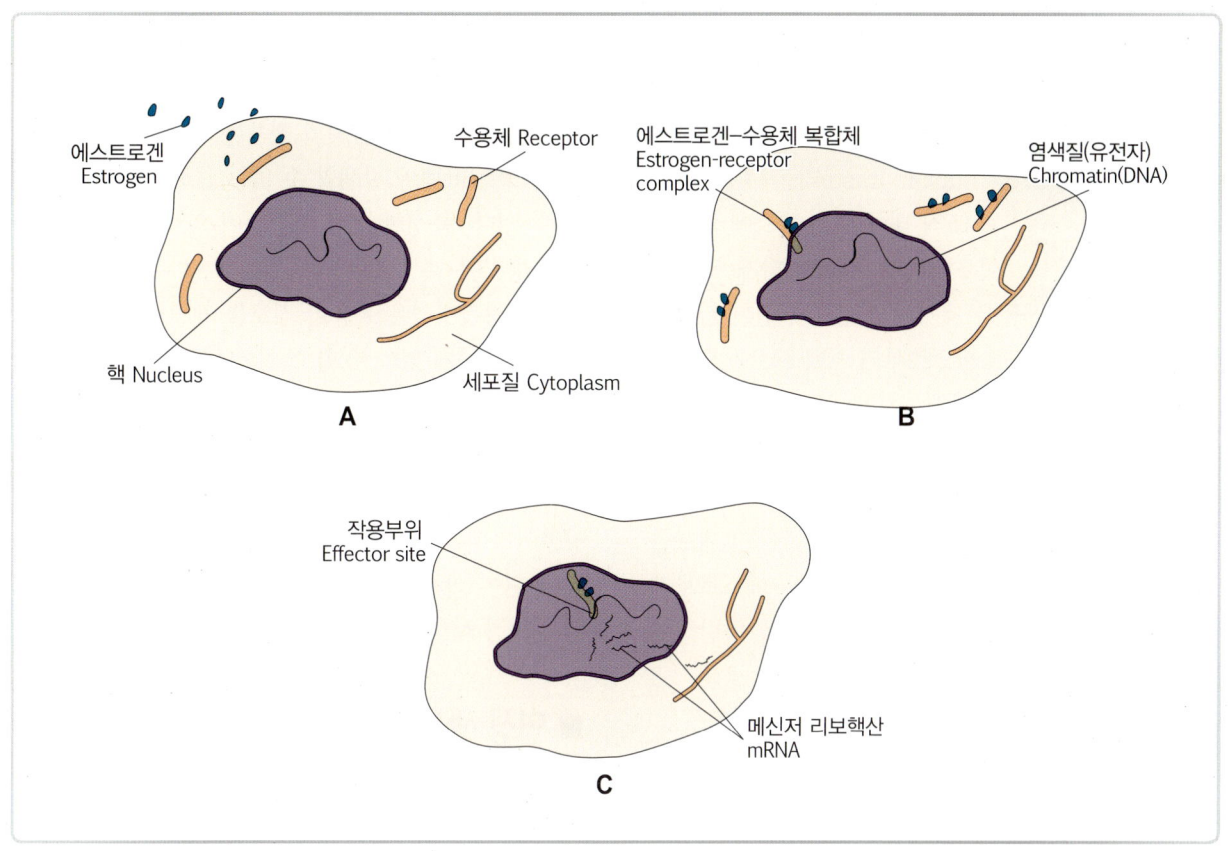

그림 13-10 • 에스트로겐 수용체의 활동. A, 에스트로겐은 세포질로 들어가고 에스트로겐 수용체 단백질과 결합한다. B, 에스트로겐 수용체 복합체는 핵으로 들어간다. C, 복합체는 mRNA 합성을 활성화하는 핵염색체에 붙는다. mRNA는 세포질 내 리보솜에서 단백질 합성에 직접 관여한다.

▶ 유방 암종에서의 보조요법

유방 암종의 외과적 치료와 더불어 유방을 넘어 전이되었을 수 있는 종양세포들을 전멸시켜 재발 또는 전이 암종의 위험을 줄일 수 있도록 환자들은 어떤 형태의 보조요법을 함께 받는 경우가 많다. 종양의 크기, 분화도와 침투 정도, 종양세포들에 행해진 여러 가지 검사들, 그리고 림프절 전이 여부와 같은 여러 인자들이 보조요법의 선택에 영향을 미친다.

보조요법은 항암제(*보조화학요법: adjuvant chemotherapy*) 또는 항에스트로겐 약물(*보조호르몬요법: adjuvant hormonal therapy*)로 구성되며, 2가지를 함께 받는 환자가 자주 있다. 화학요법은 월별 주기로 4~6주간 항암제를 투여하는 것으로 구성되며, 침투성 유방 암종을 가진 모든 여성에게 권유된다. 호르몬요법은 에스트로겐-수용체-양성인 종양을 가진 환자들을 위해 마련된다. 2가지의 약물이 사용된다. 한 약물은 타목시펜(Tamoxifen) 혹은 이와 비슷한 약물로 5년 동안 매일 복용해야 한다. 타목시펜은 에스트로겐이 결합해야 하는 에스트로겐 수용체를 차단해 에스트로겐이 종양세포를 자극하는 것을 막는다. 다른 에스트로겐 차단 약물은 **아로마타제 억제제(aromatase inhibitor)**라 불리는데 이 또한 매일 복용해야 하며 폐경 후 여성을 치료할 때 유용하다. 이들의 난소는 더 이상 에스트로겐을 생성하지 않지만 부신은 에스트로겐으로 전환될 수 있고 혈류를 타고 순환하는 적은 양의 안드로겐성(테스토스

아로마타제 억제제 (aromatase inhibitor): 부신 남성화스테로이드가 에스트로겐으로 전환되는 것을 억제하는 약물로 에스트로겐 양성 유방 암종이 있는 폐경 여성을 치료하는 데 사용된다.

콘딜로마(condyloma):
성교를 통해 전파되는 바이러스에 의해 발생하는 항문직장 혹은 생식기 편평상피세포의 사마귀 모양의 종양성 과증식.

테론 유사) 스테로이드 호르몬을 생성한다. 안드로겐에서 에스트로겐으로의 전환은 아로마타제(aromatase)라는 주로 지방조직 내에 있는 효소에 의해서 이루어진다. 아로마타제 억제제 약물들은 폐경기 여성에서 전환 과정을 차단함으로써 안드로겐으로부터 에스트로겐으로의 형성을 막는다. 아로마타제 억제제의 작용은 타목시펜의 작용과는 차이가 있다. 아로마타제 억제제는 폐경기 여성에서 부신 안드로겐성 호르몬을 에스트로겐으로 전환되는 것을 막아 에스트로겐이 종양세포들을 자극하는 것을 방지한다. 타목시펜은 에스트로겐이 결합해야 하는 에스트로겐 수용체들을 차단하여 종양세포 자극을 방지한다.

▶ 재발, 전이성 암종의 치료

불행히도 유방 암종으로 치료받았던 많은 수의 환자들이 기원 종양이 제거된 후 여러 해가 지난 후 재발 또는 전이 암종을 겪는다. 재발 암종의 치료에 선택되는 방법들은 종양의 호르몬 수용체 상황, 전이 위치, 환자의 나이, 처음 이루어진 치료와 전이 발생 사이에 존재하는 시간적 간격 등 여러 가지 요소에 달려 있다. 종양이 더 이상 치료될 순 없지만, 치료는 종양 성장을 조절하고 증상을 완화시켜주며 환자의 삶의 질을 높여줄 수 있다.

■ 유방 육종

유방 육종은 유방 암종에 비해 흔하지 않다. 이는 유방의 섬유조직이나 혈관으로부터 발생할 수 있다. 육종들은 흔하게 부피가 큰 종양을 형성해 넓게 전이될 수 있다. 치료는 유방의 외과적 절제로 이루어진다.

■ 진단 시 문제가 되는 유방에 존재하는 종괴

많은 경우 의료진은 유방에 존재하는 종괴를 가진 환자에 의해 어려움을 겪게 된다. 종괴는 환자 자신이나 유방 촬영술에 의해, 또는 일상적인 신체검사 과정에서 관찰될 수 있다. 종괴의 정체는 양성 낭, 섬유선종, 암종, 또는 유방에 발생할 수 있는 흔하지 않은 질병이 될 수 있다. 특정한 임상 소견들이 의료진으로 하여금 유방 병변이 양성 또는 악성인지를 알 수 있도록 암시하고 유방촬영술은 유용한 정보를 제공할 수 있다. 하지만 확실하게 알기 위한 유일한 방법은 종괴에 대한 흡인생검이나 침생검을 행하는 것 또는 종괴 전체를 잘라내는 것이다. 생검조직은 정확한 진단을 내릴 수 있는 병리학자에 의해 판독될 수 있다. 만약 병변이 양성이라면 제한적인 보존성 치료만이 필요하다. 만약 병변이 악성으로 밝혀진다면 더욱 광범위한 외과적 처치를 행할 수 있다.

■ 여성 생식계

▶ 여성 생식기에 생기는 감염

생식기 감염은 흔하다. 가장 흔하게 감염되는 곳은 질, 자궁경부, 그리고 난관이다. 생식기에 발생하는 특정 바이러스 감염은 **콘딜로마(condyloma)**라는 매우 특징적인 병변을 발생시킨다.

▶ 질염

질 감염은 흔하다. 이들은 음문, 질 소양감과 더불어 질분비물의 흔한 원인이 된다. 여기에는 3가지 주 원인이 있다:

1. *칸디다알비칸스(Candida albicans)*라는 진균류
2. *질편모충(Trichomonas vaginalis)*이라고 부르는 원충류 기생충
3. 다양한 혐기성 질 박테리아와 더불어 *가드네렐라 바지날리스(Gardnerella (Haemophilus) vaginalis)*라고 부르는 작은 그람 음성 박테리아

칸디다 질염은 5장에서 다른 진균 감염과 함께, 원충류 기생충 질편모충은 기생충 감염에서 다루었다. 세 번째로 가장 흔한 질염은 비특이성 질염(nonspecific vaginitis)이라고 불리기도 하는데 부

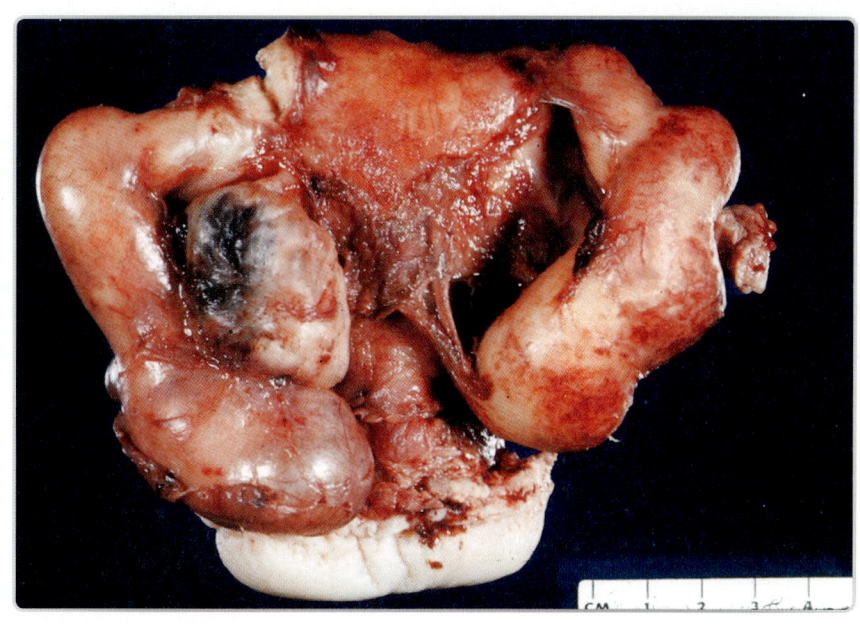

그림 13-11 • 만성골반염증질환. 후측에서 본 절제된 자궁, 난관, 좌측 난소. 난관은 부풀어 있고 술 모양의 가장자리는 막혀 있다. 난관과 자궁 사이에는 수많은 유착들이 있다.

패한 냄새가 나는 다량의 질분비물을 발생한다. 각 질염마다 특수한 치료 방법이 존재한다.

▶ 자궁경부염

자궁경부선에 발생하는 경도의 만성염증은 아이를 가진 여성들에서 매우 흔하게 나타난다. 자궁경부염은 증상 수가 적고 임상적 중요성이 낮다. 더욱 심한 자궁경부 염증은 임균성, 클라미디아성 감염의 결과로 발생할 수 있다. 두 감염 모두 성적으로 전파가 가능하며 난관이나 주변 조직으로 퍼질 수 있다.

▶ 난관염과 골반염질환

난관염(salpingitis)은 난관에 일어나는 염증을 뜻한다. 더 일반적인 개념인 골반염질환(pelvic inflammatory disease), 또는 간단히 PID는 난관과 주변 조직에 영향을 미치는 감염을 뜻한다. 때때로 난관과 더불어 난소까지 감염되는 경우도 있다. 대부분의 증례는 자궁경부에서의 임균 또는 클라미디아 감염이 자궁을 통과해 난관과 주변 조직으로 퍼져 이차적으로 생긴 것이다. 덜 흔하게는 다른 병원성 생물체가 관여하기도 한다. 급성 골반 감염은 체온 상승, 백혈구증과 더불어 심한 하복부통증과 압통을 유발한다.

임균성 그리고 비임균성 난관염 모두 적절한 항생제 요법에 반응한다. 하지만 염증의 수복은 흉터와 관 내강의 폐쇄를 일으킬 수 있다. 만약 내강 막힘이 양쪽성이라면 불임을 초래할 수 있다(그림 13-11).

어떤 경우에는 관이 완전히 막히지 않았음에도 흉터에 의해 수정된 난자가 관을 지나 수송되는 시간이 지연되어 자궁내막강(endometrial cavity)이 아니라 난관에 착상될 수 있다. 이 상태는 자궁외임신(ectopic pregnancy)이라고 부르며 14장에서 소개한다.

▶ 생식기의 콘딜로마

콘딜로마는 사람유두종바이러스(Human Papilloma Virus: HPV)에 의해 발생하는 편평상피세포의 양성 사마귀 모양의 종양 같은 과증식으로 성 접촉을 통해 전파될 수 있다. 1mm에서 1cm 이상까지 다양한 크기를 가지고 있고 빈번하게 복수로 존재한다(그림 13-12). 콘딜로마들은 음문 점막, 질과 경부 점막, 질구 주위, 그리고 항문 주위에 가장 많이 발

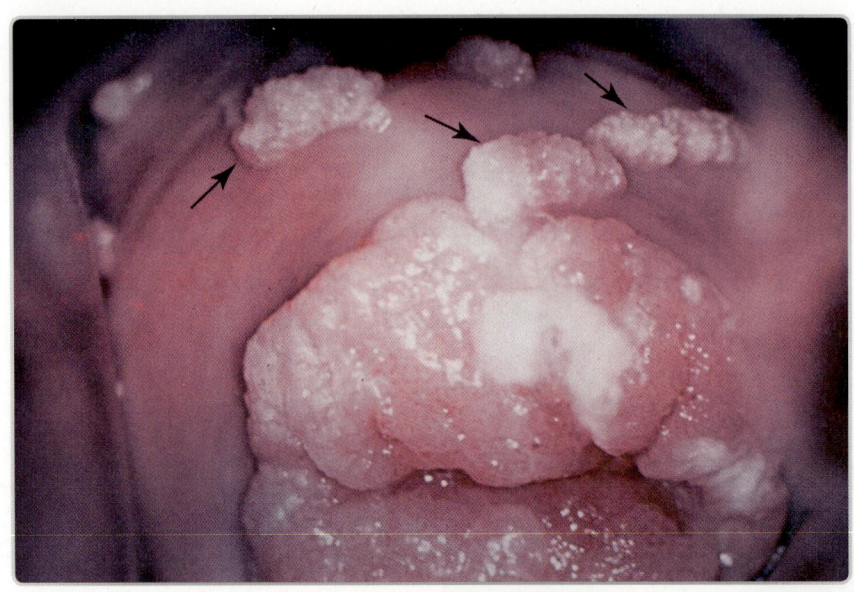

그림 13-12 • 질경을 통해 본 자궁경부와 질 점막에서 발생한 다발성 콘딜로마들(화살표).

생한다. 치료에는 병변을 파괴하는 것을 목표로 하는데, 강력한 화학물질(podophyllin)의 첨가, 전기응고술, 동결(동결지짐: cryocautery), 또는 외과적 절제를 통해 가능하다.

■ 자궁내막증이란

자궁내막이 자궁강이 아닌 다른 부위에 존재하고 있는 것을 의미한다(그림 13-13). 자궁내막조직 성분의 축적물들은 주로 자궁, 난소, 또는 골반의 다른 부위에서 발견된다(그림 13-14). 가끔 충수나 직장에서 발견되기도 한다(그림 13-15). 자궁내막증은 여성의 10~15%에서 발생하는 흔한 질환으로, 특히 불임인 여성이나 골반 통증을 가진 여성, 또는 생리주기가 불규칙하거나 생리통이 있는 여성에게서 더 자주 발생한다. 이 질환은 가족 내에 잘 발생하는 경향이 있어서, 어머니가 자궁내막증이 있는 경우 그 딸도 자궁내막증이 생길 확률이 높다. 자궁내막이 외부 조직에 부착하는 원인은 알려지지 않았지만, 여러 가지 가설들이 존재한다. 몇 사례에서는 생리 도중 떨어져 나온 자궁내막조직 일부가 생리혈과 함께 난관을 거쳐 복막강 내로 들어가서 그곳에서 정착하고 증식하는 것으로 보였다(역행성 생리). 그러나 이것은 자궁내막증의 원인에 대한 충분한 설명이 되지 못한다. 자궁내막증은 굉장히 흔한 질환인 데 비해 생리혈 내의 내막조직이 난관을 통해 역행하는 경우는 드물기 때문이다.

축적된 자궁내막조직은 정상적인 호르몬 자극에 반응하여 주기적인 탈락과 재생 과정을 거치게 된다. 그런데 이소성 자궁내막조직은 자궁내막강과 연결되어 있지 않기 때문에 탈락된 조직은 질을 통해 배출되지 못한다. 오래된 탈락물과 조직이 외부에 계속 남아 있게 되고, 이로 인해 생리 기간에 많은 양의 반흔이 생성되어 쥐어짜는 듯한 통증을 느끼게 된다. 또한 반흔으로 인한 난관 폐색은 불임으로 이어질 수도 있다.

자궁내막증의 진단으로는 보통 복강경(laparo-scope)이라는 관형 광학 기계를 사용하여 골반 내의 이소성 조직을 찾아내는 방법을 사용한다(1장). 배꼽에 낸 작은 절개 부위를 통해 복강경이 복강에 주입된다. 치료 방법으로는 침착물을 제거하거나 파괴하는 수술요법과, 자궁내막증의 진행을 막는 약물 또는 호르몬 요법이 있다. 3가지의 호르몬 치료법이 흔히 이용되고 있다.

자궁내막증 (endometriosis): 난소나 골반 같이 비정상적인 부위에 자궁내막조직이 증식하는 질환.

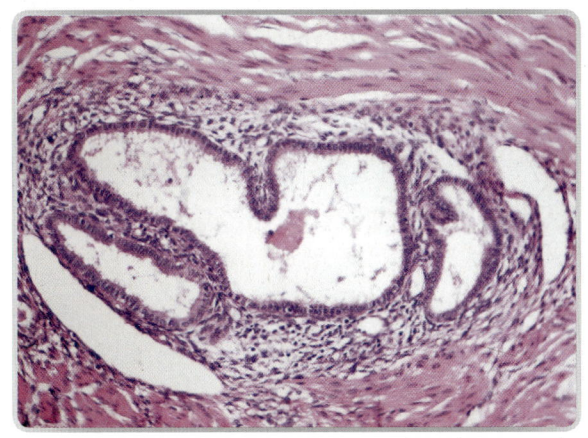

그림 13-13 • 자궁벽의 자궁내막증 현미경 사진이다. 정상 자궁내막 선조직과 기질이 자궁 근육에 둘러싸여 있다(100배).

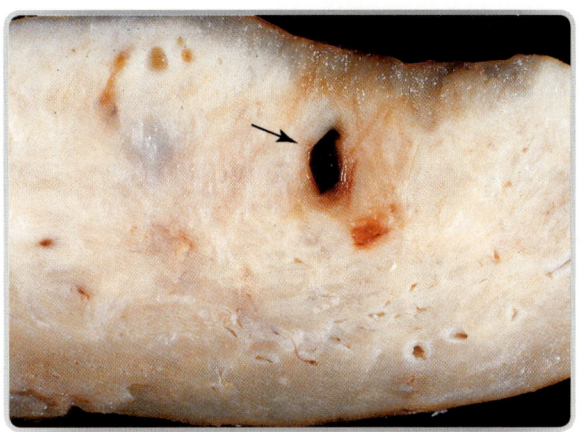

그림 13-14 • 절제된 자궁의 단면으로, 오래된 혈액으로 가득 찬 낭종 침착(화살표)이 자궁벽에 생긴 것을 볼 수 있다.

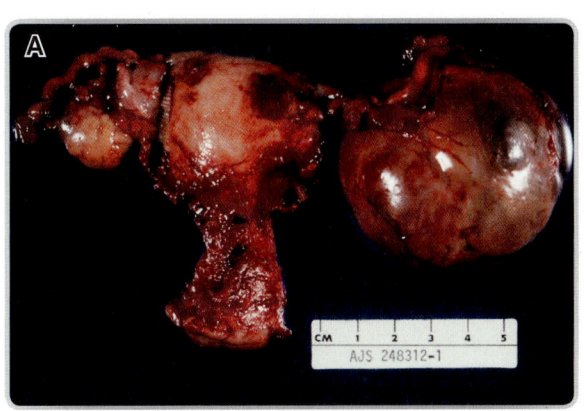

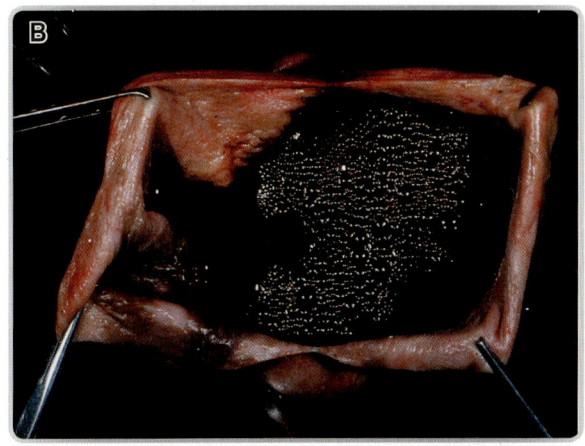

그림 13-15 • A, 난소의 자궁내막증. 혈액과 각종 잔해들의 축적으로 인하여, 오른쪽 난소에 자궁내막조직이 내벽을 둘러싸고 있고, 안쪽은 오래된 혈액과 각종 잔해들로 가득 차 있는 낭종이 형성되었다(사진의 오른쪽). B, 낭종을 열어서 내벽을 둘러싸고 있던 자궁내막조직에서 기원한 오래된 혈액과 잔해 성분들을 확인한 모습이다.

1. 프로게스테론 활성을 갖는 합성 호르몬에 의해 생리주기를 완전히 억제한다.
2. 경구피임약은 배란을 억제하므로 자궁내막이 얇아지며 위축이 일어나고, 생리기가 가볍게 나타난다. 자궁내막증도 유사하게 억제되어, 자궁내막조직의 증식과 이와 관련된 반흔 조직 생성이 지연된다.
3. 뇌하수체로부터의 생식선자극호르몬(gonadotropin) 분비를 억제하는 약물이 사용되기도 한다. 이것은 결과적으로 폐경기 때와 흡사하게 난소의 기능을 감소시킨다. 생식주기에 의한 에스트로겐과 프로게스테론 자극이 부족한 자궁내막증 침착 조직은 결국 퇴화한다.

■ 자궁경부 용종

가끔씩 자궁경부에 양성 용종(cervical polyps)이 발생한다. 대부분 크기가 작고 별다른 증상을 야기하지 않지만, 어떤 것들은 클 때도 있다. 때때로 용종의 끝부분에 미란으로 인한 출혈이 생길 수 있다

(그림 13-16). 치료로는 수술적으로 용종을 제거하는 방법이 사용된다.

■ 자궁경부 이형성증과 자궁경부암

자궁경부의 편평상피가 비정상적으로 증식하고 성숙하는 것을 자궁경부 이형성증(cervical dysplasia)이라고 한다. 이형성의 정도는 상피 성숙을 가볍게 방해하는 정도에서부터 심각한 세포 장애를 초래하는 정도까지 다양하다. 경증의 이형성증은 자궁경부에 염증이 생기는 등의 여러 가지 이유로 인해 생길 수 있으며 대개 저절로 정상으로 회복된다. 중증의 이형성증은 보통 회복되지 않아 상피내암종으로 진행할 수 있고, 시간이 지난 이후에 침습성 암으로 발전할 수 있다. 대부분의 의료진들은 자궁경부 이형성증과 상피내암종이 상당히 관련성이 깊고, 상피세포 이상이 나타나는 점진적 스펙트럼 내의 다른 단계를 구성하는 것이라고 간주하고 있다. 실제로도 많은 의료진들이 이형성증과 상피내암종을 모두 *자궁경부 상피내종양*(cervical intraepithelial neoplasia)이라는 용어 아래로 분류하고 있는데, 이는 보통 줄여서 CIN이라고 하고 I, II, III의 등급을 나눈다. 이 용어상으로 경증 이형성증은 CIN I라고 하고, 중등도의 이형성증은 CIN II로 정의되며, 중증 이형성증과 상피내암종은 함께 묶어서 CIN III로 분류된다.

베데스다 분류법(Bethesda system)이라고 하는 분류 체계도 존재하는데(메릴랜드 주의 도시 이름을 따서 지어진 이름이다), 비견할 만하긴 하지만 CIN 분류에 대한 보충 수준으로만 사용 가능한 정보를 제공한다(그림 13-17). 베데스다 분류법에서는 세포진 검사(pap smear)를 통해 관찰 가능한 세포학적 변화를 관찰하여 보다 상세한 분류가 가능할 뿐만 아니라, 그것들이 가지는 의미에 대한 평가도 할 수 있다.

몇 종류의 HPV, 즉 음부 사마귀를 일으키는 바이러스와 같은 종류의 HPV에 감염된 사람들은 자궁경부 이형성증과 자궁경부암이 발생할 위험이 높다. 이형성과 암을 발생시키는 균주들은 자궁경부의 상피 세포를 감염시킨 후 그 세포의 DNA 안으로 들어갈 수 있는데, 이는 세포 기능 장애를 유발하며 더 나아가 세포 이형성증과 자궁경부암으로 이어질 수 있다.

HPV는 그 종류가 80종이 넘는데, 이 중 40종 정도가 생식기관에 감염될 수 있다. 그러나 이 중 약 8종(고위험군 바이러스)만이 암을 유발하는 것으로 간주된다. 생식기관의 HPV 감염은 흔하게 일어나는 편이다. 젊고 성적으로 왕성한 여성들이 많이 감염되는데, 이 중 90% 이상의 경우에서는 면역계가 감염에 반응하여 바이러스를 파괴시킴으로써 6~12개월 이내에 자연적으로 치유된다. 어떤 여성들은 재감염이 일어나기도 하는데, 면역계는 이 바이러스들을 완전히 제거하여 장기적으로 해로운 영향이 일어나지 못하게 한다. 암을 유발하는 HPV에 감염되었는데도 이를 제거하지 못하는 소수의 여성들만이 자궁경부 이형성증과 자궁경부암이 발생할 위험에 놓인 것이다.

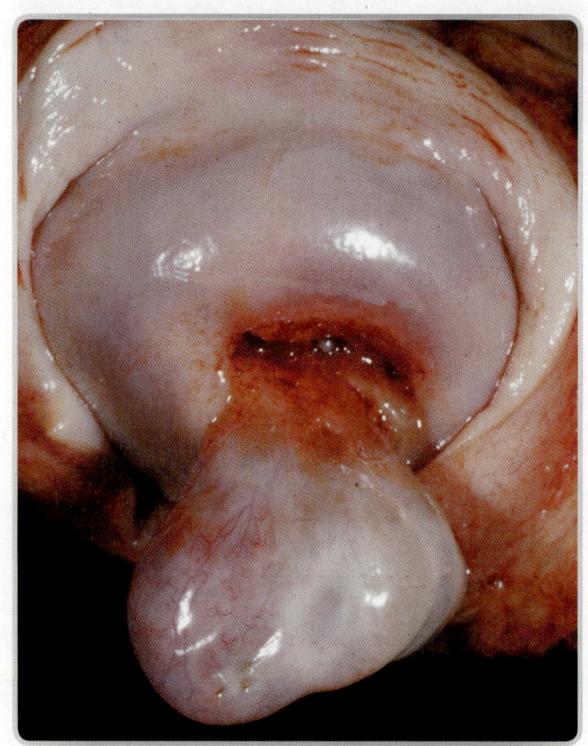

그림 13-16 • 커다란 자궁경부 용종.

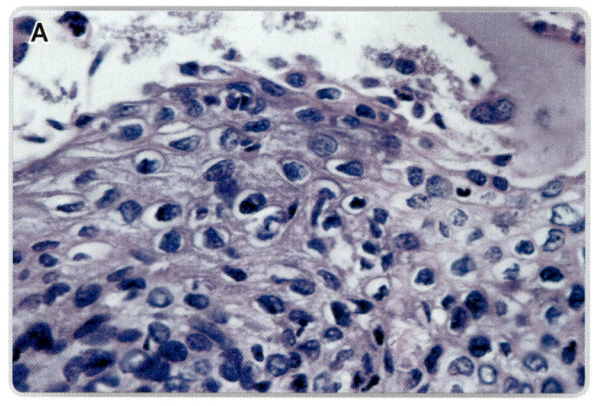 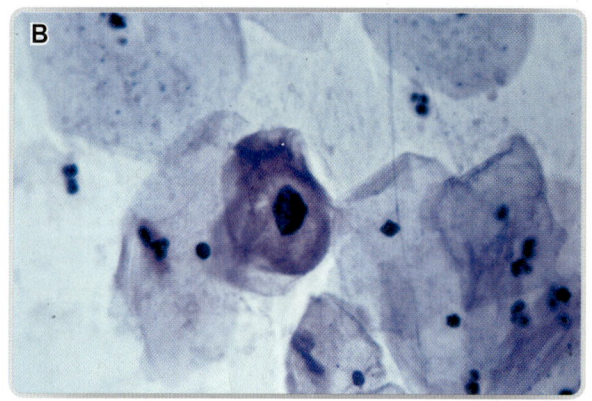

그림 13-17 • A. 유두종바이러스에 의한 자궁경부상피 이형성증. 그림 2-4와 2-10A의 정상 상피조직과 비교해보자. B. 세포진 검사(pap smear)를 통해 나타난 이형성 상피세포(400배).

HPV 백신. 4종의 HPV(6, 11, 16, 18번)에 대한 면역력을 제공하는 백신이 개발되었다. 16번과 18번은 자궁경부 이형성종과 암 발병 사례의 70%를, 6번과 11번은 HPV 유두종 원인의 90%을 차지한다. 불행하게도, 백신은 위 4종류 중 어느 하나라도 감염이 된 적이 있는 대상에서는 그 종에 대한 예방 효과를 보이지 않는다. 그러나 백신에 의해 예방 가능한 다른 종들에 대해서는 여전히 보호 효과가 나타난다. 백신은 11~12세 여자 어린아이들에게 1차 접종할 것을 권고하고 있는데, 이들은 아직 성적으로 성숙되지 않은 상태이기 때문에 4종류 중에 어느 하나도 감염된 적이 없어 백신으로부터 최대의 보호 효과를 볼 가능성이 높기 때문이다. HPV 백신을 만능의 '항암성 백신'으로 생각해서는 안 된다. 주기적인 부인과적인 관리와 세포진 검사가 요구되는데, 백신으로 예방되지 않는 바이러스들에 의해서도 여전히 유두종과 이형성증과 자궁경부암이 발생할 수 있기 때문이다.

▶ 진단과 치료

이형성증 또는 자궁경부암의 징조가 되는 세포적 이상은 자궁경부 바깥쪽의 편평상피와 자궁경관 내벽의 원주 상피 간 연결 부위에 가장 처음 생긴다. 이형성증이나 암을 나타내는 비정상세포들은 자궁경부가 자궁 내경관으로 이어지는 외측 구멍 주위(외자궁구라고 한다) 또는 자궁 내경관에서 채취한 표본의 세포진 검사(pap smear)를 통해 확인 가능하다.

세포진 검사에서 이상이 보이면 보다 자세한 검사가 필요한데, 보통 **질확대경(colposcope)**이라는 쌍안식 확대 기구를 사용한다. 이 기구는 의료진에게 자궁내막과 자궁 내경관에 대한 크게 확대된 시야를 제공한다. 이는 자궁내막 상피와 그 밑에 있는 혈관들로부터 자궁경부 이형성증과 암에 나타나는 특징적인 이상을 찾아낸 후 그 비정상적인 상피의 위치와 범위를 규정할 수 있다. 그러고 나서, 비정상적으로 보이는 부위로부터 다중 생체 검사 표본을 채취하며 자궁 내경관에서도 표본을 취한다. 생체검사의 결과에 따라 치료 방법이 정해진다. 이형성증과 상피내암종은 보통 비정상 조직을 냉동하여 파괴시키거나(동결소작: cryocautery), 레이저 광선을 이용하기도 하고, 비정상 부위를 외과적으로 절제할 때도 있으며, 가끔은 자궁을 제거하

> **질확대경 (colposcope):** 자궁경부와 자궁 내 경관을 보기 위한 쌍안식의 확대 기구.

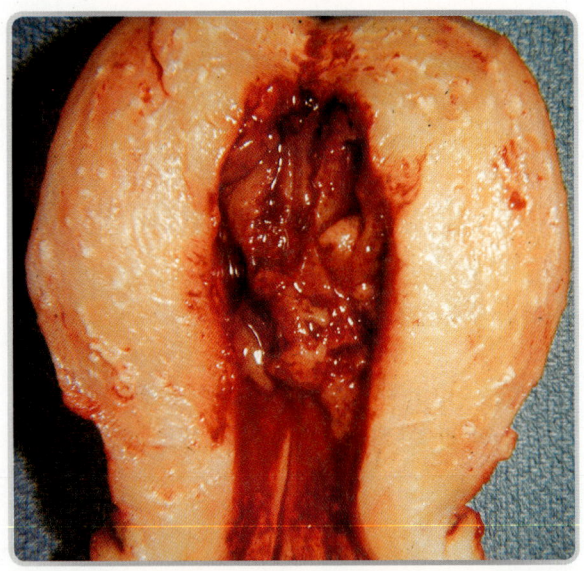

그림 13-18 • 양성 자궁내막 증식증. 자궁을 열어 증식성 자궁내막조직으로 이루어진 폴립형 종괴들이 자궁내막강 내를 채우고 있는 것을 확인하였다.

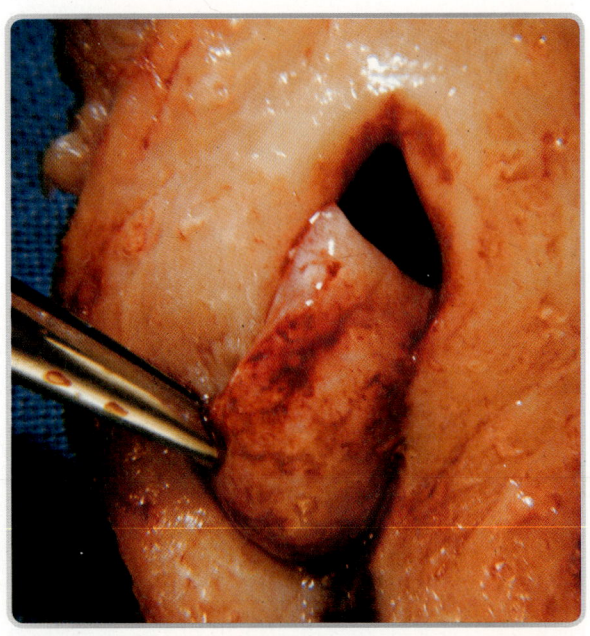

그림 13-19 • 자궁의 세로 단면으로, 자궁내막강 내에 있던 큰 자궁내막 용종(겸자로 잡고 있음)이 드러났다.

근종(myoma):
양성의 평활근 종양으로, 대표적인 예로 자궁에 흔하게 생기는 자궁근종이 있다.

는 방법(자궁절제술: hysterectomy)을 이용하기도 한다. 침습성 암종은 방사선 치료 또는 자궁과 난관, 난소 그리고 주변 조직을 절제하는 방법(근치자궁절제술: radical hysterectomy)으로 치료한다.

이형성과 상피내암종은 적절한 치료로 치유가 가능하며 예후가 굉장히 좋다. 상피내암종은 침습성이 되기 전에 길게는 10년까지 자궁경부 상피에 국부적으로 존재할 수 있다. 그러나 침습이 일어나기 시작하면 그 이후로 종양은 훨씬 치료하기 어려워지며 치료 결과도 만족스럽지 못하다.

■ 자궁내막 증식증, 용종 그리고 암종

자궁내막에 가끔씩 양성 과증식이 일어날 수 있는데, 이것은 자궁의 부정 출혈과 관련되어 있는 경우가 많다(그림 13-18). 양성 용종 또한 자궁내막에 흔하게 생긴다. 가끔 자궁내막의 용종 끝에 염증이 나 궤양이 생겨서 자궁 출혈의 원인이 될 때도 있다 (그림 13-19).

자궁내막선암은 발생 빈도가 계속해서 증가해왔다. 또한 부정 자궁출혈이나 폐경후의 출혈 증상이 잘 나타난다. 자궁내막암(endometrial cancer)은 에스트로겐이 자궁내막을 너무 오랫동안 또는 과도하게 자극하는 것과도 자주 관련이 있다.

■ 자궁근종

근종(myoma uteri)이라고 하는 양성 평활근 종양은 자궁벽에서 발생한다(그림 13-20). 30세 이상 여성의 30% 정도에서 생긴다고 한다. 가끔씩 자궁근종은 자궁의 과다한 출혈, 또는 부정 자궁출혈의 원인이 될 수도 있고, 주변 방광이나 직장에 대한 압력 증가와 관련된 증상을 초래할 수도 있다(그림 13-21). 자궁근종이 증상을 유발하는 경우에는 자궁절제술을 시행한다. 다른 치료 방법도 가능하다.

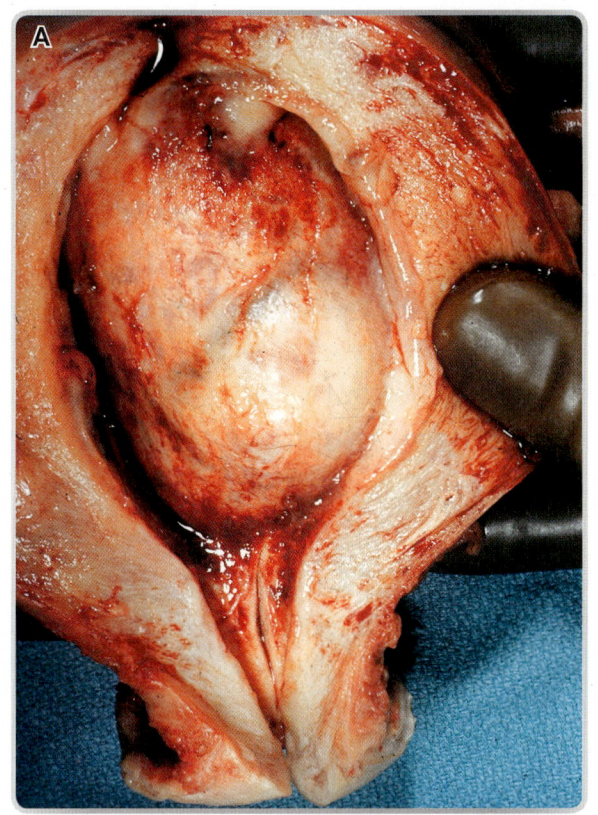
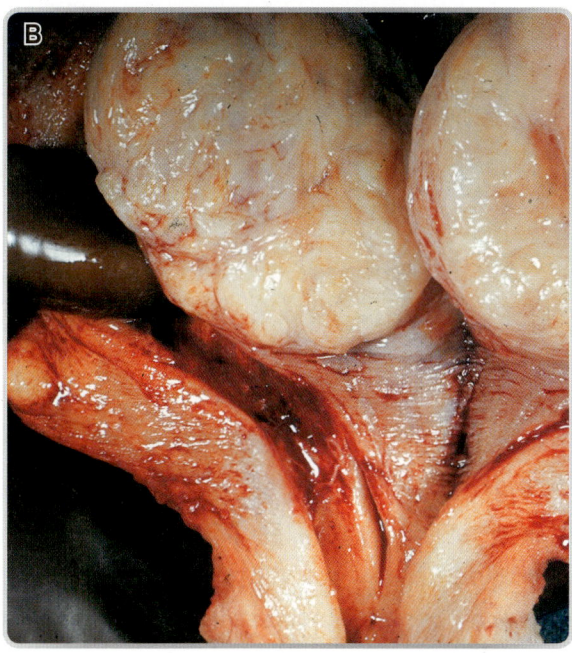
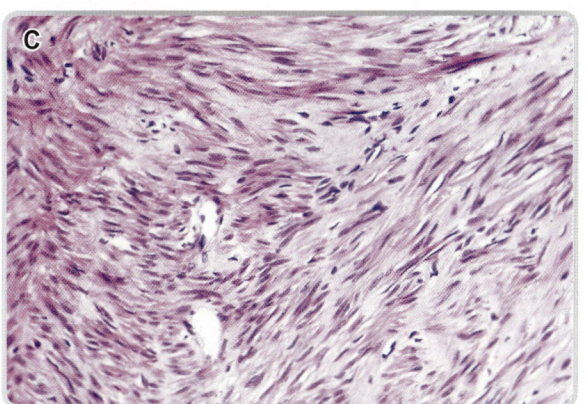

그림 13-20 • 자궁근종. A, 자궁을 열어보니 큰 구형의 근종이 자궁내막강 내로 돌출되어 있는 것이 확인되었다. B, 근종의 단면으로, 괴사의 흔적이 없으며 경계가 명확하다. C, 조직학적 모습으로, 종양 발생 부위의 정상세포와 비슷하게 생긴 성숙한 평활근세포들이 꼬여서 묶음을 형성한 것을 확인할 수 있다.

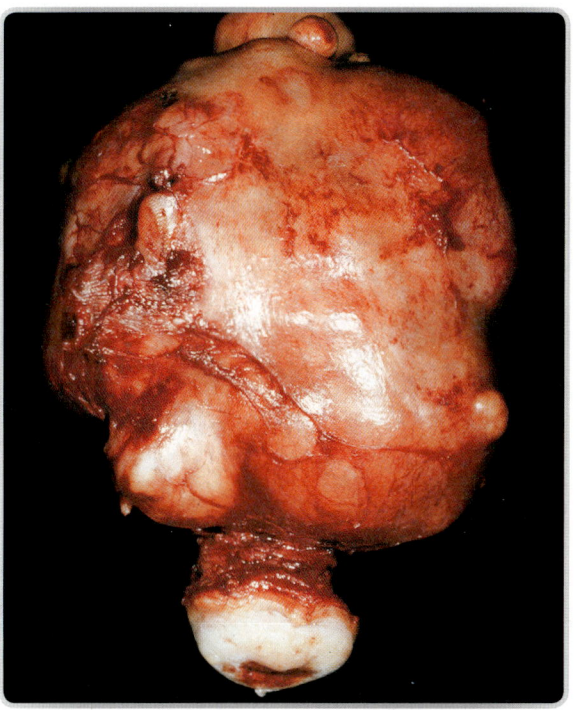

그림 13-21 • 다수의 근종 때문에 크기가 커지고 모양이 이상해진 자궁. 사진의 아랫부분이 자궁경부이다.

자세히 살펴보기

기니피그에 대한 연구 과제가 현재 잘 알려진 세포진검사(pap smear)의 시초가 되었다.

이 검사는 1883년 그리스에서 태어난 조지 파파니콜로(George Papanicolaou)의 이름을 따서 명명되었다. 의학이 그의 주 관심 분야가 아니었음에도 불구하고, 그는 의사인 아버지의 권유로 1904년에 의학 학위를 획득하였고 후에 그리스 군대에서 군의관으로 잠시 일하였다. 그러나 그는 동물학에 흥미를 느껴 동물학 연구소로 들어갔고 그곳에서 동물학 박사 학위도 받았다. 이후에 그는 미국으로 이주하였고 뉴욕의 코넬 대학 해부학과에서 자리를 얻을 수 있었다. 그의 주 연구 과제 중 하나가 기니피그의 난모세포에 대한 연구였는데, 세포를 배란 직전에 기니피그의 난소로부터 추출해야 했다. 그러나 정확한 배란 시기를 알아내는 데 어려움이 있었고, 그래서 그는 배란을 유도하는 난소 호르몬의 양에 따라 질 상피세포가 다양하게 반응하는 특징을 이용하여 질 상피세포 검사를 통해 배란 시기를 알아낼 수 있는 방법을 개발하였다. 그 결과, 그는 기니피그의 질 상피세포를 염색 도말 후 관찰하여 기니피그의 생식 주기 중 배란 전기가 언제인지 알아낼 수 있게 되었고, 이를 통해 정확한 시간에 기니피그의 난모세포를 추출해낼 수 있게 되었다. 더 나아가 파파니콜로는 여성과 관련된 연구에서도 생리주기 중 증식기와 분비기 동안 호르몬과 관련되어 나타난 질 상피세포의 변화를 관찰할 수 있었다. 그는 자궁암이 있는 여성들의 질 도말 표본에서 가끔씩 비정상적으로 보이는 상피세포를 발견했다. 이 뜻밖의 관찰은, 부인과학 병리학자인 허버트 F. 트라우트(Herbert F. Traut)와 함께 자궁암을 발견해내는 목적의 선별검사로 질 도말 표본 검사가 가지는 가능성을 평가하기 위한 임상 연구로 이어졌다. 이 연구는 1943년에 파파니콜로와 트라우트의 〈질 세포진 검사를 통한 자궁암의 진단〉이라는 논문으로 출판되었고, 뒤이어 1954년에 파파니콜로는 〈박리세포학 검사법〉을 출판하여 상피 이형성증과 암을 발견하기 위한 선별검사로서 세포진 검사의 가치를 확고히 했다. 파파니콜로 박사는 1962년 78세의 나이로 생을 마감할 때까지 여생 동안 세포학적인 연구를 계속하였다. 이것은 한 동물학자의 연구 과제가 어떻게 임상 의학의 중대한 발전에 기여할 수 있었는지를 보여주는 흥미로운 예이다.

■ 부정 자궁 출혈

과도한 비주기적인 자궁 출혈은 부인과적으로 흔히 생기는 문제이다. 젊은 여성들에서 자궁내막에 대한 에스트로겐과 프로게스테론의 주기적 상호작용에 문제가 생겨 발생하는 경우가 대부분이다. 이는 보통 기능성 자궁 출혈이라고 불린다. 나이가 많은 여성들에서는 더 많은 원인들이 출혈을 초래할 수 있다.

▶ 기능성 자궁 출혈

정상적인 생리주기의 초반부에는 난포에서 생산된 에스트로겐의 영향으로 자궁내막의 선과 기질이 증식하는 특징을 보인다. 생리주기의 중반부 정도에 이르면 배란이 일어나고, 난포에서는 난자가 배출된다. 그러하여 난포는 황체가 되어 프로게스테론과 에스트로겐을 둘 다 생산한다. 증가한 프로게스테론의 영향으로 자궁내막은 수정란을 받아들일 준비를 하기 위해 분비기 상태가 된다. 임신이 일어나지 않으면 황체가 퇴화하기 시작하고, 에스트로겐-프로게스테론 농도도 떨어지게 된다. 분비기의 자궁내막은 호르몬적 지원이 사라지면서 소량의 혈액과 함께 생리혈을 구성하여 떨어져 나오며, 이 이후에 새로운 주기가 시작된다.

기능성 자궁 출혈은 대부분 난포가 배란되는 시점에 맞추어 성숙되는 데 실패하고, 그 결과 황체가 형성되지 않기 때문에 일어난다. 결국 자궁내막은 지속적인 에스트로겐 자극의 대상이 되어, 정상적인 주기에 따라 한꺼번에 탈락이 일어나는 대신 비주기적으로 탈락과 이와 관련하여 비주기적인 자궁 출혈을 일으키는 반응을 보이게 된다. 이러한 상태를 무배란성 출혈(anovulatory bleeding)이라고도 한다. 이것은 생식 가능연령 기간 중 양쪽 끝 시기, 즉 정상 생리주기가 시작되는 사춘기와 난소 기능이 저하되고 있는 폐경기에 잘 발생하는 경향이 있다.

기능성 자궁 출혈은 정상 생리주기의 특징인 자궁내막의 증식기-분비기간 연결이 정상적으로 회복될 수 있도록 호르몬을 투여하는 방법으로 치료한다. 흔한 치료법의 한 예로, 환자에게 프로게스테론 활성을 갖는 합성 스테로이드 호르몬을 투여한다. 이 호르몬이 자궁내막 분비기를 변화시키며, 출혈을 멈추게 한다. 이때 호르몬 투여를 멈추면 자궁내막이 정상 주기와 같이 정상적으로 탈락하게 된다. 대부분의 경우 그 다음 주기도 정상적으로 진행되며, 더 이상의 치료가 필요하지 않게 된다.

▶ **자궁 출혈의 다른 원인들**

양성 자궁내막 증식증, 자궁내막과 자궁경부의 용종, 자궁근종이나 자궁암등의 다른 질환들도 자궁 출혈을 일으킬 수 있다.

▶ **진단과 치료**

임신 가능 기간이 끝나가거나 폐경기 이후의 나이 많은 여성에게 부정 자궁 출혈이 일어난 경우 특히 걱정해보아야 하는데 자궁내막암이 원인일 수 있기 때문이다. 나이가 많은 여성의 출혈은 금속으로 된 각종 확장 기구를 이용하여 자궁경부를 확장시킨 후, 큐렛(curette)이라고 하는 손잡이가 긴 숟가락 모양의 기구를 이용하여 자궁 내벽을 긁어내는 방법으로 치료한다. 이것을 자궁경관 확장 및 소파술(dilation and curettage)이라고 하며, 간단하게 D and C(D&C)라고 한다. 제거된 조직은 병리학자가 현미경을 이용하여 관찰한다. 자궁내막조직이 악성이 아니라면 더 이상의 치료가 필요하지 않다. 그러나 자궁내막암이 발견된다면 더 많은 치료가 필요하다. 보통 자궁 절제술이 이용되며, 가끔 방사선 치료가 선행되기도 한다.

■ 월경통

월경통(dysmenorrhea)이란, 생리 시 통증을 느끼는 것을 뜻한다. 월경통에는 골반 내 장기들은 정상적인 일차적 월경통과, 자궁내막증과 같은 골반 내 장기들에 생긴 다양한 질병으로 인해 발생하는 이차적 월경통의 2가지가 있다.

이 중 일차적 월경통이 더 흔하게 일어나는 타입이다. 생리 직전에 경련이 일어난 것 같은 통증이 시작되며 생리가 나타난 이후 1~2일 동안 지속된다. 보통 청소년기에 생리를 시작한 이후 1~2년 동안은 생리기에 통증이 없는데, 이른 시기에 생리주기는 보통 무배란성인 경우가 많고, 배란이 일어나지 않으면 일차성 월경통도 일어나지 않기 때문이다. 규칙적인 배란성 생리주기가 시작되기 전에는 일차성 월경통으로 인한 문제가 발생하지 않는다.

월경통(dysmenorrhea)

경련성 통증을 일으키는 원인은 프로스타글란딘이라고 하는 화합물인데, 인체의 여러 곳에서 합성되며 많은 기능을 가진 복잡한 불포화 지방산 유도체의 일종이다. 프로스타글란딘이라는 단어는 이 물질이 처음 발견된 전립선(prostate gland)에서 유래하였다. 프로스타글란딘은 난소에서 생성된 프로게스테론의 영향을 받아 분비기의 자궁내막에서 합성된다. 생리가 시작되면서 자궁내막이 탈락될 때 방출된 프로스타글란딘이 자궁근층으로 확산되고, 여기서 통증의 원인이 되는 자궁 근육의 경련성 수축을 일으키게 되는 것이다. 무배란성 생리주기의 경우에는 황체가 생성되지 않아서 프로게스테론이 프로스타글란딘의 합성을 자극하지 못하므로 생리통이 발생하지 않는다.

치료는 아스피린이나 다른 항염증제를 사용하며, 생리가 시작되기 전에 약물을 투여한다. 이 약물들

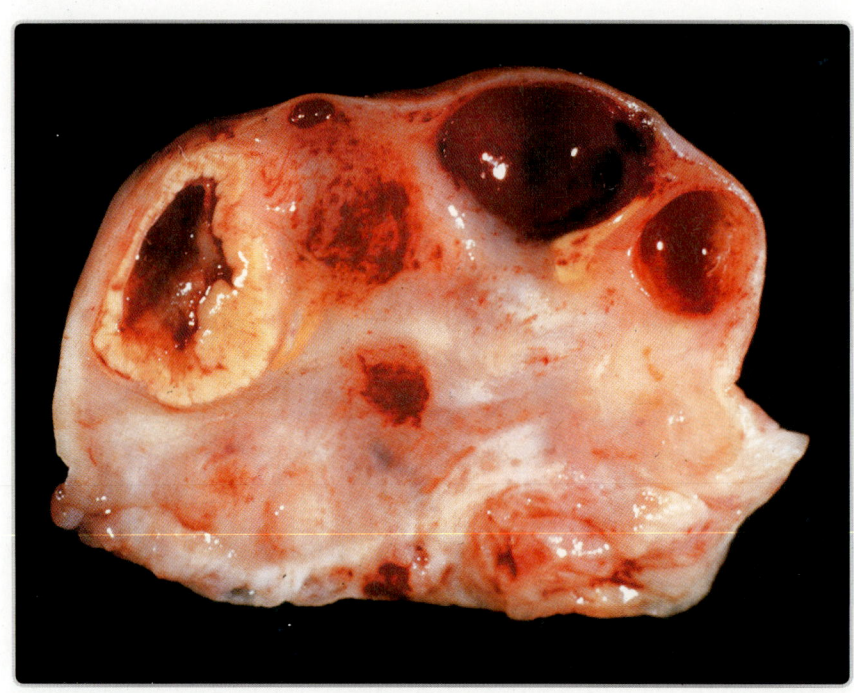

그림 13-22 • 정상적인 난소를 절단한 모습. 피막 밑에 존재하는 2개의 난포(오른쪽)와 황체(왼쪽)를 관찰할 수 있다.

은 자궁내막에서 프로스타글란딘이 합성되는 것을 억제한다. 경구피임약도 일차적 월경통의 치료에 굉장히 효과적일 수 있는데, 배란을 억제하여 생리통 발생을 방지한다.

■ 난소의 낭종과 종양

난소에는 굉장히 다양한 종류의 낭종(cyst)과 종양(tumor)이 생길 수 있는데, 여기서는 흔한 종류 위주로 다루기로 한다. 양성 난소 종양이 흔하다. 그림 13-22에서처럼 난포나 황체가 정상적으로 퇴화되지 않고 대신 액체로 가득 찬 낭종으로 변할 수 있다. 난포 낭종과 황체 낭종을 **기능성 낭종**이라고도 하는데, 난포나 황체가 정상적으로 성숙하고 퇴화하는 과정에 이상이 생기면서 나타나는 것이기 때문이다. 기능성 낭종은 보통 심하게 커지지 않으며 자연적으로 소멸된다.

자궁내막 조직이 난소에 축적되면 자궁내막조직에 싸여 있고 안에는 오래된 혈액과 잔해들이 들어있는 낭종을 형성할 수 있다. 이것을 **자궁내막성 낭종**이라고 부른다(그림 13-15). 난소 종양은 한쪽 또는 양쪽 난소 모두에서 생길 수 있다. 그것은 양성일 수도 악성일 수도 있으며, 낭종일 수도 있고 고형일 수도 있다. 우리가 흔히 유피낭종(epidermoid cysts)이라고도 하는 양성 낭종성 기형종은 난소에서 흔하게 발생한다. 이것은 종양성 변화가 일어난 미수정 난자들로부터 생긴다. 흔히 피부나 털, 치아, 뼈, 위장관의 일부, 갑상선 또는 다른 조직들이 들어 있으며 무질서한 형태로 자라고 있다(그림 13-23). 가끔 유피낭종에 들어 있던 치아나 뼈 조직이 골반 엑스선 사진에서 발견되기도 한다. 유피낭종은 겉보기에는 수정되지 않은 난자가 태아의 조직과 같은 다양한 조직을 만듦으로써 가능성을 알아차리고자 시도하는 것 같아 보인다. 양성 난소 기형종이 발생하는 빈도와는 다르게, 악성 난소 기형종은 상당히 드물다.

난소 종양의 또 다른 종류로 난소 표면의 상피세포에서 발생하는 종양을 들 수 있는데, 종양세포들의 상피가 생식관 내 다른 부위에서 볼 수 있는 상피

> **자궁내막 낭종(endo-metrial cyst)** : 자궁내막이 내벽을 이루고 있고 오래된 혈액과 각종 잔해들이 들어있는 난소 낭종을 말한다. 자궁내막증의 징후이다.

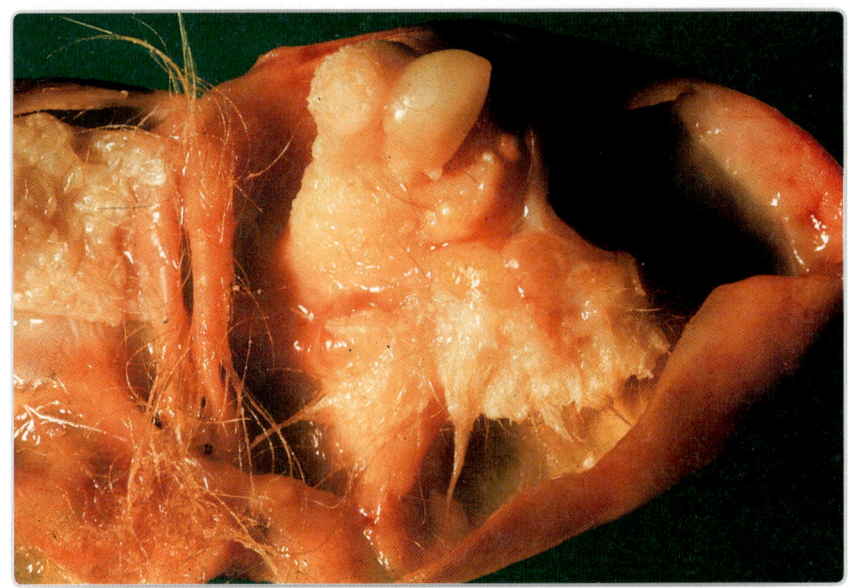

그림 13-23 • 난소 유피낭종(양성 낭성 기형종)의 내용물을 제거하고 펼쳐본 사진이다. 낭종에는 잘 형성된 턱뼈와 치아(중앙)가 들어 있다. 낭종을 싸고 있는 피부에서 털이 나고 있는 것도 주목할 만하다.

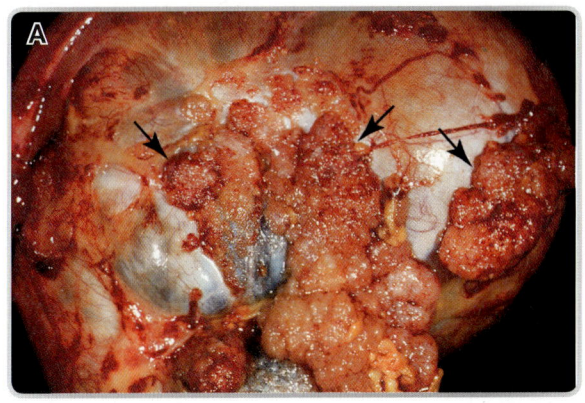
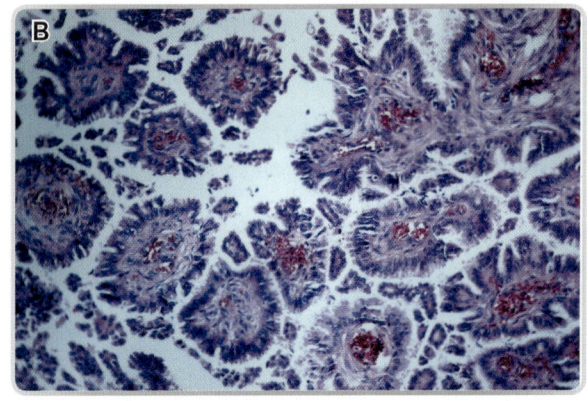

그림 13-24 • A, 지름이 10cm인 난소의 장액성 종양을 절제한 모습. 여러 개의 종양(화살표)이 표면으로부터 돌출되어 있다. B, 분화도가 좋은 상피세포에 의해 둘러싸인 유두상 돌기들을 형성하고 있다(100배). 종양의 조직학적 소견.

와 비슷하다. 종양의 상피가 난관의 내벽을 이루는 상피와 비슷하다면 그 종양을 **장액성 종양**(serous tumor)으로 분류한다. 종양의 상피가 자궁 경관 내막의 점액을 분비하는 상피와 비슷하다면 **점액성 종양**(mucinous tumor)이라고 부르며, 자궁내막과 비슷하다면 **자궁내막양 종양**(endometrioid tumor)이라고 한다. 장액성 종양과 점액성 종양은 낭포성일 때가 많은데 이 경우 **장액성 낭선종**(serous cystadenoma) 또는 **장액성 낭선암종**(serous cystadeno-carcinoma)이라는 단어가 사용된다. 이러한 장액성 종양에서는 신생 상피가 종양의 외부 표면으로까지 연장되는 경우가 많다(그림 13-24). 이와 같은 경우 돌출된 종양의 작은 조각들이 떨어져 나와 골반이나 복강, 또는 장막 내 다른 곳에 이식될 수 있고, 그곳에서 증식을 계속할 수 있다. 이러한 특징을 나타내는 종양은 완전히 제거하기가 쉽지 않을 수도 있다.

점액성 종양은 점액성 낭선종이나 점액성 낭선암종으로 표기할 수 있다. 자궁내막 같은 상피를 가진 난소 종양은 대부분이 악성이며 자궁내막양종양이라고 부른다. 종양의 또 다른 종류로 난소의 섬유성 결합조직으로부터 발생하는 종양인 섬유종이 있다.

일부 난소 종양들은 다음의 경우들에서 보여주는 것과 같이 상당히 커질 수 있다.

사례연구 13-3

임신 7개월의 젊은 여성의 복부가 현저하게 커져 있었는데, 그녀는 그것을 임신 때문으로 생각했다. 검사 결과 임신 상태의 자궁 상부와 후부에 거대한 낭종이 있는 것으로 확인되었다. 수술 중 난소에 커다란 양성 낭종이 발견되었다. 안에 15리터 정도의 액체가 들어 있었고 무게는 16킬로그램이었다(그림 13-25). 수술 다음날 산통이 시작되었고 조산아를 출산하여 소아집중 치료실로 옮겨졌다. 수술 이후 산모와 영아 모두 무사하였다.

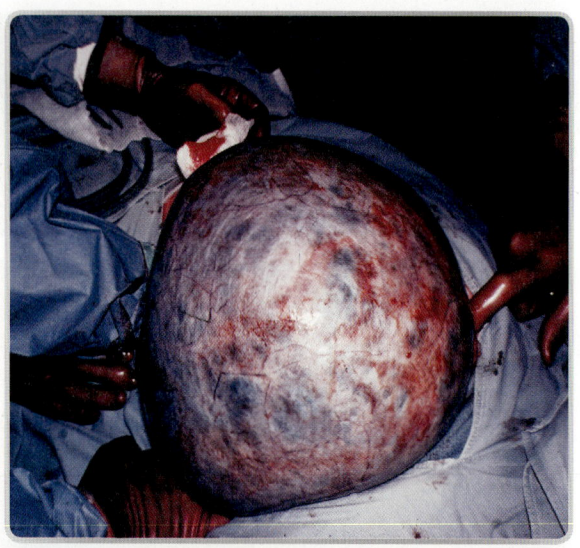

그림 13-25 • 임신한 여성으로부터 제거한, 거대한 양성의 낭성 난소 종양이다(사례연구 13-3). 종양의 무게는 16킬로그램이었다.

■ 외음부 질환

▶ 외음부 이영양증

외음부의 상피가 비정상적으로 두꺼워지거나, 염증의 형태로 흰 반점들이 생길 수 있다. 이러한 상피를 조직학적으로 보면 심하게 각화된 상태이며, 상피세포들은 변이가 심하고 비정상적으로 성숙된 모습을 보여준다. 임상적으로 이 질환은 환부의 극심한 가려움증이나 압통과도 관련이 있다. 이 병변을 기술하는 데 백반증(leukoplakia)이라는 용어가 흔히 사용되어 왔지만 최근에는 외음부 이영양증(vulvar dystrophy)이라는 단어를 더 선호하게 되었다. 어떤 경우에는 외음부 이영양증이 수년간의 기간을 거쳐 서서히 발전하여 상피내암이 되기도 하고, 결국에는 침윤성 암이 되기도 한다. 따라서 많은 의료진들은 외음부 이영양증을 전암성 병변으로 간주한다. 다양한 국소 치료 요법들이 효과적일 때가 많지만, 상피에 현저한 전암성 변화가 존재한다면, 보통 환부를 외과적으로 제거한다.

▶ 외음부 암

외음부 암(carcinoma of the vulva)은 폐경 전과 폐경 후의 여성 모두에게서 가끔씩 발견되는데, 특히 외음부 이영양증이 일어난 부위에서 흔히 발생한다(그림 13-26). 치료로는 외음부를 절제하는 방법이 이용되며(외음절제술), 이 때 외음부로부터 배출된 림프액을 받는 서혜부 림프절도 함께 제거한다.

■ 독성쇼크 증후군

독성쇼크 증후군(TSS)은 20년 전 생리 중에 높은 흡수성의 탐폰을 사용하는 여성들에게서 처음 발견된 병이다. 요즘에는 그것을 대체할 만한 다른 제품들이 많이 나와 발병 빈도가 줄어들긴 했지만, 여전히 탐폰 중에 완벽하게 안전한 것은 없다. 임상적으로 이 병은 고열, 구토와 설사, 근육의 아픔이나 통증, 저혈압(쇼크 수준으로까지 떨어지기도 한다) 그리고 여러 다른 전신적인 증상들로 특징 지을 수 있다. 이 질병에서 특이적으로 나타나는 증상으로는 홍반성의

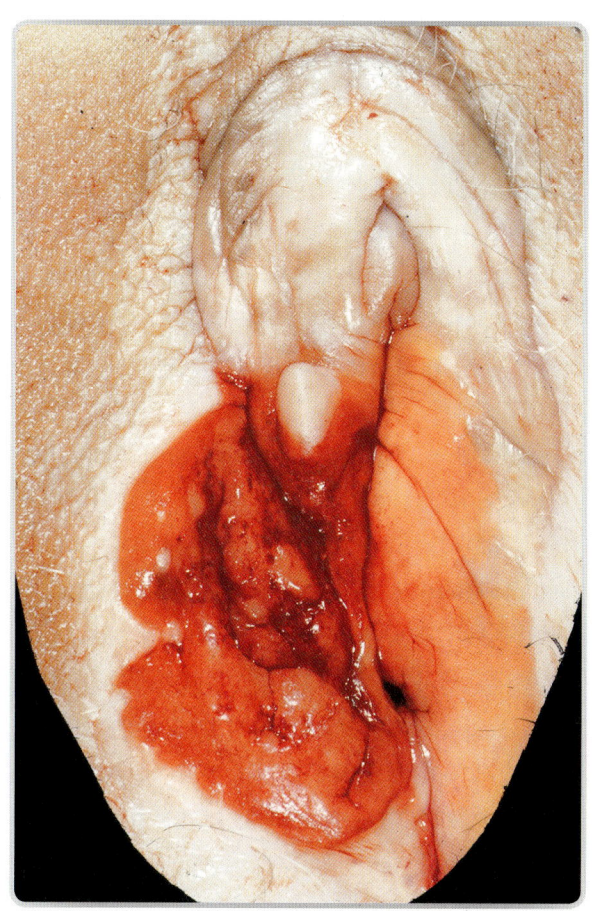

그림 13-26 • 커다란 외음부 암. 암종 주변 피부의 흰 부분은 이전에 존재했던 외음부 이영양증 때문에 생긴 것이다.

생리를 하고 있지 않은 여성과 남성에게서도 드물게 독성쇼크 증후군이 발생한다. 이러한 경우에는 포도알균이 피부나 신장, 뼈 등 인체의 다른 부위에 감염되고, 감염 부위로부터 유리된 독소가 순환하면서 그 결과로 질병이 발생하는 것이다.

■ 피임

피임(contraception)의 방법은 크게 2가지, 즉 "자연적인" 방법과 인공적인 방법으로 나눌 수 있다. 자연적인 가족계획 방법은 임신이 될 가능성이 높은 배란기 전후로 성교를 피하여 임신을 방지하고자 하는 것을 말한다. 이러한 방법은 부작용이나 의학적 합병증이 없지만 높은 수준의 동기 부여를 필요로 하며, 일반적으로 인공적인 방법에 비해 효과가 낮은 편이다. 그에 반해서, 인공적인 방법은 정자와 난자가 융합하는 것을 막거나, 배란을 막거나, 수정란이 착상하는 것을 막는 방식으로 작용한다. 이러한 방식들은 대부분 굉장히 효과적이지만 어떤 것들은 심각한 부작용을 초래할 수 있다.

피임용 격막이나 콘돔은 거품 또는 젤리형 살정제와 함께 자주 사용되는 기계적인 피임 도구이다. 이것들은 정자와 난자가 수정되는 것을 막는 방식으로 작용하는데, 올바르게 사용될 경우 굉장히 효과적이며 심각한 부작용도 없다. 굉장히 대중적으로 사용되는 피임 방법인 경구피임약은 합성 에스트로겐과 프로게스테론 활성을 갖는 화합물(프로게스틴)로 구성되어 있다. 이 약은 난포의 성장과 성숙, 배란을 조절하는 뇌하수체 생식선자극 호르몬의 방출을 억제하여 배란을 막고, 자궁경부의 점액과 자궁내막의 내벽을 변화시키는 쪽으로도 작용하여 임신을 방지한다. 제대로만 복용한다면 경구 피임약은 거의 100% 효과적이지만, 부작용이 존재한다. 알약에 들어 있는 에스트로겐은 혈액 응고 인자의 합성을 증가시켜, 순환계 내에 혈전이 잘 생성되게 한다. 흡연을 하는 여성이나 35세 이상의 여성은 특히 더 위험하다. 어떤 여성들은 경구피임약에 의해 혈압이 상

(햇볕에 탄 듯한) 피부 발진, 그리고 뒤이어 환부가 박리되고 벗겨지는 현상(심각하게 햇볕에 탄 이후 피부가 벗겨지는 것과 비슷하다)이 있다.

독성쇼크 증후군의 임상적인 증상은 환자의 질에서 자라는 황색포도구균(staphylococcus aureus)이 생산하는 독소 때문에 발생하는 것이다. 생리혈이나 분비물들은 포도알균이 자라고 독소를 생산할 수 있는 훌륭한 배지를 제공한다.

독성쇼크 증후군의 치료는 독소의 효과가 떨어져 나갈 때까지 환자를 유지시켜줄 수 있는 일반적인 지원적 조치들로 이루어진다. 포도알균을 박멸하기 위해 항생제도 자주 처방하지만 항생제가 질병의 진행 기간을 줄여주지는 않는다.

승하기도 한다. 경구피임약을 복용하는 여성은 이러한 합병증을 주시해야 하며, 혈압이 상승하기 시작하면 약의 복용을 중단해야 한다.

자궁 내 장치(IUD)는 의료진이나 임상 간호사가 자궁강 내에 삽입하는 작고 유연한 플라스틱 구조물이다. 미국이나 캐나다에서는 최근 여성들의 IUD를 이용하는 빈도가 감소하였지만, 효과적이고 상대적으로 저렴하며 이용자의 큰 주의를 요구하지 않는다는 점에서 세계적으로 널리 사용되고 있다.

기구에 연결되어 있는 실이 자궁경부를 거쳐 질까지 연장되어 있다. 이 실은 2가지 목적을 지닌다. 여성은 실을 느낌으로써 자궁강 내에 기구가 잘 들어 있다는 것을 스스로 확신할수 있다. 또한 실은 IUD가 더 이상 필요하지 않게 되었을 때 의료진이나 보건 임상 간호사에 의한 제거 과정도 용이하게 한다.

자궁 내 장치는 수정을 막지는 못하지만 수정란이 착상하는 것을 막는 기능을 한다. 과거에 인기가 많았던 자궁 내 장치들의 대부분은 더 이상 생산되지 않는데, 기구를 사용하여 합병증을 경험했을지도 모르는 여성들이 제기하는 소송 사건들에 대한 염려 때문이다.

■ 응급 피임법

의도하지 않은 임신은 매년 많이 발생한다. 의도하지 않은 임신의 대부분은 효과적인 피임법을 사용하는 데 실패한 것이 원인이지만 어떤 경우에는 망가진 콘돔을 사용하는 등 사용한 방법이 실패한 경우도 있고, 성폭행에 의한 경우도 있는데, 응급 피임법으로 막을 수 있다. 다음 장에서 설명하고 있듯이 정자는 길게는 5~6일까지 여성의 생식기관 내에서 생존하면서 난자를 수정시킬 수 있다. 그러므로 배란일보다 며칠 일찍 성관계를 가지더라도 임신이 될 수 있는 것이다. 또한 수정이 되었다고 하더라도, 수정란이 난관을 통해 자궁까지 간 후 자궁 내에 착상을 하는 데까지는 여전히 1주일 정도의 시간이 걸린다. 사후 피임약은 피임을 하지 않은 상태에서 성관계 후 임신이 일어날 확률을 크게 감소시킬 수 있다. 선호되는 피임약은 단일 프로게스틴 성분의 알약(1.5mg의 levonorgestrel)으로 주기와는 상관없이 성관계가 있었던 날에 복용해야 한다. 알약에 들어 있는 프로게스틴은 여러 효과를 발휘하여 임신을 막는다. 프로게스틴은 배란을 억제할 수도 있고, 난관의 운동기능에 장애를 가져와서 난관을 통한 난자의 운반을 지체시키고, 결과적으로 수정이 일어날 확률을 감소시키는 효과를 가져다준다. 마지막으로, 프로게스틴은 자궁내막에 변화를 주어 수정이 되었다 하더라도 착상이 일어나기 적합하지 않은 상태가 되고, 또한 프로게스틴에 의한 자궁내막의 변화는 수정란이 7일간의 여행을 마치고 자궁내막에 도착하는 것보다 먼저 일어난다. 알약을 일찍 복용할수록 효과가 좋다. 피임을 하지 않은 상태에서 성관계를 가진 지 12시간 내에 약을 복용한다면, 임신의 위험은 1% 미만이고 72시간 내에 복용하면 3% 정도인데, 그런데도 길게는 5일까지 어느 정도의 보호 효과가 계속 유지된다.

요약

여성의 유방은 섬유성, 지방 조직 속에 가지가 많은 유관과 소엽들로 구성되어 있으며, 지지인대라고 하는 섬유조직 띠에 의해 흉벽에 부착되어 있다. 유방 조직은 호르몬 자극에 반응하여 주기적인 변화를 보인다. 유방은 겨드랑이로부터 서혜부까지 뻗어 있는 유선에서 생겨난다. 보통 2개의 유방과 2개의 유두만 생기는 것이 정상이지만, 가끔 유방과 유두가 추가로 더 존재하기도 한다. 유방들은 항상 같은 크기가 아닐 수도 있으며, 유방이 커질수록 이러한 불균형이 심해질 수 있다. 청소년기의 남성에서도 유방조직이 일시적으로 커질 수 있으며, 이것을 여성형 유방증이라고 한다.

양성 낭포성 변화가 유방에 생길 수 있으며, 또한 젊은 여성들에게서 섬유선종이라고 하는 양성 유방 종양도 생길 수 있다. 이것들은 위험하지는 않지만 유방암과 구별되어야 한다. 폐경기 증상에 대한 호르몬 치료가 유방암의 위험을 증가시키므로, 더 이상 권하지 않고 있다. 유방암은 유관이나 소엽의 상피에서 기원할 수도 있는데, 여성의 선호도에 따라 다양한 종류의 치료 방법을 사용할 수 있다. 적절한 치료를 위해서는 유방암 조직의 에스트로겐과 프로게스테론 수용체와, 공격성 유방암임을 암시하는 HER-2 유전자 발현의 증폭 여부를 검사한다. 에스트로겐 수용체 양성(ER-positive)인 종양의 경우 여성에게 타목시펜(tamoxifen) 보조요법을 추천하며, ER양성의 폐경기 이후 여성에게는 아로마타제 억제제가 유용하다. 일부 환자들에게는 보조 항암화학요법도 사용될 수 있다. 불행하게도, 치료를 통해 모든 유방암이 치유 가능한 것은 아니다. 전이성 유방암의 치료 방법으로 화학요법, 방사선치료법 또는 다양한 호르몬 요법이 사용될 수 있다. 유방에서 발견되는 종괴는 낭종이거나 종양일 수도 있고, 암일 수도 있어 항상 진단상의 문제가 된다. 이러한 질환들 간의 구별을 통하여 적절한 치료 방법을 선택하기 위해서는 다수의 진단 검사가 이용될 수 있다.

가벼운 정도의 질 감염은 흔하게 일어나며 치료하기도 쉽다. 임균이나 클라미디아에 의한 자궁경부의 감염은 더 심각할 수도 있는데, 감염이 난관이나 골반조직(PID, 골반내감염증)으로 퍼질 수 있기 때문이다. 자궁내막증이란 정상적인 위치가 아닌 외부에 자궁내막조직이 축적되는 것을 말하는데, 생리통을 초래할 수도 있고, 골반에 정착한 이소성 자궁내막이 주기적으로 탈락하면서 이로 인해 섬유조직의 증식이 일어나 불임을 초래할 수도 있다. 자궁내막증의 진행과 임신 능력에 미치는 부정적인 효과를 지연시키기 위해 여러 가지 방법을 사용할 수 있다.

자궁경부 이형성증은 발암성 유두종바이러스에 의한 감염이 원인이며, 상피내암과 침윤성 암(CIN)으로까지 진행될 수도 있다. CIN 검진에는 자궁경부 세포진 검사에 유두종바이러스 감염 검사를 보충한다. 진단은 자궁경부 생검을 통해, 그리고 치료는 비정상 상피를 제거하는 방법으로 이루어진다. HPV 백신은 발암성 균주들 중 일부에 대해서만 보호 효과가 있는데, 이것의 보호 효과가 제한되어 있다는 점, 면역이 지속되는 기간이 알려지지 않았다는 점, 면역을 유지하기 위해 추가 접종이 필요할 수도 있다는 점, 그리고 장기적으로 발생할 수 있는 부작용의 가능성에 대한 정보가 부족하다는 점들에 대해 의료진들은 걱정하고 있다.

양성 자궁내막 증식증은 부정 출혈로 이어질 수 있고 이것은 치료가 잘 되지만, 나이가 많은 여성, 그중에서도 특히 폐경기 이후의 여성에게서 부정 출혈이 일어나는 경우 자궁내막암과 구별되어야 한다. 자궁근종은 흔하게 일어나는데, 자궁 출혈 또는 직장이나 방광을 압박하여 생기는 증상들을 일으키는 경우에는 치료가 필요하다.

월경통이란 생리 시 아픈 것을 뜻한다. 일차적 월경통은 자궁의 질환과는 관계없이 경련성 통증이 생기는 것을 말한다. 대부분의 경우가 분비기 자궁내막에서 프로스타글란딘이 분비되고 이것이 자궁 근육으로 확산되어서 생리 시 자궁내막이 탈락할 때 불편한 수축을 자극하기 때문에 일어난다. 생리가 시작되기 전 프로스타글란딘 합성을 억제하는 약을 복용하면 경련성 통증을 막을 수 있다. 이차적 월경통은 골반 장기들의 질환에 의해 발생하며, 월경통의 원인이 되는 질환을 다루는 방법으로 치료한다. 난소에는 다양한 종류의 낭종과 종양이 생길 수 있다. 양성 기능성 낭종은 굉장히 자주 발생하며 흔히 치료 없이 소멸된다. 양성 낭종성 기형종(유피낭종) 또한 젊은 여성에게 상대적으로 흔하게 생기는 편이며 외과적으로 제거되어야 한다. 악성 난소암은 발견하기가 어려울 수도 있으며 치료 결과도 덜 만족스럽다.

이형 외음부 상피의 불규칙한 반점들(외음부 이영양증)은 보통 보존 치료법이 효과가 있지만 어떠한 경우에는 이형성증이나 암으로 진행될 수도 있으며 더 적극적인 치료가 필요하다.

원래는 고흡수성 탐폰을 사용하는 생리기의 여성에서 발견되던 독성쇼크 증후군은, 질에서 자라는 독소 생산 포도알균이 원인이며, 그 포도알균을 박멸시키는 항생제를 사용하여 치료하지만, 균에 의해 이미 생산된 독소에는 아무런 효과가 없다.

피임 방법에는 여러 가지가 있다. 응급 피임법은 성폭행을 당한 후, 또는 망가진 콘돔 등에 의해 피임 방법에 실패한 경우 임신 방지에 효과적이다.

복습문제

1. 유방에 종괴 형태로 나타날 수 있는 3가지의 흔한 질병은 무엇이 있는가? 의료진들은 어떻게 이 질병들을 서로 구별하는가?
2. 유방조영술이란 무엇인가? 의료진들은 이것을 어떻게 사용하는가?
3. 암세포의 에스트로겐 수용체란 무엇인가? 유방암 환자를 관리하는 데 에스트로겐 수용체 분석이 어떻게 사용될 수 있는가?
4. 여성형 유방증이란 무엇인가?
5. 유방암 치료에는 어떠한 방법들이 사용되고 있는가?
6. 아로마타제 억제제란 무엇이며 어떻게 사용되는가?
7. 여성의 생식 기관 중에서 임균 감염에 의해 질병이 생길 수 있는 부위는 어디인가? 또한 임질은 어떻게 불임으로 이어질 수 있는가?
8. 상피내암과 침윤성 암의 차이점은 무엇인가? 자궁경부 세포진 검사는 암 진단에 어떻게 활용되는가?
9. 한 환자가 불규칙적인 자궁 출혈로 의료진과 상담하였다. 이 출혈의 원인이 될 수 있는 생식 기관의 질환에는 어떤 것들이 있는가?
10. 자궁내막증이란 무엇인가? 이것은 어떤 증상들을 초래하는가? 자궁내막증과 관련된 합병증에는 어떤 것들이 있는가?
11. 유피낭종이란 무엇인가?
12. 독성쇼크란 무엇인가? 탐폰을 사용하면 어떻게 이 증후군에 취약해지는가? 포도알균은 어떤 역할을 하는가?
13. 경구 피임약과 IUD는 어떻게 피임 효과를 나타내는가? 또한 그것들의 사용과 관련된 의료 문제들에는 어떤 것들이 있는가?
14. 외음부 이영양증이란 무엇인가? 이것은 어떠한 증상을 유발하는가? 이것의 합병증에는 어떤 것들이 있는가?

상호 관련 문제

빈칸 채우기
1. 종양 억제 유전자인 BRCA1 또는 BRCA2에 돌연변이가 일어난 사람들은 유방암뿐만 아니라 _____의 암 발생 위험도 증가한다.
2. 젊은 여성의 유방에 생긴 경계가 분명한 양성 종양을 _____이라고 한다.
3. 남성의 유방에서 유방 확대가 일어나는 것을 _____이라고 한다.
4. 침윤성 유방암 치료에 이 방법을 사용할 때, 대부분의 환자들은 약물과 호르몬 치료를 병행한다. 이 치료법을 _____이라고 한다.
5. 유방암 환자들의 액와림프절을 검사할 때, 겨드랑이로부터 처음으로 림프가 배출되는 림프절을 확인하고 검사할 수 있다. 이 림프절을 _____이라고 한다.

맞으면 ○, 틀리면 ×로 표시하시오.
1. BRCA1 또는 BRCA2 유전자 중 어느 하나라도 돌연변이가 일어나면 장기적으로 유방암과 난소암의 발생 위험이 둘 다 증가한다. (   )
2. 폐경후 환자의 에스트로겐과 프로게스틴을 이용한 장기적인 치료는 유방암 발생 위험을 증가시킨다. (   )
3. 유방암을 치료할 때, 유방전절제술과 액와림프절 절제를 했을 때의 장기적인 결과가 부분적 유방절제술이나 종괴절제술 후 방사선 치료를 했을 때의 결과보다 훨씬 좋다. (   )
4. 에스트로겐 수용체 양성인 유방암은 호르몬 수용체가 없는 유방암보다 예후가 좋다. (   )
5. HER-2 유전자가 증폭된 유방암은 HER-2 유전자 증폭이 일어나지 않은 경우의 유방암보다 예후가 훨씬 좋다. (   )
6. 전이성 암을 포함하고 있는 액와림프절을 감시 림프절이라고 한다. (   )
7. 에스트로겐 수용체 음성의 유방암은 보통 에스트로겐 수용체를 차단하는 타목시펜이라는 약물을 사용하여 치료한다. (   )
8. 배란이 일어나기 수 일 전에 피임을 하지 않은 상태에서 성관계를 가졌다면 임신으로 이어질 수 있다. (   )
9. 폐경 이후의 자궁 출혈은 보통 자궁내막증이 원인이다. (   )
10. 사람유두종 바이러스는 월경통을 잘 발생시킨다. (   )
11. 클라미디아 감염은 난관으로까지 퍼져서 난관 감염증을 발생시킬 수 있다. (   )
12. 새로운 HPV백신은 모든 발암성 유두종 바이러스에 대해 보호 효과가 있다. (   )
13. 난소의 기능성 낭종은 자주 난소암으로 발전한다. (   )
14. 골반에 이소성 자궁내막조직이 축적되는 것(자궁내막증)은 불임으로 이어질 수도 있다. (   )
15. 자궁에 생기는 평활근 종양의 대부분은 악성이다. (   )

비판적 사고력
1. 이 씨는 18세 대학생이다. 그녀는 샤워를 하던 도중 오른쪽 가슴에서 크기가 작고 압통이 없는 종괴가 느껴졌다. 그녀는 비록 유방암의 가족력은 없지만 이것이 암일 수도 있다는 생각에 걱정이 된다. 그녀는 이러한 종괴의 원인이 될 수 있는 다른 질환에는 어떤 것이 있을 수 있으며, 또한 그녀가 어떻게 해야 할지에

대해 물었다. 뭐라고 답할 것인가?

2. 최 씨는 54세의 영업직으로 오른쪽 유두보다 아래 안쪽 위치의 가슴 피부 밑에서 지름이 1cm 정도인 종괴가 느껴졌다. 이것이 암일 수도 있는지, 그리고 어떠한 다른 질환들에 의해 이러한 종괴가 생길 수 있는지 물었다. 또한 어떻게 해야 하는지 물었다. 그에게 뭐라고 말해주겠는가?

3. 정 씨는 27세 학교 교사로, 지난 주에 정기 골반 검사 과정의 일부로 자궁경부 세포진 검사를 받았다. 세포진 검사 결과 비정상세포가 보인다고 보고되었다. 이것이 의미하는 바는 무엇이며, 그녀는 이제 무엇을 해야 하는가?

4. 박 씨의 어머니는 67세로, 며칠 전 소량의 질 출혈을 경험했고 그것은 자연적으로 진정되었다. 그녀는 출혈의 원인이 무엇인지에 관해 물었고, 그녀가 어떻게 해야 할지 물었다고 한다. 그녀의 어머니에게 출혈의 가능성 있는 원인이 무엇이라고 말해주어야 하며, 그녀가 어떻게 해야 한다고 알려주어야 하는가?

CHAPTER 14

임신과 관련된 태아기의 발달과 질병들
Prenatal Development and Diseases Associated with Pregnancy

학습목표

1. 수정, 착상, 탈락막의 발생, 태아막, 태반을 포함한 난자의 초기 발달을 설명할 수 있다.
2. 양수의 생성기전을 이해하고, 비정상적인 양수의 발생 원인을 설명할 수 있다.
3. 자연유산과 자궁외임신의 원인과 결과에 관하여 설명할 수 있다.
4. 자궁 내 태반의 비정상적인 부착과 관련된 문제들의 기전과 임상징후에 대해 설명할 수 있다.
5. 일란성과 이란성 쌍둥이의 감별에 대해 설명할 수 있으며, 태반검사로 접합자의 구조가 어떻게 확인되는지를 설명할 수 있다.
6. 쌍태임신의 불리한 점에 대해 설명할 수 있다.
7. 임신성 융모성 질환를 분류하고 예후와 치료방법을 설명할 수 있다.
8. Rh 용혈성 질환의 발병기전, 임상징후, 진단기준과 진단, 예방, 치료에 사용되는 방법을 설명할 수 있으며, ABO 용혈성 질환의 발병기전, 임상징후, 진단기준과 진단, 치료에 사용되는 방법들을 설명할 수 있다.
9. 임신성 당뇨와 임신중독증의 원인과 결과를 설명할 수 있다.

CHAPTER 14 임신과 관련된 태아기의 발달과 질병들

■ 수정과 태아기의 발달

▶ 수정

올챙이 모양의 정자는 머리, 중간부분, 꼬리로 구성된다(그림 14-1A). 정자의 머리부분은 유전 물질을 포함하고 있다. 머리 부분은 첨단체 머리라고 부르는 얇은 막의 형태로 덮여 있다. **첨단체 머리**는 수정 시에 난자를 관통할 수 있는 효소를 가지고 있다. 중간부분은 정자운동에 필요한 에너지를 공급하는 효소를 가지고 있으며, 꼬리는 추진운동의 주 부분이다. 정자는 스스로의 추진운동을 통해 분당 수 밀리미터를 이동할 수 있으며, 또한 자궁과 난관 안으로 정자들을 이동시키는 자궁근육의 규칙적인 수축운동에 의해 수동적으로 이동할 수 있다.

난자는 배란 시에 난포로부터 나온다. 난자는 투명층이라는 얇은 무세포성의 막으로 둘러싸여 있다. 투명층은 과립세포층으로부터 유래된 집락이다. 난자는 난관을 덮고 있는 섬모와 평활근 층의 연동운동에 의해서 난관으로 이동한다. 수정은 성교가 배란과 비슷한 시점에 일어나야 가능하다. 그러나 수정의 성공 가능성은 생식관 내에서 최대 6일간 생존이 가능한 정자보다는, 12~24시간밖에 생존할 수 없는 난자에 의해서 주로 결정된다. 임신을 위해 배란주기를 미리 측정하던 수많은 여성을 대상으로 한 조사에서 배란 6일 전의 성교에 의해서도 임신을 하였음이 확인되었다. 배란일에 맞추어 성교를 하였을 때 임신 가능성이 높았으나, 배란일이 지난 이후에는 임신 가능성이 점차 줄어든다(표 14-1). 많은 임신사례에서 정자는 난관에서 이미 난자를 기다리는 것이 가능했다. 난자가 배란되어 난관으로 진입했을 때, 난자는 그곳에서 기다리던 정자에 의해 수정된 것이다. 첨단체 머리에 있는 효소는 과립세포층을 분해하여 정자의 머리가 투명층을 관통할 수 있게 해준다. 정자가 투명층을 관통하고 난 이후에야, 난자에서는 제2감수분열이 일어난다(2장). 정자가 침입한

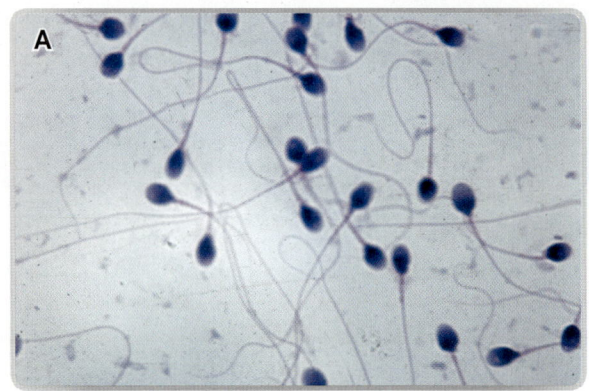

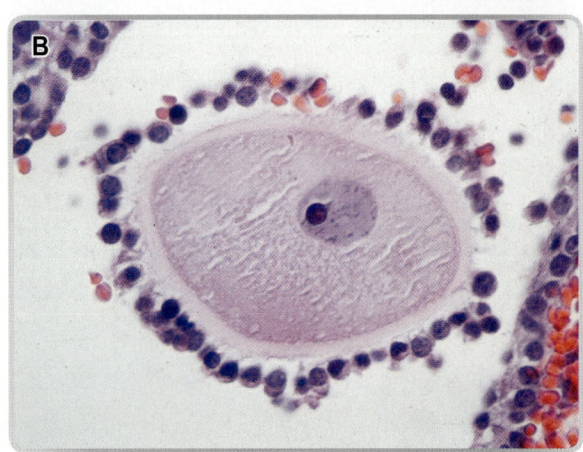

그림 14-1 • A. 질분비물의 정상 정자. 유전적 물질을 포함하고 있는 진하게 염색된 머리부분이 수정 동안에 난자를 침투하는 데 필요한 효소가 있어 연하게 염색되는 머리모자에 의해 덮여 있다(1,000배). B. 과립막 세포에 부착되어 있는 성숙한 난자. 핵은 세포의 중심부 근처에 있다. 난자 주변을 둘러싸고 있는 균질한 띠가 투명층이다(400배).

표 14-1 성교 날짜에 근거한 수태비율

성교 날짜	수태비율
배란 전 6일	8%
배란 전 5일	10%
배란 전 4일	16%
배란 전 3일	22%
배란 전 2일	28%
배란 전 1일	32%
배란일	36%
배란 후	없음

Wilcox, A.J. et al. New England Journal of Medicine 333:1517–21.

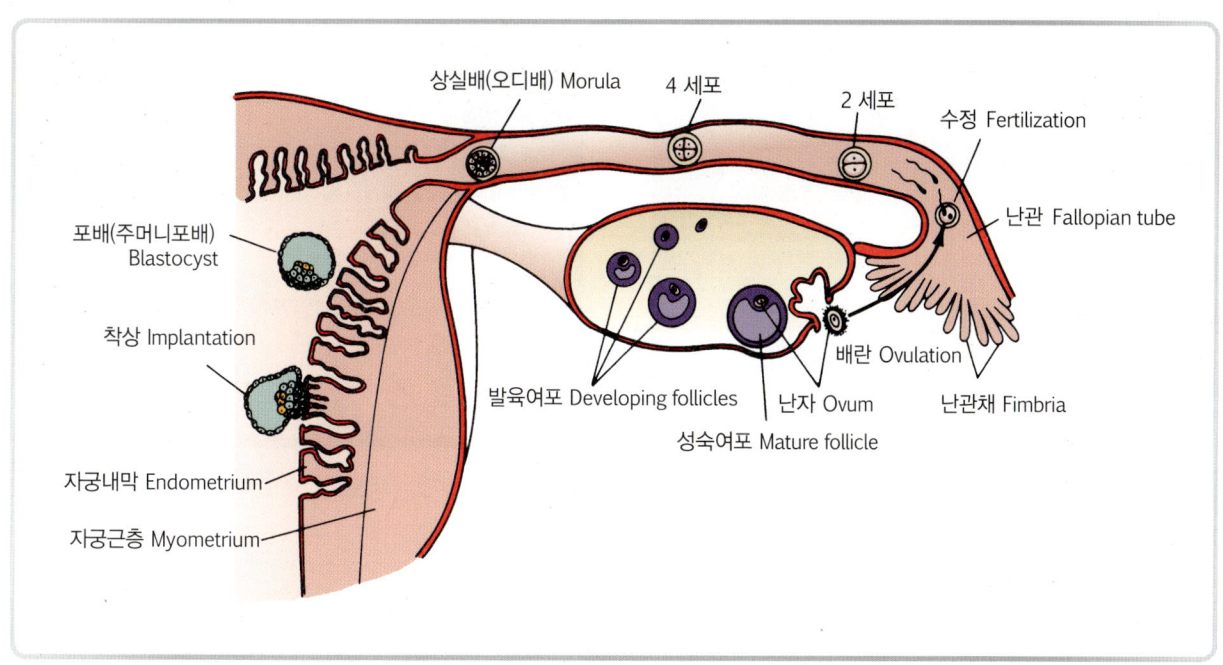

그림 14-2 • 난자의 성숙과정, 수정, 수정된 난자의 초기 발달과정의 요약.

후에 투명층은 다른 정자들의 침입을 막으므로, 결국 오직 하나의 정자만이 난자에 들어갈 수 있다. 정자 머리와 난자 핵(각각 23개의 염색체 보유)의 결합에 의해 46개 염색체를 가진 세포가 되며, 수정된 난자는 **접합자**(zygote)라고 부른다.

▶ 수정된 난자의 초기 발달

수정된 난자는 난관을 통과해가면서, 일련의 유사분열 과정을 거친다. 첫 번째 분열은 수정 후 30시간이 지나 완료된다. 연속적인 분열이 계속해서 일어나면서, 접합자는 **상실배(오디배: morula)**라 불리는 상태로 변한다. 상실배는 수정 후 3일째에 자궁내막강에 도달한다. 액체가 상실배의 중심공간을 채우고, 중심강이 형성된다. 이 단계의 구조를 **포배(주머니배: blastocyst)**라고 부른다. 포배의 세포는 2개의 서로 다른 군으로 분화를 하는데, 하나는 나중에 배아가 될 **내세포괴(속세포덩이: inner cell mass)**이며, 또 다른 주변부의 세포들은 태아막과 태반으로 성장하게 될 **영양모세포**(trophoblast)이다.

포배는 자궁내막강에 며칠간 부유한다. 그 후에 투명층이 퇴화하여, 영양막층이 노출된다. 포배는 수정 첫째 주 말에 자궁내막에 파묻히며, 곧 완전히 매몰된다(그림 14-2).

착상이 일어난 후, 내세포괴는 **배아판**(germ disk)이라 불리는 얇은 구조물이 되는데, 이것은 외배엽, 중배엽, 내배엽의 3개 층으로 분화한다. 각 엽은 특정 조직과 장기가 된다. **양막낭**(amnionic sac)이라고 불리는 액체로 채워진 주머니가 배아판의 외배엽과 영양막 사이에 형성되고, **난황낭**(yolk sac)이라고 불리는 두 번째 주머니가 배아판의 반대편에 생성된다. 포배의 안쪽공간은 양막낭과 난황낭의 바깥표면을 덮는 원시결합조직(중배엽)으로 덮이게 된다. 포배 공간이 결합조직으로 덮이게 되면, 융모막강이 되고, 이 공간의 벽이 **융모막**(chorion)이다. 융모막의 폐쇄된 전체

접합자(zygote): 수정된 난자.

상실배(morula): 수정된 난자의 분할에 의해 형성된 상실 모양의 단단한 세포집단.

포배(blastocyst): 수정된 난자 (접합자)의 발달단계로 중심강에서 발달하고 있는 세포집단들이 축적된다.

내세포괴(inner cell mass): 수정된 난자로부터 유래된 세포집단으로 배아를 형성한다.

영양모세포(trophoblast): 수정된 난자로부터 유래된 세포로 태아막과 태반을 만든다.

배아판(germ disk): 배아가 될 3개의 층으로 된 세포집락.

양막낭(amnionic sac): 태아막의 하나로 배아를 둘러싸고 있는 액체로 채워진 주머니.

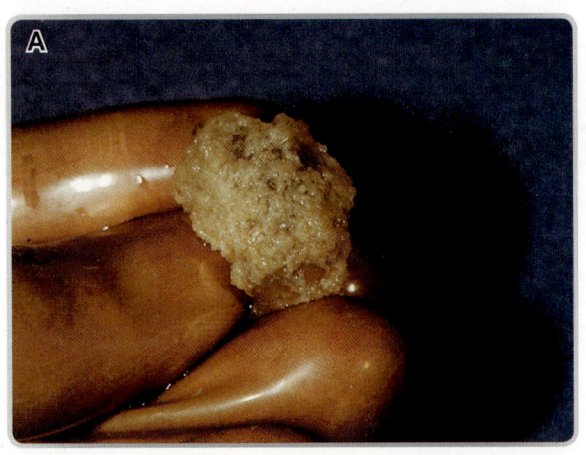 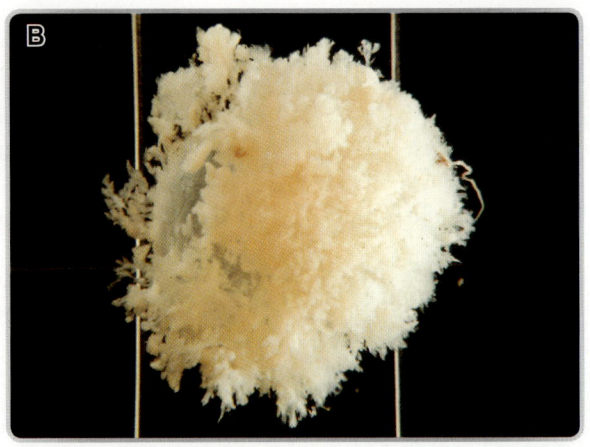

그림 14-3 • A. 수태 6주 후 자연 유산된 융모막낭. B. 융모막으로부터 돌출하고 있는 융모막융모의 근접 사진.

낭, 난황낭, 그리고 자라나는 배아를 합쳐 **융모막융모**(chorionic villi)라고 한다. 융모막융모라고 불리는 손가락 모양의 원주세포는 융모막과 자궁내막의 **융모소포**(chorionic vesicle)까지 뻗어 있다(그림 14-3). 융모막강은 점점 커지고, 융모막융모도 커지면서 점점 완전해진다. 수정 후 2주 말 무렵, 융모막과 난황낭을 싸고 있는 배아판이 융모막강 쪽으로 돌출해, **몸줄기**(body stalk)라 불리는 융모막에 매달린 결합조직 종괴를 형성한다(그림 14-4).

수정 후 4주, 기관계의 형성이 시작되고, 납작했던 배아가 원통형이 된다. 신경계통의 형성으로 인해 배아판의 중심부분이 말초부분보다 더 빨리 자란다. 결과적으로 배아판은 양막강으로 튀어나온다. 배아판 외측 경계에 접해 있는 양막낭은 배아의 윤곽 모양에 따라 변한다. 난황낭의 부분은 배아에 굽이가 생길 때마다 접힌다(그림 14-5). 폐쇄된 부분은 소화관과 다른 중요한 구조물들이 된다. 배아판의 외측 경계들은 합쳐져 배쪽 체벽을 만든다. 체벽의 중간부분에서는 결합이 완전하지 않는데, 이곳이 탯줄이 붙는 부분이다. 그리고 배아에 포함되지 않는 부분

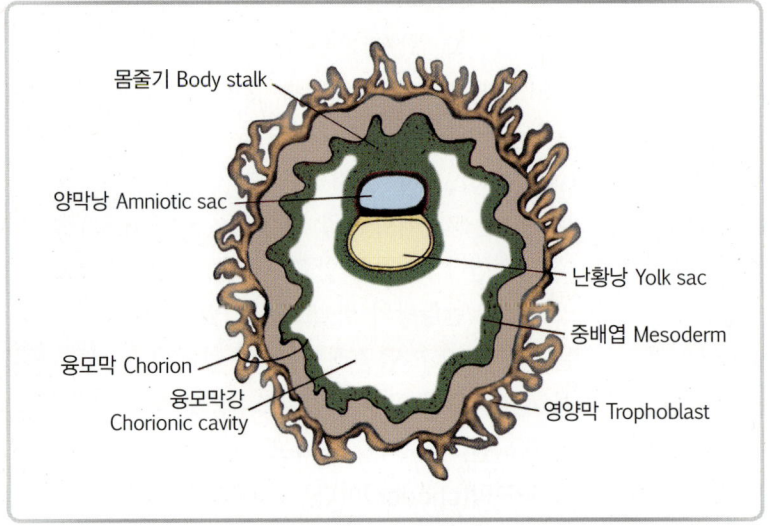

그림 14-4 • 배란 2주 말의 융모막융모의 모양. 배아판과 양막, 융모막, 몸줄기, 융모막강과의 관계를 설명하고 있다.

은 결함이 있는 부분으로 튀어나오기도 한다. 이것은 단시간 지속되며, 곧 퇴화된다.

▶ 태아기의 발달 단계
보통 태아기의 발달은 3단계로 세분화하는 것이 일반적이다.
1. 배아전시기
2. 배아기
3. 태아기

수정 후 첫 3주간은 배아전시기이다. 이 기간 동안 포배는 착상을 하고 내세포괴는 각각의 장기와 조직을 형성하게 될 3개의 배엽으로 발달한다.

배아기는 3~7주에 걸쳐진 기간이다. 개체의 발생이 시작되는 단계이며, 사람의 모습을 갖춰가는 시기이며, **배아**(embryo)라고 불린다. 또한 모든 기관계가 형성되는 시기이다. 결과적으로 이 시기는 발생에 매우 중요한 시기라 할 수 있다. 이 단계에서 모체가 약물 복용, 방사능 노출, 바이러스 감염, 그리고 태아에게 영향을 미치는 여러 요인에 노출

난황낭(yolk sac): 배아판에 인접하여 형성된 주머니로 배아에서 소화기관과 다른 중요한 구조물들을 만든다.

융모막(chorion): 발달하는 배아를 둘러싸고 있는 중배엽과 관련이 있는 영양막층.

융모소포(chorionic vesicle): 융모막은 융모가 붙어 있고 양막, 난황낭, 발육하고 있는 배아를 둘러싸고 있다.

융모막융모(chorionic villi): 자궁내막에서 융모막낭이 붙어 있는 융모소포로부터 늘어지는 손가락 모양의 세포군.

몸줄기(body stalk): 배아와 융모막을 연결하는 구조물로 탯줄로 발달하게 된다.

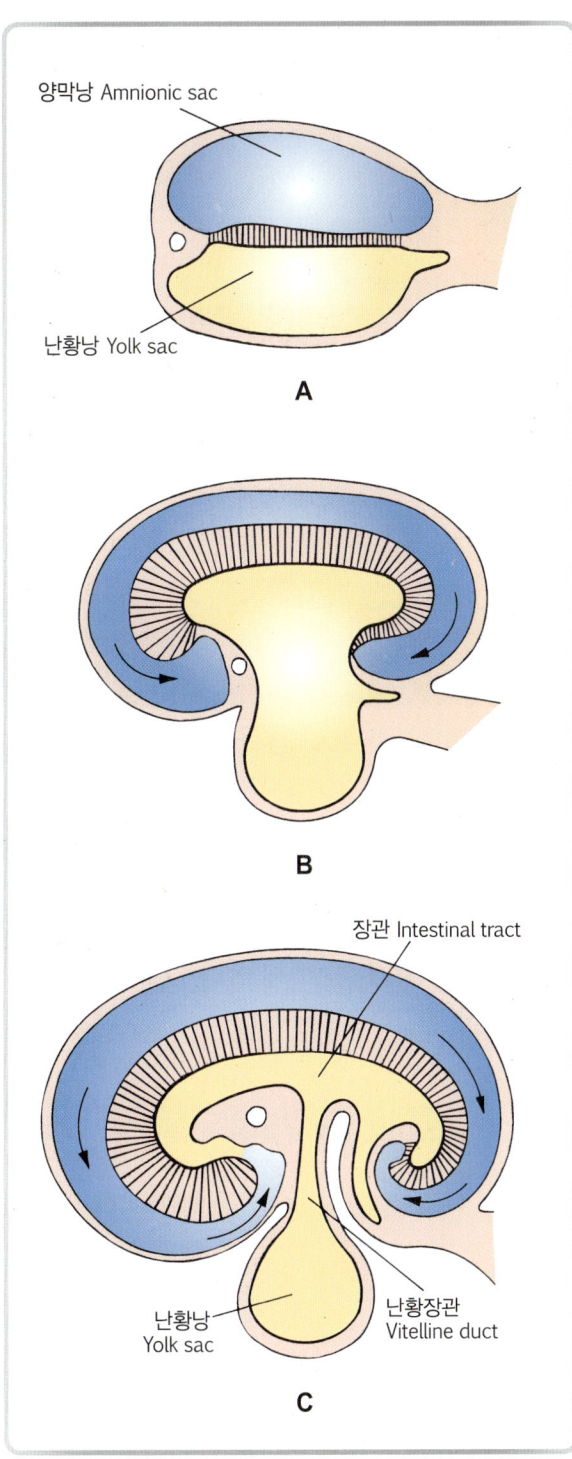

그림 14-5 • 배아판의 빠른 성장으로 야기되는 배아의 모양 변화. A, 양막낭 내의 납작한 배아판(위) 과 난황낭(아래). B, 배아는 양막낭 속으로 돌출되기 시작한다. C, 완전한 굴절. 난황낭의 부분이 배아의 몸체 속으로 포함되고 장관이 형성된다 현재 배아는 원통 모양이다. 난황낭의 부분이 좁은 난황장관에 의해 배아와 연결되어 있다.

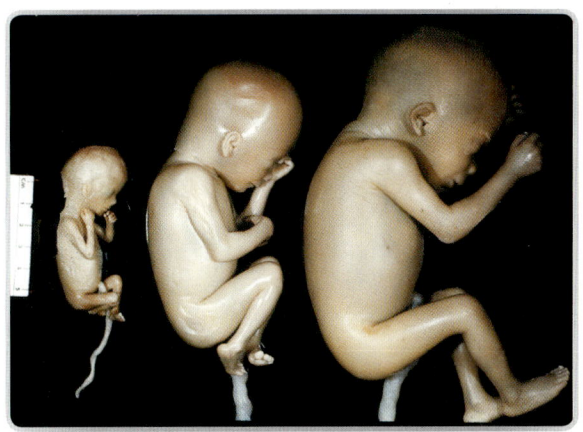

그림 14-6 • 임신의 시기별 태아의 점진적 크기 변화. 왼쪽. 3개월 반(32g). 중앙. 4개월 반(230g), 오른쪽. 5개월 반(420g).

되면 선천기형을 유발할 가능성이 크다(7장 참조).
태아기는 8주에서 출산시기까지이다. 발생하는 유기체는 더 이상 배아라고 불리지 않고, **태아(fetus)**라고 불린다. 태아가 성장할수록 점점 더 커지며, 무거워지나, 배아기 때처럼 기본구조의 큰 변화는 없다. 초기의 태아의 머리는, 몸에서 굉장히 큰 비율을 차지하고, 몸통은 아직 피하지방층이 형성되지 않아서 뼈만 앙상한 것처럼 보인다. 출산 전 피하지방이 축적되며, 몸이 살찌게 된다. 그림 14-6은 임신 기간에 따른 태아 크기의 변화를 나타내고 있다.

> 배아(embryo): 임신 7주까지 발달하고 있는 인체.
>
> 태아(fetus): 임신 8주 후 태어나지 않은 자손.
>
> 탈락막(Decidua): 임신된 자궁내막.

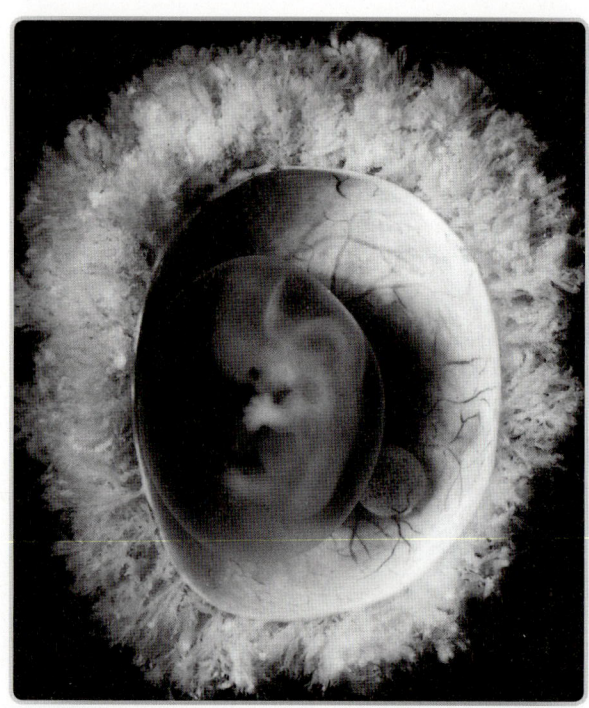

그림 14-7 • 수정 후 7주에 배아, 양막낭, 난황낭, 융모막강과의 관계. 융모막낭은 둘로 갈라져 있고 이 시기에 융모는 융모막의 가장자리 전체에서 발생한다. 배아를 둘러싸고 있는 양막낭은 아직 완전히 융모막강을 채우지 않는다. 배아는 탯줄에 의해 융모막에 붙어 있다(사진에서는 보이지 않는다). 난황낭은 양막낭과 융모막 사이에서 양막낭의 오른쪽에 있다(사진제공: Carnegie institution of Washington).

▶ 임신기간

수정부터 출산까지의 모든 시기를 임신기간이라 부른다. 마지막 배란일로부터 약 38주간이다. 그러나, 보통 마지막 배란일은 정확히 알 수 없으므로, 임신 기간은 마지막 생리일을 기준으로 측정한다. 마지막 생리일은 수정의 약 2주 전 정도이기 때문에 임신기간은 약 40주이고, 280일로도 표현되며, 태음월로 10개월, 역월로 약 9개월이다. 이 9개월의 임신기간은 각각 3개월씩, 세 기간으로 나뉜다.

■ 탈락막, 태아막, 태반

그림 14-7은 수정 후 7주경의 양막낭과 융모막, 태아의 관계를 나타낸 그림이다.

▶ 탈락막

임신 때의 자궁내막을 **탈락막(decidua)**이라고 한다. 융모막낭이 함입된 탈락막의 부분들은 특별한 명칭이 있다(그림 14-8A). 융모막낭의 아랫부분을 기저탈락막이라고 부른다. 주머니를 따라 있는 부분을 피막탈락막이라고 부르며, 나머지 자궁내막강을 덮고 있는 부분을 벽측 탈락막이라고 한다. 배아와 그것을 덮고 있는 양막낭은 크기가 점점 커져, 얇은 피막탈락막은 팽팽해지고 얇아진다. 결과적으로 피막탈락막은 반대편 자궁벽에 있는 벽측탈락막과 합쳐진다(그림 14-8B).

▶ 융모막과 융모막 융모

융모막 융모는 주변부의 융모막으로부터 생기나, 곧 피막탈락막의 압박에 의해 위축된다. 융모가 결여된 이 융모막 부분을 평활융모막이라 한다. 반면에, 기저탈락막 근처의 깊은 융모막 부분에서 유래한 융모들은 활동적으로 증식한다. 이 융모막 부분을 번성융모막이라 한다. 이 융모들은 모체혈액이 흐르는 기저탈락막 근처의 혈액으로 채워진 공간으로 돌출되어 있다. 융모 주변에 형성된 혈관이 성장함에 따라 연결줄기와 융모막의 혈관과도 연결되고, 배아와

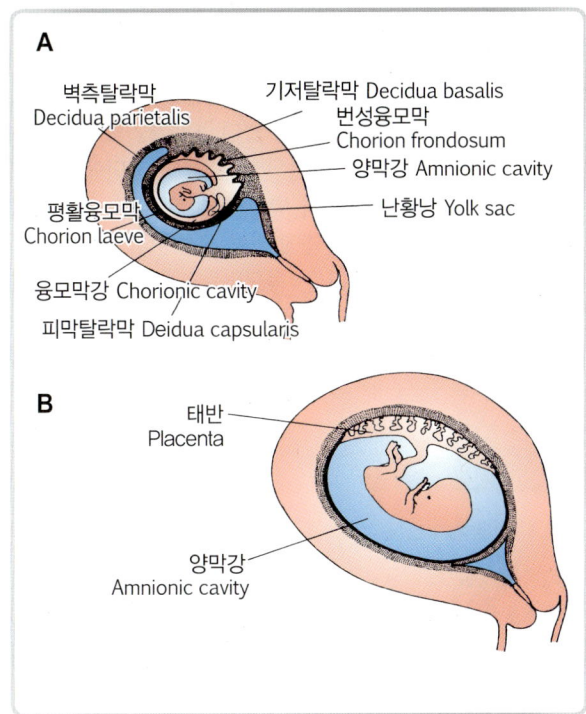

그림 14-8 • A, 초기 임신에서의 태아와 탈락막, 태아막, 융모막과의 관계. 난황낭 부분은 양막낭과 융모막 사이에 있는 태아에 포함되어 있지 않다. B, 임신 후기의 관계. 양막낭이 태아를 둘러싸고 있고 완전하게 융모막강을 채우고 있다. 양막은 융모막 반대편에 있고 벽측탈락막은 자궁의 반대편 쪽의 벽측탈락막과 유착되기 시작한다.

도 연결이 된다. 배아의 심장이 뛰기 시작하면, 혈액은 이러한 혈관층을 흐르기 시작한다.

▶ 양막낭

양막낭(amnionic sac)은 융모막에 의해 폐쇄되어 있고 낭은 융모막강보다 매우 작으나, 융모막강 안에서 커지게 된다. 결국 양막낭은 융모막강을 꽉 채울만큼 커지고 양막은 융모막과 마주보게 놓인다. 낭의 기능은 부력 제공, 임신기간 중 태아를 보호하기 위한 조절된 환경 제공 그리고 분만 시 자궁경부를 여는 데 도움을 준다.

▶ 난황낭

인체에서 난황낭(yolk sac)은 난황(yolk)을 포함하지 않으나, 다른 중요한 기능을 한다. 난황낭의 일부분은 배아의 체내에 소화관을 형성하기 위해 결합한다. 배아에 포함되지 않은 난황낭은 잠시 지속하지만 결국 퇴화된다.

▶ 태반

태반(placenta)은 납작한 원반 모양의 500g 정도의 구조물이다. 태반은 태아와 모체 모두로부터 기원한다(그림 14-9). 융모막과 융모는 영양막으로부터 형성되는데, 이것은 태아 기원이며, 융모가 달려 있는 탈락막 바닥은 자궁내막 기원이다. 탈락막의 불완전한 분할은 융모까지 걸쳐 있으며, 그것을 **태반엽**(cotyledons)이라고 불리는 조약돌 모양의 모체 태반 표면 기원의 것으로 나눈다. 양막과 융모막은 태반의 표면으로부터 확장된 것인데 출산 시에 터지게 되며 태아를 둘러싼 액체로 가득 찬 주머니를 만들고 있다. 태아는 태반과 탯줄을 통해 연결되고, 탯줄은 하나의 정맥과 2개의 동맥을 포함하고 있다. 혈관은 탯줄을 나선을 따라 형성되어 있고, 한 동맥 가지가 각각 태반엽의 융모막 융모에 혈액을 공급하기 위해 태반 표면을 분할한다. 융모로부터 돌아오는 혈액은 태반 표면의 커다란 정맥으로부터 모이며, 커다란 제대(배꼽)정맥으로 들어간다.

태반의 혈액 순환. 태반의 2중의 혈액순환을 가지고 있다(그림 14-10). 태아-태반 순환은 2개의 제대(배꼽)동맥을 통해 태아로부터 융모막융모로 산소분압이 낮은 혈액을 운반한다. 산소포화도가 높은 혈액은 태반으로부터 태아로 하나의 제대정맥을 통해 운반된다. 자궁-태반 순환은 산소포화도가 높은 혈액을 모체로부터 융모 사이 공간으로 운반한다. 융모 사

태반엽(cotyledon): 불규칙한 모양의 엽으로 모체태반 표면에서 육안으로 보이는 부분.

태반젖샘자극호르몬(human placental lactogen(HPL)): 뇌하수체 성장호르몬과 유사한 특징을 가진 태반에서 생성되는 호르몬 중 하나.

사람융모성 성선자극호르몬/human chorionic gonadotropin(HCG): 뇌하수체 성선자극호르몬과 유사한 작용을 하는 임신 시 태반에서 만들어지는 호르몬. 동일한 호르몬이 일부 악성고환종양의 종양세포에서 만들어진다.

CHAPTER 14 임신과 관련된 태아기의 발달과 질병들

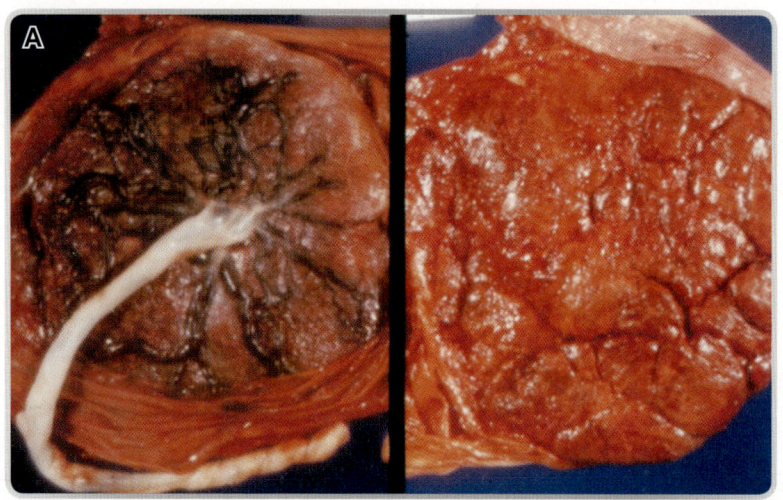

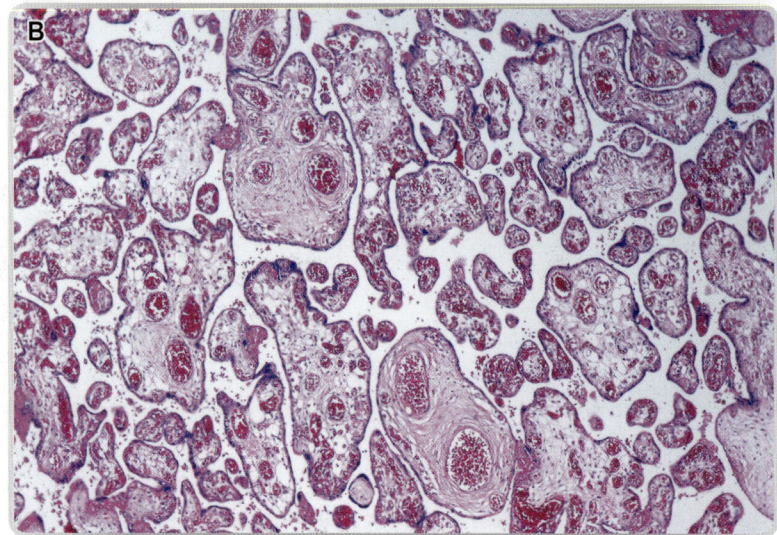

그림 14-9 • **A**, 정상태반. 좌측에 있는 태아면은 탯줄과 융모막융모를 공급하기 위해 태반면에서 세분화되고 있는 제대 혈관들을 보여주고 있다. 태반의 모체 측면의 조약돌 모양(우측)은 융모 사이에서 걸쳐 있는 탈락막 벽에 의해 분리되는 융모군집인 태반분엽에 의해 생성된다. **B**, 횡단면에서 보여지는 융모막융모를 나타내는 태반의 조직학적 절단면. 융모의 혈관은 태아세포를 포함하고 있다. 태반이 자궁 내에 있을 때 융모 사이의 공간은 모체혈액으로 채워져 있다(100배).

이 공간의 혈액은 많은 태반의 바닥부분을 관통하는 많은 자궁동맥으로부터 온다. 이 혈액들은 태반의 바닥부분을 관통하는 정맥을 통해 모체로 되돌아 간다. 이런 두 순환의 배열은 모체와 태아혈액이 근접할 수 있게 해준다. 이러한 방식으로 산소와 영양분이 모체와 태아순환을 통해 교환될 수 있으며, 실제로 모체와 태아의 혈액은 섞이지 않는다.

태반의 내분비기능. 태반은 **에스트로겐**(estrogen)과 **프로게스테론**(progesterone), 2개의 스테로이드 호르몬을 합성하며, 태반유선자극호르몬, **사람융모성 성선자극호르몬**이라 부르는 2개의 단백질 호르몬을 합성한다. 태반유선자극호르몬은 모체의 대사과정을 촉진하며, 사람융모성 성선자극호르몬은 뇌하수체에서 생산하는 성선자극호르몬과 비슷한 기능을 한다. 사람융모성 성선자극호르몬을 검사하면 임신 여부를 판정 할 수 있다. 여성이 임신의 첫 번째 기간을 놓치기 전에, 더 새롭고 민감한 검사가 혈액이나 자궁을 통해 수정 후 10~12일 만에 가능하다.

■ 양수

양수(amnionic fluid)는 여과와 분비에 의해서 형성되며, 각각의 임신 단계에 따라서 양이 다르다. 임신

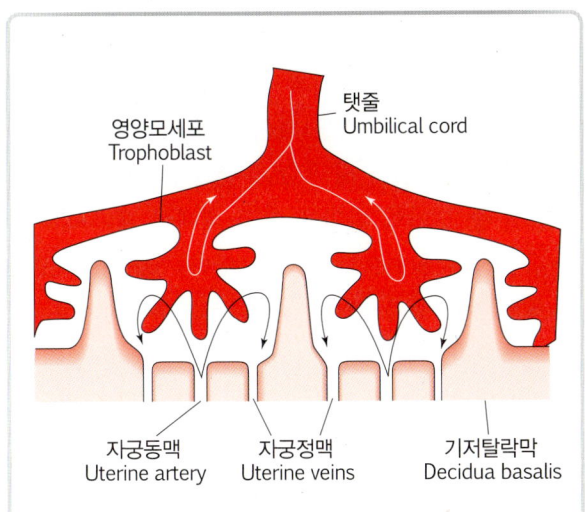

그림 14-10 • 태반에서 혈액의 이중 순환. 태아혈액은 융모를 통해 순환되고 모체혈액은 융모 주위를 흐르면서 서로 섞이지 않는다.

초기, 양수는 주로 자궁을 통과하는 모체혈액과 태반을 통과하는 태아 혈액이 양막강으로 여과되면서 생산된다. 태아 피부와 태아 호흡기를 통해서도 양수가 나온다. 태아 신장이 기능을 하기 시작하면, 태아의 소변이 양수로 나오고 양수의 대부분을 차지하게 된다.

여과와 태아의 소변으로 양수의 부피가 늘어나지만, 태아의 소화관을 통한 양수의 손실로 인해 균형이 맞춰진다. 일반적으로, 태아는 매일 수백 밀리리터의 양수를 흡입한다. 이 흡입된 양수는 태아의 소화관을 통해 태아순환으로 들어가고 결국엔 태반을 통해 모체순환계로 들어가 모체의 소변을 통해 배설된다.

▶ 양수과다증과 양수과소증

양수과다증(polyhydramnios)은 양수의 부피가 비약적으로 증가하는 현상이다. 크게 2가지의 원인이 있다.
1. 선천적으로 태아의 뇌가 무뇌증이라 불리는 형성이상이 있는 경우, 태아는 양수를 흡수할 수가 없다.
2. 태아의 상부 소화관이 폐쇄된 경우 흡수 기능을 하는 소장으로 양수가 도달할 수가 없어, 양수 흡수가 불가능하다.

양수과소증(oligohydramnios)은 양수의 부피가 줄어든 경우이다. 태아의 신장발달이 잘못되어 소변이 생성되지 않거나, 요관 등이 선천적으로 막혀 소변이 배출되지 못하는 경우에 발생한다.

■ 임신 중 호르몬의 변화

임신 중에는 임신과 태아의 생명을 유지시키는 태반에 의해 여성의 모든 호르몬 생산이 영향을 받게 되는데, 종종 임산부에 바람직하지 않은 영향을 주기도 한다.

▶ 임신초기 오심과 구토

이것은 임신초기 급격한 에스트로겐 농도의 상승과 관련이 있다. 오심과 구토는 종종 아침에 발생하기도 하지만, 언제든지 발생할 수 있으며, 보통 임신 3개월 말에 이러한 증상이 가라 앉는다.

▶ 임신 입덧

이 용어는 글자대로 임신기의 과도하고 지속적인 구토를 의미한다. 호르몬에 의한 것으로 보이고 체중감소와 탈수로 치료를 요구하기도 한다.

▶ 임신성 당뇨

임신 중 제2 석 달(임신중기)의 모든 경우에서 높은 태반호르몬 농도는 인슐린에 대한 반응성을 낮추는 효과를 나타내는데(인슐린 저항성), 이는 혈당을 높이는 경향이 있다. 보통 임산부는 더 많은 인슐린을 분비하여 혈당량을 정상수준으로 유지한다.

그러나, 임신 전에 당뇨병을 앓은 적이 없다고 생각되는 몇몇의 임산부에서는 정상혈당량을 유지할 수 있는 충분한 양의 인슐린이 분비되지 않으며, 고혈당은 태아에게 매우 해롭다. 임신성 당뇨(gestational diabetes)라 불리는 상태는 임신이 끝나면 정상혈당으로 돌아오지만, 이런 임신성 당뇨를 앓은 여성은 훗날에 제2형 당뇨병을 앓을 위험성이 매우

> **양수과다증** (polyhydramnios): 양수의 양이 많음.
> **양수과소증** (oligohydramnios): 양수의 양이 불충분함.

높아진다.

임신성 당뇨는 2%의 임산부에서 나타나는데, 나이가 많을수록, 비만인 임산부, 그리고 당뇨를 앓은 가족력이 있는 임산부에서 더 많이 나타난다. 고혈당으로 인한 태아의 위험과 고혈당증을 막기 위한 식이요법과 필요시 인슐린 투입을 위해 임신성 당뇨의 진단은 매우 중요하다.

임신성 당뇨의 진단을 위해 공복상태와 상관없이 50g의 포도당이 포함된 용액을 경구투여하여, 1시간 후에 혈당농도를 측정해서 임신성 당뇨를 진단할 수 있다. 기준치 이상의 혈당농도가 보인다면, 당뇨병의 확진을 위해 추가적인 검사를 하게 되고, 임산부의 혈당조절을 위한 식이요법 등을 시행하며, 필요하다면 인슐린을 주사하기도 한다.

러한 물질은 모체의 혈전생성을 유발하며, 모체의 혈액응고 물질을 고갈시켜 출혈성 질환을 유발하게 된다. 죽은 태아가 자궁 내에 머무는 것은 9장에서 설명한 파종성 혈관 내 응고 증상의 한 원인이다.

임신 중 코카인 흡인은 자궁 내에서 태아의 사망을 유발하는 원인으로 알려져 있다. 코카인은 모체의 심박수를 증가시키고, 세동맥을 수축시키고, 혈압을 올린다. 자궁 세동맥의 수축은 자궁의 혈액 공급을 줄이고 태아에 산소공급을 손상시킨다. 자궁세동맥의 수축은 어떤 혈관의 파열을 일으킬 수 있다. 결과적으로 많은 출혈이 자궁벽과 태반 사이에 일어나고, 부분적으로 태반을 자궁으로부터 분리시키게 된다(태반박리).

■ 자연유산

대부분의 자연유산은 임신초기에 일어난다. 실제 발생률은 측정하기 어려우나 전체 임신의 10~20%로 추정된다. 많은 자연유산은 염색체의 선천기형이나 배아의 생존에 필수불가결한 기관의 형성이상 때문이다. 다른 이유는 수정된 수정란이 자궁내막강에서 잘못 착상했기 때문이다. 많은 경우에서, 자연유산의 정확한 이유를 알기는 힘들다.

때때로, 임신말기에 태아의 자궁 내 사망이 일어나기도 한다. 이는 보통 탯줄을 통한 혈액공급의 폐쇄나, 태반조기박리라 불리는 태반이 자궁벽에서 분리되는 현상에 의해서 일어난다. 제대 혈관의 압박은 태아 혈액공급의 우회로가 없어지고, 주로 탯줄이 꼬이거나 태아의 목이나 사지에 감겼을 때 발생한다(그림 14-11). 만약 태반이 자궁과의 결합으로부터 분리되거나, 탯줄이 폐쇄된다면, 태아는 모체로부터 산소와 영양분을 공급받지 못하고, 죽게 될 것이다. 죽은 태아는 보통 즉시 배출되지만, 때때로 자궁에서 몇 주 또는 몇 달간 머무를 수도 있다.

만약 죽은 태아가 장기간 자궁에 머물게 되면, 퇴화하는 태아 조직이 모체 순환으로 퍼지게 된다. 이

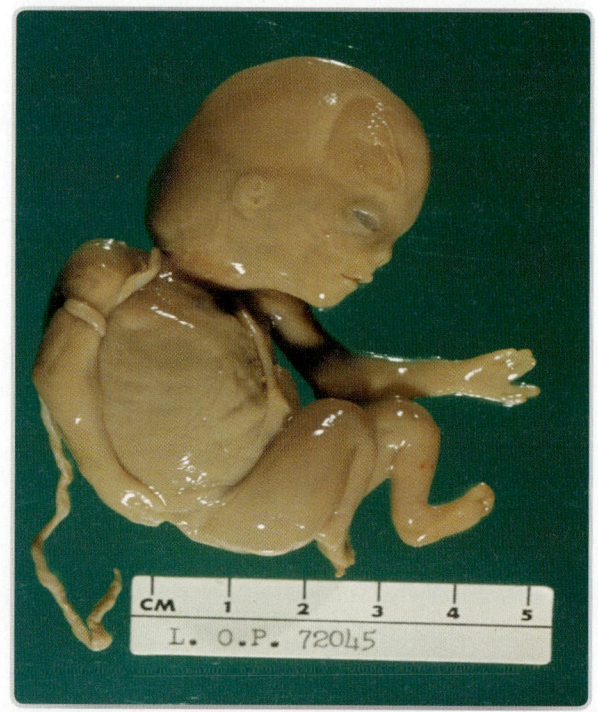

그림 14-11 • 탯줄을 통한 혈액공급 차단으로 임신후기에 자연유산된 태아. 탯줄은 목 뒤쪽까지 걸쳐져 있고 상박주위를 단단하게 감고 있어서 순환의 차단과 자궁 내 사망이 초래되었다.

■ 자궁외임신

자궁외임신(ectopic pregnancy)이란, 배아가 정상적인 자궁 공간이 아닌 다른 곳에서 발달하는 것이다. 대부분의 자궁외임신은 난관에서 일어나지만, 종종 난소나 복강에서 일어날 때도 있다. 일반적으로, 수정은 난관에서 일어나며 수정란은 수정 후 첫째주말에 자궁내막강으로 오게 된다. 그러나 수정란의 이동이 늦어지면, 수정관에서 착상이 일어난다. 이 질환에는 2가지 요인이 선행한다.

1. 난관에 이전에 감염이 있었던 경우 종종 수정란의 이동을 지연시키는 상처나 관주름의 결합 등이 선행된다.
2. 난관 근육이 수축을 하지 못함.

종종, 난관 임신의 원인이 될 수 있는 상황들은 양쪽 난관에 영향을 준다. 결과적으로 한쪽의 난관에 자궁외임신을 경험한 여성은 후에 임신에서 반대쪽에 난관 임신을 겪을 가능성이 크다.

▶ 난관 임신의 결과

난관 임신은 점점 난관을 확장시킨다. 배아는 정상적으로 자라지만, 거의 한 달 이상 생존하지 못한다. 침윤한 영양막은 혈관을 부식시키고, 내강과 관벽으로 출혈을 일으키며 종종 주변조직에도 출혈을 일으킨다.

자궁외임신 중인 여성은 임신초기와 같은 증상을 느끼고 정상임신과 같이 생리기가 사라진다. 또한 복부에 통증을 호소하고 난관의 확장에 의한 압통과 출혈에 의한 골반막의 자극을 느낀다. 또한 혈액이 착상 위치로부터 새어 나왔다면 약간의 질출혈도 경험하게 된다.

난관의 파열은 언제든지 일어날 수 있다(그림 14-12). 이런 경우 심각한 복통과 파열에 의한 복강 내 과량의 출혈이 함께 일어난다. 즉시 치료받지 않는다면, 심각한 출혈로 인해 매우 치명적이다.

난관 파열의 매우 치명적인 위험도 때문에, 의료진은 가임기의 여성이 자궁외임신의 어떤 증상으로라도 내원한다면, 항상 자궁외임신의 가능성을 염두에 두고 있어야 한다. 골반검사를 통해 자궁 주변의 압통위치를 알 수 있고 팽창된 난관에 의한 덩어리를 확인할 수 있다. 양성임신진단을 통해 임신 여부를 확인할 수 있고, 초음파를 통해 융모막 소포가 자궁 근처에 있는지 없는지를 확인할 수 있다. 만약 이런 방법을 통해 난관 임신이 의심되면, 복강경을 통해 난관과 난소를 살펴 파열된 부위가 있는지 확인한다.

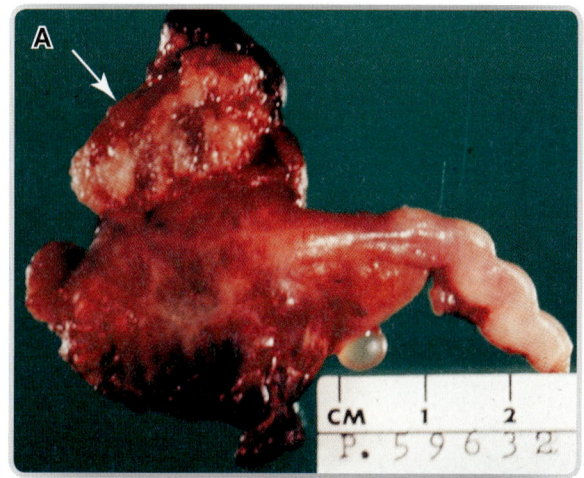

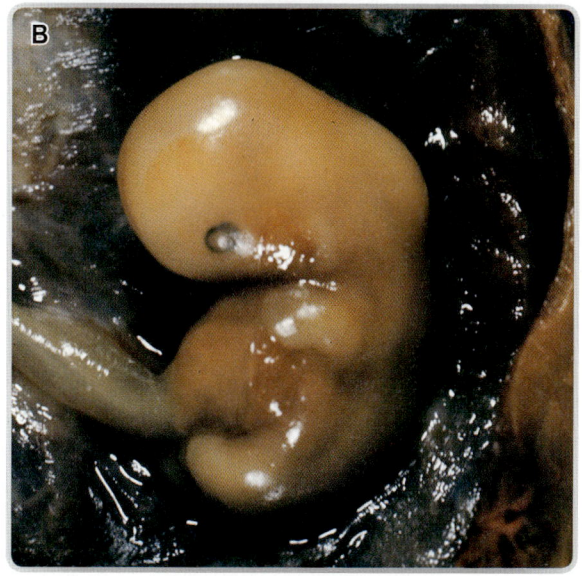

그림 14-12 • 우측 난관에서의 자궁외임신.
A. 크게 팽창된 난관벽을 통해 돌출된 태반조직덩어리(화살표). B. 온전한 양막낭 내에 있는 태아.

CHAPTER 14 임신과 관련된 태아기의 발달과 질병들

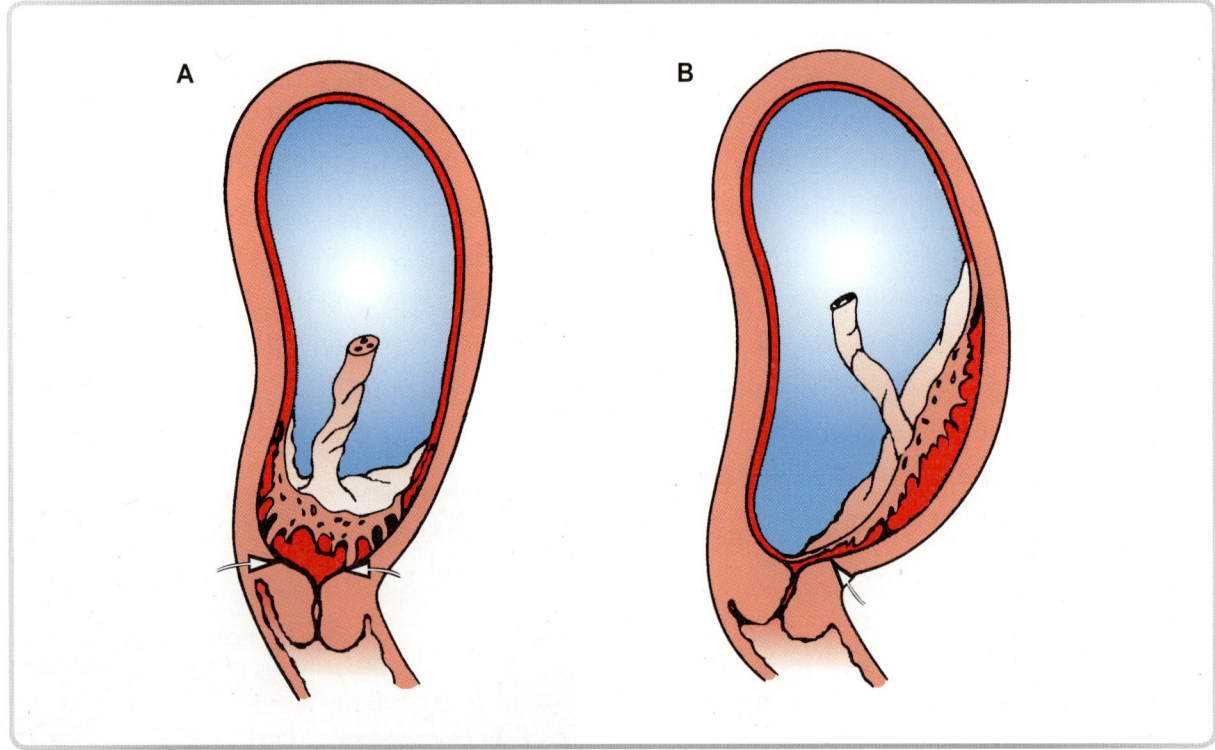

그림 14-13 • 전치태반의 종류. A, 중심성 전치태반. B, 부분적 전치태반 화살표는 임신후기에 태반이 자궁저부에 유착되어 있던 부분이 찢어지는 부위를 가리킨다.

아래의 사례는 파열이 있는 전형적인 자궁외임신에 대한 임상적 특징을 보여준 것이다.

사례연구 14-1

34세의 여성이 심한 복통을 호소하며 병원을 방문했다. 최근 생리는 10주 전에 있었다. 2주 전에 약한 복통을 경험했고 약간의 질 출혈도 있었다고 한다. 신체검사 결과, 심한 혈액 출혈의 증거가 나타났고, 복부에 광범위한 압통점이 나타났다. 파열된 자궁외임신이라는 진단이 내려졌고, 즉시 수술이 이루어졌다. 난관 파열로 인한 출혈에 의해 복강에 많은 양의 혈액이 관찰되었다. 파열된 난관은 제거되었으며, 수혈을 통해 혈액을 보충하였고, 며칠 후 호전되어 퇴원하였다.

■ 태반의 비정상적 태반부착

▶ 전치태반

보통 태반은 자궁 윗부분의 앞 혹은 뒤에 붙는다. 하지만, 태반이 자궁 아랫부분에 부착될 경우 자궁경부를 가릴 수 있다. 이를 전치태반(placenta previa)이라고 부른다(그림 14-13). 태반이 자궁의 출구를 막는다는 뜻이다(pre=전+via=길). 자궁경부를 완전히 막는 태반은 완전전치태반이라고 불린다. 자궁경부의 경계 부분에 태반이 부착될 경우, 부분전치태반이라고 한다. 전치태반이 있는 환자는 임신말기에 태반이 부분적으로 자궁과 분리되면서 출혈을 경험한다. 보통, 자궁의 아랫부분은 분만을 준비하면서 임신말기에 확장하게 된다. 비정상적으로 붙은 태반은 자궁확장의 윤곽을 따라가지 못하고 태반의 일부분이 분리된다. 분리는 융모 공간에 혈액을 공급하는 자궁동맥에 영향을 준다(그림 14-10). 전치태반은 모체에게 위험하다. 태반의 큰 부분이 자궁에서 분리될 경우, 출혈과다로 사망할 수 있다. 태반의 부분박리는 태아혈액의 산소공급에 차질을 주어 태아의 사망을 초래할 수 있다.

태반이 자궁경부를 막으므로, 질 분만은 심각한 출혈과 자궁경부에 손상 위험이 있다. 분만은 주로 제왕절개로 이루어진다.

■ 쌍둥이와 다중임신

보통, 임신의 1% 정도가 쌍둥이이다 (대략 100명 중 1명). 쌍둥이는 일란성이거나(하나의 수정란), 이란성이다 (2개의 수정란). 대략 모든 임신의 0.01% 정도가 세쌍둥이이다(1만 명 중 1명). 네쌍둥이, 다섯쌍둥이, 여섯쌍둥이는 매우 희귀하다. 모든 종류의 다중임신은 생식선자극호르몬이나 그와 비슷한 약물처럼 여러 개의 난자배란을 유도하거나, 여러 개의 수정란을 자궁에 인공적으로 착상시켰을 때 확률이 올라간다.

전치태반 (placenta previa): 자궁에서 태반이 자궁경부를 일부 혹은 완전히 덮고 있으면서 부착된 경우.

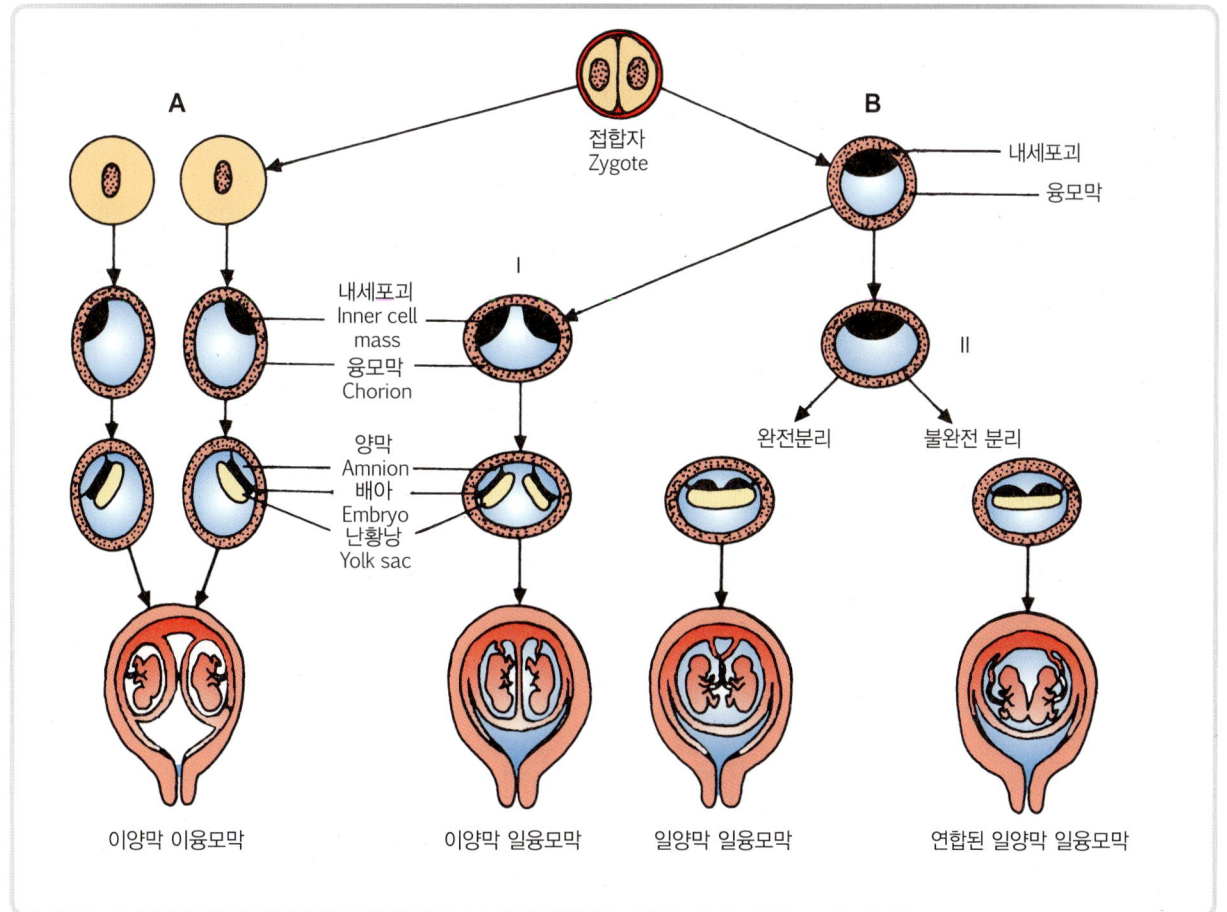

그림 14-14 • 일란성 쌍둥이가 형성되는 시기와 쌍둥이의 각 시기별 태반의 유형들. A, 수정된 난자의 조기분열, 각각 발생하고 착상하여 2개의 분리된 접합체 형성. B I, 내세포괴가 분할되고 있고 단일 융모막강 내 두 배아가 만들어진다. B II, 양막낭이 형성된 후 내세포괴의 후기 분할. 내세포괴의 완전한 분리는 단일 양막낭 내에 두 배아를 만든다. 불완전한 분리는 쌍둥이를 만든다.

CHAPTER 14 임신과 관련된 태아기의 발달과 질병들

▶ **이란성 쌍둥이**

쌍둥이의 70%가 이란성이며, 2개의 난자가 2개의 정자에 의하여 각각 수정란을 형성하여 생겨난다. 이란성 쌍둥이는 형제자매와 비슷하지만, 부모가 동일하기 때문에 가족적 유사함을 보인다. 각 수정란은 서로 개별적으로 착상하고, 각각의 태반을 가지며, 태아막 또한 각각 갖는다. 2개의 태반의 경계가 서로 융합하는 경우는 종종 있지만, 각각의 태아는 서로의 양막과 융모막에 의해 서로 분리되어 있다. 이렇게 융합된 태반은 이양막 이융모막 태반이라고 불린다.

▶ **일란성 쌍둥이**

쌍둥이의 30%가 일란성이며, 1개의 수정란이 분리되어 생성된다. 분리는 그림 14-14에서 볼 수 있듯이 수정 후 다양한 단계에서 일어난다. 일란성 쌍둥이의 30%에서는 내세포괴가 형성되기 전에 분리된다. 각각의 접합체는 따로 착상하여 완전한 배아와 태반을 형성한다. 두 태반은 이란성 쌍둥이의 경우와 마찬가지로 서로 융합하여 이양막 이융모막 태반을 형성할 수 있다.

대부분의 경우(일란성 쌍둥이의 70%) 내세포괴는 미분화세포가 형성되고 착상하기 전에 나뉜다. 이 경우, 각각의 나뉜 내세포괴는 서로 각각 완전한 배아와 양막, 난황낭을 형성하지만 하나의 융모막강 안에서 발생한다. 이것은 이양막 일융모막 태반을 형성한다.

드물게, 내세포괴는 양막낭이 발생한 후에 나누어지기도 한다. 이런 경우 두 배아는 하나의 양막강 내에서 발생하며 일양막 일융모막 태반을 형성한다.

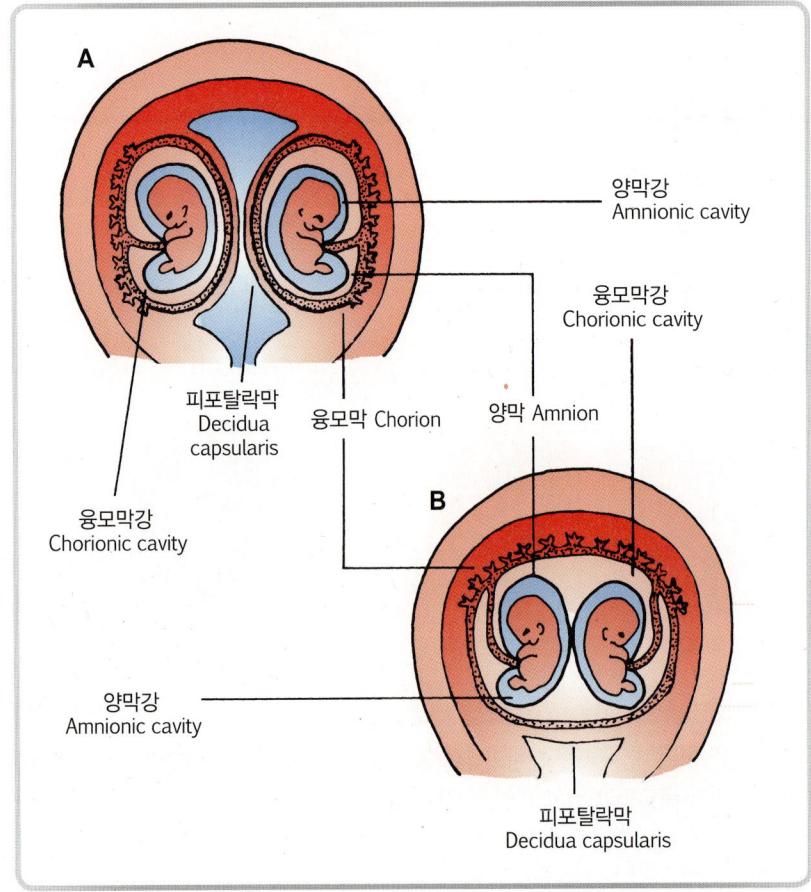

그림 14-15 • 쌍둥이에서 태반과 태아막 형성 비교. A, 이란성 태반 형성을 이끄는 독립된 착상. B, 단일 융모막강에서 발생하고 단일융모막성 태반을 형성하는 쌍둥이 이란성 태반은 이란성 혹은 일란성 쌍둥이에서 발생할 수 있으나 단일융모막성 태반은 일란성 쌍둥이에서만 형성된다.

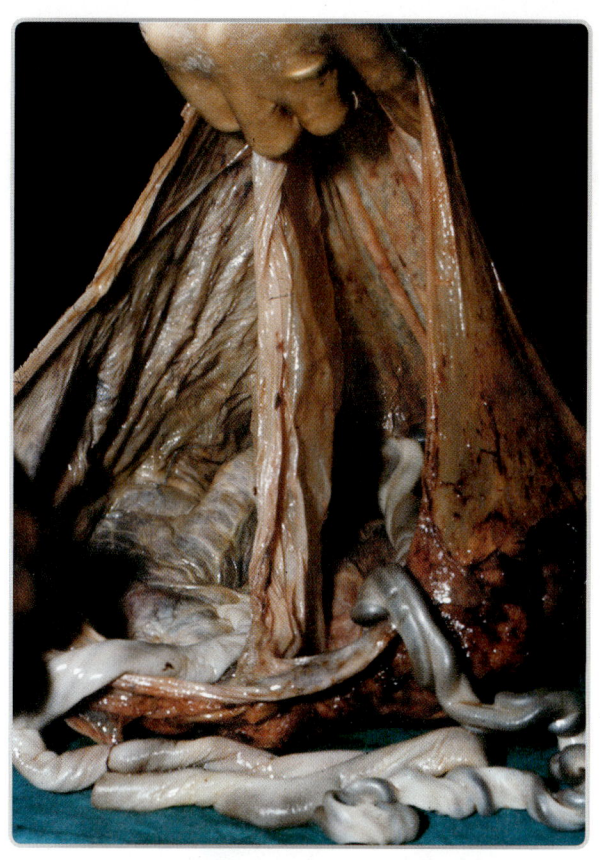

그림 14-16 • 쌍둥이 임신에서 양막낭 사이에서의 분할. 분할을 조사하면 쌍둥이의 접합체 구조를 알 수도 있다.

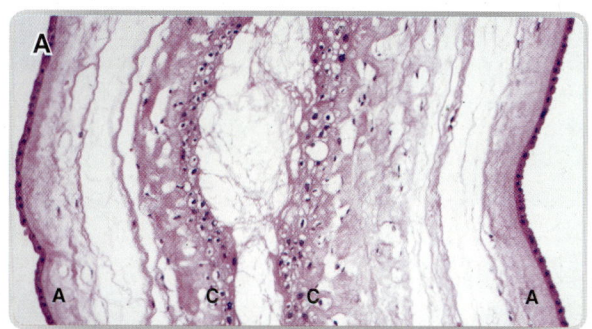

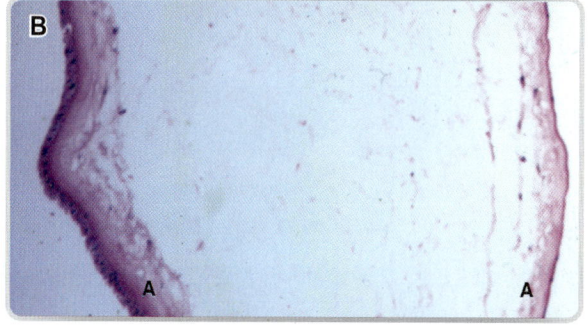

그림 14-17 • 쌍둥이임신에서 난황낭 사이에서의 분할의 조직학적 소견. A, 이양막 이융모막 태반. 4층 구조, 양막의 외측 이층(A)과 융모막의 내측 2층(B). B, 일란성 쌍둥이의 이양막 단일융모막. 이양막 사이에 융모막 없이 양막 2층(A).

내세포괴의 분리가 불완전할 경우, 접착쌍둥이가 발생한다.

▶ **태반 관찰을 통한 쌍둥이의 접합자 구조**

아이가 분만될 때 일란성 쌍둥이인지 이란성 쌍둥이인지 알고 싶어 하는 경우가 많다. 성별이 다르다면 이란성이겠지만, 같은 성일 경우 일란성일 수도, 이란성일 수도 있다. 이것은 태반을 관찰함으로써 해결할 수 있다. 태반이 2개 있을 경우, 쌍둥이는 각각 서로 착상했다는 것이다. 그러나 2개의 양막낭을 가진 하나의 태반은 일융모막 태반이거나 이융모막 태반일수도 있다. 이 두 태반은 2개의 양막을 눈으로 관찰하거나 현미경을 통해서 구별할 수 있다. 왜냐하면 분할된 구조를 통해 그것이 어떻게 형성되었는지 알 수 있기 때문이다. 그림 14-15는 각각 착상한 쌍둥이(이융모막 태반)와 하나의 융모막 내에서 발생하는 쌍둥이(일융모막 태반) 사이의 태아막의 배열을 비교한다. 양막이 점점 커지면서, 막은 서로 만나서 2개의 낭 사이에 공간을 나누는 중심선을 형성한다(그림 14-16). 태반이 일융모막일 경우, 중격은 2개의 양막으로만 이루어져 있다: 이융모막태반의 경우 중격에서 4개의 막을 관찰할 수 있다: 2개의 바깥 양막과 2개의 안쪽 융모막(그림 14-17). 이양막 일융모막 태반은 희귀한 일양막 일융모막 태반과 마찬가지로 항상 일란성임을 시사한다. 태반이 이양막 이융모막이거나 2개의 태반이 있다면, 쌍둥이는 이란성과 일란성 둘 다 가능성이 있다. 모든 이란성 쌍둥이는 이양막 이융모막태반이나 각각의 태반을 갖고 있지만, 일란성의 30% 또한 마찬가지이다.

CHAPTER 14 임신과 관련된 태아기의 발달과 질병들

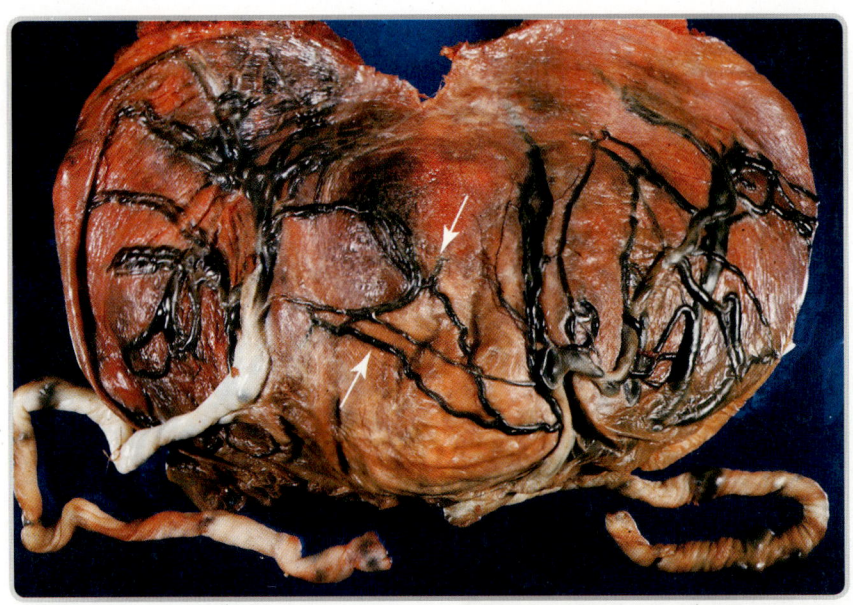

그림 14-18 • 서로 연결되는 혈관들이 제거된 양막이 있는 일란성 쌍둥이의 태반.

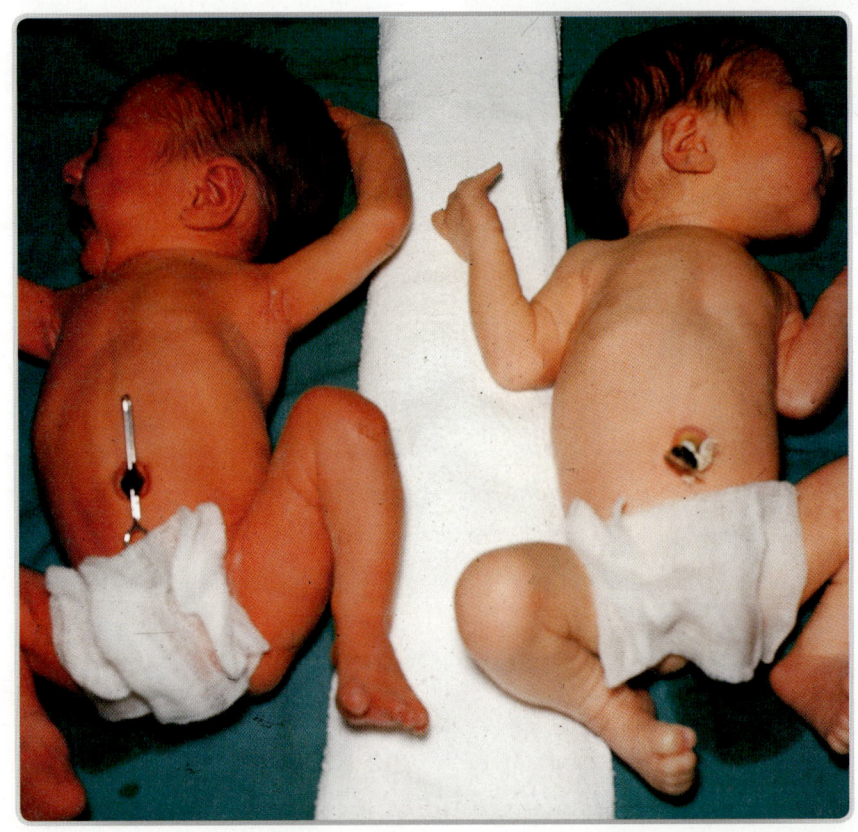

그림 14-19 • 쌍둥이 수혈증후군이 있는 일란성 쌍둥이. 사진에서 우측에 있는 쌍둥이는 창백하고 빈혈이 있고 좌측에 있는 쌍둥이는 붉고 과도한 혈액이 있다.

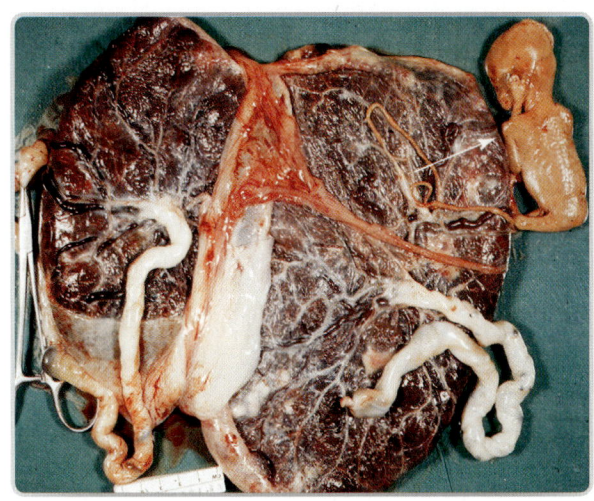

그림 14-20 • 세쌍둥이 태반, 두 유아는 미성숙하게 태어났다. 세 번째 태아(화살표)는 임신 초기에 죽었고 살아 있는 쌍둥이는 분만 때까지 자궁 내에 있었다(사례연구 14-2).

▶ 쌍둥이 수혈증후군

일란성 쌍둥이의 태반순환은 여러 개의 혈관문합으로 이어져있고(혈관끼리 서로 연결된 것), 그것으로 인하여 결과적으로, 두 태아의 피가 태반에서 서로 섞이게 된다(그림 14-18). 어떤 경우에는 태반문합이 너무 심하여 한 태아(기증태아)의 태아태반순환혈액이 다른 태아(수령태아)의 순환으로 흘러들어간다. 이러한 일이 생길 경우, 기증태아는 빈혈이 생기고, 수령태아는 혈액과다 상태가 된다(적혈구증가증). 쌍둥이 수혈증후군은 어느 정도는 흔하며 모든 쌍둥이 분만의 15%에서 일어난다. 두 쌍둥이 간의 적은 양의 혈액 차이는 문제가 되지 않지만, 양이 많아질 경우 두 태아 모두에게 해롭다(그림 14-19). 심한 빈혈은 기증태아에게 치명적이고, 수령태아의 순환에는 혈액이 너무 많아 적혈구증가증 태아는 심부전으로 사망한다.

쌍둥이 수혈증후군으로 태아가 자궁 내에서 사망할 위험이 있는 경우, 내시경을 자궁 내로 넣어 태반을 직접 관찰할 수 있다. 그 후 쌍둥이 간의 혈관문합을 응고시켜 태아 간 수혈을 막는다.

▶ 쌍둥이소실과 고사쌍둥이

가끔 쌍둥이 임신에서 한 쌍둥이는 발생이 실패하고 임신초기에 죽게 된다. 쌍둥이 임신의 경우는 실제로 쌍둥이를 분만하는 경우보다 월등히 높다. 제1분기때 초음파검사 결과 실제로 쌍둥이를 분만하는 경우보다 쌍둥이를 임신하는 경우가 많다는 것을 보여주었다. 생존에 실패한 다른 쌍둥이는 완전히 흡수되어 흔적을 남기지 않는 소실쌍둥이이거나, 생존한 태아가 분만될 때까지 자궁에 퇴화된 태아나 배아로 남아있는 고사쌍둥이일 수 있다. 그림 14-20은 케이스 그림 14-2에 소개한 것처럼 세쌍둥이 임신에서의 고사쌍둥이를 보여준다.

▶ 접착쌍둥이

내세포괴의 불완전한 분리는 두 접착쌍둥이 사이의 접합으로 이어진다. 쌍둥이는 머리, 흉곽, 배, 골반에서 접합되어 있을 수 있으며, 서로 마주보고, 옆으로, 혹은 뒤로도 접합될 수 있다. 접합의 정도는 경우마다 다르지만 보통 상당히 많이 접합되어 있으며, 내장기관을 공유하는 경우도 있어 수술적으로 분리하는 것이 불가능하다. 접착쌍둥이는 보통 크기가 같으며 분리에 실패한 것 외에는 발생단계에 문제가 없다.

▶ 쌍둥이 임신의 단점

쌍둥이는 단일임신과 비교해서 단점이 있다. 자궁 내에 공간이 부족하기 때문에 쌍둥이는 항상 같은 발생단계의 단일 임신아이보다 작다. 자궁의 과도한 확장이 조기진통을 유발하는 경우도 많으며, 이 경우 조산이 일어나 태아의 생존 가능성이 줄어든다. 선천적 기형 또한 단일임신에 비해 확률이 2배이고, 태반의 혈관문합은 쌍둥이 수혈증후군을 일으킬 수 있다.

▶ 자간증과 자간전증: 임신중독증

자간전증(preeclampsia)은 임신 20주부터 분만 전까지 발생하며 뇨에 단백질 검출과 혈압이 140/90 이상으로 증가하는 임신 관련 병이다. 나이가 어리거나 많은 여성, 쌍둥이, 그리고 과거 자간전증을 경험한 여성에서 더 흔하다. 몇몇 경우에서는 혈압이 160/110 이상으로 올라가며 경련을 동반할 수 있으며 이 경우 **자간증**(eclampsia)이라고 불린다. 이 두 경우는 임신중독증 안에 포함돼 있으며 태반으로의 혈액부족으로 인하여 발생한다. 태반기능장애는 혈관을 수축시키며 혈압을 올리고 신장(단백뇨의 원인), 태반, 그리고 다른 조직 내의 혈관 내 혈소판 응고로 인한 혈전형성을 촉진시키는 물질을 분비한다. 심한 경우에서는 자궁벽에서의 태반의 부분박리로 이어지고, 9장에서 설명한 것과 같이 범발성혈관내응고도 보일 수 있다.

심하지 않은 경우에는 침상휴식과 지속적 관찰을 통하여 관리할 수 있으며, 모체의 건강을 위협하지 않는 범위에서 최대한 조산을 방지하고자 한다. 심한 경우에는 모체와 태아 둘 다에게 위험하다. 치료는 고혈압과 혈관손상을 태아가 조산으로 분만 가능할 때까지 조절하는 것으로, 임신 20주 정도부터 가능하나, 24주 이후가 가장 이상적이다. 여러 약물이 고혈압과 경련을 조절하는 데 도움을 준다. 증상은 태반이(원인이라고 예상됨) 분만 후에 제거되면 나아진다.

자간전증(pre-eclampsia): 고혈압과 단백뇨가 특징인 임신과 관련된 합병증으로 임신 20주 이후에 태반기능이상에 의해 나타난다고 생각된다.

자간증(eclampsia): 자간전증이 있는 임신한 여자에서 한 번 이상 경련이 있는 경우.

사례연구 14-2

30세 여성이 36주 임신 말기에 쌍둥이 여아를 분만하였다. 분만 후 태반 관찰 결과 압축되고 퇴화된 13cm 태아가 들어 있는 양막을 발견하였다(그림 14-20). 양막 사이의 분할은 2개의 양막과 2개의 융모막으로 이루어져 있었다. 이 세쌍둥이 임신에서 한 태아는 임신 17주에 사망하였고 임신 36주에 나머지 두 태아가 분만될 때까지 자궁 내에 남아 있었다. 각각의 태아는 서로 각각의 양막과 융모막을 갖고 있었다. 생존한 두 태아의 접합자는 이양막 이융모막 태반은 일란성과 이란성 둘 다에서 생길 수 있기 때문에 태반 관찰을 통하여 알아낼 수 없었다.

■ 포상기태와 융모암

임신이 제대로 발생하지 않아 배아가 형성을 실패하여 죽어서 흡수될 때, 간혹 융모를 덮고 있는 영양막세포가 매우 빠른 속도로 자라기 시작하여, 증식하는 영양막이 정상임신보다 더 많은 양의 융모생식샘자극호르몬을 분비한다. 비정상적으로 증식하는 영양막 조직은 자궁을 침투할 수 있고, 질로도 퍼질 수 있으며 심지어 다른 곳으로 전이될 수도 있다. 비정상적 영양막 활동의 정도는 3가지로 나누어지며, 임신성 융모성 질환이라는 명칭 안에 셋 다 포함된다.

1. 가장 흔한 경우로, 환자의 80% 정도 되는데 포상기태라는 양성 영양막 증식이다.
2. 환자의 15% 정도에서 발생하는 좀 더 공격적이고 파괴적인 증식 과정으로 침습성기태라고 한다.
3. 융모암이라고 불리는 경우로 소수의 환자에게만 일어나는 악성적 영양막 조직증식이다. 이 공격적인 영양막 신생물은 제대로 치료하지 않으면 여러 곳으로 전이하여 환자를 사망에 이르게 한다.

▶ 양성 포상기태

양성 포상기태(benign hydatidiform mole)에서는 증식하는 영양막으로 덮여있는 융모가 포도처럼 생긴 큰 낭성구조물로 바뀐다(그림 14-21). 포상기태라는 특이한 이름은 여기서 유래되었다. 포층은 액체로 가득 찬 소포를 의미하며 기태(mole)는 모양이 없는 조직덩어리를 의미한다.

포상기태는 미국과 캐나다에서는 1,500명의 임신 중 한 번 일어나는 그렇게 흔한 병은 아니지만, 극동과 아시아 남동쪽 여성에서는 10배 더 자주 발생한다. 여러 개의 낭성융모로 태반의 부피가 커져서, 포상기태가 있는 환자는 실제 임신 주수보다 심한 자궁의 확장을 경험하게 된다. 포상기태로 인한 모체 혈관의

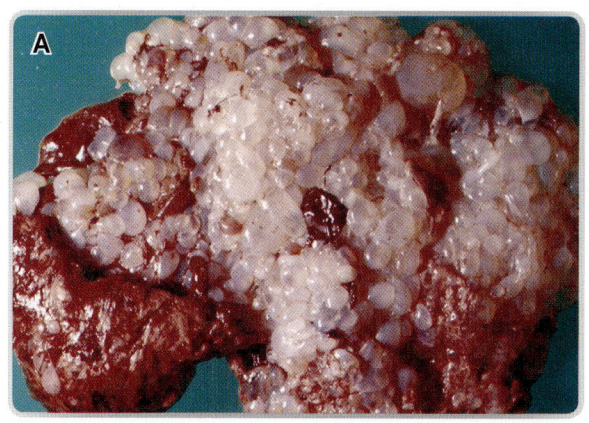

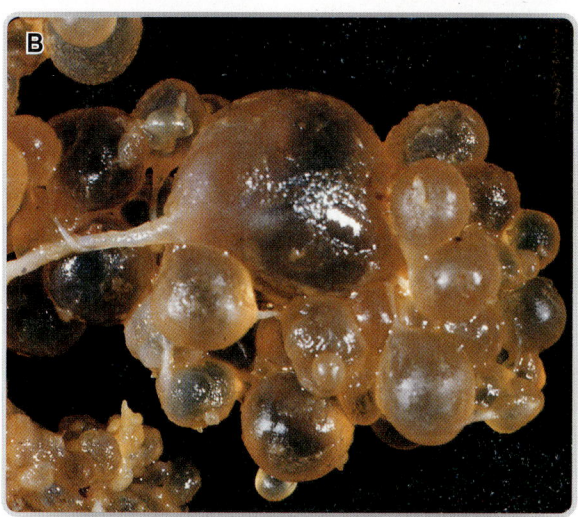

그림 14-21 • 포상기태. A, 낭성 융모의 커다란 덩어리로 전환되어 있는 태반. B, 낭성 융모의 근접 사진.

침식은 불규칙적인 자궁출혈을 일으킬 수 있다. 포상기태로 인한 자궁의 과도한 확장은 자궁수축을 일으켜 포상기태의 조각들이 밖으로 배출될 수도 있다. 포상기태의 진단은 자궁에서 배출된 조직에서 낭성 융모를 덮고 있는 증식성 영양막을 관찰하거나 낭성 융모가 자궁내강을 차지하고 있는 특징적 모습을 초음파로 확인하는 것이다.

▶ 침습성기태

침습성기태(invasive mole)는 포상기태와 비슷하지만 더욱 심한 영양막 증식으로 보이며 공격적인 모습을 보인다. 영양막 조직은 자궁벽 깊숙이 침습하여 상당한 출혈을 일으킬 수 있지만, 악성이 되지는 않는다.

▶ 융모암

이것은 임신성 융모성 질환 중 가장 침습적인 형태로, 악성 종양과 같은 양상을 보인다. 비정상적 활동을 보이는 증식적 영양막 덩어리들은 질까지 뻗어가며 폐, 뇌와 같이 먼 곳으로 전이할 수 있다. 강하게 치료하지 않으면, **융모암**(choriocarcinoma) 종양은 사망에 이를 수 있다.

▶ 임신성 융모성 질환의 치료

기태의 치료는 자궁에서 소파술로 제거한 뒤, 혈중 융모생식선자극호르몬을 주기적으로 확인하여 모든 조직을 제거했는지 확인하는 것이다. 성공적인 치료 후에는 환자의 혈중 융모생식선자극호르몬은 8주 내로 감지할 수 없는 정도로 떨어지게 된다. 혈중 융모생식선자극호르몬이 떨어지지 않거나 떨어지다가 다시 증가하면, 기태는 완전히 제거되지 않았으며 다시 활동을 시작한다는 뜻이므로 지속적인 치료가 필요하다. 보통의 경우, 치료는 항암화학요법으로 이루어지며, 환자가 임신을 원치 않을 경우 자궁절제술을 시행하기도 한다. 융모암은 여러 종류의 항암화학요법으로 강하게 치료하며 대부분의 환자는 그림 14-22에서 볼 수 있는 전이성 융모암을 진단받았다가 화학요법으로 치료받은 여성처럼 적절한 처치로 치료된다.

일부 기태는 공격적이며 불완전하게 제거된 후 융모암으로 재발할 수 있으므로, 기태를 제거한 여성은 지속적인 검사를 받아야 한다. 기태를 제거한 여성이 지속적으로 혈중 융모생식선자극호르몬을 검사받고 있다면, 기태 제거 후 향후 1년까지 임신을 하면 안 된다. 그 이유는 임신이 검사의 해석을 어렵게 하기 때문이다. 의료진은 혈중 융모생식선자극호르몬의 증가가 항암화학요법이 필요한 임신성 융모성 질환의 재발로 인한 것인지, 보통 임신에 의한 것인지 구별할 수 없다.

> **임신성 융모성 질환**(gestational trophoblastic disease): 비정상적인 영양모세포의 증식을 특징으로 하는 모든 질환을 일컫는 일반적인 용어 포상기태와 융모암을 모두 포함한다.
>
> **포상기태**(hydatidiform mole): 커다란 낭성 융모형성과 관련이 있는 영양모세포의 종양성 증식.
>
> **침습성기태**(invasive mole): 자궁벽을 침습하는 공격적인 포상기태.
>
> **융모암**(choriocarcinoma): 영양모세포 조직의 악성 증식.

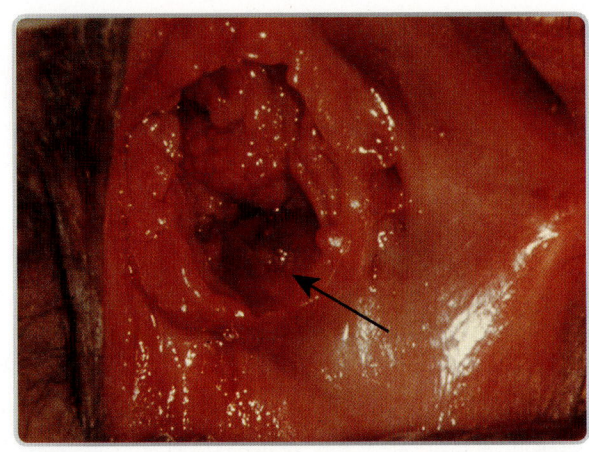

그림 14-22 • 질의 후측벽에 있는 전이성 융모암(화살표). 환자는 화학요법에 좋은 반응을 보였고 후에 정상 임신과 분만을 했다.

■ 신생아 용혈성 질환(태아적아구증)

신생아의 용혈성 질환은 갓 태어난 신생아가 모체의 적혈구에는 없지만 태아의 적혈구에는 있는 '외부' 혈액 항원을 민감하게 인식함으로써 생기는 용혈성 빈혈이다. 많은 다른 혈액 항원들이 용혈성 질병을 유발한다고 알려져 있다. 그중 가장 잘 알려져 있는 것은 Rh 항원이다. 정상적으로 용혈성 질병은 첫번째로 맞지 않는 혈액항원이 노출되었을 때에는 일어나지 않는다. 그 이유는 분만 후에 태반이 자궁으로부터 분리되기 전까지는 의미 있는 수의 태아의 적혈구가 모체의 순환계로 들어가지 않기 때문이다. 그러나 한번 모체의 면역체계가 외부 혈액항원에 민감해지게 되면, 모체는 그 다음 임신부터 모체의 면역체계를 민감하게 만든 그 태아의 혈액항원에 대한 항체를 만들어낸다. 그 항체와 관련한 적혈구 파괴는 영향을 받은 태아에게 용혈성 빈혈과 황달 증상을 나타나게 한다. 황달이란 태아 혈액의 빌리루빈 농도가 높아짐에 따라 피부가 황색으로 변하는 것을 의미한다. 빌리루빈은 항체에 의해 공격받은 태아의 적혈구로부터 분비된 헤모글로빈에 의해 만들어지는 노랗거나 갈색의 생성물이다.

빌리루빈(bilirubin): 혈색소가 분해되면서 파생되는 담즙 색소 중 하나.

▶ 분만 후의 헤모글로빈과 빌리루빈의 변화

그림 14-23은 용혈성 질병을 가진 신생아의 분만 후 전형적인 헤모글로빈과 빌리루빈 농도를 나타낸다. 신생아는 분만 후에 빈혈 상태가 되고, 빌리루빈 농도 역시 가파르게 상승한다. 빈혈은 출산 후에 상승하는데 그 이유는 신생아가 호흡을 하기 시작하고, 그 결과 신생아 혈액의 산소 농도가 올라감에 따라 그 즉시 적혈구 생성이 감소하기 때문이다. 그러나, 신생아 혈액 속에 이미 있는 항체들이 결국 혈액 내에서 제거되기 전까지 적혈구를 파괴하기 시작한다.

증가하는 빌리루빈 농도는 지속적인 항체 관련 적혈구 파괴에 의해 일어난다. 태아가 태어나기 전에 태아 혈액 속 많은 양의 빌리루빈은 태반을 통해 모체의 순환계로 들어가 모체의 간에서 접합되어 담낭을 통해 배설된다. 출생 후에 태아는 이전에 모체에 의해 처리되던 엄청난 양의 빌리루빈을 스스로 대사해서 배설해야만 하지만, 신생아의 간은 상대적으로 빌리루빈을 접합시키고 배설시킬 능력이 부족한 상태이다. 그 결과, 신생아의 비접합 빌리루빈 농도가 급속하게 올라가게 된다. 이런 상태를 과빌리루빈혈증이라고 부르는데 이는 신생아에게 매우 위험하다. 높은 비접합 빌리루빈의 농도는 신경계통에 독성을 가진다. 특히 뇌의 바닥핵이라는 부분이 염색되고 퇴화하게 되는데 이는 뇌의 다른 부분에도 영향을 미친다. 이런 상태를 핵황달 혹은 빌리루빈 뇌병증(bilirubin encephalopathy)이라고 부른다.

▶ Rh 용혈성 질환

다른 여러 개의 모체-태아 혈액항원질환의 특징들이 Rh양성 태아 혈액 적혈구에 대항하여 Rh음성 모체에서 만들어진 항체에 의해 생기는 Rh 용혈성 질환에 똑같이 적용된다.

Rh시스템은 적혈구 상의 일련의 대립 유전자들을 포함하는 상대적으로 복잡한 혈액시스템이다. 가장

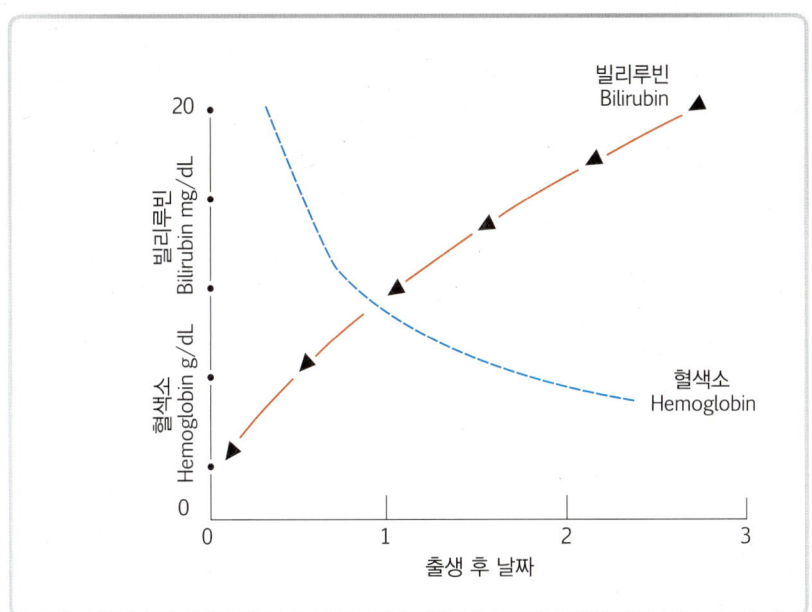

그림 14-23 • 용혈성 질환이 있는 유아들의 분만 후 혈색소와 빌리루빈 농도의 변화.

중요한 Rh항원은 D항원이라고 불리기도 하고, Rho항원이라고 불리기도 한다. o는 original을 의미하고, 이는 이 항원이 첫번째로 인식되었고 또 제일 중요한 항원이라는 것을 의미한다. D항원의 존재는 대립유전자인 D와 d에 의해 결정되는 것으로 보이고 이는 DD, Dd, dd 3개의 다른 표현형으로 나타낸다. 임상적 목적으로 나눌 때, 다른 Rh항원의 유무와 상관없이, D항원을 적혈구에 가지고 있는 사람을 Rh양성이라고 하고 D항원을 가지고 있지 않은 사람(표현형 dd)을 Rh음성이라고 한다. Rh양성인 사람은 동형접합인 DD일 수도 있고, 이형접합인 Dd일 수도 있다. 따라서 Rh양성인 두 부모 사이에서도 두 부모가 이형 접합형이고 그중 d유전자만을 유전했을 때 Rh음성인 아이가 태어날 수 있다. 또한 이형 접합형인 Rh양성 아버지와 Rh음성 어머니 사이에서도 Rh음성인 아기가 태어날 수 있다.

Rh음성인 모체에서 태어난 첫번째 Rh양성 신생아는 대체로 정상이다. 그러나 모체가 Rh양성인 태아를 임신한 첫번째 임신에서 Rh양성에 감작이 되면 그 다음 Rh양성인 태아를 임신했을 때 Rh용혈성 질환이 발생한다.

Rh 용혈성 질환은 발생빈도가 줄고 있다. 왜냐하면 우리는 Rh양성 태아를 임신한 Rh음성 모체의 Rh항체 생성을 막을 수 있고, 용혈성 질환을 가진 어떠한 불행한 신생아라도 치료할 수 있는 방법을 가지고 있기 때문이다. Rh 용혈성 질환이 매우 드물게 발생하고 있지만 Rh음성인 모체와 Rh양성인 태아에서 용혈성 질환을 예방하는 것이 매우 중요하기 때문에 이 질병과 이 질병이 태아에 미치는 영향을 아는 것은 매우 중요하다.

▶ 신생아 용혈성 질환의 진단

예시된 몇 가지 기준에 의해 용혈성 질환의 진단이 가능

1. 모체는 Rh음성이고, 태아는 Rh양성이다.
2. 모체의 혈액이 Rh항체를 가지고 있다.
3. 항체는 태아의 적혈구에 붙어 있다. 이는 비교적 간단한 실험적 방법(직접적 쿰즈(Coombs) 검사)을 통해 증명될 수 있다.
4. 항체는 태아의 적혈구를 공격하고, 이는 빈혈과 혈중 빌리루빈 농도 상승으로 나타나는데, 이러한 것은 용혈성 빈혈의 심각성을 반영한다.

CHAPTER 14 임신과 관련된 태아기의 발달과 질병들

자세히 살펴보기

산후 면밀한 수혈 반응 검사는 영아기 용혈성 질환에 대한 원인을 밝혀냈고, 대부분의 경우에 항체와 관련이 있다는 것으로 밝혀졌다.

신생아의 용혈성 질환은 1700년대 조산사(midwives)에 의해 알려졌지만, 그 원인은 불명이었다. 1901년에 란트슈타이너(Landsteiner)에 의해 ABO식 혈액형이 정립되기 이전에는 혈액형 분류 시스템에 관해서는 아무것도 알지 못했고, ABO식 혈액형 정립 이후에 혈액 수혈의 안전성이 높아졌다. 그러나 ABO혈액형에 의해 공여자와 수혜자의 혈액형을 맞추었는데도 불구하고 종종 수혈 반응이 여전히 일어났다. 그 이후 연구자들은 사람의 적혈구를 검사하기 위한 항체를 생산해내기 위해서, 혹은 새로운 적혈구 항원 분류법을 찾기 위해, 동물에게 적혈구를 주사하는 방법으로 다른 혈액형 분류법을 찾으려고 노력했다. 이후 큰 발견이 1940년에 있었는데, 그 내용은 연구자가 붉은 털(rhesus) 원숭이의 적혈구를 토끼에 주사한 결과 나온 원숭이 항체가 뉴욕 시민의 85% 백인과 95% 흑인에서 반응한다는 것을 발견해내었다. 항체에 반응한 사람을 원숭이 양성이라고 불렀고, 짧게 줄여 Rh양성이라고 불렀으며, 항체에 반응하지 않은 사람은 Rh음성이라고 불렀다. 그 시기에 한 여성이 난산 중에 용혈성 질환을 가지고 있는 아이를 출산하였고 혈액손실이 있어 혈액 수혈을 필요로 하게 되었다. 혈액 수혈이 될 때, 혈액 수혈은 사람 대 사람 간의 직접적인 수혈로 이루어지고 여성의 ABO식 혈액형과 맞는 남편이 기여자로서 선택되었다. 여성은 혈액이 투입됐을 때 심각한 수혈 반응을 일으켰는데, 그것은 아내와 남편 사이의 ABO식 혈액형 불일치와 관련이 없는 항체에 의해서 유발되었다. 새로 발생된 항Rh 항체 중 일부는 여성(Rh음성)과 그 남편(Rh양성)의 적혈구 테스트에 의해 얻어지고, 수혈 반응에 의해 생긴 모체의 항체는 항Rh 항체로서 정의되었다. 신생아 용혈성 질환의 원인과 항체가 밝혀졌다. 이후 이 질환을 가진 신생아 치료법이 개발되었고 후에는 Rh음성인 모체와 Rh양성인 태아 사이의 탈감작법이 개발되었다.

일반적인 임상적 처치에서, 이러한 정보는 큰 어려움 없이 적절히 얻어질 수 있다. 일반적으로, 모체의 혈액형 종류와 항체의 존재를 알기 위한 검사는 출산 전인 임신 중에 일상적으로 행해진다. 아이가 태어나면 탯줄에서 얻은 혈액 샘플(아이의 혈액을 의미한다)이 검사실로 보내져서 아이가 Rh양성인지 여부와 아이의 적혈구가 항체로 싸여 있는지 여부를 검사한다. 아이의 혈액 속의 헤모글로빈과 빌리루빈 농도를 측정하는 검사는 용혈성 질환이 얼마나 심각한지를 나타낸다. 정상적으로 비접합 빌리루빈의 농도는 출산 직후에 정상적인 아이에서도 높아져서 대개 6mg/dL에서 최고치를 보이나 때로는 출산 직후 며칠 동안 이보다 높기도 하고 그 이후 정상으로 떨어진다. 용혈성 질환의 경우, 비접합 빌리루빈 농도는 빠르게 증가하고, 종종 정상 신생아보다 더욱 높은 농도를 나타낸다. 농도가 20mg/dL이 넘어가면 잠재적 위험성이 있고 태아가 핵황달의 위험성을 가지며 빌리루빈 농도를 낮추기 위한 치료가 요구된다 (표 14–2).

▶ 용혈성 질환의 치료

Rh 부적합으로 인해 야기된 용혈성 질환의 가장 공통적인 치료는 교환수혈이었다. 이는 점진적으로 태아의 Rh양성 혈액을 Rh음성 혈액으로 대체하는 복잡한 방법이었다. 용혈성 질환을 가진 태아는 위험성이 있는데 이는 태아의 몸이 수동적으로 교환된 모

표 14-2 용혈성 질환의 진단

특징	인식방법
항원성 태아세포 생산	모체-태아 간 혈액형 차이: 태아 세포에서 모체에는 없는 항원출현
모체 감작	모체혈액에 항원성 세포에 대한 항체가 포함되어 있다.
모체항체의 태반 통과 통로	제대혈액에서 직접 쿰즈 검사 양성
신생아에서 증가된 혈액파괴	제대혈액에서 혈색소 감소: 빌리루빈 증가

체의 항체로 인해 포화되기 때문이다. 그 항체가 용혈성 빈혈과 황달의 원인이고, 그 항체가 태아의 순환계에서 완전히 제거되기까지는 몇 달의 시간이 걸린다. 교환 수혈의 이론적 근거는 항체에 의해 파괴되지 않은 세포를 태아에게 제공해주는 것이다. 동시에 교환수혈은 태아에게 황달이 있는 혈장을 대체할 빌리루빈이 없는 혈장을 제공하여 치명적인 비접합 빌리루빈이 심각하게 증가하는 것을 막는다. 교환수혈은 태아 자신의 혈액형에는 효과가 없다. 교환된 Rh음성 세포는 점진적으로 제거되고 태아 자신의 Rh양성 세포로 대체될 것이다. 교환수혈의 목적은 태아를 급한 상황에서 묶어놓는 것이다. 이는 수혈을 통해 적혈구 파괴의 비율을 줄이는 것과 태아의 혈장에서 잠재적으로 독성이 있는 비접합 빌리루빈의 농도를 낮추는 것이 치료법이었다.

▶ **과빌리루빈혈증을 위한 형광 빛 요법**

핵황달을 야기하는 증가된 비접합 빌리루빈의 농도는 황달이 있는 아기를 옷을 벗긴 채 형광빛에 며칠 동안 지속적으로 노출시키는 방법에 의해 줄어들 수 있다. 피부가 형광빛에 최대로 노출되도록 아기를 자주 뒤집는다. 눈은 밝은 빛으로부터 보호받기 위해서 가린다. 빛 노출은 독성이 있는 비접합 빌리루빈을 태아에게 그다지 해가 크지 않은 독성이 덜한 화합물로 바꾸는 방식으로 작용한다. 포토테라피라고 불리는 이런 과정은 교환수혈에 대한 필요를 줄인다.

▶ **Rh 면역 글로불린과 관련된 Rh 용혈성 질환의 예방**

산후 투여. 앞에서 기술되었듯이, Rh음성 모체에게서 태어난 첫번째 Rh양성 아기는 대개는 정상인데, 이는 Rh항체가 처음 임신 때는 좀처럼 생성되지 않기 때문이다. 임신 기간 동안 약간의 Rh양성 세포들이 모체의 순환계로 들어감에도 불구하고, 그 숫자는 감작을 일으킬 만큼 충분하지 않다. 모체를 감작시키는 더 많은 수의 Rh양성 세포는 출산 전까지는 대체로 모체의 순환계에 들어가지 않는다.

태반이 자궁으로부터 분리되기 시작하고 결과적으로 떨어져 나갈 때, 모체와 태아의 순환을 분리하고 있던 장애벽이 없어지고, 융모 안에 있던 Rh양성인 태아 적혈구의 일부가 자궁 혈관에 침투하게 되고 모체의 순환계로 들어가게 된다. 일반적으로, 모체의 순환계로 들어가는 태아의 혈액이 많아질수록 Rh항원에 감작될 가능성이 높아지고, 감작이 일어난 후에는 Rh 용혈성 질환은 태아가 Rh양성인 어떠한 임신에서도 나타날 것이다(그림 14-24). Rh 면역 글로불린은 높은 농도의 Rh항체를 포함하고 있는 감마 글로불린이다. Rh양성인 아기의 출산 후 72시간 내에, 감작되지 않은 Rh음성인 모체에 투입 됐을때, 이것은 Rh항체의 생성을 막는 데 매우 효과적이다. 면역 글로불린 안에 있는 Rh항체는 모체의 순환계로 들어가는 태아의 적혈구 표면에 있는 Rh항원 장소을 덮고, 항체가 덮힌 적혈구를 빠르게 제거함으로써 그들이 감작을 유발할 만큼 긴 시간 동안 머물지 못하게 한다. Rh면역 글로불린은 아직 Rh항체가 형성되지 않았고 Rh양성 태아를 임신한 모든 Rh음성 모체에게 권장된다. 이미 항체가 생성된 모체에게는 효과가 없다. 감작되지 않은 Rh음성 모체는 유산이나 자궁외 임신 이후에도 반드시 Rh 면역 글로불린을 맞아야 하는데 이러한 상태들이 감작을 유발

교환수혈(exchange transfusion): Rh양성 신생아에게 Rh음성 피를 수혈할 때처럼, 용혈성 질환이 있는 신생아의 피를 용혈성 질환을 유발하는 항체가 없는 피로 일부 교체하면 용혈성 황달의 강도를 감소시킬 수 있다.

광선치료법(phototherapy): 황달이 있는 아기들에게 혈액 속에 있는 비결합 빌리루빈의 농도를 감소시키기 위한 형광 치료.

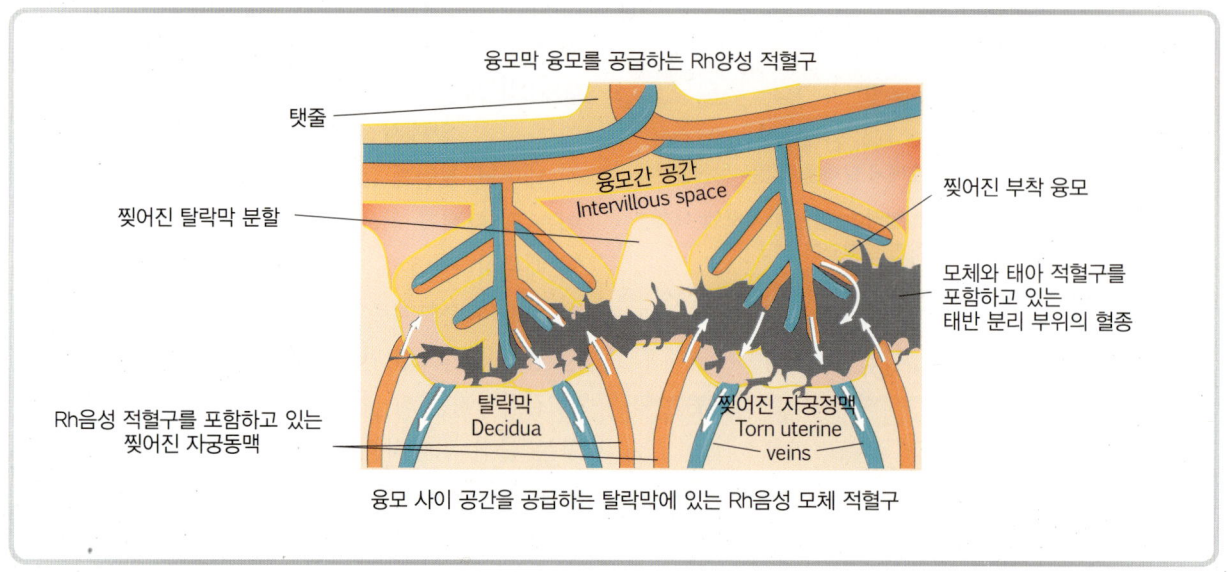

그림 14-24 • 분만 후 태반분리 동안에 Rh양성 태아적혈구세포의 모체순환 속으로의 전환. 태반분리가 융모간 공간 속으로 혈액을 공급하는 모체혈관이 있는 모체탈락막을 차단하고 기저탈락막에 태반을 고정시키고 있는 융모에 있는 혈관을 차단한다. 찢어진 혈관으로부터 빠져나온 태아와 모체 혈액세포들이 태반과 기저탈락막 사이에서 혈액수집(혈종)을 형성한다. 태반을 밀어내는 자궁수축이 혈종을 누르고 모체순환 속으로 태아적혈구를 포함한 혈종으로부터 혈액에 힘을 가할 수 있다. 화살표들은 혈류방향을 가리킨다.

할 수 있기 때문이다. 그러나 임신 주수가 12주 이하였을 때는 위험성이 낮다.

　Rh면역 글로불린의 적정 용량은 태아 혈액 1온스(약 28.35g) 정도를 제거하고 중성화시킬 정도의 양이다. 많은 양의 태아 혈액이 모체의 혈액으로 들어가는 매우 흔하지 않은 경우에는, 좀 더 많은 Rh 면역 글로불린 투여가 요구된다. 특별한 검사실 테스트는 모체의 순환계에 있는 태아의 혈액의 양을 측정하고 결정할 수 있고, 이는 의료진으로 하여금 얼마나 많은 추가적인 Rh면역 글로불린을 투여해야 하는지 결정하는 것을 가능하게 해준다. Rh 용혈성 질환의 발생률은 Rh면역 글로불린의 일상적인 사용으로 인해 많이 감소했지만, 질병이 완전하게 없어지지는 않았다. 이에 대한 2가지 이유가 있다.

1. 매우 작은 숫자의 Rh음성인 여성은 첫 임신 동안에 Rh항체를 만들게 된다. 이는 알지 못한 유산이나 Rh양성 혈액의 수혈, 또 다른 이유에 의한 Rh 항원에 대한 노출 때문이다.

2. Rh면역 글로불린이 100% 효과적이지는 않다. Rh음성인 여성중 1.5%는 출산 후 Rh면역 글로불린 투여에도 불구하고 후속 Rh양성 임신에서 항체를 만들게 된다(이런 처치가 이루어지지 않았을 때에는 Rh음성인 여성 중 15% 정도에서 항체가 생성된다).

분만 전과 분만 후의 투여 병행요법. 분만 후 Rh면역 글로불린 투여법이 언제나 Rh감작을 막을 수 없는 이유 중의 하나는 감작을 유발하기 충분한 숫자의 태아 Rh양성 적혈구가 태반 융모의 미세한 틈을 통해 임신 후기에 모체의 순환계로 들어가기 때문이다. 이런 일이 일어날 때, 태아의 항원세포는 출산 전에 모체를 감작시키고, 출산 후 Rh면역 글로불린 투여를 소용없게 만든다. Rh면역 글로불린의 실패율을 줄이기 위한 노력의 일환으로, 많은 의료진들은 출산 후 투여 이외에 임신 28주쯤에 Rh면역 글로불린을 투여받는 것을 추천한다. 분만 전과 분만 후의 투여

병용요법은 감작의 발생률을 0.5%까지 줄이는데, 이는 분만 후 투여만 했을 때의 1.5% 발생률과 비교되는 수치이다. Rh면역 글로불린이 분만 전에 투여될 때, 모든 Rh음성 모체에게 주어지는데, 그중 많은 수는 Rh음성 태아를 임신하고 있고 이런 처치가 필요치 않는다. 그러나 만약 태아가 Rh음성이면(이 사실은 아이가 태어나기 전까지는 결정되지 않는다) 이런 요법이 필요하지 않음에도 불구하고 Rh면역 글로불린 투여는 모체에게 해가 없다. 오직 Rh양성인 아기를 가진 모체만이 분만 후 투여를 필요로 한다.

▶ ABO 용혈성 질환

Rh 용혈성 질환의 빈도가 감소함에 따라, 요즘 용혈성 질환의 대부분은 모체와 태아간의 ABO 혈액형 종류가 달라서 일어난다. ABO 용혈성 질환인 경우, 모체는 O형(항A와 항B항체를 가지고 있다)이고, 태아는 A형이거나 B형이다. 대부분의 여성에서, 태아의 A나 B항원은 모체의 ABO항체를 자극하고, 그 농도를 증가시키고 특성을 바꿔서 그들이 태반을 통과해 태아의 순환계에 들어가서 태아세포에 부착할 수 있게 한다. ABO 용혈성 질환은 이미 생성되어 있는 항A와 항B항체에 의해 유발되기 때문에 첫 번째 임신에서도 일어난다.

일반적으로, ABO 용혈성 질환은 태아세포의 A항원과 B항원이 어른처럼 발달해 있지 않고, 그래서 항체가 태아의 적혈구에 그렇게 단단히 부착하지 않고 적혈구 막에 많은 손상을 주지 않기 때문에 Rh 용혈성 질환보다 훨씬 덜 심각하다. 게다가 A항원과 B항원은 태아의 적혈구에만 있는 것이 아니라 항A와 항B항체의 많은 부분을 흡수하는 태아의 조직과 장기에 있는 다른 종류의 세포들에도 있어서 적혈구를 덜 이용하게 한다. 결과적으로, 태아의 적혈구 파괴는 뚜렷하게 나타나지 않는다. 빈혈은 드물게 보고되고 혈액 수혈은 대개 필요하지 않다. 그러나 촉진된 적혈구 파괴는 여전히 엄청난 양의 담즙 파편을 만들어내고, 태아는 접합과 배설을 효과적으로 할 수 없고, 태아 혈액의 높은 비접합 빌리루빈 농도는 핵황달을 유발할 수 있다. 결과적으로, ABO 용혈성 질환에 의해 유발된 고빌리루빈혈증은 Rh 용혈성 질환에서의 높은 빌리루빈 혈증을 치료하는 데 쓰인 것과 같은 종류의 치료를 필요로 한다. 일반적으로, 높은 빌리루빈 농도는 형광불빛을 이용한 광선요법에 잘 반응하고, 교환수혈은 대체로 필요하지 않다. 다음의 두 예시는 ABO혈액형 부적합에 의해 일어난 서로 다른 결과를 나타내고, 이는 질환을 가진 태아에 대한 즉각적인 치료가 매우 중요함을 말해준다.

ABO 용혈성 질환 (ABO hemolytic disease): 모체의 항A항체와 항B항체 때문에 A형 혹은 B형 신생아와 O형 모체에서 발생하는 가벼운 용혈성 질환.

사례연구 14-3

본 사례는 과빌리루빈혈증이 있는 ABO 부적합 임신으로 태어난 태아가 퇴원 직후 발견되어, 광선치료에 잘 반응한 사례이다. 정상적인 3.6kg 남아의 혈액형은 O형이고 Rh양성인 엄마에게서 합병증 없이 태어났다. 엄마와 아이는 출산 후에 건강했고 이틀 뒤에 퇴원했다. 집에 돌아간 후, 부모는 아이가 황달이 있는 것으로 보여 치료를 위해 아이를 다시 병원으로 데려왔다. 임상 검사 시 중등도의 황달이 있었고, 혈청 빌리루빈 수치가 상승되었다. 임상검사 결과 아이가 A형이고 Rh양성이라는 것이 밝혀졌고, 쿰즈 검사는 양성이고, 이는 모체의 항A항체가 아이의 적혈구에 붙었다는 것을 의미한다. 진단 후 광선치료가 시작되었고 혈청 빌리루빈 수치는 시간대 별로 기록되었다. 빌리루빈 농도는 광선치료에 반응하여 17.8mg/dL에서 11.2mg/dL로 떨어졌다. 아이는 광선치료 4일 후 정상으로 돌아왔고, 더 이상의 어려움은 없었다.

CHAPTER 14 임신과 관련된 태아기의 발달과 질병들

사례연구 14-4

과빌리루빈혈증의 발견과 치료가 미루어져 형광빛 치료와 교환수혈에도 불구하고 핵황달이 나타난 ABO 부적합 임신이 보고되었다. 정상적인 몸무게 2.7킬로그램의 A형이며 Rh양성인 남자아이가, O형이며 Rh양성인 엄마에게서 합병증 없이 정상적으로 태어났고 출산 20시간 후에 퇴원하였다. 2주 후에 병원에 다시 와서 추적관찰이 예정되어 있었다. 9일 후 아이가 황달이 아주 심하고 밥을 잘 먹지 않는다고 병원에 연락이 왔다. 다시 예약이 잡혔고, 아이는 매우 황달이 심하고 체중이 빠지고 탈수 증상이 있다는 것이 밝혀졌다. 혈청 빌리루빈 농도는 41.5mg/dL이었고 이는 안전한 최대의 농도인 20mg/dL을 훨씬 웃도는 수치이다. 형광빛 치료법과 교환수혈에도 불구하고 아이는 심각한 신경학적 장애와 핵황달의 징후를 나타내었다.

요약

이 단원은 수정, 수태, 출생전 발달, 임신과 관련된 여러 가지 사항들, 태반의 기능에 대한 것들이다. 양수의 양이 너무 많거나(양수과다증) 너무 적은(양수과소증) 경우도 문제를 일으킨다. 구역질, 구토(아침병), 심한 구토, 임신성 당뇨 등 호르몬과 관련된 경우는 태반성 호르몬이 높은 것과 관련이 있는 인슐린 저항성에 의해 야기된다. 이런 경우 필요하면 인슐린 투입에 의한 식이요법이 요구되기도 한다. 당뇨병은 산후에 호전되지만 나중에 발병할 위험이 높다.

자연유산은 전체 임신의 10~20%에서 발생한다. 초기 유산은 염색체이상이나 수태의 착상이상으로 초래되고 후기에서는 태반박리나 탯줄을 통한 혈류방해로 야기된다. 코카인은 태반혈류를 막거나 저하시키기 때문에 임신에 나쁜 영향을 미칠 수 있다. 대부분의 자궁외임신은 난관의 말단부에서 발생한다. 신속한 진단과 치료가 난관파열과 생명에 영향을 주는 심한 출혈을 막을 수 있다. 난관을 보존하면서 임신을 중단하는 다양한 치료방법이 시행되고 있다. 전치태반은 태반이 자궁경부를 완전히 혹은 부분적으로 덮으면서 착상되는 것을 말하며 수술적 치료를 요한다. 쌍둥이나 다중임신은 많은 문제를 야기시킨다. 쌍둥이임신(이란성 혹은 일란성)의 형태는 두 양막낭 사이의 막을 검사함으로써 알 수 있다. 때때로 일란성 쌍둥이의 태반에서 혈관이 서로 연결되어 있고 이는 혈관공급에 있어서 차이점을 보여서 한쪽은 너무 많은 또 다른 쪽은 너무 적은 양의 피가 공급되고(쌍둥이간수혈증후군), 매우 위험한 상황을 초래할 수 있다. 효과적인 치료는 복강경 시술로 두 순환간의 연결을 끊어주는 것이다. 임신성 융모성 질환은 융모조직의 비정상적 과다증식으로 생명을 위협할 수도 있으나 효과적 치료가 가능하다. 임신중독증에 속하는 자간전증과 자간증은 혈관수축 물질이 방출되어 태반에 불충분한 혈류로 인해 초래되며 혈압이 상승되고 혈액 응고기전 활성화에 문제를 일으키게 된다. 심한 자간전증은 모체와 태아 모두에게 나쁜 영향을 주어 태아와 태반의 미성숙이 야기될 수 있다. 모체와 태아간의 혈액형이 다르면 신생아에서 용혈성 질환이 발생한다. Rh 용혈성 질환은 Rh양성 유아를 분만한 적이 있는 Rh음성 엄마에게 태반이 자궁으로부터 분리될 때 모체 순환계로 들어가는 Rh양성 태아세포들을 제거하는 Rh면역글로블린 치료를 함으로써 과거보다 흔치 않다. 태아세포 제거는 Rh양성 태아의 후속 임신 시 용혈성 질환의 발생을 예방할 수 있다. ABO 용혈성 질환은 O형 엄마와 A 혹은 B형 유아에서 발생하는 질환으로 모체의 항A와 항 B항체가 태반을 넘어가서 태아세포에 손상을 주게 된다. 용혈성 질환에서 고농도의 혈색소가 뇌손상(핵황달)을 유발할 수 있는 용혈에 의한 빌리루빈 생성을 저지하고, 빌리루빈을 다소 덜 유해한 물질로 전환시키는 형광치료로 빌리루빈의 농도를 조절 할 수 있다.

복습문제

1. 자연유산은 왜 일어나는가? 자궁강에서 죽은 태아의 장기 체류의 결과는 무엇인가?
2. 자궁외 임신이란? 난관에서 자궁외임신이 발생할 수 있는 요인은 무엇인가? 난관 임신의 결과는 무엇인가?
3. 포상기태와 융모암의 차이는 무엇인가?
4. 신생아의 용혈성 질환은 무엇인가? 유아에서는 어떤 영향을 주는가? 모체에게는 어떤 영향을 미치는가?
5. 용혈성 질환이 있는 유아가 분만 후 황달이 증가하는 이유는? 왜 분만 후 빈혈이 심해지는가?
6. 임상의는 용혈성 질환을 어떻게 진단하는가? 치료는?
7. ABO 용혈성 질환은 Rh 용혈성 질환과 어떻게 다른가?
8. 태반형성에 관여하는 구조물은 무엇인가? 태반의 주된 기능은 무엇인가?
9. 전치태반이 임신과 유아분만에 미치는 영향은 무엇인가?
10. 양수의 근원은 무엇인가? 양수의 전체 양을 조절하는 요소는 무엇인가?
11. 임신검사는 왜 양성으로 되는가? 언제 양성반응이 나타나는가?
12. 양수과다증과 양수과소증을 유발할 수 있는 원인과 의의는 무엇인가?

상호 관련 문제

객관식

1. 다음 중 포상기태에 대해 옳지 않은 것은?
    A. 동·서아시아보다 미국이나 캐나다에 사는 여성에서 발생이 적다.
    B. 기태의 불완전한 제거로 융모암이 발생할 수 있다.
    C. 포상기태가 있는 여성이 경관 확장 자궁 소파술을 받은 경우 소파술 후 정상생리주기만큼 빨리 또 다른 임신을 시도할 수 있다.
    D. 어떤 기태의 경우 공격적인 특성을 나타내고 자궁벽을 침습하기도 한다.
2. 마지막 생리주기에 생리가 없었던 22세 여자에게 임신양성반응이 나타났다. 몇 번의 불규칙한 질출혈이 시작되었다. 원인은?

CHAPTER 14 단원 복습

A. 자연유산
B. 양수과다증
C. 자궁내막암
D. 자궁근종

3. 임신 3개월된 27세 여자가 임신 주수에 비해 자궁이 너무 커져 있었다. 가장 가능성이 적은 것은?
   A. 자궁내막증
   B. 포상기태
   C. 쌍둥이임신
   D. 양수과다증

4. 자궁외임신에 관해 옳지 않은 것은?
   A. 종종 생리주기와 관련이 있다.
   B. 대부분 피임약을 사용하는 여자들에서 발생한다.
   C. 자궁외임신 경력이 있는 여성은 또 다른 자궁외임신이 될 위험이 크다.
   D. 대개 임신검사에서 양성이다.

5. 평소 건강한 여성이 임신을 했다. 혈액검사에서 혈중 포도당 수치가 높았다. 무엇을 뜻하는가?
   A. 많은 임신한 여성이 혈중 포도당 수치가 높기 때문에 무시해도 된다.
   B. 혈중 포도당 수치가 임신하기 전에는 정상이었기 때문에 이 결과는 위양성이다.
   C. 임신성 당뇨이기 때문에 좀 더 자세히 평가를 받아보고 치료를 해야 한다.
   D. 분만 후로 자세한 검사를 미루어도 된다.

맞으면 ○, 틀리면 ×로 표시하시오.

1. Rh음성 유아는 Rh양성 부모에서 태어날 수 있다. (   )
2. 전치태반이란 자궁으로부터 태아가 빠져나오는 것을 막는다. (   )
3. 양수과다증은 태아가 양막낭 속으로 배뇨를 할 수 없을 때 발생한다. (   )
4. 피임약 복용은 자궁외임신에 영향을 준다. (   )
5. 난황낭은 태반이 기능을 시작하기 전 초기 임신기간에 태아에게 영양을 공급한다. (   )
6. 폐경후 질 출혈은 항상 비정상이고 원인을 알기 위한 검사가 요구된다. (   )
7. 일란성 쌍둥이는 정자가 각기 다른 2개의 난자에 수정이 되고 자궁내막에 각각 착상한 것이다. (   )
8. 쌍둥이 수혈증후군은 태반으로 혈액을 공급하는 쌍둥이의 혈관이 서로 연결되어 있을 때 발생한다. (   )
9. ABO 용혈성 질환은 O형 엄마와 A형 태아에서 일어날 수 있다. (   )
10. 자간전증은 태아와 모체에게 다 악영향을 준다. (   )

비판적 사고

1. 정 씨는 Rh음성이고 임신을 계획하고 있고 Rh 용혈성 질환이 발생할 수 있는 아이의 임신 가능성에 관해 염려하고 있다. 그녀에게 어떤 말을 해주겠는가?
2. 지난 해 이 씨는 파열되어서 심한 출혈을 야기한 자궁외임신을 경험했다. 그녀는 왜 자궁외임신이 발생했고 자궁외임신이 또 생길 수 있는지를 물었다. 그녀가 위험요소를 감소시킬 수 있는 어떤 방안이 있는가? 무엇을 이야기해 주겠는가?
3. 최 씨는 대학교육을 마칠때까지 임신을 미루기를 원한다. 그녀는 피임약 복용이 효과적이라고 들었으나 그 약들이 어떻게 임신을 막는지는 이해하지 못했다. 또한 성교 후 피임약 복용이 임신을 예방한다고 들었다. 그러나 그것이 보통 피임약 복용과 어떻게 다른지 이해하지 못했다. 그녀의 질문에 어떻게 설명할 수 있겠는가?

비뇨기계와 남성생식계

The Urinary and Male Reproductive Systems

CHAPTER 15

학습목표

1. 신장의 정상구조와 기능을 설명할 수 있다.
2. 사구체신염, 신장증, 신장경화증, 사구체경화증의 발병기전에 관하여 이해하고, 각각의 임상 양상에 관하여 설명할 수 있다.
3. 요로감염의 임상 양상과 합병증에 관하여 설명할 수 있다.
4. 신세뇨관 손상원인과 세뇨관 손상의 임상 소견에 따른 각 질환의 치료방법에 관하여 설명할 수 있다.
5. 전립선비대증과 전립선암을 구별하고, 임상 소견과 치료방법에 관하여 설명할 수 있다.
6. 고환암의 가장 흔한 3가지 종류를 설명하고, 각 질환들의 임상 소견과 치료방법을 설명할 수 있다.
7. 남성생식기관의 해부학적 구조물들의 명칭을 설명하고, 각 구조물과 관련된 발생 질병과 기능에 관하여 설명할 수 있다.
8. 요로결석 발생기전과 결석 형성에 따른 합병증과 요로 폐쇄의 임상 소견에 관하여 설명할 수 있다.
9. 신장의 낭성 질환의 주요 종류와 요로에 발생되는 다양한 종양을 설명할 수 있다.
10. 신부전의 원인, 임상 소견, 치료에 관하여 설명할 수 있으며, 투석의 원리를 설명할 수 있다.

CHAPTER 15 비뇨기계와 남성생식계

■ 비뇨기계의 구조와 기능

비뇨기계는 다음과 같이 구성된다(그림 15-1A).
1. 소변을 생산하는 신장
2. 소변을 운반하는 분비관 체계(신배, 신우, 요관)
3. 소변을 저장하는 방광
4. 방광으로부터 나온 소변을 배출하는 요도

▶ 신장

신장(kidney)은 1쌍의 콩 모양의 기관으로, 횡격막 아래에 척추와 인접하여 등 벽을 따라서 존재하고 있다. 그 구조는 그림 15-1A에 표시되어 있다. 혈관이 신장으로 들어가고 나오며 요관이 빠져나와 방광으로 내려가는 곳을 신문(the hilus of the kidney)이라고 하며 팽창된 요관의 위 끝은 신우(pelves)라고 한다. 신우는 몇 개의 주요 가지인 대신배(major calyces)로 나뉘고, 이것은 이어져서 소신배(minor calyces)로 나뉜다. 신장 실질은 밖의 피질과 안의 수질로 나뉜다. 소신배로 이어지는 수질에 있는 원뿔 모양의 신장조직 덩어리는 신장 피라미드라고 불리며, 각 피라미드의 끝은 신장유두라고 불린다. 피라미드의 사이에서 수질로 뻗어나가는 피질의 기둥은 신주라고 불린다. 신배와 피라미드는 요관으로 소변을 운반하고, 요관은 아래로 뻗어서 방광 바닥 근처의 뒤벽으로 들어간다(그림 15-1B). 각 요관은 방광의 한 구석으로 들어가며, 그로 인해 방광이 수축할 때 방광의 근육벽이 기울어져 방광으로 들어가는 요관을 압박한다. 이것은 배뇨 시에 소변이 요관을 통해 역류하지 않도록 막아준다. 방광에서 요관이 들어가는 개구부는 부분적으로 점막의 주름으로 덮여서 소변의 역류를 막아준다.

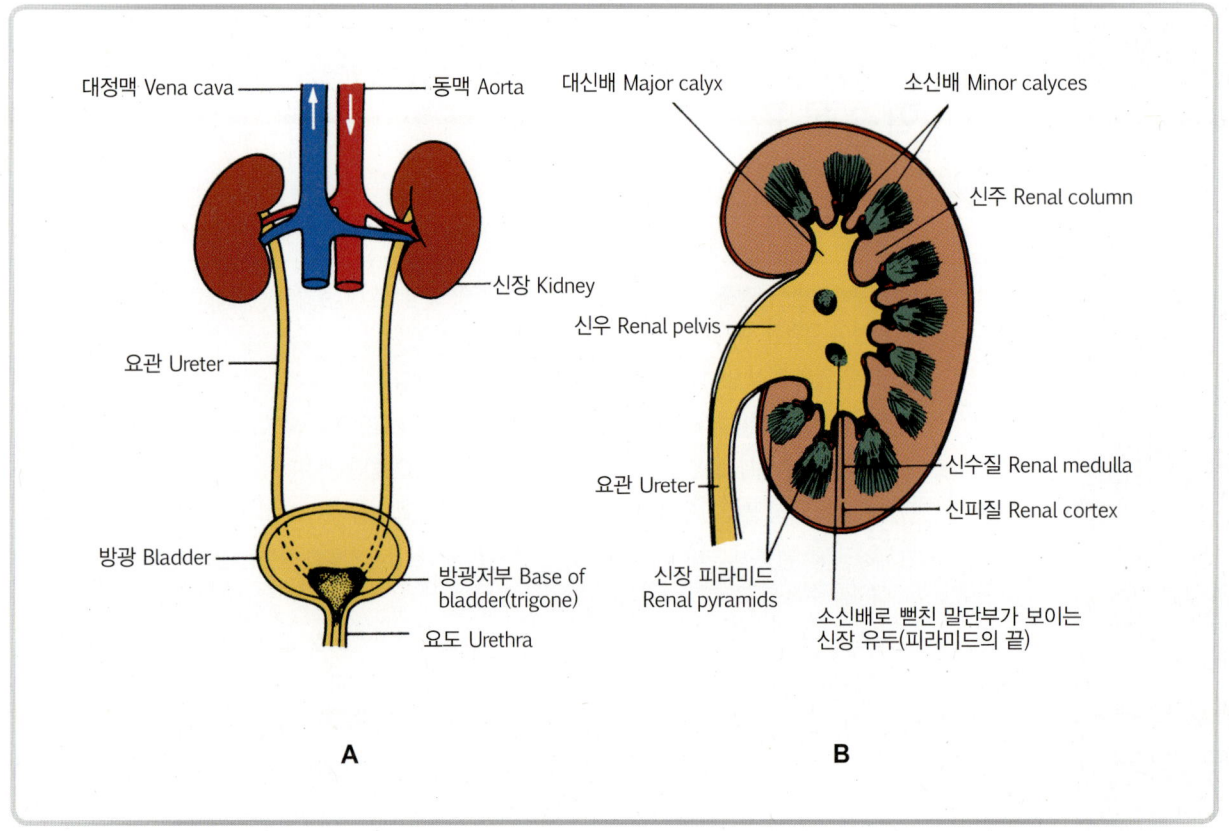

그림 15-1 • A, 비뇨기계의 구성. B, 횡단면으로 신장의 구조.

▶ 요관

요관(ureter)은 근육성의 관으로, 근육 벽이 파도처럼 수축함으로써(연동운동), 소변을 방광으로 추진시키는 역할을 한다. 소변은 방광으로 급격하게 분출되는 것이며 중력에 의해서 흘러들어가는 것이 아니다.

▶ 방광과 요도

방광(bladder)은 수축성이 있는 소변의 저장소이다. 배설 경로의 다른 모든 상피와 동일하게 이행상피로 이루어져 있다. 요관의 개구부는 방광의 바닥에 위치하고 있으며, 방광 바닥의 뒤 쪽에 2개의 요관 개구부와 앞 쪽에 위치한 1개의 요도 개구부가 이루는 삼각 부분을 방광삼각이라 한다.

■ 신장의 기능

신장은 중요한 배설기관으로 폐와 더불어 음식물 대사의 노폐물을 배출한다. 이산화탄소나 수분은 탄수화물 대사나 지방 대사의 최종산물이다. 단백질 대사는 요소뿐만 아니라 다양한 산을 만들며, 오직 신장만이 이를 배설할 수 있다. 신장은 인체에서 필요한 전해질과 수분의 양을 유지하고 더 많이 섭취된 양은 배설함으로써 인체 내 전해질과 수분의 균형을 이루는 데 중요한 역할을 한다. 인체의 내부 환경은 사람이 먹는 것에 의해 결정되기보다는 신장이 균형을 유지하는 것에 따라 결정된다고 알려져왔다.

신장은 또한 내분비 기능도 가지고 있다. 신장의 특화된 세포는 호르몬을 생산하는데, 적혈구형성인자(erythropoietin)는 골수에서의 적혈구 생산을 조절하고, 또 다른 체액 성분인 **레닌**은 혈압 조절에 관여한다.

▶ 네프론(신장단위)

신장의 기본적인 구조적 기능 단위는 **네프론(신장단위, nephron)**이며 각 신장 하나에 거의 100만 개가 존재한다. 각 네프론은 사구체와 세뇨관으로 구성되어 있다. 사구체는 수입 사구체 세동맥(afferent glomerular arteriole)에 의해 공급되는 모세혈관의 다발이다. 이 모세혈관들은 다시 합쳐져 수출 사구체 세동맥(efferent glomerular arteriole)으로 배출된다. 그리고 세동맥은 결국 갈라져 세뇨관에 혈액을 공급하는 모세혈관 망을 형성한다. 사구체 혈관극은 수입 사구체 세동맥이 사구체로 들어가고 수출 사구체 세동맥이 나오는 장소이다.

사구체와 그 주위의 조직학적 구조는 그림 15-2에서 도식적으로 보여주고 있다. 확장된 세뇨관 말단 근위부를 **보우만주머니(Bowman's capsule)**라고 한다. 사구체에 있는 모세혈관 다발은 보우만주머니를 압박하고 이는 풍선을 주먹으로 누르는 것과 유사하다. 압박된(함입된) 보우만주머니를 구성하는 세포층은 사구체의 모세혈관에 강력하게 접합되어 있다. 이 층을 구성하는 세포는 길고 발과 같은 세포질의 돌기를 가지고 있어 족세포(podocyte)라고 한다. 보우만주머니의 바깥층은 피막상피이다. 이 두 층 사이의 공간은 보우만 공간으로 소변의 여과 기능을 한다. 모세혈관 다말은 서로 고정되어 있으며, 기저막과 유사한 물질에 포매된 매우 특화된 세포들에 의해 지지되고 있다. 이 특화된 세포들은 모세혈관 사이에 위치하며 사구체의 혈관극에 집중되어 있으며 **혈관사이세포(mesangial cell)**라고 한다. 이 세포들은 지지하는 능력이 있을 뿐만 아니라 수축할 수 있어서, 모세혈관의 직경에 따라서, 사구체여과를 조절하는 역할을 한다. 또한 식세포의 기능도 가지고 있다. 또, 혈관극에는 **토리곁장치(juxtaglomerular apparatus)**라고 하는 특화된 세포들의 집단이 있는데, 이는 사구체를 통한 혈류를 조절하고, 다음 장에서 설명될 레닌을 분비하여 혈압을 조절한다. 토리곁장치는 다음의 세 부분으로 구성된다.

1. 치밀반(macular densa), 세뇨관 원위부분의 세포들의 집합으로, 사구체의 혈관극과 맞닿아 있다.

레닌(renin): 혈압과 혈액량 및 sodium 농도가 떨어지는 것에 대한 반응으로 신장에서 분비되는 체액성 물질.

네프론(nephron): 사구체와 신세뇨관.

보우만주머니(Bowman's capsule): 사구체모세혈관의 타래를 둘러싸는 네프론의 컵 모양으로 확장된 말단.

혈관사이세포(mesangial cell): 모세혈관의 타래를 서로 지지하고 있는 사구체의 혈관 극에 있는 변형된 결합조직세포.

토리곁장치(juxtaglomerular apparatus): 신장의 사구체를 통하여 혈류를 조절하는 사구체의 혈관극에 있는 세포들의 특성화된 그룹.

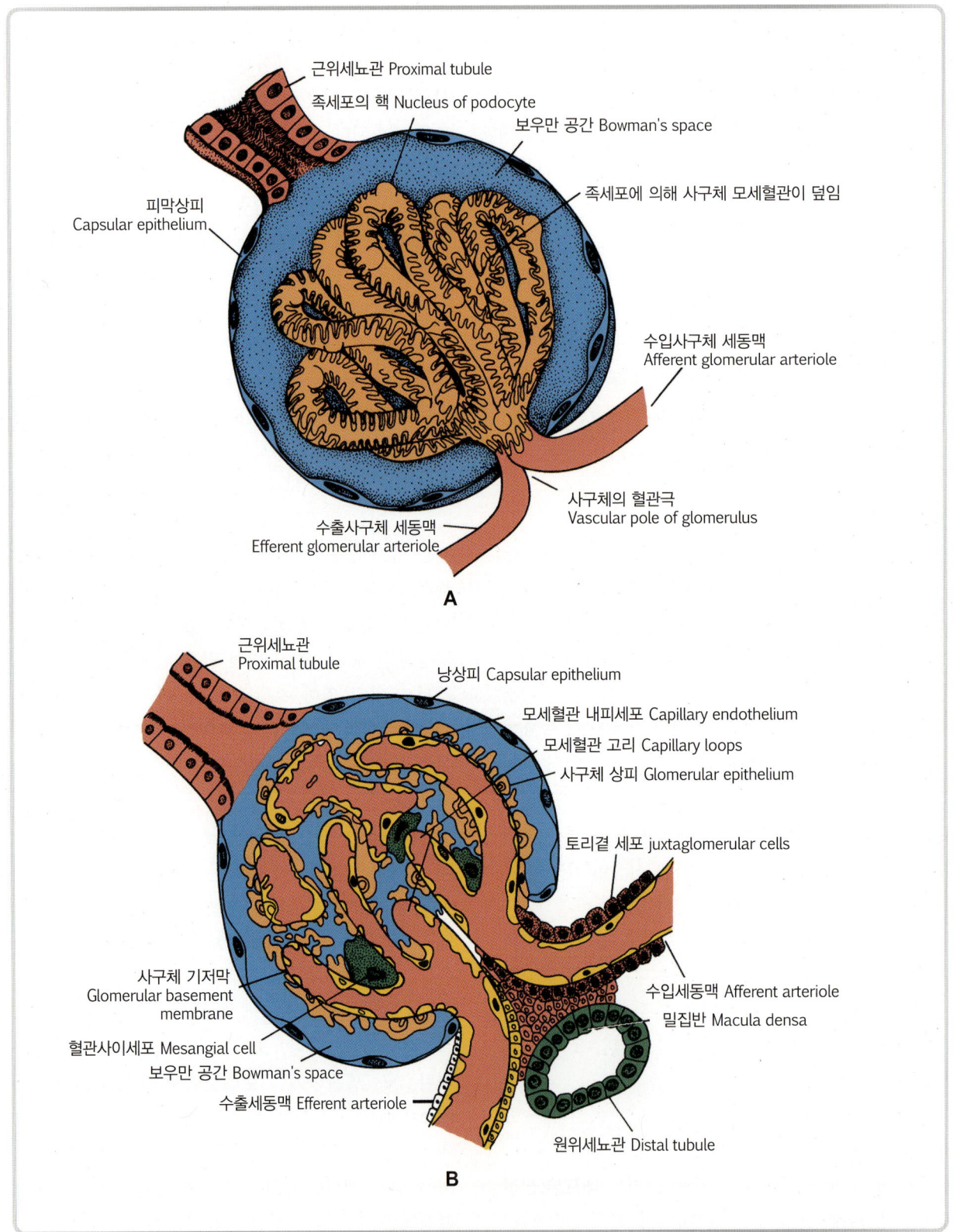

그림 15-2 • 사구체와 보우만주머니의 구조. A, 족세포(podocyte)에 의해 덮인 모세혈관 타래를 제거한 보우만주머니의 전방 절반. B, 사구체 여과막과 토리곁장치의 구조를 사구체를 통해 절단.

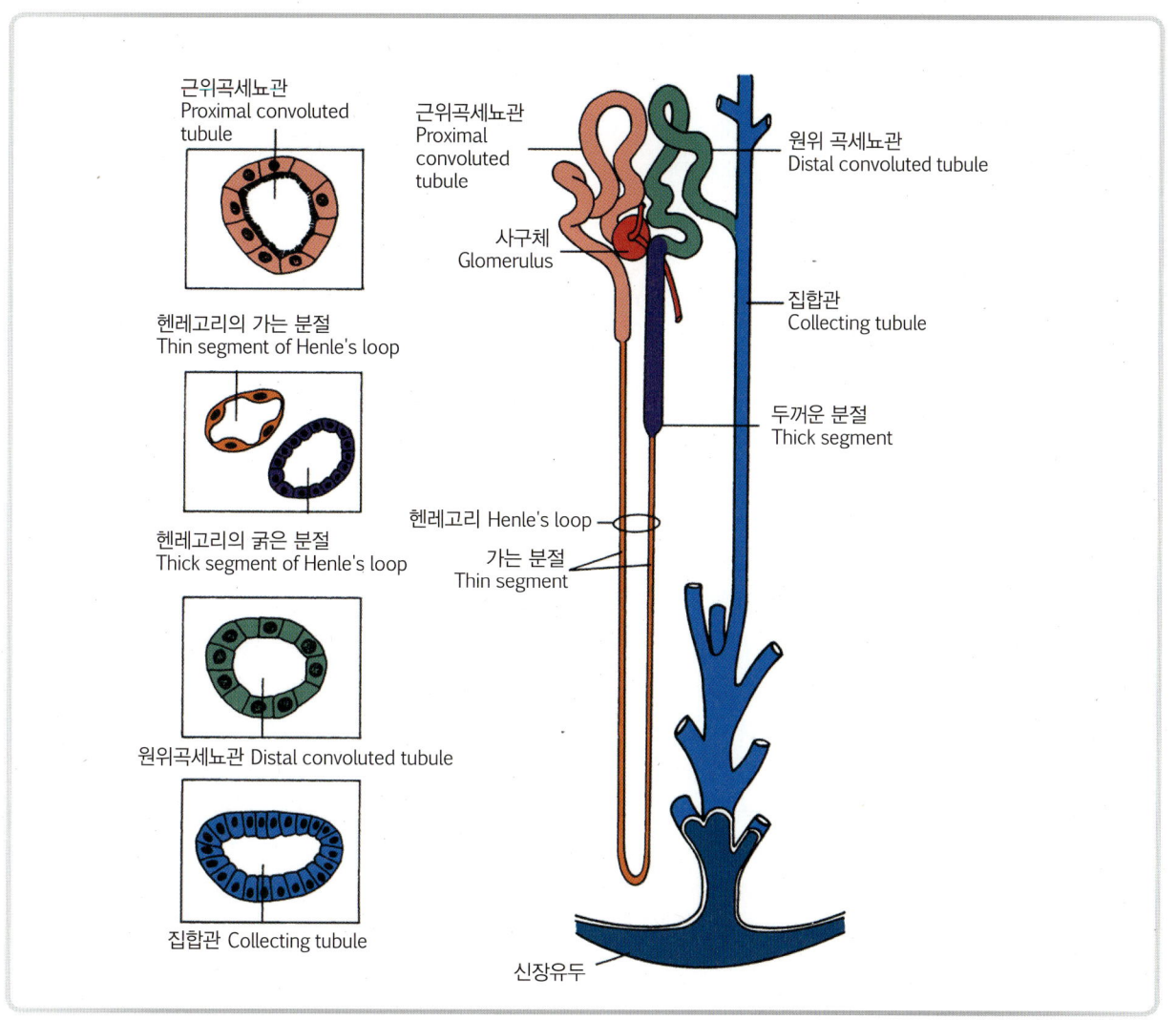

그림 15-3 • 신세뇨관의 구조. 사구체와 집합관의 관계를 나타냄. 또한 신세뇨관과 집합관의 각 부분의 상피세포 특징을 보여줌.

2. 토리곁장치 세포, 레닌을 포함한 특화된 평활근 세포로 혈관극의 수입세동맥의 벽에 위치한다.
3. 치밀반과 혈관극 사이에 위치하는 혈관사이세포 (그림 15-2B), 모세혈관들 사이의 혈관사이세포들과 연속된다.

수분과 수용성 물질들은 혈액에서부터 여과되어 사구체 모세혈관을 통과하여 보우만주머니로 이동한다. 여과액이 통과하는 막은 3개의 층으로 구성되어 있다. 가장 내층은 사구체 모세혈관의 내피이다. 세포질은 매우 얇고 천공(fenestration)이라는 많은 작은 구멍들이 존재한다. 이 층은 수분이나 다른 큰 분자들이 자유롭게 통과할 수 있다. 중간 층은 모세혈관 내피를 지지하는 다공성의 기저막이다. 가장 외층은 발세포로 구성되어 있다. 족세포의 심하게 갈라진 세포성 돌기를 발돌기라 하고, 이 다리의 끝을 소족(pedicle)이라고 한다. 소족은 기저막에 붙어 있으며, 하나의 세포의 소족들은 자기 자신이나 인접한 세포들에 서로 맞물려 있다(그림 15-2). 소족의 각각의 틈은 여과막이라고 불리는 얇은 막으로 덮인다. 여과막은 사구체 필터의 다른 층들보다 덜 다공성이고 여과의 대부분을 수행한다.

세뇨관(renal tubule)은 그 길이가 4cm 정도 되는

긴 관이다. 이 관의 근위부는 사구체에 함입되어 있고, 원위부는 집합관 안으로 열려 있다. 이 관은 다음과 같이 세 부분으로 나뉜다(그림 15-3).

1. 근위곡세뇨관(proximal convoluted tubule)
2. 헨레고리(loop of Henle)
3. 원위곡세뇨관(distal convoluted tubule)

근위곡세뇨관은 신장의 관 구조물에서 가장 앞부분에 위치하며 복잡하게 굴곡져 있는 구조물이다. 따라서 이는 사구체에 아주 가까이 위치해 있다. 헨레고리는 U자 모양의 구조물로 하행 부분(descending limb)과 상행 부분(ascending limb)으로 구성되어 있다. 하행 부분과 근위쪽의 상행 부분은 편평상피세포에 의해 둘러싸여 있고 이 부분들은 헨레고리의 가는 분절(thin segment)을 형성하고 있다. 상행 부분의 원위부는 원위곡세뇨관과 같이 키가 큰 원주 상피세포에 의해 둘러싸여 있으며 이는 헨레고리의 굵은 분절(thick segment)을 형성하고 있다. 헨레고리는 피질에서부터 수질로 하행하며 그 후에 바로 사구체 주변의 혈관 극까지 구부러져 다시 올라오는 형태이며 올라온 후 헨레고리는 원위곡세뇨관으로 계속된다. 원위곡세뇨관은 근위곡세뇨관보다 짧은 구조물이다. 원위곡세뇨관은 집합관으로 계속되며 집합관은 수질을 통과하여 신장 피라미드의 꼭대기에 위치한 소신배로 모이게 된다. 세뇨관에서는 선택적으로 수분과 무기물, 우리 몸에서 보전해야 할 여러 물질들은 재흡수하며 노폐물과 같이 밖으로 내보내야 할 물질들은 분비한다. 따라서 소변은 세뇨관에서 대부분의 수분과 중요한 물질들이 재흡수되고 노폐물들은 분비된 후 남은 사구체의 여과액이다.

앤지오텐시노겐(angiotensinogen): 신장에서 분비된 레닌에 의해서 앤지오텐신 I으로 변환되기 위한 혈액 단백질. 레닌-앤지오텐신-알도스테론 계의 일부분.

앤지오텐신 변환 효소(angiotension converting enzyme): 앤지오텐신 I을 앤지오텐신 II로 변환시키는 효소.

▶ **혈압과 혈액량의 조절하는 데 신장의 역할**

신장은 레닌을 분비함으로써 혈압과 혈액량을 조절하는 데 중요한 역할을 한다. 레닌은 수입 사구체세동맥(afferent glomerular arterioles)의 벽에 위치한 토리곁장치에서 혈류로 분비되는 효소로서 **앤지**

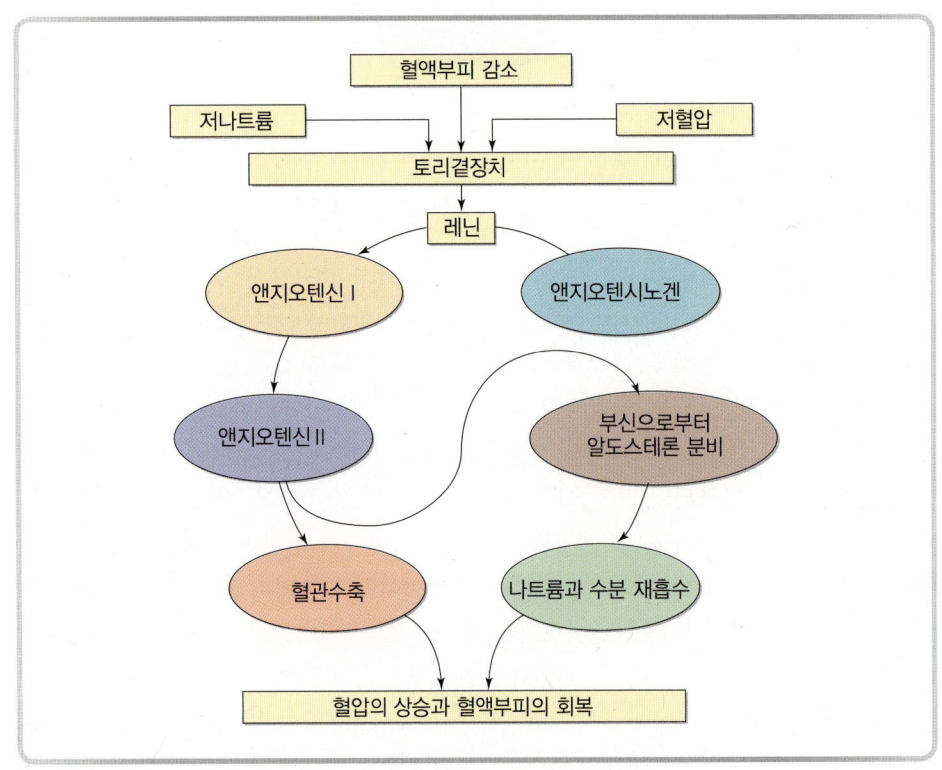

그림 15-4 • 혈압과 혈액용적의 조절하는 신장의 역할.

오텐시노겐(angiotensinogen)을 더 작은 펩타이드인 앤지오텐신 I(angiotensin I)으로 쪼개는 역할을 한다. 형성된 앤지오텐신 I은 혈액을 통해 폐로 운반된 후 폐의 모세혈관 내피세포에 존재하는 앤지오텐신 전환효소(ACE)에 의해서 앤지오텐신 II로 전환된다.

앤지오텐신 II는 말초 세동맥의 수축을 야기함으로써 혈압을 증가시키는 강력한 혈관수축물질이다. 또한 앤지오텐신 II는 부신피질을 자극시켜 알도스테론이라 불리는 스테로이드계 호르몬의 분비를 촉진하는데 이 물질은 신장에서 NaCl과 수분의 재흡수량을 증가시킨다. 결과적으로, 순환계에 많은 수분과 NaCl이 유입됨으로써 혈액용적이 증가하게 되고, 혈관 내 체액의 양이 증가하게 됨으로써 혈압을 증가시키게 된다. 이런 방식으로, 레닌은 순환계의 체액양과 세동맥의 수축 정도를 조절함으로써 혈압과 혈액용적을 조절하게 된다. 혈압, 혈액용적, 전해질의 양이 정상치로 돌아올 때까지 레닌의 양이 지속적으로 감소하므로 결과적으로 자체적인 조절과정(self-regulating)이라고 할 수 있다(그림 15-4).

▶ **정상적인 신장 기능을 위한 요구사항**
2개의 신장 기능은 그 각각이 내포하고 있는 네프론 기능의 총량으로 결정된다. 네프론이 정상적으로 작용하기 위해서는 다음과 같은 조건이 만족되어야 한다.
1. 사구체 모세혈관으로 정상적인 혈액의 흐름이 있어야 한다.
2. 사구체의 여과기능이 정상적으로 작동해야 한다. 또한 적당한 수준의 여과과정이 제공되어야 함과 동시에, 혈구나 단백질 같은 물질들의 여과제한 과정이 동반되어야 한다.
3. 세뇨관은 반드시 여과된 물질 중 중요한 물질을 재흡수할 수 있어야 하고, 또한 다른 물질들을 여과된 물질 쪽으로 배출시킬 수 있어야 한다.
4. 네프론에 의해 생성된 소변은 자유롭게 신장으로부터 방광과 요도를 통해 바깥으로 빠져나갈 수 있어야 한다.

이러한 기능 중 하나라도 이상이 생길 경우 신장질환이 발생하게 된다.

■ 발생이상

비뇨기계통은 여러 가지의 서로 다른 요소들로 구성된다. 신장은 배아상태의 등쪽벽에 위치한 원시적인 결합조직(중배엽)으로부터 발생한다. 방광은 소화계통의 아래쪽 끝에 위치한 파생물로부터 기원한다. 요관, 신우, 신배, 그리고 집합관은 요관싹이라 불리는 쌍으로 된 관구조로부터 기원한다. 각각의 싹은 방광의 위쪽에서 자라나며, 각각에 상응하는 부위에서 생성되는 신장과 연결된다. 신장은 골반으로부터 발생이 시작되며 배아가 점차 성장해감에 따라, 신장과 그에 따르는 비뇨기계 기관들은 점차 위쪽에 자리를 잡게 되는데 요추에 최종적으로 도달하기 전까지 계속해서 올라간다. 때때로 이런 발달 과정이 방해되고, 태아 기형이 생겨난다. 흔히 일어나는 2가지 발생이상을 보면,

1. 하나 또는 모든 신장 발생의 실패, 이를 신장 무발생(agenesis)이라고 한다.
2. 하나 또는 모든 신장의 잘못된 위치에의 발생, 신장이 융합(fusion)되는 현상 또한 이와 연관이 있다.

신장 무발생(agenesis:a=without+genesis=formation)은 하나 또는 2개 모두의 신장에 영향을 끼칠 수도 있다. 하지만, 양쪽 모두에 이상이 생기는 경우는 드물다. 대개 이 경우 많은 선천성 기형(congenital malformation)을 수반하며, 출산 이후에 사망하게 된다. 한쪽에 비대칭적으로 생기는 신장 무발생은 1,000명 중에 1명 꼴로 흔하며, 그 빈도는 구개열(cleft palate)이 발생하는 빈도에 상응한다. 신장 하나가 잘못 발생할 경우, 남은 신장이 무발생된 신장의 기능까지 수행하기 위해 비대해지게 된다: 이러한 사람의 경우, 대개 신장 무발생에 따른 아무런 불편함도 느끼지 않는다. 하지만 이러한

알도스테론(aldosterone): 세뇨관으로부터 나트륨 흡수의 속도를 조절하기 위하여 부신피질에서 분비되는 스테로이드 호르몬.

환자상태의 인지는 의료진에게 있어 매우 중요한데, 이것은 의료진이 신장수술을 집도하기 전에 아무도 그 환자가 2개의 신장을 가지고 있다는 사실을 의심하지 않기 때문이다.

신장의 위치와 융합의 이상은 신장이 발달을 시작하는 골반 위치에 그대로 남아 있거나, 신장들이 어느 정도까지만 올라갈 경우에 발생한다. 정상적으로 올라가지 못하는 신장들은 발달할수록 서로 가까워지고 융합될 수 있다. 가장 흔한 융합 장애들 중 하나는 말발굽 신장이라고 불리는, 신장 조직들의 U자 모양 덩어리를 형성하는 두 신장의 아래극의 융합 장애이다.

■ 사구체신염

사구체신염(glomerulonephritis)은 사구체 모세혈관 내에서 발생하는 항원-항체 반응으로 인한 사구체의 염증이다. 항원과 항체의 상호작용이 보체를 활성화시키고 다형핵백혈구들을 끌어들이는 매개체들을 유리시킨다. 실질적인 사구체 손상은 사구체 안에 축적되는 백혈구에서 분비되는 파괴성의 리소좀 효소에 의한 것이다.

사구체 안에서의 항원-항체 반응은 2가지 방법으로 일어난다. 대부분의 경우 항원과 항체가 순환하면서 상호반응하고, 혈액이 사구체를 지나면서 걸러질 때 사구체 모세혈관에 쌓이는 면역 복합체라고 불리는 작은 축적물들을 형성한다. 이러한 방식으로 진행되는 사구체신염을 면역-복합체 사구체신염이라고 한다. 비교적 흔하지 않게 사구체 염증이 사구체 모세혈관의 기저막에 대해 직접적인 자가면역에 의해 발생한다. 이러한 종류의 사구체신염은 항-사구체기저막(anti-GBM) 사구체신염이라고 한다. 그림 15-5는 정상 사구체의 모습과 이 두 종류의 사구체신염의 조직소견을 나타낸다.

사구체신염 (glomerulo-nephritis): 사구체 안에 갇힌 항원 항체 복합체나 항-사구체기저막 항체에 의해 발생하는 사구체의 염증.

면역 복합체 (immune complex): 보체가 고정되는 곳에 항체가 붙은 항원으로 구성되었고, 종종 자가면역 질환과 연관된 집합체.

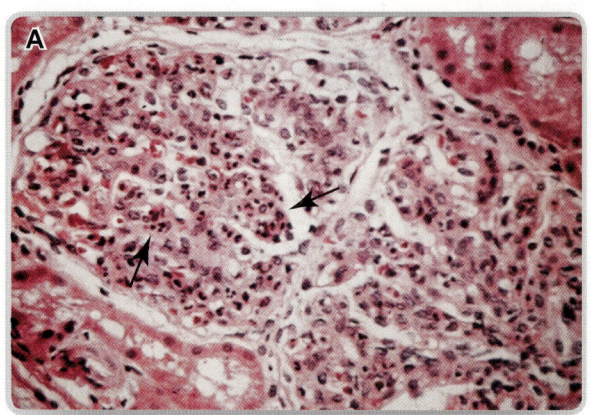
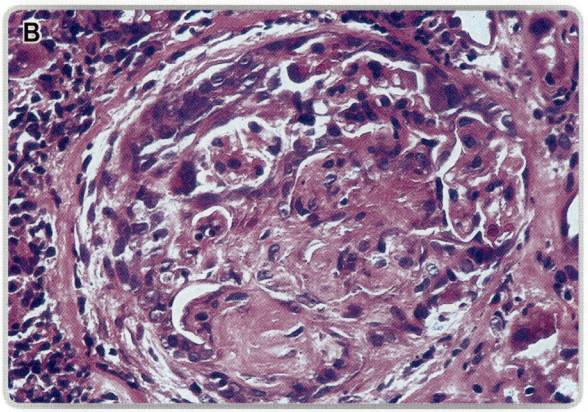
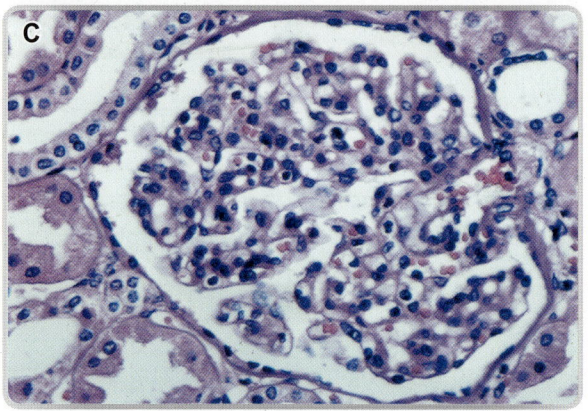

그림 15-5 • A, 면역-복합체 사구체신염. 사진의 두 사구체가 다수의 호중구를 포함하고 있다(화살표). B, 심각한 사구체 손상과 흉터를 보여주는 항-GBM 사구체신염. C, 비교를 위한 정상 사구체(400배).

▶ 면역-복합체 사구체신염

면역-복합체(immune-complex glomerulone-phritis) 사구체신염은 가족성 연쇄상구균성 인후통

(familiar streptococcal sore throat)을 일으키는 것과 같은 종류인 특정한 베타 연쇄상구균 감염 2주 정도 후에 합병증으로 나타난다. 그러나 사구체 염증은 연쇄상구균 감염이 있는 환자들 중 일부에서만 발생한다. 감염된 환자들에서 연쇄상구균 반응에 면역 복합체를 만들기 위해 연쇄상구균의 수용성 항원과 혈류에서 반응하는 항연쇄상구균 항체를 형성함으로써 연쇄상구균 감염에 반응한다.

어떤 항원 항체 복합체는 사구체 모세혈관의 벽을 완전히 통과하여 소변에 분비될 수 있을 정도로 충분히 작다. 그러나 더 큰 복합체들은 사구체 모세혈관의 내피세포 기저막을 통과하지만 사구체 상피세포들 사이의 여과 틈새에 갇히고 여기서 염증반응이 유도된다.

급성 사구체신염은 다른 세균성 감염이나 바이러스 감염에 의해서도 발생한다. 사구체 손상의 기전은 연쇄상구균 감염 후 사구체신염과 유사하다. 세균성 혹은 바이러스성 항원과 그에 해당하는 항체로 구성된 면역 복합체가 순환 과정에서 상호작용을 하고 사구체에 갇힌다. 여기서 보체가 활성화되고 백혈구가 몰려들면서 염증과 손상이 일어난다.

사구체신염의 징후와 증상은 사구체의 변화와 관련이 있다. 많은 사구체들이 염증에 의해 완전히 막히면서, 더 적은 양의 혈액이 여과되고 더 적은 양의 소변이 분비된다. 소변량이 감소함에 따라 혈액의 노폐물 양이 유지되고 쌓이게 된다. 리소좀 효소에 의해 손상된 다른 사구체들은 더 이상 효율적인 여과 기능을 할 수 없게 된다. 단백질과 적혈구들이 손상된 사구체 모세혈관 벽 사이로 새어 나와 소변으로 배설된다. 흔히, 적혈구와 단백질의 덩어리가 세뇨관에 쌓이고, 마지막으로 배설되기 전에 신장의 세뇨관과 같은 모양이 형성된다. 요원주라고 불리는 이러한 구조들은 신장의 손상을 의미하는 중요한 단서이다.

대부분의 경우에 사구체신염은 자연적으로 치유되고 환자는 추가적인 신장의 손상 없이 완전히 회복한다. 그러나 때때로 염증이 심할 때 어떤 환자들은 사구체신염이 완전하게 치유되지 못한다. 이러한 질병들은 만성적으로 천천히 진행하며 결국 신부전증을 초래한다.

면역 복합체 사구체신염은 자가면역 질환과 연관되어서도 발생한다. 자가면역 질환에 걸리면 홍반성 낭창에서처럼 자가항체를 갖는 면역 복합체가 신장의 사구체에 갇힌다. 비교적 흔한 다른 유형의 면역 복합체 사구체신염은 혈관사이세포의 증식, 세포에 면역글로불린A를 포함하는 면역 복합체의 축적과 연관된다.

▶ 항-사구체 기저막 사구체신염

사구체의 기저막에 대한 자가항체가 원인인 사구체신염은 자가면역 질환 중 하나의 유형이다. 이것은 급성 사구체신염의 비교적 흔치 않은 원인이다. 신장 생검에서 얻은 신장조직으로 실시한 특수한 검사들을 통해 면역 복합체 사구체신염을 항-사구체 기저막 사구체신염과 구별할 수 있다. **사례연구 15-1**은 신부전을 초래하는 사구체신염의 임상적인 특징을 설명하고 있고 신장 생검의 활용도를 입증하고 있다.

사례연구 15-1

51세 남성이 기침과 가슴 통증, 체중 감소로 병원을 찾아왔다. 기본적인 신체검사 결과는 정상이었다. 소변에서는 중간 정도 양의 단백질과 많은 적혈구들이 관찰되었다. 혈액요소성질소 수치는 87mg/dL이었다(정상 범위: 10~20mg/dL). 혈액의 pH는 7.2로 감소되어 있었다(정상 범위: 7.35~7.45). 혈장 중탄산염은 15meq/L로 감소되어 있었다(정상: 24~28meq/L) 신장 생검 결과 활동성 사구체신염임을 알아냈다. 특수한 검사를 통해 면역글로불린과 보체가 균일하게 사구체 기저막에 붙어 있는 것으로 확인되었다. 그 병변은 항-사구체 기저막 항체에 의한 2차적인 사구체신염으로 보였다.

■ 신증후군

신증후군(nephrotic syndrome)이라는 용어는 소변으로 과도한 양의 단백질의 손실로 나타나는 비정상적인 소견들의 집합을 말한다. 단백질의 소변 배설은 매우 중요하다. 인체는 단백질의 손실량과 혈액의 단백질 농도가 떨어지는 상황에 맞서 단백질을 충분히 빠르게 생산할 수 없기 때문이다. 결국 낮은 혈장 삼투압으로 인해서 심각한 부종을 유발하게 된다. 신증후군은 신장 질환의 다양한 유형에 의해 발생할 수 있다. 신장의 손상은 손상된 기저막을 통해 단백질이 새어나갈 수 있기 때문이다. 알부민 분자가 글로불린 분자보다 더 작기 때문에, 불균형적으로 소변에서 다량의 알부민이 손실되고 혈장 삼투압은 감소한다.

모세혈관으로부터 세포 사이 조직이나 신체 내강으로 흘러들어가는 과량의 액체들로 인하여 신증후군을 앓고 있는 환자들은 하지 부종이 두드러지게 나타나며, 복부 내강에는 종종 물이 차게 된다(이를 가리켜 '복수'라고 한다). 때로는 물이 흉강 쪽에 차오르기도 한다(이는 '흉수'라고 한다).

대부분의 신증후군은 어린아이들에게서 나타나며, 주로 사구체 표면 세포의 족 돌기(foot process) 이상에 의해서 발생한다. 이렇게 발병한 신증후군의 경우 코르티코스테로이드 요법을 통해서 완화될 수 있으며, 대부분의 어린 환자들은 완치까지 가능하다**(사례연구 15-2 참조)**.

발병의 다수를 차지하는 어린 환자의 경우와는 달리 성인에서 나타나는 신증후군의 경우는 상대적으로 보다 더 진행성이 심각한 신장 질환으로, 사구체의 구조적 변화가 특징적으로 나타난다. 이는 몇몇 만성 진행성 사구체신염으로부터 유발된 경우를 비롯해 장기적인 당뇨에 의한 사구체 손상이나 홍반성 낭창과 같이 신장에 영향을 미치는 결합조직 질환 등으로부터 초래된다. 이외 상대적으로 드문 사구체를 포함한 신장 질병들 또한 신증후군으로 이어질 수 있다.

> **사례연구 15-2**
>
> 6세된 환아가 복부 불편감을 호소하였다. 환아의 어머니는 환아의 얼굴, 복부, 골반 그리고 다리가 상당히 부어 오른 것을 발견하였다. 환아의 소변에서는 상당량의 단백질과 소량의 요원주가 발견되었다. 혈중 단백질과 알부민 농도는 정상치에 비해 현저히 떨어져있었다. 전기영동을 통한 혈청 단백질에 대한 추가 조사 결과 또한 신증후군과 일치하였다. 환아는 입원하였으며, 저나트륨 식단이 적용되고 부신 코르티코스테로이드 호르몬이 투여되었다. 부종은 점차적으로 가라앉았으며, 코르티코스테로이드 투여를 서서히 줄여나갔다. 2주간의 입원 후 환아는 퇴원하였다.

■ 신동맥경화증

신동맥경화증(신경화증: arteriolar nephrosclerosis)은 심각한 고혈압의 합병증이다. 전신 혈압의 과도한 상승으로 인해, 신체 곳곳으로 혈액을 운반시키는 소동맥과 세동맥에는 정상일 때보다 훨씬 더 높은 과부하가 걸린다. 결과적으로 혈관들은 내강의 확장 또는 축소 등에 의해서 회복 불가능한 손상을 입게 되는 것이다: 이는 좁아진 혈관으로의 혈류를 감소시키게 된다. 병명이 뜻하는 문자 그대로, "네프론 소동맥들의 경화"는 신 혈관의 그러한 변화를 의미한다. 좁아진 동맥으로 인해 사구체 여과 또한 더 디게 된다. 사구체 소동맥으로부터 혈류를 공급받는 세뇨관에서도 회복 불가한 변화들이 나타난다. 결국에 신장은 혈류 공급이 감소함에 따라 위축되거나 혹은 흉터가 남게 된다(그림 15-6). 고혈압으로부터 심혈관계 손상이 초래되듯이, 심각한 신동맥경화증은 신부전으로 이어질 수도 있다.

신증후군 (nephrotic syndrome): 신장 질환의 다양한 유형으로 인한 소변으로 과도한 단백질 소실의 결과로 발생한 전신적 부종.

복수(ascites): 복강 내에 액체의 축적.

흉수(hydrothorax): 흉강 내에 액체의 축적.

신경화증 (nephrosclerosis): 질환으로 인하여 수입 사구체동맥이 두꺼워지고 좁아지는 현상.

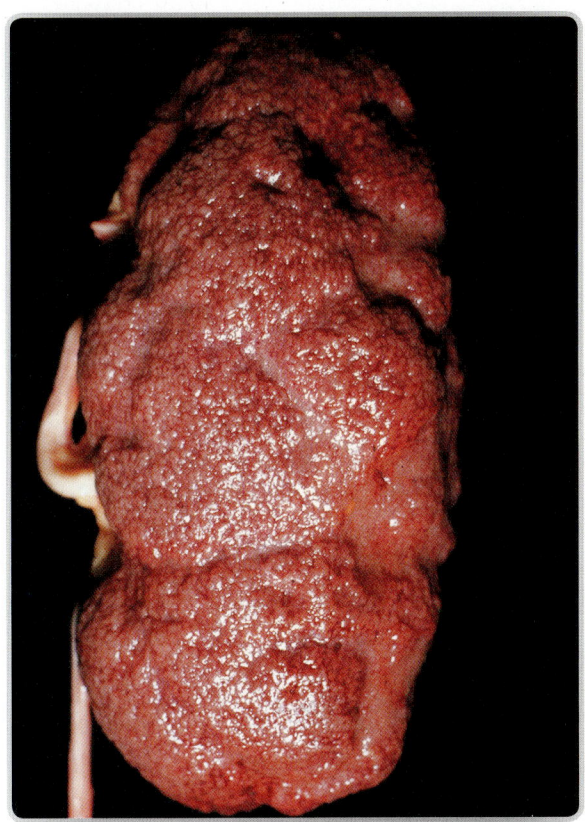

그림 15-6 • 신경화증으로 인하여 신장의 불규칙한 흉터 형성.

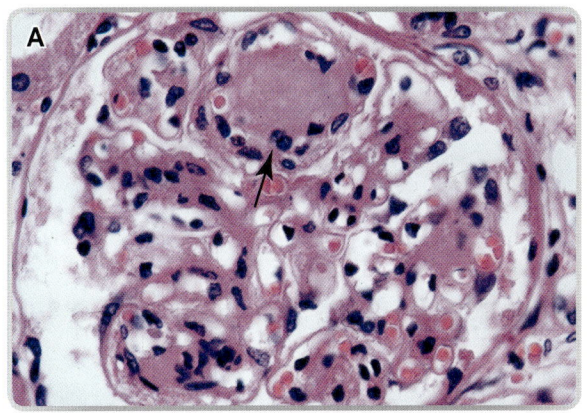
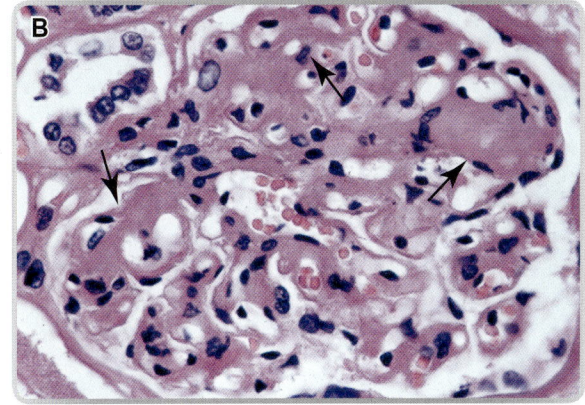

그림 15-7 • A, 결절사구체경화증(nodular glomerulosclerosis). 두꺼워진 사구체 기저막의 결절성 병변이 당뇨병성 신장 질환의 특징이다. B, 미만성 사구체경화증. 미만성으로 두꺼워진 사구체 기저막은 당뇨병에서 일어날 수 있지만 다른 사구체 질환에서도 나타날 수 있다.

■ 당뇨병성 신장병

장기간 당뇨병을 앓고 있는 사람의 경우 종종 진행성 신장 손상이 나타나기도 한다. 사구체 기저막에서는 특징적인 결절과 미만성으로 발생하는 두께의 증가 현상이 나타나는데, 이를 가리켜 당뇨병성 사구체경화증이라고 한다(그림 15-7).

오랜 기간 당뇨병을 앓고 있던 사람은 종종 진행성의 신장 질환이 생긴다. 사구체 기저막은 당뇨병성 사구체경화증이라고 불리는 결절성이며 미만성으로 두꺼워지는 특징을 가져 사구체 기능을 방해한다. 대개 사구체 소동맥에 심각한 경화증이 있어 사구체와 세뇨관으로 가는 혈액의 흐름을 손상시킨다. 때때로 사구체와 소동맥 영역의 손상을 언급할 때 당뇨병성 신장 질환이라는 일반적인 용어가 사용된다.

임상적으로 그 조건은 결국 신부전으로 이어질 신장 기능의 진행적 손상에 의해 특징지어진다. 단백질은 손상된 사구체로 빠져나가고 소변으로 배출된다. 어떤 환자에서는 상당히 많은 단백질이 손실되어 신증후군이 생긴다. 질병의 진행을 막을 수 있는 특별한 치료는 없고, 환자가 신부전에 빠진다면 신장 이식이 요구된다(당뇨병과 그 합병증은 16장에서 췌장 질환과 함께 설명된다).

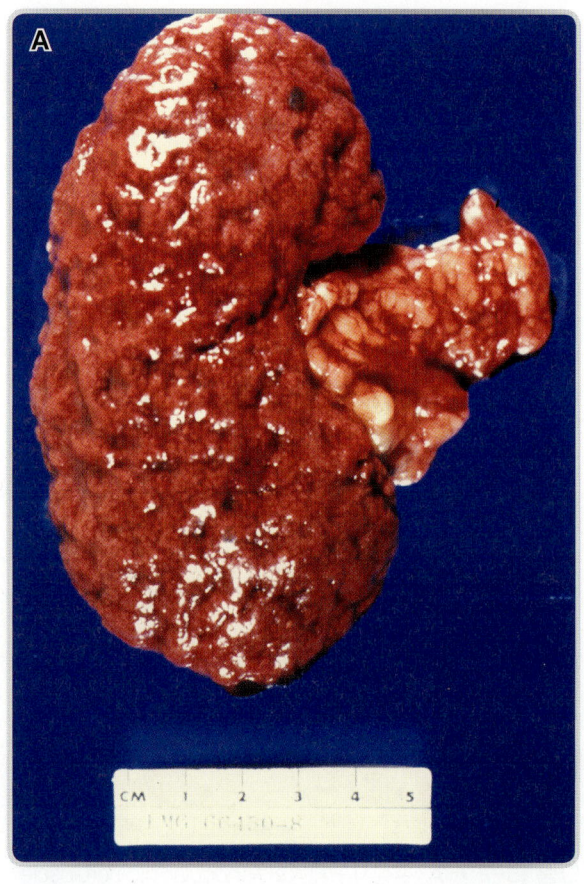
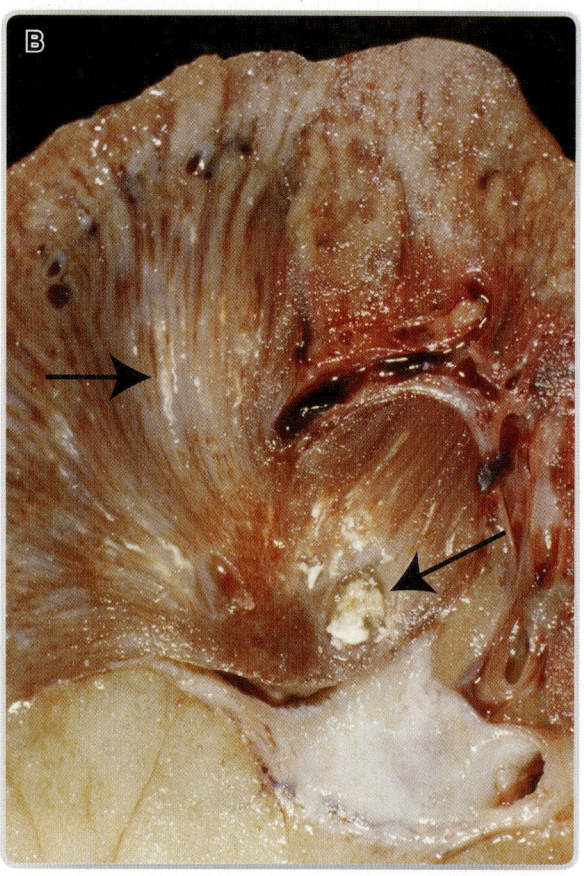

그림 15-8 • A, 요산염 결정으로 인한 세관폐쇄 때문에 발생된 신장 손상으로 인하여 유발된 신장 피질을 포함하는 다발성 위축 흉터가 있는 요산염신장병. B, 신장 피라미드 안(위쪽 화살표)과 피라미드 꼭대기 근처(아래 화살표)에 있는 백색의 요산염 축적물을 보여주는 신장 절단면.

▶ 통풍 관련 신장병

22장에서 설명된 통풍 환자는 상대적으로 잘 안 녹는 요산이 혈액과 체액에서 정상보다 농도가 높으며, 관절에서 요산칼슘 결정인 요산 침착에 의해서 주기적인 급성 관절 염증(통풍 관절염)을 유발한다.

통풍의 골격 징후는 잘 알려져 있지만, 통풍은 또한 자주 신장과 비뇨기계에 영향을 미친다. 많은 환자에서 이 단원의 뒤쪽에서 설명되는 것처럼 신결석이 생긴다. 요산 칼슘 결정은 또한 헨레고리에서 세뇨관 여과액과 여과액이 매우 농축되는 신장 피라미드의 집합관에도 침착될 수 있다. 침착물은 신장 세뇨관을 막고 손상시켜 신장에 손상을 입히고 기능을 저하시키며 요산염 신장증이라고 불리는 상태가 된다(그림 15-8).

■ 비뇨기계의 감염

비뇨기계의 감염은 흔하며 급성이나 만성으로 발생한다. 방광에만 영향을 미치는 감염은 방광염(cystitis, cystis=방광)이라고 불린다. 만약 상위 비뇨기계가 감염되었다면, 용어는 신우신염(pyelonephritis, pyelo=신우+nephros=신장+itis=염증)이다. 대부분의 감염은 그람 음성 장내 세균에 의해 야기

요산염신장병 (Urate nephropathy): 통풍이 있는 사람의 신장세뇨관에서 요산 결정 침착에 의해 야기되는 신장 손상.

방광염(Cystitis): 방광의 염증.

신우신염 (Pyelonephritis): 신장과 신우의 세균성 감염.

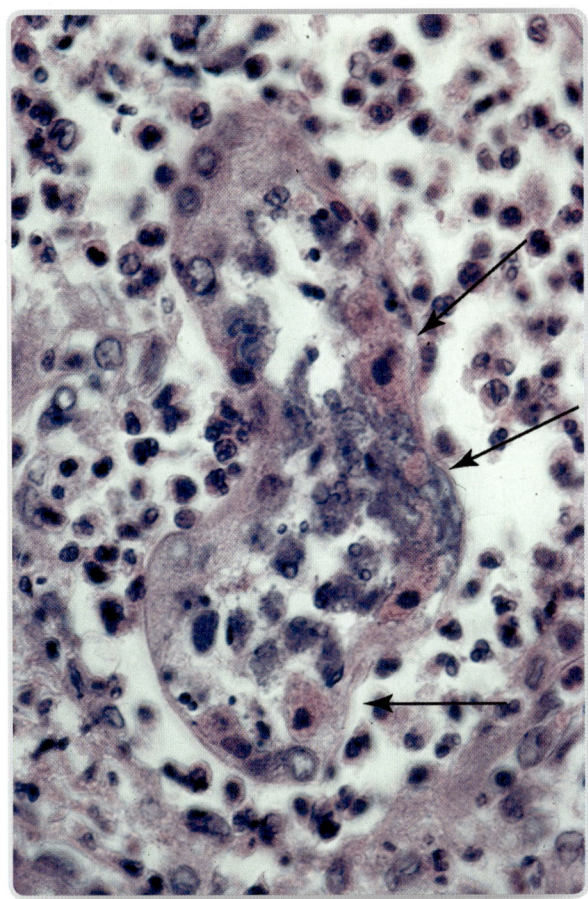

그림 15-9 • 급성신우신염. 시야 중심에 있는 세뇨관은 세뇨관(중간 화살표) 벽을 통하여 확산되고 있는 박테리아의 군집을 포함하고 있다. 일부 세뇨관은 괴사에 빠졌다(상 하 화살표). 많은 중성구들이 세뇨관을 둘러싸고 있다(400배).

된다. 이런 유기물은 종종 항문 주변과 생식기 영역을 오염시키고 요도를 타고 올라감으로써 비뇨기계에 접근한다.

자유로운 소변의 흐름과 많은 양의 소변 및 완전히 방광을 비우는 것은 비뇨기계 감염으로부터 방광을 보호할 수 있는데 이것은 방광으로 들어간 어떤 세균도 소변을 보는 동안 방광의 소변에서 증식하기 위해 정체되지 않고 씻겨 내려가기 때문이다. 산성 소변은 추가적으로 감염에 대한 방어책이 될 수 있는데 대부분의 세균은 산성 환경에서 잘 자라지 못하기 때문이다. 반면에 몇 가지 조건들은 비뇨기계 감염을 일으킨다.

1. 소변의 자유로운 배출에 손상을 주는 모든 조건은 감염의 가능성을 높이는데, 그 이유는 소변의 정체는 비뇨기계로 들어온 모든 세균의 증식을 잘 일어나게 하기 때문이다.
2. 신장 결석이나 이물질 등에 의한 비뇨기계 점막의 손상은 보호 상피를 파괴시켜 세균이 더 깊은 조직으로 침입하게 해 감염을 일으킨다.
3. 방광으로 카테터나 기구를 꽂는 것은 카테터나 기구가 비뇨기계로 세균을 이동시킬 수 있고 방광 점막에 손상을 줄 수 있다.

▶ 방광염

방광염은 남자보다 여자에게서 더 흔한 질병인데 이유는 여성의 짧은 요도 때문에 감염체가 더 쉽게 방광으로 들어갈 수 있기 때문이다. 특히 젊고 성적인 활동이 있는 여성은 병에 노출되기 쉬운데 그 이유는 박테리아가 원위 요도로부터 방광으로의 전파가 성행위로 인하여 촉진될 수 있기 때문이며, 방광 저부(방광 삼각)의 점막층에 경미한 손상을 일으킬 수도 있기 때문이다.

방광염은 전립선 비대로 인하여 완전히 방광을 비우지 못하는 나이 많은 남성에게서도 흔하다. 배뇨 후 방광에 남아 있는 소변은 박테리아의 증식을 유발시킬 수 있으며 감염으로 이어질 수 있다.

방광염의 임상증상은 방광 점막의 울혈이나 염증으로 인하여 발생한다. 환자는 배뇨 시 타는 듯한 통증을 호소하고 자주 배뇨하고 싶어한다. 소변에는 많은 박테리아와 백혈구가 포함된다. 방광염은 대개 심각한 질병은 아니며 일반적으로 항생제에 즉각 반응한다. 그러나 때때로 감염은 상부 요로로 퍼져 신우와 신장에 영향을 끼칠 수 있다.

▶ 신우신염

대부분의 신우신염 환자의 경우 방광으로부터 퍼져 나오는 이차적인 감염이지만(상행성 신우신염), 때때로 혈류를 통해 신장으로 병원체가 유입되기도 한다

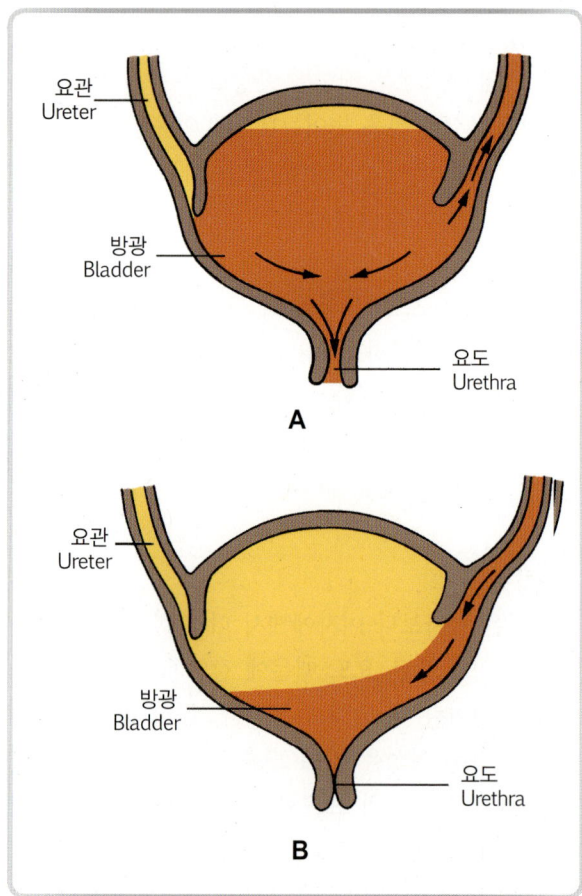

그림 15-10 • 방광요관역류. A, 소변은 방광요관의 밸브의 불완전한 기능 때문에 배뇨시 요관을 역류한다. B, 소변은 배뇨 후 방광으로 다시 흐르며 방광을 완전히 비우지 못하고 되고 감염의 원인을 제공한다.

염에 걸리기 쉽게 할지도 모르는 하부요로의 비정상 상태를 치료하기 위한 방법을 병행하는 적절한 항생제가 치료 방법이다.

▶ 방광요관역류와 감염

정상적으로 효과적인 기전이 배뇨 시 방광으로부터 요관으로 소변이 상승하는 것을 예방한다. 간혹 이러한 기전이 손상되고, 방광이 배뇨 시 수축되었을 때 한쪽이나 양쪽 요관으로 소변의 역류가 발생한다. 이러한 상황을 방광요관역류라고 한다. 방광의 완전하게 비워지지 않는 것은 비뇨기계 감염의 선행요인이 된다. 소변이 배뇨 시에 요관으로 들어가고 배뇨 후에 방광으로 되돌아온다: 그래서 잔뇨가 방광에 남는다(그림 15-10). 박테리아는 소변의 역류에 의하여 상부 비뇨기계로 운반될 수 있다: 이것이 신우신염의 선행요인이 된다.

방광요관역류 (vesicoureteral reflux): 배뇨 시 방광에서 요관으로 소변의 역류.

결석(calculus): 신장이나 담낭 등의 신체에 형성된 돌.

쇄석술(lithotripsy): 요로에 있는 결석을 소변으로 배출될 수 있는 크기의 작은 조각으로 부수어 제거하는 방법.

(혈액성 신우신염). 신우신염의 증상은 감염된 신장 위로의 국소적 통증과 압통을 가지는 급성 감염이다. 조직학적으로 신장의 감염 부분은 백혈구와 박테리아의 덩어리로 이루어져 있으며 많은 염증 부분이 있는 신세뇨관은 백혈구로 가득 차 있다(그림 15-9).

주로 방광염과 신우신장염은 연관되어 있기 때문에 환자는 빈뇨와 배뇨 시 통증을 호소하게 된다: 소변은 많은 박테리아와 백혈구를 포함한다. 소변의 배출을 막으며 감

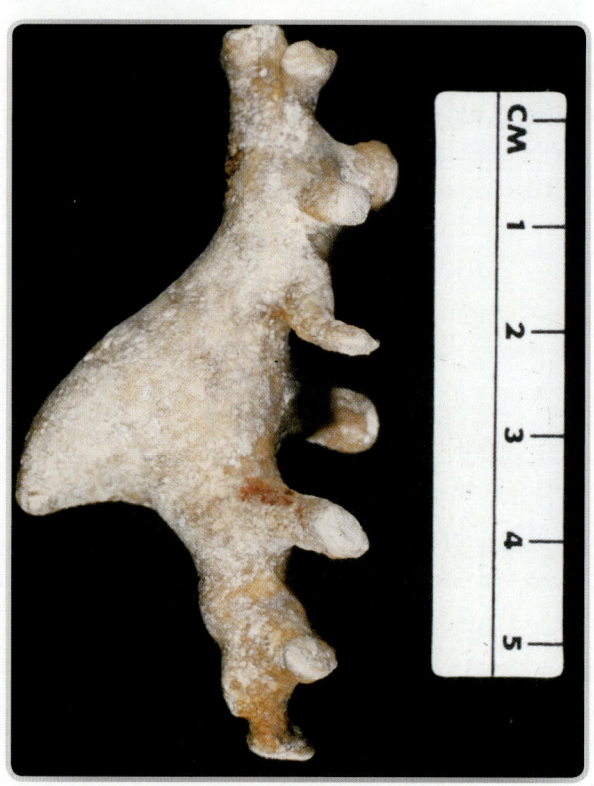

그림 15-11 • 신장의 큰 사슴뿔 결석.

■ 결석

돌은 비뇨기계의 어떤 곳에서도 발생할 수 있다. 그들은 항상 결석(calculi, 단수 calculus)라고 불리며, 라틴어로 "작은돌(little stone)" 혹은 "조약돌(pebble)"을 의미한다. 대부분은 요산이나 칼슘염의 복합체로 구성된다. 결석 형성의 3가지 선행요인은 소변에서 염 농도의 증가, 비뇨기계의 감염, 그리고 비뇨기계의 폐쇄이다. 소변에서 상당히 증가한 염의 배출은 과포화를 유발하며 특히 소변이 농축된다면 염은 결석 형태로 침전이 발생한다. 예를 들어 통풍(22장)이라고 하는 질환에서 요산의 배출이 종종 증가하고 요산은 소변에서 침전이 발생하며 요산 결석을 형성한다. 칼슘의 대사(20장)를 조절하는 부갑상선이 기능항진이 특징인 상황에서 과도한 칼슘이 소변으로 배출되며 종종 결과적으로 칼슘염으로 구성된 비뇨기계 결석을 형성한다. 감염은 소변에서 염의 용해성을 감소시킴으로 인해 일차적으로 결석의 선행요인이 된다. 박테리아의 군집은 또한 비뇨기계 염이 결석을 형성하기 위하여 결정화되는 곳에서 역할을 한다. 소변 배출의 폐쇄는 소변의 정체에 의해서 결석을 형성하는 선행요인이 되며 비뇨기계 염은 침전이 발생한다. 정체는 또한 감염의 선행요인이 되며 이는 계속적으로 결석 형성의 가능성을 증가시킨다. 대부분의 **결석**은 작지만, 때때로 그것들의 크기는 점차 커져 신우와 신배의 윤곽을 따라서 큰 가지를 친 모양의 구조를 형성하기도 한다. 이런 종류의 구조는 사슴뿔 결석이라 불리는데 그 이유는 수사슴의 가지진 뿔 모양을 어렴풋이 닮았기 때문이다(그림 15-11). 좀 더 작은 크기의 결석은 이따금 요관으로 통과하기도 한다. 요관의 평활근은 결석이 요관을 따라 나아가도록 경련성으로 수축하여 서혜부로 퍼져나가는 옆구리의 격렬한 통증을 동반하는 신장의 급경련통 발작을 일으킨다. 종종 결석의 거친 모서리는 요관 내막을 손상시켜 소변에서 적혈구가 나타나게 한다. 많은 결석들은 요관을 통해 빠져나와 소변으로 배출될 수 있다. 하지만 일부는 요관 속에 끼게 되며 이들은 제거되어야 한다.

과거에는 신우나 신배 안에 형성된 요관을 통과하기에는 너무 큰 결석들은 외과적으로 제거되어야 했다. 현재는 수술을 하지 않고서도 결석을 작은 조각들로 깨서 소변을 통해 배출되도록 하는 방법이 가능하다. 이런 종류의 결석을 깨는 과정을 **쇄석술(lithotripsy)**이라고 한다.

결석을 조각내는 일반적인 방법은 특별히 제작된 테이블 위에 누운 환자의 자세를 잡는 일을 수반한다. 테이블 위에는 신장 안에 있는 결석의 위치를 시각화할 수 있는 엑스선 장비가 있다. 테이블 아래에는 결석을 조각낼 수 있는 능력을 지닌, 전기적으로 생성되는 충격파를 발생시키는 장치가 있다. 엑스선 검사를 통해 결석의 정확한 위치가 결정되면, 충격파 발생 장치는 매우 정확하게 신장 결석에 초점이 맞춰진다. 결석으로 향한 충격파는 그것을 미세한 입자들로 조각내고, 그 입자들은 소변으로 배출된다.

종종 결석은 방광 안에서도 형성된다. 대개 이러한 결석 형성은 감염에 따르는 영향과 소변에 녹아 있는 염의 용해도를 낮추는 소변의 정체현상에 대한 이차적인 결과이다. 때때로 방광 결석은 방광경을 이용하여 방광을 통해 제거될 수 있다. 결석들은 우선 방광경을 지나 방광 안으로 들어간 장비에 의해 깨진 다음 쓸려 내려간다.

■ 이물질

우발적으로 또는 성적 자극의 수단으로 각종 이물질들을 요도와 방광 안으로 삽입하는 일이 드물게 발생한다. 어떤 물체들은 그것들이 감염을 유발하거나 방광벽에 구멍을 낼 수 있으므로 반드시 제거되어야 한다. 흔히 그러한 것들은 요도를 통해 방광으로 들어가는 방광경을 통해 제거될 수 있다. 그러나 가끔 방광을 열고 물체를 제거하는 수술을 행하는 것이 필요하다. 아래 2개의 사례가 방광 안의 이물질로 인해 발생한 임상적 문제들을 보여주고 있다(그림 15-12).

CHAPTER 15 비뇨기계와 남성생식계

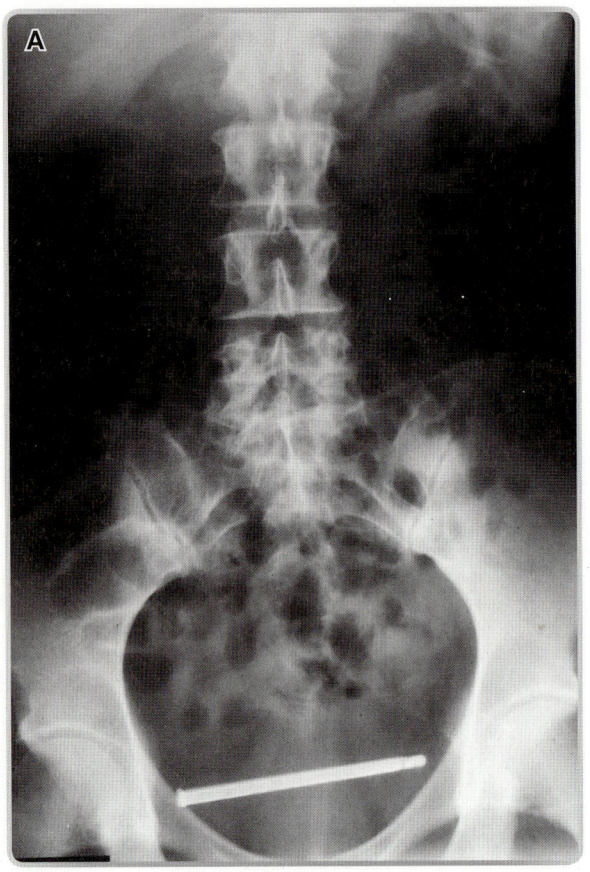 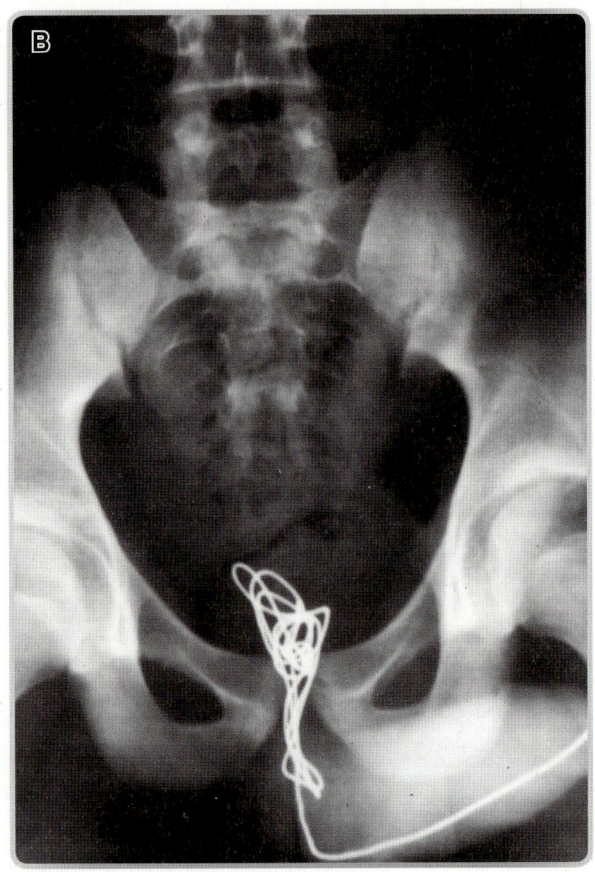

그림 15-12 • 방광 내 이물질을 보여주는 엑스선 사진. A, 체온계(사례연구 15-3). B, 전선(사례연구 15-4).

사례연구 15-3

한 여성 노인이 하복부 통증과 배뇨 시 타는 듯한 느낌을 호소하며 병원 응급실에 내원하였다. 복부의 엑스선 결과 직장 체온계가 그녀의 방광과 수평으로 놓여 있는 것을 발견하였다. 방광경이 방광으로 삽입되었고, 체온계는 수직 위치로 조작되어 요도를 통해 꺼내졌다.

사례연구 15-4

15세 남자가 길고 뻣뻣한 전선을 음경을 통해 방광 안으로 넣었다. 전선은 방광 안에서 꼬여서 빼낼 수 없었다. 방광을 열어 전선을 직접 빼내야만 했다. 다행히 요도와 방광은 전선에 의해 손상받진 않았으며 환자는 순조롭게 회복했다.

■ 폐쇄

소변이 정상적으로 배출되기 위해 소변을 운반하는 배수 체계는 소변이 자유롭게 흐르도록 되어있어야 한다. 그 어느 부위에서의 폐쇄 또는 심한 협착이 있을 경우 쌓인 소변의 압력으로 인해 막힌 부분의 근위부는 팽창하게 된다. 요관의 확장을 "수뇨관증(물요관증)"이라고 부른다. 신장의 신우와 신배의 확장을 **수신증**(hydronephrosis(hydro=물+nephro=신장+osis=상태))이라고 한다(그림 15-13). 폐쇄된 배출체계로 인한 소변의 높은 압력 때문에 신배와 신우는 팽

수뇨관증(hydroureter): 소변 배수 체계의 폐쇄로 인해 이차적으로 일어나는 요관의 확장으로 주로 신우와 신배의 확장과 같이 일어나 연관되어 있다.

수신증(hydronephrosis): 폐쇄 부위의 몸쪽에서 소변 배수로의 확장.

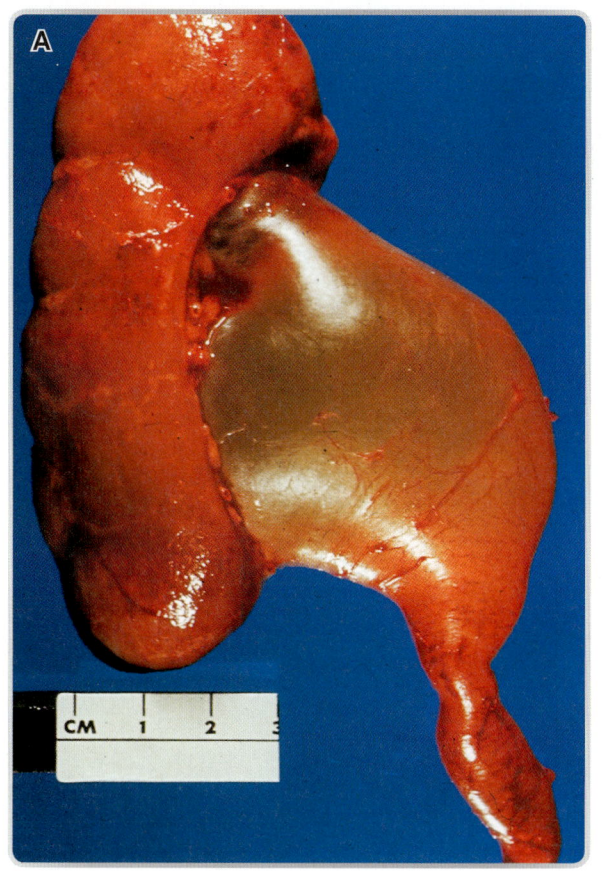 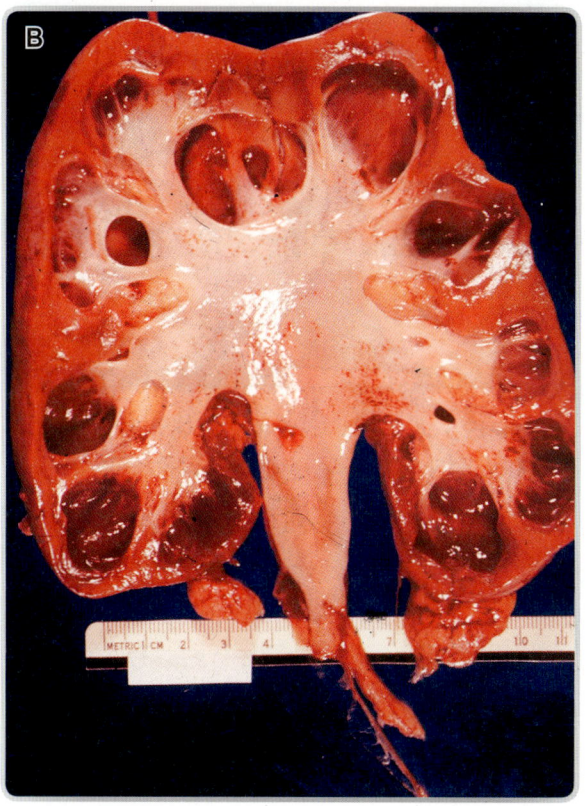

그림 15-13 • A, 심한 수신증과 수뇨관증, B, 양분된 수신증 신장, 신우와 신배를 확장시키는 소변에 의해서 압력의 증가로 인하여 신장 실질이 위축과 신배가 팽창한 소견.

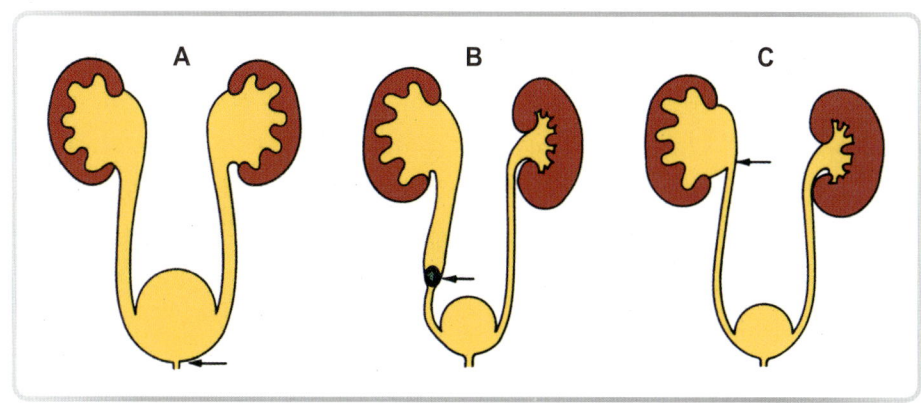

그림 15-14 • 요로폐쇄의 결과와 가능한 위치. 화살표는 폐쇄의 위치. A, 요도폐쇄에 의한 방광의 팽창에 동반된 양측성 수신증과 수뇨관증 B, 원위 요관 폐쇄로 인한 양측성 수뇨관증과 수신증 C, 요관신우 접합부의 폐쇄로 인한 단측성 수신증.

창하고 영향을 받은 쪽의 신장은 점차 위축된다. 결과적으로 폐쇄된 곳을 해결하지 않으면 신장은 늘어난 신우와 신배 위를 덮는 얇은 위축된 실질로 축소될 것이다(그림 15-14A).

폐쇄의 영향을 받는 배수 체계의 부위는 폐쇄의 위치에 따라 달라진다(그림 15-14B). 방광에서 소변이 나오는 곳의 폐쇄는 수신증을 발생시키지만 영향을 받는쪽의 요관은 정상직경이다. 배설계의 폐쇄에

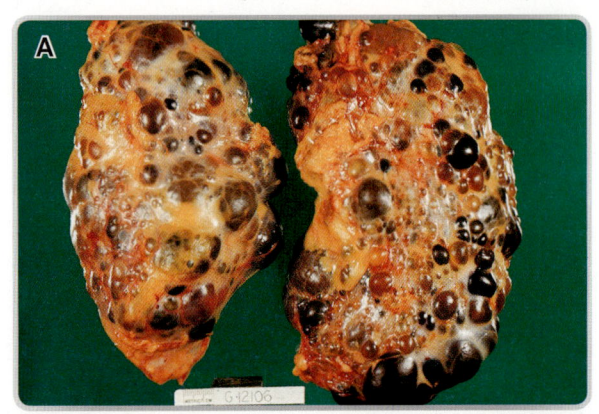
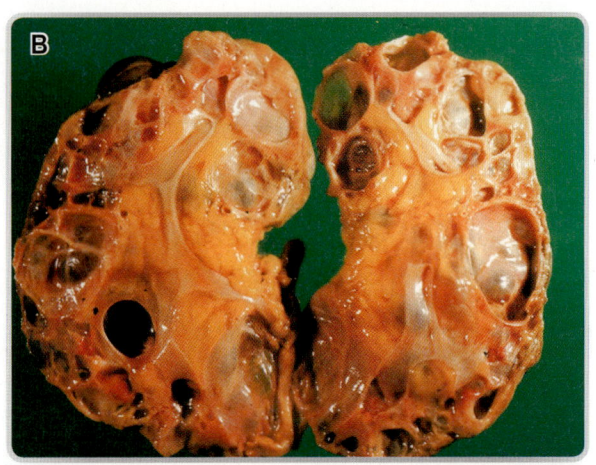

그림 15-15 • A, 선천성 다낭신장병의 매우 큰 비정상적 신장의 특징. B, 질환 있는 신장의 단면은 다수의 커다란 낭들을 보이고 있음. 정상 신장 조직은 남아 있지 않음.

이차적인 소변의 정체는 추가적인 합병증을 일으킬 수 있다(그림 15-14C). 소변의 정체는 감염과 소변염의 침착으로 형성되는 결석을 일으키기 쉽다. 수신증이 감염과 비뇨기 결석을 일으켜 순환고리가 형성된다. 이는 오히려 요로 폐쇄의 정도를 증가시키고 수신증이 더 진행되게 한다.

요로 폐쇄의 진단은 대개 신우조영사진이나 CT 촬영의 방법으로 이루어진다(절차는 1장에 설명되어 있다). 이 순서는 요로기의 확장을 보여준다. 치료는 신장이 복구할 수 없게 손상되기 전에 적절한 정도로 폐쇄를 감소시키는 것에 초점이 맞추어져 있다.

■ 신장세뇨관 손상

수출사구체동맥(efferent glomerular artery)이 신장세뇨관에 혈액을 공급하므로 사구체에 영향을 주는 많은 질병에서 경미한 정도의 세뇨관 손상이 나타난다. 사구체 질병이 없는 신장세뇨관 손상은 2가지 상황에 직면하게 된다: 신장 혈류량 손상에 의한 세뇨관 괴사와 독성 약물과 화학물질에 의한 세뇨관 괴사이다. 쇼크와 두드러진 혈압 강하와 관련된 어떤 상태도 신장으로의 혈류를 손상시킬 수 있고, 이는 종종 신장세뇨관의 변성과 괴사를 일으킨다. 체내에 소화되거나 흡수된 많은 약물과 화학물질은 신장으로 배설된다. 그러므로 그 물질들은 세뇨관 상피에 직접적인 독성 손상을 일으킬 수 있다.

급성 세뇨관 괴사는 심하게 감소한 소변 배설(감뇨증)이나 완전한 소변 생성 억제(무뇨)로 특징지어지는 심각한 신장기능 손상을 일으킨다. 이 상태는 급성신부전이라고 불린다. 소변 배설이 감소하는 이유는 잘 이해되지는 않는다. 명백하게는 뚜렷한 신장세동맥 수축이 신장으로의 혈류량을 줄이고 사구체 여과량을 줄인다. 또한 다른 요소도 소변 배설 감소에 기여할 수 있다. 많은 세뇨관은 원주나 괴사 부스러기에 의해 막힌다. 손상된 세뇨관 상피는 또한 선택적인 세뇨관 재흡수를 위한 공간을 잃어버린다. 몇 주 후에 세뇨관의 기능은 손상된 상피의 재생으로 완전히 회복되지만, 신장 기능이 완전히 정상으로 돌아오기까지는 몇 개월이 걸린다. 급성신부전이 있는 기간 동안 혈중의 배설산물은 세뇨관 기능이 회복되기까지는 투석(다음 장에 설명되어 있다)으로 제거해야 한다.

■ 신장낭

▶ 고립낭

신장 고립낭은 비교적 흔하며 직경은 몇 밀리미터부터 약 15센티미터까지 다양하다. 낭은 신기능 손상과 관련이 없어 환자에게는 의미가 없다.

▶ 선천성 다낭신장병

몇몇 다른 조건이 신장낭의 형성에 관련이 있음에도 불구하고, 이들 중 가장 흔하고 임상적으로 가장 중요한 조건은 선천성 다낭신장병이다. 이 병은 400명 중에 1명에게 영향을 미치는 멘델 우성 형질로 전파되는 가장 흔한 유전병이다. 2개의 다른 유전자, 즉 PKD1과 PKD2(다낭신장병에 대한)로 지정되고 서로 분리된 염색체에 위치하고 있는 유전자가 영향을 준다. 약 85%의 사례가 PKD1의 돌연변이에 의해 생긴다. 나머지 중에서 가장 다수를 차지하는 것이 PKD2의 돌연변이인데 이 유전자는 이 병의 늦은 발병 및 느린 진행과 연관되어 있다. 소수의 불운한 사람들은 PKD1과 PKD2 유전자 모두에 돌연변이가 있어 심각하고 빠르게 진행되는 질병을 일으킨다. 이 병은 세뇨관 상피의 불완전한 재생이 특징이며, 세뇨관에 부착된 낭이 형성된다. 낭을 덮고 있는 상피는 분비물을 내는데 이 분비물이 낭에 축적되어 낭을 부풀린다. 낭이 점진적으로 크기가 커짐에 따라 양 신장의 계속적인 확장을 일으켜, 낭은 인접한 신장조직을 압박하고 파괴한다. 결국, 거의 정상 신장조직은 남아 있지 않게 되고, 신부전이 잇따라 일어난다(그림 15-15). 가끔 소수의 낭이 간에서 생기지만, 대개 낭은 간 기능을 방해하지는 않는다. 몇몇 영향을 받는 사람들은 뇌의 기저부에서 대뇌동맥의 낭성 팽출을 보이게 되는데 이를 선천성 대뇌동맥류라고 한다. 선천성 동맥류와 그 합병증은 21장에서 논의된다.

신장조직은 천천히 파괴되기 때문에, 신부전은 대개 환자가 중년 전에는 일어나지 않고, 어떤 환자들은 60대에 도달하기 전까지 문제가 나타나지 않는다. 어떤 사람들은 정기적인 요로 감염이나 확장된 낭 중 하나의 출혈로 인해 나타나는 피가 섞인 소변(혈뇨)를 겪는다. 어떤 환자들에게서는 고혈압이 생기는데 종종 신부전을 동반한다.

다낭신장병은 종종 신체검사에 의해 진단되는데 크게 확장된 신장 소견을 보인다. 확진은 몇 가지 방법으로 이루어 진다.

복부의 초음파 검사나 CT 스캔(scan)에서 큰 낭성 신장이 관찰되었다. 정맥신우조영사진(IVP)는 낭들에 의해 신우와 신배가 꼬여 있는 소견이 나타난다. 특별한 치료는 없으며, 신부전이 발생하면 투석 치료나 신

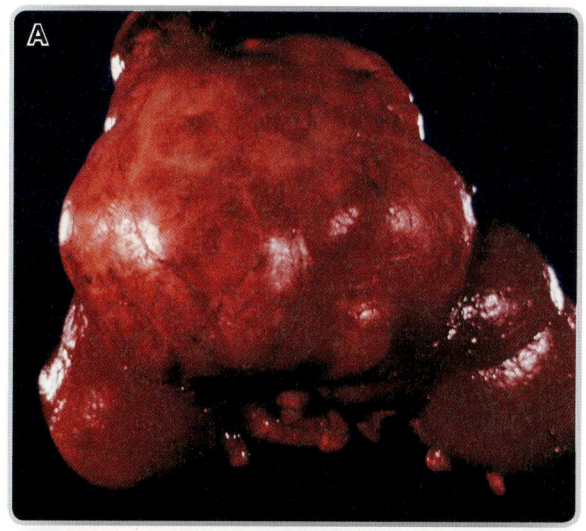

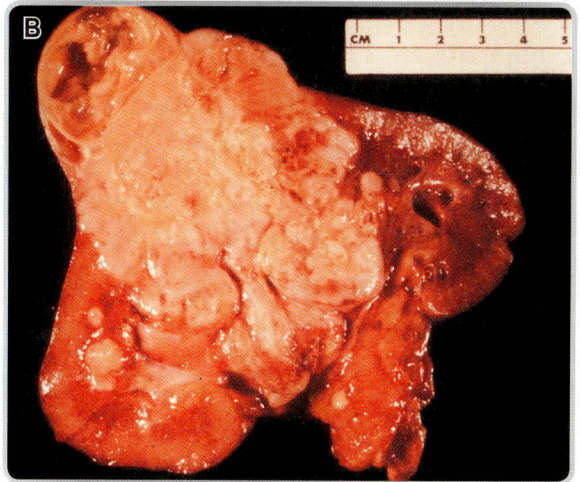

그림 15-16 • 큰 신장피질암종(large renal cortical carcinoma). **A**, 겉표면. **B**, 신장과 종양의 세로 단면.

장 이식이 필요하게 된다.
다음 사례는 선천성 다낭신장증의 몇 가지 특징적인 소견을 보여준다.

사례연구 15-5

67세 남성 노인이 중증의 심장마비를 겪은 후 내원했다. 신체검사에서 양쪽 신장의 상당한 비대가 관찰되었고, 중증의 신부전을 시사하는 임상 및 검사 결과가 나타났다. 환자는 7명의 형제자매를 가지고 있고, 이들은 40세나 60세에 선천성 다낭신장증에 의해 사망했다. 이 환자는 결국 만성 신장부전과 연관된 심장기능상실로 사망했다. 부검결과는 심하게 커진 다낭성 신장들을 보여주었다. 간에서도 소수의 낭 들이 발견되었다.

윌름 종양(Wilms tumor): 어린이와 유아의 악성신장종양.

소변검사(urinalysis): 일반적으로 행해지는 소변의 화학적, 현미경적 분석.

청소율검사(clearance test): 혈액으로부터 어느 한 물질을 재거하고 소변으로 배출해 내는 신기능을 평가하는 검사.

크레아티닌(creatinine): 소변에서 배출되는 근육의 부유물에 따른 청소비율.

■ 요로의 종양

종양들은 신장 피질의 신장세뇨관 상피, 요로를 피복하고 있는 이행상피, 또는 드물게 신장 내의 잔존 배아 조직으로부터 생길 수 있다.

▶ 신장 피질 종양

신장피질선종(renal cortical adenomas)이라 불리는 양성 종양들이 때때로 신장에서 발생한다. 이런 종양들은 대부분 크기가 작고 임상적 중요성이 없다. 악성 종양인 신장수질암종(renal cortical carcinoma)이 더 자주 발견된다(그림 15-16). 종종 수질암종의 초기 소견은 성장하는 종양에 의해 신우와 신배에 발생하는 상피의 궤양으로 인한 소변 내 혈액(혈뇨)으로 발견된다. 종종 이 종양은 신정맥을 침범하여 전이를 일으킨다. 종양은 신우와 신배의 염전을 볼 수 있는 신우조영사진(pyelogram)을 통해 진단하거나 CT 스캔을 통해 종괴를 관찰함으로써 알 수 있다. 치료는 신장을 절제(nephrectomy)함으로써 가능하다.

▶ 이행세포 종양

요로의 이행 상피로부터 발생하는 거의 모든 종양들은 악성이며 이행세포암종(transitional cell carcinoma)이라고 부른다. 대부분 방광 상피로부터 발생하고, 저등급 악성이며 좋은 예후를 보인다. 이 종양들은 혈관이 많이 발달해 있고 출혈 경향이 있다 따라서 혈뇨가 신생물의 첫 소견이 될 수 있다. 방광 종양들은 요도를 통해 방광으로 삽입하는 방광경을 통해 관찰할 수 있고, 요도로 삽입한 이와 비슷한 기구를 통해 절제도 가능하다. 경우에 따라 종양을 절제하기 위해 방광의 일부분을 함께 절제해야 할 때도 있다.

▶ 신장모세포종

원시세포들로 구성된 흔치 않은 높은 악성도의 종양이 때때로 영아의 신장과 어린 소아에서 발생한다.

조직학적으로 이 종양은 배아 신장(embryonic kidney)의 구조와 닮았다 하여 신장모세포종(nephroblastoma), 혹은 **윌름 종양(Wilms tumor)**이라 부른다. 이 종양은 종종 널리 전이(metastasis)를 한다. 치료법은 신장절제술(nephrectomy)을 시행한 후 방사선요법과 항암요법을 하는 것이다.

■ 신장 및 요로계 질환의 진단평가

요로계 및 신장의 질환을 발견하기 위해, 신장 기능이 어느 정도까지 손상된 것인지 평가하기 위해, 그리고 가지고 있는 질환의 종류를 정의하기 위해 여러 가지 검사법들이 사용된다.

▶ 소변검사

가장 널리 사용되는 진단검사법은 **소변검사(urinalysis)**이다. 이 검사법은 요로계 질환이 존재하는지 평가하거나 신기능에 장애를 일으키는 다른 전신성 질환이 있는지 살펴볼 때 시행된다. 소변검사에는 소변의 pH(산성도)와 비중(소변의 농도에 관한 측정)의 측정과 포도당, 단백질에 대한 간단한 검사법들이 포함된다. 또한 담즙 색소(bile pigment), 아세톤(acetone), 그리고 여러 질병과 관련되어 소변에 나타나는 물질들에 대한 검사도 포함된다. 소변을 원심분리하여 얻은 침전물은 현미경으로 관찰된다. 만약 소변검사가 정상이라면 신장질환은 없다고 할 수 있다. 대신에 적혈구나 단백질이 존재한다면 그것은 사구체 여과의 손상으로 인해 이러한 물질들이 여과액으로 빠져나가거나 요로계의 어느 부위에서 출혈이 일어나고 있다는 것을 시사한다. 신장세뇨관(renal tubule)의 모양으로 굳어진 단백질과 세포의 무리인 요원주(renal cast)의 존재는 사구체질환이 있음을 시사한다. 또한 백혈구와 세균이 발견되면 요로계 감염이 있다고 볼 수 있다.

환자의 임상적인 상황에 따라 소변에 추가검사가 시행될 수 있다. 예를 들어, 요로계 감염이 의심되는 상황이면 소변을 배양하여 병원균을 발견하기 위해 세균감수성시험(sensitivity test)을 시행한다.

▶ **청소율검사**

신기능의 손상은 신장에서 배출되는 노폐물인 **요소**(urea)와 **크레아티닌**(creatinine)을 포함한 혈액 내 여러 가지 물질들의 농도를 측정함으로써 알 수 있다. 이 물질들의 농도가 정상보다 높으면 신기능의 손상이 존재한다는 뜻이고, 농도 증가의 정도에 따라 손상의 정도가 정해진다. 이런 노폐물들의 농도 증가를 관찰하기 전에도 **청소율검사**(clearance test)를 통해 신기능 손상을 발견할 수 있다. 이 검사는 신장 손상의 정도를 대략적으로 알려주고 주기적으로 시행함으로써 신장 질환의 진행도를 파악할 수 있다. 어느 한 물질에 대한 청소율이 점진적으로 떨어지면 신기능이 쇠퇴하고 있다는 것을 의미한다.

청소율검사는 혈액으로부터 다양한 물질들을 제거해내고 소변으로 배출해내는 신장의 능력을 측정한다. 가장 흔히 사용되는 청소율검사는 크레아티닌이라는 노폐물의 청소율을 측정하는데, 이 크레아티닌은 근육에 존재하는 복합물의 분해물이다.

결과적으로 사구체 여과율로 나타내는데, 이는 분당 혈장내 크레아티닌 청소율로 표현된다. 청소율은 혈청 크레아틴, 나이, 성, 몸무게를 이용한 공식을 통해 얻어진다. 청소율은 남자보다 여자에게서 약간 더 낮고 정상 범위는 85~105ml/분이다.

▶ **추가적인 검사법**

다양한 전문 검사들이 신장과 요로를 검사하기 위해 쓰여질 수 있다. 예를 들어 엑스선 검사, 초음파 검사, 방광경검사 등이 있다. 이러한 검사법들은 1장에서 기술되었다. 복부 엑스선 검사 편에서 언급되었다시피 신장의 위치와 크기에 대해 확인할 수 있고 신장과 요로에 있는 방사선 불투과성 결석들을 발견할 수 있다. CT 스캔과 신우조영사진(pyelogram)은 신장에 있는 낭과 종양같은 해부학적 이상소견을 관찰할 수 있게 해주고 수신증 같은 배출계의 이상을 감지할 수 있게도 해준다. 방사선 동위원소를 이용한 특수 방법이 신장 혈류와 신장 배출 기능을 측정하는 데 쓰일 수 있다. 간혹 의료진은 신장 생검의 도움 없이는 정확한 진단을 내릴 수 없는 경우가 있다. 이것은 신장의 실질 안으로 직접 옆구리 피부를 통하여 작은 생검 바늘을 넣음으로써 이루어질 수 있다. 신장조직의 작은 조각이 조직학적 검사를 위해 채취된다. 의료진에 의한 생검 검체의 검사는 종종 신장 질환의 성상과 범위의 정확한 진단을 허용하며 향후 치료의 지침이 된다.

요독증(uremia): 신부전으로부터 발생되는 혈중 내 노폐물이 전신혈액에 퍼져 있는 상태.

요소(urea): 소변에서 배출되는 대사성 단백질로부터 버려지는 혈요 질소.

혈액투석(hemodialysis): 만성신부전 환자의 혈액을 통해 노폐물을 제거하는 방법. 보통 인공신장실에서 한다.

신부전(요독증)

신장 기능 부전은 신장이 정상 기능, 배출 기능을 제대로 수행하지 못하는 것을 의미한다. 급성 신부전처럼 급격하게 기능이 떨어지는 경우가 있고 만성 신부전처럼 천천히, 점진적으로 진행되는 경우도 있다.

▶ **급성 신부전**

급성 신부전은 신장 혈류의 이상이나 앞 장에서 소

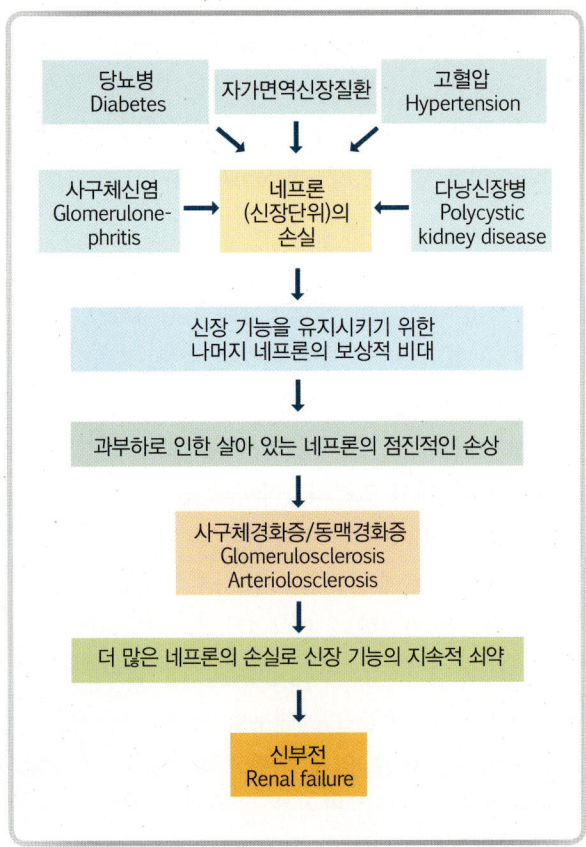

그림 15-17 • 만성 신장병의 자기지속적 진행의 병인론.

개한 것처럼, 신장 세뇨관에 손상을 입히는 독성 약물의 영향으로 신장 세뇨관에 괴사가 일어나 생기게 된다.

▶ 만성 신부전

급성 신부전과 반대로 만성 신부전은 만성 신장 질환으로 인해 신장 기능이 점차적으로 악화되는 증상을 나타낸다. 만성 신부전의 약 50~75%가 당뇨와 고혈압에서 유래된다. 나머지 원인의 대부분은 만성 신우신염, 선천성 신장 다낭성 질환, 만성 사구체신염, 자가면역성 질환이 차지한다.

정상 신장은 약 100만 개의 네프론을 포함하고 있다. 만성 신부전에서는 네프론 수가 감소하면서 신장 기능이 감소한다. 물론 정상 숫자의 20~30%까지 감소하여도 정상 신장 기능을 어느 정도는 유지

할 수는 있다(그림 15-17). 불행하게도 남은 네프론들이 줄어드는 신장 기능을 대신하면서(대응하는 방식을 통해) 만성 신부전은 더욱 진행된다. 살아 있는 네프론만으로 네프론들이 완전했을 때 만큼을 대신해야 하므로 일을 더욱 열심히 해야 한다. 남아 있는 네프론들은 큰 부피의 혈액을 받게 되고 압력을 많이 받게 된다. 큰 부피의 혈액 용적과 압력은 동맥과 사구체 모세혈관에 손상을 일으키고 이는 사구체경화와 동반되는 사구체 모세혈관 내강의 좁아짐(동맥경화)과 사구체 동맥 내벽의 두꺼워짐을 동반한다. 세뇨관도 손상이 되는데 원인은 사구체에 혈액을 공급하는 혈관이 세뇨관에도 혈액을 공급해야 하기 때문이다. 결과적으로, 줄어든 네프론들이 간접적으로 남아 있는 기능을 하는 네프론들에 과부하를 일으켜 손상과 기능 정지를 일으키는 등 악순환이 계속된다. 네프론이 줄어들수록 추가적인 부담이 남아 있는 네프론에 작용하게 되고 결국엔 기능 부전을 일으키게 된다. 이러한 과정이 지속되면 점차 더 많은 네프론들이 더 빠른 속도로 기능을 잃게 되고 결국에는 신장이 더 이상 정상적 배출 기능을 하지 못하는 시점에까지 도달하게 된다. 환자는 체액, 전해질, 산 염기 균형을 잃게 된다. 만성 신부전으로 인해, 신장을 통해 정상적으로 배출되어야 할 다양한 산성 물질들이 남아 있게 되고 이는 19장에서 설명한 대사성 산증을 일으키게 된다. 신장의 기능 저하로 인해 골수 기능을 자극시키는 적혈구성형인자(erythropoietin)를 생산하지 못하게 되고 환자는 빈혈 상태에 빠지게 된다.

신부전은 때때로 요독증(uremia)이라고 불린다. 이 용어는 신장 기능이 저하되었을 때 혈액 속에 요소가 특징적으로 정체되어 남아 있는 상태를 일컫는다. 요소는 단백질 대사의 정상 부산물이고 소변을 통해 배출된다.

요소는 독성 물질이 아니고 신장 부전 시, 혈액에 축적되는 많은 물질 중 하나이다. 그러나 혈액 내 요소의 양은 보유하고 있는 다른 노폐물의 양과 악화되는 신장 기능의 임상소견과 관련 있다. 따라서 혈

액 내 요소 농도의 수치(blood urea nitrogen test: BUN)는 신부전의 중증도를 대략적으로 알려준다. 또 신장 기능 장애 지표로 많이 쓰이는 수치는 혈중 크레아틴 농도이다.

신부전의 증상은 비특이적이다. 증상은 신장 기능의 80%가 상실되었을 때 나타나기 시작하고 신기능이 정상의 5%로 떨어졌을 때 매우 현저하다. 증상은 쇠약, 식욕상실, 메스꺼움, 그리고 구토이다. 골수에서의 적혈구 생성은 감소하고 환자는 중등도의 빈혈 상태가 된다. 노폐물은 제거되지 않고 독성 수준까지 증가한다. 신부전으로 과도한 염과 수분이 보유되고 그 결과로 체중이 증가한다. 액체의 잔류로 혈액량이 증가하고 혈관 내 부피가 증가함에 따라 혈압도 증가하는 경향이 있다. 효과적인 치료방법이 개발되기 전까지 만성 신부전증 환자는 결국 혼수상태에 빠지고 종종 경련을 일으키고 사망하였다. 현재 신부전 환자의 전망은 효과적인 2가지 치료방법에 의해 많이 나아졌다.

1. 혈액 투석과 복막 투석은 환자의 혈액에서 노폐물을 제거한다. 두 방법 모두 효과적이지만 각각 장단점이 있다. 매년 새롭게 다수의 진행된 신장 질환 환자들이 투석을 시작한다. 몇몇은 무기한적으로 투석을 지속한다. 나머지는 신장 이식이 가능할 때까지 투석에 의지한다.
2. 신장 이식은 살아 있는 기증자의 신장이나 최근에 사망한 사람(카데바 기증자)의 신장을 사용한다. 이식은 가장 바람직한 선택이다. 그러나 이식되는 신장의 공급은 매우 적고 카데바 기증자를 기다리는 데는 평균적으로 4년 정도가 걸린다.

▶ **혈액투석**

혈액투석은 신장의 기능을 대신한다. 환자 혈액의 노폐물은 반투과성 막을 통과하여 반대쪽의 용액(투석액)으로 확산한다. 확산 속도는 여러 요소에 의해 결정된다: 막의 양쪽에 있는 물질들의 농도, 혈류의 속도와 투석액이 투석기를 통과하는 속도, 그리고 투석기의 막의 특징. 환자의 혈액에 고농도로 존재

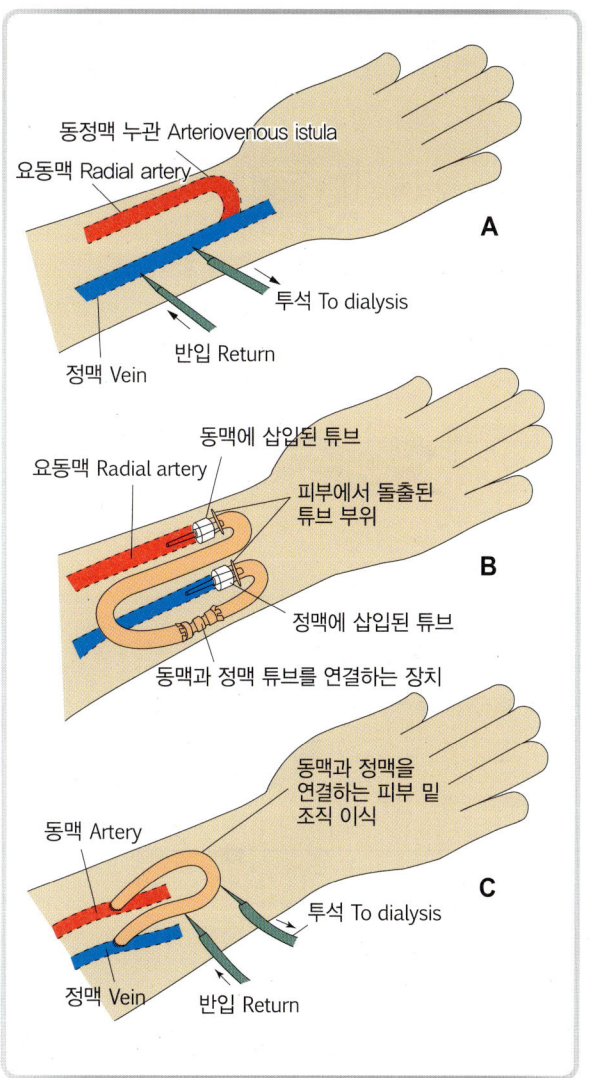

그림 15-18 • 혈액투석을 위한 환자의 순환계에 용이하게 접근하기 위하여 사용되는 절차. A, 동정맥 누관이 요동맥과 인접 동맥 사이에 만들어진다. B, 피부를 통하여 요동맥과 정맥에 영구적으로 관이 삽입되고 투석 기구와 연결된다. C, 합성물질이나 소(bovine)동맥의 조직이식이 환자의 동맥과 정맥에 연결된다.

하는 노폐물은 막 양쪽의 농도차에 의해 혈액에서부터 투석액으로 확산된다. 보통 환자의 혈액은 인공신장 기계에 의해 투석된다. 이런 종류의 혈액투석은 "체외" 혈액투석(extracorporeal hemodialysis)이라 하는데 이것은 혈액이 인공신장에서 투석되기 위해 환자의 몸 밖으로 운송된 후에 환자의 순환계

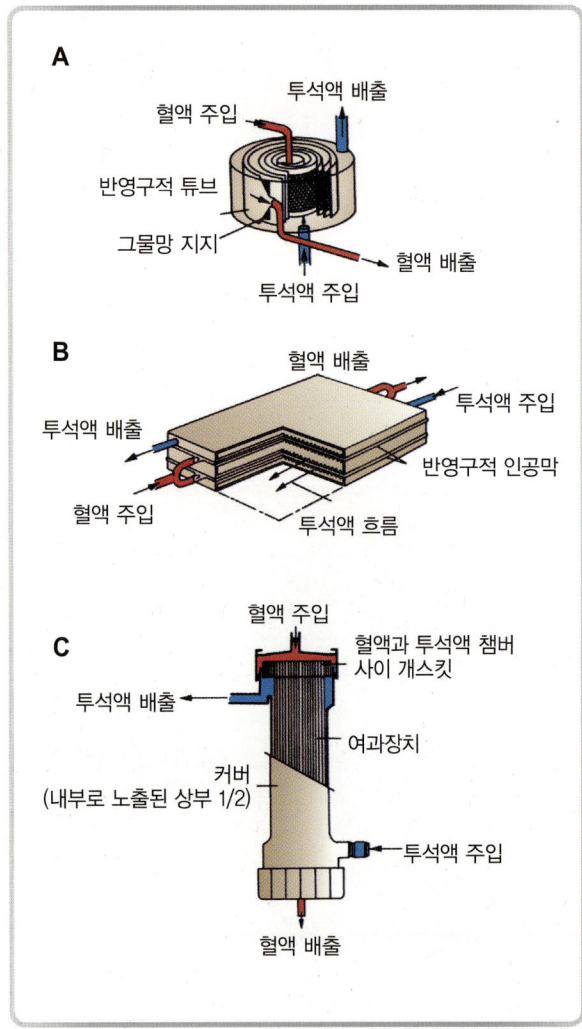

그림 15-19 • 본문에서 설명한 투석기의 종류. A, 코일형 투석기. B, 평행반 투석기. C, 유공섬유 투석기.

와 연결된 여러 관을 통해 다시 돌아오기 때문이다.

혈액투석은 외래환자 투석 시설에서 일주일에 3번 3~4시간씩 진행되지만, 환자와 같이 특수한 훈련을 받은 가족의 도움으로 집에서 진행될 수도 있다. 투석할 때에는 플라스틱 관이 환자의 순환과 인공 신장 기계의 투석기를 연결한다. 하나의 관은 혈액을 투석기 단위로 보내어 혈액을 정화시키고 과도한 액체를 세서하고 혈액 투석을 시행하기 전, 투석하는 동안 혈액이 응고되지 않도록 환자에게 헤파린을 투여하여 혈액 응고의 시간을 연장시킨다. 일반적으로 혈액투석을 시행하기 위해 혈액투석기의 튜브와 환자의 혈관 사이에서 혈액이 잘 흐를 수 있도록 환자의 한 동맥과 큰 정맥 간에 혈액순환이 잘 되어야 한다. 환자의 혈액순환을 용이하게 하는 몇 가지 방법이 제시되었다. 주로 쓰이는 방법으로는 외과적으로 손목에 위치하는 요동맥과 그것에 근접한 정맥 하나를 이어주는 것인데 이때 동정맥 누관(arteriovenous fistula) (그림 15-18A)을 형성하게 된다. 이것으로 인해서 동맥은 말초혈관을 거치지 않고 곧바로 정맥으로 혈액을 보낼 수 있게 된다. 정맥은 동맥으로부터 곧바로 혈액과 함께 높은 압력을 받아 혈관 벽이 더 커지고 두꺼워진다. 이것은 첫 투석 치료를 받기 몇 달 전부터 실행하여야 하고 정맥이 어느 정도 커지면 치료를 시작할 수 있다. 정맥에 2개의 바늘로 된 튜브를 꽂는다. 하나는 혈액을 투석기로 들어가게 하고 다른 하나는 투석기에서부터 환자의 혈관에 들어가게 한다. 다양한 종류의 동정맥(arteriovenous)을 만들어서 환자의 원활한 혈액순환을 도와줄 수 있다. 자주 쓰이는 법은 아니지만 2개의 플라스틱 튜브를 환자의 혈관과 이어서 영구적으로 심는 방법이다. 피부를 통과해서 하나는 요동맥과 다른 하나는 근접한 정맥과 연결한 다음 이 둘을 연결피스(그림 15-18B)로 이어준다. 혈액투석을 시행할 때는 이 연결피스를 빼고 각각의 두 튜브를 투석기와 연결한다. 또 다른 방법으로는 합성물질과 소의 동맥으로 만든 조직이식(graft)을 큰 동맥과 정맥에 접붙여서 동정맥 누관(arteriovenous fistula)을 만드는 것이다. 이때 쓰이는 조직이식(graft)은 피부 안에 위치하고 있으며 여기에 바늘을 삽입하여 환자의 혈관과 투석기를 이어준다(그림 15-18C). 인공 신장 기기에는 여러 종류가 있다. 많은 수가 매우 소형이고 휴대가 용이하다. 디자인과 기계작동의 개선이 지속적으로 이루어지고 있다. 인공 신장의 기본 구성은 혈액투석이다. 환자의 혈액을 받는 튜브와 혈액을 다시 넣어주는 튜브가 기계와 이어져 있다.

투석기의 종류로는 코일형 투석기, 평행반투석

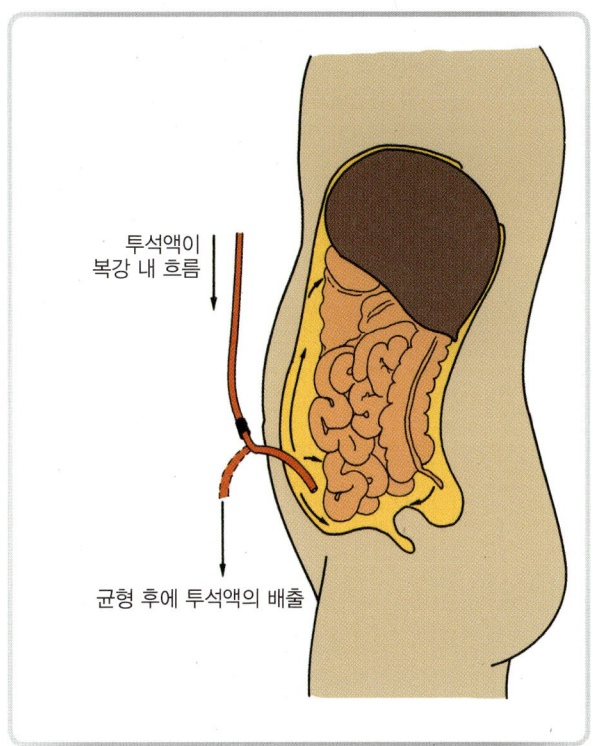

그림 15-20 • 복막투석의 방법. 투석액이 복강을 채운다. 노폐물은 복막 아래쪽에 있는 혈관에서 투석액 쪽으로 확산된다. 투석액은 평형상태가 되면 흡수한다.

기, 그리고 유공섬유 투석기의 3가지가 있다(그림 15-19). 그림 15-19C에서 설명되어 있는 유공섬유 투석기는 상당히 작고 효율적이며, 가장 흔히 사용되는 유형이다. 이 투석기는 유공 합성 섬유 다발로 구성되어 있는데 이곳을 통해 혈액이 지나간다. 투석액은 섬유의 바깥쪽에서 반대 방향으로 순환한다.

▶ 복막투석

복막 투석은 투석막으로 환자 자신의 복막을 사용하는 것이다(그림 15-20). 복막 투석을 시행하기 위해서는 환자의 복강(복막강) 안으로 큰 플라스틱 튜브가 삽입되어야 하며, 그것을 피부에 봉합함으로써 제 위치에 고정시켜야 한다. 투석 과정은 투석액 수 리터를 튜브를 통해 서서히 주입하는 과정과, 가변적인 시간 동안 그 투석액이 복막강 내에 머물도록 두는 과정으로 구성된다. 이 시간 동안 노폐물들은 복막을 통하여 밑에 있는 혈관으로부터 복막강을 채우고 있는 투석액으로 확산된다. 그 후 투석액을 비워내게 되고, 다시 신선한 투석액을 천천히 주입한다. 복막투석은 환자가 잠들어 있을 때에도 자동적으로 복막강을 채우고 비워낼 수 있는 자동화 시스템에 의해 시행이 가능해졌다. 또 다른 비슷한 방법으로 지속성 보행성 복막 투석법이라고 불리는 것이 있다. 이 방법에서는 2리터의 투석액이 항상 복막강 내에 남아 있다. 환자들은 하루에 4~5번 투석액을 신선한 투석액으로 교환한다. 복막강을 비워낸 후 다시 채우고 있을 때만 아니면 환자들은 정상적인 일상생활이 가능하다.

▶ 신장이식

신부전증의 경우 가까운 친척이나 최근에 사망한 사람(시신 기증자)로부터 정상 신장을 이식받을 수 있다.

이식받은 신장이 조직 내 같은 HLA 항원을 가진 일란성 쌍둥이로부터 온 경우가 아닌 이상, 이식된 장기는 언제나 환자에게 없는 외부 HLA 항원을 포함하고 있다(HLA에 대해서는 2장에서 다루고 있다). 따라서 약물이나 다른 물질로 환자의 면역체계를 억제하지 않으면 환자의 면역 방어기작이 외부 항원에 반응하여 이식된 신장을 파괴(거부)하려고 할 것이다(4장).

이식된 신장이 성공할 확률은 HLA 항원들이 환자의 항원들과 얼마나 일치하는가에 달려 있다. 그들이 더욱 비슷할수록 생존 확률이 더 높다. HLA 항원이 환자의 것과 굉장히 비슷한 가까운 친척으로부터 신장을 얻은 경우, 이식된 신장의 90% 이상이 5년 이상 생존한다. 시신 기증을 통한 이식의 경우 최근 생존율이 크게 상승하여 이제는 살아 있는 친척으로부터 이식받는 것과 거의 비슷할 정도로 좋아졌다.

이식 수술에서 이식된 신장은 보통 복막강 밖의 장골 부위에 놓이게 된다. 이식된 신장의 신장 동맥은 외장골동맥으로 연결된다. 신정맥은 장골정맥과 연결되고 요관은 방광과 연결된다(그림 15-21). 환자의 거의 대부분에서 이식은 성공적이고 기능을 하지 않는 신장의 기능을 대신한다. 그러나 일부의 환자

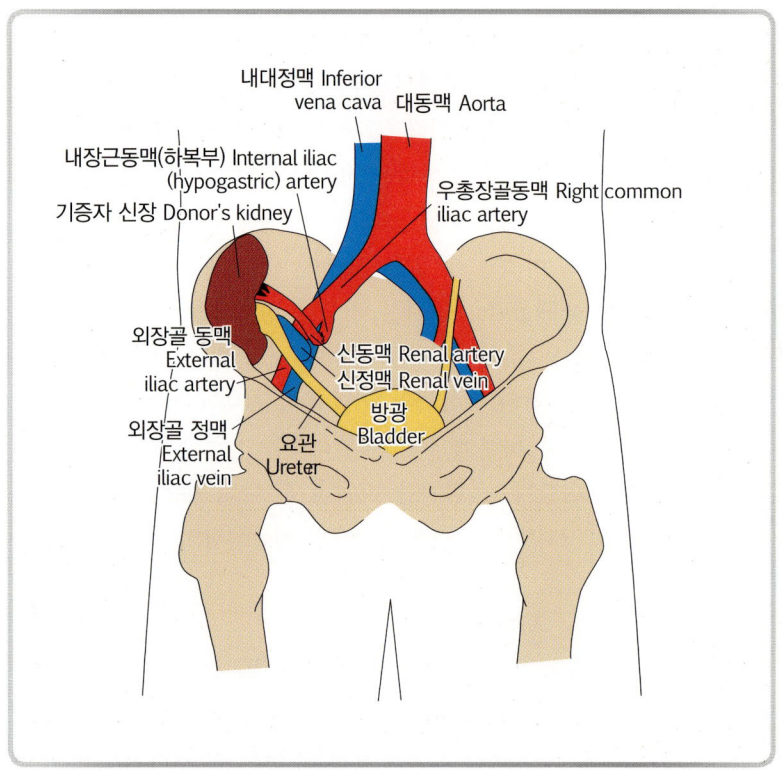

그림 15-21 • 성인에서 신장 이식의 방법. 이식된 신장은 장골 부위에 위치한다. 신장의 혈관들은 환자의 장골동맥이나 정맥에 연결된다. 이식된 요도는 환자의 방광에 연결된다.

들에서 이식 거부반응으로 인해 강한 면역억제치료가 필요하기도 하다. 대부분의 거부반응은 이식 후 처음 몇 달 이내에 나타난다. 이러한 반응이 나타나면 환자는 다른 이식 가능한 신장이 나타날 때까지 다시 투석 치료를 해야 한다.

비록 잘 이식된 신장이 환자가 정상적인 삶을 영위하도록 해주지만, 이식을 한 환자는 여전히 다른 문제를 가지고 있다. 이식된 신장에 대한 거부반응을 예방하기 위해 면역억제제를 지속적으로 투여 받아야 한다는 것이다. 이러한 면역억제제에는 부작용이 있을 수 있다. 또한 이러한 환자들은 면역기능이 저하되어 있기 때문에 감염에 더 취약한 상태이다.

이식환자에 대한 최근의 연구들에 따르면, 미래에는 면역거부반응을 예방하기 위해 더 이상 면역억제치료를 계속하지 않아도 된다. 이 연구들은 면역체계가 외부의 HLA 항원을 환자 스스로의 것으로 생각하게 할 수 있다고 말한다. 신장이식 전에 우선 면역체계를 억제하고, 기증자의 골수를 환자의 혈관계에 넣어주는 것이 그 방법이다. 환자의 억제된 면역상태 때문에, 기증자의 혈액 세포들이 환자의 골수에서 발현되게 된다. 결국 환자는 2개의 서로 다른 세포집단을 가지게 된다. 환자의 면역체계가 2개를 모두 환자 자신의 것으로 인식하게 된다는 것이다. 따라서, 지속적인 면역억제치료가 필요하지 않게 된다. 몇몇의 실례에서 환자의 면역체계가 이식된 신장을 외부의 것으로 여기지 않았다. 이러한 연구를 시작으로, 몇몇의 환자들이 신장 이식 후 면역억제치료 없이 5년간 관찰되었다.

■ 남성 생식기계의 구조와 기능

남성 생식기계는 형성단계의 신장(중간신장)이 남성 생식관계를 형성하는 태아기의 형성단계에서 시작된 비뇨기계와 밀접하게 연관되어 있다. 이 밀접한 연관성은 남성 생식기계의 구성요소로서 연결되고 그것들의 생리적 기능은 비뇨관계와 통합된다. 전립선은 방광의 바닥에서 요도를 감싸고 있으며 모여서 정액을 이루는 전립선, 정낭, 사정관의 분비물들은 유입된 후 요도를 통해 방출된다. 이러한 밀접한 연관성 때문에 다른 계통에 발생하는 감염이나 다른 질환은 남은 하나의 계통에도 종종 영향을 준다.

남성 생식기계통의 구성요소는 음경, 전립선과 부속선들, 고환, 그리고 고환으로부터 요도로 정자를 운반하는 도관계통이다. 이 도관계통은 고환에 인접하여 있는 부고환으로부터 시작해 정관으로 계속된다. 두 정관은 정삭위쪽으로 확장되고 정낭에서 합쳐지고, 사정관이 되어 전립선요도로 들어간다. 요도는 (음경)해면체 부분과, 전립선을 가로지르는 짧은 부분 즉 전립선요도로 나뉜다. 전통적으로는 원위 해면체 부분을 전부요도라 하고, 전립선요도와 전립선요도에 연결된 해면체 부분의 근위 일부분을 후부요도라 일컫는다. 그림 15-22는 남성 생식기계의 구조를 도식화한 것이다. 이 구조들이 서로 어떻게 연관되어 있는가에 대한 이해는 남성 생식기계의 염증성 질환의 확산이나 그에 의한 여러 합병증을 이해하는 데 있어 필요하다.

전립선은 방광 바로 밑에서 요도를 감싸는 지름 5cm 가량의 구형 분비선이다(그림 15-23A). 전립선은 평활근 덩어리들과 섬유조직이 뒤섞인 2개의 주요 부분으로 배열된 많은 가지가 있는 분비선들로 이루어져 있다(그림 15-23B). 분비선의 내측 부분은 전립선을 관통하는 요도를 감싸고 있으며 외측 부분 즉 주된 부분은 전립선 조직의 대부분을 이룬다(그림 15-23C). 전립선은 전립선 상피세포에서 분비된 고농도의 효소를 포함하는 묽은 염기성 액체를 분비한다. 전립선 분비물은 사정 시에 사정관의 개구부 근처에서 열리는 아주 정교한 도관을 통해 요도로 방출된다. 분비물은 정자와 정낭의 분비물과 섞여 정액을 형성한다. 태아기 배에서 형성된 2개의 고환은 음낭 속에서 분리된 칸을 차지한다. 태아에서 고환은 서혜관을 통해 음낭으로 들어오며, 혈관, 신경, 분비관이 정삭을 형성한다. 고환의 하강은 출생 1개월 전 정도에 완료된다. 고환의 하강을 인도하기 위

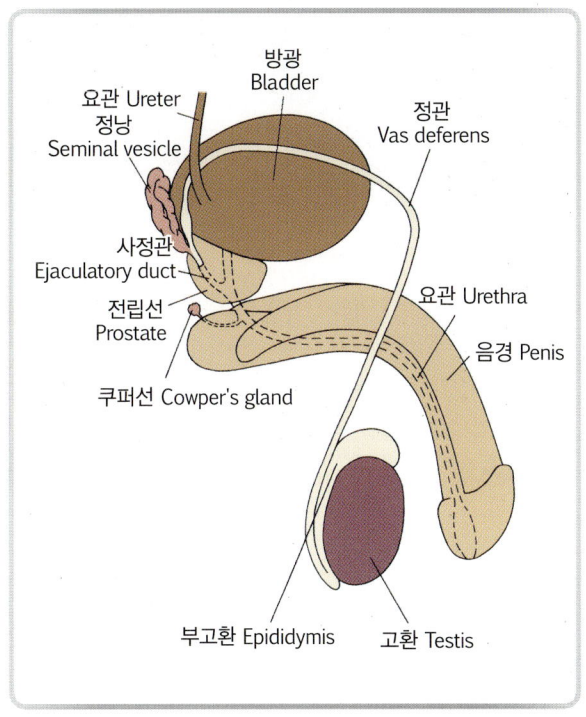

그림 15-22 • 남성 생식기계의 측면도이다. 정액은 정낭, 전립선, 쿠퍼선의 분비물과 섞인 정자로 이루어져 있다. 고환, 배설관, 정낭, 쿠퍼선은 짝을 이루는 구조물들이다.

해 고환소대(고환길잡이)라고 불리는 섬유조직다발이 고환의 아랫면에서 시작되어 서혜관을 통해 내장골동맥과 연결된 음낭으로 확장된다.

고환소대가 짧아지면서, 각각의 고환을 고환소대의 섬유 잔여물이 붙어 있는 음낭으로 인도해주고 있다. 정상적으로 결합조직의 넓은 띠가 각각의 고환을 음낭 안에서 붙잡아주고 있는데 이것은 고환이 약간 움직일 수 있게 해주지만 고환이 그것의 축에 대해 회전하는 것을 방지한다. 이 회전을 방지하는 것은 또한 정삭이 회전하는 것을 막아주고 고환에 혈액을 공급하는 혈관이 막히는 것을 막아준다.

고환이 내려올 때, 초상돌기(칼집돌기, vaginal process)라고 불리는 손가락 모양의 복막의 돌출이 복강으로부터 음낭 칸으로 들어가게 되고 고환은 초

> **소대(길잡이, gubernaculum):**
> 음낭 안으로 고환의 하강을 증진시키기 위하여 태아 고환으로부터 확장된 섬유조직다발.

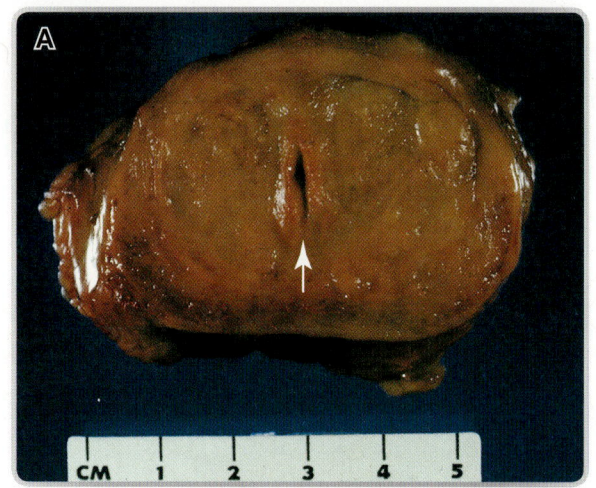
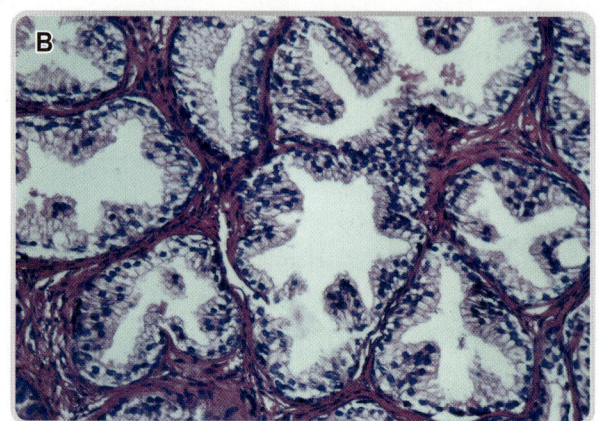
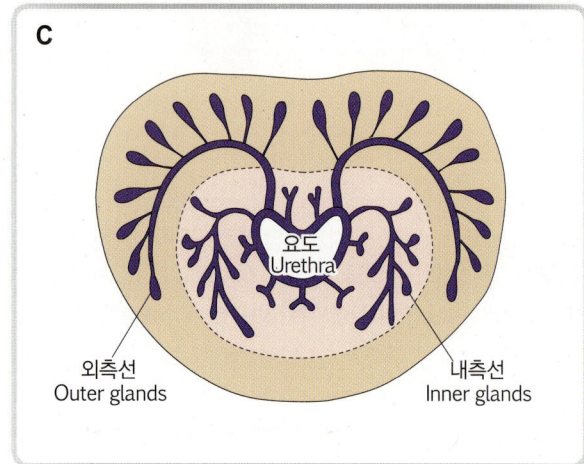

그림 15-23 • 정상 전립선. **A**, 요도 주변의 전립선의 가로 절단면(화살표). **B**, 선조직과 근섬유조직의 조직학적 모습 (100배). **C**, 선의 안쪽과 바깥쪽 집단의 배열을 가리키는 도식화한 가로 절단면.

상돌기를 뒤따라 내려가게 된다. 고환의 하강이 완료된 후 초상돌기의 근위부는 용해되어서 복강과 음낭의 사이의 연결이 없어지지만 초상돌기의 원위부는 남아서 고환집막이라 불리는 작은 복막주머니가 되고 이것은 각각의 고환의 앞부분 절반을 둘러싼다(그림 15-24). 만약 초상돌기의 근위부가 정상적으로 없어지지 않는다면, 초상돌기는 복강과 음낭 사이의 연결 통로로 남아서 음낭으로의 탈장이 일어나게 될 수도 있다. 이 상태를 선천성 서혜부탈장이라고 한다(탈장은 17장에서 자세히 다룬다).

사춘기에 생식선 자극호르몬에 의해 활성화된 고환은 2개의 주요한 기능을 가진다: 고환세관에 존재하며 정자를 생산하는 생식세포에 의해 정자를 생산하는 기능과 고환세관 사이에 무리지어 존재하는 간질세포 또는 라이디히세포에 의해 남성호르몬인 테스토스테론을 생산하는 기능이다. 이 두 유형의 세포는 서로 다른 온도 조건을 필요로 한다. 테스토스테론을 생산하는 세포는 다른 대부분의 세포처럼 정상체온에서 기능한다. 정자를 생산하는 생식세포는 체온보다 몇 도 낮은 온도를 필요로 한다. 음낭은 자동적으로 고환을 올리거나 내리는 근육을 갖고 있는데, 고환의 온도가 너무 낮다면 고환을 몸에 가깝게 올리고, 고환의 온도가 너무 높다면 고환이 몸에서 멀어지도록 내린다.

음낭의 온도가 올라가면 정자형성(spermatogenesis)에 손상이 발생하므로 음낭의 온도를 정상

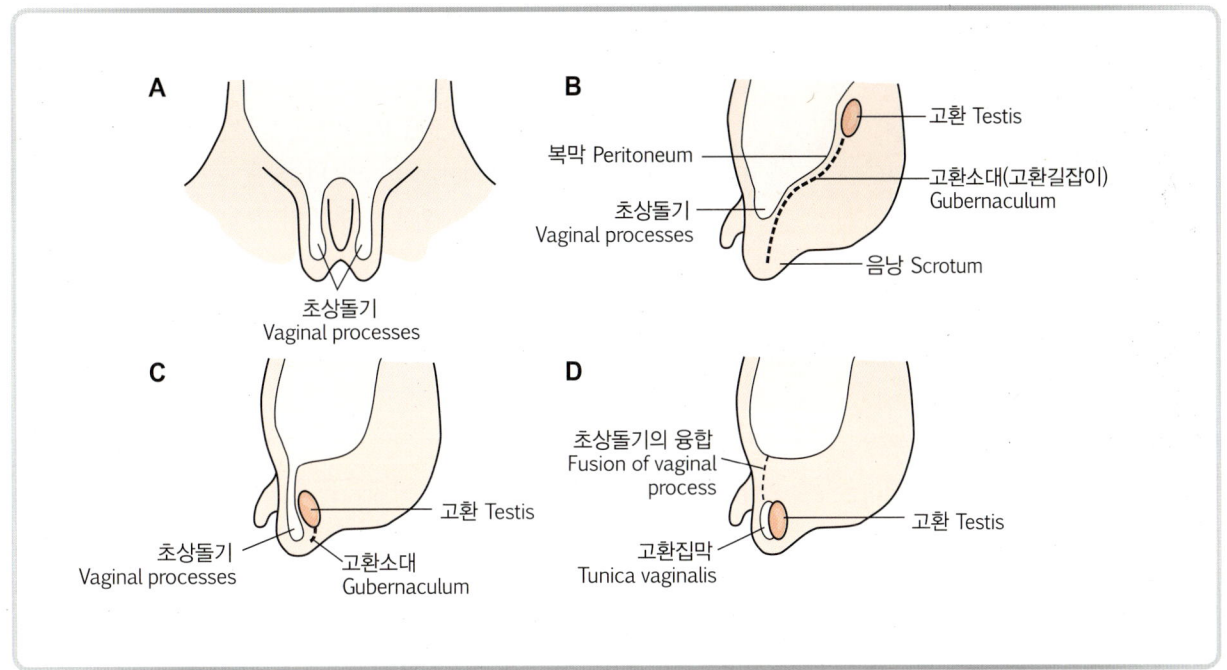

그림 15-24 • 고환 하강 A, 음낭으로 확장된 초상돌기(vaginal process)를 전방에서 본 것. B, 고환 하강 전의 측면도로 초상돌기 후방의 음낭으로 고환으로부터 확장된 고환소대를 보여줌. C, 고환은 초상돌기의 후방으로 음낭 안으로 하강한다. D, 초상돌기의 근위부는 폐색되고 원위부는 고환집막(tunica vaginalis)으로 지속된다.

보다 낮게 유지하는 것은 매우 중요하다. 고환이 정상적으로 음낭까지 내려오지 않아 계속해서 상복부의 높은 온도에 노출된다면 정자형성세포가 손상을 받고 결국은 파괴된다.

■ 임균감염증과 비임균성요도염

임질(Gonorrhea)은 상대적으로 흔한 질환이다. 성접촉을 통해 전파되는 임균(gonococcus)은, 처음에는 요도의 앞부분(anterior urethra)에 급성 염증을 일으킨다. 그러나 염증은 요도의 뒷부분(posterior urethra)과 전립선, 정낭, 부고환으로 퍼져나간다. 임균은 또한 직장(rectum)의 점막에도 급성 염증을 일으킨다. 가끔, 요도 뒷부분의 임균감염 치료는 상당한 흉터와 관련되며, 이는 요도의 협착을 일으키고 따라서 요로폐쇄로 진행된다. 정관의 염증성 폐쇄는 정자의 이동을 차단하며, 불임에까지 이르게 한다. 클라미디아(Chlamydia)에 의한 비임균성 요도염(nongonococcal urethritis)은 급성 요도염의 원인이며, 임상적으로 임균감염증과 매우 비슷하다 (성병성 질환(sexually transmitted disease)은 6장에서 다루었다).

■ 전립선염

급성 전립선염(acute prostatitis)은 방광이나 요도의 급성 염증이 전립선으로 퍼질 때 발생한다. 이는 종종 요도 뒷부분의 임균성 감염에 따른다. 만성 전립선염(chronic prostatitis)은 전립선의 가벼운 만성 염증으로 매우 흔하며, 거의 증상을 일으키지 않는다.

■ 전립선 비대증

전립선의 중등도 비대는 상대적으로 나이가 많은 사

CHAPTER 15 비뇨기계와 남성생식계

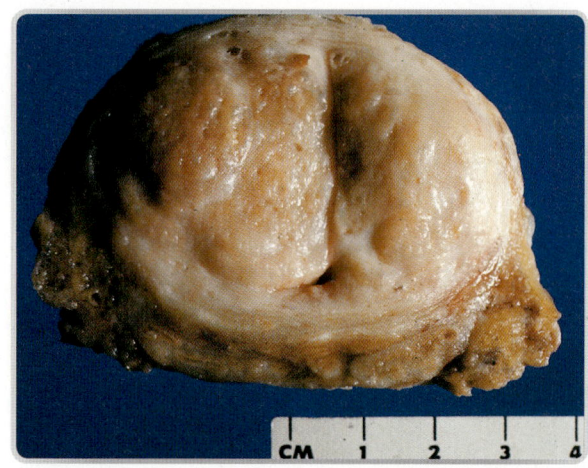

그림 15-25 • 증식성 조직의 결절이 요도를 압박하고 있는 전립선의 단면.

terone)에 의한 자극이 원인으로, 디하이드로테스토스테론은 전립선효소에 의해 테스토스테론(testosterone)으로부터 만들어진다. 전립선의 비대는 방광경부(bladder neck)를 막을 때 문제가 되는데, 방광의 불완전한 배출을 유발하거나 완전한 요로폐쇄를 일으킨다.

비대하고 패쇄성인 전립선은 배뇨를 힘들게 하고 요폐(urinary retention)와 방광 내에 소변을 정체 시킴으로써 여러 가지 합병증을 일으킬 수 있다. 합병증으로는 방광염, 신우신염, 수신증과 요석이 있다.

양성 전립선 비대증을 치료하는 방법은 다양하다. 치료를 선택하는데 다양한 요소와 연관성이 있는데, 이런 요소로는 선의 크기, 배뇨 시 증상의 심각성, 환자의 나이와 건강과 마지막으로 환자의 선호도가 있다. 치료 방법은 다음과 같다:

람들에게서 흔하며, 요도 주변의 내측 선들에서 발생한다(그림 15-25). 전립선 비대는 강력한 남성 성 호르몬인 디하이드로테스토스테론(dihydrotestos-

1. 경구 약물으로 전립선의 크기를 감소시키는 방법
2. 과도한 전립선 조직을 파괴하고 선의 크기를 감소

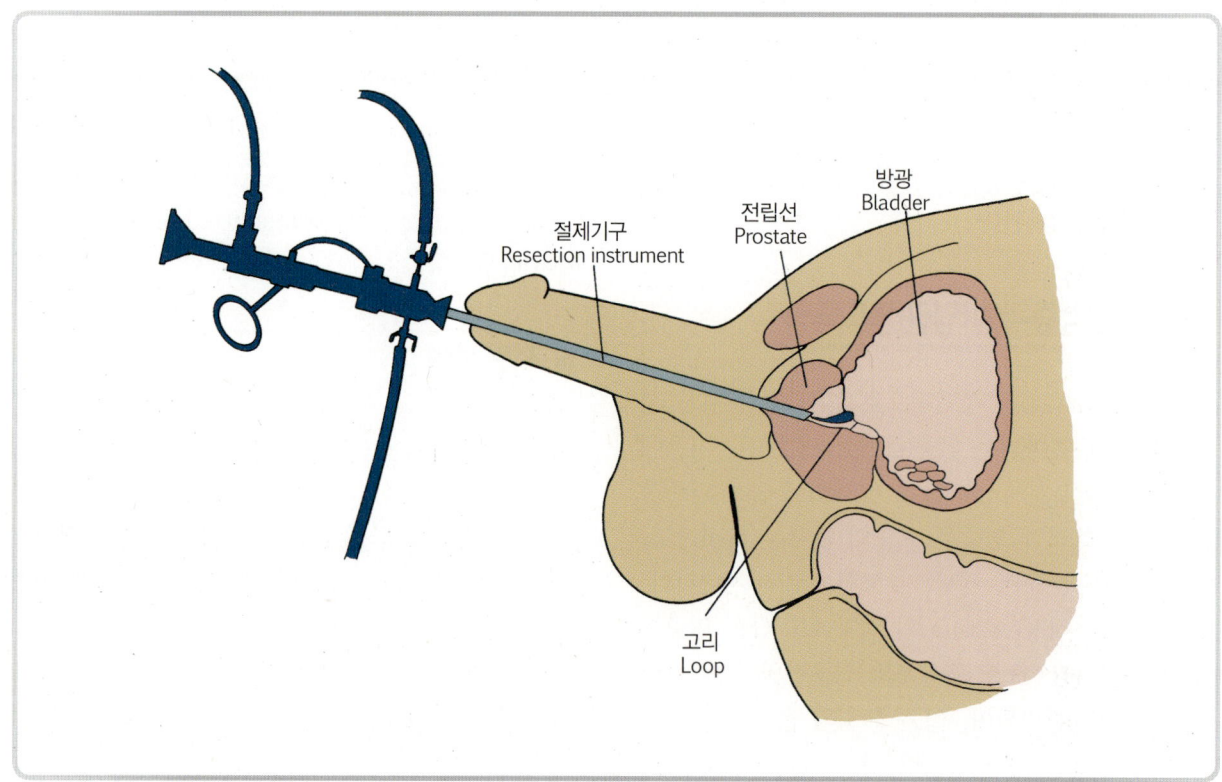

그림 15-26 • 전립선의 경요도 절제의 원리.

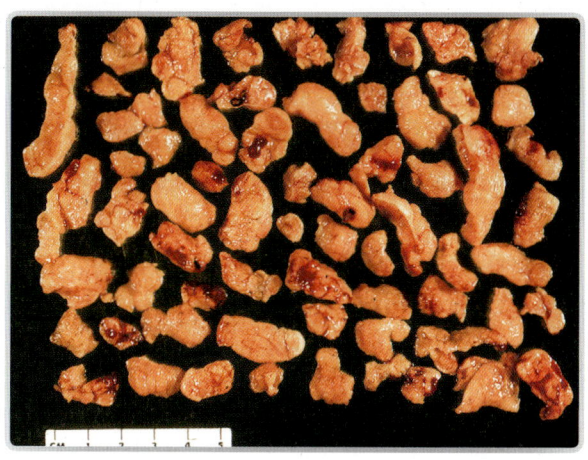

그림 15-27 • 경요도 절제에 의하여 제거된 조직의 모양.

이 수축하는 신경신호의 전달을 차단하여 근육을 이완시킴으로써 요도가 더 이상 압박되지 않고 배뇨가 더 쉬워진다. 두 번째 약물은 테스토스테론을 디하이드로테스토스테론으로 변환시키는 효소를 억제한다. 따라서 전립선은 더 이상 디하이드로테스토스테론의 작용을 받지 않아 크기가 감소하게 된다. 두 종류의 약물을 모두 사용하는 것이 각각의 약물의 단독 작용보다 효율적이다. 그런데 환자는 그들의 좋은 효과를 유지하기 위하여 계속적으로 경구제를 지속적으로 복용해야 한다.

■ 전립선암

전립선암은 평균 68세쯤의 남자에게 있는 가장 흔한 암이다. 이 종양은 항상 전립선의 외측 그룹에서 기인하는데, 이는 요도를 둘러싼 전립선의 내측 그룹을 포함하는 양성 전립선 비대증에 대비된다. 전립선암 진단은 이전과 비교하여 10여 년 전부터 잘 이루어지고 있는데, 이는 전립선암을 감별하기 위해 선별검사(screening test)로 전립선 특이항원(prostate-specific antigen: PSA)의 사용과 관련이 되어 있다. PSA는 전립선의 상피세포에서 분비되고, 전립선암을 가진 환자들의 혈액에서 높은 수치로 관찰된다. 그런데 이 검사는 전립선암에 한정되어 있지 않다. 왜냐하면 양성 전립선 비대증과 다른 종류의 양성 전립선 질병을 가진 환자들도 정상인들보다 높은 PSA 수치를 가지고 있다. 전립선암의 진단은 전립선의 침 생검(needle biopsy)을 통해서 할 수가 있다. 이 침은 의심되는 비정상적인 전립선에 회음부나 직장을 통하여 들어가게 된다.

초기 단계의 전립선암을 가진 환자들은 증상이 완전히 없을 수도 있고, 이 종양은 의사의 손가락으로 직장을 통해서 전립선의 외측 표면을 촉진했을 때 불규칙성이나 딱딱한 부분이 만져지는 규칙적인 직장 검사를 통해서만 알 수가 있다. 다른 환자들에서는 첫 번째 징후가 크기가 증가한 종양이 부분적으로 방광의 경부를 막았을 때 나타난다. 이는 양성 전립

시키는 당일 입원 수술로 레이저, 마이크로파, 라디오파 치료나 열응고나 얼림으로써 치료하는 방법
3. 폐쇄성 전립선 조직을 외과적으로 절제하는 방법

완전한 배뇨를 하지 못하도록 막는 폐쇄성 전립선은 외과적 수술로 치료할 수 있다. 매우 효과적인 방법으로 다른 모든 치료법의 효과를 평가할 때 비교 대상이 되는 기준("gold standard")이지만, 매우 침습적이며 예전에 비해 덜 흔하게 쓰이는 방법이기도 한다. 이 방법은 요도를 압력하여 소변의 흐름을 막고 있는 전립선의 비대한 부분을 리밍(reaming out)하여 소변의 흐름을 원활하게 한다. 이는 전립선 경요도적 절제술(흔히 TUR 또는 TURP)로 불린다. 빈 튜브형의 도구를 음경의 요도를 따라 삽입하고 폐쇄된 부분을 이미지화 한다. 자르는 뾰족한 도구로 비대한 전립선을 깎아내리고 제거한다(그림 15-26). 이 수술은 요도 입구의 크기를 늘려 환자가 정상적으로 배뇨할 수 있도록 한다. 절제된 조직은 병리의사가 조직 관찰을 하여 진단이 전립선 비대가 맞음을 확인하고 전립선암은 배제한다(그림 15-27). 비대한 전립선에 덮여 있던 요도의 내막은 파괴되지만 상피세포는 곧 재생하고 요도 내막의 연속성은 회복된다.

양성 전립선 비대증의 경구 약물요법은 두 종류가 있다. 한 종류는 전립선과 방광 경부에 있는 평활근

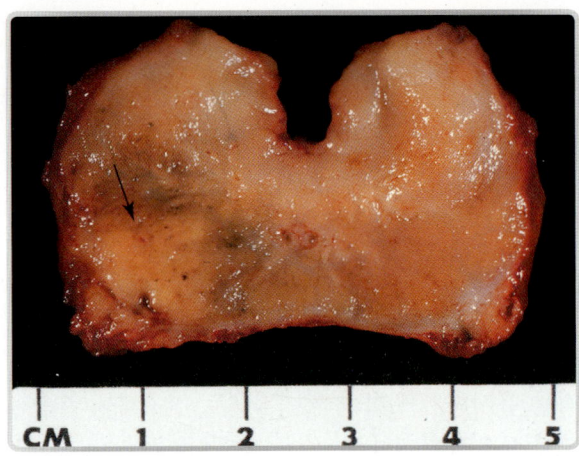

그림 15-28 • 전립선의 외측 발생한 작은 암종을 보여주는 절제된 전립선의 단면.

선 비대증을 가진 환자에게도 같이 나타나는 증상이다. 종양은 마지막으로 전립선을 둘러싼 조직을 침범할 수 있고, 척추와 골반 뼈에 전이될 수 있다.

발기부전 (impotence): 남성이 발기를 일으키지 못함.

치료는 종양이 분화된 정도, 환자의 나이, 진단을 했을 때 종양이 얼마나 퍼졌는가에 의존한다. 노령의 잘 분화된 국소화된 종양은 천천히 진행되고 10년 동안 증상들을 나타내지 않을 수 있다. 전립선암으로 진단을 받은 많은 환자들이 이 그룹에 속하고, PSA의 점진적인 증가나 이 종양이 확대되고 있다는 표시들로 판단되는 종양의 진행이 관찰되지 않은 상태에서는 의사들은 이 환자에게 어떠한 치료도 하지 않을 수 있다. 이 질병이 일어나기 전에 많은 시간이 걸릴 것이며, 치료에 대한 필요는 환자의 일생 동안에도 생기지 않을 수도 있다. 환자들의 나이와 여명에 기초해서 노인들은 잘 분화된 이 질병이 더 진행이 되어 치료를 받기 전에 다른 질병으로 사망할 가능성이 더 크다(그림 15-28).

작고 국소화된 전립선암은 전체 전립선과 그 주변의 조직들을 절제함으로써 치료될 수 있다.

이러한 절차는 근치적 전립선 절제술이라고 한다. 비록 이 수술이 종양을 근절시킬수 있지만, 이것은 보통 음경으로 들어가는 신경의 공급을 방해하여 영구적으로 음경의 발기를 불가능하게 만든다(impotence: 발기부전). 다른 경우에 종양은 수술보다는 방사선 요법으로 치료되는데, 근치적 전립선 절제술 단독, 혹은 방사선 요법의 병행치료가 많은 환자들의 생존 기간을 증대시킬 수 있다. 하지만 잘 분화된 전립선암을 가지고 있는 나이든 사람에게서 근치적 전립선 절제술이나 방사선 치료법에 대해서는 많은 논란이 존재한다. 많은 외과의들은 이러한 치료가 종양보다 더 많은 장애와 합병증을 야기하므로 이런 환자 그룹의 생존 기간을 증대시켜 준다고 생각하지 않는다. 그리고 나이든 사람에게서 느리게 자라는 전립선 암종에 대한 가장 좋은 치료는 그냥 두는 것이라고 말한다. 반대로 덜 분화된 암을 가지고 있는 젊은 사람의 경우에는 더 공격적인 치료가 필요하다.

전립선암이 전립선을 넘어 퍼지거나 전이되는 단계까지 발전하였을 때, 남성호르몬의 수준을 바꿈으로써 종양의 퇴행을 야기할 수 있다. 많은 전립선암은 지속적인 성장을 위해서 호르몬에 의존하기 때문에, 많은 진행된 전립선 종양은 남성호르몬의 근원을 제거하기 위해 고환을 제거하거나 고환의 테스토스테론 분비를 방해하기 위해 뇌하수체 생식선 자극 호르몬의 분비를 억제하는 약물들로써 효과적으로 치료된다. 2가지 방법 모두 종양의 퇴행을 일으킨다.

■ 잠복고환

때때로 고환은 음낭으로 정상적으로 내려가지 않는다. 이러한 상태를 잠복고환(cryptorchidism) (Crypto=hidden/orchis=testis) 또는 cryptorchidism이라고 한다. 때때로 내려가지 않은 고환은 복강 내에 위치하거나 혹은 서혜부에 위치한다. 몇몇 신생아들은 하나 혹은 2개의 고환이 음낭으로 내려오지 않지만, 고환의 하강은 보통 태어나고 6개월 이내에 완전히 일어난다. 만약 고환이 신생아가 1세가 되었는데도 내려오지 않으면, 정자를 생산하는 생식세포에 지속적인 손상이 일어날 것이므로 잠

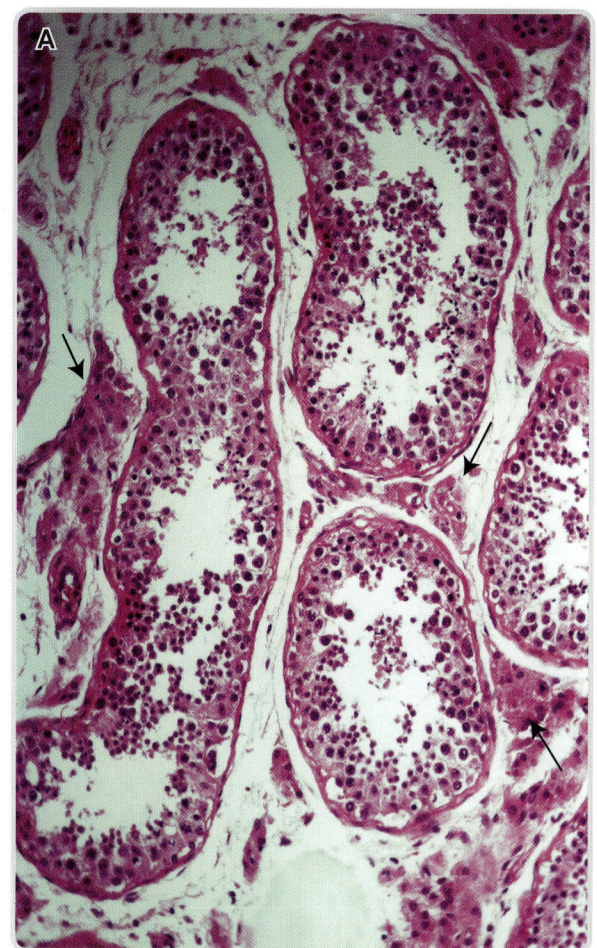 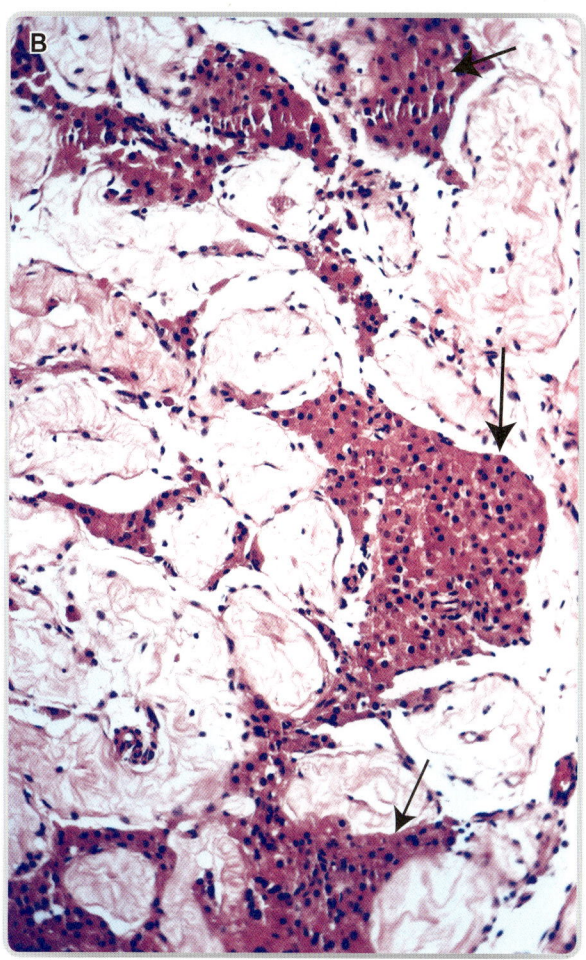

그림 15-29 • 정상적인 음낭의 고환과 복강 내 고환을 비교한 사진이다. A, 정상 고환에선 고환 세관 내에서 활발한 정자 형성을 보여준다. 세관 사이사이에 모여 있는 세포들을 간질세포라고 한다 (화살표). B, 복강 내 고환은 정세관의 위축과 섬유화를 보여준다. 세관 사이의 간질세포들은 체온 범위 내에서 정상적인 기능을 한다. 간질세포들은 정세관의 현저한 위축으로 인해 좀 더 두드러져 보인다.

복고환은 음낭으로 수술을 통해 이동시켜야 한다. 고환이 복강 내에 오래 있을수록, 생식세포의 손상은 더욱 심해진다. 반대로, 테스토스테론을 생산하는 간질세포는 영향을 받지 않기 때문에 비록 생식세포는 파괴되어 정자 생산이 더 이상 불가능할지라도, 생식선 호르몬에 의해 자극되는 사춘기는 정상적으로 일어난다(그림 15-29). 내려오지 않은 고환은 또한 고환의 암종에 대한 장기간의 위험을 증가시킨다. 정상인에 비하여 내려오지 않은 고환을 가진 사람이 20배나 더 고환의 암종에 더 잘 걸린다.

■ 고환염전

음낭이 붙어 있는 고환소대로부터 유래된 결합조직이 짧고 넓기보다는 길고 얇기 때문에 고환은 그 축의 꼬임이 발생할 수 있고, 이는 정삭 염전을 유발하여 고환에 혈액공급을 방해한다(그림 15-30A). 정삭벽의 얇은 정맥이 먼저 압박을 받게 되고, 고환으로부터의 혈액환류가 방해받게 되지만, 동맥의 혈액공급은 잠시 계속되어, 혈액으로 인한 고환에 울혈이 오며, 곧 출혈경색이라고 하는 출혈성의 괴사

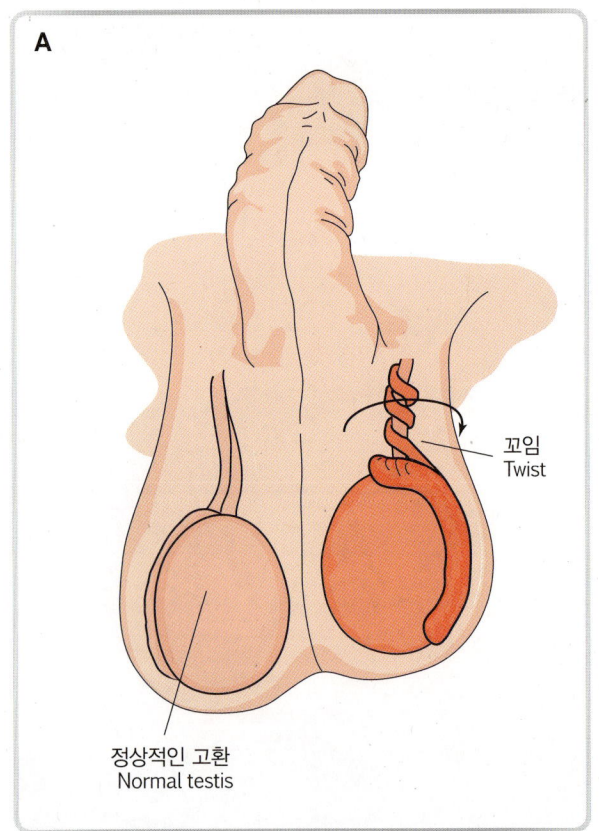
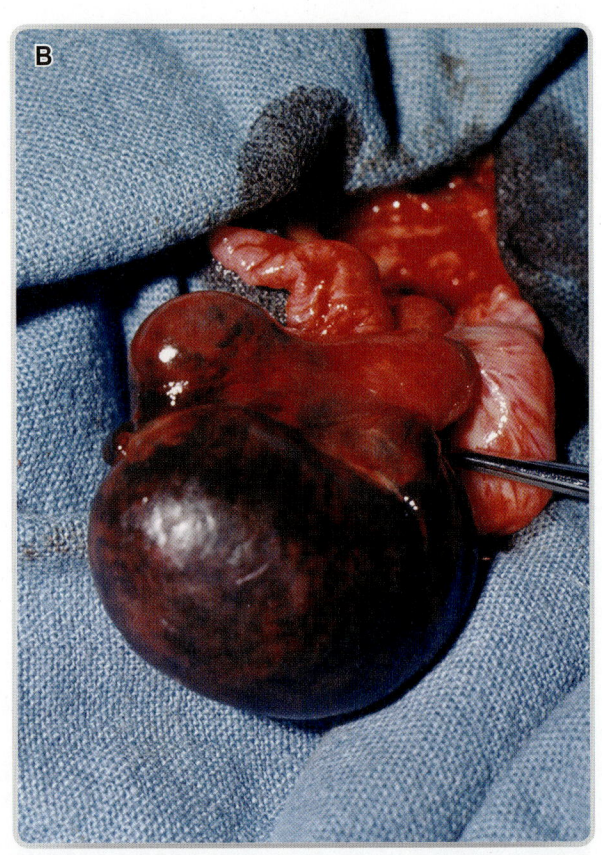

그림 15-30 • 고환 염전의 원인과 영향. A, 회전은 정삭의 염전을 동반하고 정소로 공급되는 혈액을 막는다. 평상 시에 부고환은 고환의 뒷면을 따라 위치하지만 염전은 고환를 회전시키고 부고환 또한 앞쪽으로 회전시킨다. B, 고환의 염전에 의한 출혈성 경색.

가 발생한다(그림 15-30B). 이는 10~25세 사이의 젊은 남성에게 많이 발생하지만, 어떤 나이에서든 발생할 수 있고 심지어 사례연구 15-6에서 보는 것과 같이 태아기의 고환 하강 중인 태아에서도 발생할 수 있다.

고환염전은 부종을 동반한 심각한 급성 고환통증과 외과적 응급상황이라는 것이 특징이다. 만약 염전이 시작된 지 몇 시간 이내에 염전이 풀리고 음낭에 적절히 연결된다면, 고환은 회복될 수 있지만, 오랜 시간 염전이 지속된다면 고환은 괴사하게 된다. 음낭 안의 비정상적인 고환의 움직임이 염전을 유발할 수 있으며, 반대편 고환에서도 마찬가지의 원인이 있는 경우가 흔하여 반대편의 염전을 막기 위해 외과적 시술을 하기도 한다.

사례연구 15-6

예기치 않은 출산 후에 27세의 산모로부터 2.8킬로그램 가량의 태아가 출산되었다. 아이는 고환의 오른쪽 절반의 색이 정상적이지 않고 유의하게 커진 것을 제외하고는 정상으로 보였다. 음낭을 절개해본 결과 음낭 피부에 붙어 있는 괴사된 고환을 발견할 수 있었다. 조직학적 검사는 염증이 동반된 고환의 완전한 경색을 나타내고 있었고, 고환 괴사의 결과로 섬유성 조직의 증식이 관찰되었다.

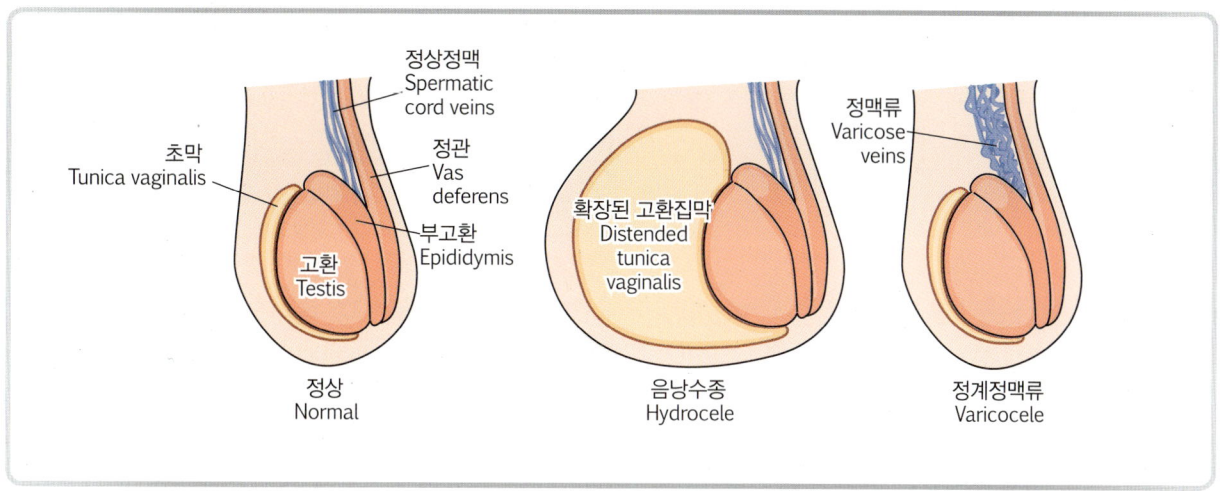

그림 15-31 • A, 소량의 액체를 포함하고 있는 정상 고환집막. B, 음낭수종. C, 정계정맥류.

■ 음낭의 이상

▶ 음낭수종

정상적으로 주머니 모양의 고환집막은 매우 적은 양의 액체를 포함하고 있지만 때때로 매우 많은 양의 액체가 주머니에 축적될 수 있고 이를 음낭수종이라고 부른다(그림 15-31A). 이것은 심각한 상태는 아니며, 만약 수종이 심한 고환부종과 불편함을 초래하는 것이 아니라면 치료는 불필요하다. 액체는 일시적인 치료법으로 확인될 수 있으나 계속해서 다시 축적될 것이다(그림 15-31B). 장기간의 치료법으로 낭의 외과적 절제가 있다. 의료진이 수종을 가진 환자를 검사할 때 의료진은 고환과 음낭에 대해 고환종양이나 수종과 연관된 다른 질환이 가능할 수 있기 때문에 이를 진단하기 위해서 매우 조심스럽게 검사를 해야 한다.

▶ 정계정맥류

정계정맥류(varix=dilated vein+cele=swelling)라는 용어는 정맥 판막의 기능의 부전으로, 고환으로부터 배출되는 혈액을 배수하는 정계 정맥에서 발생한 정맥류를 말한다(그림 15-31C). 이것은 다른 위치에서 생길 수 있는 정맥류와도 같은 이유이고 이는 10장에 쓰여 있다. 정상의 정맥에서 제 기능을 하는 판막은 정삭으로부터 혈액이 지날 수 있도록 도와주고 역류하는 것을 막는다. 하지만 제 기능을 하지 못하는 판막은 정맥에 혈액이 고이게 하고 점점 확장되게 한다. 일반적으로 정계정맥류는 증상을 나타내지 않는다. 하지만 정계정맥류는 비정상적인 정자 생성에 의해 생식 기능이 감소하게 한다.

또한, 정계정맥류는 음낭의 정맥류에서 따뜻한 정맥혈이 고여 더 높은 음낭의 온도의 결과로 정자 형성 과정을 손상시켜 생식력을 감소시키기도 한다. 정계정맥류는 만약 음낭의 불편함이나 생식력의 손상을 일으킨다면 외과적 수술로 치료될 수 있다. 그렇지 않으면 치료가 불필요하다.

■ 발기부전

▶ 음경 발기의 생리

음경은 주로 3개의 해면체로 이루어져 있고 거의 정맥으로 이루어진 발기 조직의 원기둥이다. 외측에 배치된 2개의 음경해면체는 밀도가 높은 섬유조직 주머니로 둘러싸여 있다. 정중선에 있는 요도해면

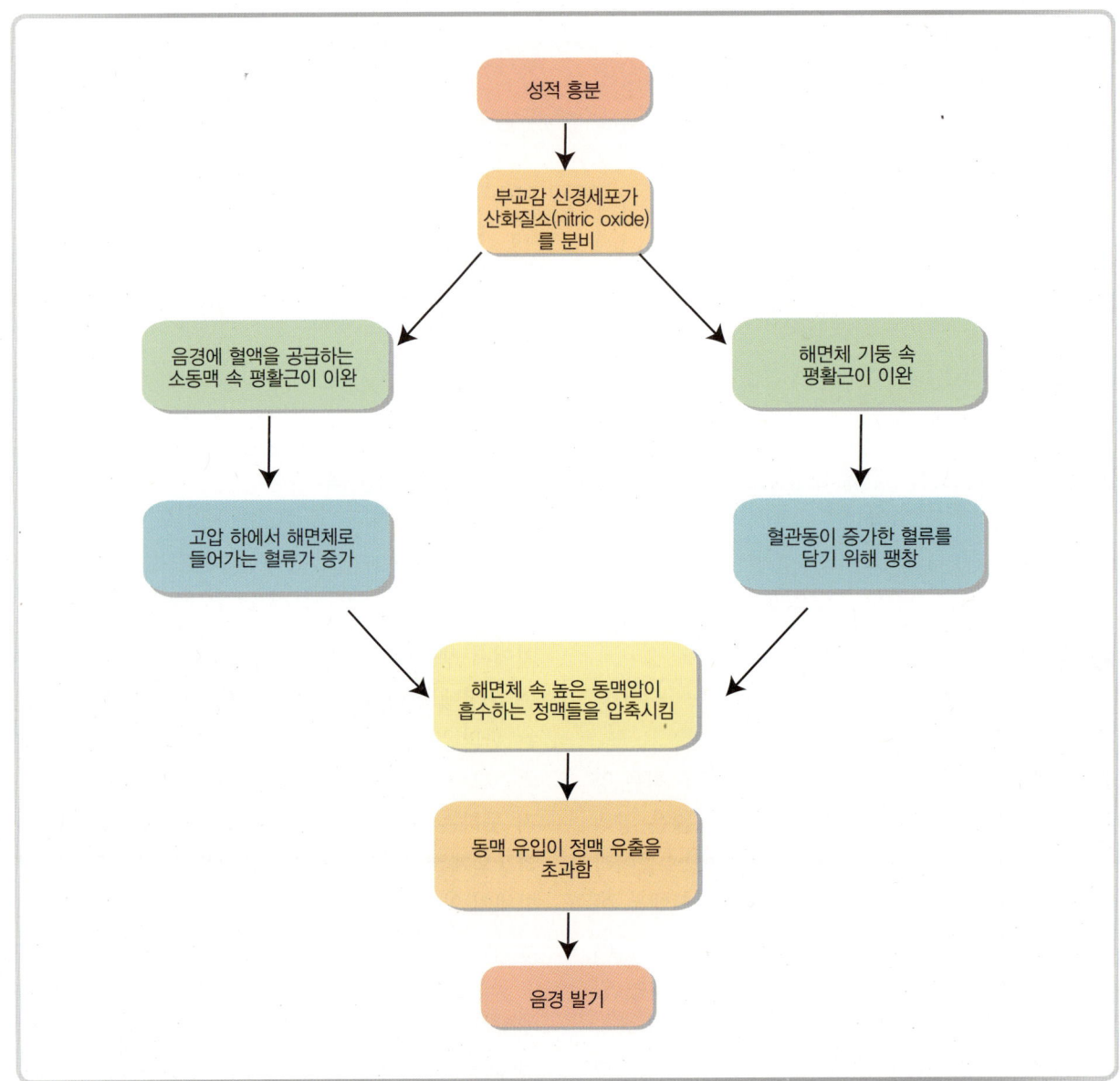

그림 15-32 • 음경 발기의 생리.

체는 음경의 요도를 둘러싼다. 각각의 원기둥은 결합 조직과 평활근으로 된 지주(partition)에 의해 지탱되고 내피세포로 피복된 혈동들로 이루어진 해면 그물망으로 구성되어 있다. 발기 조직의 혈동은 동맥들에 의해 공급되며 정맥들에 의해 흡수된다. 보통 때에 그 동맥들은 수축되어 매우 적은 혈류가 해면체로 들어가고 혈동은 위축된다. 하지만 성적 흥

분 상태에는 척수의 치골 부분에서 생긴 부교감 신경 임펄스가 부비동 사이에 있는 음경의 동맥들과 지주 안에 있는 평활근의 이완을 일으키는 산화질소 신경전달물질을 분비한다. 그 결과 음경의 동맥들과 해면체의 부비동이 확장된다. 혈액은 해면체 안에 있는 혈동으로 높은 압력으로 쏟아진다. 매우 증가된 동맥 혈류와 높아진 혈압이 흡수하는 정맥을 눌

러 음경으로부터 혈액이 나가는 것을 지연시키고 혈동의 울혈에 기여한다. 음경은 급격하게 단단해지고 발기된다(그림 15-32).

발기부전은 질을 통과하고 성교 시에 발기를 유지하기 위하여 충분히 단단하게 음경이 발기되고 유지되지 못하는 것이다. 이것은 나이가 들면서 빈도가 증가하는 상대적으로 흔한 문제이다. 발기는 복잡한 과정이다. 첫째, 성적 욕구가 음경에 혈류를 증가시키는 생리적인 일을 시작하기 위해 필요하다. 둘째, 해면체에 혈액을 공급하는 동맥들은 음경에 큰 부피의 혈액을 공급하기 위해 충분히 이완되어야 한다. 셋째, 해면체 안의 혈압은 흡수하는 정맥들을 누르기에 충분히 높아야 한다. 혈액은 빠져나가는 것보다 더 빠르게 음경으로 흘러들어가야 한다. 그렇지 않으면 발기는 유지될 수 없다.

■ 발기부전의 원인

발기를 하고 유지하기 위해 음경의 감각, 운동, 자율신경의 공급이 정상적이어야 하고 음경에 혈액을 공급하는 혈관이 적절한 부피의 혈액을 음경에 공급할 수 있어야 한다. 다양한 요소들이 이런 생리적인 과정을 방해할 수 있다. 이것은 다음을 포함한다.

1. 낮은 테스토스테론 수치는 성적 욕구와 각성을 억제한다.
2. 광범위 전립선 수술이나 신경학적인 질병으로 인한 음경에 공급되는 신경 손상.
3. 전신성 동맥경화나 오래된 조절되지 않는 당뇨를 가진 사람에서 일어나는 것과 같이 음경에 혈액 공급하는 혈관의 동맥경화로 인한 음경 혈액 공급의 장애.
4. 자율신경계를 목표로 고혈압을 치료하기 위해 사용되는 몇몇 약물들이 음경에 신경을 공급하는 자율신경계 또한 영향을 미칠 때.
5. 사람의 삶의 질을 훼손하고 성적인 행동력에 부작용적인 효과를 주는 스트레스, 감정적인 요소, 다양한 만성적인 질병.

▶ **치료**

다양한 의학적, 수술적 처치들이 발기부전을 치료하는데 사용될 수 있는데, 이는 부전의 원인과 개인의 선호에 따라 다르다. 한 가지 잘 알려진 치료법은 포스포디에스테라제(phosphodiesterase)라고 불리는 음경으로의 혈류를 증가시키기 위해 사용되는 효소를 억제시키는 약의 사용과 관련이 있다. 이러한 약 중에 가장 잘 알려진 것은 실데나필(sildenafil)이라는 약인데, 비아그라라는 상품명으로 더 잘 알려져있다. 이러한 음경 발기에 관련된 일련의 사건과 포스포디에스테라제 억제제의 결과는 다음과 같다.

포스포디에스테라제 (phosphodiesterase): GMP를 분해하는 효소. phosphodiesterase를 억제하는 약은 cGMP분해를 막는데, 이는 작용을 증가시킨다. 그러므로 발기부전 환자에서 음경 발기를 촉진시킨다.

1. 성적 흥분이 음경을 지배하는 부교감 신경을 자극하여 산화질소(nitric oxide) 신경전달물질을 분비시킨다.
2. 산화질소(nitric oxide)는 cGMP이라 불리는 화합물의 형성을 촉진시키는 평활근세포 속으로 확산하여, 음경 소동맥과 해면체 속에 있는 기둥의 평활근 이완을 야기한다. 압력 속에서 혈액은 해면체를 채우게 되고, 이는 음경이 딱딱해지고 직립하는 것을 유발한다.
3. cGMP가 계속적으로 부교감신경이 산화질소(nitric oxide)의 유리를 위하여 계속적으로 자극되는 만큼 형성되지만 cGMP의 활성의 기간은 비교적 짧은데 이것은 cGMP는 포스포디에스테라제에 의해서 파괴되기 때문이다.
4. 효소를 억제하는 실데나필(sildenafil) 같은 포스포디에스테라제 억제 약제는 발기를 도와주는 cGMP의 혈관 확장을 유지시킨다.

■ 고환암

고환 종양이 흔하지는 않지만 항상 젊은 남자에서 발생한다. 고환 관의 생식상피에서 발생하며 대부분이 악성이다. 몇 가지의 서로 다른 유형이 존재하며 가장 예후가 좋은 유형이 **고환종**(seminoma)(이 용어는 표준적인 용어에서는 예외 사항이며, 이것은 정액을 생산하는 상피의 종양을 의미한다. 이경우는 악성 종양이며, 양성 종양이 아니다). 고환 종양의 다른 유형 중이 하나는 악성 기형종이며, 8장에서 기술한 바와 같이 많은 서로 다른 형태의 악성 조직으로 구성된다. 또 다른 고환 종양은 태반 영양막 조직과 유사하며 이 유형의 하나는 **배아암종(embryonal carcinoma)**이며, 다른 것은 14장에서 기술한 바와 같이 자궁의 영양막에서 발생한 것과 같은 종류인 융모막암종(choriocarcinoma)이다. 고환암은 고환, 정삭 때때로 주변 림프절 등의 절제 수술로 치료한다. 경우에 따라서 방사선치료와 항암 화학요법이 사용된다.

> **고환종(seminoma):** 고환의 악성 종양의 한 유형.
>
> **배아암종(embryonal carcinoma):** 악성세포가 급속히 성장하는 영양막 조직을 닮은 악성 고환 종양.

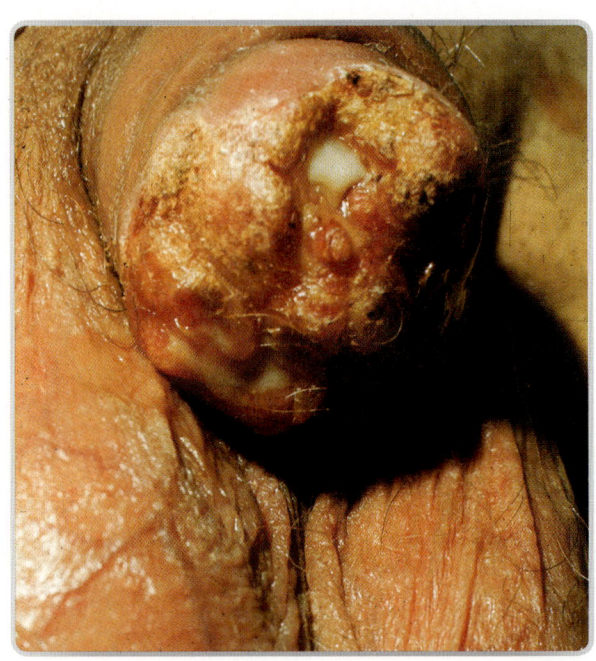

그림 15-33 • 포피를 침범하고 있는 음경의 커다란 종양.

■ 음경암

음경암은 드물며 포경수술한 남성에서는 거의 발생하지 않는다(그림 15-33). 분비물이 음경의 포피 밑에 축적되는 것이 암을 유발한다고 간주되고 있으며 이러한 분비물의 추적은 포경수술로 예방된다. 그러나 여성에서 자궁경부의 이형성이나 암을 유발하는 것과 동일한 유두종바이러스의 암화 균주가 성관계를 통하여 전파될 수 있고 포경수술을 하지 않은 남성에서 음경암을 유발할 수 있다. 아마도 유두종바이러스는 완전한 포피 밑에서는 잘 자라지만 포피가 제거된다면 잘 자라지 못한다. 치료는 항상 음경의 부분 또는 완전 절제이다.

요약

우리의 신장은 우리에서 많은 중요한 기능들의 제공한다. 사구체는 우리의 혈액을 여과하고 세뇨관들은 필요한 성분은 재흡수하고 노폐물은 배출한다. 신장은 혈압과 혈액량 조절하고(레닌-앤지오텐신-알도스테론계를 통하여), 혈류에서 정상 헤모글로빈 농도를 유지시킨다(골수에서 적혈구의 생성을 자극하는 적혈구생성소(erythropoietin)의 형성을 통하여). 사구체의 염증을 사구체신염이라고 부른다. 면역복합체 사구체신염은 항상 베타-연쇄상구균 감염 후에 발생하며 이것은 혈류의 항-연쇄상구균 항체와 혈중 연쇄상구균 항원이 면역복합체를 형성하여 사구체에 걸리고 염증이 유발되는 것이다. anti-GBM 사구체신염은 사구체 항원에 결합하는 자가항체로 인해서 염증반응이 일어나는 자가면역 질환이다.

사구체 손상으로 인해 혈중 단백질(주로 알부민)이 빠져나가는 신증후군이 발생하는데, 이 경우 신체가 필요로 하는 양보다 훨씬 많은 단백질을 여과하게 된다. 혈액의 삼투압이 떨어지게 되면 순환 중인 체액이 과도하게 빠져나와 부종과 복수 증상의 상태를 유발할 수 있다. 어린이의 경우 이런 상황은 일시적으로 사구체의 작은 변화에도 발생하며 신기능이 돌아옴에 따라 곧바로 회복되지만, 성인의 같은 증상은 사구체의 영구적인 손상의 결과일 수 있으며 진단 시에도 예후가 좋지 않다.

고혈압은 사구체의 세동맥을 손상시켜서 (동맥성 신장경화증) 2차적으로 사구체와 세뇨관의 퇴행성 변화를 일으키기도 한다. 오랜 기간 동안 당뇨를 제대로 관리하지 않을 경우 광범위하고 결절성의 특징을 띤 사구체경화증이 생기며, 신부전에 이를 수도 있다. 대사성 질병이며 종종 관절염을 동반하고 또 혈중 요산(uric acid)이 높은 것이 특징인 통풍 역시 신장에 손상을 줄 수 있다. 요산(sodium urate)은 체액에서 용해가 잘 되지 않으며 헨레고리(Henle's loop)나 집합 세뇨관에 침전되어 진행성 신장 손상을 일으킨다. 이런 상황을 통풍성 신병증(gout nephropathy)이라 한다.

요로감염은 주로 젊은 여성에게 호발하며 그람 음성균에 의해 일어난다. 방광에 국한되어 일어나는 감염은 방광염이며 배뇨 시 통증을 느끼게 된다. 나이가 들어 전립선이 커지면 소변을 완전히 볼 수가 없게 되는데 이런 경우에 방광 감염에 취약해진다. 또 방광의 점막에 손상을 입거나 방광 내에 카테터 등의 기구를 삽입하는 경우 역시 방광 감염이 잘 발생한다. 대개 방광의 감염은 항생제를 처방하면 즉시 호전된다.

방광에 머무르지 않고 신장까지 감염이 확산되는 경우는 신우신염(pyelonephritis)이라 하며 이 경우는 신장에 손상을 줄 수 있다는 점에서 좀 더 심각한 상황이다. 방광요도역류(vesicourethral reflux)는 배뇨 중에 방광 내의 소변이 요관(ureter)으로 들어가는 것이며 배뇨 후에 요관 내의 소변이 방광으로 다시 들어가게 된다. 이 역시 방광을 완전하게 비우지 못하게 되어 방광의 감염에 취약하게 된다.

신장 결석(calculi)은 요로에서 일어난다. 감염, 소변의 상태, 그리고 소변 내 칼슘염 혹은 요산의 농도가 높은 3가지 경우가 신장결석을 일으킨다. 결석(calculus)은 배뇨 시스템을 막히게 해서 통증을 느끼게 하며 막힌 곳보다 위쪽의 요로는 늘어나게 된다. 요로결석을 치료하는 방법에는 여러가지 방법이 있다. 요로로 들어온 외부 물질은 방광을 손상시키고 감염에 취약하게 한다.

신세뇨관(renal tubules)은 독성 물질이 세뇨관에서 걸러질 때나, 혈압이 떨어져 혈액공급이 원할하지 않을 때 손상을 입게 된다. 소변의 배출량은 갑자기 감소하게 되지만, 대개 세뇨관의 기능은 정상으로 돌아올 때까지 시간이 오래 걸리기 때문에 신장 기능이 정상으로 돌아올 때까지 신장 투석(renal dialysis)이 필요할 수도 있다.

때때로 신장 내에 수액이 차 있는 낭포가 홀로 생기는 경우가 있는데, 이것은 신장 기능에 영향을 미치지 않는다. 하지만 우성 유전질환인 다낭성 신장병은 여러 개의 큰 낭포들을 형성하는 것이 특징이며, 점차적으로 신장의 기능을 파괴하므로 중요한 질환이다. 신부전의 증상은 대개 중년기까지 나타나지 않는다.

어린이와 어른 모두에게서 다양한 형태의 종양이 나타나는데, 각각 다른 증상과 예후를 보인다. 신장 기능을 측정하여 감별진단하는 방법은 여러 가지가 있다. 말기의 신장병은 투석을 하거나 신장이식으로 치료한다. 신장이식 시에는 조직거부반응을 억제하기 위해 면역억제제를 투여해야 하는데, 최근의 발전된 장기이식 기술은 기존보다 적은 양의 면역억제제를 투여해도 조직거부반응이 일어나지 않는다.

남성 생식기관의 정상적인 구조와 기능을 기술한다. 고환은 복막강의 뒤에서 신장과 함께 발생하며, 길잡이관(gubernacular canal)은 고환이 음낭으로 들어가도록 유도한다. 출생 전 발육과정에서 상대적으로 늦게 고환의 하강이 마무리된다. 생식세포는 정자를 형성하며, 간질세포는 사춘기 이후에 테스토테론을 만들게 된다. 생식세포는 음낭의 온도가 낮아야 하며, 만약 온도가 낮게 유지되지 않을 경우 손

CHAPTER 15 단원 복습

상을 입는다. 하지만 간질세포는 체온과 같은 온도에서도 정상적으로 기능을 유지한다.

요도의 감염은 임균(gonococcus)이나 클라미디아(Chlamydia)에 의해 생길 수 있다. 하지만 적절한 치료를 통해 쉽게 치료 가능하다. 급성 전립선염은 방광이나 요도의 감염이 확산되어 생긴다. 만성 전립선염은 여러 증상을 유발하는 심하지 않은 염증 반응이다. 전립선 비대증은 나이 든 남성에게 흔한 현상이며 방광을 완전하게 비우는 것을 방해하여 방광의 감염이나 결석, 그리고 수신증이 잘 생기게 한다. 폐색이 있는 전립선 조직에 경요도적 절제술을 시행하는 것은 효과적이나 좀 더 보존적인 시술이 선호되고 있다.

전립선암은 남성에게서 가장 흔히 발견되는 악성종양으로, 보통 천천히 성장하며 잘 분화된 종양이다. 이것은 노령의 남성에게서 잘 발견되며 보존적인 방법으로 치료되고, 또한 젊은 연령에서는 보다 공격적이고 미분화된 형태로 나타나게 된다. 전립선특이항원(PSA) 검사가 증상이 없는 전립선암 확인에 이용되며, 경직장 생검으로 확진하게 된다. 추천 치료법은 환자의 나이나 종양의 분화도 등을 기초로 선택되며, 특히 분화도에 따라 제한된 방사선 치료 등을 선택하게 된다. 근치적 전립선절제술은 광범위하고 중요한 시술로서, 분화도가 좋고 천천히 진행되며, 고령에서 자주 발견되는 전립선암에는 적절하지 않다. PSA는 치료 과정을 확인하는 데에 종종 쓰이게 된다.

잠복고환은 고환이 음낭으로 내려오지 않아서 간질세포는 체온에서 정상적으로 기능을 하지만, 정자를 생성에는 적합한 낮은 온도를 확보하지 못하여 생식세포의 숫자가 감소하게 되는 질병이다. 내려오지 못한 고환은 불임 상태가 되고 상대적으로 높은 빈도로 인하여 악성화된다. 고환염전은 고환으로 가는 혈류를 차단하게 되는데 이로 인하여 출혈성 경색을 유발하며 빠른 진단과 치료가 필요한 질병이다. 음낭수종은 과도한 체액이 협막에 축적된 질병이다. 정삭에 생긴 정맥류는 정삭정맥류라 부르며 대부분 치료를 필요로 하지 않는다. 고환의 악성종양은 상대적으로 드문 편이고 젊은 남성에서 잘 발생되며, 공격적인 시술을 필요로 한다. 많은 종양들은 알파페토프로테인과 융모막 성 생식선 자극호르몬을 분비하는데, 이것을 이용하여 질병을 진단하고 치료의 효과를 확인할 수 있다. 음경의 암종은 포경수술을 한 남성에게서는 드물게 발생하는데 암을 유발하는 유두종바이러스에 의해 발병하며, 외과적 시술을 필요로 한다.

발기부전은 성교에 필요한 음경의 발기력을 지속시키지 못하는 상태를 말한다. 이 증상은 대개 혈류와 관련된 질병과 관계되며 음경으로 충분한 혈류를 공급하지 못해서 발생된다. 치료로는 혈류를 증가시키는 약물 등을 이용한다.

복습문제

1. 사구체신염과 신우신염의 차이란 무엇인가? 사구체신염과 베타-연쇄구균 감염은 어떤 관계가 있는가? 요로 감염에는 어떤 요인들이 있는가?
2. 신증후군과 신장경화증은 어떤 차이가 있는가? 왜 신장증에서 부종이 발생하는가?
3. 요로 폐쇄에 관여하는 흔한 요인에는 어떠한 것들이 있는가? 그것이 신장과 하부 요로에 어떤 영향을 미치는가?
4. 어떤 상태에 있을 때 신세뇨관 괴사가 일어나는가?

5. 요독증이 무엇인가? 증상은 어떠한가? 치료법은 무엇인가? 임상적으로 나타나는 요독증의 징후에는 어떤 것들이 있는가?
6. 신장 질병을 감별하는 방법에는 어떤 것들이 있는가?
7. 선천성 다낭성 신장 질환이 무엇인가? 그것의 임상적 징후와 유전 양상, 치료법은 무엇인가?
8. 급성과 만성 신부전의 차이란 무엇인가?
9. 혈액 투석과 복막 투석의 차이점은 무엇인가?
10. 시신으로부터 기증된 신장보다 유전적으로 가까운 사람의 신장을 기증받을 때 왜 더 높은 생존율을 나타내는가?
11. 당뇨가 신장에 어떤 영향을 미치는가? 임상적 징후는 무엇인가? 통풍이 신장에 어떻게 영향을 미치는가?
12. 남성 생식계의 구성요소에는 어떠한 것들이 있는가?
13. 양성 전립선 비대증이란 무엇인가? 임상적 징후와 치료법은 무엇인가?
14. 전립선암에 거세가 어떤 영향을 미치는가?
15. 음경에 암종이 생기는 요인에는 어떠한 것들이 있는가? 어떻게 이 질병을 예방할 수 있는가?
16. 잠복고환이란 무엇인가? 임상적 징후는 무엇인가? 치료법은 무엇이며 왜 치료되어야 하는가?
17. 고환염전은 무엇인가? 임상적 징후와 합병증, 치료법은 무엇인가?
18. 한 젊은 남성의 복부에 잠복고환이 발견되었다. 이것은 고환의 기능에 어떤 여향을 미치는가? 이것의 합병증은 무엇인가?

상호 관련 문제

연관된 것끼리 연결하시오.

질병

1. 다낭신질환
2. 통풍
3. 신우신염
4. 연쇄구균후사구체신염
5. 당뇨

특징 혹은 현상

A. 신장 감염
B. 멘데리안 우성
C. 결절성 미만성 사구체기저막 비후
D. 세뇨관에 요산 결정체
E. 사구체 안에 항원-항체 면역복합체 걸림

연관된 것끼리 연결하시오.

1. 잠복고환
2. 음낭수종
3. 정삭정맥류
4. 고환염전
5. 전립선비대증

A. 정삭정맥 확장
B. 정삭 염전
C. 전립선 조직의 과성장
D. 고환의 하강 부전
E. 백색막에 과도한 액체

빈 칸 채우기

1. 급성 요도염의 2가지 주요 원인인 감염원은 _____과 _____이다. 이러한 감염은 _____로 치료된다.
2. 정계정맥류는 _____라고 불리고 초상돌기에 찬 다량의 액체는 _____라고 불린다.

CHAPTER 15 단원 복습

3. 전립선 상피세포는 라이너세포에 의해 _____라고 불리는 단백질을 분비하는데, 이 단백질은 혈액에서도 관찰된다. 혈중 농도가 정상보다 높은 사람은 _____라고 불리는 병에 걸린 것이다.
4. 고환암은 흔하지 않은 종양이다. 이 종양에서는 많은 경우 _____라고 불리는 호르몬과 _____라는 단백질 항원이 생성된다.
5. 고환의 악성 암종은 _____이라고 불리는 많은 다양한 종류의 미성숙 조직으로 구성된다.
6. 음경암은 포경수술을 한 남자에서는 거의 발병하지 않으며, 흔하지 않은 종양이다. 음경암을 일으키는 인자는 _____이다.
7. 고환을 음낭으로 길잡이해주는 섬유성 끈을 _____이라 한다.
8. 고환이 음낭으로 내려오고 나서도 고환집막의 몸쪽 끝이 막히지 않으면 _____이라고 불리는 상태에 이를 수 있다.

맞으면 ○, 틀리면 ×로 표시하시오.
1. 대부분의 전립선암은 전립선 요도를 둘러싸는 전립선의 안쪽 부분에서 발병한다. ( )
2. 전립선 특이 항원은 전립선 상피세포로부터 분비된다. ( )
3. 대부분의 전립선암은 경계가 매우 불명확하고, 빠르게 자라며, 매우 나쁜 예후를 보인다. ( )

비판적 사고
1. 7세된 아동은 다리와 배가 붓고 소변 검사 결과 다량의 단백질이 검출되어서 내원하였다. 아이는 신증후군으로 진단받았다. 왜 신장 질환이 아이에게 생기며 아이의 다리와 배를 붓게 하는지, 또한 예후는 어떨지 알고 싶어 한다. 아동의 부모에게 어떻게 말해주어야 할까?
2. 이 씨는 통풍을 앓고 있는 중년 남성으로, 때때로 통풍성 관절염을 겪는다. 그는 통풍이 신장을 손상시킬 수 있다고 듣고 이것이 사실인지 알고 싶어 한다. 그에게 뭐라고 말해줘야 할까?
3. 정 씨는 일련의 배뇨 통증과 빈뇨를 경험하였다. 그녀의 주치의는 소변 검사를 실시한 뒤 그녀에게 그녀의 소변에 많은 세균과 백혈구가 있고, 그녀가 요로감염이라고 말했다. 그녀는 항생제를 처방받은 뒤 즉시 회복하였다. 왜 그녀가 감염되었고, 요로감염에 어떤 요인들이 영향을 주는지 알고 싶어 했다. 뭐라고 말해줘야 할까?
4. 78세된 노인이 정기적인 신체검사에서 전립선특이항원(PSA) 검사도 수행되었고, 그 수치가 증가한 것으로 보고되었다. 전립선 침생검 결과 전립선에 경계가 명확한 암종으로 진단되었다. 그는 치료 방법과 향후 어떻게 해야 하는지에 대해 의견을 물어왔다. 어떻게 말해주어야 할까?
5. 이 씨는 왼쪽 잠복고환으로 이제껏 불편함을 겪지는 않았는데 왼쪽 고환을 제거해야 한다고 들었다. 정말로 제거해야만 하는지, 어떻게 할지 궁금해한다. 어떻게 말해주어야 할까?
6. 박 씨는 음경암이 바이러스에 의해 발병한다고 듣고, 이것이 사실인지 궁금해한다. 또, 만약 그렇다면, 바이러스가 무슨 이유로 전파되고 자신이 어떤 방법으로 예방해야 하는지 알고 싶어한다. 어떻게 말해주어야 할까?

CHAPTER 16

간, 담도계와 췌장
The Liver, Biliary System, and Pancreas

학습목표

1. 간의 정상구조와 기능을 설명할 수 있으며, 간의 주요 질병을 설명할 수 있다.
2. 간 손상의 주요 원인을 설명하고, 간 기능에 미치는 영향을 설명할 수 있다.
3. 3대 주요 바이러스성 간염의 병인, 잠복기, 보균자 빈도에 관한 감별법과 예방법을 설명할 수 있다.
4. 과다한 알콜 섭취가 간의 구조와 기능에 미치는 부정적 영향과 부작용에 관하여 설명할 수 있다.
5. 담석의 발생기전과 원인, 담석으로 인한 합병증을 설명할 수 있다.
6. 황달의 3대 요인에 관하여 설명할 수 있다.
7. 급성 췌장염의 병인과 치료법에 관하여 설명할 수 있다.
8. 췌장의 낭성 섬유화의 병인, 임상 소견, 합병증, 예후에 관하여 설명할 수 있다.
9. 두 종류의 당뇨병의 병인, 발생률, 임상 증상, 합병증, 치료법에 관하여 설명할 수 있다.
10. 임신성 당뇨병의 병인과 예후, 치료에 관하여 설명할 수 있다.

■ 간의 구조와 기능

간은 신체에서 가장 큰 기관이다. 형태는 삼각형과 유사한 모양을 가졌으며 가로막 아래인 상복부에 위치한다(그림 16-1).

간은 많은 기능을 가진 복합체이다. 다음은 간과 관련된 주요 기능이다.

1. 문맥순환을 통해 들어온 소화된 탄수화물, 단백질, 지방의 대사.
2. 혈장 단백질과 혈액응고에 관여하는 단백질 등을 포함하는 다양한 물질의 합성.
3. 비타민 B_{12}와 다양한 물질의 저장.
4. 다양한 물질의 해독작용과 분비.

간은 이중혈관 공급을 받는다. 간은 혈액 공급량 중 약 3/4을 간문맥을 통하여 공급받으며, 간문맥은 비장과 소화기관에서 혈액을 받는다. 문맥 혈액은 소장에서 흡수한 많은 영양분을 가지고 있지만 산소포화도는 낮다. 남은 1/4의 공급은 간동맥으로부터 오는데 산소포화도가 높지만 영양분을 적게 가지고 있다. 간동맥으로부터 오는 혈액과 간문맥에서의 혈액이 혼합되어 간을 통과하여 흐르게 되고 끝으로는 우측간정맥과 좌측간정맥으로 모이게 된다. 그리고 그 혈액은 하대정맥으로 배출된다.

간세포들은 길과 넓은 판모양의 형태로 배열되어 있고 다양한 각도로 이어져 있어 격자를 형성하고, 간 정맥굴은 판 사이들의 공간을 차지하고 있다(그림 16-2A).

간동맥, 간문맥, 담관과 림프관의 가지가 함께 간을 통과하는데 이것들을 **문맥계**(portal tract)라고 한다(그림 16-2B). 간동맥과 간문맥의 종말 가지는 가지고 있던 혈액을 정맥굴로 내보낸다(그림 16-2C). 조직학적 절단면에서는 간세포 판은 중심정맥을 향하는 간정맥굴로 각 면이 둘러싸여 있는 형태로 나타난다. 문맥로는 가장자리에 나타난다. **간소엽**(liver lobule)이라는 해부학적

문맥계 (portal tract):
간동맥의 가지, 간문맥, 담관이 간 소엽의 주변부에 위치한다.

간소엽(liver lobule):
중심정맥을 향해 모여든 간 세포들의 조직학적 분획이고 문맥계는 이것의 주변부에 놓여있다.

담세관 (bile canaliculus):
간세포끈 사이에 위치한 담즙 경로의 작은 말단이다.

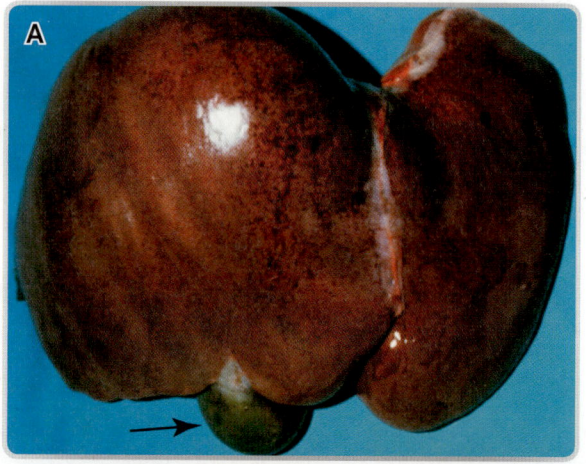

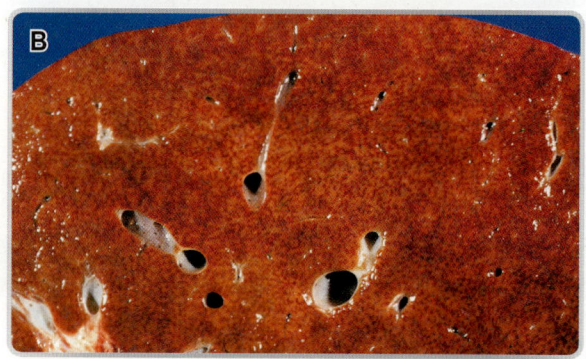

그림 16-1 • A. 정상 간의 위와 앞면을 보여준다. 담낭은 간의 아랫면에 위치하고 있고 담낭의 바닥 부분이 간의 앞부분 끝에 살짝 튀어나와 있다. B. 간 실질의 균일한 모습과 위장관계로부터 간으로 혈액을 운반하는 큰 혈관(간문맥의 가지)을 보여주는 절단면.

형태가 그림 16-3A에 간단히 기술되어 있다.

간에서의 혈액 흐름은 문맥로에서부터 정맥굴을 통하여 중심정맥으로 흐른다(그림 16-3B). 결과적으로 문맥로 근처에 있는 간세포들이 가장 산소와 영양분이 풍부한 혈액을 받고 중심정맥 근처의 간세포가 가적 적게 공급받는다. 상대적으로 빈약한 영양상태 때문에 중심정맥 근처의 간세포는 문맥로 근처의 세포에 비해 독성을 지닌 물질이나 쇼크나 심부전에서 일어날 수 있는 순환장애로부터 더 취약하다.

담세관(쓸개모세관: bile canaliculus)이라는 작은 종말 담낭 통로는 간세포에서 만들어진 담즙을 모으고, 이것들은 담관으로 흘러서 문맥로를 따라간다.

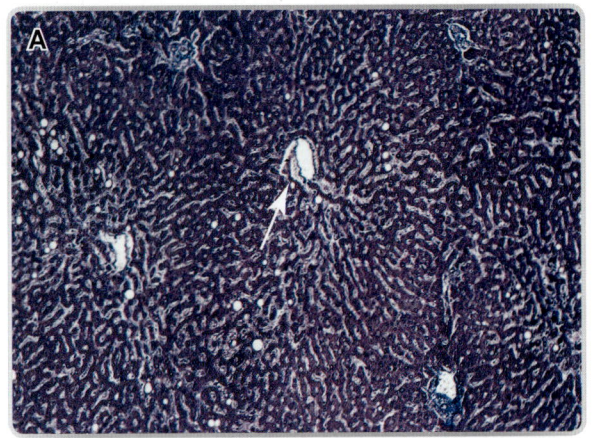
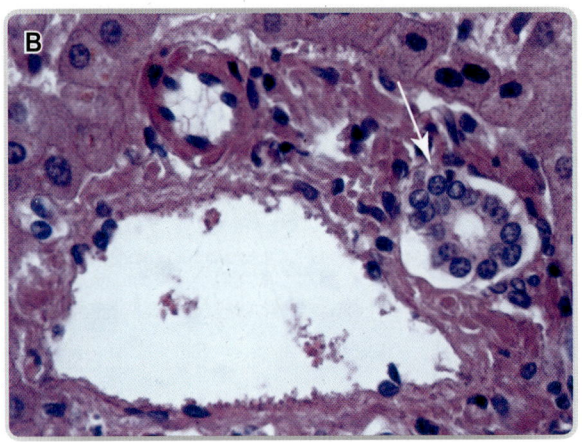
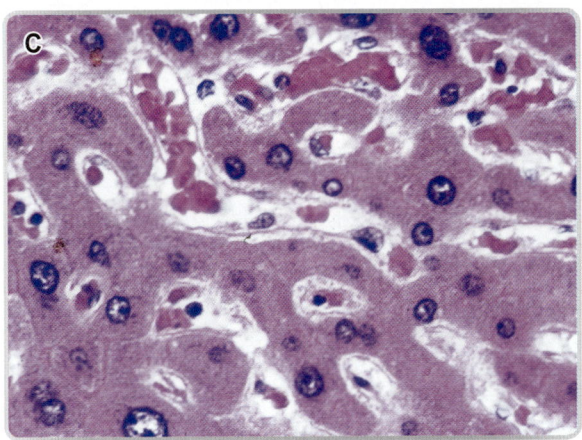

그림 16-2 • 정상 간의 세포 구조를 보여주는 현미경 사진. **A,** 조직학적 절단에서 간세포끈과 중심정맥으로 관개하는 간세포끈 사이의 굴정맥이 보이는 간세포 판을 보여주는 저배율 현미경 사진. 화살표는 중심정맥을 가리킨다(25배). **B,** 문맥계를 보여주는 고배율 사진. 화살표는 담관을 가리킨다. 간동맥의 가지는 담관의 위 그리고 좌측에 있으며 간문맥의 가지는 담관의 좌측 그리고 아래에 위치한다(400배). **C,** 간세포끈과 간 굴정맥을 보여주는 고배율 사진(400배).

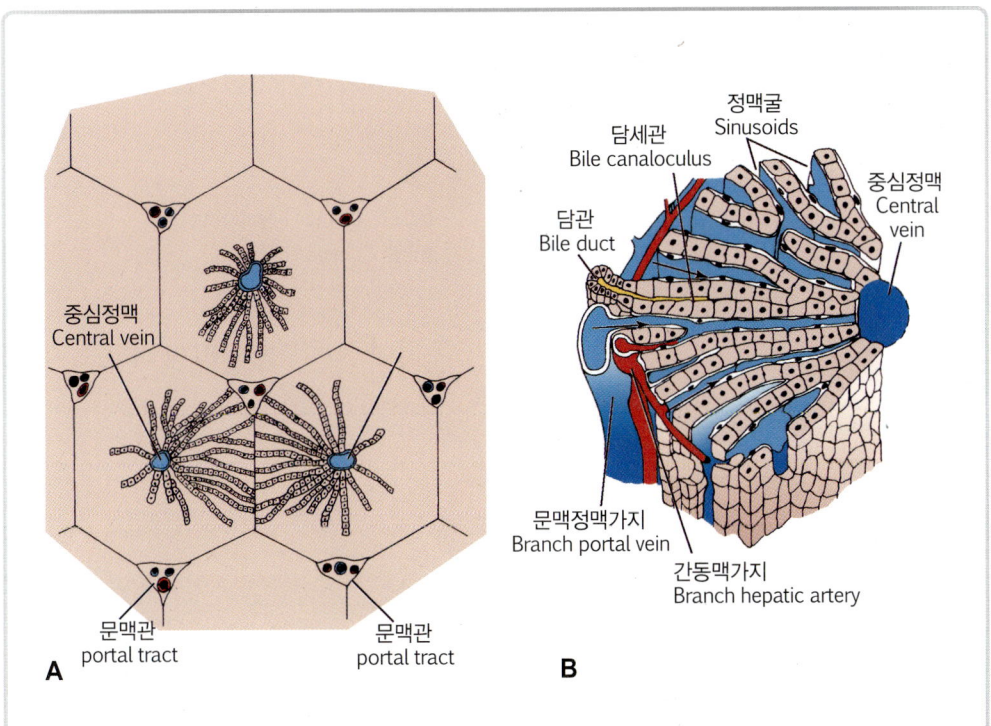

그림 16-3 • **A,** 중심정맥으로 방사되는 간세포끈의 세포들과 주변부에 문맥계를 가지고 있는 간 소엽의 개념. 소엽은 도표상의 개요이다. **B,** 중심정맥을 향하는 굴정맥의 혈류: 담즙의 흐름은 문맥계를 향한다.

결합빌리루빈 (conjugated bilirubin): 빌리루빈 분자와 2개의 글루쿠론산 분자가 더해져서 만들어지는 더욱 잘 녹는 형태의 빌리루빈.

담즙(bile): 담즙염과 콜레스테롤, 다른 물질들을 함유한 간의 분비물.

콜레스테롤(cholesterol): 몇 개의 반지 구조를 함유한 복잡한 구조물.

담즙염(bile salts): 지방의 소화와 흡수를 촉진하기 위한 유화제로 작용하는 담즙 안에 있는 담즙산의 파생물.

레시틴(lecithin): 담즙염과 비슷한 세제의 성질을 가진 인을 포함한 지질(인지질).

담즙의 흐름의 방향은 정맥굴에서의 혈액의 흐름과는 반대 방향으로 흐른다(그림 16–3B). 담관은 점진적으로 모여서 더 큰 관을 형성하고 결과적으로 큰 우측간관과 좌측간관으로 합쳐진다. 두 간관은 모여서 총간관(온간관)을 형성한다. 담낭은 담낭관을 통하여 온간관과 합쳐져서 십이지장으로 들어가는 총담관(온쓸개관)을 형성한다.

■ 담즙

▶ 형성과 분비

담즙 색소는 적혈구의 분해산물이다. 적혈구는 정상적으로 약 4개월을 생존한다. 오래된 적혈구는 단핵포식세포(세망내피 세포)에 의해 몸 전체에서 파괴된다. 헤모글로빈으로부터 나오는 철은 몸에 저장되었다가 새로운 헤모글로빈을 만들 때 재활용된다. 철이 없는 헴(heme)색소는 빌리루빈을 형성한다. 적혈구 파괴가 단핵포식세포에 의해 몸 전체에서 진행되기 때문에 적은 양의 담즙 색소는 혈액에 계속 존재한다. 혈액이 간을 통과할 때, 빌리루빈은 간세포에 의해 제거된다. 분비는 빌리루빈과 다른 물질을 합치면서 이루어지는데 이 과정을 결합이라고 하며, 이 과정은 특별한 효소를 필요로 한다. 대부분의 빌리루빈은 글루쿠론산과 결합을 하여 빌리루빈글루코나이드 형태로 배설된다. **결합빌리루빈(conjugated bilirubin)**은 비결합빌리루빈보다 훨씬 수용성이 높으며 훨씬 독성이 약하다. 담즙 색소는 세포 기둥 사이에 있는 담세관으로 분비된다: 담세관은 옆의 가장자리에 있는 큰 관으로 모이며 결과적으로 큰 담관이 된다. 그림 16–4는 담관계에 대해 기본적인 해부구조를 보여주고 있다.

▶ 구성과 성질

담즙(bile)은 수용성 물질로 간에서 분비되는 다양

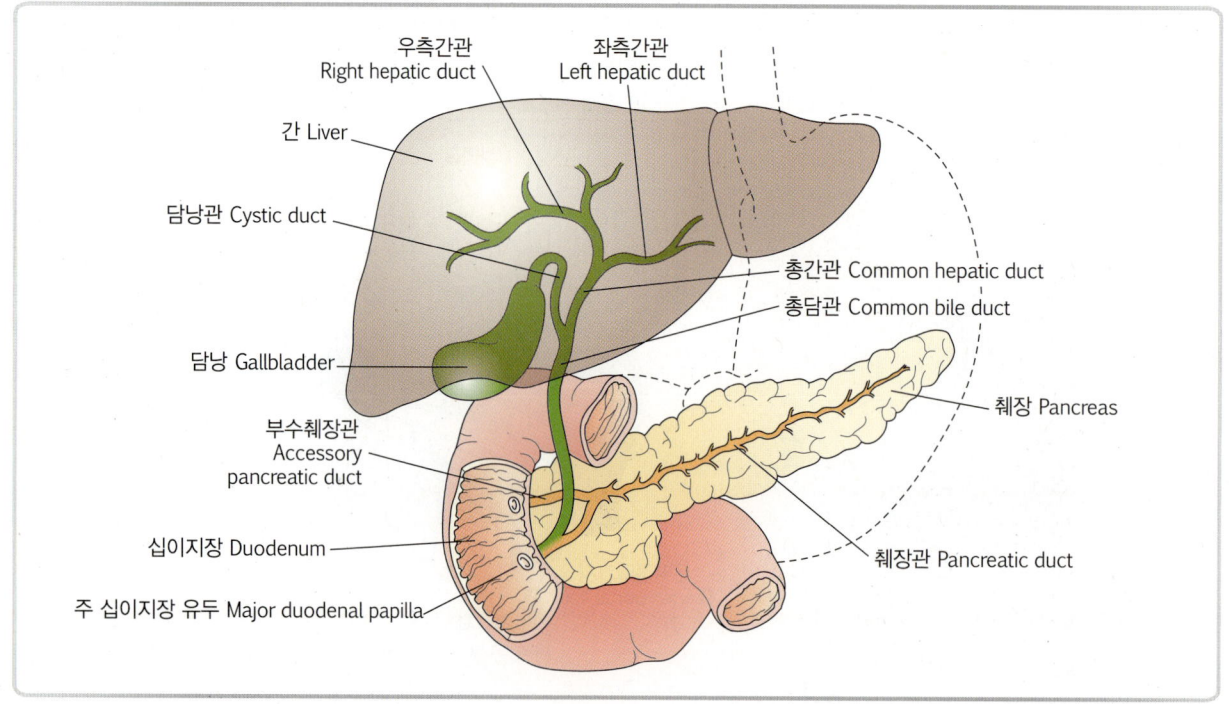

그림 16–4 • 담도계의 해부학. 총간관을 만드는 우측과 좌측의 간관 그리고 담낭관과 만나서 총담관을 형성한다. 이것은 십이지장으로 췌장관과 함께 공통의 통로로 열린다.

한 물질이 녹아 있다. 결합빌리루빈뿐만 아니라, 담즙염, 레시틴, 콜레스테롤, 물, 무기염류와 간세포에 의해 해독되고 분비되는 다른 물질들을 가지고 있다. 콜레스테롤은 스테롤로 분류되는 고리 구조의 복합체인 지질이다. **담즙염**(bile salts)은 담즙에서 주요한 구성 물질이며, 콜레스테롤과 특정 아미노산으로부터 유래된 물질이다. 수용성 부분과 지용성 부분을 가지고 있는 담즙염의 구조 때문에 세제로서의 역할을 한다. **레시틴**(lecithin)은 담즙염과 같이 세제의 특징을 지닌 인산을 포함하는 지질(인지질)이다. 담즙은 지속적으로 분비되며 담낭에서 농축되고 저장된다. 소화 기간 동안 담낭에서 수축하여 담즙을 십이지장으로 보낸다. 담즙은 소화효소를 가지고 있지 않지만 생물학적 세제로서 기능을 가지고 있다. 담즙염이 지방을 작은 방울로 유화시키고 표면적을 늘려 췌장효소에 더 쉽게 반응할 수 있도록 한다. 지방의 소화는 담즙이 없으면 훨씬 비효율적이다.

■ 간손상의 원인과 결과

간은 많은 물질로부터 손상을 받기 쉽다. 조직학적으로 간의 손상은 간세포 괴사나 간세포질 안의 지

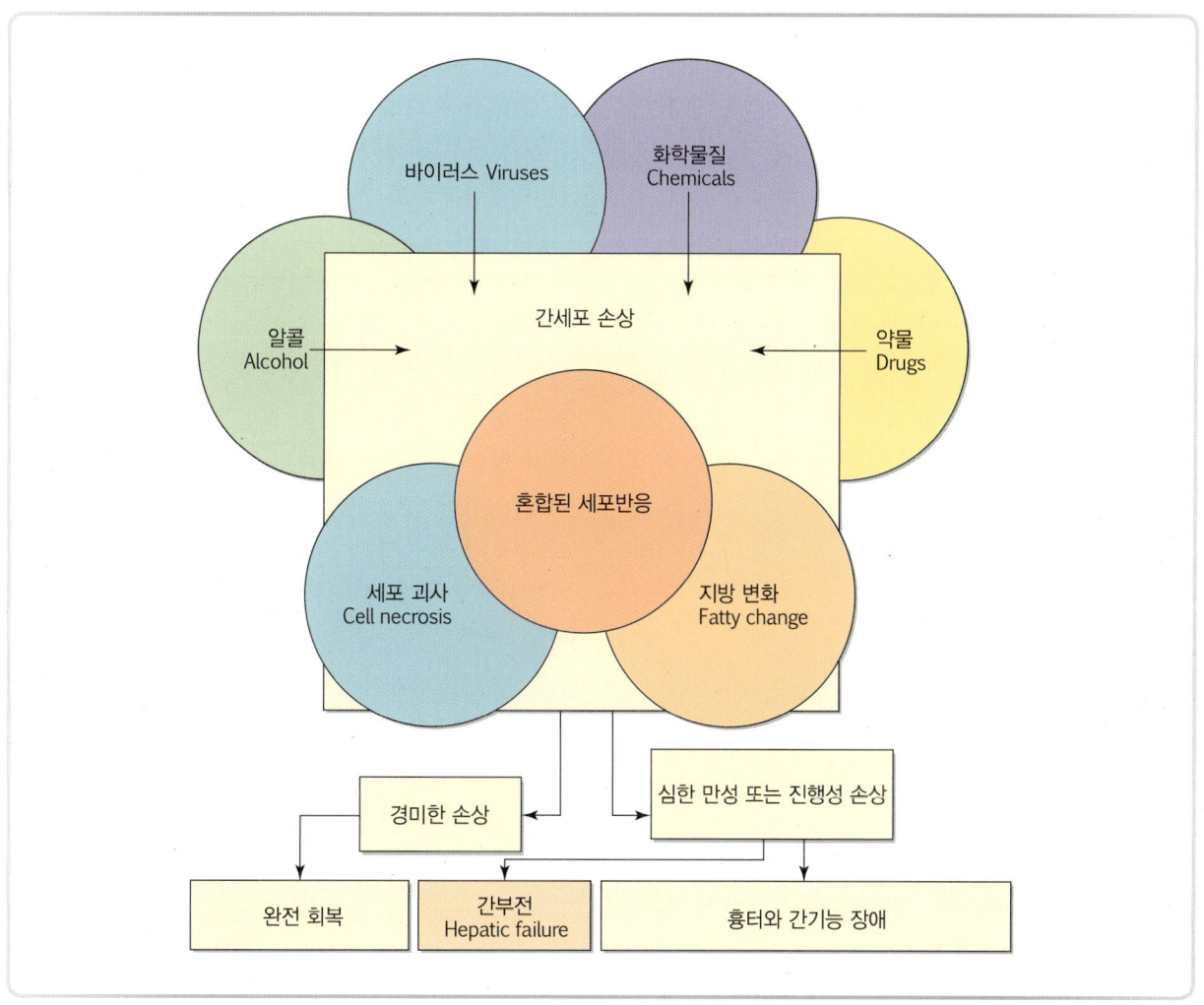

그림 16-5 • 간 손상의 원인관 효과의 요약. 많은 요인들이 지방변화나 괴사 또는 2개가 합쳐진 형태를 나타내며 간세포에 손상의 원인이 될 수 있다. 심하지 않은 손상은 완전 회복될 수 있다. 심하고 만성적이고 진행성 손상은 간 부전 또는 간 기능 손상을 동반한 광범위한 흉터를 형성한다.

방의 축적 혹은 위의 2가지 모두가 조합된 형태로 나타난다. 몇몇 손상물질은 괴사를 일으키는 반면, 간세포의 지방화를 주로 일으키는 물질도 있다.

간손상의 결과는 손상물질로부터 유도된 손상의 양에 의해 좌우된다. 간손상이 적을 경우 간세포는 완벽히 회독되어 정상적인 제 기능을 찾을 수 있다. 다행히도 이것은 대부분 경우의 결과이다. 하지만 손상이 극도로 심각할 경우, 많은 간조직이 완전히 파괴되고 삶을 유지하기 위해 충분하지 않은 정도의 간이 남게 된다. 만약 환자가 살아난다면, 심각한 손상은 심한 흉터를 가지고 회복될 것이며, 간의 기능은 정상으로 돌아오지 못할 것이다. 상대적으로 경미한 간손상이 모여 축적된 결과를 초래하여 흉터를 남기며 간기능의 영원한 손상을 남길 수도 있다. 이와 비슷하게, 어떠한 경우의 만성적인 혹은 점진적인 손상이더라도 흉터를 남기고 기능의 손상을 일으킬 수 있다.

약물이나 화학물질, 술, 독극물에 의해 유발되는 간손상은 간의 세포자멸사보다는 오히려 지방화를 일으킬 수 있다(그림 16-5).

임상적으로 간질병 중 가장 흔한 경우는 간세포 손상이 특징인 간염바이러스와 과다한 알콜 섭취와 관련된 간세포 손상이다. 후자를 알콜성 간질환이라고 한다. 어떠한 원인에 의한 만성적인 간세포 손상은 간 전체에 손상의 흉터를 남길 수 있으며, 이러한 손상을 간경화라고 한다.

■ 바이러스성 간염

바이러스성 간염이라는 용어는 몇 개의 임상적으로 유사한 감염에 적용되는 단어이다. 이 질병군중 A형간염과 B형간염은 1940년대 초반부터 다른 질병으로 인식되기 시작했다. 다음으로 세 번째 바이러스성 간염이 감별되었고 이것을 C형 간염이라고 부른다. 이 3가지 간염이 바이러스성 간염의 대부분을 차지한다. 다른 2가지 종류의 간염은 빈도가 적다. D형 간염 또는 δ 간염이라고 불리는 간염은 B형 간염에 감염된 사람에서 발생된다. E형 간염이라 불리는 다른 간염은 제3세계에서 주로 발견되며 북미에서는 발견빈도가 적다.

▶ 임상 소견 및 과정

바이러스성 간염은 간 손상의 한 종류이며 간 손상의 경과나 결과와 관련된 용어는 간염에도 쓰인다. 모든 종류의 간염은 그림 16-6에서 보여주고 있듯이 간세포의 팽창과 괴사와 관련된 염증반응을 간 소엽 전체에 초래한다. 바이러스성 간염의 임상증상은 아주 다양하고 간세포의 손상의 정도와 염증과 관련되어 있다. 증상은 황달과 명백히 비정상적인 간기능 결과가 나오는 심한 경우부터 무증상이나 약한 황달과 함께 비정상적인 간기능 시험 결과를 가진 가벼운 경우까지 다양하다. 약간의 감염증상을 가진 사람들은 검사 결과가 쉽게 빗나갈 수 있고 무증상 간염이라 불리기도 한다. 증상이 없음에도 불구하고 이러한 환자들은 다른 사람들에게 전파가 가능하다.

간염의 결과는 어떤 바이러스에 감염되었는가에 따라 좌우된다. A형 간염바이러스(HAV)에 의해 발생하는 대부분의 감염은 증상이 매우 양호하고 환자들은 합병증 없이 완전히 회복된다. 적은 경우에서 좋지 않은 결과가 발생되기도 한다. 이와 반대로 B형 간염바이러스(HBV)나 C형 간염바이러스(HCV)의 경우에는 만성 보균자가 될 수 있으며 간경화나 간부전으로 이러지는 점진적인 만성 간염으로 발전될 수 있다.

표 19-1는 3가지의 주요 간염의 간략한 특징을 요약해놓고 있다.

▶ A형 간염

A형 간염바이러스는(HAV)는 잠복기가 2~6주로 상대적으로 짧은 RNA바이러스이다. 바이러스는 잠복기 후반과 증상이 시작하고 약 2주 동안 구인두(코와 목) 분비물이나 대변으로 배출된다. 감염의 전파는 직접적인 사람간의 전파나 분변으로 오염된 음식이나 물을 통해 발생된다. 음식이나 물을 매개로 하

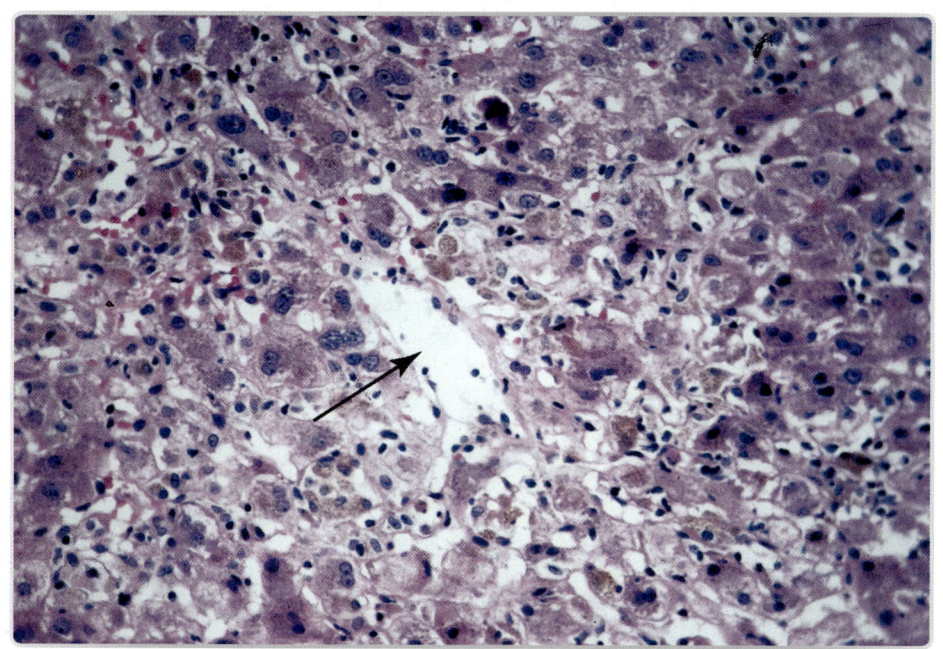

그림 16-6 • 급성 바이러스 간염. 중심정맥으로부터 뻗어나온 간세포끈이 그들의 정상적인 배열을 잃었고 간세포가 부풀어서 훼손된 모습을 보이며 각각의 세포가 괴사되었고 간소엽 전체적으로 염증세포가 흩어져 있다(100배).

표 16-1 3가지 주요 바이러스 간염 비교

	A형 간염	B형 간염	C형 간염
바이러스 유형	RNA	DNA	RNA
잠복기	2~6주	6주~4달	3~12주
전파 방법	항문-입 경로, 오염된 음식이나 물	혈액 또는 체액	혈액 또는 체액
항원-항체 검사 결과	항HAV(면역이 있음)	감염된 사람은 HBsAg 양성이고 anti-HBs는 없다. 면역이 있는 사람은 HbsAg이 없고 anti-HBs가 있다.	혈액 안의 HCV RNA는 바이러스가 혈액 안에 있다는 뜻이고 활동성 감염이라는 것이다. Anti-HCV는 감염을 의미한다.(면역을 의미하는 것은 아니다.)
합병증	매개체가 없거나 만성 간질환	10%는 만성 보균자가 되고 만성 간질환으로 나아갈 수 있다.	75%는 보균자가 되고 많은 수가 만성 간질환으로 나아간다.
노출 된 후의 병에 대한 예방	감마 글로불린	B형 간염 면역 글로불린	없다
면역 이용가능성	있다	있다	없다

는 감염은 흔히 유행성 감염으로 발생한다. 감염은 개체로 국한되며 바이러스의 만성 보균자는 없다. 회복 후에 나타나는 HAV항체는 HAV에 대한 면역을 제공하며 다른 바이러스성 간염에는 작용하지 않는다. 취약한 사람이 A형 간염에 노출되고 노출된 지 14일 안에 적절하게 조정된다면 감마글로불린이 보호작용을 한다. 불활성화된 A형 간염 백신은 사용

가능하다. A형 간염을 가진 사람과 자주 접촉하는 의료종사자나 A형 간염 발병률이 높은 외국을 여행하는 사람과 같은 상대적으로 감염기회가 높은 사람들에게는 면역을 가지게 하는 것이 권장된다. 많은 의료진들이 어린이들, 특히 A형 간염의 발생률이 높은 사회에 사는 어린이들에게는 관례적인 면역을 가지게 하는 것을 권장하고 있다.

▶ B형 간염

B형 간염바이러스(HBV)는 안쪽 핵심과 바깥쪽 외피로 구성된 DNA 바이러스이다. 핵은 단백질 표면 안에 있는 이중나선 DNA와 효소(DNA 중합효소)로 구성되어 있다. DNA 나선과 안쪽 단백질 표면을 합쳐 **B형 간염 핵심항원**(약자로 HBcAg)이라고 한다. 지질과 단백질로 구성되어 있는 외피는 **B형 간염 표면 항원**(약자로 HBsAg)이라고 한다. 핵심항원과 표면항원이 모여 완벽한 바이러스 입자를 만든다.

A형 간염과 대조적으로, B형 간염은 훨씬 긴 잠복기를 가지며 6주에서부터 4개월까지 다양하다.

사람이 감염되었을 때, 바이러스는 간세포 안으로 침입하고 간세포 안에서 증식한다. 바이러스의 핵심은 핵 안에서 만들어지고 표면은 세포질에서 만들어진다. 잘 알려져 있지 않지만 바이러스 입자를 감싸기 위해 필요한 양보다 훨씬 많은 양의 표면항원이 감염된 세포 안에서 생산되며 많은 초과량은 혈액으로 방출된다. 그리고 초과량은 특별한 검사실 시험 방법에 의해 감지될 수 있다. 이러한 혈액을 표면항원(HBsAg) 양성 혈액이라 한다. 검사실 검사는 오직 표면항원만을 검사하지만, HBsAg 양성 혈액은 완벽한 바이러스 입자도 포함되어 있기 때문에 감염성이 있다(그림 16-7).

감염 경과 중, 잠복기에서 표면 항원이 첫 번째로 나타나며, 감염 극초기에 발견이 된다. 정상적으로 혈액에서 2주나 3주 이상 지속되지 않는다. 그리고 나서 핵심에 대한 항체(anti-HBc)와 표면에 대한 항체(anti-HBs)가 나타나기 시작한다(그림 16-8).

대부분의 감염자는 몇 주 안에 혈액에서 바이러스를 제거하고 완전히 회복되지만 10% 정도는 만성보균자가 된다. 보균자 중 일부는 만성 간염으로 발전하고 이것은 점진적으로 간에 손상을 입힌다. 미국 시민의 약 1% 정도는 무증상의 만성 바이러스 보균자이며 그들의 혈액은 감염성이 있다. 보균율은 약물 남용자나 남성 동성애자들 사이에서 훨씬 높다. 어떠한 인구집단에서는 보균율이 20%에 이른다.

전 세계적으로 3억 5,000만 명 이상이 B형 간염 바이러스에 감염되어 있으며 1년에 100만 명 정도가 합병증으로 인하여 죽는다. 혈액에서 순환하고 있고 활성을 띠고 있는 간염을 가진 사람에게 있어 바이러스의 증식과 질병의 진행속도를 늦추기 위한 몇몇 개의 항바이러스 약물이 사용 가능하다.

> **B형 간염 핵심항원(hepatitis B core antigen):**
> 이 항원은 B형 간염 바이러스의 핵을 가지고 있다.
>
> **B형 간염 표면항원(hepatitis B surface antigen):**
> B형 간염 바이러스의 표면을 코팅하고 있고 감염된 환자의 혈액에서 많이 나온다.

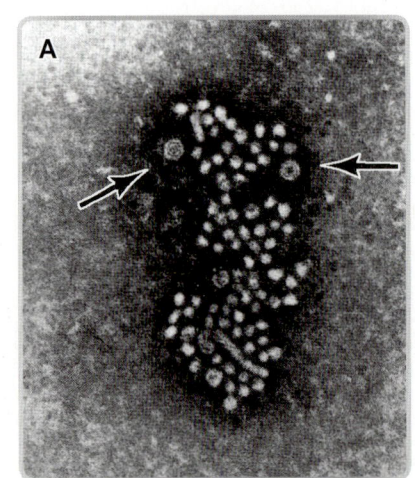 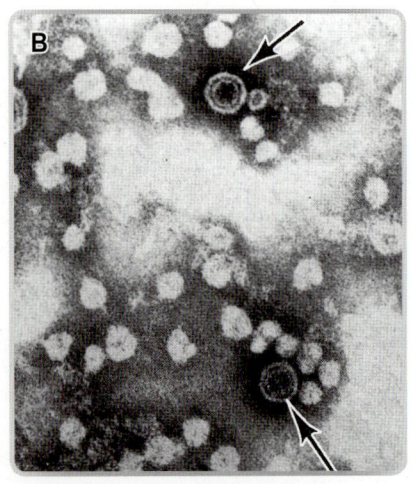

그림 16-7 • 완전한 바이러스 입자의 전자현미경 사진(화살표)과 B형 간염환자 혈액 안의 많은 표면항원. **A**, 130,000배. **B**, 290,000배(Dane, D. S., Cameron, C. H., and Briggs, M. 1970. Viruslike particle in serum of patients with Australia-antigen-associated hapatitis. Lancet 1:695-98.으로부터 인용했다. 허가받음.)

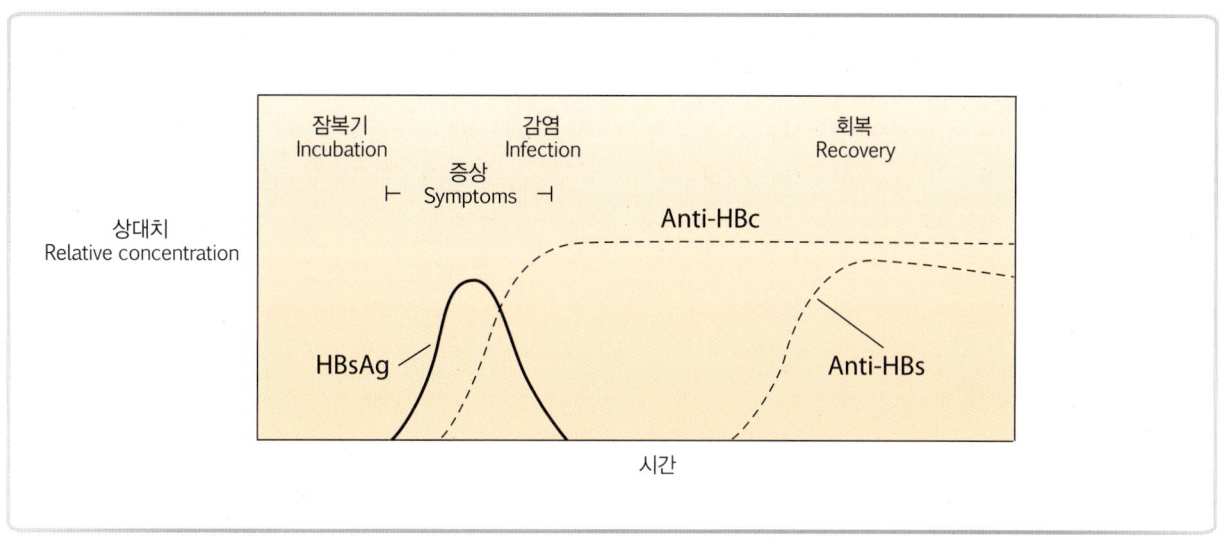

그림 16-8 • B형 간염의 진단과 그 과정을 관찰하는 데 이용되는 주요 항원과 항체의 연속적인 변화를 통해 보여주는 급성 B형 간염과 회복.

HBV는 대변으로 분비되지 않는다. 결과적으로 전파는 오염된 음식이나 물을 통해서 일어나지 않는다. 대부분의 HBV 감염의 경우 HBsAg 양성인 사람의 혈액이나 분비물과의 접촉으로 인하여 일어난다. 약물 남용자들은 주사기와 바늘을 같이 사용함으로써 바이러스의 전파가 가능하다. 의료진, 간호사, 검사실 사용자 등 다른 보건 전문가들 또한 HBsAg 양성 환자의 혈액 접촉을 통한 감염이 일어 날 수 있다. 적절하지 못하게 위생 처리된 치과기구나 귀를 뚫는 데 사용되는 기구 또한 HBV를 전파시킬지도 모른다. HBV는 침이나 질분비물, 정액에 존재하기 때문에 감염은 가까운 가족이나 성적 접촉을 통하여 전파될 수 있다. HBsAg 양성인 모체로부터 태어난 신생아는 분만 시 모체의 혈액이나 질 분비물에 의하여 바이러스에 감염될 수 있다. 이전에는 많은 경우들이 혈액 수혈에 따른 결과였다. 하지만 모든 수혈을 하기 위해 채혈된 혈액은 관례적으로 HBsAg 검사를 하고 있으며 항원 양성인 혈액은 수혈에 사용되지 않으므로 더 이상 사실이 아니다.

HBV의 면역에 대한 백신은 이용 가능하다. 전체적인 백신이 권고되며 HBV백신은 유아와 어린이들의 백신 예방 일정에 포함되어 있다. B형 간염 면역글로불린은 면역이 되지 않은 사람이 바이러스에 노출된 후 즉시 제공되거나 HBsAg 양성인 모체에서 태어난 신생아에게 관례적으로 투여되어 간염을 예방할 수 있다.

▶ **C형 간염**

C형 간염 바이러스(HCV)는 HBV와 같이 혈액이나 체액을 통해 전파되는 RNA 바이러스이다. 하지만 HCV 감염은 HBV 감염에 비해 몇몇의 이유로 훨씬 더 심각한 문제를 일으킨다.

1. HCV는 미국에서 빈번한 만성 간염을 일으키며 보고 사례의 절반 정도를 차지한다.
2. 대부분의 HCV 감염자는 바이러스를 제거하는 것이 불가능하고 만성 보균자가 된다. 대략 인구의 12% 정도가 만성 보균자이며, 그들의 혈액과 체액은 감염성이 있다. 많은 만성 감염자의 경우 만성 간염으로 발전될 수 있으며, 간경화를 초래한다.
3. 감염자에게서 혈액을 채취할 때 사용한 바늘 사고와 같은 비감염자의 바이러스 노출을 보호할 감마글로불린과 같은 약물이 없다.

4. 바이러스에 대한 면역을 제공할 약물이 없으며 가까운 미래에도 개발될 것 같지는 않다.

HCV 감염자는 간염의 증상을 경험할지도 모르지만, 많은 감염자의 경우 감염 증상이 거의 없으며, 몇몇 사람들은 심지어 자기가 감염이 되었는지 조차 모른다. 감염된 사람은 HCV에 대한 항체를 형성하지만 감염 후 몇 달 동안 항체는 나타나지 않는다. 순환주기에서의 바이러스 입자의 중간산물인 바이러스성 RNA는 활성을 띤 감염을 가리키는 지표이며, 혈액에서의 바이러스성 RNA의 양은 감염자의 감염 경과를 모니터링하기 위해 측정된다.

과거에는 때때로 HCV감염이 HCV감염된 혈액이나 감염자에게서부터 생산된 항혈우병 글로불린과 같은 혈액생산물을 통하여 발생하였다. 하지만 1992년 항 HCV 항체 검출 검사가 HCV 감염의 진단적 목적을 위한 이용이 가능해졌다. 검사가 가능해지자 혈액은행에서 검출검사로 사용되었다. 그 결과, 혈액수혈이나 혈액생산물들을 통한 감염이 더 이상 문제가 되지 않게 되었다.

현재 대부분의 HCV 감염은 HBV나 HIV 감염 경로와 같은 방식으로 혈액이나 체액을 통하여 감염이 이뤄지고 있다. HBV를 모니터링하고 있는 질병관리와 예방센터는 대약 60%의 HCV 감염은 바이러스 감염된 사람과 바늘을 같이 사용함으로써 감염이 일어난다고 추정하고 있다. HBV와 달리 성적 활동에 의한 전파가 쉽지 않음에도 불구하고 20%의 경우에는 감염이 성적접촉을 통해 이뤄진다. 약 10%의 경우는 가족과의 접촉이나 보건 관련 종사자의 우연한 노출이나 출산 시 모체로부터 신생아에게 바이러스 전파와 같은 다른 종류의 혈액이나 체액 전파에 의해 감염이 이뤄진다. 다른 10% 정도는 감염경로를 확인 할 수 없다.

정기적인 HCV 혈액 검사가 가능하기 전, 많은 사람들은 바이러스에 감염된 혈액이나 혈액생산물에 의해 감염되었을지도 모르며 증상이 없다. 그럼에도 불구하고 그들은 만성 간염과 그와 관련된 합병증으로 발전할 위험이 있다. 과거의 다른 사람들은 그들이 위험할 수 있다는 것을 모르고 약물을 주사하는 것처럼 감염될 가능성이 높은 행동을 했다. 대부분의 감염된 사람들은 바이러스를 제거하지 못하고 비록 증상이 없지만 HCV 감염이 만성이 되었다. 불행한 결과는 단지 소수의 경우에서만 발생되었지만 HCV 감염이 널리 퍼져 있기 때문에 많은 사람들이 심각한 간질환의 위험에 놓여 있다.

일부의 감염자에서 일어날 수 있는 심각한 후기의 합병증 때문에 질병관리와 예방센터는 다음과 같은 고위험군의 사람들이 무증상 HCV 감염의 가능성에 대해 검사해보라고 권고하고 있다.

1. 단지 한 번이나 몇 번밖에 사용하지 않아 약물 사용자라고 생각하지 않는 불법약물을 투여 받아본 사람.
2. 바이러스를 충분히 제거하지 못하는 생산 기술을 가졌던 1987년 전에 항혈우병 글로불린이나 다른 응고 인자를 제공받은 사람.
3. HCV 진단검사가 가능하지 않았던 1992년 전에 혈액을 수혈받은 사람 또는 1992년 전의 혈액과 접촉한 혈액투석을 받은 사람이나 장기이식을 받은 사람.
4. 채혈 중 주사기 바늘 사고와 같은 혈액이나 체액에 노출된 보건관련 종사자.
5. HCV 감염된 모체로부터 태어난 아이들. 감염된 모체로부터 태어난 약 5% 정도의 아이에서 감염됨.

HCV 감염의 후기 합병증의 가능성이 있기 때문에 모든 HCV 양성 사람들은 부가적인 의학검사를 받아야 한다. 비정상적인 간기능 검사를 보여주며 혈액에서의 바이러스성 RNA를 가지고 있고, 만성 염증을 보이는 간생검 결과를 나타내는 만성 간염 환자들은 바이러스의 증식을 막는 약으로 치료 받아야 한다.

다행스럽게도 치료는 감염으로부터 후기의 합병증을 막거나 최소화한다.

▶ D형 간염(델타 간염)

이 종류의 간염은 바이러스 고유의 외피를 생산할

수 없고, HBV에 의해 생산되는 HBsAg로 코팅되어야만 번식이 가능하기 때문에 HBsAg 외피와 델타 바이러스 핵심으로 구성된 잡종이지만 완전한 형태를 이루며, 이미 HBV에 감염된 사람에게만 감염되는 조그만 결손 RNA 바이러스에 의해 발생된다.

델타 간염은 다른 바이러스성 간염에 비해 흔하지 않으며, 미국의 대부분의 경우는 오염된 바늘을 같이 사용하는 혈관주사 약물 남용자에게서 발견된다.

▶ E형 간염

E형 간염은 A형 간염바이러스와 같이 배설물을 통해 전파하는 RNA 바이러스에 의해 발생된다. 대부분의 경우에는 제3세계에서 보고되며, 오염된 물에 의해 유발된다. 북미에는 소수의 사례가 보고되었으며 보통 미국 밖의 다른 나라에서 여행하는 동안 질병에 감염된 사람들이다.

▶ 다른 간염 바이러스

다른 간염 바이러스는 때때로 경미한 간염을 일으킨다. 전염성 단핵구증을 일으키는 엡스테인 바 바이러스(EB 바이러스)와 전염성 단핵구증과 비슷한 감염을 일으키는 거대세포 바이러스를 포함한다.

▶ 성적 접촉으로 전파되는 간염

모든 종류의 바이러스성 간염은 동성이나 이성간의 성적 행위를 통하여 전파될 수 있다. A형 간염 바이러스는 감염자의 대변으로 분비되며 항문생식기 피부를 감염시킬 수 있다. 결과적으로 바이러스는 항문-구강이나 구강-생식기 성적 접촉에 의하여 전파될 수 있다. B형 간염 바이러스는 감염자의 혈액이나 체액에 있으며, 주로 항문성교를 통해 전파되며 C형 간염도 마찬가지이다. 파트너의 항문, 직장, 생식기 점막의 경미한 찰과상을 통해 파트너 간의 감염된 혈액 또는 체액으로 전파될 수 있다. 다음은 HBV 감염의 결과로 인한 바이러스성 간염의 임상 소견을 보여주는 사례이다.

사례연구 16-1

22세의 남자가 상복부의 불편감과 구역질, 식욕부진과 황달을 이유로 의료진을 찾아왔다. 환자는 자신의 소변이 검게 변했다고 이야기했다. 그는 동성애자였으며, 최근에 성적 파트너도 비슷한 증상을 겪고 있다고 말했다. 신체 검사에서 황달이 있는 젊은 환자는 간이 약간 커져 있었고 압통도 나타났다. 만성 간질환을 나타내는 소견은 없었다. 검사실 결과 빌리루빈의 수치가 약산 높아져 있으며 몇 개의 간기능 검사에서 비정상을 나타냈다. B형 간염 바이러스 표면항원 검사는 양성이었다. 환자는 B형 간염을 가진 것으로 생각되었고 활성 또는 만성 보균자인 파트너와의 성행위를 통한 감염으로 추론되었다. 환자는 무사히 회복을 하였으며 3주 후에는 혈액에서 B형 간염바이러스 표면 항원이 더 이상 나타나지 않았으며 B형 간염바이러스 표면항원에 대한 항체가 회복기 동안 관찰되었다.

■ 지방간

지방간은 간세포에 지방이 쌓이는 특별한 종류의 간 손상이다(그림 16-9). 많은 위험 약물이 간세포 내의 대사과정을 방해하는 것이 가능하고, 간세포질 안에 지방방울이 축적되는 결과를 가져온다(그림16-10). 미국에서 지방간을 일으키는 가장 흔한 원인은 과다한 알코올 섭취이지만, 많은 양의 휘발성 용매와 약물, 화학약품과 몇몇의 독극물도 간세포에 지방축적을 일으킬 수 있다. 비만인 사람이나 당뇨가 있는 많은 사람들에서도 간에 많은 지방의 축적이 가능하다. 지방간은 또한 뒷장에서 설명할 라이에 증후군이라 불리는 질환의 독특한 특징 중 하나이다. 많은 양의 지방 축적은 간기능에 손상을 주지만 가역적이여서, 위험물질이 제거되면 간세포는 정상으로 돌아온다.

CHAPTER 16 간, 담도계와 췌장

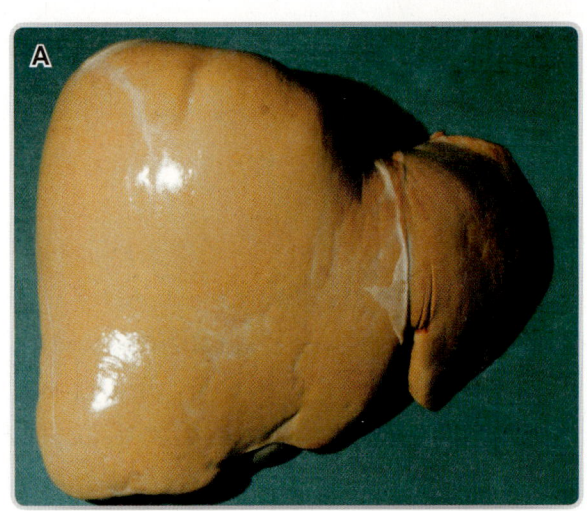
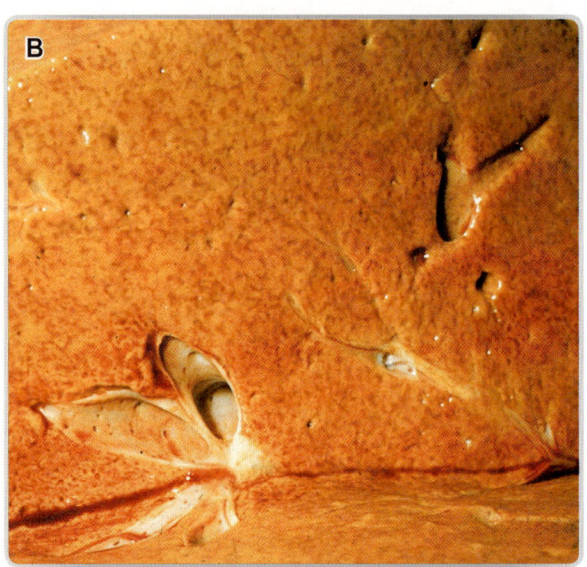

그림 16-9 • 지방간. A, 간세포 내의 많은 지방으로 육안적으로 노란색을 나타내는 간이지만 다른 부분은 정상이다. B, 지방으로 인해 노란색을 나타내는 것 이외에는 정상인 간의 절단면.

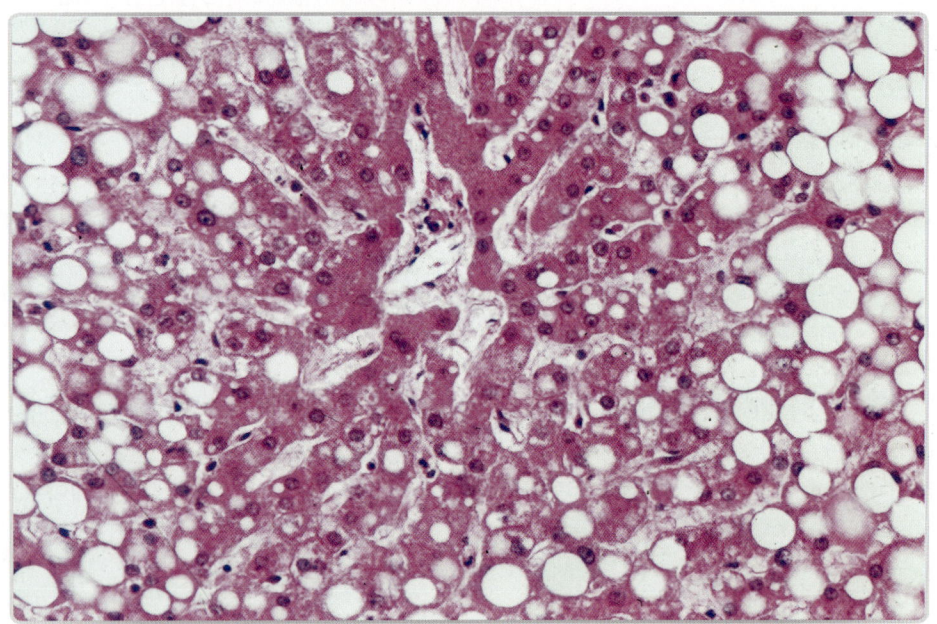

그림 16-10 • 지방간의 현미경 사진. 현미경 사진 가운데에 상대적으로 정상인 간세포줄. 간세포 안에 깨끗한 구체의 액포처럼 보이는 지방방울들을 포함하는 다른 세포들(100배).

▶ 알코올성 간질환

알코올성 간질환이라는 용어는 과다한 알코올 섭취로 인한 간의 구조적 기능적 변화를 말한다. 간손상의 정도와 진행률은 알코올 섭취량뿐만 아니라 얼마나 오랫동안 과다한 양의 알코올을 섭취했는가에 의해 결정된다.

알코올성 간질환을 진행 단계에 따라 3가지로 나누는 것이 일반적이다: (1) 알코올성 지방간, (2) 알코올성 간염, (3) 알코올성 간경화.

알코올성 지방간. 알코올성 간질환에서 가장 경미한 형태의 질병이다. 환자가 금주를 하면 간기능은 점

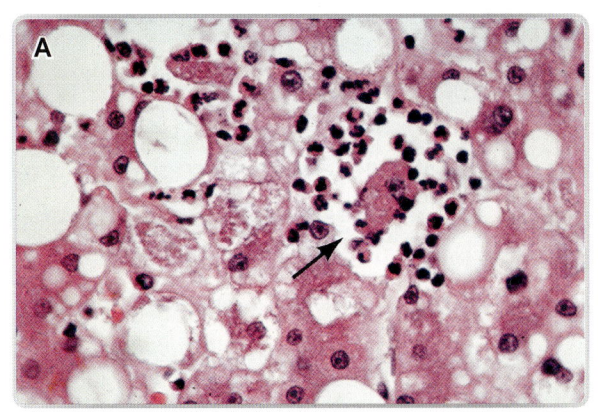 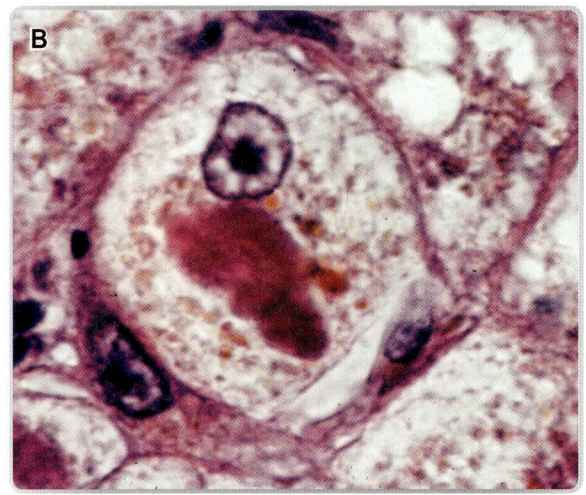

그림 16-11 • 알콜성 간염의 간세포 구조를 보여주는 현미경사진. A, 지방방울을 가지고 있는 많은 세포들. 다른 세포들은 부어 있고 말로리체를 가지고 있다. 하나의 괴사된 세포(화살표)는 호중구의 무리에 둘러싸여 있다(400배). B, 부어 있는 간세포의 말로리체를 보여주는 고배율 현미경 사진(1,000배).

진적으로 정상이 되며 축적된 지방을 간세포가 대사하면서 간세포 안의 지방방울이 사라진다.

알코올성 간염. 알코올에 의해 유발되는 간손상의 다음 단계이다. 많은 양의 알코올 섭취가 간세포의 지방화를 촉진할 뿐만 아니라 다른 퇴행성 변화를 유발하고 간세포 괴사를 유발할 수 있다. 또한 알코올성 간질환의 특징적 소견은 간세포질 안에 분홍빛의 비정형성 형상을 취하고 있는 축적물이다. 말로리소체(mallory bodies)나 알코올 유리체라 불리는 이 구조물은 회복할 수 없는 손상을 의미한다. 간세포 괴사에 따라 호중성구가 침윤되며, 간에 섬유성 흉터가 점진적으로 발생된다. 알코올성 간염이라는 용어는 간의 지방화뿐만 아니라 간의 말로리소체나 백혈구 침윤을 특징으로 하는 형태의 간손상을 의미한다(그림 16-11). 이 경우 간염이라는 용어는 간세포 괴사에 따른 염증세포의 침윤을 의미하며 바이러스성 간염처럼 감염을 의미하는 것은 아니다.

알코올성 간경화. 가장 진행된 알코올성 간손상으로 간 전체에 흉터로 인해 간기능의 장애와 간을 통과하는 혈액의 흐름을 방해한다. 간경화와 합병증은 뒤에서 설명할 것이다. 미국에서 많은 수의 사례들이 과도한 양의 알코올 섭취와 관련되어 있으며 반복된 알코올성 간염의 되풀이된 결과이다. 알코올성 간경화로 발달하기 위해서는 10~15년동안 매일 0.47리터 이상의 위스키나 그에 해당하는 알코올 음료를 섭취해야 하는 것으로 생각된다. 그렇지만 알코올성 간질환의 감수성에는 상당한 개인차가 있어 상대적으로 질병이 더 빨리 진행되기도 하며 어떤 경우에는 10대나 젊은 성인에서도 발견된다. 다음은 알코올성 간질환으로 죽은 젊은이의 임상적 특징을 보여주고 있다.

> **말로리소체 (Mallory body):** 손상된 간 세포의 세포질 내에 불규칙한 붉게 염색되는 구조물로 대개 알콜에 의한 간 손상의 결과로 나타난다.

사례연구 16-2

수년 동안 과음을 한 33세의 남자는 매일 약 0.95리터 정도의 술을 마시는 습관이 있다. 최근 그는 쇠약감을 느끼고 식욕을 잃었다. 신체검사에서 경미한 황달과 더불어 간이 커져 있었고 소량의 복수도 관찰되었다. 검사실 소견에서 혈청 알부민의 감소와 빌리루빈의 증가가 나타났다. 그 밖의 간기능 지표도 이상으로 나타났다. 임상적 소견은 심한 알코올성 간질환이었다. 집중적인 치료에도 환자의 상태는 개선되지 않았으며 결국 그는 만성 간부전으로 사망했다. 부검결과 간세포의 지방화와 간세포안에 말로리소체가 있는 활성 간염의 소견을 보인 간경화의 초기단계였다.

■ 간경화증

간경화(cirrhosis of the liver)라는 용어는 어떤 이유에서건, 간에 흉터가 퍼져있는 것을 뜻한다(그림 16-12). 간경화는 특정 상황에서 간에 손상을 줄 수 있는 물질에 의해 발생할 수 있는데, 2가지의 주된 원인이 있다.

1. 알코올에 의한 간질환. 반복된 알코올성 간염에 의해 발생될 수 있다.
2. HBV, HCV 감염에 의한 만성 간염에 의해 발생될 수 있다. 아시아나 아프리카 등에서 많은 인구 집단이 HBV의 보균자로 생활하고 있다.

그 외의 원인으로는

1. 심각한 바이러스성 간염에 의한 간괴사.
2. 간세포에 손상을 주는 약물이나 화학약품.
3. 혈색소침착증(hemochromatosis)과 같은, 간에 좋지 않은 유전적 질환.
4. 장기간의 담관 막힘(특별한 유형의 담관 경화를 유발) 등이 있다.

간경화(cirrhosis of the liver): 이 병은 광범위한 간세포내의 흉터와 간 세포의 변성을 특징으로 한다.

담즙성 간경변증(biliary cirrhosis): 담관 폐쇄에 의한 광범위한 간세포 손상과 간세포 구조와 기능의 뒤틀림이 동반된 흉터.

▶ 간 구조와 기능의 장애

간경화에서, 간은 변성되거나 재생되는 간세포, 증식중인 담관, 염증세포들의 덩어리를 포함하는 흉터 조직으로 전환된다(그림 16-13). 간의 정상적인 구조는 완전히 망가지고, 간동맥, 문맥정맥은 흉터 조직에 의해 제한된다. 간경화에 의한 2가지 주된 기능적 문제점은 손상된 간 기능과 문맥 고혈압이다.

손상된 간 기능. 간세포의 손상, 흉터화, 혈액공급의 장애 등에 의해 정상적인 기능을 하는 간세포의 숫자가 급격히 감소한다. 결국 간경화 환자는 간부전으로 사망에 이르게 될 수 있다.

문맥 고혈압. 정상적으로 문맥정맥의 혈액은 세정맥등을 통해서 간정맥으로 가고, 이후 하대정맥으로 간다. 간경화에서, 문맥계를 통한 정맥 유입이 손상되고, 흉터 조직에 의해 문맥정맥의 혈압이 올라가게 된다. 고혈압은 문맥 모세혈관에 영향을 주는데, 이는 모세혈관에서 액체를 흘러나오게 한다. 결국 복강에 새어나온 액체들이 차게 되고 이것이 복수(ascite)가 된다(그림 16-14).

감소된 혈장 알부민 농도 또한 복수 형성에 기여

자세히 살펴보기

"경화"라는 용어는 진행된 간세포 손상을 의미하며, 종종 상당한 양의 술을 장기간 마신 결과이다. 이 단어의 이상한 기원이 흥미로운데, 어떤 의료진이 이 단어를 만들었다.

르네 라에네크(Rene Laennec)라는 청진기를 만든 의사가 이 질병을 이름지었다. 이 질환은 간세포 안에 지방 축적과 더불어 광범위함 간내 흉터로 간의 혈류가 방해 받는 것으로 특징 지어진다. 이 질환은 대개 많은 알콜 섭취에 의한 것이며 현재 흔한 것처럼 1800년대에도 흔한 병이었다. 부검에서 간은 종종 커져 있고 결절이 생겨 있고 손상된 간세포 내의 지방에 의해 노란색을 띠고 있었다. 라에네크는 간의 노란 색에 감명을 받았고 노란색을 뜻하는 그리스어 kirros 에서 cirrhosis라는 단어를 만들었다. 오늘날에도 알콜에 의한 간경화는 때로 Laennec cirrhosis라고 불린다.

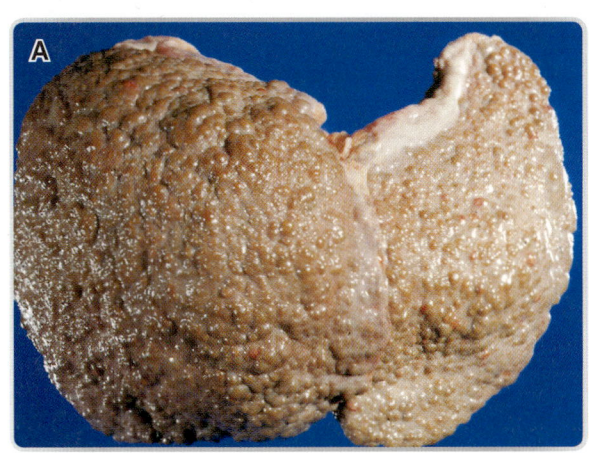 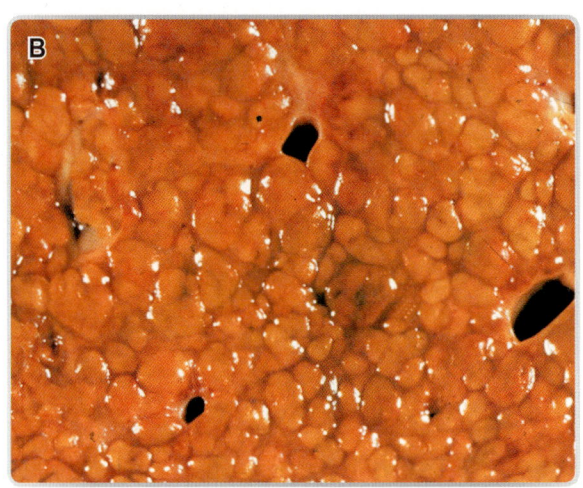

그림 16-12 • 흉터 조직의 내려앉은 영역에 의해 둘러싸여 돌출된 간조직 결절을 보여주는 진행된 간경화. A, 간의 외부. B, 간 절단면의 확대 모습.

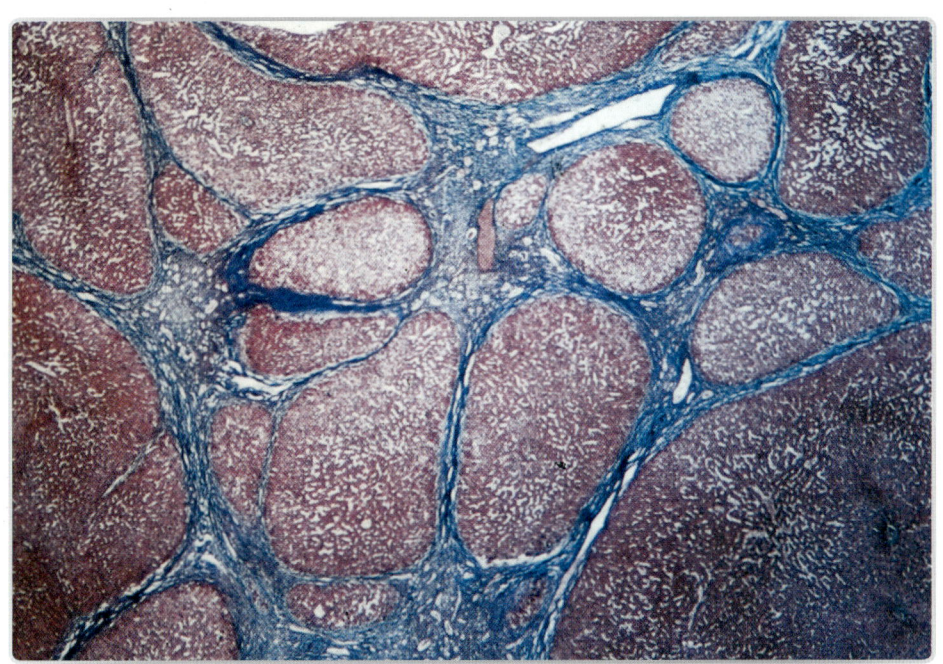

그림 16-13 • 빽빽한 흉터조직으로 둘러싸인 간세포 결절을 보여주는 간경화의 저배율 현미경 사진(파랑-초록 염색). 정상 간조직 구조가 소실되었다. 기능을 하는 간세포수가 줄었고 흉터조직으로 대체되었다. 그리고 흉터조직은 간을 통하는 혈류를 방해한다. 그림 21-2와 비교하라(25배).

하는데, 이는 알부민이 혈액의 정상적인 삼투압 유지에 중요한 기능을 하기 때문이다. 알부민은 간에서 형성되는데, 간경화가 생기면 간에서 생성되는 단백질의 양이 감소한다. 결국 혈장 삼투압은 정상보다 떨어지게 되고, 문맥 모세혈관에서 유체가 흘러나온다.

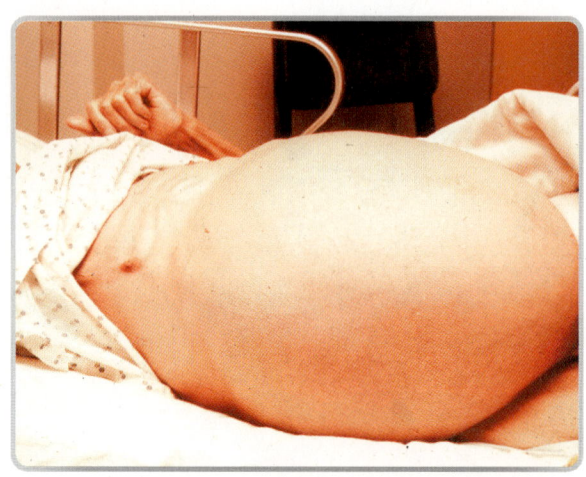

그림 16-14 • 진행된 간경화 환자의 두드러진 복수.

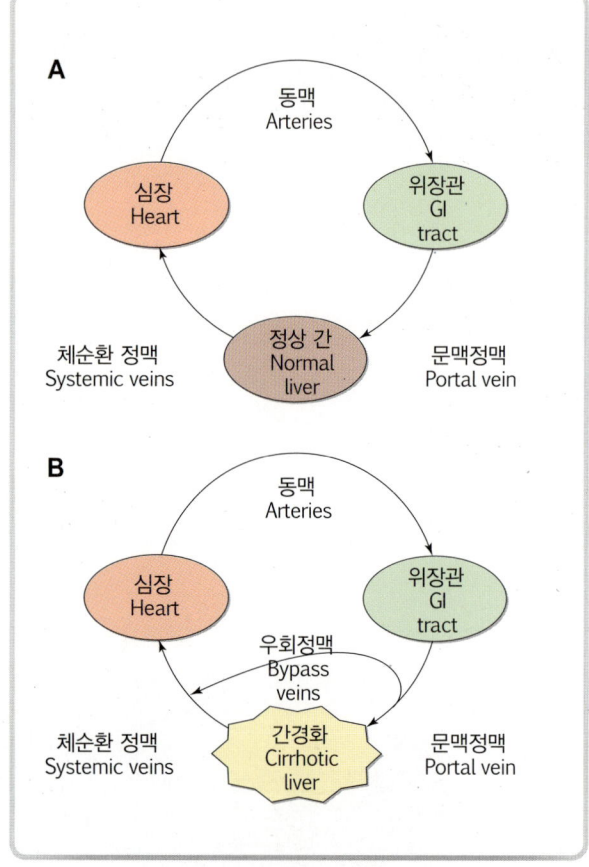

그림 16-15 • 정상 혈류와 간경화 혈류의 비교. A, 정상 혈류 방식. 심장이 혈액을 대동맥을 통해 내보내고 위장관계를 지나 간문맥으로 모여서 간의 굴정맥을 통해 간정맥으로 가고 다시 대정맥에 모여서 심장으로 가고 심장이 다시 내보낸다. B, 간경화에서의 혈류 방식. 위장관계로 보내진 혈류는 간문맥에서 모인다. 하지만 간의 굴정맥에서의 흐름이 간세포 내의 흉터에 의해 방해를 받아 간문맥압이 상승한다. 심장으로 가기 위해 우회로가 생겨서 혈액이 위 또는 아래 대정맥으로 들어간다. 우회정맥은 혈류가 증가하는 것을 조절할 수 없고 점점 혈압이 증가하고 정맥이 확장된다.

문맥정맥 유입의 장애에 의해서, 곁순환이 발달되고 이것은 간 문맥계를 곧바로 체순환으로 연결해주는 역할을 한다. 문맥과 체순환 계열 정맥과의 연결이 형성되고, 혈액 션트가 혈압이 높은 쪽에서 낮은 쪽으로 형성된다. 임상적으로 중요한 혈관 연결은 비장과 위 주변의 혈관 연결인데, 이것은 식도 정맥과 문맥정맥 쪽으로 배출된다(그림 16-15). 결과적으로 이 배출은 늑간정맥(갈비사이정맥)이나 기정맥(홀정맥)을 통해서 위대정맥 쪽으로 가게 된다. 식도정맥은 증가된 혈압이나 혈류를 수용하기에 적합하지 않아서 늘어나고 정맥류를 만들게 되는데, 이것을 식도정맥류라 한다. **식도정맥류**(esophageal varices)는 혈관 벽이 얇아지고 자주 파괴되며 치명적인 출혈을 일으키는 질환이다.

식도정맥류 (esophageal varices): 간경화 환자에서 종종 나타나는 식도의 확장된 정맥.

다른 혈관 결합은 문맥정맥과 복부 표면쪽 정맥과의 결합인데 이는 상대정맥이나 하대정맥으로 배출된다. 또 다른 혈관 결합은 직장 주위 정맥과 하장간막정맥, 엉덩정맥 쪽에서 생길 수 있다. 이것은 엉덩정맥을 통해 하대정맥으로 배출된다(그림 16-16).

간성뇌증. 간성뇌증은 뇌 기능의 악화를 가져오는 질병인데, 의식의 저하, 혼란 등을 유발하고 결국 혼수상태에 빠지게 한다. 이 증상은 독성물질에 의해서 발생되는데, 정상적으로는 독성물질들이 혈류에 의해 운반되어 간을 통해 배출된다. 이러한 간의 정화기능이 간경화에 걸린 간에서는 제 기능을 하지 못하게 된다. 모든 독성물질이 밝혀진 것은 아니지만, 대부분의 독성물질은 단백질 섭취에 의한 것, 특히 암모니아로 밝혀져 있다. 암모니아는 아미노산

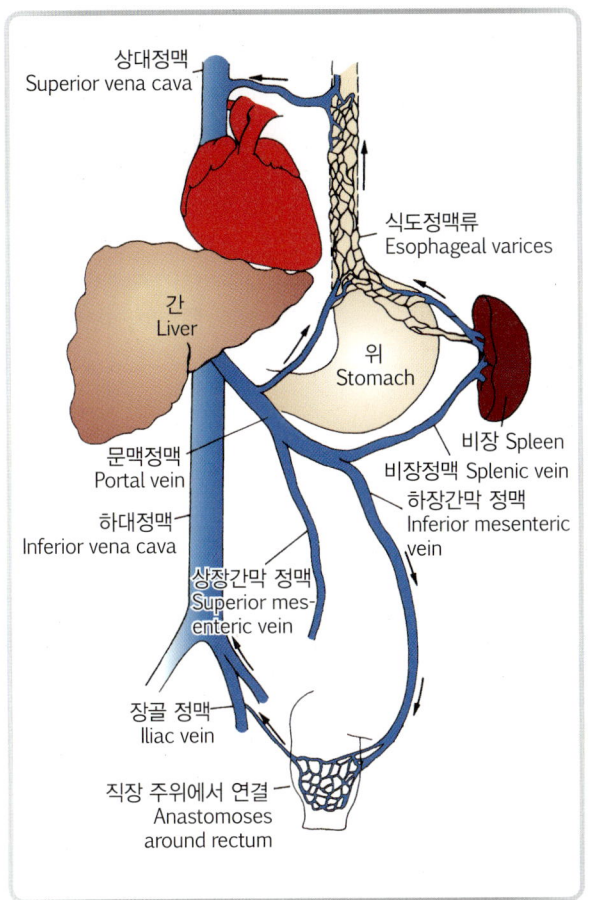

그림 16-16 • 간경화에 의해 문맥혈류가 지연되었을 때 혈액이 체순환으로 돌아가기 위한 부수적인 정맥통로의 형성(본문에 설명되어 있다.) 화살표는 혈류의 방향을 나타낸다.

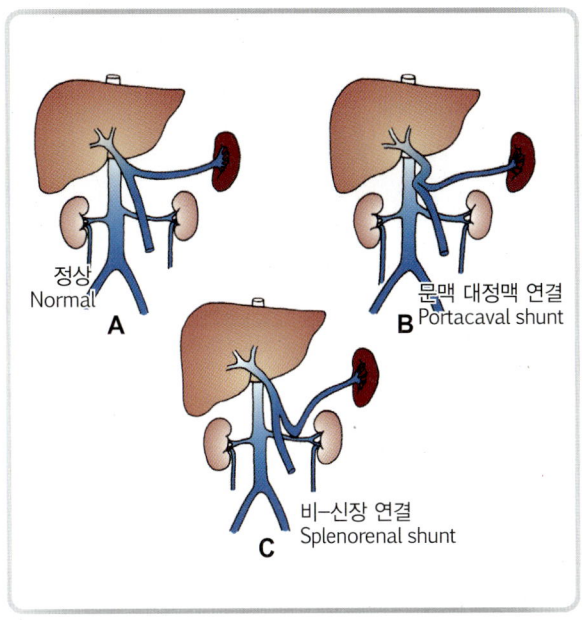

그림 16-17 • 식도정맥류 치료를 위해 문맥-체순환 연결을 형성하는 수술적 절차. A, 정상 해부학적 관계. B, 문맥대정맥 연결술. C, 비장신장 연결술.

의 탈아미노화(deamination)에 의해 생성되거나 대장에서 박테리아의 분해산물로 생성된다. 이러한 독성물질의 영향과, 악화된 간질환에 의해 간성뇌증이 촉발된다. 2가지 주요 원인은 다음과 같다.

1. 알코올성 간질환과 관련된 폭음.
2. 위장관 출혈로 인한 혈압저하와 간 혈류 감소, 그리고 단백질 섭취 증가에 의한 독성물질 축적.

▶ **간경화증의 증상을 치료하기 위한 절차**

문맥-체순환 혈관 연결. 만약 환자에게서 식도정맥류가 나타나고, 출혈의 위험이 있다면 비장정맥과 신정맥을 연결하는 비장신장 연결을 외과적으로 시술하여 문맥계의 혈압을 낮추거나, 문맥정맥과 하대정맥을 연결하는 문맥대정맥 연결을 시술할 수 있다 (그림 16-17). 이 연결은 문맥 혈액을 직접 하대정맥 쪽으로 배출하게 하여 문맥계의 혈압을 낮춰 줄 수 있다. 이로써 혈액은 곁순환을 통해 더 이상 간경화에 걸린 간에 부담을 주지 않게 된다. 그리고 늘어난 혈관은 크기가 줄어들게 되고 출혈의 위험도 상당히 줄여줄 수 있다.

간내 문맥체순환 연결. 외과적인 문맥-체순환 혈관연결이 아닌 환자들은 경정맥 간 내 문맥체순환 연결이라는 절차를 통해 소통이 형성된다. 이것은 종종 단순한 TIPS 절차라고도 불린다. 엑스선 안내에 의해 카테터가 우측 쪽 경정맥(jugular vein) 안으로 유도되고 하대정맥 쪽을 통해 간정맥으로 연결된다. 이것은 간의 혈류를 하대정맥으로 연결시켜준다. 그리고 나서 그 연결은 간정맥과 간 내의 큰 문맥정맥의 연결가지 사이에서 이루어지고, 간에서 문맥정맥과 간정맥을 잇는 길이 발생한다. 이 길은 늘어나고,

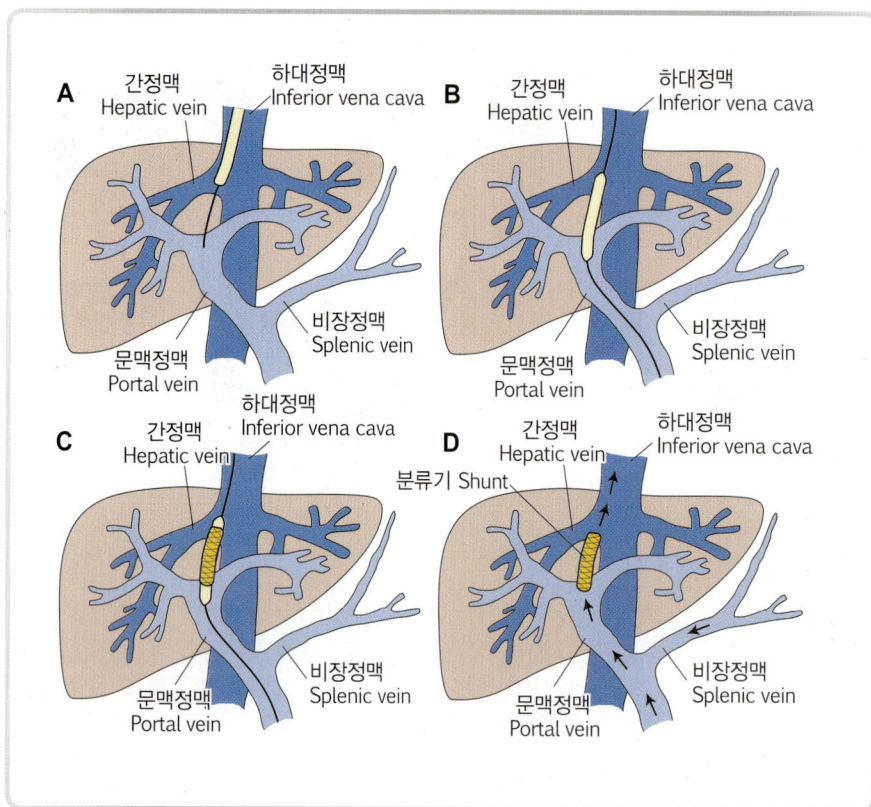

그림 16-18 • TIPS절차. A, 간정맥과 문맥 사이에 형성된 간 내의 교통. B, 혈관성형 풍선이 통로를 확장한다. C, 확장 가능한 금속 스텐트를 통로와 혈관성형 풍선이 확장한 곳으로 집어넣는다. D, 간동맥과 간문맥 사이에 완성된 연결이 문맥압을 낮춘다. 문맥압이 내려감에 따라 식도정맥류가 점점 작아진다.

비장신장 연결술(splenorenal shunt):
식도정맥류의 치료에서 문맥압을 낮추기 위해 시행하는 것으로 수술적으로 비장정맥과 신장정맥 사이에 연결을 형성해 주는 것이다.

문맥대정맥 연결술(porta-caval shunt):
식도정맥류의 치료에서 문맥압을 낮추기 위해 시행하는 것으로 수술적으로 간문맥과 대정맥 사이에 연결을 형성해 주는 것이다.

경경정맥 간내문맥정맥단락술(transjugular intra-hepatic portosystemic shunt):
간 내의 문맥 가지와 간정맥 가지를 연결해서 문맥압을 낮추는 비수술적인 방법.

스텐트(stent)라는 기구가 내부로 삽입되어 길을 열어주는 역할을 한다. 이 절차가 끝나면 문맥혈액의 대부분이 직접 문맥정맥 가지들로 가서 간정맥으로 가고, 간 정맥굴(sinusoid)을 거치지 않고 직접 하대정맥으로 배출된다(그림 16-18). 따라서 높았던 문맥정맥의 혈압이 정상치로 떨어지게 된다. 연결은 또한 환자의 복수를 제거하는 데에도 효과를 보인다. 그 이유는 연결에 의한 낮은 문맥 혈압이 정맥쪽 모세혈관의 혈압을 낮추는 데에도 기여하고 따라서 모세혈관에서 유체가 복강 쪽으로 적게 빠져나오기 때문이다.

▶ 담즙성 간경변증

몇 가지 유형의 간경화에서, 간 파괴의 주된 표적은 간 소엽의 간세포보다는 담도의 상피세포이다. 이러한 유형을 담즙성 간경변증이라 하고, 간세포를 주로 파괴하는 주된 유형인 간경변증과 구별한다. 담즙성 간경변증에는 크게 2가지 유형이 있는데 첫 번째는 일차적 담즙성 간경변증이라고도 하며 이는 자가면역 질환으로서, 간 내의 작은 담도가 파괴되는 질병이다. 두 번째로는 이차적 담즙성 간경변증이라 불리는 질환이 있는데, 장기간에 걸친 담관 폐쇄에 의해 발생된다.

일차적 간경변증. 이 질환은 천천히 진행되는 만성적 질환으로서, 염증이나 간 내의 작은 담관의 파괴가 특징이다. 담즙 분비는 지장을 받고 이후에 흉터가 생기며, 이것은 문맥에서부터 시작되어 간소엽으로 진행된다. 이 질병은 자가항체에 의해 발생되며,

이 항체는 담관의 상피세포를 파괴시킨다. 담즙 분비가 방해를 받기 때문에 정상적으로 분비되는 담즙에 포함되는 빌리루빈, 담즙염, 콜레스테롤 등이 혈액에 축적된다. 담즙 색소가 축적되어 피부가 노랗게 되는데 이를 황달이라 하며, 담즙염이 피부에 축적되고 이것이 가려움을 유발한다. 불행하게도, 이러한 증상에 대한 효과적인 치료법은 없으며 이들은 수년간에 걸쳐 천천히 진행되어 결국은 간부전을 야기한다. 결국 간 이식이 필요하게 된다.

이차적 간경변증. 이 질환은 장기적인 간 외 담도 막힘에 의해 발생된다. 주된 원인은 다음과 같다.
1. 담석에 의한 담도 막힘.
2. 췌장의 머리 쪽에서 발생한 암종이 십이지장으로 배출되는 통로를 막음.
3. 담도에서 발생된 암종이 담관을 막음(그림 16-19).

담관 막힘은 담즙의 정체를 야기하는데 이 때문에 담관의 압력이 높아져서 담관이 팽창한다. 높아진 담관 내 압력은 이후 작은 간 내 담관으로 전달되고 간 소엽으로 담즙을 전달하는 세담관(bile canaliculi)까지 영향을 미치게 된다. 높아진 담관 압력과 정체된 담즙이 간 내 담관을 파괴하고, 염증과 흉터를 유발한다. 간 외 담도 막힘의 임상적 증상은 일차적 간경변증에 의한 증상과 유사하다. 치료법은 막힌 담관을 풀어주는 다양한 외과적 수술로 구성되는데, 만일 이것이 불가능하면 우회수술이나 담도를 십이지장으로 배출하는 새로운 길을 만드는 수술 등이 있다.

■ 라이(Reye's) 증후군

라이 증후군은 상대적으로 흔하지 않은 급성 질환으로서, 경미한 바이러스 질환을 앓고 난 영유아에서 발생된다. 특징적으로 뇌가 붓고 신경질환이 생기며, 간세포질에 지방이 축적되어 간 기능의 부전을 야기한다. 임상적으로 질환의 징후는 급성 구토와 의식상실, 헛소리를 하거나 혼수상태 등이 나타난다. 검사실 소견은 간세포의 지방축적으로 인한 간 기능의 장애를 확인할 수 있으며, 몇몇 환자에게서

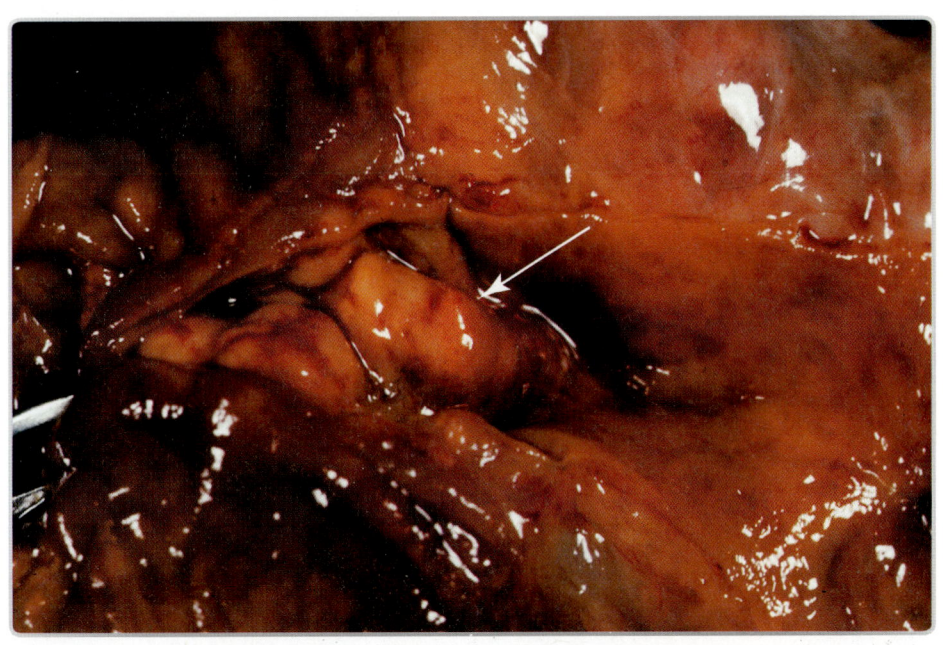

그림 16-19 • 총담관(화살표)에 생긴 암이 십이지장으로 들어가는 담즙을 막는다. 총담관은 열려 있고 넓어져 있는데 담관폐색으로 인해 담즙의 압력이 높아진 결과이다.

CHAPTER 16 간, 담도계와 췌장

라이 증후군(Reye's syndrome): 바이러스 감염에 대해 아스피린 복용한 것과 관련이 있는, 지방간과 신경학적 장애로 특징지어지는 병이다.

담석증(cholelithiasis): 담석이 형성됨.

미셀(micelle): 담즙염과 레시틴 분자의 집합체로 콜레스테롤이 담즙에 녹아서 초래되는 형태이다.

는 황달이 관찰된다. 질환이 심한 환자에서는 사망률이 25%에 이르며, 생존자에게는 신경적 장애나 정신질환이 나타날 수 있다. 이에 특별한 치료법은 없다. 현재 라이 증후군의 원인으로 의심되는 요인에 열이나 바이러스 감염에 투여되는 아세틸살리실산(아스피린)이 있다. 아스피린은 바이러스의 독성이나, 바이러스에 의한 간과 뇌의 악영향을 증가시키는 영향을 줄 수 있으므로 아스피린 대신 아세트아미노펜(타이레놀)을 복용하는 것이 좋다.

담석증

담낭에 돌이 생기는 질환을 담석증이라고 한다. 담석은 전체 인구의 약 20%에서 생길 정도로 매우 흔하게 생긴다. 대부분의 담석은 콜레스테롤의 과다에 의해 생기며, 가용 담즙염이나 레시틴의 비율에 비해 콜레스테롤이 담즙에 많이 있을 때 생긴다(그림 16-20).

▶ 담즙에서의 콜레스테롤 용해도를 결정하는 요인

콜레스테롤이 지질이기 때문에 담즙과 같은 수용액에 대한 용해도가 많이 떨어진다. 그러나 담즙염과 레시틴이 같이 있으면 이들이 모여서 미셀이라는 특이 구조를 형성한다. 미셀에서 담즙염의 지용성 부분이 중앙부분을 향하고 수용성인 부분이 바깥쪽을 향한다. 콜레스테롤은 미셀의 중앙 쪽의 소수성 부분에 용해되고, 미셀의 바깥쪽인 친수성 부분이 담즙에 용해되어 결국 콜레스테롤이 담즙에 용해되는 효과를 나타낸다. 레시틴은 담즙염 사이를 연결해서 미셀 구조를 형성하는 요소이다(그림 16-21).

담즙에 대한 콜레스테롤의 용해도는 콜레스테롤 양뿐만 아니라 담즙염과 레시틴의 양에 의해서도 결정되는데, 이들 요소가 콜레스테롤과 결합하기 때문이다. 콜레스테롤은 담즙염과 레시틴의 양에 비해 과도하지 않을 때 담즙에 용해될 수 있다. 만일 콜레스테롤이 담즙염이나 레시틴에 비해 과도하게 많으면 콜레스테롤은 담즙에 잘 용해되지 않는다. 반대로, 콜레스테롤이 담즙염이나 레시틴에 비해 적으면

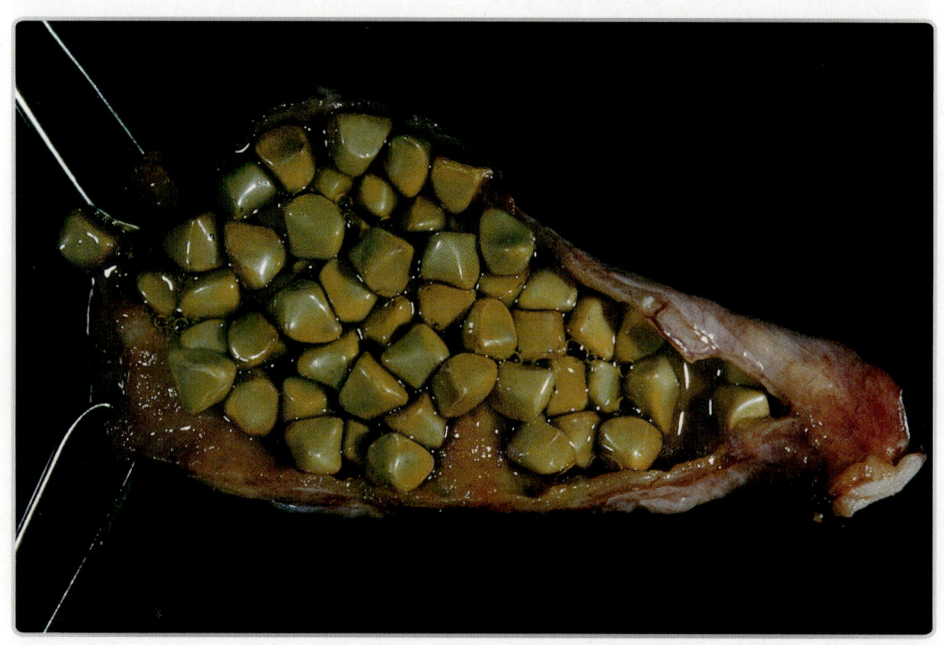

그림 16-20 • 콜레스테롤로 구성된 담석이 가득찬 담낭이 열려 있는 모습.

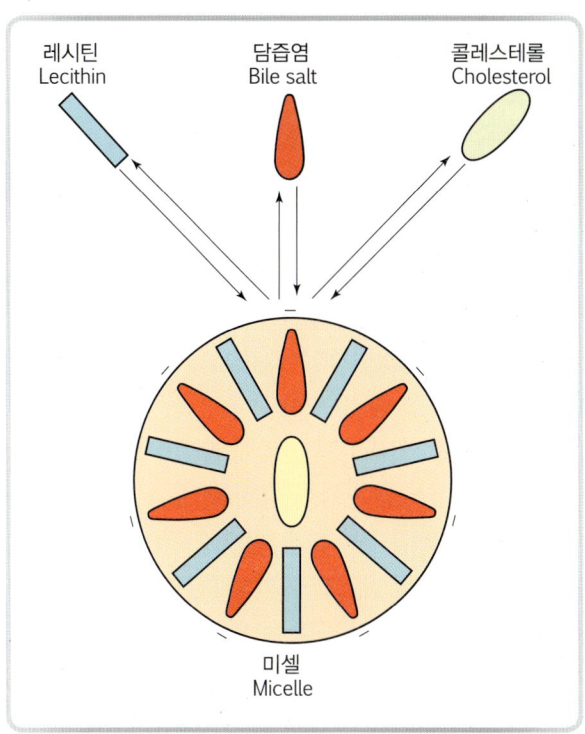

그림 16-21 • 담즙염과 레시틴이 미셀을 형성해서 콜레스테롤을 녹이는 방법. 만약 담즙염의 농도가 콜레스테롤에 비해 충분하지 않다면, 콜레스테롤을 침전되고 담석을 형성할 것이다.

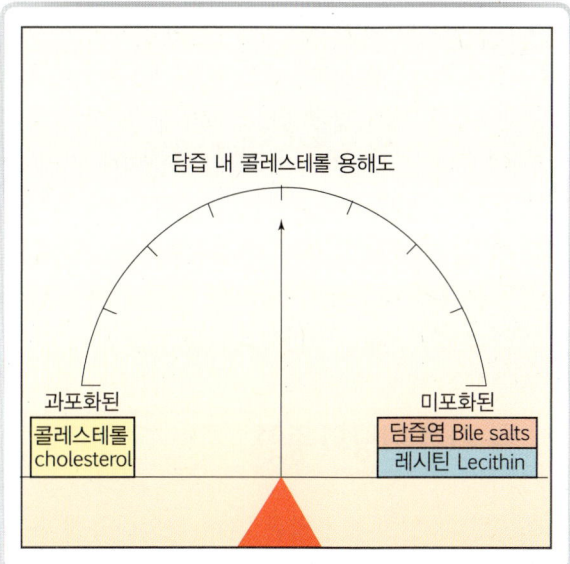

그림 16-22 • 판과 받침목 개념은 담즙 내에 콜레스테롤의 용해도에 영향을 미치는 요소에 대해 보여주고 있다.

담즙에 잘 용해될 수 있다. 이 상호관계는 지렛대처럼 개념화될 수 있다. 지렛대의 판에 어느 한 요소의 무게가 변화된다면 담즙에 대한 콜레스테롤의 용해도가 달라지는 것이다(그림 16-22).

적절한 조건 하에서 언제든지 콜레스테롤이 상대적으로 담즙에 과하게 존재할 때, 콜레스테롤은 담석을 형성한다. 이 상황은 담즙에 콜레스테롤 분비가 많아지거나, 담즙염이나 레시틴의 분비가 적어지거나 또는 두 요소의 혼합에 의해 생길 수 있다. 담즙에 콜레스테롤이 과포화되어 있는 한, 콜레스테롤 결정체는 지속적으로 축적되고, 이 때문에 담낭이 점점 커진다. 따라서 담낭은 담석으로 가득찬다.

▶ 담석증의 합병증

담석은 담낭 안에 있을 때에는 증상을 나타내지 않는데, 불행히도 종종 지방이 많이 있는 음식물을 섭취하여 담낭이 수축되면 담관 밖으로 나온다. 그러면 담석에 의해 담도가 손상을 받고 결국 심한 복부 통증을 유발하는데 이것을 **담석산통**이라 한다. 이 통증은 담관의 평활근이 수축하여 발생하는데, 평활근이 수축하면서 담낭이 수축하고 담석이 담관쪽으로 밀려나오면서 통증이 생긴다. 가끔 담석이 십이지장 쪽으로 가게 되는데 종종 이것은 파괴된다. 만약 담석이 담관을 막는다면 담낭(쓸개)으로의 담즙 유입이나, 담낭으로부터 배출되는 담즙의 이동은 불가능하다. 하지만 간에서 생성되는 담즙이 십이지장 쪽으로 배출되는 데에는 문제가 없다. 만약 담석이 총담관을 막는다면 담즙은 십이지장쪽으로 배출되지 못하고 혈류에 쌓이게 된다. 이를 폐색성 황달이라 한다.

▶ 담석증의 치료

담석증의 표준적인 치료는 문제가 생긴 담낭을 외과적으로 제거하는 것이다. 과거에는 담낭을 제거하는 시술이 큰 수술이었지만 최근에는 복강경 수술을 통해 복부 쪽에 작은 절개만으로도 시술이 가능해졌다.

■ 담낭염

담낭에 염증이 생긴 것을 담낭염이라 한다. 이 질병은 매우 흔한 질병인데, 만성적인 담낭염에 걸린 환자는 담석이 생길 수 있다. 앞서 설명한 바와 같이, 담석이 생기면 담낭의 목 부위나 총담관을 눌러서 급성 담낭염을 유발할 수 있다.

담석산통(biliary colic): 담석이 담도계로 들어와서 생기는 복통.

■ 간과 담낭의 종양

간과 담낭의 일차적 종양은 흔하지 않다. 간의 일차적 암종은 미국이나 캐나다에서는 상대적으로 드물지만 아시아나 아프리카에서는 비교적 흔한 악성 암종이다. 알려진 바에 의하면, B형 간염바이러스(HBV)의 보균자는 만성 간질환에 대한 발생 위험이 상대적으로 높을 뿐만 아니라, 일차적인 간암 발생률 또한 높아진다. 이는 만성적인 HBV 감염이 간질환과 간암 발생률을 동시에 높임을 뜻한다. 아시아와 아프리카에서의 간원성 암 발생 빈도는 이 지역에서의 HBV 보균자 수가 많은 것과 연관성이 있을 것으로 생각된다. 간세포를 파괴하는 바이러스에 대한 면역계가 파괴되면 결국 간경변증이 생기고 이것이 간암으로 발전할 수 있다. 만성적인 HCV에 감염된 환자 역시 간경변증이나 간암에 노출될 수 있다 (그림 16-23과 그림 16-24).

이와 반대로 일차적인 간암이 상대적으로 덜한 선진국에서는 전이성 간암이 흔하다. 위장관에서 생긴 암종이 문맥의 혈액을 타고 간으로 갈 수 있다(그림 16-25). 가슴이나 폐, 그 이외의 다른 장기에서 생긴 종양 또한 간으로 전이될 수 있다. 이 종양들은 간동맥을 타고 간으로 전이된다. 때때로 전이성 암종에 의해 간이 커질 수 있는데, 이 증상이 간으로 암종이 전이되었다는 것을 알 수 있는 첫 번째 신호가

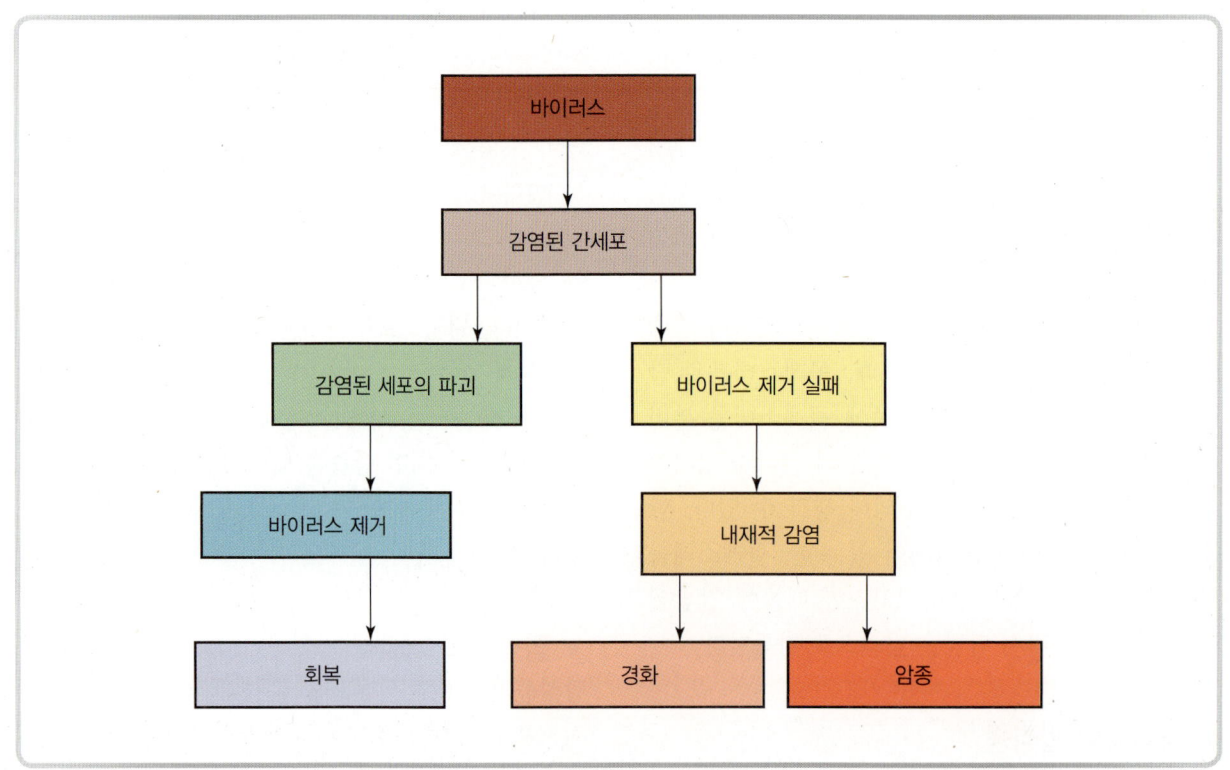

그림 16-23 • B형 간염과 C형 간염의 가능한 결과들. 바이러스 제거에 실패하면 간경화나 간암의 복합증을 일으킬 수 있는 만성 감염이 된다.

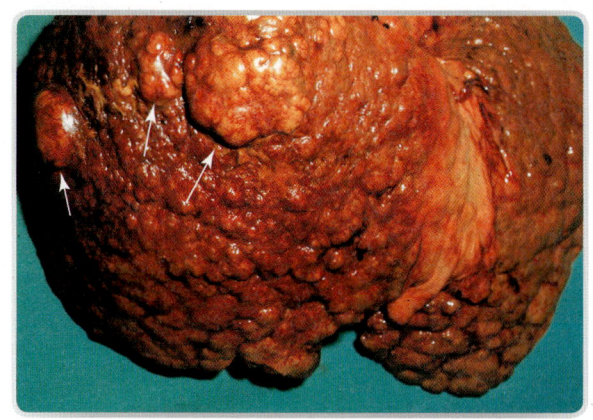

그림 16-24 • 일차성 간암(화살표)에 의한 합병증으로 간경화.

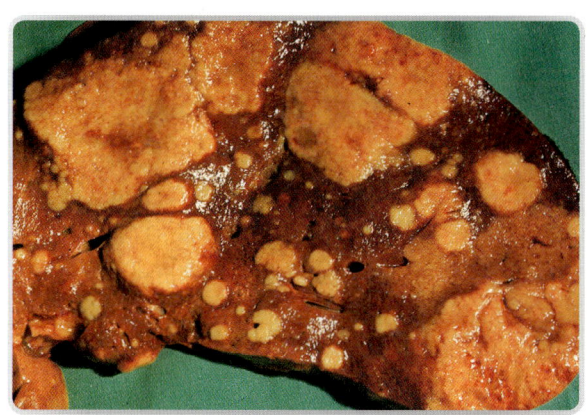

그림 16-25 • 다양한 크기의 결절을 보여주는 전이성 간암의 절단면.

될 수 있다. 간암을 확인할 수 있는 다양한 진단 방법이 있는데, CT 영상이 총담관이나 간암을 확인하는 데에 효과적이다.

■ 황달

황달은 피부가 노랗게 뜨거나 공막 부분 또는 체액에 빌리루빈이 침착되는 현상을 뜻한다. 이러한 침착에는 몇 가지 원인이 있다. 빌리루빈은 적혈구의 파괴에 의해 생기는데, 이 빌리루빈은 간세포에서 추출되고 결합되어 담즙관으로 분비된다. 이 색소가 정체되는 것으로 황달의 분류를 편리하게 할 수 있다. 이것을 이용하면 황달을 용혈성, 간세포성, 폐색성 황달로 분류할 수 있다. 황달의 원인은 검사실 진단(주로 간기능 검사)과 임상적 징후를 함께 조사하여 추정한다.

▶ 용혈성 황달

적혈구가 빠른 속도로 다량 파괴되면, 간에서 처리할 수 있는 양을 넘어선 과량의 빌리루빈이 간으로 이동된다. 그러면 결합되지 못한 빌리루빈이 혈액에 축적된다. 용혈성 황달은 때때로 용혈성 빈혈과 함께 성인에게서 발생하는데, 신생아에서도 태아적아구빈혈증과 함께 빈번하게 발생한다.

▶ 간세포 황달

만약 간이 간염이나 간경변증과 같은 질환에 걸려 심하게 손상되었다면, 빌리루빈의 결합능력이 손상된다. 더 나아가 결합빌리루빈의 분비능력 또한 손상되는데 이는 간세포의 손상이나 담즙 분비 통로 등이 간세포 줄기 사이에 놓여 있기 때문이다. 결과적으로 담즙 통로가 손상되어 결합빌리루빈은 혈류로 새어나가게 된다.

▶ 폐색성 황달

폐색성 황달에서는 간세포의 빌리루빈의 추출이나 결합 능력은 손상되지 않았지만 담관이 막혀서 십이지장으로 담즙이 나가지 못하기 때문에 황달이 발생된다. 종종 폐색은 총담관을 막은 담석의 영향에 의해 생기기도 한다. 췌장의 머리 부분의 암종은 또 다른 폐색성 황달의 원인이 되기도 한다. 총담관은 십이지장 쪽에 가까운 췌장의 머리 부분과 아주 근접해 있다(그림 16-26). 따라서 췌장에 생긴 종양은 종종 총담관을 누르거나 그 쪽으로 전이가 잘 된다. 앞서 언급한 바와 같이 장기적인 총담관 폐색은 폐색성 담즙성 간경변증을 유발한다.

황달(jaundice): 혈액에 담즙 색소가 축적되어 생기는 노란 피부.

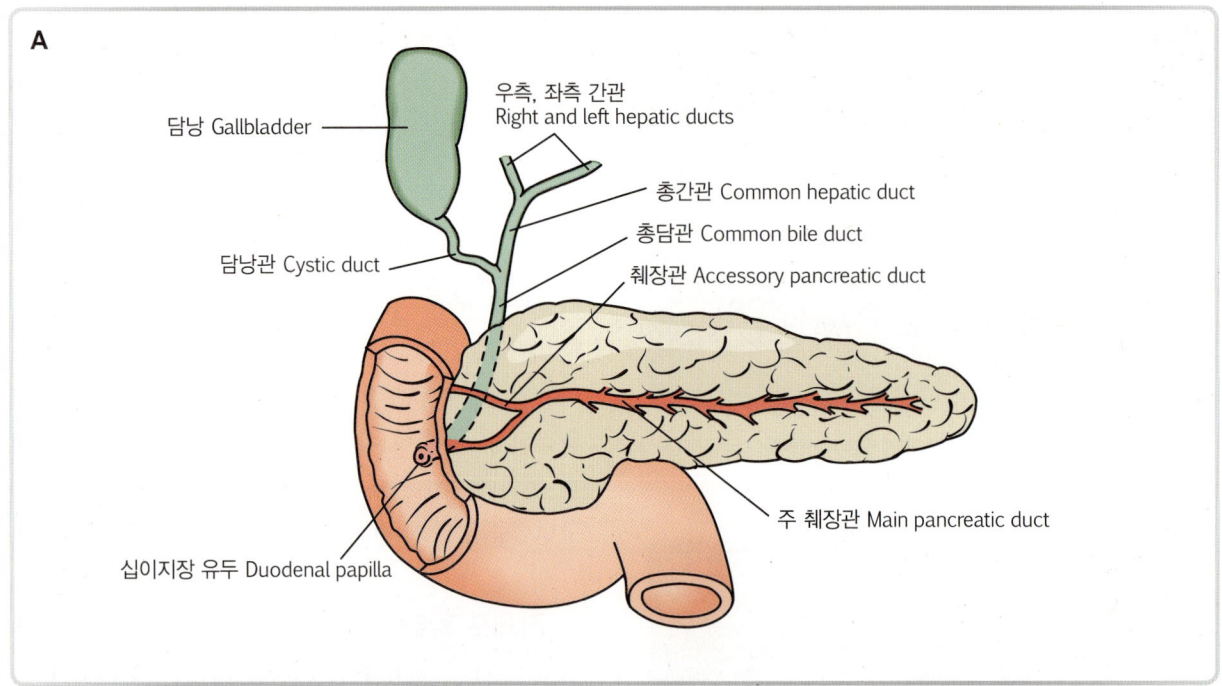

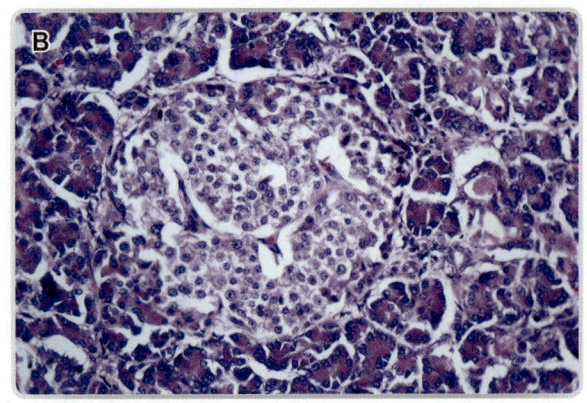

그림 16-26 • A. 췌장의 관 계통. 주요한 췌장관은 대개 담낭관과 합쳐져서 하나의 공통된 관을 만들어서 십이지장 유두(바터 팽대부, ampulla of Vater)라고 불리는 돌기 부분의 꼭대기에 하나의 구멍으로 십이지장에 들어간다. 도표에 나와 있는 하나의 훨씬 작은 부수적인 췌장관은 십이지장 유두보다 더 몸에 가까운 쪽의 분리된 구멍을 통해 십이지장으로 들어간다. B. 외분비 췌장 조직에 둘러싸여 있는 랑게르한스섬의 현미경 사진.

■ 간의 생검

많은 경우에서, 간질환의 규모 파악이나 확실한 원인을 규명하는 것은 힘든 일이었다. 그러한 경우에는 바늘을 피부를 통과하여 간 쪽으로 찔러서 간 조직을 조금 떼내어 확인하는 생검을 시술하였다. 이것을 병리학자가 현미경으로 진단하고, 일반적으로는 간질환의 심각성이나 확실한 진단 등을 내린다. 이 정보는 정확한 치료법의 근거를 제공한다.

■ 췌장: 구조와 기능

췌장은 2개의 분비선(소화선과 내분비선)이 하나에 모여 있는 장기이다. 췌장의 외분비 조직은 주로 소화기능과 관련되어 있으며, 소화효소가 풍부한 알칼리성 췌장액을 췌장관을 통해 십이지장으로 분비한다. 강력한 소화효소는 단백질과 탄수화물, 그리고 지방을 분해한다. 췌장의 내분비 조직은 **랑게르한스섬(이자섬)**이라 불리는 여러 개의 작은 세포덩이들로 구성되어 있는데, 이것들은 췌장에 여기저기에 퍼져 있으며 분비물들을 혈류로 바로 보낸다. 랑게르한스섬은 혈당 농도를 조절하는 호르몬 등을 분비하여 간접적으로 외분비 기능을 하며, 이들은 당뿐만 아니라 단백질이나 지질대사에도 영향을 미친다. 각각의 랑게르한스섬들은 다른 유형의 세포로 구성되어 있는데, 3가지 주 유형은 **알파, 베타, 델타세포**이다. 알파세포는 글루카곤이라 불리는, 혈당을 높이는 기능을 하는 호르몬을 분비하며, 베타세포는 식후에 높아진 혈당을 낮추는 역할을 하는 인슐린이라는 호르몬을 분비한다. 델타세포는 소마토스타틴이라 불리는, 글루카곤과 인슐린의 분비를 모두 저해하는 호르몬을 분비한다. 3가지의 또 다른, 상대적으로 적은 세포 유형도 있는데 이들은 위장관의 기능을 조절하는 기능을 한다. 질병이 발생할 경우, 췌장의 외분비 조직에서 질병이 먼저 생기고 그 뒤로 내분비 조직의 질병이 생긴다.

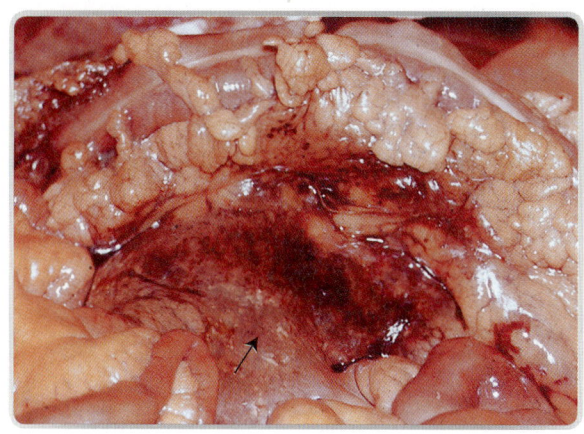

그림 16-27 • 급성 췌장염. 횡행결장이 들어올려져서 췌장이 보인다. 염증이 생기고 많은 영역의 출혈이 보인다.

■ 췌장염

▶ 급성 췌장염

급성 췌장염은 췌장액이 췌장관을 통해 췌장의 실질로 들어가서 췌장세엽선이나, 활성화된 랑게르한스섬조직 등을 파괴하여 급성 염증 등을 유발하는 질환을 말한다. 몇 효소들은 손상된 조직에서 나와서 혈류로 들어가서, 아밀라아제나 리파아제의 농도를 높이고 이것들은 검사실 진단에서 확인할 수 있다. 급성 췌장염의 임상적 징후는 췌장조직이 파괴된 정도에 달려 있다.

비교적 가벼운 증상은 높아진 혈중 췌장효소 농도와 함께 복통을 통해 확인된다. 그러나 곧 증상은 없어지고 환자는 회복된다. 심각한 급성 췌장염에 걸린 환자의 경우 두드러진 복통과 함께 압통을 보이고 심한 아픔을 느낀다. 활성화된 췌장 효소는 췌장을 파괴할 뿐 아니라, 췌장 혈관 또한 파괴하여 두드러진 출혈을 유발한다. 이 상태를 급성 출혈성 췌장염이라 한다(그림 16-27).

급성 췌장염은 췌장에서 십이지장으로 배출되는 통로가 막혀 있을 때, 활성화된 췌장액이 분비되는 경우에 생긴다. 췌장액의 분비가 막히면 췌장관의 압력이 올라가고 분비관이 파열되어 췌장액이 바깥으로 나온다. 급성 췌장염에 노출되는 2가지 요인이 있는데 하나는 담낭질환이고 다른 하나는 과다한 알코올 섭취이다.

췌장염은 종종 담석증에 걸린 환자에게서 발생하는데, 이는 해부학적 구조상 담낭관과 췌장관이 같은 통로를 쓰기 때문이다(이를 바터 팽대부(the ampulla of Vater)라고 함). 만일 담석이 팽대부에 충격을 주면 췌장관을 막게 되고 곧 췌장염에 걸릴 수 있다.

알코올 섭취를 많이 하는 환자 또한 췌장염에 걸리기 쉽다. 알코올은 강력한 췌장액 분비원으로, 췌장 팽대부에서 괄약근을 강축시키게 하거나 부종을 초래한다. 이러한 과량 분비된 췌장액과 수축된 괄약근에 의해 췌장관 내 압력이 올라가고 췌장관의 괴사가 일어나 췌장액이 빠져나오면서, 이것이 췌장염의 원인이 된다.

▶ 만성췌장염

만성췌장염은 가벼운 급성췌장염이 반복되면 생긴다. 각각의 급성 췌장염에 대한 병치레가 췌장 조직들을

랑게르한스섬 (islets of Langerhans): 췌장의 내분비세포 모임.

알파세포(alpha cells): 랑게르한스섬의 글루카곤 분비 세포.

베타세포(beta cells): 랑게르한스섬의 인슐린 분비 세포.

델타세포 (delta cells): 랑게르한스섬의 소마토스타틴 분비세포.

**당뇨병
(diabetes mellitus):**
고혈당과 불충분한 인슐린 분비 또는 인슐린의 사용이 불충분한 것으로 특징지어지는 대사성 질병.

고혈당(hyperglycemia):
혈액 내의 과도한 당 농도.

파괴하고 염증이 생긴 뒤 회복되면서 흉터가 생기는 것이 반복되면 정상적인 췌장조직이 줄어들고 따라서 영양소를 흡수하기 위해 분비되는 췌장효소의 양이 줄어든다. 그러면 영양소를 정상적으로 흡수하는 데에 장애가 생긴다. 또한 만성췌장염에 의해 랑게르한스섬이 파괴되면 당뇨병에 걸린다.

■ 췌장 낭성 섬유증

낭성 섬유증은 상염색체 열성의 흔하고 심한 유전질환으로 주로 유아기에 나타난다. 백인 3,000명 중 1명 꼴로 나타나고 흑인이나 다른 인종에서는 매우 드물다. CFTR(cystic fibrosis transmembrane conductance regulator) 유전자의 돌연변이는 이 질환과 관련이 깊다. 이 유전자는 표피세포에 존재하는 이온 채널에서 염과 물의 이동을 조절한다. 매우 많은 CFTR 유전자의 돌연변이가 밝혀졌다. 사전 검사(test)는 더 흔한 유전자 변형의 보인자를 밝히는 방향으로 발전되고 있다. 일부 경증을 보이는 환자들은 청소년이나 성인 때까지 적당한 생활을 유지할 수 있다. 심한 증세의 환자들은 대부분 유년기에 사망한다. 현재의 치료는 생존을 높이는 데 많이 기여했지만 평균적으로 약 35년 정도밖에 수명을 연장시키지 못하였다.

유전자 돌연변이로 인해 세포막을 통해 염소이온, 나트륨이온, 물의 이동에 문제가 발생한다. 점액을 분비하는 췌장, 담관(bile duct), 호흡기의 점막을 포함하는 몸 전체의 점액 분비 표피세포가 분비하는 점액은 물과 전해질의 분비가 충분하지 못하다. 결과적으로, 점액은 비정상적으로 두꺼워지고, 응집되

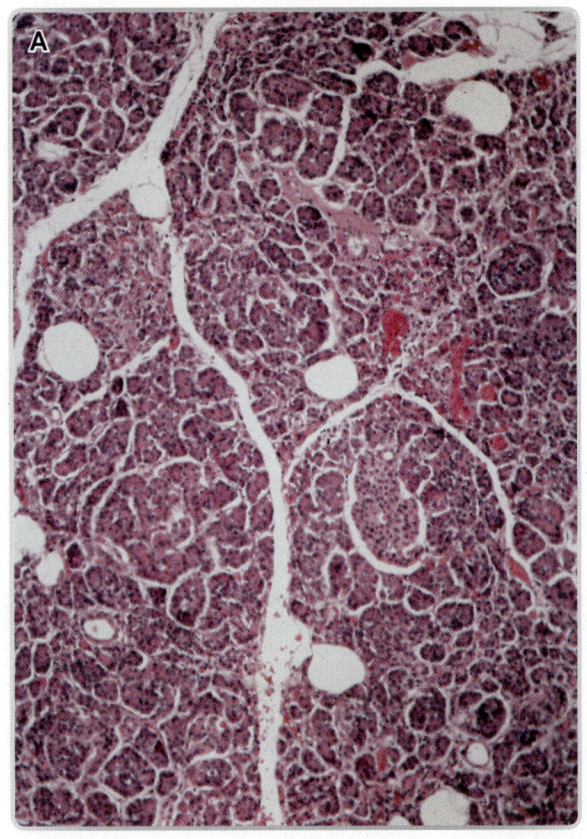 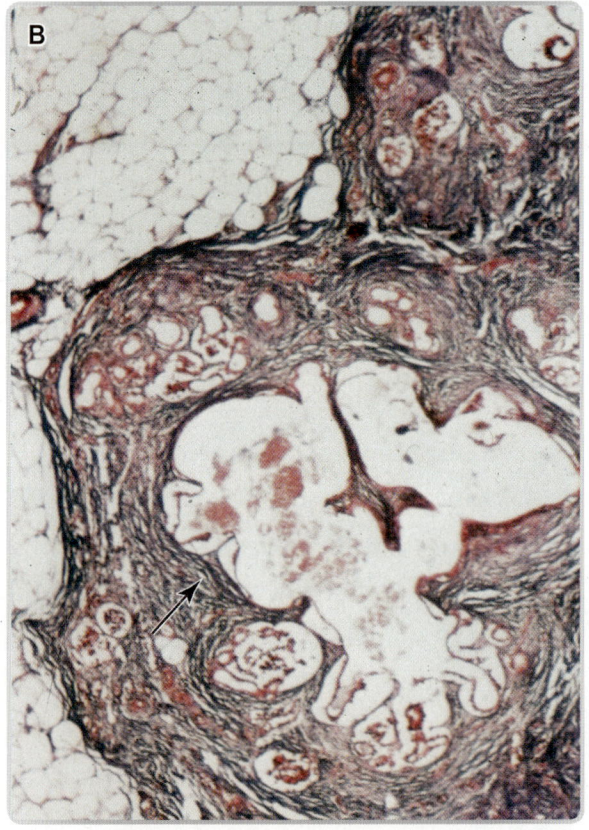

그림 16-28 • 정상 췌장(A)와 낭포성 섬유증 환자의 췌장(B)를 비교하는 저배율 현미경 사진. 사진의 가운데의 관은 낭포성 확장된 것을 보여준다. 대부분의 췌장 샘조직은 위축을 겪고 섬유조직으로 대체된다(25배).

는 경향을 보이며 췌장 관, 기관지, 세기관지, 담관을 막는 끈적끈적한 마개(dense plug)를 형성하기도 한다(그림 16-28).

가장 특징적인 구조적 이상은 주로 췌장에서 발견된다. 작은 췌장관에 있는 점액성 마개는 췌장액의 분비를 막고, 이는 축적되어 막힌 췌장관에 압력이 가해지고 낭을 형성한다. 십이지장에 췌장액을 분비할 수 없는 췌장 분비세포는 위축되고 섬유조직화된다. 결국, 췌장은 전체적으로 치밀한 섬유 조직으로 둘러싸인 낭성 종괴로 변한다. 이 질환의 이름은 이 특징적인 구조적 이상에서 따온 것이다.

폐에서는 호흡기 표피세포에서 분비된 점액으로 인해 작은 기관지와 세기관지가 막힌다. 기관지 폐쇄는 폐감염에 취약하고, 이는 기관지염, 기관지 확장증, 폐쇄된 부분 먼쪽으로 반복되는 폐렴을 유발한다. 반복적인 감염으로 인해 결국 폐는 심하게 손상을 입는다.

땀샘의 기능 또한 섬유증으로 인해 변한다. 땀샘은 나트륨과 염소이온을 보존하지 못하게 되고, 따라서 땀은 많은 염을 배출한다. 이 생화학적 이상의 진단은 섬유증 진단방법인 땀 검사를 통해서 이루어진다. 적은 양의 땀으로 그 속에 염 농도를 검사하게 된다. 정상인 사람에게서 염의 농도는 낮지만 섬유증을 가진 사람에게서 염의 농도는 높다.

많은 섬유증 환자들은 그들 자신의 췌장이 질병으로 손상되었기 때문에 음식의 소화와 영양분 흡수를 위하여 췌장효소가 들어 있는 캡슐을 복용해야 한다.

최대한의 폐기능을 유지하기 위해서 다양한 방식의 치료가 필요하다. 항생제 내성균에 의한 폐 감염은 심각하고 다루기 어렵다. 반복된 감염으로 인해 손상된 폐는 더 이상 기능을 하지 못하고, 폐 이식을 해야 한다.

■ 당뇨병

췌장의 내분비 기능과 관련된 가장 중요한 질병은 당뇨병이다, 이는 랑게르한스섬에서 인슐린이 충분히 분비되지 못하거나 인슐린이 효과적으로 작용되지 못하기 때문에 나타난다. 당뇨병의 가장 중요한 표시 중 하나는 혈중에 당의 농도가 증가한 것이다. 이는 **고혈당증**(hyperglycemia)이다.

당뇨병은 2가지로 분류된다. 하나는 제1형 당뇨병으로 인슐린의 결핍으로 야기되고, 또 하나는 제2형 당뇨병으로 인슐린의 반응이 적절하게 이루어지지 않아서 생긴다. 먼저, 제1형 당뇨병은 인슐린 의존성 당뇨병 또는 소아 당뇨병으로 불리고, 이는 절대적인 인슐린 양의 부족과 종종 소아와 십대에서 발병하기 때문이다. 제2형 당뇨병은 인슐린 비의존성 당뇨병 또는 성인 당뇨병으로 불리고, 이는 인슐린은 정상적으로 분비되고 주로 성인에서 발병이 더 많기 때문이다. 하지만 이 2가지 유형의 당뇨병은 용어에 따라 나이에 제한되지는 않고, 현재는 잘 사용하지 않는다. 표 16-2는 두 유형의 주요한 특징을 보여준다.

표 16-2 당뇨병의 2개의 주요한 유형의 비교

	제1형	제2형
보통 발병 나이	어린이, 또는 청소년	중년 또는 그 이후
몸무게	정상	과도
혈장 인슐린	결핍 또는 저하	정상 또는 과도
합병증	케토산증	고장성 혼수
인슐린에 대한 반응	정상	감소
경구 항당뇨병약에 대한 반응	반응없다	반응한다.

자세히 살펴보기

인슐린의 개발은 제1형 당뇨병을 불치병에서 치료 가능한 병으로 만들어 주었고, 이 단체의 노력은 흥미있는 이야기를 만들었다.

이 이야기는 1921년 여름에서 시작된다. 젊은 의료진인 프레더릭 밴팅(Frederick Banting)은 토론토 대학 교수를 지냈던 의료진인 J. J. R. 매클리오드(Macleod)의 지원으로 검사실을 운영하고 있었다. 밴팅은 찰스 베스트(Charles Best)라는 대학생 조교의 도움을 받고 있었다. 밴팅과 베스트는 일련의 실험을 시행했는데 실험에 참가한 개들 중 일부는 췌장를 제거했고 일부는 췌장관을 묶어서 선조직을 위축시키고 랑게르한스섬만 남겨둔 채 시행했다. 몇몇의 조악한 췌장 추출물이 췌장조직에서 얻어졌지만 진행이 느렸고 결과가 항상 재생 가능한 것이 아니었다. 그래서 매클리오드는 생화학자인 J.B. 콜립(Collip)의 도움을 얻었고 이 사람이 더 유용한 췌장 추출물을 얻는 방법을 알아냈다. 이 기획은 2개의 큰 제약회사가 참여하여 인슐린 생산을 진행했고 1922년 늦게 적절한 인슐린 공급이 가능하게 되었다. 이전에는 결국 치명적이었던 제1형 당뇨병이 새로 이용 가능하게 된 인슐린에 의해 치료가 가능하게 되었다. 종종 이렇게 공통의 목표를 달성하기 위해 모인 연구자들 사이에서 일어나는 내부 갈등이 결국에는 가장 큰 공헌을 하게 되는 경우가 있다. 이것이 발견되고 밴팅과 매클리오드는 인슐린의 발견에 대한 공헌으로 노벨상을 받지만 콜립과 베스트는 아무 것도 없었다.

▶ 제1형 당뇨병

제1형 당뇨병은 자가면역질환으로 T림프구에 의한세포매개의 지연된 T림프구 공격 과민에 의한다. 랑게르한스섬세포에 대한 자가면역항체에 의해 랑게르한스섬이 파괴된다. 랑게르한스섬이 면역계에 의해 파괴되는 비율과 인슐린 분비가 감소하는 비율은 환자에 따라 다양하다. 일부에서는 랑게르한스섬의 파괴가 빠르게 일어나고, 또 다른 부류에서는 느리게 일어난다. 일부 사례에서는 랑게르한스섬을 파괴하거나 손상하는 질병과 관련 있는 바이러스에 감염에 의해 당뇨병이 발병하는 사례도 있다. 제1형 당뇨병은 주로 유아나 젊은 성인에서 발견되고, 환자들은 인슐린의 부족으로 인해 당뇨성 케톤증을 겪는다. 제1형 당뇨병은 유전된다. 특정 HLA-D 유형의 유전자를 가진 사람은 이 유형의 당뇨병에 걸릴 위험성이 크다(HLA유형과 질병 소인은 2장에서 다루었다).

▶ 제2형 당뇨병

제2형 당뇨병은 훨씬 더 흔하며 더 복잡한 대사질환이다. 랑게르한스섬은 정상이거나 많은 양의 인슐린을 분비하지만, 조직이 인슐린에 둔감하여 적절하게 반응하지 못한다(인슐린에 대한 적당하지 못한 반응을 인슐린 저항성이라 한다). 이러한 현상은 나이 많고, 과체중이거나 비만인 사람들에게서 많이 나타난다. 인슐린에 대한 부족한 반응의 이유는 확실하게 밝혀지지 않았지만, 체중이 감소하면 반응성이 좋아지고 종종 병이 통제되는 것으로 보아, 비만과 관련 있는 것으로 추측하고 있다. 제2형 당뇨병의 합병증으로 케톤증은 잘 관찰되지 않지만, 고삼투압성 혼수와 같은 다른 합병증을 유발하는데 이는 특징적인 고당혈증으로 기인한다.

비록 인슐린 저항성이 제2형 당뇨병의 병리증상에 중요한 역할을 한다고 하지만, 랑게르한스섬의 분비 능력도 완전히 정상이라고 볼 순 없다. 인슐린 저항성을 보상하기 위해 만들어야 하는 인슐린의 양에 만족할 만큼의 양을 만들어내지 못하기 때문이다.

대다수의 사례에서 당뇨병에 관련된 정확한 유전 요인이나 유전자는 밝혀지지 않았지만, 제2형 당뇨병은 제1형 당뇨병보다 유전적 요인이 더 크게 좌우한다. 부모가 제2형 당뇨병을 앓고 있는 아이는 당뇨병을 앓게 될 위험성이 높다. 아리조나의 피마 인디언(Pima indians)과 같은 인구 집단에서는 40%의 성인이 당뇨병을 앓고 있다.

▶ 임신 연관 당뇨병

14장에서 살펴보았듯이 임신 중 고농도의 태반호르몬은 임산부에게 인슐린 반응성을 감소시킨다(인슐린 저항성이 증가). 하지만 대부분의 임산부들은 보상작용으로 인슐린의 분비가 증가하여 혈당 농도가 급격하게 증가하진 않는다. 그러나 일부는 추가적인 인슐린 분비를 충분히 할 수 없고 인슐린 저항성에 의한 임신 연관 당뇨병을 겪는다. 이 증상을 임신성 당뇨병이라 하고, 고혈당증은 자라나는 아이에게 유해하므로 보조인슐린이 포함된 식이조절로 이를 치료해야 한다. 출산 후에는 혈당이 정상으로 돌아온다고 하지만 심각한 인슐린 저하성을 겪었던 산부는 후에 영구적인 당뇨병이 유발될 위험성이 매우 크다. 임신 연관 당뇨병은 영구적인 고혈당증을 피하기 위한 행동을 촉구하는 "깨움 신호(wake-up call)"가 될 수 있다: 건강한 식습관, 체중 조절, 활동적인 태도, 적절한 운동. 이러한 활동들은 과도한 인슐린 분비 없이 정상 혈당 농도를 유지하는 데 도움을 주고, 췌장 베타세포의 기능을 유지하는 데 도움을 준다.

▶ 당뇨병과 대사 증후군

대사 증후군 또는 인슐린 저항성 증후군이라고 불리는 이 용어는 사람들이 손상된 당 내성 또는 제2형 당뇨병을 가진 사람들을 규명할 수 있는 경우들을 통칭한다. 그리고 이는 심혈관 질환이나 또는 그 합병증과 같은 당뇨 관련 합병증으로 진행할 수 있다. 대사 증후군은 다음의 요소들을 포함한다:

1. 비만, 특히 복부에 매우 과도한 지방의 축적
2. 인슐린 저항성, 정상보다 다소 높거나 증가된 혈당으로 특징지어짐.
3. 혈중 지방의 비정상은 심혈관 질환을 유발한다 (10장에서 설명하였다). 이를 이상지질혈증이라 한다.
4. 고혈압

허리둘레로 판단할 수 있는 과체중에 복부 지방이 많은 사람들은 혈압, 혈당, 혈지질을 측정하여 증후군과 연관이 있는지를 검진해야 한다. 만약 다른 대사 증후군 관련 이상이 발견된다면 이 증상을 고치거나 완화시킬 치료가 시도될 수 있다.

■ 대사 과정에 인슐린의 작용

인슐린에는 당대사뿐만 아니라 단백질과 지방대사 또한 영향을 주는 다양한 기능이 있다. 인슐린 작용의 주요 부위는 간세포, 근육, 지방조직이다. 인슐린은 세포 내로 당을 이동시키고, 에너지원으로서 당의 이용을 선호하게 한다. 근육과 간세포에서는 당의 저장형태인 글리코겐으로 전환시킨다. 지방조직에서는 인슐린은 당을 중성지방으로 전환시키고, 지방세포에 이를 저장한다. 인슐린은 또한 아미노산을 세포 내로 유입시키고, 단백질을 합성하게 한다. 인슐린 분비의 주요한 자극은 식사 후에 혈중 당 농도의 증가이다.

▶ 지방대사와 케톤체 생성

지방이 에너지원으로 대사되면 처음에 지방산과 글리세롤로 분해된다. 지방산은 2개의 탄소 골격으로 분해되고 조효소 A라 불리는 큰 이동체로 합성된다. 이 합성체는 아세틸 코엔자임 A(acetyl coenzyme A 또는 acetyl-CoA)라 불린다. Acetyl-CoA 분자 중 일부는 정상적으로 간에 의해서 케톤체로 전환된다: Acetoacetic acid, beta-hydroxybutyric acid, acetone은 그림 16-29에 표현되어 있다.

당뇨병성 케토산증 (diabetic ketosis): 포도당을 이용 못해서 몸이 지방을 이용하기 때문에 생기는 산 염기 불균형으로 인한 장애/ 지방 대사는 과도한 양의 케톤산을 생산하는데 이것이 몸의 정상 알칼리도를 방해한다.

고장성 혼수 (hyperosmolar coma): 심한 고혈당으로 인해 생기는 체액의 고장성으로 인해 신경학적인 기능장애로 발생하는 혼수상태.

임신성 당뇨 (gestational diabetes): 임신 관련 호르몬의 증가로 인해 인슐린 저항성이 증가하여 생기는 고혈당. 출산후에 혈당이 정상으로 돌아가지만, 나중에 당뇨가 생길 가능성이 높아진다.

당뇨의 생화학적 교란

당뇨병 환자는 정상적으로 당을 흡수한다. 하지만 인슐린의 부족 또는 인슐린 반응의 부족으로, 에너지원으로 이용과 글리코겐으로의 저장이 정상적이지 않다. 결과적으로 이는 혈류에 축적되고, 고농도의 혈당이 된다(고혈당증). 과도한 당은 소변으로 "넘치게 되고" 배출된다. 소변에 용해된 상태로 당이 배출되므로, 신체는 많은 양의 물과 전해질을 당과 함께 잃게 된다. 이것은 수분 균형과 산-염기 균형에 교란을 유발한다(수분과 전해질 균형은 19장에서 설명된다).

당뇨병성 케톤산증. 인슐린 부족인 제1형 당뇨병 환자는 탄수화물을 이용할 수 없다. 탄수화물을 에너지로 이용하는 세포 내로의 당의 흡수를 인슐린이 담당하기 때문이다. 그래서 신체의 에너지원은 지방으로 전환된다. 체지방은 긴 사슬의 지방산 분자와 글리세롤로 분해된다. 지방산은 효소에 의해 이 탄소 골격으로 분해되고, 보효소 A(coenzyme A)가 되어 아세틸보효소 A(acetyl coenzyme A)를 형성하지만 아세틸보효소 A(acetyl-CoA) 분자는 에너지로 생산될 만큼 충분한 양으로 생산되지는 않는다. 많은 수의 아세틸보효소 A분자는 케톤체를 형성하는 방향으로 변하게 되고 이는 에너지원으로 사용된다. 하지만 신체가 효율적으로 다룰 수 없는 많은 양의 케톤체가 생성된다. 이 현상을 케톤증이라 한다. 케톤체는 혈액에 축적되고 소변으로 배출되는데 이는 더 많은 양의 물과 전해질을 배설시킨다. 산성케톤체는 혈류의 이탄소 완충 체계에 의해 어느 정도 완충작용이 될 수 있다. 하지만 당뇨병이 심각하여 매우 많은 케톤체가 생성되면 혈중 pH를 정상적으로 유지할 수 없게 되고, 당뇨성 산증이 진행된다. 케토산증은 종종 케톤체의 과다한 생성과 관련된 유형의 산증을 나타내는 말로 사용한다. 과도한 산증은 대뇌 기능에 좋지 않은 영향을 끼쳐 혼수 현상을 일으킬 수도 있다.

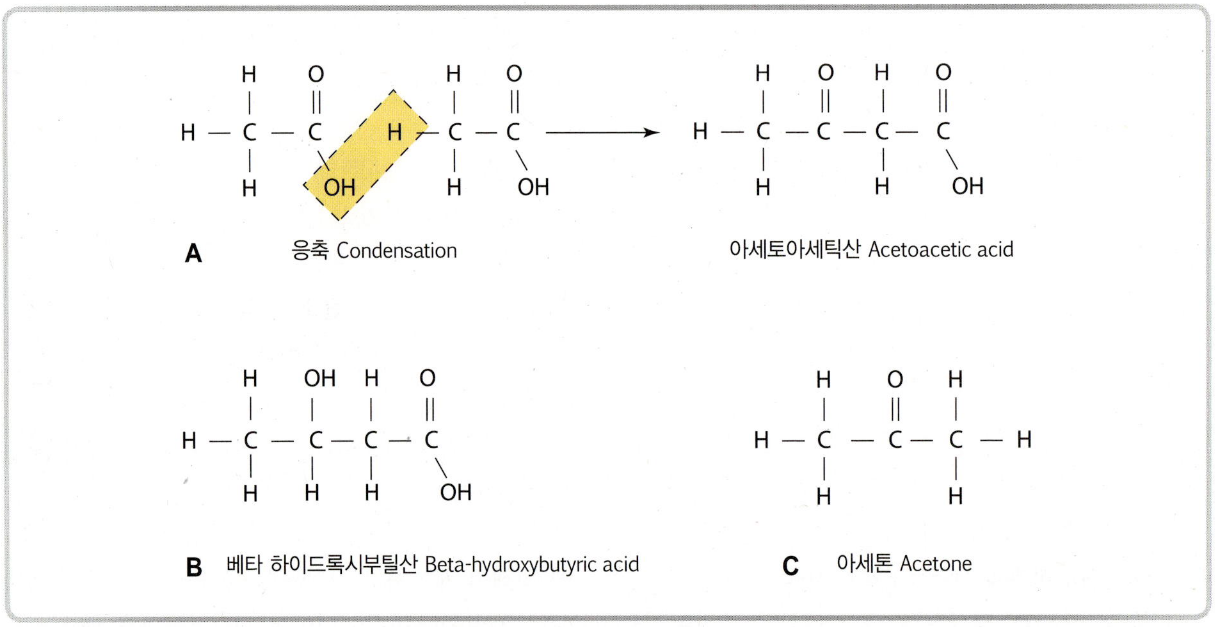

대사 증후군 (metabolic syndrome): 비만, 고혈압, 고혈당, 고지질혈증을 특징으로 하는 그룹으로 심혈관계질환과 당뇨가 될 가능성이 풍부하다.

아세틸보효소 A (Acetyl-coenzyme A): 2개의 탄소 아세트산 분획이 하나의 복잡한 유기물인 보효소 A와 합쳐진 것이다.

케톤증(ketosis): 지방을 일차 에너지원으로 사용해서 혈액 내의 과도한 케톤체가 나타나는 것이다.

그림 16-29 • 케톤체의 구조. A, 2개의 아세틸보효소 A 분자가 응축되어 아세토아세틱산을 형성한다. B, 베타-하이드록시부티릭산은 하이드록실 그룹을 만들기 위해 케토그룹을 줄이면서 생성된다. C, 아세토아세틱산의 디카르복실레이션을 통해 아세톤이 형성된다.

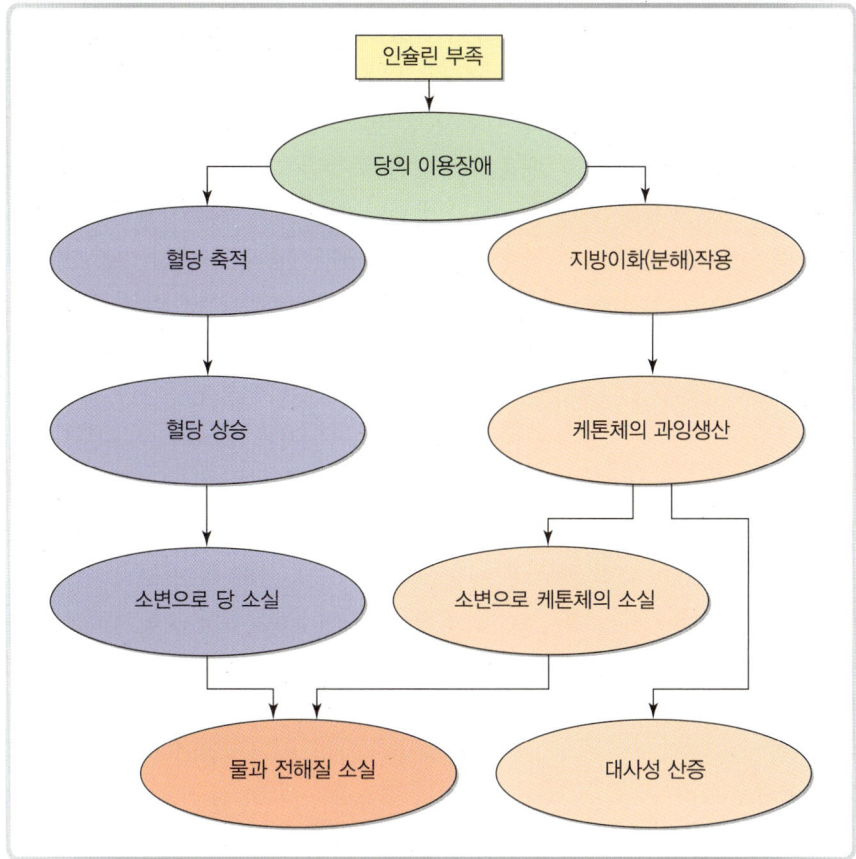

그림 16-30 • 제1형 당뇨병의 주요 대사성 혼란.

이러한 모든 영향은 인슐린을 공급함으로써 바뀔 수 있다. 인슐린은 정상적인 당의 이용과 글리코겐의 저장을 유발한다. 또, 지방과 단백질 대사의 교란도 인슐린의 작용에 의해 바뀌게 된다. 그림 16-30에서 제1형 당뇨병의 주요 대사성 교란을 요약하였다.

다음 사례들은 심각한 당뇨 케토산증의 임상적인 생화학적 교란을 보여준다.

사례연구 16-3

당뇨병인 중년의 여성이 아기를 돌보는 중에 무의식 상태가 되어 병원으로 이송되었다. 체온은 약간 상승되어 있었다. 호흡은 깊고 빨랐다. 혈압은 정상이었다. 환자는 혼수상태였지만 통증 자극에는 반응하였다. 피부는 마르고 따뜻한 상태였다. 나머지 신체 상태는 정상이었다. 환자의 소변에는 많은 양의 당과 소량의 알부민이 있었다. 아세톤과 케톤체는 강한 양성 반응이었다. 혈당은 865mg/dL이었다(정상 70~110mg/dL). 다른 검사 결과는 낮은 혈중 pH와 감소된 혈장 중탄산이온 농도는 8mEq/L이었다(정상 24~28mEq/L). 환자는 호흡기 감염에 의해 촉발된 심각한 당뇨성 산증이라고 판단되었다. 환자는 정맥주사로 수액, 인슐린, 항생제 등 집중적으로 치료를 받았다. 상태는 점차 좋아졌다. 다음날 의식이 돌아왔고, 유동식을 입으로 투여할 수 있었다. 환자는 지속적으로 회복되었고 당뇨식이조절과 보조 인슐린 치료를 받는 것으로 하고 퇴원하였다.

고삼투압 고혈당 비케톤성 혼수. 제2형 당뇨병 환자는 케톤산의 부족으로 인한 중증의 고혈당증의 결과로 인한 체액의 심각한 고혈당의 결과로 혼수상태에 빠진다(삼투압과 삼투농도는 2장에서 세포의 안팎으로 물질의 움직임과 관련하여 다루었다).

제2형 당뇨병을 가진 사람들은 인슐린에 대한 감소된 반응성을 보임에도 불구하고 당의 세포 내 유입을 촉진하는 데 필요한 것보다 지방대사를 막기 위해 훨씬 더 적은 인슐린이 요구된다. 이 환자들에 있어서 인슐린에 대한 반응성은 대개 케톤증을 막는 데 충분하지만 고혈당증을 막기에는 부적절하다. 결론적으로 혈당은 종종 정상의 10~20배 수준으로 오른다. 중증의 고혈당증은 체액의 삼투가 상당히 오르는 것을 야기시키며, 수분이 삼투에 의해 세포에서 더 농축된 세포외액으로 이동한다. 그 세포들은 탈수되어 신경세포의 기능을 방해하고 혼수상태를 초래한다. 치료는 고혈당증을 줄이기 위해 인슐린을 공급하는 것과 다음 사례에서 설명되는 것처럼 고장성 체액을 줄이는 것을 돕도록 저장액을 투여하는 방법이 있다.

사례연구 16-4

이전에 당뇨를 앓지 않았던 52세 여성이 지난 2주간 소변 배출량과 갈증이 늘었고 당이 포함된 음료를 많이 소비했다. 그녀는 점진적으로 혼란스러웠고 결국 혼수상태에 빠졌다. 그녀는 이웃에게 발견되었고 구급차로 병원으로 이송되었다. 입원되었을 때 그녀는 혼수와 탈진상태였다. 호흡률은 증가하지 않았고 혈압은 정상이었다. 소변은 많은 양의 당을 포함하였지만 케톤체는 없었다. 혈중 pH와 중탄산염은 정상이었다. 혈당은 1750mg/dL(정상수치 70~110mg/dL), 혈장삼투압은 396mOsm/L(정상수치 280~295mOsm/L)였다. 고삼투성 비케톤성 혼수라는 진단이 내려졌고, 다량의 저장성 생리식염수와 인슐린이 처치되었다. 그녀의 상태는 여러 날에 걸쳐 점점 호전되었다. 혈당은 점진적으로 정상수치로 떨어졌고 4일째 되는 날에는 150mg/dL에 도달했다. 혈장삼투압 또한 증가되었던 혈당이 감소함에 따라 정상으로 돌아왔다.

▶ 당뇨병 조절 모니터링

현재 치료의 목표는 정상에 가능한 가까운 혈당의 조절 능력을 얻는 것이다. 이는 고혈당증의 조절이 당뇨병으로 인한 긴 기간의 합병증을 감소시키기 때문이다. 실험은 다음과 같은 당뇨 조절을 포함한다:
1. 잦은 주기적인 혈당 측정
2. 당화헤모글로빈(glycosylated hemoglobin), 또는 헤모글로빈 A1c(약어 HbA1c)라 불리는 혈중 합성물의 측정, 이는 긴 기간 동안의 고혈당증 조절의 척도로 이용된다.
3. 소변 검사 중 당 측정 혈당이 높을 때 소변으로 배출되는 당을 측정함으로써 간접적으로 혈당을 체크하는 방법이 있지만 주기적인 혈당 검사법으로 대체되어서 자주 사용되지는 않는다. 하지만 소변 검사는 제1형 당뇨병을 가진 환자의 당뇨성 케톤증의 지표인 케톤체의 유무를 검사하는 특별한 상황에서는 아직 유용하게 사용한다.

혈액 검사는 당뇨병 환자가 집이나 회사에서도 할 수 있다. 혈액 검사 도구는 환자가 잦은 주기로 자신의 혈당 농도를 쉽게 확인하게 한다. 위생일회용 란셋[작은 칼](lancet)으로 한 방울의 피를 얻은 후, 특별 처리가 된 용지 위에 모아 혈당 농도를 표시하는 기구에 넣으면 된다.

당화헤모글로빈 검사는 복잡하기 때문에 의료 검사실에서 행해져야 하며 3~6개월에 한 번 정도 필요하다. 검사는 치료에 의하여 혈당이 얼마나 잘 조절되고 있는지를 파악한다. 정상적으로 적은 양의 혈당이 헤모글로빈에 영구적으로 부착된다. 이 당-헤모글로빈 복합체를 **당화 헤모글로빈(glycosylated hemoglobin)**이라고 하고, 이 농도는 혈당 검사가 그 순간의 혈당농도만을 구할 수 있는 것과는 다르게 직접적으로 6~12주 앞선 평균적인 혈중 농도를 나타낸다. 정상인에서는 6%의 헤모글로빈이 당화된다. 당뇨가 제대로 조절되지 않는 환자에게서 이 농도는 더 높다. 정상적으로 혈당 농도가 조절된 환자에게서는 정상과 비슷한 당화 헤모글로빈 농도를 보인다. 고농도의 환자는 부족한 조절을 받았다는 것을 나타내고 더 집중적인 치료가 요구된다. 일반적으로 당화 헤모글로빈 양이 정상치에 근접하게 긴 기간의 혈당 조절이 된 환자들은 당뇨 합병증이 적게 발생한다.

▶ 당뇨병의 치료

당뇨병의 치료는 탄수화물 섭취가 조절된 식이조절이 포함된다. 제1형 당뇨병은 인슐린 또한 요구되고 그 양은 가능한 한 엄밀히 혈당농도를 조절하기 위해 조정되어야 한다. 대부분 제1형 당뇨병 환자는 정상농도에 혈당을 유지하기 위해서 하루에 수 회의 인슐린 주사를 맞아야 한다.

인슐린 펌프는 잦은 인슐린 주사로 인해 치료의 어려움이 있는 제1형 당뇨병 환자에게 때때로 유용하다. 인슐린 펌프는 작은 배터리로 작동되는 기계로 환자의 벨트에 부착될 수 있다. 안전하게 봉해지고 복부 벽의 피하 조직에 삽입된 얇은(27게이지) 바늘로부터 이어진 짧은 길이의 튜브가 펌프로부터 나온다. 펌프는 지속적으로 적은 양의 인슐린이 유입되도록 설계되어 있다. 식사 전보단 많은 양이 주입되어 췌장의 인슐린 분비를 자극한다.

제2형 당뇨병 환자는 종종 식이요법 체중 감소만으로 관리된다. 만약 적절하게 반응하지 않는다면 구강 혈당강하제가 더해진다. 이러한 약들 대부분이 인슐린의 분비를 촉진하고 이것은 제2형 당뇨병 환자에게만 효과가 있다. 만약 식이요법, 체중조절, 혈당강하제가 고혈당증을 조절할 수 없다면 제1형 당뇨병 치료와 마찬가지로 인슐린을 혈당을 조절하기 위하여 사용한다.

▶ 당뇨병의 합병증

당뇨병은 적절한 식이조절이나 다른 처방 치료로 감소될 수 있는 많은 합병증을 유발하기 쉽다. 환자들은 혈당 증가와 분명히 관련된 높은 감염 감수성을 보인다. 높은 혈당 농도에서는 병원균은 훨씬 빠르게 자라나는 형태를 보인다. 균은 케토산증이나 고혈당증으로 급격히 증가된 체액의 삼투압 증가로 당뇨성 혼수를 유발할 수 있다. 부적절한 순환의 결과로 동맥경화, 혈관 합병증과 연관된 발작, 심정지, 다리와 발가락의 괴저성 괴사가 유발될 위험성이 크게 증가한다. 혈관 문제는 당뇨와 관련된 지방대사 이상과 증가된 혈중 지방으로 인한 결과이다. 또한 이는 병을 가진 기간에 따라 발병이 증가하는 다른 후기 합병증과 연관된다. 망막에 혈액을 공급하는 소혈관은 종종 퇴행성 변화를 겪는다. 이러한 현상은 결국 일부 환자에 실명을 유발한다. 신장의 사구체동맥과 모세혈관은 또한 퇴행성 변화를 겪는다. 이는 신장 기능을 파괴하고, 결국 신부전을 유발한다(15장). 말초신경도 퇴행성 변화를 겪게 되는데 이를 말초신경염이라 한다. 이는 사지의 통증과 잘못된 감각을 유발한다.

당화 헤모글로빈(glycosylated hemoglobin): 포도당 분자가 영구적으로 달라붙은 혈색소이다. 이것의 농도는 혈당 농도와 관계가 있다.

▶ 고혈당증의 다른 원인

가끔 다른 조건들도 부적절한 당의 이용과 고혈당증을 유발한다. 하지만 이는 진성당뇨병보다 덜 흔하다. 이러한 조건들에는 다음과 같은 경우가 있다:

1. 만성 췌장질환, 랑게르한스섬의 파괴나 손상으로 이한 고혈당증을 유발한다.
2. 뇌하수체 호르몬이나 부신 호르몬의 과도한 생성으로 인한 다양한 경로를 통한 혈당을 올리는 내분비질환.
3. 다른 약물들의 복용 이뇨제나 고혈압치료제 같은 부작용은 당 이용을 부적절하게 한다.

■ 고혈당증

정상 췌장은 지속적으로 혈당을 확인하고 혈당 농도를 정상범위에서 유지하기 위하여 자동적으로 인슐린의 배출을 조절한다. 하지만 제1형 당뇨병 환자들은 대사되어야 할 탄수화물의 양에 맞는 만큼의 인슐린의 양의 조절되어야 한다. 만약 인슐린이 불충분하다면 혈당은 이미 너무 높게 된다. 만약 인슐린이 너무 많이 존재한다면 혈당은 매우 낮게 된다. 이 현상을 저혈당증이라고 한다. 두 조건은 인슐린을 복용하는 당뇨 환자에게서 저혈당을 유발할 수 있다. 먼저는 굶기와 같은 음식 섭취의 부족이다. 주입된 인슐린의 양보다 탄수화물 섭취가 부족하여 혈당은 떨어진다. 다른 조건은 심한 운동과 같은 활동의 증가이다. 이는 혈당 사용의 증가로 혈중 당을 감소시킨다. 결과적으로 상대적으로 많은 인슐린이 체내에 남게 된다. 많은 양의 인슐린은 급격한 혈중 당 농도의 감소와 인슐린 반응이라 하는 연쇄된 반응을

표 16-3 케토산증과 고장성 혼수로부터의 인슐린 쇼크의 구별

진단 특징	인슐린 쇼크	케토산증	고장성 혼수
음식 섭취	아마 불충분함	정상 또는 과도	정상 또는 과도
인슐린	과도	불충분	정상 또는 증가
증상의 발현	빠름	점진적(며칠에 걸쳐)	점진적(며칠에 걸쳐)
피부	차가운 땀, 창백	마르고 빨감	마르고 빨감
호흡	정상 또는 얕음	느리고 깊음	대개는 정상
반사	과한 반응	침체됨	정상
심박수	빠름	빠름	대개는 정상
혈압	정상 또는 살짝 증가	낮음	대개는 정상
요당	없음	매우 많음	매우 많음
혈당	매우 낮음	높음	매우 높음
혈액 내 중탄산염과 pH	정상	낮음	정상
혈액과 소변 내의 아세톤	없음	있음	없음

유발한다. 부신 수질은 저혈당증에 반응하여 에피네프린(아드레날린)을 방출한다. 이는 간에서 글리코겐을 당으로 전환한다. 에피네프린은 또한 전신적인 효과를 초래한다: 빠른 심장박동, 혈압의 증가, 피부를 창백하게 하는 피부 혈관의 수축, 땀 분비로 인한 열방출 증가, 흥분, 걱정, 과도한 반사, 떨림을 유발하는 말초신경계의 자극

만약 혈당 감소가 지속된다면 신경 징후가 나타난다. 이는 신경계 대사과정에 포도당이 필요하고, 에너지원의 감소되었을 때 잘못된 기능이 시작되기 때문이다. 환자는 혼란스러워지고, 의식을 잃게 되며, 경련을 일으키고 곧 기절하여 깊은 혼수상태에 빠진다. 지속된 심각한 저혈당증은 영구적인 뇌 손상을 유발한다.

표 16-3은 당뇨성 케토산증과 고삼투성 비케톤성 혼수 그리고 당뇨 환자가 취약한 다른 두 징후에 관한 인슐린 쇼크의 임상적 증상을 비교했다.

■ 췌장의 종양

췌장의 악성종양은 상대적으로 흔하고, 췌장 머리에서 많이 발생한다. 이곳에서 생긴 신생물은 총담관을 막아 폐쇄성 황달을 유발한다. 췌장 다른 부위에 악성종양은 발견될 때까지 특별한 증상이 없어 이미 많이 진행된 경우가 대부분이다.

때때로 양성종양은 섬세포에서 발생하고 호르몬 과다생성의 결과로 인한 증상을 유발한다. 베타세포에서는 많은 양의 인슐린을 받아 발생한 당뇨환자와 비슷한 심각한 저혈당증과 같은 인슐린-분비 종양이 발생될 수 있다.

요약

간은 몸에서 가장 큰 기관이고 많은 중요한 기능을 수행한다. 간소엽은 기본적인 구조적 기능적 단위이다. 간동맥의 가지, 간문맥, 담관은 간소엽의 주변부의 문맥계에 위치한다. 간동맥과 문맥의 가지는 혈액을 간세포 판 사이의 통로(굴정맥)로 운반한다. 혈류는 굴정맥으로부터 간소엽의 중심에 위치한 중심정맥으로 들어가고 거기로부터 간정맥으로 가서 결국에는 하대정맥으로 들어간다. 담즙은 간세포 판 사이에 있는 작은 담즙 통로로 분비되어서 큰 담즙관으로 흘러가고, 담낭에 저장되어 소화가 일어날 때 배출되어 췌장 분비물과 섞인다. 담즙은 담색소(빌리루빈), 적혈구 파괴의 생산물, 담즙산, 레시틴, 콜레스테롤, 그리고 다른 구성요소들과 함께 구성된다. 담즙은 생물학적 세제 역할을 해서 지방 소화를 가능하게 한다.

많은 조건들이 간세포를 손상시킬 수 있다. 보통 원인으로 바이러스 간염, 과도한 알콜, 다양한 약과 독소, 간세포를 표적한 자가면역질환, 담즙이 십이지장으로 흐름을 폐쇄 또는 지연시키는 질병이 있다. 간 손상의 임상 징후는 간세포의 지방 변화, 간세포 괴사, 또는 2가지 상태를 혼합한 것이 있다. 심각한 또는 반복적인 간세포의 손상은 결국 간 전체에 흉터를 유발하고 그것은 간경화가 된다. 간경화의 2가지 가장 흔한 원인은 B형 또는 C형 간염 바이러스에 의한 만성 간염과 알콜성 간질환이다. 담즙성 간경화를 포함하는 다른 조건은 작은 담즙관에 영향을 미치는 자가면역 질환(일차성 담즙성 간경화) 또는 큰 담즙관의 폐색(이차성 담즙성 간경화)이다.

간경화는 간세포 기능에도 손상을 초래하고, 간을 통한 혈류도 방해한다. 문맥계 내의 압력이 상승하면 복강에 체액이 축적되는데(복수) 이는 간 질환의 결과로 나타나는 혈장 알부민이 적은 것에 의한 것이다. 그리고 높은 문맥압은 모세혈관에서 더 많은 액이 나가도록 한다. 신체는 문맥계의 혈액을 체순환으로 돌려서 문맥압을 낮추기 위한 곁순환로를 형성하게 된다. 정맥이 되돌아가는 경로 중 하나는 식도정맥인데, 이것은 확장되고 파손될 수도 있으며 이것으로 인해 생명이 위협받는 출혈이 일어날 수 있다. 다양한 수술적인 방법이 이 문제를 다루기 위해 있지만 성공은 장담할 수 없다.

담석은 담낭 내에서 생성될 수 있고 이것은 담낭으로부터 담관으로 배출되어서 담석산통을 일으킬 수도 있고 또한 담즙 흐름을 막을 수도 있다. 총담관의 폐쇄는 담즙이 십이지장으로 흘러들어가는 것을 막고 황달을 일으킨다. 총담관을 막는 것은 담즙이 담낭에 저장되는 것을 예방하지만 담즙이 십이지장으로 배출되는 것을 지연시키지는 않는다. 담석은 대부분 콜레스테롤로 구성되어 있고 담즙 내에 더 많은 콜레스테롤이 담즙염과 레시틴에 의해 함유되어 있을 때 잘 생긴다. 담석의 일반적인 치료는 담낭을 제거하는 것이고 이것은 복강경 수술로 시행되며, 큰 수술을 필요로 하지는 않는다.

일차성 또는 전이성이든 악성종양이 간 내에 생길 수 있다. 간경화가 있는 사람이라면 일차성 간암이 생길 수 있다. 전이성 암은 대장이나 폐 또는 유방 같은 다른 기관에서 퍼져온다.

황달은 간 질환의 일반적인 징후이고 발병기전에 따라 용혈성, 간세포성, 폐쇄성 황달로 분류된다. 간 생검은 진단이 불분명할 때 간 질환의 원인을 밝히는 데 도움을 준다.

췌장은 외분비와 내분비샘을 모두 갖고 있다. 외분비세포는 유용한 소화효소를 분비한다. 랑게르한스섬이 분비하는 2개의 중요한 호르몬은 베타세포에서 분비되며 혈당을 낮춰주는 인슐린과 알파세포에서 분비되며 혈당을 높여주는 글루카곤이 있다.

외분비 췌장의 2개의 중요한 질병은 췌장염과 췌장의 낭포성 섬유증이 있다. 급성 출혈성 췌장염은 매우 심각한 병이다. 이것은 관 폐쇄로 인해 생기는 관 파열로 활성화된 효소가 밖으로 나와 생기는 것으로 광범위한 췌장의 파괴와 췌장 혈관의 손상으로 인한 출혈의 원인이 된다. 만성췌장염은 반복적인 덜

CHAPTER 16 단원 복습

심각한 췌장 손상에 의한 것이며 이는 점진적인 췌장 소화효소의 감소로 이어진다. 다른 심각한 췌장의 질병은 세포막을 통해 염과 물을 이동시키는 데 영향을 미치는 유전자의 상염색체 열성질환에 의해 생기는 낭포성 섬유증이다. 그 결과로 췌장관 상피에서 두꺼운 점액질이 분비되어 췌장관이 낭포성 확장되고 관이 막힘에 따라 췌장 분비조직이 위축되고 섬유화 된다. 때때로 랑게르한스섬으로 둘러싸여 있는 섬유화는 랑게르한스섬의 기능에 영향을 주어서 당뇨가 생길 수 있다. 점액덩어리는 세기관지를 막고 이미 노출되어 있었던 재감염에 의해 폐가 조금씩 손상된다. 비슷한 점액 덩어리가 담낭관도 막아서 간 조직에 손상을 입힌다. 땀샘의 기능 또한 저해된다. 땀의 염분 농도가 정상보다 매우 높고 이것이 이 질병의 진단 방법이 된다. 이 병의 심각도는 사람마다 다르지만 집중 치료를 함에도 불구하고 오랜 기간의 예후는 상대적으로 나쁘다.

당뇨병은 고혈당의 원인이 되고 랑게르한스섬을 목표로 하는 또 다른 췌장의 질병이다. 제1형 당뇨병은 인슐린 분비의 손실이 동반된 랑게르한스섬 파괴의 자가면역 질환이다. 영향을 받은 사람은 인슐린을 필요로 하고 인슐린을 충분히 얻지 못하면 탄수화물을 충분히 대사하지 못해서 케토산증에 빠지게 된다. 제2형 당뇨병은 인슐린 저항성이라 불리는 조직이 인슐린에 충분히 반응하지 못하는 것 때문에 생긴다. 췌장은 많은 양의 인슐린을 분비하지만 이것은 인슐린 저항성을 극복할 만큼은 안 되고 결국 랑게르한스섬의 기능은 떨어지기 시작한다. 비만은 이 인슐린 저항성에 공헌하고 체중감량은 아마도 혈당을 정상으로 회복시키는 데 도움이 될 것이다. 두 유형의 당뇨는 모두 즉시의 또는 장기적인 합병증과 관련이 있다. 그리고 둘 다 좋은 당뇨 조절로 합병증을 줄일 수 있다. 그러나 과도하게 엄격한 혈당의 조절은 저혈당을 야기할 수 있고 이것은 다른 유형의 문제를 만든다.

임신 시에 태반이 분비하는 호르몬은 인슐린 저항성을 유발하고 몇몇 임산부는 인슐린 저항성을 극복할 만큼 인슐린을 분비하지 못하고 혈당이 올라간다. 이 현상을 임신성 당뇨병이라고 하며 태아에게 고혈당은 좋지 않기 때문에 치료가 필요하다. 출산 후에 혈당은 정상으로 돌아오지만 이 영향을 받은 여성은 나중에 당뇨로 발전할 가능성이 높다. 대사 증후군은 인슐린 저항성과 관련 있는 임상 증후의 집단으로, 비만, 그리고 다른 심혈관계질환에 영향을 미치는 비정상적인 상태들을 포함하며, 치료가 필요하다.

췌장암은 증상을 나타내기 전에 이미 많이 진행한 상태로 발견되기 때문에 예후가 매우 안 좋은 심각한 질병이다. 랑게르한스섬세포에서 기원한 인슐린 분비 종양이 저혈당을 야기할 수도 있다.

복습문제

1. 간의 몇몇 주요한 기능은 무엇인가? 간의 혈액공급은 다른 기관과 어떻게 다른가? 왜 심각한 간 질환은 혈액 응고에 방해가 되는가?
2. 헤모글로빈과 빌리루빈은 무엇이 다른가? 간접빌리루빈은 직접빌리루빈과 어떻게 다른가? 빌리루빈과 담즙은 무엇이 다른가? 소화에서 담즙의 역할을 무엇인가?
3. 간 손상의 가능한 원인과 효과는 무엇인가? 간 손상의 흔한 결과는 무엇인가?
4. 바이러스에 의한 간염이 무엇인가? 그것의 주요한 증상은 무엇인가? 간염이 어떻게 전파되는가?
5. A형 간염과 B형 간염의 차이점이 무엇인가?
6. 알코올이 간에 미치는 영향이 무엇인가? 어떤 유형의 간 질환이 과도한 알코올 섭취와 관련이 있는가?
7. 간경화란 무엇인가? 어떤 간 질환이 간경화를 일으키는가? 간경화 환자에서 왜 문맥고혈압이 생기는가?

간경화 환자에서 복수는 왜 생기는가? 식도정맥류는 왜 생기는가?
8. 황달이란 무엇인가? 황달은 어떻게 분류되는가? 담석의 어떤 상황이 황달을 일으키게 하는가?
9. 담석의 생성에 영향을 미치는 배경은 무엇인가?
10. 바이러스에 의한 간염과 알코올성 간염의 차이는 무엇인가?
11. 급성과 만성췌장염의 차이는 무엇인가?
12. 제1형 당뇨병의 주요한 대사장애는 무엇인가? 인슐린이 어떻게 이 장애를 바로 잡아주나?
13. 당뇨병의 주요한 합병증은 무엇인가?
14. 식이조절만으로 치료할 수 있는 당뇨병은 어떤 유형인가?
15. 다음의 용어들은 무슨 뜻인가? : 발한검사, 고장성 비케톤성 고혈당 혼수, 케토산증, 케톤체
16. 췌장의 낭포성 섬유증이란 무엇인가? 이것의 임상증후는 무엇인가? 이것의 유전 양상은 어떠한가?
17. 저혈당이란 무엇인가? 이것의 임상 증후는 무엇인가? 어떻게 치료하는가?
18. 당뇨성 케토산증과 인슐린 쇼크의 차이는 무엇인가?

상호 관련 문제

연관된 것끼리 연결하시오.

질병 또는 상태
1. 라이 증후군
2. 과도한 알코올 섭취
3. 간을 포함하는 자가면역 질환
4. 일차성 간암
5. 전이성 간암
6. 담석증
7. 담석산통
8. 총담관을 막는 일차성 췌장암

결과 또는 상태에 대한 반응
A. 간경화에 걸린 사람에게 종종 나타난다.
B. 일차성 담즙성 경화증
C. 대장암
D. 많은 콜레스테롤을 함유한 담즙
E. 아스피린으로 다룬 바이러스 감염
F. 담관을 통해 지나가는 담석
G. 염증과 말로리체를 동반한 지방간
H. 폐쇄성(이차성) 담즙성 경화증

질병 또는 상태
1. 제1형 당뇨병
2. 제2형 당뇨병
3. 임신성 당뇨병
4. 제1형 당뇨병의 합병증
5. 제2형 당뇨병의 합병증
6. 임신성 당뇨병의 장기 효과
7. 총담관을 막는 췌장암
8. 대사 증후군과 연관된 특징

임상증후 또는 특징
A. 종종 비만과 연관되어 있고 인슐린 분비가 증가함에도 불구하고 고혈당.
B. 케톤증
C. 당뇨병의 장기적 위험성의 증가
D. 고혈압
E. 랑게르한스섬 파괴와 연관된 자가면역
F. 태반 호르몬에 의한 인슐린 저항성
G. 황달
H. 고장액의 의한 혼수

CHAPTER 16 단원 복습

맞으면 ○, 틀리면 ×로 표시하시오.

1. HBV에 감염된 사람의 피에서 감염성 입자는 HBV 표면항원이다. (   )
2. 대부분의 HCV 감염환자는 바이러스를 근절할 수 없고 만성 보균자가 된다. (   )
3. 많은 HCV 감염환자들은 그들의 감염의 증후를 보이지 않는다. 그들은 무증상이다. (   )
4. 일차성 담즙성 경화증은 담즙관의 상피에 직접 자가항체를 갖는 자가면역 질환이다. (   )
5. 이차성 담즙성 경화증은 총담관의 오랜 기간 폐쇄에 의한 것이다. (   )
6. 콜레스테롤은 간경화의 원인이다. (   )
7. 담석이 총담관을 막는 것은 황달의 원인이 된다. (   )
8. 담즙은 지방 흡수를 용이하게 하는 지방 소화효소를 포함하고 있다. (   )
9. 간경화 환자에서 높은 문맥압은 압력을 낮추기 위한 시도로 간문맥과 체순환 사이의 연결이 형성된다. (   )
10. HCV 감염의 대부분 경우에서 바이러스에 의해 오염된 물이나 음식에 의해 전파된다. (   )
11. 췌장의 낭포성 섬유증은 멘델유전의 우성 특성으로 전파된다. (   )
12. 제2형 당뇨병은 췌장의 인슐린 분비 증가와 연관된다. (   )
13. 대사 증후군은 비만, 고혈당, 심혈관계질환에 좋지 않은 고지질혈증, 고혈압으로 특징지어진다. (   )
14. 췌장의 낭포성 섬유증에 대한 적절한 치료를 받은 대부분의 사람들은 정상 수명을 갖게 된다. (   )
15. 낭포성 섬유증 환자에서 두꺼운 점액질이 세기관지를 막는 것은 폐 감염을 잘 일어나게 하고 점진적인 폐 손상을 입게 한다. (   )
16. 랑게르한스섬 세포의 인슐린 분비하는 양성 종양은 혈당을 올린다. (   )
17. 케톤체는 췌장에 손상을 가하는 독성 복합물이다. (   )
18. 임신부에서의 고혈당은 태아에 좋지 않다. (   )

비판적 사고력

1. 이 씨는 남편과 자주 성관계를 가졌다. 이 씨는 HIV뿐만 아니라 HBV, HCV도 혈액이나 체액을 통해 전염되는 것을 알고 있었는데, 그의 남편이 그녀에게 HAV 또한 성관계를 통해 전염이 된다고 말했다. 이 씨는 의견을 물었다. 이게 사실이라면 남편이 어떻게 그의 감염 위험을 줄일 수 있을까? 이 씨에게 뭐라고 말해줄 것인가?
2. 최 씨는 수년간 과도한 알코올 섭취에 관한 문제를 가지고 있었고 지금 그는 복수와 식도정맥류를 동반한 간경화를 앓고 있다. 그의 주치의는 그의 문맥압을 낮추고 식도정맥류가 터질 위험을 낮추기 위해서 간문맥의 가지와 체순환 정맥을 연결하는 시술을 받을 것을 권유 했다. 그가 식도 정맥이 왜 넓어졌는지와 이 시술이 왜 이런 상황을 개선시키는지 물었다. 최 씨는 또한 만약 자신이 술을 끊고 이 시술을 받는다면 흉터난 간이 원래대로 돌아 올 수 있는지 알고 싶어 했다. 뭐라고 말해줄 것인가?
3. 정 씨는 정기검진을 받았고 일반적 검사에서는 정상이었지만 혈압이 다소 높았다(140/92). 정 씨는 비만은 아니지만 어느 정도 과체중이었다. 검진 동안 행해진 검사들은 살짝 높아진 혈당을 제외하고 정상이었다 (135mg/dl). 정씨는 문제가 있는 걸까? 만약 그렇다면, 무엇이 문제일까? 이 문제에 관해 어떻게 해야 할까?
4. 박 씨는 자신이 알코올중독이라고 생각하지 않지만, 음주 문제가 있다. 그는 상복부 통증을 몇 차례 겪은 적이 있고 주치의는 그에게 췌장염이 있다고 말했다. 그는 이 진단을 걱정하였고 이것이 심각한 것인지 무엇을 해야 하는지 궁금해한다. 뭐라고 말해줄 것인가?

CHAPTER 17

위장관
The Gastrointestinal Tract

학습목표

1. 구순열과 구개열의 종류를 설명할 수 있다.
2. 충치의 병인론과 치주 질환과 관련해서 예방과 치료법을 설명할 수 있다.
3. 식도폐쇄로 이어질 수 있는 가장 흔한 식도질환 3가지를 설명할 수 있다.
4. 위궤양의 원인과 치료, 합병증에 관하여 설명할 수 있다.
5. 흔한 급만성 장염의 임상징후를 설명할 수 있다.
6. 충수염과 메켈 게실의 병인론과 임상징후 및 치료법을 설명할 수 있다.
7. 장 기능의 주요 장애와 식이장애가 건강에 미치는 해로운 영향을 설명할 수 있다.
8. 게실의 병인론을 설명하고 병변의 발달에 있어서 식이의 역할을 설명할 수 있다.
9. 장 폐쇄, 결장암종, 결장 게실증의 원인, 임상징후 및 합병증을 열거하고 치료법을 설명할 수 있다.

CHAPTER 17 위장관

■ 구조와 기능

음식의 소화와 흡수에 관여하는 위장관은 구강과 그와 관련된 얼굴 부분, 식도, 위, 소장, 대장, 그리고 항문으로 구성되어 있다.

■ 구순열과 구개열

구순열(cleft lip): 윗 입술의 다양한 결함, 발달 장애의 결과이다.

구개열(cleft palate): 구강과 비강 사이의 교통에 있어서 단단입천장의 장애, 발달 장애의 결과이다.

상아질(dentine): 치아의 뼈 구조.

에나멜(enamel): 치아의 노출된 바깥면을 둘러싸고 있는 치밀한 바깥층.

발생학적으로 얼굴구조를 형성하고 비강을 입으로부터 분리하기 위해 합쳐진 세포들의 증식하는 덩어리의 융합에 의해서 형성된다. 얼굴의 윗부분에서는, 융합된 구역이 각각의 입술과 턱 사이를 거쳐 지나가고, 콧구멍까지 연장되는 선의중앙의 양쪽에 위치해 있다. 입천장은 코와 입의 연결을 닫기 위해서 안쪽으로 자라고, 중앙에서 합쳐지는 조직의 선반 같은 덩어리에 의해서 형성된다. 만약 이런 발달 과정이 방해받으면, 결함이 위쪽 입술이나 턱에(**구순열**) 혹은 입천장에(**구개열**) 발생할 것이다.

구순열(입술갈림증)이나 구개열(입천장갈림증)은 결합에서 자주 일어나는 흔한 기형이다. 이러한 기형의 발생 확률은 대략 1/1000 정도이다. 구개열과 구순열 모두 유전의 여러 요소에 의한 경향을 따르고 있다. 이러한 확률은 이전에 구순열이나 구개열을 가지고 있던 아이를 출산한 부모에게서 태어나거나, 부모가 구순열이나 구개열을 가진 경우에 상당히 높게 나타난다. 임상적으로 마주치는 다양한 구순열과 구개열의 유형이 그림 17-1에 설명되어 있다.

구순열은 아마도 한쪽에만 일어나거나 양쪽에서 일어나고 아마도 심한 경우에는 입술의 점막에 상대적으로 적은 결손에서부터 위턱까지 깊게 뻗은 큰 파열까지 나타날 수 있다. 가장 심각한 기형에서 파열은 위턱에서부터 비강의 천장까지 완전히 뻗어 있을 수도 있고 아마 입천장의 뒤쪽까지 뻗어 있을 수도 있다(그림 17-2).

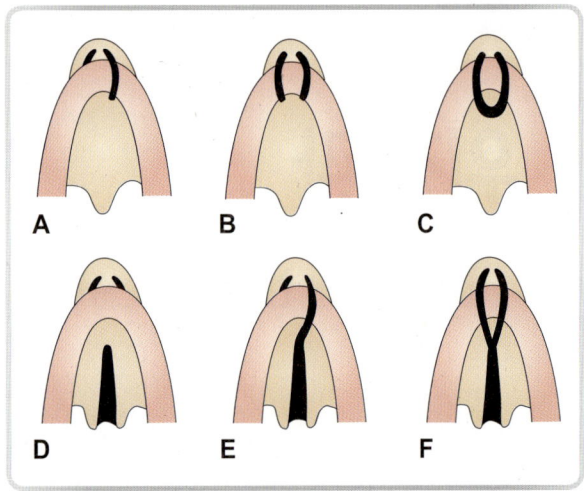

그림 4-1 • 아래에서 본 구순열과 입천장 갈림증의 종류. A, 코까지 확장되어 있지만 입천장 뒤쪽까지는 이어지지 않는 단일 방향의 구순열. B, 코까지 확장되어 있지만 입천장 뒤쪽까지는 이어지진 않는 양측 방향의 구순열. C, 코와 입천장까지 이어진 양측방향의 구순열. D, 중간선 구개열. E, 코까지 이어진 단일 방향의 구순열이 동반된 구개열. F, 코까지 이어진 양측 방향의 구순열이 동반된 구개열.

■ 치아 형성의 기형

치아는 턱의 조직에서부터 발달한 특수한 구조이다. 각각의 치아는 치아의 대부분을 구성하는 **상아질**(dentine)이라고 부르는 단단한 구조와 치아의 표면을 덮고 있는 **에나멜**(enamel), 그리고 신경이나 림프, 혈액을 포함하는 중앙의 펄프 구조로 구성되어 있다. 턱에 끼워져 있는 치아의 뿌리는 시멘트질이라고 부르는 뼈와 유사한 조직의 얇은 층으로 덮여 있고, 치아는 조밀결합조직에 의해서 턱에 고정되어 있다.

치아는 2개의 세트(set)로 구성되어 있다. 첫 번째 세트는 주로 젖니 혹은 유치라고 부르며, 어린 시절에 빠지게 되는 총 20개로 구성된다(각각의 턱마다 10개). 결국에 이런 유치들은 32개의 치아로 구성되는 영구치에 의해 대체된다. 영구치가 성장하기 시작하면서, 이 영구치들은 유치의 뿌리를 밀어내기

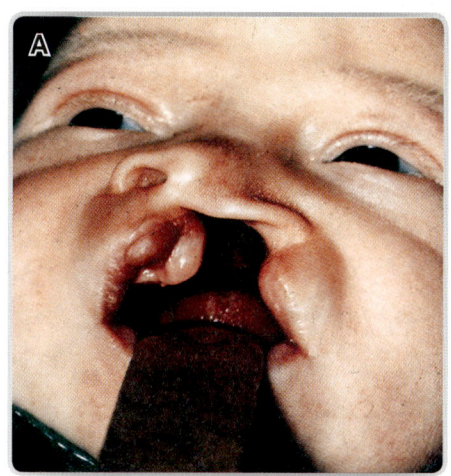 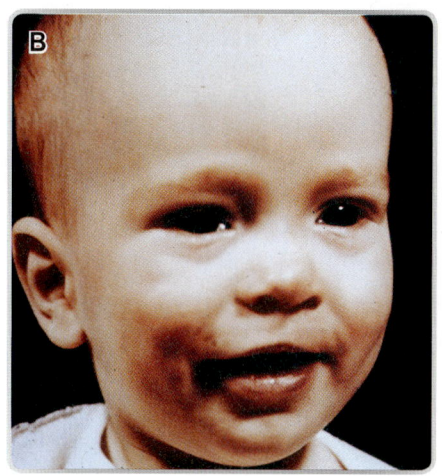

그림 17-2 • A, 2주 영아에서 관찰되는 입술, 구개열. B, 수술적 결함 교정 14개월 후의 같은 아이.

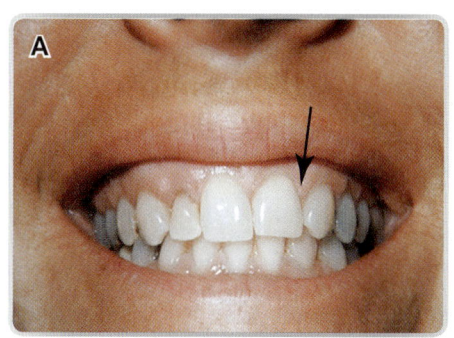 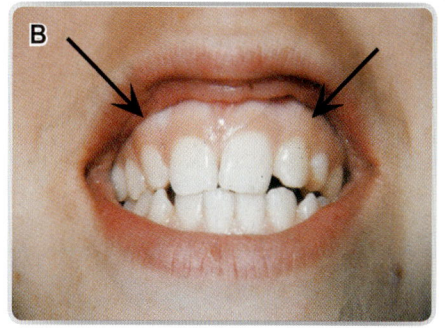

그림 17-3 • 선천적 치아의 부재. A, 엄마는 왼 가쪽 앞니가 없다(화살표). 왼 송곳니는 왼 중앙 앞니의 가쪽에 위치해 있다. 모든 치아가 존재해 있는 반대편과 왼쪽을 비교하시오. B, 딸은 가쪽 앞니가 없다. 송곳니(화살표)는 중앙 앞니에 인접해 있다.

시작한다. 이것은 뿌리의 재흡수를 일으키고, 유치를 느슨하게 만든다. 이후에 결국에는 떨어져나가고 영구치로 대체된다.

각각의 유치와 영구치는 서로 다른 치아싹으로부터 발달한다. 유치는 태어나기 전부터 발생하여, 어린 시절에 빠진다. 영구치는 태어난 이후까지 발달하지 않으며, 유아기나 청소년기 중 다양한 시기에 돋아나기 시작한다. 치아가 형성되기 시작하면서, 칼슘이 치아의 상아질이나 에나멜에 축적되기 시작한다.

▶ 치아결손증, 치아과다증

1개 혹은 그 이상의 치아 결손은 상대적으로 흔하며, 유전적 다요인성 패턴을 따르는 가족적인 특징이다(그림 17-3). 이것은 1개 혹은 그 이상의 치아싹 발달의 실패의 결과로 나타난다. 때때로, 여분의 치아싹이 형성되며, 이 결과 치아과다증이 생긴다.

▶ 테트라사이클린에 의한 에나멜의 기형

에나멜은 발달하는 치아에서 특별한 기간에 형성된다. 만약 항생제인 테트라사이클린이 에나멜이 치아에서 형성되는 동안 투여되면, 항생제가 에나멜에 있는 칼슘 사이에 축적되고, 이것은 영구적으로 치관

치태(dental plaque): 이에 붙어 있는 세균, 세균 부산물, 타액의 덩어리. 치아 부식으로 이어질 수 있다.

충치(caries): 치아 부식.

이 황회색에서 갈색으로 착색되는 것을 야기한다. 또한 항생제는 에나멜의 형성을 방해한다. 만약 테트라사이클린을 임신한 여성에게 투여하면, 이 약은 태반을 통과하여 태아의 발생하는 치아의 에나멜이 포함될 수 있는 순환계에 들어간다. 만약 유아나 어린이에게 테트라사이클린이 투여되면 테트라사이클린은 테트라사이클린이 소화되었을 때, 에나멜을 형성하고 있는 영구치의 치관에 침착된다. 테트라사이클린은 임신한 여성이나 영구치에서 에나멜을 형성하고 있는 기간의 유아, 어린이에게는 처방하면 안 된다. 이 기간은 유아기와 영아기까지 연장되며 대략 8세 정도까지 이어진다.

■ 충치와 그 구성물

구강은 산소균과 무산소균을 포함한 다양한 종류의 박테리아를 포함하고 있다. 박테리아의 생산물이나 침으로부터의 단백질이 섞여 있는 이런 박테리아의 덩어리들은 치아에 붙어서 치아를 부패하게 하는 치태를 형성한다.

충치(caries)는 설탕이나 매우 제한적으로는 녹말이 들어 있는 음식물에서 활동하는 구강의 박테리아들에 의해서 야기된다. 박테리아의 발효는 유기산들을 유리시키고, 이것은 치아를 덮고 있는 에나멜을 부식시키며, 유기산들에 의해 공격당하고 치아의 공간을 형성하는 구강의 세균들에게 침투되도록 그 아래의 상아질을 노출시킨다. 영향을 받은 구역은 착색되며, 치과 기구로 살펴보았을 때, 매우 부드러워진다. 치아 엑스선은 영향을 받은 치아에서 밀도가 감소된 구역을 찾아냄으로써 치아 사이의 공간을 찾아낼 수 있다.

치주 질환(periodontal disease): 치아 뿌리 근처에 있는 잇몸의 염증.

만약 공간이 치료되지 않고 점점 커지면, 부패는 결국에는 치아의 펄프까지 도달한다. 그 세균들은 펄프를 침입하고 치통의 특징인 욱신거리는 아픔을 야기하는 염증반응을 일으킨다. 계속 놔두면, 그 감염은 턱뼈에 박혀 있는 치아 뿌리의 끝부분까지 퍼지고 그곳에서부터 치아뿌리를 둘러싸고 있는 뼈까지 퍼질 것이다. 이것은 주변 치아의 끝부분에서 농양을 일으킬 것이다.

▶ 예방과 치료

충치에 걸릴 확률은 이를 자주 닦거나 박테리아의 성장을 촉진할 수 있는 음식물을 제거하기 위해 치실을 사용하는 등의 적절한 구강 위생에 의해 감소될 수 있다. 물이나 치약에 첨가된 불소는 충치에 잘 걸리지 않을 수 있도록 산에 저항할 수 있는 치아 구조의 형성을 촉진함으로써 충치를 예방할 수 있다. 충치는 부식된 부분을 제거하거나 결손된 부분에 치아를 대체할 수 있는 물질을 채워 넣음으로써 치료할 수 있다. 펄프나 치아 뿌리에 감염이 일어나면, 추가적인 치료가 필요하다. 항생제는 급성 감염이나 치아 끝부분에 농양이 생기는 경우에 필요하다. 감염이 통제된다면, 펄프 전체를 깨끗하게 하고 치아를 대체할 수 있는 물질을 채워 넣어야 한다. 치근관 치료를 root canal treatment라고 부른다. 때때로 치아는 치료될 수 없는데, 이때는 제거되어야만 한다.

■ 치주 질환

치아 바닥 근처에 축적된 박테리아와 그 잔해들의 덩어리들은 염증을 일으킬 수 있다. 처음에 염증은 단지 치아 뿌리를 둘러싸고 있는 잇몸에만 영향을 미친다. (치은염) 이후에 그 염증은 치아 사이나 그 주변의 잇몸에까지 뻗어나가고, 치아와 잇몸 사이에 작은 감염 지역을 형성한다. 이러한 상태를 **치주 질환**이라고 부른다. 만약 농양이 감염된 잇몸의 모서리로부터 터져나오면, 이러한 상태를 설명하기 위해 농루라는 용어를 주로 사용한다. 감염이 치아를 턱뼈에 고정시키는 구멍에까지 퍼지면, 치아를 느슨하게 만들고 결국엔 치아가 빠지게 된다. 다양한 잇몸과 치아에 대한 치료 방법이 치아를 잃을 수도 있는 이러한 상태를 치료하거나 조절할 수 있다.

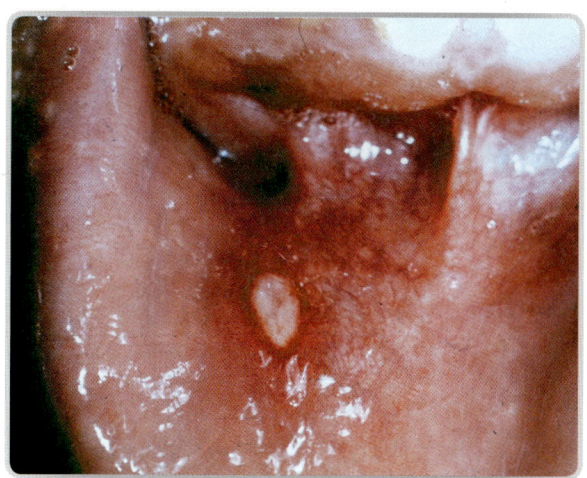

그림 17-4 • 구내염에 의한 구강 점막의 얕은 궤양.

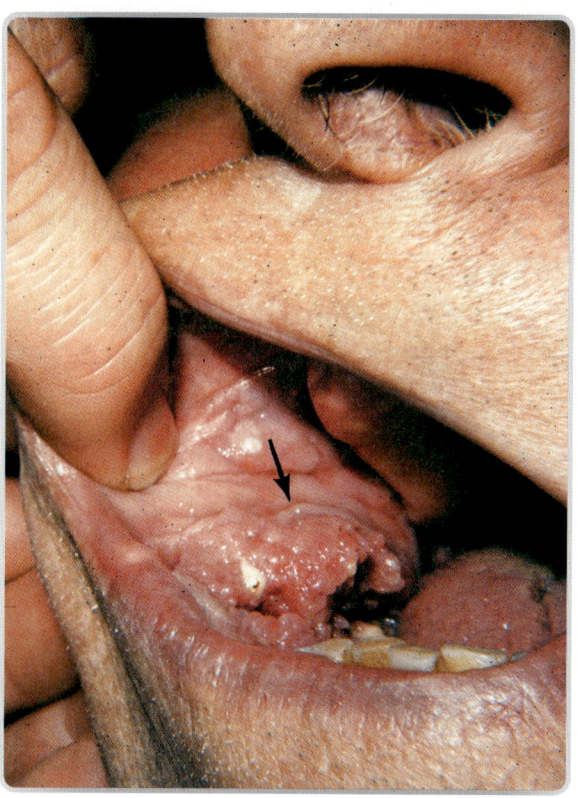

그림 17-5 • 구강점막의 편평상피암종(화살표). 이것은 볼의 점막으로부터 발생한 조직의 불규칙한 과증식의 결과로 나타난다.

■ 구강의 염증

구강 내에 염증이 생기는 것을 구내염(stomatitis)이라고 부른다. 그것은 아마도 많은 자극물질이나 감염매개체에 의해 생긴다. 가장 흔한 자극물질은 알코올과 담배나 뜨겁고 매운 음식들이다. 감염 매개체는 헤르페스 바이러스와 다른 몇 가지의 바이러스, 칸디다알비칸스(Candida albicans)와 같은 진균류, 그리고 다양한 박테리아를 포함한다. **구내염(canker sore)**은 구강에 발생하는 또 다른 상대적으로 흔한 염증 질병이다. 구내염은 붉은 경계를 가지고 좁은 구역을 둘러싼 염증에 의해 입의 점막에 작고 고통스러운 표면의 궤양을 나타낸다(그림 17-4). 아직까지 무엇이 이 구내염을 일으키는지 모른다. 그리고 비록 이러한 궤양에 의해 야기되는 불편함을 줄일 수 있을지라도 이러한 상태에 대한 특별한 치료법이 없다.

■ 구강의 종양

입술, 뺨, 혀, 입천장이나 목구멍 뒷부분의 편평상피로부터 일어난 암종이 상대적으로 가장 흔하다 (그림 17-5). 이것은 외과적인 제거나 방사선 요법에 의해 치료한다.

■ 식도의 질병

식도는 인두로부터 위까지 뻗어 있고 각각의 위와 아래 끝부분에 괄약근을 가지는 근육으로 이루어진 관이다. 위쪽의 식도괄약근은 삼킨 음식을 지나갈 수 있도록 이완한다. 또한 이러한 음식들은 리드미컬한 연동운동에 의해 식도를 따라 내려간다. 아래의 식도괄약근(위식도괄약근 혹은 분문괄약근)은 음식이 식도 아래 끝에 도달했을 때 이완하고 음식이 위로 들어가도록 한다. 식도에 영향을 미치는 더 중요한 상태는 아래와 같다.

1. 아래의 식도괄약근이 정상적으로 기능하는 데 실패하는 것
2. 구역질이 나거나 토하는 것에 의해 식도가 찢어지는 것
3. 암종이나 음식이 꽉 들어차거나 협착에 의해 일어난 식도의 파괴

식도 질병의 증상은 다양한 수준의 복강의 불편함, 고통과 함께 연하곤란을 포함한다. 완전한 식도의 폐쇄는 주로 음식물이 기도로 역류하는 것과 관련이 있는 삼키는 능력을 상실하게 한다. 이러한 증상은 호흡곤란이나 기침을 야기한다.

▶ 분문괄약근의 기능장애

분문괄약근 기능의 2가지 주요한 장애는 분문경련증(들문연축)이라고 불리는 분문괄약근이 적절하게 열리는데 불능 상태이거나 무능한 분문괄약근이라 불리며 역류식도염을 야기하도록 괄약근이 닫힌 채로 적절하게 유지하는 능력이 부족한 상태이다.

분문경련증 (cardiospasm):
하부 위식도 괄약근의 연축.

역류식도염 (reflux esophagitis):
불완전한 하부 위식도괄약근을 통한 위산분비의 역류에 의해 발생한 식도 상피의 염증.

바레트 식도 (Barrett esophagus):
식도의 표면상피가 편평상피에서 원주상피로 변하는 상태, 흔히 역류식도염의 결과이다.

분문 경련증. 때때로 분문괄약근은 식도에서 식도 기능을 조절하는 신경 망상조직이 형성되지 못해서 적절하게 열리지 못한다. 그 결과 음식물은 위로 정상적으로 지나갈 수 없고 식도의 벽에 존재하는 평활근은 음식물이 수축된 괄약근을 지나갈 수 있도록 강제하기 위해 활발하게 수축한다. 치료는 기구를 식도로 넣는 수단에 의해서나 외과적으로 수축된 부분의 근육 섬유를 잘라내어 주기적으로 괄약근을 늘여주는 것으로 구성된다. 선택적인 경우에 대안적인 치료법은 보툴리눔 독소(botulinum toxin)를 식도내시경을 통해 괄약근에 주사하는 것이다. 그 독소는 신경 얼기에서부터 근육 섬유까지의 신경의 전달경로를 몇 개월간 차단한다. 이것은 괄약근을 이완시킬 것이고 환자의 증상을 완화하게 될 것이다.

무능한 분문괄약근과 그 합병증. 상대적으로 흔한 상태에서 산성의 위산은 부적절하게 닫힌 무능한 아래 괄약근에 의해서 식도로 새어나온다. 높은 산도를 견디도록 고안되지 않았던 식도를 이루는 편평상피는 자극을 받고 악화된다. 이것을 **역류식도염**이라고 부른다.

몇몇 환자에게서 편평상피로 이루어진 점막은 궤양이 나타나고 흉터가 남는다. 때때로 편평상피는 산성에 더 저항할 수 있는 원주상피로 변화(화생)를 겪음으로써 산성에 저항한다. 처음으로 기술한 사람의 이름을 따서 명명한 **바레트 식도(Barrett's Esophagus)**라고 불리는 이러한 상태는 아마도 추가적인 문제를 일으킬 것이다. 불행히도 원주상피로의 화생은 비정상이며 이러한 비정상적인 원주상피에서 선암종으로 발달할 수 있는 확률을 증가시키는 것으로 알려져 있다. 역류식도염의 치료는 식사 후에 눕는 것을 피하는 것이다. 왜냐하면 누워 있는 자세는 역류를 촉진하기 때문이다. 머리를 베개에 올리고 자는 것으로 역류를 최소화할 수 있으며, 알코올성 음료를 피하는 것 또한 알코올이 위산 분비를 자극시키는 것뿐만 아니라 아래 식도괄약근을 이완시키기 때문에 역류식도염을 치료하는 방법 중 하나이다. 위산의 분비를 줄이는 약물이나 위산을 중화시킬 수 있는 제산제도 도움이 된다.

▶ 위점막의 손상

오심이나 구토는 식도가 횡격막을 지나는 부분의 위식도 연결 부위나 먼쪽 식도 부분의 점막을 찢어지게 할 수 있다. 이러한 손상은 다량의 출혈을 일으킨다. 반복적이고 간헐적이며 활발한 배근육의 수축은 구토와 관련이 있다(그림 17-6). 배근육의 수축은 복강 내의 압력을 상승시키고 강력하게 위의 윗부분을 식도가 지나가는 횡격막(가로막)의 구멍을 향해 짓누르게 된다. 이것이 점막의 손상을 야기시킨다. 이러한 구토와 관련된 합병증은 대부분 과도한 알코올 섭취에 의한 오심이나 구토 이후에 생긴다. 하지만 체중 감소를 위해 스스로 유도한 구토와 같이 알코

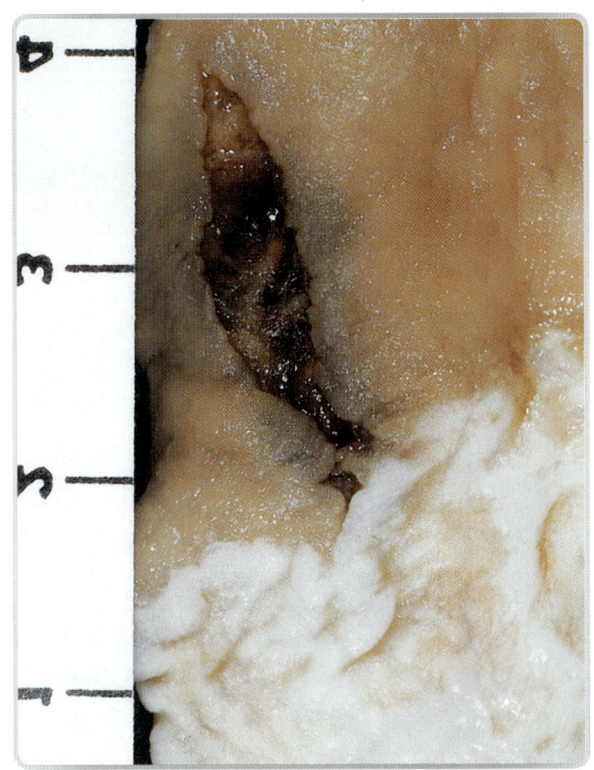

그림 17-6 • 구역질과 구토에 의해 위점막이 찢어졌다. 사진 위쪽에 있는 혼탁한 점막은 식도의 정상 중층편평상피세포이다. 2cm 찢어짐은 위식도 이음부로부터 2cm 이어져 있고 치명적인 위출혈을 야기하였다.

올 이외의 구토를 유발하는 원인들에 의해서도 일어난다.

▶ 식도 폐쇄

식도의 암종. 암종은 그것이 편평상피이든 바레트 식도(Barrett's Esophagus)와 관련된 원주상피이든 간에 식도의 어디서든지 나타날 수 있다. 종양은 점점 내강을 좁게 만들고 종종 주변조직으로 침투하며 때로는 기관지까지도 침윤할 수 있다.

협착. 협착(stricture)은 흉터조직에 의해서 야기되어 내강이 좁아지는 것이다. 궤양이나 흉터를 동반한 역류식도염은 협착을 야기할 수 있다. 식도의 흉터는 우연하게 또는 고의적으로 괴사와 염증이 일어나도록 부식을 일으키는 화학물질을 먹었을 때도 일어날 수 있다. 이러한 경우 심각한 흉터가 협착을 초래한다. 영아들에게서 가장 흔한 식도 협착의 원인은 우연히 가성소다 용액을 먹었을 경우이다.

■ 위염

위에 염증이 생긴 것을 **위염**(gastritis)이라고 한다. 그리고 염증은 급성과 만성 2가지 경우가 있을 수 있다. 만성인 경우 특이성 증상이 없는 경우도 있지만, 대부분은 복부의 불편함과 메스꺼움을 경험하게 된다.

▶ 급성 위염

많은 경우에 급성 위염은 짧은 기간 동안의 스스로 치유될 수 있는 염증이다. 그러나 이 기간 동안에 급성 염증은 매우 심각하고 점막의 궤양을 합병증으로 초래할 수 있으며, 궤양이 일어난 부분에 출혈이 일어나기도 한다. 점막의 궤양을 가지고 있는 급성 위염을 가진 환자는 종종 증상을 호소하며 궤양이 생긴 부분은 출혈이 많이 나타난다.

급성 위염에는 많은 원인이 있다. 그러나 대부분의 경우는 아스피린, 이부프로펜, 나프록센과 같은 비스테로이드성 항염제(NSAIDs)에 의해 일어난다. 이러한 약물들은 관절염이나 근육이나 뼈의 통증 문제와 관련된 증상들을 치료하기 위해 널리 사용된다. 이 약물들은 강력한 염증의 중개물질인 프로스타글란딘 합성에 필요한 사이클로옥시게나제(cyclooxygenase)라 불리는 효소를 방해함으로써 효과를 나타낸다. 그러나 프로스타글란딘은 많은 종류의 세포들에 의해서 생성되며 다른 기능들을 많이 가지고 있다. 위 상피세포에 의해서 생성되는 것들은 위 표면의 세포들을 코팅하고 보호하기 위해 점액의 분비를 촉진함으로써 위산에 의해서 손상 받는 것으로부터 위를 보호한다. NSAIDs는 염증의 매개체인 프로스타글란딘의 합성을 방해함으로써 염증을 줄이지만, 이것은 또한 위 점막을 보호하기 위한 프로스타글란딘 합성을 방해하기도 한다. 결론적으로 점막은 위산에 의한 손상에 취약해진다. 과도한 알코올의 소화도 알코올이 위 자극 물질이고 또한 위산 분비를 자극하기 때문에 급성 위염의 다른 원인 중 하나이다.

▶ 만성 위염과 그 합병증: H. pylori의 역할

많은 만성 위염 증례들은 위 점막 표면에서 헬리코박터필로리(Helicobacter pylori)라는 작고 휘어진 그람 음성균들의 성장과 관련이 있다. 특별한 세균 염색법이나 배양법, 혹은 특별한 테스트에 의해 확인되는 이 독특한 개체는 위 상피세포를 덮고 있는 점액에서 자란다. 이 세균이 요소분해효소(Urease)를 생산한다. 이 효소는 단백질 대사의 부산물이면서 혈액이나 체액 내에 약간씩 존재하는 요소를 분해한다. 요소의 분해는 암모니아를 생산하며 이 암모니아는 위산을 중화시켜서 세균이 박테리아를 파괴시키는 산성 환경에서 잘 자라도록 도와준다. 헬리코박터균은 또한 위 상피를 덮고 있는 점액층을 파괴하는 효소도 생산한다. 아마도 만성 위염은 암모니아와 균에 의해 생산된 위 점막을 손상시키는 부산물에 의해서 야기된다.

헬리코박터균에 의한 위 점막에서의 군체 형성은 매우 흔하다. 그리고 이 세균을 가지는 모든 사람들이 만성 위염을 가지고 있는 것은 아니다. 이 균은 매우 가까운 접촉에 의해서 가정 내에서 사람과 사람으로 퍼진다. 그 세균이 치태나 대변에서도 발견되기 때문에, 개체의 확산은 입과 입에 의한 접촉이나 대변 또는 항문에서 구강에 의해서도 일어난다.

헬리코박터는 인체의 중요한 장기까지는 해로운 영향을 끼치지는 않는다. 하지만 이러한 세균에 의한 만성 위염은 두 종류의 위종양 발생률을 높인다. 위암종과 위점막의 림프구에서 기원한 악성 림프종이 바로 그것이다.

위암종의 발생 위험은 위염이 종종 위 점막의 위축을 일으키고, 위 상피가 장상피 형태로 변화하는 것을 야기하기 때문에 발생한다. 이러한 과정을 장화생(intestinal metaplasia)라고 한다. 위점막에서 이러한 변화는 위암에 취약하게 만든다.

림프종에 걸릴 위험은 위염이 점막의 림프조직을 과도하게 자극하기 때문에 나타난다. 이 과도한 자극은 조절되지 않은 림프구의 증식을 야기하고 결국에는 위 림프종으로 발전한다.

■ 소화성 궤양

소화성 궤양(peptic ulcer)은 보통 위 원위부나 십이지장 근위부에 관련된 만성적인 궤양이다(그림 17-7). 이 궤양은 산성의 위액에 의해 점막이 소화된 결과로 나타난다. 산성인 위액을 많이 분비하는 사람은 궤양에 걸리기 쉽다.

소화성 궤양의 초기에는 매우 작고 얕은 위나 십이지장의 미란이 일어난다. 위산과 펩신은 둘러싸고 있던 상피가 벗겨진 깊은 부분의 조직을 소화하기 시작한다. 지속적인 소화를 치료하려 시도하는 것은 궤양의 시작 부위에 상당한 흉터를 남길 수 있다. 임상적으로 궤양은 위산을 중화하는 음식이나 제산제를 먹으면 통증이 완화된다.

만성 위염과 관련이 있는 균인 헬리코박터필로리균은 위나 십이지장의 궤양의 병인에서도 중요한 역할을 한다. 아마 이 균은 점막에 손상을 일으키고 결국에는 만성 위궤양으로 발전하는 점막의 미란을 야기한다. 위염에 의해 야기된 점막의 손상은 위산의 분비를 조절하는 점막세포의 기능을 방해할 것이고 점막이 과도하게 위산을 분비하도록 할 것이다. 위궤양은 여러 가지 합병증이 발생한다(출혈, 천공, 폐쇄). 비교적 큰 혈관까지 침투한 궤양은 심각한 출혈을 일으킨다. 궤양은 또한 위나 십이지장의 벽까지 완전히 침투할 수도 있다. 이는 천공을 일으킨다. 때때로 위궤양을 치료 이후에 생긴 흉터가 유문이라고 부르는 위의 출구를 막아버리는데, 이것은 위가 적절하게 비워지는 것을 막는다.

소화성 궤양은 일반적으로 과도한 위산을 중화시키고 궤양의 치료를 촉진하는 제산제에 의해 치료된다. 혹은 위상피세포에 의해 과도한 위산이 분비되지 않

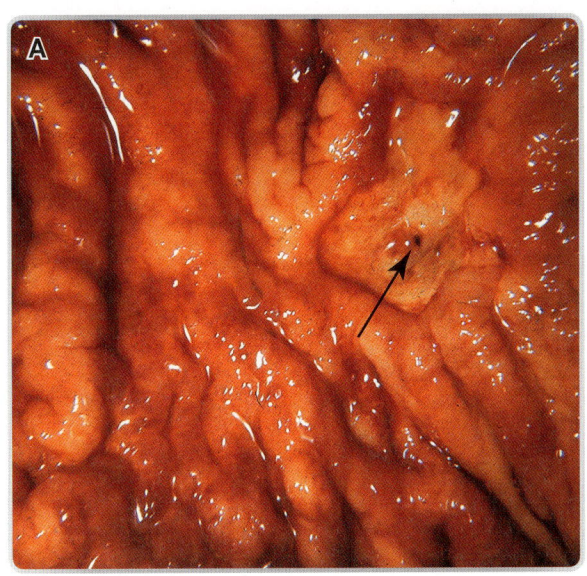 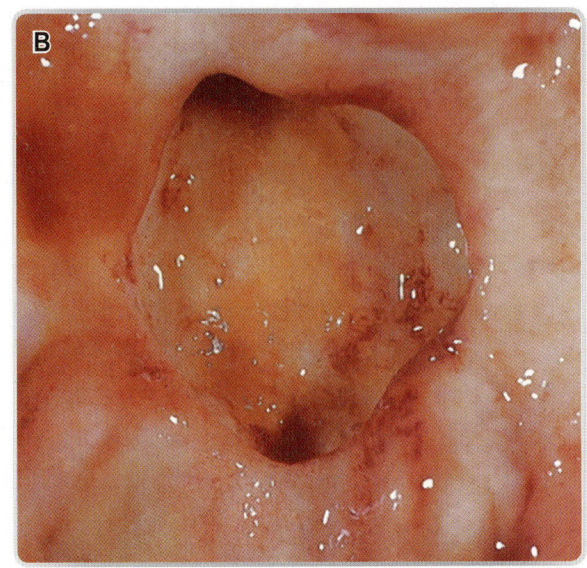

그림 17-7 • 위궤양. A, 위궤양. 궤양 바닥에 있는 혈관을 부식시켰고 출혈이 심하게 나 있다. B, 큰 만성십이지장궤양.

도록 막는 약물에 의해서도 치료된다. 헬리코박터균과 위궤양의 큰 상관성 때문에 이러한 균에 의한 궤양환자들은 위산을 중화시키고 분비를 억제할 뿐만 아니라 헬리코박터균을 치료하기 위해 항생제나 다양한 약물들을 사용하기도 한다.

■ 위의 암종

한때, 위암은 남성에서 가장 흔한 악성 종양이었다. 그러나 그 발생률은 점차 감소하고 있다. 초기 증상은 둔한 상복부의 불편감이다. 때때로, 첫번째 징후는 종양 표면의 궤양에 의한 만성 혈액 손실에 의한 철결핍성 빈혈이다. 위암은 종양 주변의 조직과 근처 림프관을 제거함으로써 치료한다(그림 17-8). 불행히도 위암은 종종 증상이 나타날 때 쯤에는 많이 진행되어 있다. 결과적으로 장기간의 위암 환자의 생존은 상대적으로 좋지 못하다. 때때로 위암은 양성 위궤양과 유사한 증상을 나타낸다. 의료진이 양성 위궤양과 위암을 구분하는 것은 매우 어렵다. 주로 의사가 위 내시경을 통해 병변 부위를 보고 조직검사(생검)를 다양한 부위에서 채취하여 병변을 구별하여 진단할 수 있다.

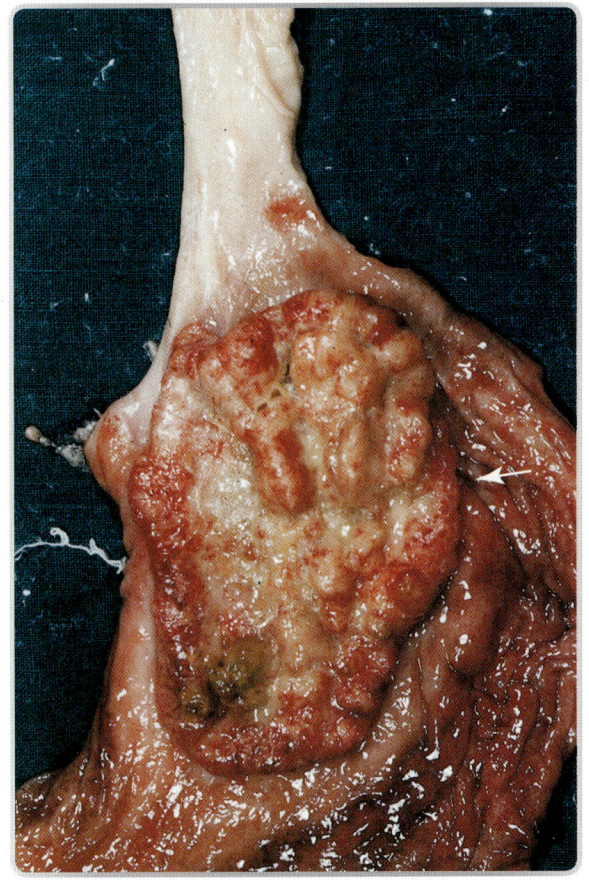

그림 17-8 • 위의 상피암종. 위점막(화살표)로부터 발생하여 위식도 이음부까지 이어져 있는 큰 궤양성 신생물을 드러내기 위해 열어 놓은 위. 식도는 사진의 위 부분에서 관찰된다.

자세히 살펴보기

크론병은 크론 박사와 그의 동료에 의해 서술된 원래 질병명이 아니다. 이 질환의 발병론은 그들이 처음에 가정했던 것과는 다르다.

1932년에 버나드 크론과 2명의 동료는 이전에 알려지지 않은 원위 회장의 만성 염증성에 대해 14명의 환자 증례를 발표하였다. 크론은 그것이 염증의 몇몇 조직학적 특성이 미코박테리아 감염과 유사하였기에 병원성 미코박테륨에 의해 생긴다고 생각하였다. 그러나 그 질병을 설명할 수 있는 어떠한 미생물도 발견되지 않았고, 현재는 자가면역 질환으로 생각된다. 나중에 그것은 소장의 다른 부분과 결장에도 병발할 수 있다. 따라서 국소적 회장염이란 용어 대신 질병을 처음 기술한 크론을 따라 크론병으로 명명되었다. 크론은 뉴욕의 마운트 시나이 병원의 환자들을 진찰하였다. 질병에 대한 발표 이후 미국 전역뿐만 아니라 외국에서 환자들이 그에게 찾아왔고, 그의 연구는 번창하였다. 그는 결국 마운트 시나이 병원의 위장관 부서의 책임자가 되었다. 그는 그 병원에서 은퇴하고 나서 코네티컷으로 옮겼고, 그곳에서 1983년 사망하였다. 아직까지 어떠한 미생물도 그 질병의 원인으로 동정되지는 않았다.

■ 소장의 염증성 질환

소장은 급성과 만성염증이 일어나는 부위이다. 장염(enteritis)이라는 용어는 소장에서 일어나는 염증을 언급하는 일반적인 용어이다. 그리고 **결장염, 대장염**(colitis)은 주로 대장에 한정된 부위의 염증을 의미한다. **위장염**(gastroenteritis)은 위와 소장의 통합된 염증을 의미한다. 창자(Bowel)이라는 용어는 일반적으로 소장, 대장을 모두 의미하는 장 전체를 언급하는 용어이다.

결장염, 대장염(colitis):
만성 궤양성 대장염과 같은 결장의 염증.

위장관염(gastroenteritis):
위와 장의 염증.

▶ 급성 염증

급성 소장염은 5장에서 설명했던 것처럼 알려진 병원체나 그 독소에 의해 야기된다. 그것들은 짧은 기간의 감염이고, 보통 특별한 치료 없이도 가라 앉으며, 적절한 항생제에 의해 반응한다. 임상적인 징후는 메쓰거움, 구토, 복부의 불편함, 설사이다. 심각한 감염인 경우의 소장의 궤양이 일어나고, 설사에서 혈액이 발견될 수도 있다.

▶ 만성 염증

만성 소장염은 비교적 덜 흔하며 치료되기도 어렵다. 2개의 만성 장염의 유형은 크론병과 만성 궤양성 대장염이다. 종종 두 질병은 만성 염증성 장질환이라는 그룹으로 함께 묶는다. 질병이 불활성화된 이후에 두 질병 모두 만성이면서 경련성 복통과 설사가 주기적으로 나타나는 질환이다. 활동성일 때는 관절통이나 안염, 그 외에 다양한 피부 결절과 병변을 포함하는 전신적인 증후가 나타난다. 이 두 질병은 4장에서 설명된 자가면역질환처럼 나타난다. 비록 이 두 질병이 많은 공통점이 있지만, 이 사이에는 큰 차이점이 존재한다.

▶ 크론병

크론병(Crohn disease)은 만성 염증이고 장 점막의 독특한 비후와 흉터를 동반하는 궤양이 나타난다(그림 17-9). 대장과 소장이 연결되는 부위인 회맹부에 질환이 발생하는 경우가 가장 흔하며 그다음으로 대장, 회장말단부, 소장 등에서 흔히 발생한다. 이 염증은 때로는 염증 부위가 매우 심각할 때는 염증 발생 위치

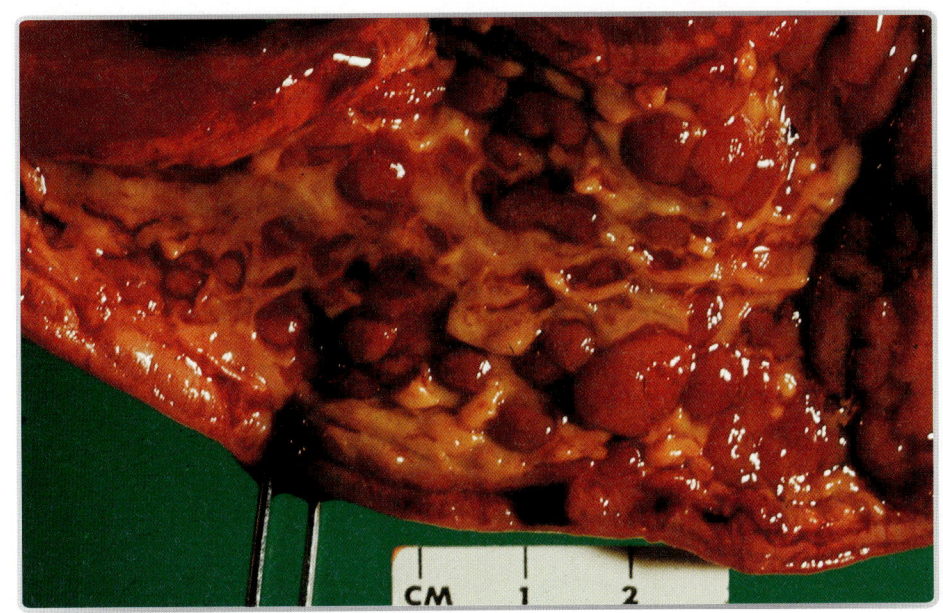

그림 17-9 • 크론병. 점막은 궤양화되어 있고 염증성 삼출액에 의해 덮여 있다.

에서 원위부인 다른 장간 사이까지 침범하여 폭 넓게 영향을 미친다. 가끔 장 내용물을 지연시키도록 완전하게 막히거나 좁아지도록 비후되거나 흉터가 남게 된다. 크론병은 염증이 회장 원위부에 위치했기 때문에 원래 '지역성 회장염'이라고 불렸다. 하지만, 이제는 이 질병이 회장에만 제한되는 것이 아니라는 것을 알고 있다. 소장의 다른 부분도 이 질병이 일어날 수 있으며 대장에도 나타난다.

만성 궤양성 대장염. 크론병과는 달리 만성 궤양성 대장염은 소장이 아닌 대장을 표적으로 한다. 염증은 점막에만 한정되며 장벽은 크론병처럼 두꺼워지지 않는다. 종종 이 질병은 직장 점막에서 시작된다. 하지만, 점차적으로 대장 전체적으로 퍼진다. 심각한 경우에는 궤양이 일어난 점막의 출혈을 초래한다. 이 경우 혈액이 섞인 설사가 나온다. 가끔은 염증이 광범위해져서 장 내용물이 복강 내로 나가도록 장에 천공을 일으킬 수도 있다. 오랜 기간 동안 만성 궤양성 대장염을 가진 환자는 대장이나 직장 부위로 암이 발전할 수도 있다.

만성 장염의 치료. 염증성 장 질병의 치료는 타오르는 느낌이 드는 증상을 조절하기 위해 항생제와 스테로이드 호르몬을 이용하여 증상을 치료하거나 지지 치료 요법이나 면역 억제제를 이용한다. 결국엔 심각한 만성 장염인 경우 염증부위만을 외과적인 절제가 필요하며, 질병이 만성적으로 보다 심각하거나 광범위한 만성 궤양성 대장염에 걸린 환자에서는 일어나기 쉬운 대장암의 위험성을 줄이기 위해서 대장 전체와 직장을 제거하는 것이 필요하기도 하다.

크론병(Crohn disease): 분절적 영역의 염증과 소장 내 반흔으로 특징되는 자가면역질환으로 흔히 원위 회장을 침범한다. 국소적 회장염이라고 부르기도 한다.

▶ **항생제와 연관된 대장염**

광범위 항생제를 투여한 몇몇 사람은 가벼운 설사로 발전하기도 한다. 불행히도 몇몇 사람들은 복통이나 열, 그리고 생명을 위협하는 전신적인 증후를 동반하는 혈액이 섞인 심각한 설사가 나타나기도 한다. 가벼운 경우에는 장점막에 약하게 궤양이 일어나지만 심각한 상태의 사람은 대장 점막에 다수의 궤양이 존재하고, 궤양이 일어난 부분은 섬유성 물질이나 염증세포들의 덩어리가 덮인다.

광범위 항생제는 장내 세균 무리를 변화시키므로써 대장염을 일으킨다. 대부분의 장내 정상균 무리는 광범위 항생제에 의해 파괴된다. 이 때문에 이런 항생제에 의해서 성장을 방해받지 않는 아포 형성 무산소성 장내 세균인 클로스트리듐 디피실레균(Clostridium difficile)이 과증식하고 염증과 괴사를 일으키는 2가지 독소를 생산한다.

항생제 물질 관련 대장염의 진단은 대변에서 세균 독소나 대변 배양물에서 세균을 확인함으로써 진단한다. 치료는 항생제를 중단하는 것부터 시작하며, 심각한 경우에 비산소성 세균을 죽일수 있는 메트로니다졸이나 반코마이신과 같은 항생제를 사용한다.

▶ 충수염

충수염(appendicitis)은 단단한 대변 내용물에 의해 막히게 되면서 충수의 직경이 좁아지는 것에 의해 일어난 가장 흔한 염증 병변이다. 이러한 폐쇄 때문에 충수에 있는 상피세포에서 나온 분비물이 빠져나가지 못하게 된다. 축적된 분비물은 충수 내강에 압력을 형성하고 이 압력은 점막 내에 있는 혈관을 압박하여 세포의 생존력을 저하시킨다(그림 17-10). 일반적으로 충수와 대장에 있는 세균은 죽은 세포로 이루어진 벽을 침투하여 급성 염증을 일으킨다.

임상적으로 충수염은 일반적으로 복부 오른쪽 아래 사분면에 위치한 부위의 복통이 특징이다. 복부에 관한 검사는 충수 위에 위치하여 배에 손을 대어 압력이 가해졌을 때, 국한된 부위의 압통이 나타나는 것으로 확인할 수 있다. 종종 환자들은 배를 눌렀다가 떼었을 때의 압력을 사라지게 했을 때 통증을 느낀다(반동성 압통: rebound tenderness). 게다가 염증 반응에 의해 반사적으로 근육이 수축하는 것도 존재한다. 임상혈액 검사에서 다핵형 백혈구가 혈액 내에 크게 증가된다.

때때로 충수염과 급성 위장관염이나 나팔관염이나 난소파열과 같은 젊은 여성에서의 여성 질병과 같이 다른 상태의 질병과 감별이 어려운 경우도 있다. 진단이 확실하지 않을 때, CT나 초음파와 같은 다른 진단 검사법이나 복강경이 확실한 진단과 적절한 치료를 위해 필요하다.

가벼운 증상의 충수염의 경우 바로 치료되기도 한다. 더 심각한 상태의 충수염증은 파열을 일으키고 복막염을 일으킨다. 이러한 이유에 의해서 충수염을 확인하고, 충수염이 진단된 환자에서 충수를 제거하는 것이 중요하다.

▶ 메켈 게실

발생기 동안에 소장은 배아의 난황낭에 난황관(vitelline duct)이라고 부르는 좁은 관에 의해서 연결된다. 정상적으로 이 관은 난황낭을 따라 사라지고

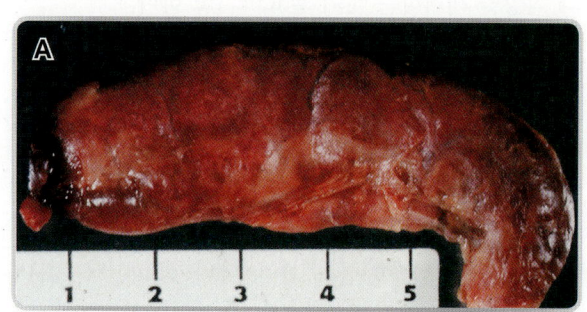 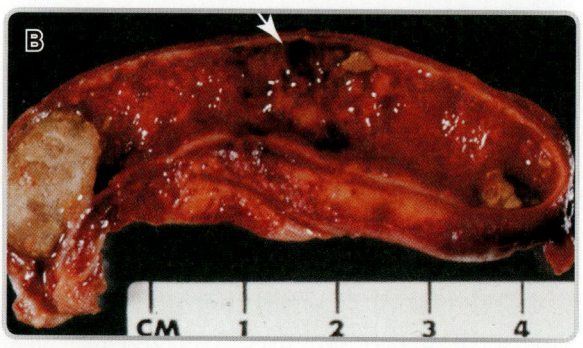

그림 17-10 • 급성 충수염. A, 충수의 바깥 부분은 종창, 울혈, 염증성 삼출액으로 덮여 있다. B, 충수는 내부를 보여주기 위해 이등분되어 있다. 내강 내에 있는 농은 제거되었다. 점막은 울혈되어 있고 궤양화되어 있다(화살표). 충수의 기저부(사진의 왼쪽)는 변의 단단한 덩어리에 의해 막혀 있다.

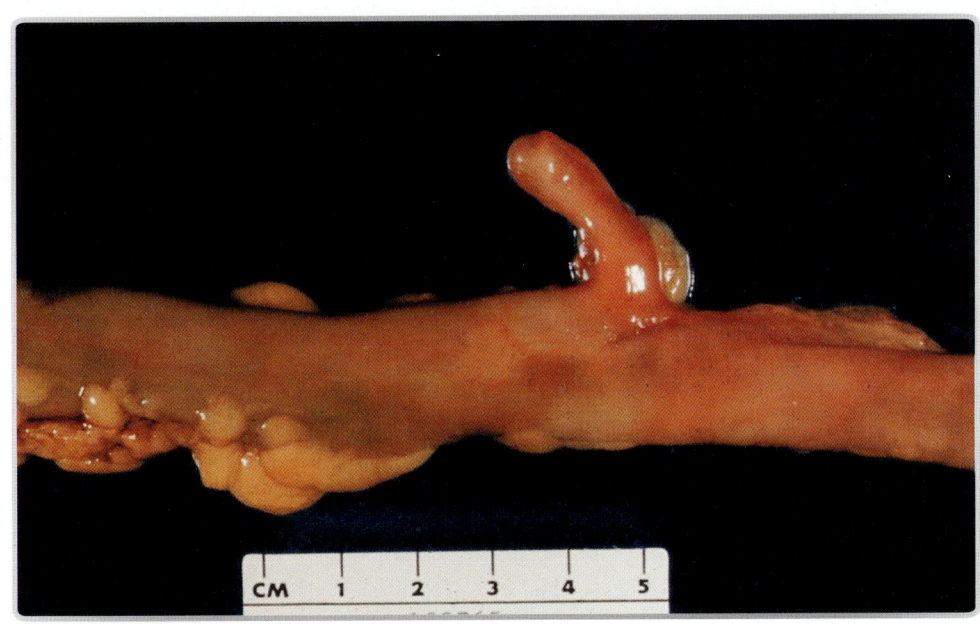

그림 17-11 • 회장의 메켈 게실.

성인에서 흔적이 남지 않는다. 그러나 약 2%에서 이 관의 존재물이 원위부 회장에서 30~46센티미터 부위에 작은 주머니 형태로 남는다. 이 구조를 **메켈 게실**(Meckel diverticulum)이라고 부른다. 정상적으로 메켈 게실은 소장의 상피세포와 같은 상피를 가지지만, 그러나 때때로 이 메켈 게실의 상피는 산을 분비하는 위점막이 이소성으로 포함하고 있다 (그림 17-11). 대부분의 메켈 게실은 증상이 없지만 때때로 게실이 감염되면 급성 충수염과 같은 증상과 합병증을 초래한다. 만약 메켈 게실이 이소성 위점막을 포함하는 경우에 이 메켈 게실에 의해 분비된 위산이 위나 십이지장에서 위궤양을 나타냈던 것처럼 출혈과 천공에 의한 합병증을 초래할 수 있는 위궤양을 나타낸다. 수술이 이미 진단된 충수염이나 다른 위장 문제에 의해서 수행될 때, 집도의는 항상 환자의 증상이 염증에 의해 야기되었는지 혹은 진단되지 않은 메켈 게실에 의한 문제인지를 확인해야 한다.

■ 소장 기능 장애

▶ 음식 과민증

몇몇 환자들은 음식 과민증의 결과로 쥐어짜는 듯한 복통과 복부 확장, 고창(소장에서 과도한 가스 형성) 그리고 설사와 같은 등의 증상을 나타낸다. 이 2가지 흔한 형태는 다음과 같다.

1. 유당불내증(Lactose intolerance)
2. 밀 단백질 글루텐에 대한 불내증

유당불내증. 유당은 우유나 유제품에 존재하는 이당류이다. 소화하는 중간에, 유당은 흡수되기 전에 2가지의 단당류로 분해되어야 한다(포도당과 갈락토오스). 이 과정은 소장 상피세포 점막 표면에 존재하는 락타아제(유당, lactase)라는 효소에 의해 동반되어야 한다. 그 효소는 유아나 어린 아이에서 풍부하게 존재한다. 하지만 많은 인구에서 청소년기나 초기 성인기에 이 효소의 농도가 점차적으로 매우 낮은 농도까지 떨어진다.

> **메켈 게실(Meckel diverticulum):** 원위 회장으로부터의 관상 외번, 난황관의 잔유물이다.

그 효소는 백인 중 20%에서, 아메리칸 흑인들에서 70%, 아메리카 인디언의 90%, 대부분의 아시아 인들에게서 결손되어 있다.

락타아제가 결손된 사람은 락토스(젖당: lactose)를 소화할 수가 없다. 결과적으로 락토스는 흡수되지 못하고 소장 내강에 남아 있게 된다. 정상적으로 흡수되지 못하는 대신에, 복부의 불편함과 경련성 설사 등을 일으킨다. 몇몇 흡수되지 않는 유당이 대장의 박테리아에서 발효되고, 내강 내의 삼투압을 올리고 환자의 불편함에 기여하는 젖산과 다른 유기산들로 변환된다. 이 증상은 유제품을 섭취하는 것과 관련이 있고, 유제품의 섭취가 중지되거나 감소되었을 때 완화된다. 유당이 없는 우유나 다른 저유당 혹은 유당이 없는 유제품은 사용할 수 있다.

글루텐 불내증. 보리, 밀 등의 곡류에 존재하는 불용성 단백질인 글루텐은 몇 가지 단백질에 혼합되어 존재하고 있으며, 곡물로 만든 빵에 탄력성을 준다. 몇몇 사람들은 이 단백질에 과민하고, 지방과 다른 영양분의 흡수장애로 인해서 만성적인 설사를 나타낸다. 임상적으로 이 상태는 흡수되지 않은 지방으로 구성된 비교적 크고 굵은 대변이 특징이다. 이런 소장의 흡수장애 때문에 체중 감소와 비타민 결핍증이 나타난다. 과민증은 또한 소장 융모의 위축도 야기한다. 이 상태를 글루텐 장 질병이나 비열대 스프루(nontropical sprue)라고 한다.

진단은 임상적 징후에 기초에서 이루어지고, 소장 점막의 생검 표본은 캡슐 내시경을 이용한 생검 표본에 의해 얻어진다. 이 기구는 공장 상부에 위치하고 약간의 소장 점막의 조직이 캡슐 안으로 들어가게 하기 위해서 조종된다. 그리고는 캡슐이 닫히고 점막을 잘라내면 점막 조각을 보관하게 된다.

글루텐이 없는 식이 습관은 빠르게 이 상태를 치료하고 소장 점막도 정상으로 재생된다.

▶ 과민성 대장 증후군

이러한 증후는 환자에게 종종 매우 괴로움을 준다. 그러나 구조적으로나 생화학적으로나 기능적인 장애를 유발할만한 기형은 확인되지 않을 경우 과민성 대장 증후군(irritable bowel syndrome)이라고 부른다.

과민성 대장 증후군의 진단은 다른 질병을 제외하고 남는 하나이다. 의료진은 병원성 세균과 소장 기생충, 음식 불내증, 그리고 크론병이나 만성 궤양성 대장염과 같은 다양한 유형의 만성 소장염을 제외해야 한다. 소장의 운동성을 향상시키는 방법에 의해 치료가 이루어진다. 때때로 대변의 크기를 키우는 물질들이 증상을 완화시킨다. 기타 약물들이 이러한 고통스러운 증상들을 완화시키는 데 사용된다.

■ 식이장애

식이장애는 심각한 건강상의 결과를 야기하게 하도록 음식 섭취가 부적절하거나 해로운 경우를 말한다. 과도한 음식 섭취는 건강에 해로운 효과를 나타내며 가장 흔한 장애인 비만을 야기한다. 그러나 신경성 무식욕증이나 신경성 식욕항진과 같이 비정상적인 식습관은 이러한 질병에 걸린 사람에게 심각한 건강 문제를 제기한다.

■ 비만

▶ 비만의 원인

지방은 에너지의 저장 형태이다. 필요량을 초과하는 섭취된 모든 칼로리는 지방조직으로 저장되고 몸무게가 늘어난다. 초과된 몸무게는 1킬로그램당 대략 1,750칼로리가 저장됨을 뜻한다. 칼로리가 정상적인 대사과정을 위해 필요한 양보다 적게 섭취될 경우 몸무게가 감소한다. 많은 유전적, 환경적, 호르몬적 요소들이 식욕 조절, 음식 섭취에 영향을 끼치거나 음식을 에너지나 지방조직으로 전환하는 대사 과정을 조절함으로써 몸무게를 조절하는 역할을 한다. 비만(obesity)은 종종 내분비계 기능부전 때문이라고도 한다. 드문 경우에서, 갑상선저하증이 신체대사율을 낮춤으로써 비만에 기여한다. 부신피질 기능 항진은 아마도 지방의 과다침착과 체내 지방의 비정상적 분포와 연관이 있을 것이다. 이것들은 흔하지 않은 경우들이다. 대부분의 비만인 사람들은 검출될 만한 내분비적, 대사적 장애가 없다. 많은 경우에서 비만은 과식의 결과로 나타나고, 음식 섭취를 줄임으로써 "치료" 될 수 있다.

최근 통계에 의하면 60%의 미국인들이 과체중으로 나타났다. 이 사람들 중 절반은 비만으로 분류되고, 비만은 이상적인 체중의 20% 이상, 또는 체질량이 30 이상일 때이다(체질량은 키(m)를 제곱한 값으로 몸무게(kg)를 나눈 값이다). 게다가, 비만의 유병률은 지난 10년간 8% 정도 증가했다. 대부분의 여성의 6%와 남성의 3% 정도가 이상적인 체중의 2배 이상이고, 이를 병적 비만이라고 불린다.

▶ 비만의 건강 예후

과체중의 사람들은 정상체중 사람들보다 당뇨, 고혈압, 심혈관 질환과 여러 가지 다른 질병들에 높은 발생률을 갖는다. 그러므로 상당히 과체중이 되는 것은 좋지 않고, 극비만은 주요한 건강 위험 요인이다. 비만인 사람들은 정상인보다 2배 정도의 사망률을 갖는다. 초과되는 지방은 심혈관계에 3가지 형태로 영향을 끼친다.

1. 혈액량과 심박출량이 초과되는 지방조직에 영양분을 주기 위해 증가해야만 하고, 이는 심장이 더 많이 일하게 한다.
2. 비만인 사람들은 고혈압이 생기는 경향이 있는데, 이는 심장과 혈관들에 더 많은 압박을 준다.
3. 혈중 지질 수치를 증가하는데, 이는 심맥관계의 동맥경화증의 전구증상이다.

다량의 지방조직은 정상 폐활량에 영향을 줄 수 있고, 여러 종류의 호흡기계 질환을 발생할 수 있으며, 호흡기 감염의 감수성을 상승시킨다.

비만인이 당뇨병 발생률이 높은 것은 인슐린을 효율적으로 쓰는 기능에 장애가 생겨서 일어나는 결과이다(16장 참조). 또 다른 근골격계 장애는 높은 체중이 뼈, 관절, 인대에 지나친 스트레스를 주기 때문에 흔히 발생한다.

▶ 비만의 치료

대부분의 과체중인 사람들은 많이 먹고 적게 활동하기 때문에 체중이 급격히 늘어난다. 비만은 겉으로 보기에는 과식에 의해서 생기고 먹는 양을 줄이고 활발한 활동으로 없앨 수 있는 것처럼 보인다. 그러나, 식이조절로 비만을 치료할 수 있는 확률적 결과치는 놀랍게도 매우 낮으며, 이는 비만인 사람들이 칼로리 섭취를 줄일 수 없거나, 줄이려는 의지가 매우 약하기 때문이다.

결국 식이조절법으로 비만을 치료하는 데 한계가 있어서 여러 가지 다른 방법들이 제안되었고, 주로 식욕을 억제하는 약들이 사용되어왔다. 최근들어 심각한 비만환자에게 외과적 치료로써 회장 우회수술이 첫 번째 체중감소 수술법 중 하나인데, 이는 소장에서 음식 흡수를 방해해서 체중을 줄인다. 위가 절제하고 남은 짧은 소장 부분과 연결되어 음식 흡수를 매우 제한하게 된다(그림 17-12). 그러나 불행하게도 이 극적인 치료는 영양의 불충분한 흡수로

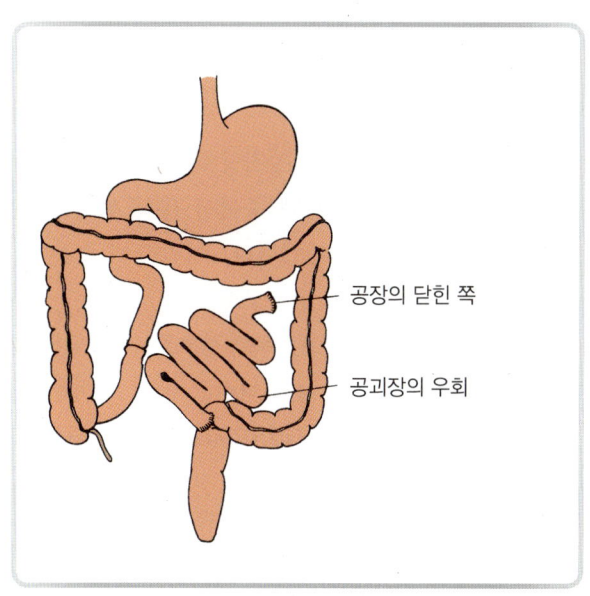

그림 17-12 • 회장 우회 수술.

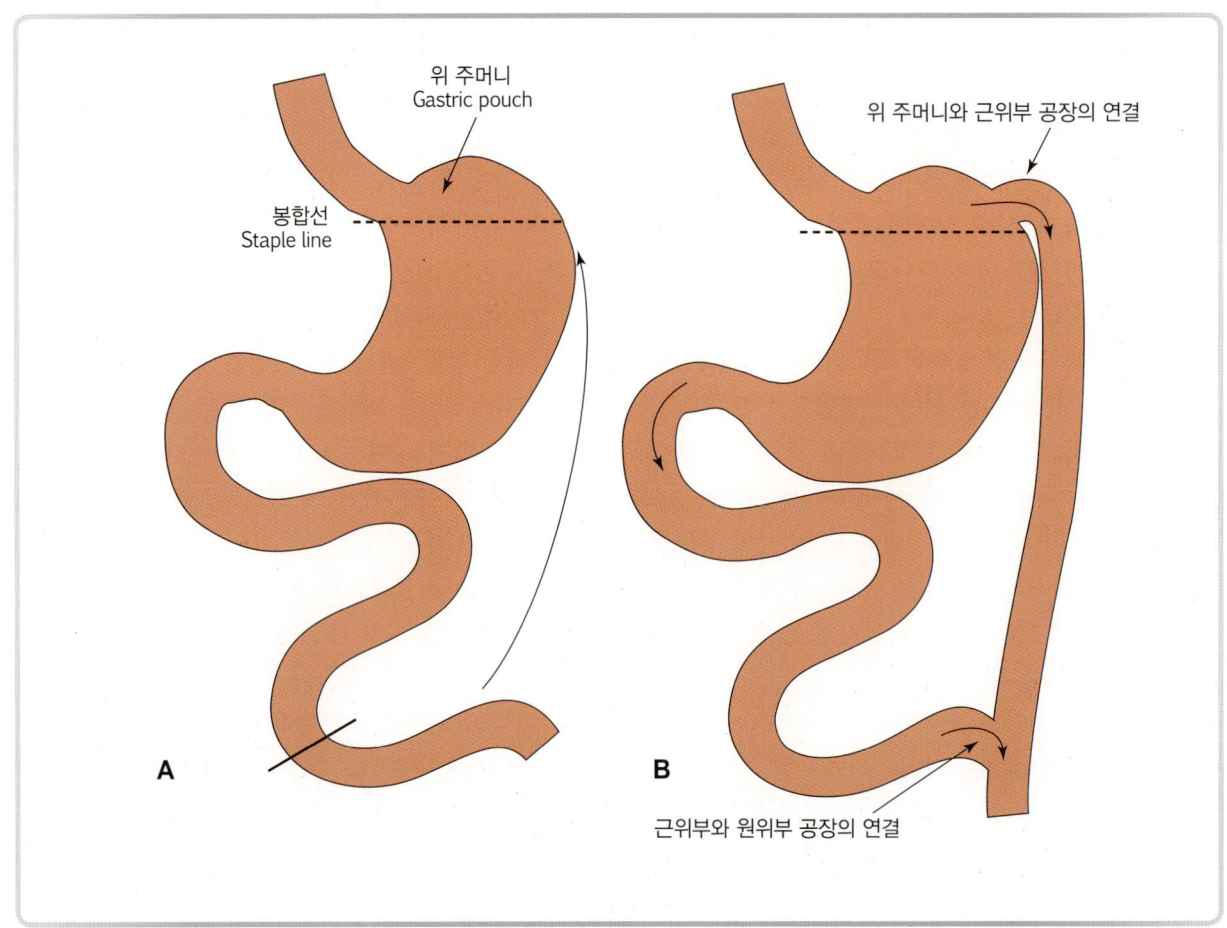

그림 17-13 • 루앙Y 우회술(Roux-en-Y Bypass). **A**, 위 점선은 위 주머니를 만들기 위한 봉합기의 위치를 나타내고 있다. 아래 실선은 공장이 분할되는 지역을 나타내고 있다. 화살표는 원위 공장 분절이 위 주머니와 문합되고 있는 지를 나타내고 있다. **B**, 근위, 원위 문합을 나타내고 있는 완전한 우회술. 화살표는 위 내용물의 움직임의 방향을 나타내고 있고, 본문에서 언급되어 있다.

다양한 합병증들을 유발했고 결국 폐지되었다.

소장 우회가 위의 용적을 줄여서 음식 섭취를 조절했던 다른 수술들을 대체했다. 이러한 수술은 위 봉합술(stomach stapling operations)이라는 일반적 용어로 그룹 지어졌고, 복강경으로 수술되었다 (1장에서 설명함). 가장 잘 알려지고 많이 쓰이는 체중 감소 수술은 루앙Y 우회술(*Roux-en-Y gastric bypass*)인데 이는 개발자 이름을 따서 지은 것이고 작은 배변 고리 사이에 Y 모양의 연결을 만드는 수술이다.

위 우회에서 봉합선은 위의 윗부분을 가로질러서 위치한다. 이것은 위를 두 부분으로 나누는데, 매우 작은 위쪽 부분은 15mm 정도의 아주 적은 부피만 가지고 있고, 더 크고 낮은 쪽 부분은 십이지장과 연결되어 있다. 그리고 십이지장이 나뉜다. 원위쪽 끝은 위 주머니와 연결되어 있고, 근위쪽 끝은 공장(빈 창자, jejunum)과 위 주머니 사이의 연결보다 먼 쪽의 공장과의 두 번째 연결로 이루어진다(그림 17-13). 수술이 끝나면 위 주머니에서 온 음식들은 바로 공장으로 들어간다. 위의 주요한 부분은 더 이상 음식을 받지 않는다. 위 분비는 정상적으로 공장으로 흡수될 수 있지만, 분비물들이 위 주머니로부터 물질

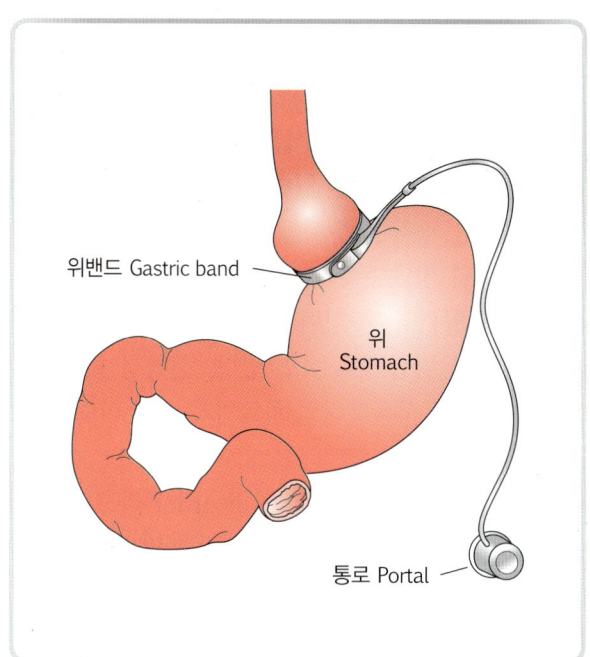

그림 17-14 • 결찰술(위 띠감기: gastric banding) 수술의 원리. 식염수로 차 있는 조정 가능한 밴드가 밴드 위의 위로부터 유출을 제한함으로써 위의 용량을 제한시키고 있다. 위를 비우는 속도는 밴드로부터 식염수가 추가되거나 제거되는 것에 의해 조절될 수 있다.

성하는 위를 압박한다. 압박하는 정도는 팽창할 수 있는 밴드에 적용되고, 이는 위 내용물이 제거되는 속도를 조절하며, 식염수를 복부 피부 아래에 있는 문을 통해 추가하거나 제거함으로써 조절될 수 있다. 이 수술은 위장관의 재설계를 필요로 하지 않는 이점이 있지만, 위 묶음은 위 우회만큼 많은 체중 감소를 일으키지 않는다(그림 17-14).

■ 신경성 식욕부진과 신경성 폭식증

식욕부진과 폭식증은 심각한 섭식장애이다. 이 두 장애는 서로 다른 장애로 특징 되지만, 서로 겹치는 부분이 있다. 최근 견해로는 신경성 폭식증(binge eating disorder)이 보통 고령의 과체중, 비만인 사람들에게서 주로 나타나고 이런 폭식증에서 파생되는 변이 속에서 신경성 거식증이 이차적으로 나타날 수 있다는 것이다.

> **신경성 식욕부진 (anorexia nervosa):** 지방체의 잘못된 자기인지에 의해 발생되는 과도한 자기유도성 체중 감소.
>
> **신경성 폭식증 (bulimia nervosa):** 자기유도성 구토와 체중 증가를 방지하기 위한 다른 방법들이 수반되는 강박적인 과식에 의한 체중 조절.

▶ 신경성 식욕부진

이 경우의 사람들은 너무 뚱뚱해지는 것에 대해 부정적인 지각을 하고 있어서 결국 심하게 마르게 되며, 계속해서 음식 섭취를 제한하고 과하게 운동하면서 체중을 줄인다. 이 장애는 남성보다 여성에서 더 호발하며, 날씬한 몸매가 이상적이며 과체중은 좋지 않게 생각되는 서양 국가들에서 더 많다. 패션 모델, 무용수들, 그리고 마른 체형이 필요한 다른 직종의 사람들이 불균형적으로 보고되고 있다.

흔히 **신경성 식욕부진**은 체내 지방의 분포가 바뀌면서 몸의 변화가 일어나는 사춘기 때의 여성에서 생기는데, 이때의 몸의 변화를 과식으로 인해 뚱뚱해지는 것이라고 인식하고 이렇게 인식된 과체중을 조절하기 위해 다이어트하고 운동한다. 이들의 체중 감소가 가속화되면, 스스로 구토를 한다거나 설사약을 먹는 등의 다른 수단들을 사용하기 시작한다. 과한 체중 감소는 신체의 여러 생리적 과정들을 어지

들을 받는 공장 부분보다 먼 쪽의 아랫쪽 공장으로 들어간다.

위 우회도 체중 감소를 일으키는데 이는 위의 윗부분이 너무 작아서 사람이 먹기 시작하면 금방 과하게 넓어지기 때문이다. 이것은 "가득찬" 느낌을 받게 되고 그만 먹어야만 한다. 체중은 음식 흡수를 강제적으로 감소시켜야 줄어들지만, 영양 흡수에도 장애가 생기는데 이는 위 내용물들이 원위쪽 공장에 들어가기 때문이고, 이 내용물들은 소장의 근위 부분에서의 흡수를 지나친다.

위 조절 밴드술(adjustable gastric banding)은 또 다른 음식 섭취 조절의 복강경 수술법이고 이는 팽창할 수 있는 위의 윗부분에 적용되는 식염수로 찬 조절성 위밴드를 사용한다. 이 밴드는 낮은 위 주머니로 내용물을 비우기 위한 아주 작은 통로를 제외하고 위의 낮은 부분과 분리되는 작은 위쪽 위 주머니를 형

럽힌다. 생리주기가 늦어지고, 갑상선기능이 감소하며, 체액과 전해질 장애가 생기며 칼슘부족으로 뼈가 쉽게 부러진다(골다공증). 극심한 쇠약은 치료되지 않으면 죽음에까지 이를 수 있는 생명을 위협하게 된다.

심각한 신경성 식욕부진은 일반적 치료법으로 치료하기에는 어려우며 다른 연관된 임상적, 생리학적 문제들과 관련되어 있다. 이에 관한 일차적 치료로는 금식으로 인해 생기는 신체적 손상을 치유하는 것이 필요하고, 이는 정맥주사를 통해 영양공급을 하면서 회복 단계에서 심리적 치료와 병행하면서 정신과의사나 임상심리학자의 도움이 반드시 필요하다. 환자는 자신의 신체에 관해 더 현실적인 지각과 무엇이 자신을 이렇게 섭식 장애를 일으켰는지에 관한 이해, 그리고 이런 장애를 막기 위해 식이습관을 어떻게 조절해야 할지 배울 필요가 있다.

> **게실(diverticulum):**
> 기관의 외번, 결장의 점막으로부터 나오는데, 이는 점막 벽을 통해 돌출된다.
>
> **게실염(diverticulitis):**
> 게실의 염증.
>
> **게실증(diverticulosis):**
> 점막 근육층의 약한 부분을 통한 외번으로 특징지어지는 상태.

▶ 신경성 폭식증

신경성 폭식증은 반복되는 폭식성(많은 양의 음식을 빠르게 먹는 것)을 없애기 위해 이차적으로 이어지는 설사제 또는 구토를 스스로 유발하는 약물들의 사용, 그리고 이 후에 따라오는 자신이 이 문제를 자제하지 못한 후회와 죄책감 등으로 특징되는 또 다른 체중 조절의 방법이다. 자기 유발 구토는 소화된 음식이 소장을 지날 때 더 빠르게 지나게 함으로써 음식 흡수를 막기 위한 설사제 복용으로 시작된다. 이 상태는 젊은 여성에서 호발한다. 젊은 여성의 체중은 그들의 폭식-구토 행동과 연관되서 유동적으로 바뀌지만 실제적인 체중감소의 변화는 이루어지지 않는다. 흔히 신경성 폭식증 환자의 주변 친구들과 친인척들은 이를 질병으로 쉽게 인지하지 못하고 잘 알지도 못하는데 이유는 이들이 정상인 것처럼 보이고 그들의 잘 숨겨진 폭식-구토 행동을 모르기 때문이다.

신경성 폭식증은 몇몇 심각한 건강상의 문제를 동반한다. 반복되는 자기 유발 구토는 위산의 치아 사기질 부식효과 때문에 치과적 문제를 일으킨다. 반복되는 과다한 위액의 손실은 대사성 알칼리증과 전해질 장애를 일으킬 수 있다(19장 참조). 자기 유발 구토의 가장 심각한 문제들 중 하나는 위식도 접합 근처에서 위 점막층이 찢어지는 것이고, 이는 다량의 출혈을 일으킬 수 있어서 그림 17-6에 설명된 것처럼 생명에 위협적일 수도 있다. 신경성 폭식증의 치료는 신경성 식욕부진의 치료법과 매우 비슷하다.

신경성 폭식증(binge eating disorder)라고 불리는 이 병은 폭식으로 인한 과한 칼로리를 없애려는 보상적 구토가 없는 폭식으로 특징지어진다. 이 장애는 과체중이거나 비만인 고연령대에서 남녀 비슷한 비율로 나타난다. 폭식은 체중을 줄이려고 하는 비만인 사람들의 합병증이고, 체중감소 프로그램을 받고 있는 사람들 중 20% 정도가 폭식증을 겪고 있을 것이다. 폭식으로 인해 발생하는 부가적인 문제들을 치료하기 위 해서 체중감소를 하도록 동기부여시켜주는 같은 접근법이 적용된다.

■ 대장의 게실증과 게실염증

대장 점액층의 주머니가 종종 대장 근육층의 약한 부분을 뚫고 나온다. 이 튀어나오는 주머니를 **게실**(diverticula, 단수형은 diverticulum)이라 하고, 이러한 상태를 **게실증(diverticulosis)**이라고 한다(그림 17-15와 그림 17-16). 이것은 선천적 질병인 메켈 게실과 달리 후천적인 질병이다. 먼 쪽 대장에 주로 생기는 게실은 대장 엑스선 검사를 많이 받는 고연령층에서 점점 더 많이 발견되고 있다(그림 17-17). 매우 한정적으로, 저잔류 식이는 게실을 일으킬 수 있다. 이는 대변이 작고 단단한데, 이 대변을 대장에서 진행시키기 위해 연동운동에 의해 강한 내강내압이 발생되기 때문이다. 이러한 높은 대장 내 압력은 근육벽의 약한 부분을 뚫고 점액층을 압박한다. 대조적으로, 고잔류 식이를 하며 살아가는 사람들은 낮은

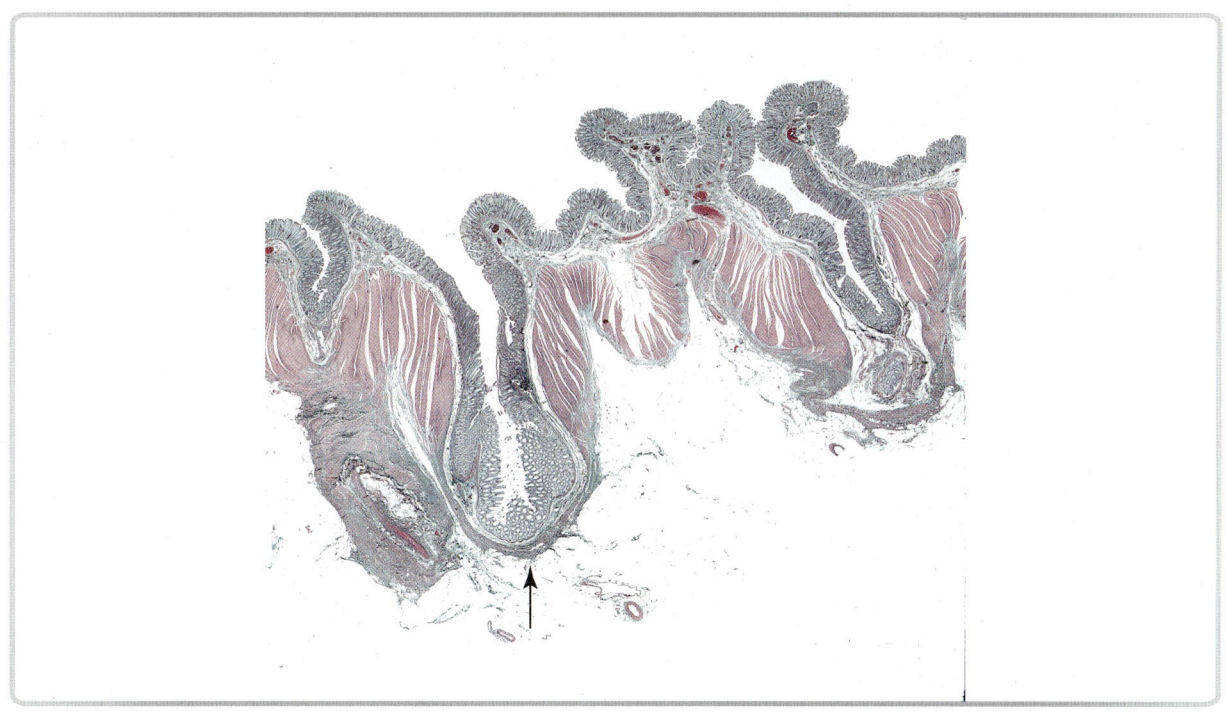

그림 17-15 • 게실을 나타내고 있는 결장의 저배율 광학현미경 사진. 결장의 점막(사진 윗부분)은 근육층을 통해(화살표) 결장의 장막층으로 돌출하고 있다(10배).

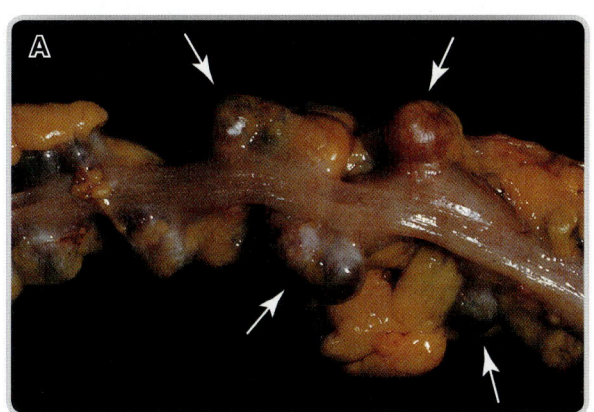

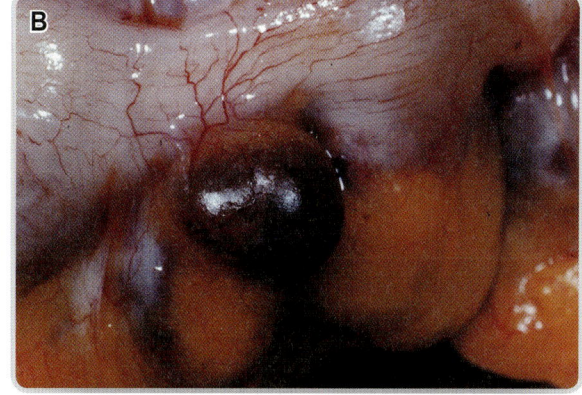

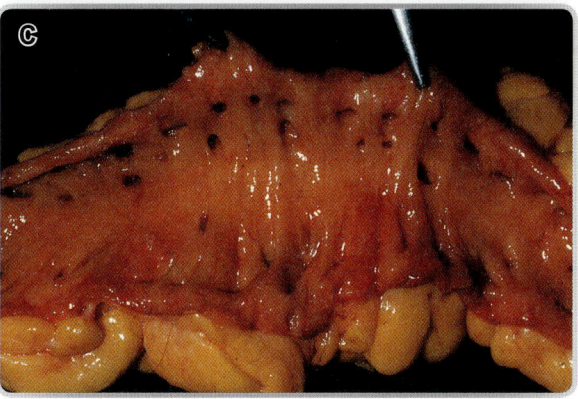

그림 17-16 • 결장의 게실증. A, 결장의 외부는 결장벽으로 돌출되어 있는 여러 게실을 나타내고 있다(화살표). B, 게실의 확대 사진. C, 여러 개의 게실의 구멍을 나타내고 있는 결장의 내부 사진. 몇몇 구멍이 점막에서 클램프 아래에 잘 나타나 있다.

CHAPTER 17 위장관

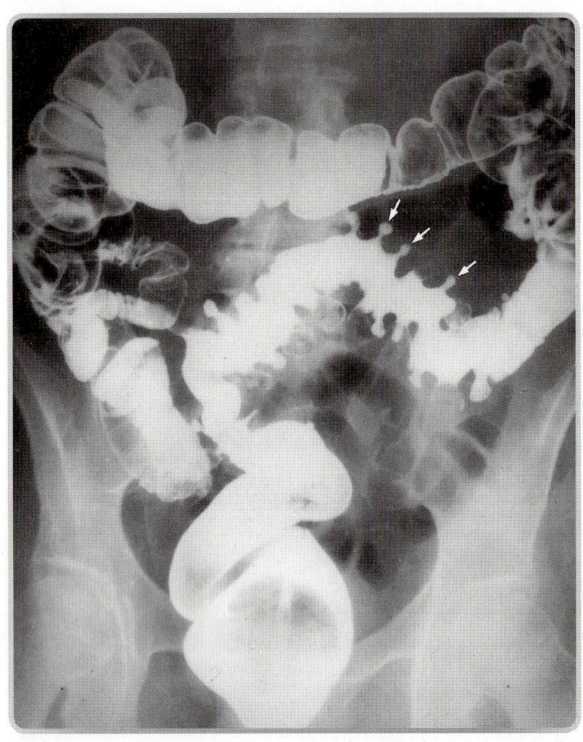

그림 17-17 • 결장 속으로 바륨 조영제를 주입하여 나타낸 결장 게실(바륨 에네마). 조영제로 채워진 게실은 점막층에서 돌출된 것으로 나타난다.

내강내압으로도 쉽게 대장을 지나가는 크고 거대한 대변을 갖고 있어서 이런 사람들에서는 게실이 흔하지 않다.

대부분의 게실은 증상이 없지만, 종종 문제들이 발생한다. 대변의 일부분이 이런 주머니에 갇혀서 게실염(diverticulitis)이라는 염증반응을 유발한다. 이 염증은 상당한 흉터를 만들 수 있다. 종종 게실의 천공이 발생하는데 이로 인하여 골반에 고름이 차게 된다. 종종 게실 점액층의 혈관이 대변 물질에 의한 찰과상 때문에 궤양을 일으키고 출혈을 유발한다. 감염이나 천공, 출혈 같은 합병증을 유발하는 게실은 장의 연관된 부위를 외과적으로 절제함으로써 치료된다.

탈장(hernia): 좁은 구멍을 통한 장 고리(loop)의 돌출. 주로 복벽에서 일어난다.

■ 장폐색

소장 내용물의 내장을 통과하는 정상적인 길이 폐색한다면, 이 환자는 *장폐색(intestinal obstruction)*을 갖고 있다고 한다. 막히는 부분은 소장(근위부 소장 폐색)이나 대장(원위부 소장 폐색)이다. 장폐색은 항상 심각하다. 증상의 심각성은 폐색 위치, 폐색의 정도, 그리고 장의 폐색 부분으로의 혈액 공급 양상에 따라 각기 다르다.

소장의 폐색은 폐색 부분을 지나서 장 내용물을 보내기 위한 소장의 활발한 연동운동(꿈틀운동)으로 인한 심한 경련성 통증을 유발한다. 이것은 다량의 위와 위쪽 장 분비물의 구토가 유발되며, 이것은 많은 양의 물과 전해질의 손실을 야기한다. 결과적으로 소장폐색증 환자는 탈수증상을 보이고 체액과 전해질 장애를 보인다. 증상은 원위 쪽 대장이 막혔을 때가 덜 급성이다. 심하지 않은 경련성의 복부 통증이 있고, 중간 정도의 복부 팽창이 생긴다. 그러나 체액과 전해질의 손실과 관련된 구토는 높은 근위부 폐색에서 생기는 문제만큼 심각하지는 않다. 체액과 전해질 장애는 빠르게 발전하지 않는다.

장 폐색의 일반적인 원인은 다음과 같다.
1. 소장 유착
2. 탈장
3. 장 꼬임
4. 장 중첩
5. 종양으로 인한 폐색

▶ 유착

유착(adhesions)은 주로 수술 후 결합조직의 유착 밴드(adhesion band)로 인해 복강 내에서 발생된다 (그림 17-18). 흔히 장의 고리(loop)가 유착 밴드에 의해 엉기거나 눌리거나 꼬여서 유착 부위 근위부 쪽에 폐색의 원인이 되기도 한다.

▶ 탈장

탈장(hernia)은 장의 고리가 주로 복벽에서 좁은 구멍

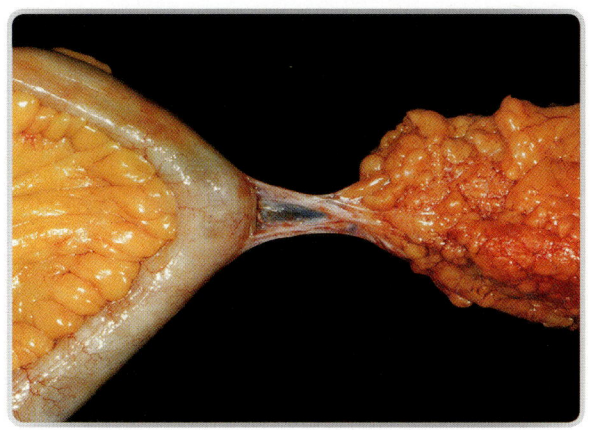

그림 17-18 • 소장(사진의 왼쪽)과 그물막의 섬유성 유착.

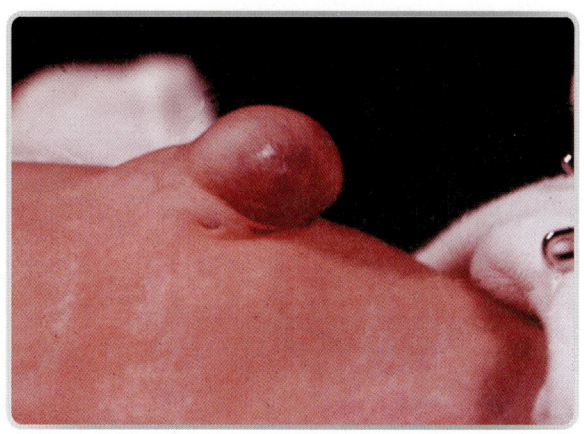

그림 17-20 • 유아에서 거대한 제대탈장.

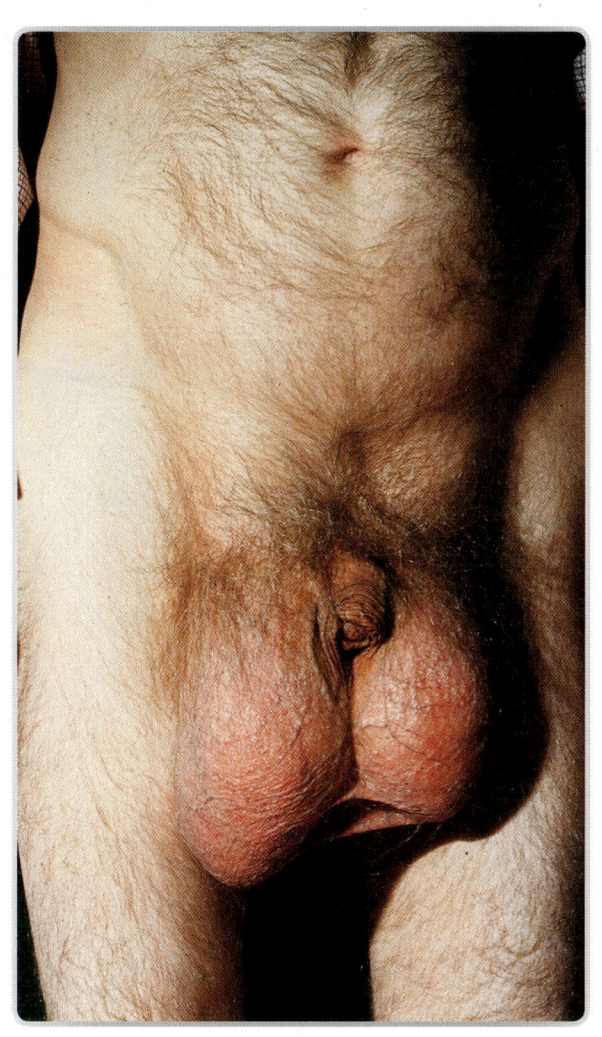

그림 17-19 • 음낭으로 확장된 거대한 양측성 서혜부탈장.

을 통해 튀어나오는 것이다. 탈장된 고리는 그것 앞의 복막을 밀면서 탈장 주머니를 형성한다. 샅굴(서혜부) 탈장은 남성에서 흔하다(그림 17-19). 소장 고리가 서혜부 주변의 약한 부분을 뚫고 나와서 음낭까지 아래로 진행된다. 제대탈장과 대퇴탈장은 남녀 모두에서 나타난다. 제대탈장에서는 장 고리가 태아에서 태반으로부터의 배꼽 혈관이 복부로 들어오는, 복벽의 약한 부위를 뚫고 나온다(그림 17-20). 대퇴탈장에서는, 소장 고리가 넙다리 혈관들의 경로를 따라 서혜부 인대 아래로 침범한다.

만약 탈장된 고리가 복강 내로 다시 밀릴 수 있다면, 이 탈장은 환원성이라고 한다. 종종 탈장 고리가 고정되서 다시 되돌릴 수 없을 때가 있다. 이것을 감돈탈장(감금탈장)이라고 한다. 종종 탈장 부위로의 혈액 공급을 막는 결함 부위의 경계에 의해 장 고리가 매우 팽팽하게 되면, 장의 돌출된 부위의 괴사를 유발한다. 이것을 꼬인 탈장이라고 하고 즉각적인 외과적 중재 시술이 필요하다.

> **장염전(volvulus):** 장간막에서 소장의 회전적 꼬임, 꼬인 분절로 혈액 공급이 제한된다.
>
> **장중첩(intussuception):** 소장의 한분절이 인접한 분절로 중첩되는 현상.

▶ 장염전과 장중첩

장염전(장 꼬임: volvulus)은 S상결장간막(구불창자간막)이라고 부르며, 복부의 뒷벽에서 장을 유지시

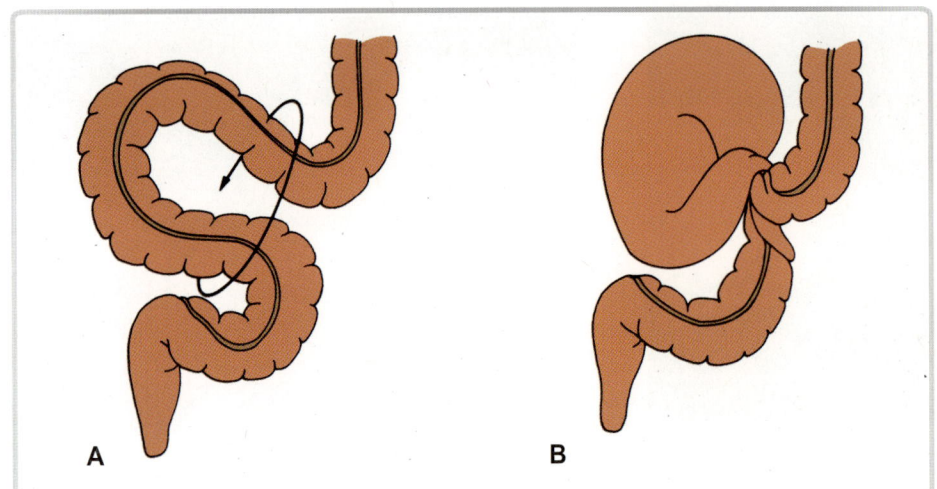

그림 17-21 • 장염전의 발병론. A, S상결장이 장간막에서 회전적 꼬임. B, 장염전에 의해 발생한 결장 폐쇄와 혈액 공급의 제한.

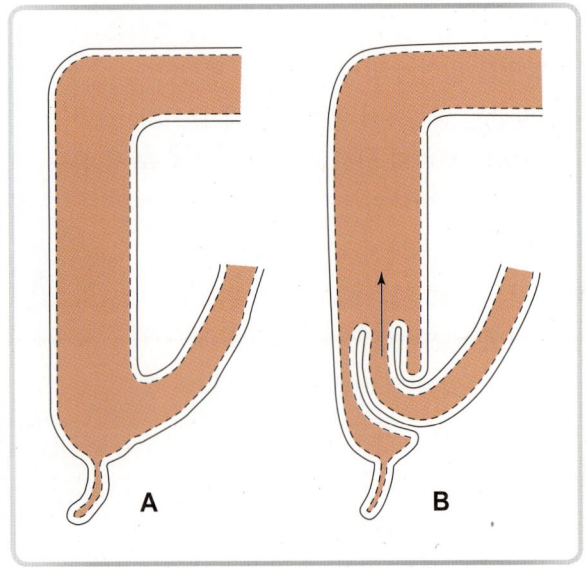

그림 17-22 • 회-맹장 중첩의 발병론. A, 정상 해부학적 관계. B, 활발한 연동운동이 원위 회장을 맹장으로 옮겨놓는다. 점선은 점막을 나타낸다.

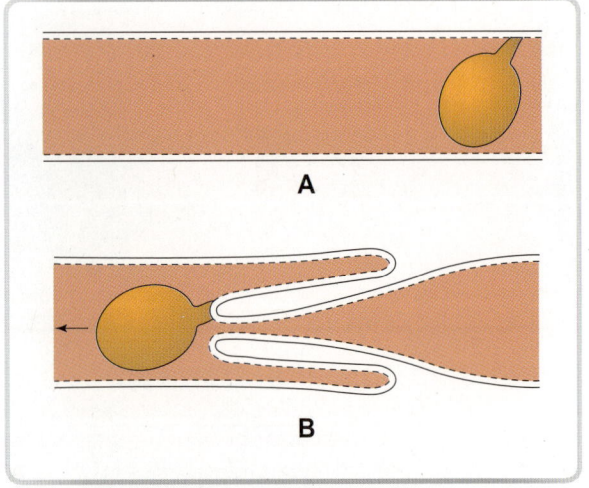

그림 17-23 • 종양에 의해 발생한 장중첩의 발병론. A, 유경성 종양이 장의 내강으로 돌출된다. B, 연동운동이 종양을 추진하여 기저부를 당기는데, 이것이 장의 근위분절을 원위분절로 중적되게 한다. 점선은 점막을 나타낸다.

켜주는 복막이 접히는 부위에서 구불창자가 회전성으로 꼬이는 것이다(그림 17-21). 꼬인 부위로의 혈액 공급 역시 장애가 생기는데 이는 꼬인 장으로 혈액을 공급하는 혈관들이 창자간막을 지나고, 이 혈관들도 장과 장간막이 꼬일 때 압박을 받기 때문이다.

중첩은 장의 한 부분이 인접한 부분으로 망원경처럼 접히는 것이다. 이것은 아이들에서 소장 폐색의 가장 흔한 원인이며, 회장(돌창자)의 끝부분을 회맹판막을 뚫고 근위부 결장(잘록창자)으로 망원경처럼 접히게 만드는 활발한 꿈틀운동 때문에 주로 생긴다(그림 17-22). 성인에서는 대개 좁은 목(stalk)을 가지는 장의 양성 종양에 의해 생긴다. 이러한 종류의 종양을 종종 목이 있는 종양이라고 부르며 이 이름은 종양을 지지하고 있는 줄기(뿌리)에서 유래되었

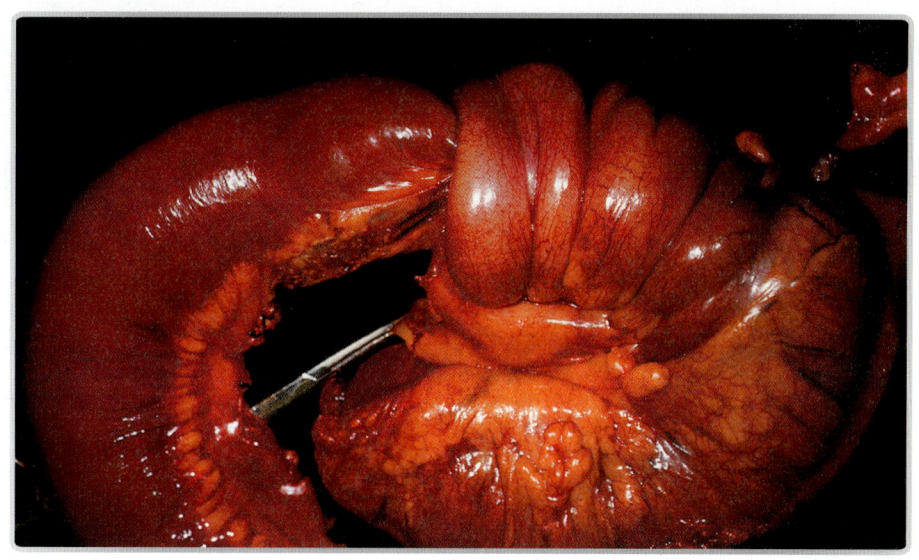

그림 17-24 • 결장암의 결과로 인한 장중첩. 결장의 중간 부분은 근위분절(사진의 왼쪽)이 원위분절(사진의 오른쪽)로 중적되어 있기 때문에 종창되어 있다.

다(pediculus=작은 발). 종양이 꿈틀운동의 영향으로 계속 진행되면 그것이 붙어 있는 장벽의 위치에서 흔적을 남기는데, 이는 장의 근위부 부분이 먼 쪽으로 밀리도록 한다(그림 17-23과 그림 17-24).

■ 장 종양

대장의 암은 먼 쪽 대장을 막을 수 있고 가까운 쪽 소장 폐색의 주요한 원인이다. 소장의 종양은 흔하지 않은 반면, 대장의 목이 있는 용종은 흔하게 발생한다. 대개 증상은 없으나 용종의 끝이 부식되어 출혈을 일으키기도 한다. 종종 용종은 대장내시경이라고 부르는 유연한 기구를 곧창자를 통해 넣어서 좁은 줄기 목을 절제하여 제거할 수 있다.

대조적으로 대장의 암은 곧창자나 대장의 모든 곳에서 생길 수 있는 일반적인 종양이다. 맹장(막창자)과 오른쪽 절반의 대장에서 생기는 암은 일반적으로 장을 막지는 않는데, 이는 이 부분의 대장의 직경이 크고 장 내용물이 부드럽기 때문이다. 그러나 종양은 종종 궤양을 일으키고 궤양이 일어난 종양 표면에서의 느리고 만성적인 출혈이 만성 철 결핍성 빈혈을 11장에서 설명한 것처럼 일으킬 수 있다. 대장의 오른쪽 절반에 암이 있는 환자들은 소화계와 관련된 아무런 증상이 없더라도, 빈혈 때문에 일어날 수 있는 피로과 허약감 때문에 의사와 상담해야 한다.

근위부 대장보다 직경이 훨씬 작은, 원위부 대장에 생기는 암은 종종 장관의 부분적인 폐색을 유발하고, 원위부 장 폐색의 증상을 일으킨다. 그림 17-25는 대장 암의 진행성 성장을 나타내고 있고, 이 암은 장 벽을 점진적으로 침윤하며, 내강을 매우 좁히거나 완전히 막는다. 그림 17-26은 바륨 관장에 의해 나타나는 것처럼 대장암에 의해 하행결장(내림창자)의 거의 완전한 폐색을 일으킨다.

■ 장간막 혈전증

소화기계로의 혈액공급은 대동맥에서 나오는 몇 개의 큰 동맥에 의해 이루어진다. 대부분의 장으로의 혈액 공급은 위창자간막동맥에 의해 공급된다. 이 혈관은 소장 전체와 대장의 몸 쪽 절반에 혈액을 공급한다. 소화기계로 혈액을 공급하는 혈관들은 동맥경화증적인 변화를 일으킬 수 있고, 다른 동맥들처럼 같은 방법에 의해 혈전으로 막히게 된다. 위창자간막동맥의 혈전은 대부분의 장의 확장성 경색을 일으킨다.

■ 치질

치질(Hemorrhoid): 항문과 직장정맥의 정맥류.

치질(hemorrhoids)은 항문에서 직장간에 정맥혈의 울혈된 정맥류의 일종이다. 딱딱한 대변, 또는 변비, 지속적으로 변을 보기 위해 항문에 힘을 주는 경우, 복압이 증가된 경우 등 다양한 배변습관과 밀접한 관계가 있다. 치질의 증상은 과일과 야채 같은 섬유질이 풍부한 음식을 섭취했을 경우 호전되기도 하며, 특별한 치료없이도 스쳐지나가는 질병이기도 하다. 대변 유화제와 치질 부위 국소 연고는 일시적인 치질의 울혈된 부위를 호전시킨다. 치질은 보존적인 치료에 효과가 없을 경우 외과적으로 절제술 또는 레이저 치료를 통해 치질 부위를 제거할 수 있다.

■ 소화기계 질병의 진단 평가

유감스럽게도 소화기계의 질병의 진단 검사는 신체 다른 부분만큼 쉽게 검사할 수 없다. 그러나 하부식도, 위, 십이지장, 그리고 대장 전체는 구강이나 항문을 통해 소화기계로 들어가는 위내시경과 대장내시경을 통해 병변을 직접 보는 것이 가능하다. 내시경은 1장에서 진단 방법에 관한 부분에 설명되어

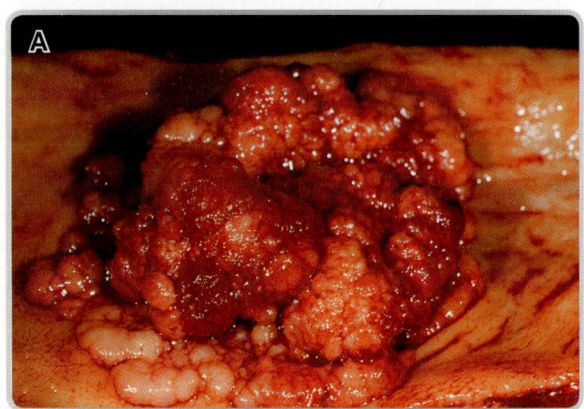
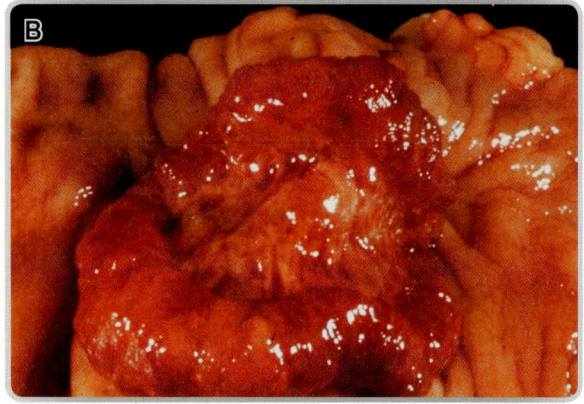
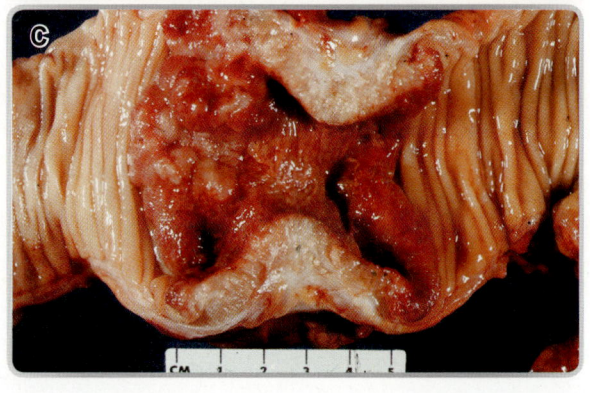

그림 17-25 • 결장상피암종의 단계적 발달의 단계. A, 종양성 상피의 넓은 기저부 과증식. 장벽에 궤양이나 침범은 없다. B, 좀 더 진행된 암종 내에 중앙 괴사. 종양이 장벽을 침범하였다. C, 궤양화된 진행성 결장 암종, 이것은 장벽을 완전히 둘러싸고 있어서 장내강의 직경을 감소시키고 장벽까지 완전히 확장되어 있다.

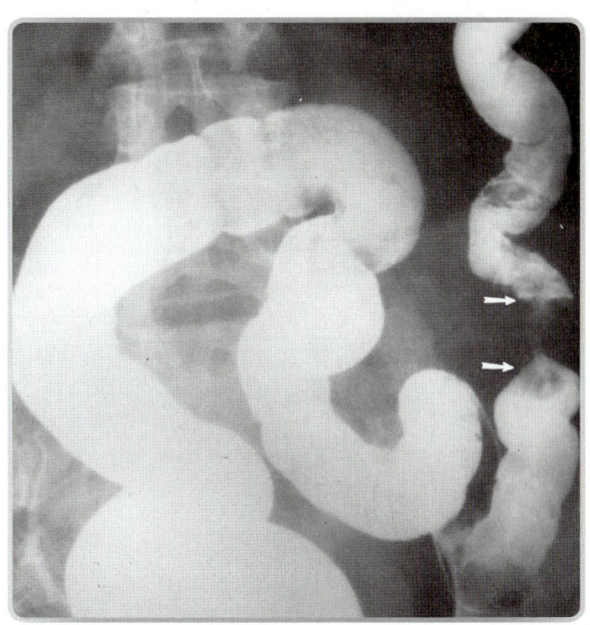

그림 17-26 • 바륨 관장에 의해 확인된 결장상피암종. 종양은 소장의 내경을 좁히고 있는데, 이는 바륨 기둥의 충만결손으로 나타난다.

있다. 내시경은 일반적으로 식도, 위 또는 대장에서 발생되는 다양한 소화기 증상을 호소하는 환자들에서 이용된다. 점액층의 비정상적인 병변을 볼 수 있고, 조직검사(생검)도 할 수 있다. 간접적으로는 상부 위장관 조영술을 통해 방사선 비투과성 물질인 조영제와 방사선을 이용하여 물질이 소화기 경로를 지나가는 것을 직접 관찰할 수 있다. 또한 장의 운동성과 소화기계의 점액층의 윤곽을 볼 수 있으며, 장 점액층에 영향을 끼치는 염증, 협착, 종양, 또는 만성 염증과 같은 질병의 위치와 확장 정도를 확인하게 해준다. 대장의 윤곽을 관찰하기 위해 항문을 통해 장에 조영제를 주입하는 비슷한 방법으로 대장도 검사할 수 있다. 이러한 종류의 검사를 바륨 관장(barium enema)이라고 부른다(그림 17-17과 17-26을 참조). 다른 진단 방법들 또한 특정한 검사를 위해 사용된다(CT와 MRI가 1장에 설명되어 있다).

요약

안면의 구조는 출생 전 성장발달 결손으로 다양한 유형의 구순열과 구개열을 초래할 수 있는데, 이는 수술적으로 교정할 수 있다. 치아의 기형은 상대적으로 빈번하다. 치아가 부족하거나 과도한 것은 인구집단의 2%에서 발생하고, 가족 내에서 유전되지만 크게 문제를 일으키지는 않는다. 치아부식과 치주 질환의 합병증은 적절한 치아 치료를 통해 최소화 하거나 예방될 수 있다. 구강염증은 흔히 발생된다. 특히 구강점막을 자극시키는 다양한 원인뿐만 아니라 재발성 아프타구내염과 구강 헤르페스가 제일 흔하다. 편평상피암종은 구강과 목구멍에서 발생할 수 있는데, 이것은 치료하기 어렵다.

식도괄약근은 항상 적절히 기능하는 것은 아니다. 식도괄약근은 정상적으로 열리지 않을 수도 있는데(분문경련증), 이 경우 음식을 삼키기가 어렵다. 또한 식도괄약근이 적절히 닫히지 않을 수도 있는데, 이 경우 위산이 역류하여 식도로 넘어올 수 있게 된다. 위산은 식도점막을 자극하여 장기적인 합병증(바레트 식도)을 초래할 수 있다. 구역질과 구토는 위-식도 이음부 근처에 있는 위 점막을 찢을 수 있는데, 이는 심한 출혈로 이어질 수 있다. 위, 샘창자 궤양은 위산에 의해서 발생하고, 주로 헬리코박터 파일로리 감염과 관련이 되어 있다. 궤양의 치료는 헬리코박터가 궤양과 관계되어 있다면 항생제 치료가 보충된 제산제 치료를 필요로 한다. 위의 상피암종은 궤양화될 수 있고(악성 궤양), 궤양의 조직검사 없이는 양성 궤양과 구분하기 힘들다.

소장의 염증은 급성과 만성일 수도 있다. 만성 장염의 2가지 흔한 유형은 크론병과 만성 궤양성 결장염인데, 2가지 모두 자가면역질환이고 치료하기가 어렵다. 항생제와 연관되어 있는 결장염, 이름에서 함축되어 있듯이 결장의 정상 미생물을 억제하여 독소를 생산하는 포자 형성 혐기성 클로스트리듐의 과증식을 야기하는 항생제에 의해 발생한다.

충수염은 매우 흔하며 심각한 경우 치료하지 않으면 복막염으로 발생될 위험이 매우 크다. 염증은 장샘 분비물의 탈출을 막는 변물질에 의해 주로 충수의 기저부에서 폐쇄에 의해 발생한다. 점막 궤양은 충수의 내강에 살고 있는 장 박테리아에 의해 충수벽을 침범함으로써 나타난다. 소장기능의 몇몇 장애는 유당, 글루텐(gluten)에 의한 음식과민증에 의해 발생할 수 있고 때로는 과민성 대장 증후군인 경우 원인이 설명되지 않는 경우도 있다. 식이장애는 정상 식습관이 비정상적일 때 발생한다. 비만은 미국에서 가장 큰 식이 문제이고 많은 합병증으로 이어진다. 특히 당뇨와 심혈관계 질환과 관련이 깊으며, 다양한 수술적 치료법이 내과적 치료가 성공적이지 않을 때 위의 용량을 줄이고 소장에서의 영양물의 흡수를 감소시키는 데 이용된다. 다른 식이 문제는 신경성 식욕부진과 식이장애, 신경성 폭식증이 있다. 저-잔류량 식이와 만성 변비는 결장 게실의 위험 요인인데, 이것은 흔하고 증상이 없으나 때로는 염증이나 출혈로 이어질 수도 있고, 이는 수술적 치료가 필요하다. 장폐색은 장 경로에 관련된 여러 가지 요인들로 인해 발생될 수 있다. 그리고 장의 어느 분절이 막혀 있는지에 따라 다양한 소견이 나온다. 치료는 정상 내용물의 흐름을 복구시키는 것인데, 이것은 폐쇄성 장 상피암종을 절제하는 것과 같은 외과적 치료가 필요하다.

항문직장 정맥의 정맥류인 치질은 건강 위험이라기보다는 경증의 매우 흔한 문제이다. 치질은 보존적 치료에 반응하지만 문제가 될 때에는 수술적으로 치료가 있어야 한다.

복습문제

1. 구개열이란 무엇인가? 그것의 흔한 유전적 모델과 치료법은?
2. 충치의 발생에 영향을 주는 요인과 합병증은 무엇인가?
3. 식도 폐색의 주요 원인과 주 증상은 무엇인가?
4. 소화성 궤양의 정의와 발병 부위, 발병에 영향을 주는 요인과 주 합병증은 무엇인가?
5. 크론병과 만성 궤양성 결장염의 차이는 무엇인가? 게실증과 게실염의 차이는 무엇인가?
6. 메켈 게실이란? 또한 병리적 위치와 발생할 수 있는 임상적 소견은 무엇인가?
7. 식이장애의 정의와 치료법은?
8. 장 폐색의 정의와 발생 원인은? 또한 장 폐색의 주 증상은 무엇인가?
9. 급성 충수염의 병인론은 무엇인가?
10. 결장 암종이 있는 환자에게서 발견할 수 있는 증상과 특징적인 진찰 소견은 무엇인가? 또한 이러한 증상이 발생되는 이유는?
11. 장중첩의 정의와 발생 원인은 무엇인가? 장염전과 장중첩의 차이는 무엇인가?

상호 관련 문제

연관된 것끼리 연결하시오.

질병 또는 상태
1. 크론 병(국소적 회장염)
2. 메켈 게실
3. 장간막 동맥 혈전증
4. 만성 궤양성 대장염
5. 항생제성 대장염
6. 비열대 스프루
7. 유당불내증
8. 과민성 대장 증후군
9. 결장 게실
10. 결장 게실염
11. 장중첩
12. 결장 염전

이상
A. 결장 점막이 장벽의 약한 부분으로 돌출
B. 글루텐(gluten)에 대한 과민성
C. 결장 게실의 염증
D. 결장 점막의 염증과 궤양
E. 원위 회장의 만성염증과 궤양
F. 락타아제 효소의 결핍
G. 결장에서 크로스트륨균의 과증식
H. 선천 소장 게실의 염증
I. 구조적 변화 없는 소장 기능의 장애
J. 장간막에서 S상결장의 회전적 꼬임
K 근위부 결장이 원위부 결장으로 중적
L. 소장 전반부와 근위 결장 절반의 광범위한 괴사

맞으면 ○, 틀리면 ×로 표시하시오.
1. 분문경련증은 상부 괄약근이 정상적으로 열리는 것의 기능 이상에서 발생된다. (   )
2. 아프타성 궤양은 단순 헤르페스 바이러스 유형 1에 의해 발생한다. (   )
3. 바레트 식도염은 식도상피암종의 위험을 증가시킨다. (   )
4. 신경성 폭식을 갖고 있는 대부분의 사람은 저체중이고 여위어 있다. (   )
5. 헬리코박터 파일로리는 만성 위염을 일으킨다. (   )
6. 크론병은 결장에서만 발생한다. (   )
7. 메켈 게실은 만성 변비로 인해 발생한다. (   )
8. S상결장 중첩은 장간막에서의 S상결장의 회전적 꼬임인데, 이것은 꼬인 분절로의 혈류를 방해하고 결장을 통한 장 내용물의 흐름을 방해한다. (   )
9. 체중 감소를 위한 수술적 방법 중에서, 위 밴딩은 루앵Y(Roux-en-Y) 위 우회술보다 더 좋은 체중 감량 효과를 일으킨다. (   )
10. 자기유도 구토는 위점막의 찢어짐을 유발할 수 있는데, 이는 심한 출혈로 이어질 수 있다. (   )

비판적 사고
1. 당뇨와 고혈압을 진단 받은 48세의 이 씨는 체중 감량을 통해 단시간에 체중 감량에 성공하였지만, 또 다시 감소한 체중만큼 증가하였다고 한다. 당뇨병을 걱정하면서 체중을 줄이기 위해 수술적 치료를 생각하고 있다. 이 여성에게 어떻게 설명할 것인가?
2. 상복부 불편감을 호소하는 35세 남성인 최 씨에게 의료진은 위 내용물이 식도 원위부로 역류하여 발생한 것이라고 설명하였다. 최 씨는 통증 조절과 역류로 인한 장기적 합병증에 관해 알고 싶어한다. 어떻게 설명해주겠는가?

CHAPTER 18

영양과 질병
Nutrition and Disease

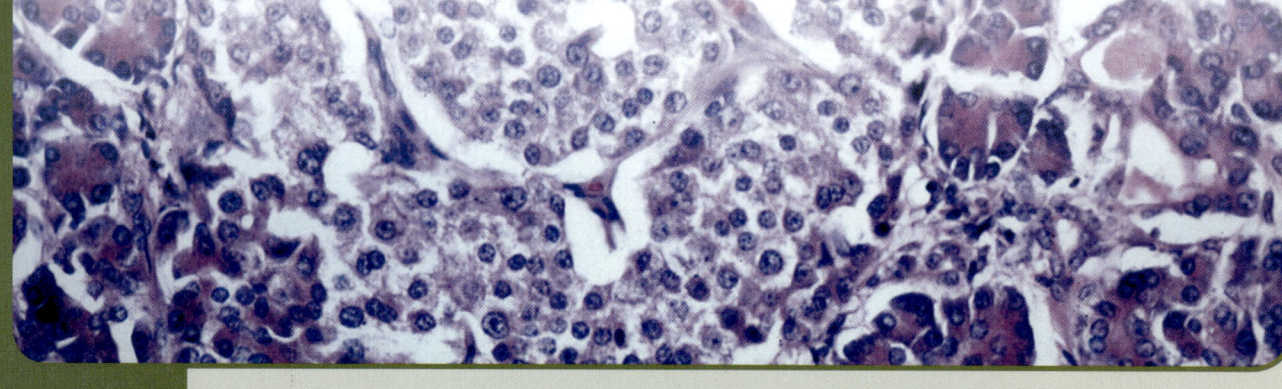

학습목표

1. 인체의 필수 영양소의 종류와 기능을 설명할 수 있다.
2. 이상적인 영양소가 부합된 음식물의 필수 성분을 설명할 수 있다.
3. 영양결핍의 주 원인과 영양결핍에서 발생되는 주요 질병을 설명할 수 있다.
4. 크와시오르코르(Kwashiorkor)와 소모증(Marasmus)의 차이를 설명하고, 아동에게 크와시오르코르가 발생될 경우 동반되는 부종의 원인을 설명할 수 있다.
5. 비타민 D, K, B_{12}, 엽산과 구연산의 결핍원에 따른 인체의 병리적 현상을 설명할 수 있다.
6. 인체에 필요한 5가지 무기질의 종류와 작용에 관하여 설명할 수 있다.

■ 영양요구와 그 기능

우리 몸은 살아가는 데에 필요한 활동을 수행하기 위해 적절하게 꾸며진 기계와 같다. 따라서 다른 기계들처럼 다음과 같은 사항을 필요로 한다.
1. 기계를 작동시키기 위한 연료
2. 연료를 사용 가능한 에너지로 바꿀 수 있는 시스템
3. 사용된 구성물을 대체할 주기적인 관리 시스템

우리 몸에서 연료는 우리가 먹는 음식과 물이다. 비타민과 무기질은 연료를 에너지로 전환시키는 세포 내 효소와 함께 기능을 하는 구성물이고, 이들의 작용으로 세포와 세포 내 성분은 주기적으로 새로운 성분으로 대체되어 그 기능을 유지한다.

▶ 음식과 물

음식은 탄수화물, 단백질, 지방과 함께 비타민, 무기질, 물의 다양한 조합으로 구성되어 있다. 이 모든 것들은 균형이 이루어진 식단에서 공급될 수 있다. 에너지를 만드는 데에 필요한 탄수화물, 단백질, 그리고 지방은 큰 복합체로 이루어진 분자이다. 이런 것들은 첫째로 우리 소화기관 내에서 효소에 의해 분해되고 흡수되어 에너지를 생산해 칼로리로 측정될 수 있는 단일 성분으로 분해되어야 한다.

탄수화물과 단백질은 각각 4cal/g, 지방은 훨씬 더 높은 9cal/g의 에너지 성분을 가지고 있다. 몸이 필요로 하는 에너지를 공급하기 위해 필요한 칼로리는 개인의 신체 크기, 성별, 나이, 신체활동량에 따라 다르다. 키와 몸무게로부터 측정된 신체 크기는 몸무게(kg)를 키(m)의 제곱으로 나눈 숫자인 체질량지수(body mass index: BMI)로 변환될 수 있다. BMI는 키와 몸무게를 바로 BMI로 변환해놓아 키-몸무게 측정보다 더 정확하게 몸무게를 평가할 수 있는 기준표에서 쉽게 구할 수 있다. 범위는 저체중, 보통체중, 과체중, 비만으로 나뉘어 있다 (표 18-1). 성인 체중은 칼로리 섭취가 몸이 필요로 하는 에너지를 공급하는 데 필요한 칼로리와 일치하면 안정하다. 우리 인체에서 필요한 것보다 3,500칼로리를 더 섭취하면 체중이 1파운드(0.45kg) 증가하고, 반대로 3,500칼로리를 더 소모하면 체중이 1파운드 감소한다.

탄수화물. 탄수화물(carbohydrates)은 에너지로 빠르게 전환되는 원료이다. 포도당이나 과당처럼 6개의 탄소 분자 하나로 된 단당류나 설탕이나 젖당처럼 2개의 단당류가 결합한 이당류는 빠르게 에너지로 전환될 수 있다. 밀이나 다른 곡류, 옥수수, 콩 그리고 감자 같은 뿌리가 있는 야채에서 나타나는 탄수화물 복합체는 포도당 분자가 결합한 긴 체인으로 구성되어 있는 훨씬 큰 분자이다. 이것들도 단당류처럼 에너지로 전환될 수 있지만, 에너지를 생산하기 이전에 먼저 체인이 효소에 의해 각각의 포도당 분자로 분해되어야 하기 때문에 훨씬 더 느리게 사용된다. 신체의 에너지 요구량을 초과하는 탄수화물은 근육이나 간에서 글리코겐으로, 혹은 지방조직에서 지방으로 저장될 수 있다.

단백질. 단백질(proteins)은 아미노산이 결합한 긴 체인이기 때문에 기왕에 인체에서 사용된 세포나 조직의 대체에 필요한 새로운 단백질을 합성하기 위해서는 각각의 아미노산으로 분해되어야 한다. 인체에서 필요로 하는 대부분의 단백질은 체내의 다른 구성성분에서 합성될 수 있으나 9개의 아미노산(필수아미노산이라고 불린다)은 합성될 수 없어서 반드시 우리가 먹는 음식물의 단백질에서 얻어야 한다. 정상적으로 균형 잡힌 식단은 단백질 함량이 더 많지만 인체에서 필요로 하는 최소 단백질 요구량은 성인에서 0.8g/kg이다. 만약 식단이 신체가 필요로 하는 것보다 더 많은 단백질을 포함하고 있다면, 초과분은 지방으로 전환되어 지방조직에 저장된다.

지방. 지방(중성지방: triglyceride)은 글리세롤 분자에 결합한 긴 체인의 지방산 분자 3개로 구성되어 있다. 지방이 분해되어 에너지를 생산할 때, 긴 지

CHAPTER 18 영양과 질병

표 18-1 성인 체질량 지수표

BMI	19	20	21	22	23	24	25	26	27	28	29	30	31	32	33	34	35
키(피트)(1피트=30.48cm)						몸무게(파운드) (1파운드=0.45kg)											
4′10″	91	96	100	105	110	115	119	124	129	134	138	143	148	153	158	162	167
4′11″	94	99	104	109	114	119	124	128	133	138	143	148	153	158	163	168	173
5	97	102	107	112	118	123	128	133	138	143	148	153	158	163	158	174	179
5′1″	100	106	111	116	122	127	132	137	143	148	153	158	164	169	174	180	185
5′2″	104	109	115	120	126	131	136	142	147	153	158	164	169	175	180	186	191
5′3″	107	113	118	124	130	135	141	146	152	158	163	169	175	180	186	191	197
5′4″	110	116	122	128	134	140	145	151	157	163	169	174	180	186	192	197	204
5′5″	114	120	126	132	138	144	150	156	162	168	174	180	186	192	198	204	210
5′6″	118	124	130	136	142	148	155	161	167	173	179	186	192	198	204	20	216
5′7″	121	127	134	140	146	153	159	166	172	178	185	191	198	204	211	217	223
5′8″	125	131	138	144	151	158	164	171	177	184	190	197	203	210	216	223	230
5′9″	128	135	142	149	155	162	169	176	182	189	196	203	209	216	223	230	236
5′10″	132	139	146	153	160	167	174	181	188	195	202	209	216	222	229	236	243
5′11″	136	143	150	157	165	172	179	186	193	200	208	215	222	229	236	243	250
6′	140	147	154	162	169	177	184	191	199	206	213	221	228	235	242	250	258
6′1″	144	151	159	166	174	182	189	197	204	212	219	227	235	242	250	257	265
6′2″	148	155	163	171	179	186	194	202	210	218	225	233	241	249	256	264	272
6′3″	152	160	168	176	184	192	200	208	216	224	232	20	248	256	264	272	279
	건강한 몸무게						과체중					비만					

제일 왼쪽 열에서 해당되는 키를 찾은 후 그 행을 따라 몸무게를 찾는다. 그런 다음 그 열의 제일 위에 위치한 BMI를 확인한다. 19에서 24 사이의 BMI 수치는 건강한 몸무게 범위이다. 25에서 29 사이의 BMI는 과체중 범위이고 30 이상의 BMI 수치는 비만 범위이다.

방산 분자는 2개의 탄소 조각으로 분해되어 글리세롤 분자와 함께 중성지방에 저장된 에너지를 생산하는 데 사용된다. 신체는 다른 성분으로부터 글리세롤과 대부분의 중성지방을 합성할 수 있는데, 2개의 지방산(필수 지방산이라고 부른다)은 합성될 수 없어서 우리의 식단으로부터 얻어야 한다. 지방 섭취는 우리 식단에서 전체 칼로리의 30% 이하가 되어야 하며, 고지혈증을 가지고 있는 사람, 특히 관상동맥 질환(10장 참조)을 가지고 있는 사람에서는 더 낮아야 한다.

▶ 비타민과 무기질

비타민(vitamin)은 음식을 에너지로 전환해주는 세포 효소와 함께 기능을 하는 유기 화합물이다. 비타민은 크게 상대적으로 흡수가 쉬운 수용성 비타민(구연산, 비타민 B, 엽산)과 식이지방과 함께 흡수돼야 하는 지용성 비타민(비타민 A, D, E, K)으로 구분된다. 인체 장기에서 담관, 간, 췌장 질환과 같은 지방 소화나 흡수를 손상시키는 상태는 지용성 비타민의 흡수 역시 감소시킨다. 무기질(mineral)은 신체의 세포가 적절한 기능을 하는 데 필요하다. 무기질 중 Na, Cl, Ca, Mg, P 등 인체에서 상대적으로 많은 양이 필요한 것도 있고 Cu, I, Sr, Zn처럼 단지 소량만 필요한 것도 있다. 무기질은 뼈 형성이나 헤모글로빈 합성, 갑상샘 호르몬에 의해 조절되는 대사과정, 그리고 체액이나 전해질 균형 조절 등과 같은 많은 신체기능에서 중요한 역할을 한다.

■ 균형 잡힌 식단을 얻기: 식품군과 식품가이드

적절하게 균형 잡힌 식단은 우리가 건강을 얻고 유지하는 데 필요로 하는 영양소의 적당한 양을 제공하며, 부족한 식단은 질병을 야기한다. 균형 잡힌 식단에서 수용할 수 있는 영양소 비율은 탄수화물 45~65%, 단백질 10~15%, 지방 20~35%이다. 건강한 식이를 위한 영양 가이드는 미국과 캐나다 정부 기관에 의해 제공되며, 균형 잡힌 다양한 식품 가이드 피라미드가 제공되고 있으며, 주기적으로 추가된다. 과일, 야채, 전곡식품, 그리고 고기, 닭고기와 저지방 낙농 제품에서 얻은 단백질이 높은 식단과 더불어 포화지방, 트랜스지방, 콜레스테롤이 낮은 식단이 건강을 위해서 중요하다.

■ 영양결핍

▶ 영양결핍의 원인

영양결핍(malnutrition)은 음식이 부족하거나 음식이 효율적으로 이용되지 않아 영양 섭취가 부적절한 것을 의미한다. 일반적인 원인은 4개의 카테고리로 분류할 수 있다.

1. 먹을 만한 충분한 음식이 없다. 개발도상국에서는 작물 재배의 실패, 자연 재해, 적은 음식 분배, 불안정한 정부 혹은 음식 생산이나 운반에 영향을 주는 다른 원인들에 의해 사람들에게 제공될 만한 충분한 음식이 없다. 또한 유아나 어린이는 빠른 성장률을 지탱하기 위해 영양소가 더 많이 필요하기 때문에 불균형적으로 영향을 받는다. 현대 산업화된 국가에서는 때때로 큰 수술을 받은 후, 심각한 화상, 혹은 영양소 요구량이 증가하는 다양한 상황에서는 영양소의 요구량이 늘어나기 때문에 정상적인 건강한 사람에게 영양소가 불충분해질 수 있다. 따라서 음식 섭취가 증가된 요구량을 따라가지 못해 영양이 부적절하게 된다.

2. 질병이나 다른 장애가 섭취, 흡수, 혹은 영양물질 대사를 방해한다. 만성 췌장질환은 장으로 소화효소의 적절한 흐름을 장애를 주어 소화기능을 손상시킨다. 만성 간, 담도, 췌장질환(16장)은 흡수와 간에서 영양분 처리를 방해한다. 만성 염증성 장 질환(17장)과 같은 위장관 내층을 손상시키는 것이 특징인 이런 질병은 음식의 소화와 흡수를 방해한다.

3. 암과 다른 다양한 질병을 치료하기 위해 투여한 약이 식욕을 감소시키거나 구역질이나 구토를 유발시켜 영양소의 소화와 흡수를 방해함으로써 음식섭취를 줄일 수 있다.

4. 연령과 영양상태와도 상호 관련이 있다. 나이 많은 사람은 종종 적게 먹고, 그들의 소화 과정은 비효율적이다. 혼자 사는 사람은 정기적으로 식사를 준비하는 것을 귀찮아하고, 일부에서는 음식물을 씹거나 삼키는 데에 문제가 있을 수도 있고, 중풍이나 먹는 것을 어렵게 만드는 다른 신경학적인 문제점이 있을 수도 있다. 또한 외로움이나 우울함 같은 감정적인 문제도 음식물에 대한 섭취 흥미를 감소시킨다.

▶ 어린이에서 영양결핍

모든 음식은 에너지를 공급하기 위한 칼로리를 제공한다. 탄수화물과 지방의 결핍은 사용 가능한 에너지의 공급을 줄일 수 있다. 또한 단백질 결핍은 특별한 문제를 야기할 수 있는데, 이는 정상적인 신체기능을 하는 데 필요한 단백질을 만들기 위한 아미노산의 부족을 초래한다. 신체의 에너지와 단백질이 모두 부족한 영양결핍은 단백질-에너지 영양결핍(protein-energy malnutrition: PEM) 혹은 단백질-칼로리 영양결핍(protein-calorie malnutrition)이라 불린다. 이런 조건은 음식 공급이 제

CHAPTER 18 영양과 질병

표 18-2 소모증과 크와시오르코르 비교

상태	보통의 원인	결과	징후
소모증	단백질과 비단백질 둘 다 결핍	부적절한 음식으로 인한 기아	성장 지연. 확연한 쇠약. 피하지방과 근육의 소실.
크와시오르코르	다른 영양소의 결핍보다 단백질 결핍이 더욱 크다.	둘째 아이의 출생으로 인한 모유수유의 중단	혈중 알부민의 저하가 다리의 부종을 야기하고 복강에 액체가 축적된다. 모발색의 변화. 체중감소 그러나 쇠약은 없음.

한적인 개발도상국에서 가장 흔하다. 이런 경우 심장, 간, 신장, 그리고 다른 장기들 등 모든 기관계의 크기가 작아지고 기능이 떨어진다. 또한 면역계 기능도 떨어져 감염에 대한 감수성을 증가시킨다. 영양결핍이 진행될수록 장기의 기능 감소도 같이 진행된다. 치료가 되지 않은 심각한 영양결핍은 사망을 일으킬 수도 있다. 어린이에서 영양결핍의 2가지 특징적인 징후는 크와시오르코르(kwashiorkor)와 소모증(marasmus(표 18-2))이라고 불리는데, 2가지의 특징을 다 가지고 있는 중간 형태도 있다. 크와시오르코르는 다른 영양소보다 단백질이 훨씬 더 많이 부족한 식단에서 야기되며 대개 18~24개월 사이의 아이에서 관찰된다. 대부분의 문화권에서 첫째 아이의 모유수유는 다음 아이가 태어날 때까지 지속된다. 그럴 경우 첫째 아이가 젖을 떼었을 때, 다음 아이 때문에 단백질이 풍부한 우유의 공급이 더 이상 불가능하다. 크와시오르코르는 단백질이 풍부한 모유를 대신해 단백질이 부족한 음식이 대부분의 칼로리를 제공하는 아이에게서 잘 생긴다. 이런 상태의 특징적인 형태는 다리가 부풀고 복강이 복수에 의해 부풀어오른 배로 증명되는 조직의 부종이다. 부종은 단백질 결핍에 의해 야기된다. 단백질은 간에서 만들어지는 혈장단백질 알부민을 만드는 데 필수적이다. 간의 주요기능은 9장에서 설명되었다. **알부민**의 기능은 혈액과 조직세포를 싸고 있는 액체(세포외액)사이의 액체흐름을 조절하기 위한 혈장의 정상적인 삼투압을 유지하는 것이다. 알부민 농도는 식단에 단백질이 부족할 때 감소하는데, 이것은 혈류에서 과도한 액체가 새어나와 조직에 쌓이게 만든다. 단백질 결핍은 또한 모발의 색을 변하게 하는데, 이것은 붉은 빛의 색조를 띠게 하거나 모발에 어두운 색과 밝은 색의 밴드가 교대로 나타나기도 한다.

대조적으로 소모증은 어린아이에서 기아로 야기되는 심각한 영양결핍이다. 성장이 멈추고 근육이나 신체 지방이 감소하고 기관은 위축된다. 아이는 허약하고 냉담하지만 크와시오르코르의 특정직인 부종은 나타나지 않는다.

치료는 영양결핍이 야기한 신체기관 손상이 심각한 정도로 진행되어 치료가 성공적으로 안 되는 상태가 되기 전에 비타민과 무기질과 함께 적절한 영양을 공급하는 것으로 구성된다.

▶ 성인에서 영양결핍

서양국가와 다른 산업화된 국가에서 영양결핍의 대부분은 일차적으로 음식 섭취나 소화, 흡수를 손상시키는 질병이나 영양과 단백질 요구가 증가된 상태에 의해 야기된다. 또 다른 위험군은 가난한 곳에 사는 사람, 노인, 술을 많이 먹는 사람, 약물 남용자, 후천성면역결핍증후군(AIDS)과 진행성 암에 걸린 사람, 혹은 식욕부진(anorexia)이나 신경성 폭식증(bulimia nervosa)과 같은 식이장애를 가진 사람이다.

영양결핍 위험군 확인하기. 영양결핍은 체중이 감소하는 사람이나 어떠한 이유로든 영양소의 섭취나 흡수가 감소한 사람, 혹은 질병으로 인해 영양소 요구량이 눈에 띄게 증가한 사람에게서 의심하여야 한다. 고위험군에서 영양 결핍의 예방과 빠른 감지는 조기 치료를 촉진한다. 진행된 영양결핍일수록 교정하기가 어렵다.

평가와 치료. 영양결핍은 종종 부적절한 식품 영양뿐만 아니라 다양한 비타민과 무기질 결핍도 포함한다. 정상 체중의 5~10%의 체중 감소는 비교적 괜찮으나 체중 감소가 증가할수록 단백질-에너지 결핍의 증후도 증가한다. 과도하게 여위는 것은 생명을 위협하는 상태이고, 체중의 30% 이상이 감소하는 것은 치명적일 수 있다.

영양결핍이 의심되는 환자에서 초기 임상 평가는 단백질 결핍의 척도로 혈청 알부민 측정을 포함해 장기와 조직의 손상 정도를 평가하기 위한 임상검사실에서의 혈액검사가 필요하다. 의학적 치료는 결핍으로 인해 야기된 액체와 전해질 불균형과 다른 생리학적 불균형을 바로잡는 것이 요구되는데, 입으로 먹는 것이 최우선이고 칼로리와 단백질 섭취를 천천히 증가시킨다. 건강을 회복시키기 위해 적절한 비타민과 무기질 보충뿐만 아니라 다양하고도 필수적인 방법들이 추가적으로 필요하다.

▶ 알코올: 영양결핍에서의 역할

알코올 음료를 적당히 마시는 것은 많은 문화에서 받아들일 수 있는 것으로 여겨지고 있으며, 알코올이 혈액 지질과 다양한 생리학적 기능으로 심장질환을 예방할 수 있는 것으로 알려져 있다(10장에서 설명). 알코올은 영양소로 분류되지는 않지만 지방과 마찬가지로 7cal/g을 제공한다. 그렇기 때문에 알코올은 고열량 비영양소(high-calorie non-nutrient)로 분류된다.

과도한 알코올 섭취는 심각한 문제를 야기할 수 있다. 대학생 사이에서 폭음으로 야기되는 치명적인 알코올 중독에 대한 보고에 의하면 과도한 양의 알코올을 짧은 시간에 빠르게 마시는 것은 죽음을 야기할 수도 있다. 만성적인 알코올 섭취는 알코올에 대한 의존성을 높이고 알코올에 민감한 사람에게서 알코올 중독으로 진행될 수 있고, 운이 없는 사람은 '알코올 중독자'가 될 수 있다. 알코올 중독은 영양결핍의 공통적인 원인이 되는데, 알코올 중독자는 알코올로부터 얻는 비영양적인 '빈 영양소(empty calories)'로 신체가 필요로 하는 영양소, 비타민, 무기질을 공급하는 음식으로부터의 칼로리를 대체하기 때문이다. 인체에서 나타나는 알코올 중독의 해로운 결과는 16장에서 설명된 것과 같은 알코올성 간질환과 알코올로 인한 인체 각 장기 손상뿐만 아니라 부적절한 식이와 동반되는 비타민 결핍과도 관련 있다.

■ 비타민: 원천과 기능

비타민의 기능은 인체에서 일어나는 많은 생화학적 반응에서 촉매로 작용한다. 지용성 비타민 A, D, E, K는 위장관에서 지방과 함께 흡수되어, 지방과 함께 순환해 운반되고 간과 지방조직에 저장된다. 간 저장량을 초과하는 지용성 비타민의 과도한 양(대량 투여)은 독성 효과를 야기한다. 비타민 B_{12}를 제외한 비타민 B와 C같은 수용성 비타민의 경우 과도한 양은 신체에 저장되지 않고 소변으로 배출된다.

▶ 지용성 비타민

비타민 A. 비타민 A는 낙농제품, 과일, 야채, 비타민 A가 강화된 식품에 존재한다. 일부 비타민 A는 전구체로 흡수되어 신체에서 활성 비타민으로 전환된다. 이 비타민은 3가지 다른 형태가 존재한다. 1가지 형태는 시력과 관련된 망막에 광수용 색소의 일부이며, 결핍은 망막이 희미한 빛에 반응하는 능력에 손상을 주어 비타민 A 결핍의 초기 증상은 **야맹증(night blindness)**으로 나타난다. 비타민 A의 다른 형태는 상피세포의 성숙을 조절하고 뼈 성장과 생식 기능에서 역할을 한다. 드물게 상피세포 성장과 분화의 손상은 피부의 각질화를 증가시키고 눈 상피의 변화는 심각한 눈 손상을 야기한다.

비타민 D. 대부분의 낙농 제품은 비타민 D가 많이 들어있다. 비타민 D는 때때로 '햇빛 비타민'으로 불리는데, 비타민 D는 콜레스테롤 전구체에 햇빛이 작용해 피부에서 중간 형태로 합성된 다음 간으로 운반되어 일정 가공을 거쳐 신장에서 활성 형태(calcitriol)인 비타민 D로 합성된다. 여름에 햇빛에 노출된 사람은 간에 충분한 양의 비타민 D를 저장해 그 해의 나머지 동안 적절한 비타민 D를 공급할 수 있다.

비타민 D의 기능은 혈중 칼슘농도의 조절과 견고하고 딱딱한 벽를 형성하기 위해 뼈 기질에 칼슘염을 축적하는 작용을 하는데 부갑상샘 호르몬과 상보적으로 한다(20장). 어린이에서 비타민 D 결핍은 성장하는 **뼈의 칼슘 축적(ossification)**에 장애를 주어 뼈가 구부러지고 약해지게 된다. **구루병(rickets)**이라고 불리는 이 상태는 지금은 우유와 낙농 제품에 비타민 D가 풍부해 어린이에게 비타민 D 공급이 일상적으로 주어지기 때문에 거의 발생되지 않는다. 성인에서는 뼈 기질에 칼슘 침착이 적어져 뼈가 유연해지는 것을 의미하는 **골연화증(osteomalacia)**이 발생된다.

비록 구루병과 골연화증이 드물기는 하지만, 최근에는 예상보다 비타민 D 결핍이 더 자주 나타난다고 보고되어 있다. 그 이유로는 나이와 선크림 사용 등 2가지 요소가 관련되어 있다. 65세 이상의 성인은 젊은 사람에 비해 피부에서 햇빛 작용으로 콜레스테롤 전구체로부터 비타민 D 합성이 저하되며, 또한 선크림의 사용은 피부로 햇빛이 투과되는 것을 막기 때문에 비타민 D 합성이 억제된다. 또한 아프리카계 미국인과 피부색이 어두운 인종에서는 비타민 D 합성이 저하되는데 그 이유는 피부의 멜라닌 색소가 햇빛이 투과해 비타민 D 합성을 활성화하는 것을 방해하기 때문이다. 햇빛에 노출이 적은 북쪽 지역에 사는 사람들 또한 상대적으로 비타민 D를 많이 합성하지 못하다.

고용량의 비타민 D는 독성이 있다. 비타민 D의 지속적 작용으로 혈중 칼슘 농도가 증가하고 과도한 칼슘은 신체조직에 축적된다. 칼슘은 뼈에서 나와 혈중 칼슘을 높이게 되고 따라서 상대적으로 뼈의 밀도가 낮아지게 된다.

> **구루병(rickets):** 성장하는 아이에서 비타민 D의 결핍으로 뼈의 석회화의 부진. 무게가 가해지면 다리뼈가 휘어짐.
>
> **골연화증(osteomalacia):** 성인에서 비타민 D의 결핍으로 뼈의 석회화의 부진. 골다공증에 의한 뼈 손실에도 기여.

자세히 살펴보기

비타민 D는 다른 비타민과 다르다. 인체에서 비타민 D의 주 기능은 다양한 생리활성을 조절하기 때문에 비타민보다는 호르몬으로서의 역할을 한다.

비타민 D의 주 기능은 칼슘 흡수와 뼈의 칼슘화의 촉진뿐만 아니라 암세포를 포함해 활발하게 분열하는 세포의 증식을 막고, 정상세포의 성숙을 촉진한다. 비타민 D는 인체가 감염과 싸우는 것을 돕고 질병으로부터 우리를 보호하는 면역계의 기능을 촉진한다. 인체는 햇빛 노출로부터 비타민 D를 합성할 수 있는데, 피부의 콜레스테롤 전구체로부터 비타민 D 생성의 첫째 단계로 전환하며, 이것은 간으로 전달되어 더 많은 과정을 거치고, 마침내 신장에서 최종 산물을 만든다. 만약 피부가 어둡거나, 선크림의 사용, 실내 거주, 몸을 거의 완전히 덥는 옷을 입어 햇빛이 차단된다면, 피부에서 비타민 D 합성을 시작할 기회가 없을 것이다. 간이나 신장질환은 비타민 D 합성의 후기 단계를 지연시킬 것이다. 대부분의 의료진은 우리는 충분한 비타민 D를 얻지 못하고 있기 때문에 비타민 D 보충제를 고려해야 한다고 말한다. 비타민 D가 강화된 우유를 마시는 것은 비타민 D뿐만 아니라 높은 단계의 영양분을 공급하기 때문에 필요하다.

비타민 E. 비타민 E는 인체의 재생기능에 필수적이며, 출산을 촉진한다는 의미를 가진 토코페롤이라고 불리는 식물성 기름에서 발견되는 4가지 복합체의 그룹이다. 가장 중요한 복합체는 알파 토코페롤이다. 이것의 주된 기능은 항산화제로, 잠재적으로 세포 손상을 일으키는 독성 분자(비공유 전자쌍을 가지고 있다)를 대사 과정 동안 복합체와 산화하여 불활성화시킨다. 비타민 E는 많은 음식에서 발견되는데 특히 식물성 기름으로 만든 음식에 많다. 아직 임상적인 근거는 충분하지는 않지만 항산화 특성은 관상동맥질환과 같은 만성 질환에 보호 작용을 하는 경우도 있다.

비타민 K. 비타민 K는 **응고(koagulation)**의 첫 글자인 K에서 명명되었다. 비타민 K의 주 기능은 간에서 생성되는 혈액 응고에 필수적인 역할을 하는 4가지 단백질을 활성화하는 것이다(9장). 비타민 K 복합체는 퀴논이라고도 불리며, 2가지 다른 종류가 있다. 비타민 K_1(파일로퀴논)은 녹색 잎 채소, 식물성 기름, 고기, 간, 그리고 일부 생선으로 만들어진 식품에서 발견된다. 비타민 K_2(메나퀴논)는 인체의 장내 세균에 의해 만들어지고 대장에서 흡수된다. 비타민 K는 지용성이기 때문에 음식으로부터 흡수는 지방 소화나 흡수를 손상시키는 질병의 영향을 받는다. 장내 세균에 의해 만들어진 비타민 K의 흡수는 광범위한 항생제 치료로 장내 세균이 감소될 경우 저하된다.

신생아는 비타민 K를 만드는 장내 세균이 부족하고 비타민을 함유한 음식을 섭취하기에는 소화 기능이 약하기 때문에 비타민 K 결핍에 취약하다. 따라서 신생아에서는, **신생아출혈성질병(hemorrhagic disease of newborn)**이라고 불리는 출혈을 일으키기 쉽다. 이런 상황을 예방하기 위해 모든 신생아는 비타민 부족으로 생기는 출혈을 막기 위해 비타민 K를 예방적으로 투여한다.

▶ **수용성 비타민**
비타민 B와 비타민 C는 수용성 비타민군에 속한다. 비타민 B군에는 비타민 B_1, B_2, B_3 등과 같이 숫자로 구분되는 다양한 종류가 있지만, 지금은 여전히 숫자로 명명되는 비타민 B_6와 B_{12}를 제외하고 대개 특정한 이름이 있다. 비타민 B는 효소와 함께 많은 에너지를 생산하는 화학 반응에 참여하고, 단지 주요한 비타민 B만 설명될 것이다. 중요성 때문에 티아민(B_1), 리보플라빈(B_2), 나이아신(B_3), 그리고 최근에는 엽산이 주로 곡물 제품에 영양을 강화하기 위해 첨가된다.

티아민. 티아민(비타민 B_1: thiamin)은 돼지고기, 일부 견과류, 그리고 티아민이 풍부한 다른 음식뿐만 아니라, 풍부한 곡물에서 주로 얻을 수 있다. 티아민 결핍은 산업화된 국가의 경우 칼로리는 제공되지만 필요로 하는 영양분이 없는 심각한 알코올 중독 때문에 주로 발생된다. 티아민 결핍은 말초신경퇴행(말초신경염)과 더 심각한 경련, 기억상실, 보행장애, 뇌조직의 퇴행을 야기한다. 알코올 중독자에서 나타나기 쉬운 이러한 상황은 **베르니케-코르사코프 증후군(Wernicke-korsakoff syndrome)**이라고 부른다.

베리베리(beriberi)라고 부르는 티아민 결핍의 또 다른 징후는 산업화된 국가에서는 자주 나타나지는 않는다. 이 상황은 손상된 신경의 지배를 받는 다리 근육의 위축과 연관되는 고통, 허약함을 야기하는 말초신경 퇴행으로 특징된다. 간혹 심장 기능 또한 손상될 수 있는데, 이는 심부전과 심부전 관련 다리와 폐에 부종이 나타난다.

리보플라빈. 리보플라빈(비타민 B_2: riboflavin)은 대부분의 식물과 동물성 식품에 존재한다. 우유, 요거트, 곡식류, 그리고 시리얼은 리보플라빈이 풍부하다. 따라서 리보플라빈 결핍은 흔하지 않지만, 발생 시 특징적으로 구강의 문제(구내염)로 나타난다. 혀가 매끈해지고 아프며, 열상과 갈라짐이 입 주변의 피부에 나타나고 입술의 피부는 아프고 붓는다. 때로는 신체의 다른 부분의 피부가 붉게 된다(피부염).

CHAPTER 18 영양과 질병

자세히 살펴보기

괴혈병은 최근에도 나타나고 증상이 다양하여 쉽게 진단을 내리기 어려울 수도 있다.

괴혈병은 가장 일찍 기록된 질병 중에 하나이며, 1753년에 발행된 기사에 오렌지와 레몬으로 성공적인 치료를 한 것이 기록되어 있다. 그러나 저명한 의학 잡지에서 발표된 것처럼 괴혈병은 아직도 발생하며 생각한 것처럼 쉽게 진단할 수 없다.

정신질환이 있던 9세 소년이 걷기 힘들 정도의 엉덩이와 무릎의 고통과 더불어 잇몸이 붓고 피부 출혈에 동반된 발진 때문에 병원을 찾았다. 다양한 증상 때문에 진단이 어려웠지만 결국 괴혈병이란 진단이 내려졌다. 뼈의 고통은 뼈를 둘러싸고 있는(뼈막) 결합조직의 출혈에 따른 것이었다. 치료는 비타민 C와 소아에게 사용되는 종합비타민이었다.

나이아신. 나이아신(비타민 B_3: niacin)은 고기, 닭고기, 전곡류와 강화식 곡물 식품에 존재하고, 또한 인체에서는 아미노산의 일종인 트립토판으로부터 합성될 수도 있다. 결핍은 펠라그라라고 불리는 질병을 야기하고, 이것의 증상은 피부염(dermatitis), 설사(diarrhea), 그리고 치매(dementia) 즉 3Ds로 기억될 수 있는데, 치료하지 않으면 치명적일 수 있다.

비타민 B_6. 비타민 B_6는 많은 대사 반응에서 필요로 하고, 주요 식이원은 강화된 인스턴트 시리얼, 감자, 전분이 풍부한 야채, 그리고 고기나 생선, 닭고기를 포함하고 있는 음식이다. 비타민 B_6 결핍은 드물지만 알코올에 중독된 사람에게서 흔히 나타난다. 결핍 징후는 빈혈, 피부염, 우울증, 경련과 같은 신경증상이다.

비타민 B_{12}와 엽산. 비타민 B_{12}와 엽산(folic acid)은 공통적으로 정상 DNA 합성에 필요하며, 적혈구와 백혈구의 정상적인 성숙에도 필요하다. 채식주의자는 비타민 보충제나 비타민 B_{12}가 강화된 시리얼을 먹지 않으면 비타민 B_{12}이 결핍되기 쉽다. 엽산은 녹색 잎 채소와 엽산이 강화된 곡식류에 존재한다. 비타민 B_{12}나 엽산 중에 하나 혹은 2가지 모두 결핍되는 것은 11장에서 설명된 것처럼 적혈구가 정상보다 커지는 빈혈(거대적혈구성빈혈: macrocytic anemia)을 일으킨다. 엽산은 21장에서 설명된 신경관 결함이라고 불리는 선천성 기형을 예방해주는데, 이는 곡류와 시리얼 제품의 엽산 강화가 선호되는 이유 중에 하나이다. 11장에서 설명된 것처럼 비타민 B_{12}의 흡수는 엽산의 흡수보다 더 복잡한 과정이다. 질병이나 비타민 B_{12} 흡수를 감소시키는 상태는 빈혈뿐만 아니라 영구적인 신경 손상을 일으킬 수도 있다.

비타민 C. 비타민 C는 많은 과일과 야채에 존재한다. 좋은 공급원은 감자와 토마토, 모든 감귤류 과일, 야채, 그리고 비타민이 강화된 주스이다. 이것의 중요한 기능 중 하나는 신체 구성성분의 지탱과 안정화하는 단단한 결합조직을 형성하는 데 필요한 콜라겐 형성에서의 역할이다. 비타민 C 결핍은 부적절하게 구성된 콜라겐을 형성하기 때문에 장력이 부족하고 인체 조직을 적절하게 지탱하지 못해서 생기는 괴혈병을 일으킨다. 출혈은 대개 뼈와 관절을 둘러싸고 있는 결합조직이나 혈관을 지탱하는 결합조직의 콜라겐이 약해서 혈관이 파괴되어 나타나는데, 이것은 피부와 점막의 출혈, 잇몸 출혈, 그리고 뼈를 둘러싸고 있는 골막 아래 출혈 때문에 생기는 뼈의 통증을 야기한다. 표 18-3은 비타민 결핍으로 인해 야기되는 질병의 범위를 요약해놓았다.

단원 복습 CHAPTER 18

표 18-3 비타민 결핍에 의해 생기는 질병과 건강 상태

비타민	질병이나 상태
비타민 A	야맹증: 심각한 결핍은 심각한 눈 손상을 일으킬 수도 있다.
비타민 D	어린이에서 구루병: 어른에서 골연화증
비타민 E	항산화제: 다양한 만성 질환으로부터 보호작용을 한다.
비타민 K	손상된 혈액 응고는 어른에서 출혈과 신생아에서 출혈성 질병이 나타나기 쉽게 한다(비타민 K를 예방적으로 투여하면 예방할 수 있다).
티아민	말초 신경염, 베르니케-코르사코프 증후군, 베리베리
리보플라빈	구내염, 혀염, 피부염
나이아신	펠라그라(피부염, 설사, 치매)
비타민 B_6	빈혈, 피부염, 신경성질환
비타민 B_{12}	거대적혈구성 빈혈
엽산	거대적혈구성 빈혈: 신생아에서 신경관 결함
비타민 C	괴혈병

■ 무기질

많은 무기질(mineral)은 신체 세포가 적절한 기능을 하는 데에 필수적이다. 상대적으로 인체에서 많은 양을 필요로 하는 5개의 주요 무기질은 나트륨, 염소, 칼슘, 마그네슘, 인이다. 수분과 전해질 균형 조절과 관련된 무기질의 기능은 19장에서 자세하게 설명한다. 그 밖에 신체는 아주 소량으로 다른 무기질도 필요로 한다. 이것들에는 (1) 갑상샘 호르몬 합성을 위한 요오드, (2) 헤모글로빈 합성을 위한 철, (3) 튼튼한 뼈와 치아와 그리고 충치 예방을 돕는 불소, (4) 세포 대사와 관련된 산화 반응 동안 생성되는 자유기(free radical)로부터 세포 손상을 막는 항산화제로서의 기능을 하는 많은 물질에 존재하는 구리, (5) 효소계가 적절한 기능을 하는 데 필요한 아연과 셀레늄이 있다.

요약

음식은 칼로리를 제공하고 비타민은 음식을 에너지로 전환하는 것을 돕는다. 음식 군과 음식 가이드는 적절한 음식 선택을 촉진해 각각의 음식 군으로부터 적절한 양의 음식을 선택하는 것을 도움으로써 균형 잡힌 식단을 얻게 된다. 균형 잡힌 식단을 얻지 못하는 경우는 (1) 먹을 수 있는 음식이 충분하지 않거나 (2) 음식 섭취, 흡수, 이용을 방해하는 질병이나 이용 가능한 양을 초과하게 영양요구량이 증가하는 질병, (3) 질병을 치료하기 위해 투여한 약물이 부작용으로 인해 음식 섭취나 이용을 방해하는 경우 (4) 음식 섭취나 이용을 방해해서 생기는 나이와 관련된 영양결핍 상태 등이다. 알코올 중독은 영양소를 영양소가 없

는 알코올 칼로리가 대신함으로써 영양결핍이 야기될 수 있다. 어린이에서 단백질-에너지 영양결핍은 부적절한 영양소에 의해 야기되는 소모증(marasmus)과 크와시오르코르(kwashiorkor)를 일으킨다. 어른에서는 영양소의 부적절한 이용보다는 대부분의 경우가 소화, 흡수 혹은 영양소의 이용 감소를 생기게 하는 질병 때문에 생기므로 기저질환의 치료를 필요로 한다. 일반적으로 영양결핍의 평가와 치료는 다음을 포함한다. (1) 영양결핍과 관련된 장기 손상의 정도를 평가하는 것, (2) 점진적으로 영양소 섭취를 늘리는 것, (3) 동시에 다른 관련된 장기 손상을 치료하는 것.

비타민 결핍은 종종 영양결핍을 동반하고, 상대적으로 흔히 발생한다. 비타민 A 결핍은 야맹증을 야기하고 비타민 D 결핍은 뼈의 성장과 칼슘화에 영향을 미치지만 또한 세포 증식과 면역계 기능에도 영향을 미친다. 비타민 K는 정상 혈액 응고에 필요하며, 결핍은 특히 신생아에서 출혈 문제를 일으키는데, 이는 모든 신생아에게 비타민 K를 투여함으로써 예방될 수 있다. 비타민 B는 에너지 생산 화학 반응에 관련되어 있고, 결핍은 다른 조직뿐만 아니라 신경계에 광범위한 영향을 미친다. 비타민 C 결핍은 신체의 결합조직 구조를 형성하는 콜라겐 섬유의 형성을 손상시킨다. 따라서 결핍은 괴혈병을 가지고 있는 사람에게 볼 수 있듯이 다양한 증상으로 출현하며, 또한 이 질병은 여전히 발생한다. 무기질은 세포와 조직에서 많은 역할을 한다. 나트륨, 염소와 같은 것은 많은 양으로 존재하고, 다른 것은 적은 양으로만 존재하지만(미량 무기질) 그럼에도 불구하고 중요한 기능을 한다.

복습문제

1. 체질량 지수(Body mass index: BMI)는 무엇이고 이것은 어떻게 사용하는가?
2. 에너지를 생산하기 위해 신체가 음식을 어떻게 잘게 부수나?
3. 영양결핍을 야기하는 상태는 무엇인가?
4. 영양결핍을 가지고 있는 개발도상국에 사는 어린이와 미국과 캐나다에 사는 어른의 영양결핍의 원인을 비교하라.
5. 소모증(marasmus)과 크와시오르코르(kwashiorkor) 사이의 차이점은 무엇인가? 왜 크와시오르코르를 가지고 있는 어린이는 부종이 있는가?
6. 알코올 중독이 영양결핍에 원인이 되는 이유는 무엇인가? 어떤 질병이나 상태가 알코올 관련 영양결핍을 야기하는가?
7. 무엇이 지용성 비타민인가? 어떤 상태가 이런 비타민 결핍에 걸리기 쉽게 하는가?
8. 다음 비타민 결핍으로 인해 나타날 수 있는 것들은? 비타민 K, 비타민 D, 나이아신, 엽산, 비타민 B_{12}

상호 관련 문제

연관된 것끼리 연결하시오.

1. 펠라그라
2. 거대적혈구성빈혈
3. 야맹증
4. 골연화증
5. 괴혈병
6. 베르니케-코르사코프 증후군

A. 비타민 A 결핍
B. 비타민 C 결핍
C. 티아민 결핍
D. 나이아신 결핍
E. 비타민 B_{12} 결핍
F. 비타민 D 결핍

비판적 사고

1. 후천성면역결핍바이러스(AIDS)를 진단 받은 중년 남성이 혼자 살면서 자신을 돌보고 있다. 그는 지난 몇 달간 8킬로그램 정도 체중이 빠졌다. 소량의 설사와 식욕이 저하되었다. 영양결핍이 있다고 생각하는가? 왜 그렇게 생각하는가? 만약 그가 질병이 있다면 왜 생겼을까? 어떻게 치료해야 할까?
2. 정 씨는 건강한 여자 아이를 출산했고 아기가 비타민 K를 투여 받았다는 이야기를 들었다. 그녀는 왜 이러한 일이 일어났는지 알고 싶어 한다. 이때 어떻게 설명할 것인가?
3. 이 씨는 몇 년간 심각한 음주 문제를 가지고 있는 중년의 남성이다. 최근 지속적인 음주 후에 다리에서 욱신거리는 고통과 다리 근육이 약해진 것을 알았고, 또한 최근 사건을 기억하는 것에 어려움을 느꼈다. 그에게 최근 이러한 문제들을 어떻게 설명할 것인가?

수분과 전해질
Fluids and Electrolytes

CHAPTER 19

학습목표

1. 체내 전해질 농도의 조절기전을 설명할 수 있으며, 세포 내 수분과 세포 외 수분에 속한 주요 이온들의 명칭과 농도 단위를 설명할 수 있다.
2. 주요 수분 균형장애와 발병기전을 설명할 수 있다.
3. pH의 조절과 관련된 생리적 기전을 설명할 수 있다.
4. 산염기균형의 4가지 주요 장애 발생기전과 신체 보상기전을 설명할 수 있다.
5. 산염기균형의 조절에서 신장과 폐의 역할을 설명할 수 있다.

■ 체액과 전해질

인체의 약 70%는 수분으로 이루어져 있다. 그 대부분은 세포 내 수분으로서 세포들 속에 있다. 나머지는 세포 외 수분이라고 부르며, 세포를 둘러싸고 있는 간질 조직과 혈장 내에 있다. 체액(body fluid)은 용해되어 양이온과 음이온의 전도성을 띠는 용해무기염(전해질: electrolytes)을 담고 있다. 체액은 전기적으로 중성이며, 용해되어 있는 양이온들의 총합과 음이온들의 총합은 언제나 균형을 이룬다. 질병에 걸렸을 때에는, 각각의 이온농도는 때에 따라 다를 수 있지만, 전기적 중성은 언제나 유지된다.

체내에 있는 수분과 전해질의 분포를 기억하는 것을 돕기 위해, "1/3의 법칙"을 사용하면 유용할 것이다. 신체 무게의 약 2/3가 수분이고, 그 수분의 2/3가 세포 안에 있다. 그리고 그 나머지 1/3은 세포 외에 있으며, 그 세포외액의 대부분은 세포를 둘러싸고 있는 조직에 있다(간질액: interstitial fluid). 그 외 간질 조직 내에 있는 혈관의 혈액과 림프관의 림프액도 존재한다. 여성의 신체는 비슷한 신체 크기의 남성과 비교하여 약 10% 정도 수분이 적은데 이는 여성의 경우 수분 함량이 거의 없는 체지방을 더 많이 가지고 있기 때문이다.

쉽게 설명해서, 체액의 장애와 전해질 농도의 비정상을 따로 생각하면 편리하다. 그러나 모든 체액은 용해 무기염을 포함하고 있기 때문에 이것을 분리하여 생각하는 것은 인위적인 것일 뿐이다. 만일 신체의 전해질 농도가 변한다면, 일반적으로 체액에서도 그에 대응하는 변화가 일어난다. 반대로, 체액의 변화 역시 일반적으로 전해질 농도의 변화와 관련이 있다.

■ 세포내액과 세포외액의 상호관련성

수분과 전해질은 혈관내액과 간질액 사이에서 자유롭게 확산된다. 그러나 모세혈관은 단백질을 투과시키지 못하기 때문에 간질액에는 단백질이 거의 없다. 세포 내 수분은 세포막에 의하여 간질액으로부터 분리되는데, 세포막은 수분을 자유롭게 투과할 수 있으나 나트륨이온과 칼륨이온은 비교적 투과되지 않는다. 주요 세포외 이온은 나트륨(Na^+)과 염소이온(Cl^-)임에 반하여, 주요 세포 내 이온은 칼륨(K^+)과 인산염(PO_4^{3-})이다. 세포막 내와 세포막 외의 이온농도의 차이는 세포의 대사활성의 결과 때문이다.

일반적으로, 신체의 나트륨 양이 세포외액의 양을 결정하는데 이는 나트륨이 주요 세포 외 양이온이기 때문이며, 신체의 칼륨 양이 세포내액의 양을 결정하는데 이는 칼륨이 주요 세포 내 양이온이기 때문이다.

■ 전해질의 단위와 농도

전해질 장애와 관련하여, 임상의사들은 혈장에 용해되어 있는 다양한 염분의 실제 그램 또는 밀리그램 수치보다는 다양한 이온 농도 그리고 양이온과 음이온이 다른 것과 갖는 상호관계에 주로 관심을 갖는다. 그러므로 전해질의 농도는 다른 이온과 결합할 수 있는 능력을 나타내는 수치로 표현된다.

"화합량(combining weight)"을 나타내는 양은 등가량(equivalent weight)이라는 용어로 불린다. 등가량은 어떤 물질의 분자량을 그것의 결합가(valence)로 나누어 그램으로 나타낸 것이다.

물질의 1등가량이 1리터를 만들기 위해 용해될 때, 그 농도는 1리터당 1등가량이다. 일가 물질(monovalent substance)은 리터당 1몰로 표현되는 1몰 용액과 같다.

예를 들어, 염화나트륨의 등가량은 23g(나트륨의 원자량)에 35.5g(염화물의 원자량)을 더하고 결합가(결합기는 1이다)로 나눠, 염화나트륨의 58.5g와 동일하면 등가량이 된다.

체액에서 전해질의 농도는 낮으며, 비록 일부 의료진들이 일가 이온을 다룰 때 mEq/L과 같은 리터당 밀리몰(줄여서 mmol/L)로 표현하기를 선호하지만, 보통은 등량보다는 리터당 밀리그램 등량으로 표시한다(줄여서 mEq/L). 밀리그램 등량은 등량의

전해질(electro-lyte): 양이온과 음이온으로 분해되는 용액 속의 화합물.

양이온(cation): 양전하를 지닌 이온.

음이온(anion): 음전하를 지닌 이온.

1/1000이다. 밀리그램 등량으로 나타내는 이온의 농도는 그것들의 등가량이 동일하지 않더라도 동일한 결합성질을 가진다. 예를 들면, 중탄산염이온 1밀리그램 등량은, 중탄산염의 분자량이 염화이온보다 크다 하더라도 염화이온 1mg 등량과 동일한 전기적, 이온적 특성을 갖는다.

■ 체액과 전해질 농도의 조절

체내에 있는 수분과 전해질의 양은 음식과 수분의 섭취에 의한 양과 소변, 위장관계, 발한 그리고 폐에서 배출되는 수증기의 양 사이의 균형을 반영한다. 신장은 체액과 전해질의 농도를 조정하는 데 있어 중요한 역할을 한다. 부신피질 호르몬과 뇌하수체 후엽 호르몬의 영향 하에, 신장은 체액의 균일한 조성을 유지하기 위한 수분과 전해질을 선택적으로 배출하거나 보유함으로써 신체 내부 환경을 조절한다.

■ 수분 균형 장애

▶ 탈수

가장 흔한 수분 균형 장애는 탈수(dehydration)인데, 이는 불충분한 수분섭취 또는 과다한 수분소실이 원인일 수 있다. 탈수 사례의 대부분은 구토 또는 설사로 인한 위장관의 과다한 수분소실에서 찾아볼 수 있다.

일반적으로 수분섭취의 감소가 탈수를 야기한다. 종종 혼수상태 또는 쇠약한 환자들이 불충분한 수분섭취로 인해 탈수에 빠진다.

▶ 수분과잉

수분과잉(overhydration)은 탈수보다는 적게 발생한다. 수분과잉은 때로는 정맥주사로 너무 많은 수분을 공급하여 나타나기도 하지만, 신장기능이 손상되어 효율적으로 수분을 배출하지 못하는 사람이 많은 양의 물을 마실 때 발생하기도 한다. 많은 양의 수분을 섭취하면 세포외액에 있는 전해질의 농도도 변화하는데, 이는 정상적으로 신장이 기능하는 사람들에게도 일어난다. 섭취된 수분이 순환계로 흡수되면, 수분이 세포외액의 양을 증가시키고, 체액이 희석되어 나트륨이온 농도를 낮춘다(저나트륨혈증). 현저한 저나트륨혈 증세는 심각하며 때로는 목숨까지 위협하는 결과를 초래할 수 있다. 이 상태는 유동식을(우유나 분유) 보충하기 위해 물을 주거나 영아의 유동식(infant's formular)에 너무 많은 물을 섞어 묽은 유동식을 섭취한 영아들에게 발생할 수 있다. 6개월 미만의 아기는 신장이 상대적으로 미숙하여 과잉된 수분을 잘 배출하지 못하므로 이 시기가 가장 위험하다. 다른 위험 그룹은 마라톤 주자 같은 격렬한 운동을 하는 선수들이다. 이들은 운동 중 탈수를 막기 위해 과다한 양의 수분을 섭취한다. 그들의 신장 기능 역시 활발한 운동 중에 손상될 수 있는데 혈액이 신장에서 활발하게 운동하는 근육들로 보내져서 신장혈류량이 저하하고 소변량이 감소하기 때문이다.

■ 전해질 균형 장애

일반적으로, 수분 균형 장애를 일으키는 상황이 체액의 전해질 조성을 방해하기도 한다. 대부분의 전해질 장애는 체내 전해질의 결핍이 원인이다. 나트륨과 칼륨의 결핍은 대개 같이 나타나며, 구토나 설사로 인해 위장관계로부터 수분과 함께 전해질들의 소실로 발생한다. 많은 양의 나트륨과 칼륨은 이뇨제의 장기 복용으로 인해 소변으로도 소실될 수 있다. 이뇨제는 사구체 여과에서 수분과 염분의 재흡수를 감소시킴으로써 신장에 의해 수분과 염분의 배출을 촉진시키는 물질이다: 이뇨제는 종종 심부전, 간경화, 몇몇 종류의 신장질환을 앓고 있는 환자들에게 사용된다. 대량의 전해질 결핍은 소변을 통한 과도한 수분 배출을 일으킬 수 있는데, 이는 조절되지 않는 당뇨병의 경우 신장으로 배출되는 당의 이뇨효과의 결과로서 나타나거나(16장), 또는 신 세뇨관 질환의 경우 재생되는 세뇨관들이 전해질과 수분을 보존할 수 없어 발생할 수 있다(15장).

■ 산염기 균형

신체는 정상 대사과정의 결과로 인해 대량의 유기산과 무기산을 생성하는 산생성체로 생각할 수 있다. 신체는 단백질의 파괴로 나오는 황산, 인산, 요산 같은 다양한 비휘발성 산을 생산한다. 신체는 지방산화에서 케톤체를 형성하고(16장), 산소공급이 불충분할 때 포도당 분해의 결과 젖산을 만든다. 대량의 이산화탄소는 세포 내 대사과정의 부산물로서 만들어지고, 이산화탄소의 일부는 체액에 용해되어 탄산을 형성한다.

대량의 산이 생성되었음에도 불구하고, 체액은 약알칼리성을 띠며, pH는 7.38~7.42의 좁은 범위 내에 유지된다. 신체가 체액의 알칼리성을 유지할 수 있는 이유는 산이 생성되자마자 빠르게 산을 중화하고 제거하는 다음의 3가지 조절기전이 있기 때문이다:
1. 혈액의 완충계
2. 탄산 농도를 조절하는 폐
3. 중탄산염 농도를 제어하는 신장

▶ 완충제

혈액의 완충계(buffer systems)들은 pH의 변화를 억제하는 데 가장 첫 번째로 작동한다. 일반적으로, 완충제(buffer)는 타격을 완충시키거나 충격을 흡수하는 것 전부를 일컫는 말이다. 화학적으로 완충제는 약산과 산염 또는 약염과 그것의 염으로 정의할 수 있다. 완충제는 강산(완전히 이온화된)과 강염을 약산(덜 완벽하게 분리된)과 약염기로 전환하여 수소이온 농도의 변화를 최소화시킨다. 혈액의 주요 완충제는 중탄산염나트륨-탄산체계이다. 이 체계는 매우 중요한데 완충계의 양쪽 성분이 대량으로 존재하며 각 성분의 농도가 신체에 의해 조절되기 때문이다. 탄산(용해된 이산화탄소)의 농도는 폐에 의하여 조절되며, 중탄산염의 농도는 신장에 의해 조절된다. 비록 중탄산염-탄산 완충계가 신체의 유일한 완충계는 아니지만 이 체계는 다른 완충계와 균형을 이룬다. 그러므로 이 완충계 성분의 측정으로 환자의 산-염기 상태를 총괄적으로 평가할 수 있다.

▶ 폐의 탄산 조절

폐는 이산화탄소를 배출하고 혈액의 탄산을 조절한다. 탄산은 이산화탄소로부터 유도되어 세포의 대사활성의 부산물로서 수분과 함께 만들어진다.

이산화탄소는 혈장 안에서 녹기 쉽다: 용존가스의 일부는 수분과 반응하여 부분적으로 해리되어 수소이온과 중탄산염 이온을 이루는 약탄산을 형성한다. 3가지 형태는 다음과 같이 서로 균형을 이룬다:

혈장 안에 용존된 CO_2 (Dissolved CO_2 in plasma) $\leftrightarrow H_2CO_3 \leftrightarrow H^+ + HCO_3^-$

> **완충제(buffer):** 산 또는 염기가 증가했을 때 용액의 pH 변화를 최소화하는 물질.

혈장에 용해된 이산화탄소 가스는 폐포에 있는 이산화탄소 가스와 균형을 이룬다. 폐포 이산화탄소 농도는 15장에서 기술되었듯이 부분압력이라 부르는(PCO_2라고 명명됨), 가스에 의해 가해진 압력이라는 관점에서 표시된다. 그 결과 다음과 같이 폐포의 PCO_2와 혈장에 있는 다양한 형태의 CO_2 사이의 균형을 이루게 된다:

폐포 $PCO_2 \leftrightarrow$ 혈장 $PCO_2 \leftrightarrow H_2CO_3 \leftrightarrow H^+ + HCO_3^-$

폐포 공기의 이산화탄소와 폐포의 PCO_2 양은 호흡수와 호흡량에 따라 다르다. 폐포 PCO_2의 양이 변한다면 혈장에 용해된 이산화탄소의 양과 용해되어 있는 이산화탄소에 의해 형성된 탄산의 양이 그에 반응하여 변화한다. 호흡수와 호흡량의 증가(과호흡)는 비교적 대량의 CO_2를 함유한 폐포 공기의 적정량 유지를 위해 CO_2를 거의 함유하지 않은 흡입공

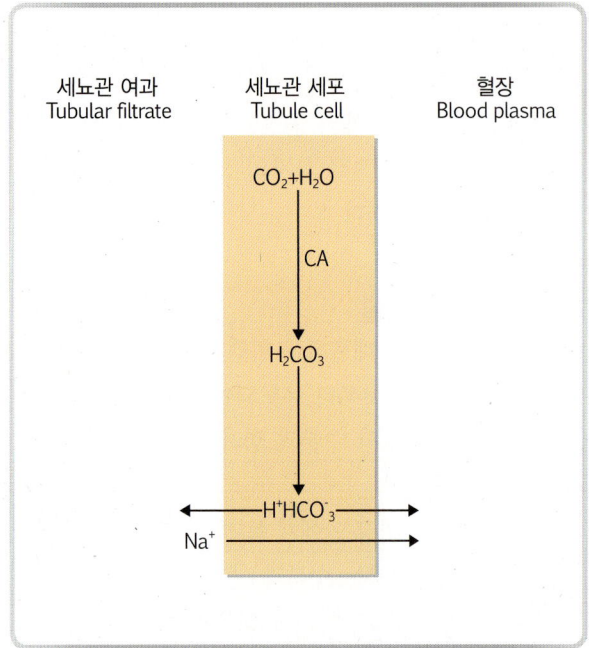

그림 19-1 • 신세뇨관 상피세포의 나트륨 교환에 의한 수소이온의 형성과 배출. CA는 탄산탈수화효소를 의미.

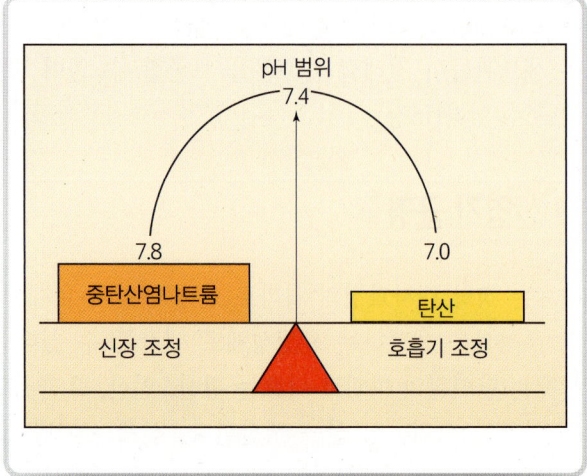

그림 19-2 • 정상상태의 중탄산염-탄산 관계의 "받침과 지렛목" 개념.

기로 교환시킴으로써 폐포의 PCO_2를 감소시킨다. 폐포 PCO_2의 감소는 그에 반응하여 혈장의 탄산과 이산화탄소의 농도를 감소시킨다. 반대로 만약 폐환기량과 환기수가 감소한다면 폐포의 PCO_2는 증가한다: 혈장의 탄산과 이산화탄소의 농도는 서로 상응하여 증가한다.

▶ 신장의 중탄산염 농도 조절

신장은 신체의 요구를 충족시키기 위해 여과된 중탄산염을 선택적으로 재흡수시킴으로써 혈장의 중탄산염 농도를 조절한다. 뿐만 아니라, 신장은 정상 대사과정의 결과로 생산된 산의 완충제로 소모된 양을 보충하기 위해 중탄산염을 생산할 수 있다. 이 2가지 중탄산염-조절 기능은 나트륨이온의 교환을 통한 세뇨관의 수소이온의 분비에 달려 있는데, 이는 그림 19-1에 그림처럼 세뇨관 여과에서 순환과정 안으로 동시에 재흡수되는 것이다.

탄산탈수효소의 영향 아래, 탄산(H_2CO_3)은 신세뇨관 상피세포 내에서 이산화탄소(CO_2)와 수분(H_2O)으로부터 형성되어 수소이온(H^+)과 중탄산염(HCO_3^-)이온으로 분리된다. 수소이온은 나트륨이온(Na^+)과의 교환을 통해 세뇨관 여과에 들어간다. 중탄산염 이온은 그 여과액에서 흡수된 나트륨이온과 함께 혈류로 들어간다.

▶ pH와 완충성분 비율간의 관계

모든 완충계에서, pH는 두 성분의 비율에 영향을 받고 성분의 절대량의 영향은 받지 않는다. pH 7.4의 정상 신체의 중탄산염-탄산 완충계에서 정상비율은 20의 중탄산염나트륨과 1의 탄산으로 이루어져 있다.

중탄산염-탄산간의 관계를 명시적으로 보여줄 수 있는 다른 방법은 지렛목 위의 받침을 떠올려보는 것이다. 받침의 한쪽 면에는 20의 중탄산염나트륨을 올려놓고, 다른 한쪽 면에는 1의 탄산을 올려놓는다. 지렛목이 놓이고 받침은 완벽히 균형을 이뤄, pH 7.4의 신체에 상응된다. 중탄산염나트륨 또는 탄산의 "중량"의 변화는 받침을 불균형하게 표현하여, pH를 기본값보다 높거나 낮게 하여 새 수준으로 변동시킬 수 있다(그림 19-2).

표 19-1 주요 산염기 장애들의 비교

장애	주요 이상	보상	일반적 원인
대사성산증	내적으로 생산된 산의 과다가 중탄산염을 고갈(감소)시킴	과호흡으로 PCO_2를 낮춤; 신장이 수소이온을 더욱 배출하고 중탄산염을 더 생성함	신부전; 케톤증; 젖산의 과다생산
호흡성산증	폐에 의한 이산화탄소의 불충분한 배출	신장에 의한 추가적인 중탄산염의 형성	만성 폐질환
대사알칼리증	혈장 중탄산염의 과잉	없음	위액 감소; 염화물 고갈; 코르티코스테로이드 호르몬의 과잉; 중탄산염 또는 기타 항산제의 과다 섭취
호흡성알칼리증	과호흡이 PCO_2를 낮춤	신장에 의해 중탄산염 배출을 증가시킴	과호흡을 동반한 심한 불안감; 약물에 의한 호흡중추의 자극; 중추신경계 질환

■ 산염기 불균형

혈액의 pH가 생리적 범위의 산성 쪽으로 이동하는 장애를 산증(acidosis)이라고 한다. 이는 탄산과잉 또는 중탄산염 양의 감소로 발생할 수 있다. 알칼리증(alkalosis)은 그 반대편으로 이동하는 것으로, 탄산의 감소 또는 중탄산염의 과잉이 원인이 된다. 이와 같은 산염기 장애들(acid-base disturbances)은 크게 4개의 범주로 분류할 수 있다.

1. 대사산증(중탄산염의 감소)
2. 호흡성산증(탄산의 증가)
3. 대사알칼리증(중탄산염의 증가)
4. 호흡성 알칼리증(탄산의 감소)

대사라는 용어는 장애가 주로 완충쌍의 중탄산염군에 의해 나타날 때 적용된다. 호흡성이라는 용어는 주요 장애가 완충제의 탄산성분에 있다는 것을 가리킨다. 산염기 장애의 다양한 형태는 표 19-1에 비교하여 제시되었다.

▶ pH의 장애에 반응하는 보상기전

산염기 장애가 pH를 생리적 범위를 벗어날 정도로 변화하면, pH 변화에 저항하기 위한 다양한 조절수단이 활성화된다. 보상기전은 중탄산염과 탄산의 비율을 정상치인 20:1로 보존하려고 하고 그에 따라 pH를 생리적 범위 내로 돌려놓는다. 예를 들어, 탄산의 농도가 폐질환으로 인해 증가하면, 두 성분의 비율을 회복하고 생리적 범위 내로 pH를 유지하기 위한 경향으로 중탄산염이 보상되어 증가한다. 반대로, 중탄산염이 감소하면 정상비율을 유지하기 위한 보상작용이 탄산의 농도를 떨어뜨린다. 완충쌍 중의 하나가 질병에 의해 저해되면, 완충쌍의 다른 하나에 의해 보상이 된다. 보상은 완충쌍 중 한 요소를 변화시켜 나머지 한 요소에 영향을 미치게 함으로써 질병에 의한 pH의 변동 범위를 최소화시키기 위한 신체의 시도이다. 이는 단기간의 산염기 장애를 해결하는 데 도움을 준다. 산염기 균형의 교란에 대한 장기간의 치료는 pH장애를 야기하는 근본적인 질병 또는 상태를 성공적으로 치료하는 것이 필요하나, 이러한 치료가 항상 가능한 것은 아니다.

산염기 균형의 주요 장애들의 기초를 이해하려 노력하는 학생들을 위해, 그림 19-2의 "지렛목과 받침"의 개념이 종종 유용하게 활용된다. 탄산의 "무게"는 호흡에 의해 조절되고, 중탄산염의 "무게"는 신장의 중탄산염 배출 또는 보존에 의해 조절된다. 학습자는 다음 2가지를 고려해봐야 한다: (1) 주요 장애의 성질과 그것이 받침을 어떻게 "불균형"하게 만들게 되는가? 그리고 (2) 받침을 균형으로 돌리기 위해 신체가 취할 단계들은 무엇인가? 이 단계들은 보상기전으로서 일반적으로 받침의 다른 쪽에 무게를 더하거나, 무게를 감소하는 부분으로 이루어져 있다. 이것은 명백히, 복잡한 것을 기계적으로 지나치게 간소화시킨 것이지만, 학습 도구로서는 유용하다.

산염기 균형의 가장 일반적인 2가지 임상적인 장애는 대사산증과 호흡성산증이다.

산증(acidosis): 신체의 체액이 정상 pH보다 낮아 일어나는 산염기 균형의 장애.

알칼리증(alkalosis): 신체의 세포외액의 pH가 정상에서 알칼리 쪽으로 이동하여 나타나는 산염기 균형의 장애. 산증에서도 발견된다.

▶ 대사산증

임상현장에서 일반적으로 나타나는 문제인 대사산증(metabolic acidosis)은 생성된 산의 양이 신체의 완충량을 넘었을 때 나타난다. 혈장의 중탄산염의 농도는 감소하는데 초과한 산을 중성화시키는 데 사용하기 때문이다(그림 19-3A). 대사산증을 유발하는 보다 일반적인 3가지 상황은

1. 신부전(요독증)
2. 케톤증(케톤체의 과잉생산)
3. 유산증(젖산의 과잉생산)

신부전은 15장에서 기술한 대로, 수많은 종류의 신장병 중에도 말기 단계이다. 대사산증은 신체의 정상적인 대사과정에 의해 생산된 여러 가지 산성 폐기물을 효과적으로 배출하지 못하기 때문에 발생한다. 케톤증은 지방의 물질대사에서 비롯된 산성 케톤체의 아세토아세트산(acetoacetic acid)과 베타하이드록시뷰티릭산(beta-hydroxybutyric acid)의 과잉생산이 원인이다.

케톤증은 치료받지 못한 1형 당뇨병에서 주로 발생하는데, 이는 신체가 탄수화물을 효과적으로 사용하는 것이 불가능하고 주요 에너지원으로 지방에 의존하기 때문이다(16장 참조). 케톤증은 또한 단식으로 인해 탄수화물 섭취량이 부족한 경우나 지속적인 구토가 영양분의 보존을 방해하는 경우에 발생할 수 있다. 이런 경우에 신체는 지방조직에 대사작용을 하는데 이는 탄수화물을 에너지원으로 이용할 수 없기 때문이다. 케톤체 유발식이라 불리는 몇몇 식단들은, 실제로 케토시스를 만들어내도록 짜여져 있

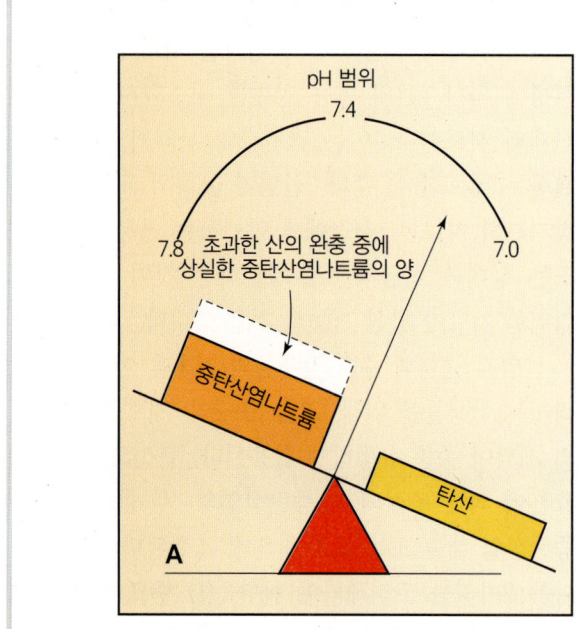 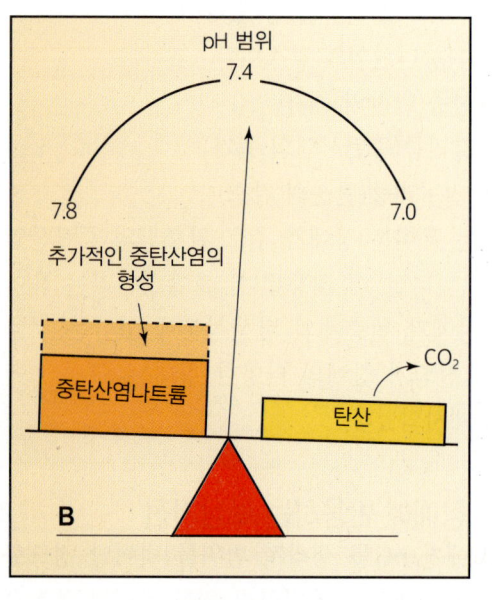

그림 19-3 • A, 대사산증에서 산염기 균형의 교란. B, 탄산의 감소와 추가적인 중탄산염의 형성으로 인한 보상.

다. 거기에는 다량의 지방과 제한된 탄수화물, 그리고 적당한 양의 단백질이 들어 있다. 케톤체 유발식은 일부 간질을 치료하고 체중 감량을 촉진시키는데에도 사용할 수 있다.

유산증은 조직이 불충분한 산소공급을 받아 일어나는 쇼크나 심한 심부전 같은 몇 가지 다른 상황 속에서 발생한다.

효율적으로 에너지를 생성하게 하는 호기성 분해(산소 필요)로 최종산물인 이산화탄소와 수분을 만들어낼 충분한 산소가 없는 경우에 포도당의 분해로 젖산이 만들어진다. 이런 경우 신체는 유산증을 일으키는 젖산을 분해물질로서 생산하는 보다 덜 효과적인 (혐기성 당분해라고 불림) 방법을 사용해야 한다.

▶ 보상 기전

대사산증에 대한 보상은 폐와 신장에 의해서 이루어진다(그림 19-3B). 산증은 뇌간의 호흡중추를 자극하여 호흡량과 호흡수 모두를 증가시킨다. 과호흡은 폐포의 이산화탄소 분압을 줄여, 결국 용존 이산화탄소와 혈장의 탄산량을 줄인다. 탄산이 감소하면 중탄산염-탄산의 비율과 pH가 정상으로 되돌아가려는 경향을 보인다. 신장기능에 이상이 없다면, 신장 또한 고갈된 보충물을 다시 채우기 위해 중탄산염을 더 만들어내고 그와 동시에 더 많은 수소이온을 배출한다.

사례연구 19-1은 신부전에 따르는 심한 대사산증을 예를 들어 설명한 것이다. 대사산증을 일으키는 다른 질병들에 대한 사례 연구들은 15장과 16장에서 살펴보았다.

▶ 호흡성산증

호흡성산증(respiratory acidosis)에서 가장 첫 번째로 나타나는 이상은 폐가 이산화탄소를 효과적으로 배출하지 못하는 것이다. 이는 일반적으로 폐기종과 같은 만성 폐질환에 이어 나타나는 증상이지만, 폐의 환기가 심각하게 손상된 어떠한 상황에서라도 나타날 수 있다(12장). 다수의 사례에서 볼 때, 근본적인 만성 폐질환 환자의 기도 감염은 급성 호흡성산증을 촉진시킬 수 있다.

이산화탄소의 보유는 폐포 PCO_2의 증가를 유발한다. 혈장에 용해되어 있는 이산화탄소의 양이 폐포에 있는 이산화탄소 가스와 균형을 이루기 때문에, 폐포 PCO_2의 증가는 또한 혈장에 용해되어 있는 이산화탄소의 양도 증가시킨다. 더 많은 이산화탄소가 용해될수록 더 많은 탄산이 형성되고 pH는 생리적 범위가 산성 쪽으로 변화한다(그림 19-4A).

보상기전. 신체의 보상기전은 신장에 의한 추가 중탄산염 형성으로, 이는 혈장의 중탄산염 수준을 높인다. 이것은 두 완충 성분의 비율을 정상으로 회복하려는 성향을 가지고 있는데, 그로 인해 pH를 생리적 범위 쪽으로 이동시킨다(그림 19-4B).

사례연구 19-2는 폐기종 환자의 우하엽 폐렴으로 인해 촉진된 호흡성산증의 예시를 기술한 것이다.

사례연구 19-1

65세의 여성이 등 아랫부분에 불편함을 느껴 의료진의 상담을 받았다. 신체검사 결과 신장의 양쪽 부분에 약간의 확장이 있었다. 진단검사 결과 소변에서 소량의 알부민이 나왔고 보통 정도의 빈혈 소견을 보였다. 요질소는 57mg/dL으로 약간 상승되어 있었다(정상범위 10~20mg/dL). 신우조영술 촬영 결과 양측 다낭성신종을 발견했다. 당시 그 환자는 더 이상의 치료를 거부하였으나 6개월 뒤에 상태가 악화되어 재입원하였다. 빈혈이 더욱 악화되었으며 요질소가 148mg/dL로 증가하였다. 혈액 pH는 7.2로 감소하였다(정상범위 7.38~7.42). 혈장 중탄산염 또한 10mEq/L로 줄었다. PCO_2는 30mmHg로 과호흡으로 인해 약간 감소한 경향을 보였다. 환자는 뚜렷한 대사산증을 보이는 신부전 말기로 진단되었다. 집중치료를 했음에도 불구하고 그녀의 상태는 개선되지 않았고, 며칠 뒤 병원에서 사망하였다.

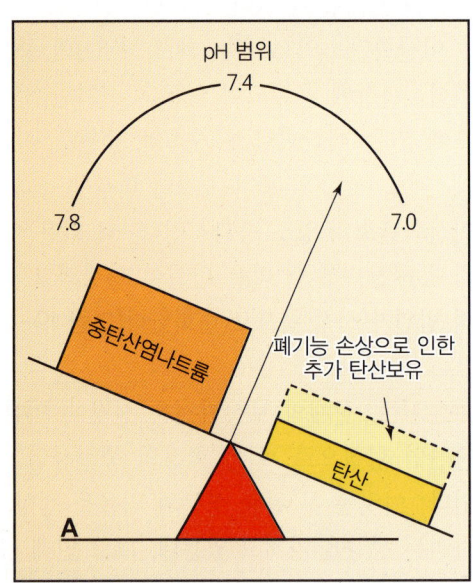 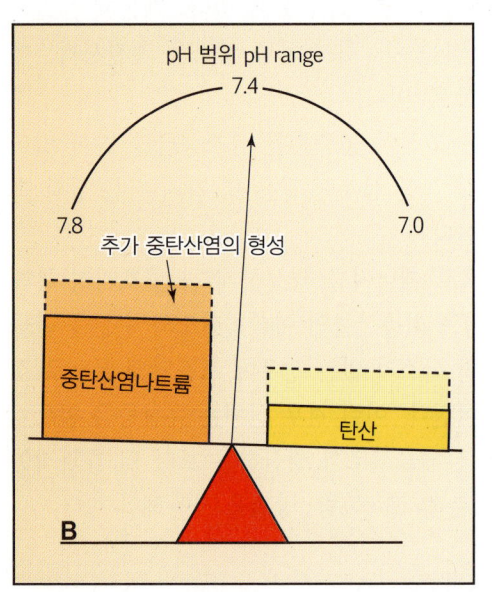

그림 19-4 • A, 호흡성산증에서 산염기 균형의 교란. B, 추가 중탄산염 형성에 의한 보상.

사례연구 19-2

64세의 남성이 진행성 만성 기침과 운동 중의 호흡곤란 그리고 반복되는 기도 감염의 문제가 있었다. 호흡곤란이 점점 심해져 집에서 계단을 오르거나 어떤 일을 하는 것 조차 어려워졌다. 흉부 엑스선 촬영 결과 폐기종과 폐의 과다팽창이 발견되었고, 폐기능 검사에서도 눈에 띄는 손상이 관찰되었다. 신체검사 결과 심한 호흡곤란에 약간의 청색증도 발견되었다. 청진기에서는 양쪽 폐에서 산발적으로 쌕쌕거리는 소리를 감지했다. 체온은 약간 상승했다. 흉부 엑스선에서 폐기종을 발견됐고 폐의 우하엽의 경화된 부위는 폐렴 소견이 보였다. 동맥혈산소의 포화도는 감소했다: 이산화탄소의 분압은 증가했고(PCO$_2$ 50mmHg), 혈액 pH는 감소했다.(pH 7.30). 환자는 적절한 항생제와 보충산소를 처방받았다. 그는 결국 폐렴에서 회복되었고 병원에서 퇴원할 수 있었다.

▶ 대사알칼리증

대사알칼리증(metabolic alkalosis)은 다른 산염기 장애들보다 적게 발생하고 pH가 생리적 정상 범위의 알칼리성으로 변화하는 것, 탄산 농도에 비례하여 상승한 중탄산염나트륨이라는 점에서 공통점이 있는 여러 가지 상태에서 발생한다.

주요 원인으로는:

1. 구토나 계속된 위 내용물의 흡인으로 인한 위액의 감소
2. 중탄산염나트륨 또는 위액을 중화시키는 제산제의 과다 복용
3. 혈액 염화물의 감소
4. 부신피질 스테로이드의 과잉

높게 증가된 중탄산염으로 야기된 pH 변화를 최소화하기 위해 탄산을 증가시키는 보상은 필요가 없는데, 폐포 PCO$_2$를 증가시키기 위한 얕은 호흡이 호흡을 자극하여 PCO$_2$를 정상으로 돌려놓기 때문이다.

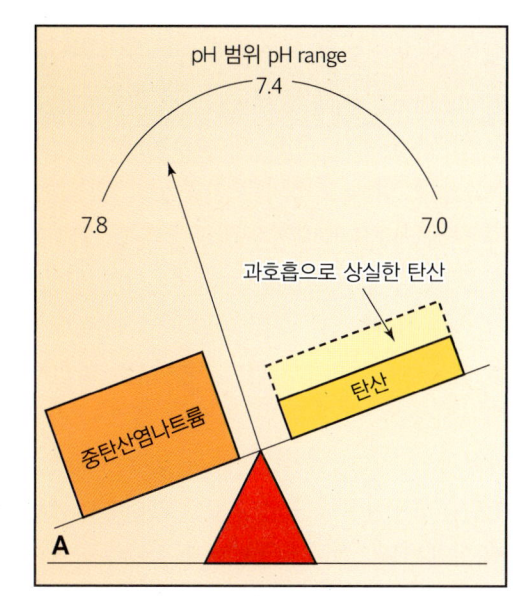 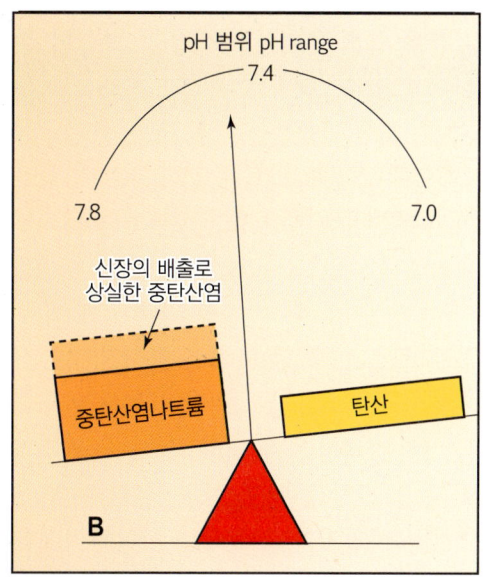

그림 19-5 • A, 호흡성알칼리증에서 산염기 균형의 교란. B, 중탄산염의 배출에 의한 보상.

알칼리증은 환자의 질병이나 상태를 근본적으로 바로잡아야만 치료할 수 있다.

보상기전. 보상은 신장에서 중탄산염 배출의 증가로 이루어지는데, 이는 혈장 중탄산염을 낮추고 완충성분의 비율을 정상으로 돌리려는 경향을 보인다.

▶ 호흡성알칼리증

호흡성알칼리증은 과호흡이 원인으로, 폐포 PCO_2를 낮춘다. 이는 용존 이산화탄소와 혈장 내 탄산량의 대응적 감소를 유발한다. 결과적으로 중탄산염은 상대적으로 과다해지고 혈액 pH는 증가하는 경향을 보인다(그림 19-5A). 호흡성알칼리증 장애를 유발하는 과호흡은 약물에 의한 호흡중추의 자극이나 신경계의 질환이 원인일 수 있다. 때로는 극도의 불안 같은 마음의 병이 과호흡의 원인이다. 보상은 신장에서 두 완충 성분의 비율을 정상으로 돌리기 위해 중탄산염을 배출함으로써 이루어진다(그림 19-5B).

수평선 고도에서 높은 고도까지 이동하는 여행자에게 나타나는 일시적인 불편함은 높은 고도의 대기 중에 있는 낮은 PO_2로 인해 야기되는 과호흡으로 인해 가벼운 호흡성알칼리증의 한 원인이 된다. 다행히 신체는 점차 적응하고 처음에 느꼈던 불편함은 차차 가라앉는다.

▶ 산염기 균형의 진단적 평가

환자의 산염기 상태를 평가하는 중에, 의료진은 환자의 전체 상태의 지표로서 혈장의 중탄산염 농도를 자주 측정한다. 또한 많은 경우에 혈액 pH와 혈장 내의 탄산을 측정하는 것이 추가된다. 의료진이 평가한 환자의 의학적 상태는 다양한 검사실의 검사들과 함께, 일반적으로 환자의 산염기 상태의 측정을 가능하게 해주고 효과적인 치료를 위한 지침이 된다.

CHAPTER 19 단원 복습

요약

인체의 대부분은 용해 무기염(전해질)을 포함한 수분으로 이루어져 있다. 탈수는 체액과 전해질 모두에 영향을 주며, 보통 불충분한 섭취 또는 구토나 설사로 인한 과도한 소실이 원인이 된다. 수분과잉은 보통 과도한 수분섭취가 원인으로, 체액이 희석되고 생명을 위협하는 심각한 저나트륨혈증(혈청 내 낮은 나트륨)을 유발할 수 있다. 이러한 위험에 빠질 수 있는 사람들은 물을 너무 많이 타서 묽어진 유동식(formular)을 먹은 영아, 탈수를 막기 위해 과도한 양의 수분을 마시는 육상선수, 그리고 수분을 효과적으로 배출할 수 없는 신장질환을 가진 사람들이다.

인체가 "산성체"일지라도 체액은 약알칼리성을 띤다. 알칼리성은 (1) 중탄산염나트륨-탄산 완충계에 의해 조정된 혈액의 완충계 (2) 폐에서 폐포 PCO_2의 호흡기 조절에 의한 탄산 조절 (3) 신장에서 정상 혈액 pH를 유지하기 위해 필요한 중탄산염의 배출 또는 생성에 의한 중탄산염 농도의 조절에 의해 유지된다. 혈액 pH를 변화시키는 산염기 균형 장애는 중탄산염 또는 탄산의 변화로 정의할 수 있다. 대사산증 또는 대사알칼리증에서 주요 장애는 신장에 의해 조정되는 완충쌍의 중탄산염군(bicarbonate member)에 의해 발생한다: 호흡성산증 또는 호흡성알칼리증에서 주요 장애는(폐포 PCO_2를 조절하는) 폐에 의해 조정되는 완충쌍의 중탄산염군에 의해 발생한다. pH장애가 완충쌍의 한 원소에 의해 발생할 때, pH장애를 유발한 근본적인 질환이나 상태가 치유될 때까지 pH장애를 최소화하기 위해 다른 한 원소도 변화(보상)한다. 중탄산염의 감소로 인한 대사산증은 산의 초과 축적을 일으키고, 보상으로 폐포 PCO_2를 낮추어 탄산을 낮추는 과호흡을 유발한다. 호흡성산증은 불충분한 폐기능이 있는 사람에게 발생하며, 폐포 PCO_2를 증가시키고, 탄산의 대응적 증가를 동반한다. 보상은 신장에 의해 중탄산염을 증가시키는 것으로 조절된다. 호흡성알칼리증은 과호흡에 의해 발생하는데, 폐포의 PCO_2를 낮추고 보상은 신장에 의해 중탄산염을 배출한다. 대사알칼리증은 다른 장애에 비해 적게 발생하는데, pH 변화가 높은 혈중 중탄산염과 연관된 상태에 의해 발생하며, 효과적인 보상은 없다.

복습문제

1. 세포내액과 세포외액의 차이는 무엇인가?
2. 다음 용어의 의미는 무엇인가?: 밀리그램등량, 이뇨제, 탄산탈수효소, 완충제
3. 대사산증이란 무엇인가? 어떻게 발생하는가? 신체의 보상기전은 무엇인가?
4. 호흡성산증이란 무엇인가? 어떻게 발생하는가? 신체의 보상기전은 무엇인가?
5. 호흡성알칼리증이란 무엇인가? 어떻게 발생하는가? 신체의 보상기전은 무엇인가?

상호 관련 문제

빈 칸 채우기

1. 전기적으로 양의 전하를 띠는 것을 (   )이라고 부르며, 전기적으로 음의 전하를 띠는 것을 (   )이라고 부른다.
2. 전해질 농도의 단위는 (   )로 표현한다.
3. 세포내액의 주요 두 이온은 (   )와 (   )이다.

연관된 것끼리 연결하시오.

숫자열에는 산염기균형 장애와 연관된 몇 가지 의학적 상태들을 나열했고, 문자열에는 4가지의 산염기 장애를 나열했다. 의학적 상태와 문자열을 연결하라. 6가지 상태가 있지만 산염기 장애는 4개이다: 따라서, 어떤 문자열은 1번 이상 연결될 수도 있고, 어떤 것은 전혀 연결되지 않을 수도 있다.

1. 당뇨병: 과도한 케톤체 형성
2. 과호흡: 폐포 PCO_2의 감소
3. 만성 폐질환에 의한 폐기능손상
4. 신부전증: 비휘발(성)산의 보존
5. 구토로 인한 위액의 과다 상실
6. 부신피질 스테로이드의 과잉

A. 대사산증
B. 호흡성산증
C. 대사알칼리증
D. 호흡성알칼리증

비판적 사고

1. 김 씨는 만성 신장병을 진단받은 57세의 남성으로 최근 신부전증 치료를 받고 병원에서 퇴원했다. 그는 그의 혈액이 "산이 너무 강하다"라는 말을 들었다. 그는 이 말이 무슨 뜻이며, 왜 발생했는지 알고 싶어한다. 당신은 그에게 어떻게 설명해주겠는가?
2. 정 씨는 28세의 여성으로 마라톤에 참가하려고 한다. 마라톤 중에 물을 많이 마시라는 충고를 들었지만, 어떤 사람에게서는 물을 너무 많이 마시지 말라는 충고를 들었다. 그녀는 어떻게 해야 할지 혼란스러워한다. 그녀에게 어떻게 설명할 것인가?

내분비선
The Endocrine Glands

CHAPTER 20

학습목표

1. 뇌하수체 호르몬의 생리기능과 흔한 내분비장애와 각각의 치료법을 설명할 수 있다.
2. 주요 갑상선 기능장애와 그에 따른 임상 징후와 치료기전을 설명할 수 있다.
3. 부신피질과 수질의 생리학적 기능과 기능부전으로 인한 흔한 내분비장애의 치료법을 설명할 수 있다.
4. 부갑상선 기능부전의 원인과 결과를 정의하고, 치료방법을 설명할 수 있다.
5. 내분비성 종양에 인한 이소성 호르몬 생성의 발생을 설명할 수 있다.
6. 내분비계과 스트레스의 상호작용에 관하여 설명할 수 있다.

■ 내분비 기능과 기능장애

내분비선들은 각각의 분비물을 혈류로 직접 분비하기도 하고, 다양한 대사기능에 대한 조절효과에 영향을 미친다.

주요 내분비선은 뇌하수체, 갑상선, 부갑상선, 부신피질과 수질, 랑게르한스섬(이자섬), 난소와 고환이다. 그러나 이러한 분비선들이 호르몬을 생산하는 유일한 기관은 아니다. 신체를 통한 세분화된 세포조직들 또한 호르몬을 분비한다.

신장에서는 레닌과 적혈구 조혈인자가 분비되고 위장관 점막에서는 가스트린(gastrin), 세크레틴(secretin), 콜레시스토키닌(cholecystokinin)을 생성한다. 보통 이러한 호르몬들은 그것들과 관련된 장기와 함께 간주되며, 일반적으로는 내분비계의 일부로 간주되지 않는다.

내분비선에 의해 신체로 분비되고 합성되는 호르몬의 양은 혈액 내 호르몬 순환 수준에 따라 직접적으로 조절되기도 하고, 혈액 내 당 또는 나트륨의 농축처럼 호르몬 조절하의 물질의 정도에 따라 간접적으로 조절되기도 한다. 이러한 형태의 기전은 되먹임기전이라 한다.

가장 대표적으로 호르몬 수준의 증가 또는 호르몬 조절물질은 또 다른 호르몬 분비를 억제하는데 이러한 것을 음성되먹임기전 체계 또는 되먹임억제라 부르기도 하고 뇌하수체 호르몬의 분출을 조절하는 조절기전에 의해 설명된다.

내분비선의 질환은 선에 의해 조절되는 표적기관의 과잉활동성으로 나타나는 선의 과잉분비나 과소활동의 결과로 인한 불충분한 분비물과 관련된다. 내분비선 장기의 임상적 결과는 선의 기능장애 정도, 영향을 받는 개인의 나이와 성별에 따라 결정된다. 모든 범주의 선 장애는 드물게 발견될 정도의 변이에서 지나친 기능저하 또는 기능항진에 이르기까지 다양하게 관련된다. 또한 내분비장애가 발생되었을 당시의 나이는 임상적 특징에 확연한 결과를 나타낸다. 즉, 갑상선과 같은 내분비선은 대사과정과 같이 성장과 발달에 영향을 미치므로, 어린아이에서의 기능장애는 성인에게서의 기능장애보다 다소 다른 임상적 외형을 만들어낸다.

성별 또한 내분비 기능장애의 결과에 영향을 미친다. 대부분 호르몬은 성기능의 발달과 유지 그리고 이차성 발달과 관련되며, 몇몇 내분비선은 성 호르몬을 생산한다. 이러한 내분비장애는 아이들에게서 성 발달의 변형을 초래하기도 하나, 성인에게서는 미약하게 영향을 미친다.

내분비질환에서 부적절한 성 호르몬의 과잉생산은 여성의 남성화 또는 남성의 여성화를 초래한다. 반대로 정상적인 성에서는 성 호르몬의 과잉분비가 심각한 임상결과를 초래하지는 않는다.

■ 뇌하수체

뇌하수체(pituitary gland)는 뇌 기저의 시상하부로부터 난 좁은 관에 매달려 있는 작은 완두콩 모양의 선이다.

뇌하수체는 하수체와(뇌하수체오목) 또는 터키안장이라고 불리는 접형골 내에 작게 패인 곳에서 시신경이 교차되는 바로 뒤에 위치한다.

뇌하수체는 전엽과 후엽으로 이루어져 있다. 또한 대부분의 포유동물은 전엽과 후엽 사이에 중간부분인 중엽을 가지고 있다. 그러나 인간의 경우 중엽은 퇴화되어 불분명하다.

뇌하수체 전엽은 합성되고 저장된 호르몬을 함유한 상피세포 다발로 이루어져 있다. 이러한 상피세포 다발은 기본 염색방법으로 나타난 세포질 과립의 염색 반응에 따라 분류된다.

뇌하수체 전엽의 3가지 종류로는 밝은 빨간색을 띠는 호산구, 진한 파란색을 띠는 호염기구, 미약한 과립을 가지고 있는 비염색세포로 알려져 있다. 그러나 최근, 좀 더 전문화된 염색법은 자체의 특정 호르몬을 생산하는 5가지 세포유형을 갖는다.

따라서 현재 이 세포들은 과립 염색법 반응이 아닌 그 세포들이 생산되는 호르몬에 의해 지정되고

CHAPTER 20 내분비선

있다. 이러한 뇌하수체 전엽은 문맥계라 부르는 특별한 혈관구조에 의해 시상하부에 연결되어 있다. 이 문맥계는 시상하부에서 모세혈관으로 시작하고 뇌하수체 줄기로 확장되어 내려와 전엽세포 주변의 모세혈관으로 형성된다.

뇌하수체 전엽세포 내에 저장된 호르몬의 분출은 시상하부에서 합성되고 문맥계에 의한 혈류 흐름 중에 전엽세포로 옮겨지는 유리 호르몬에 의해 조절된다.

뇌하수체 후엽은 변경된, 신경교세포와 섞인 신경섬유의 섬유주로 이루어져 있다. 뇌하수체 후엽은 문맥계 순환에 의한 것보다는 뇌하수체 줄기를 통해 확장된 신경섬유의 묶음에 의한 시상하부로 즉, 시상하부-뇌하수체 신경로(Hypothalamo-hypophyseal tract)를 이룬다.

뇌하수체 후엽의 호르몬은 시상하부에서 합성되어져서 후엽에서의 뇌하수체 줄기의 신경축삭으로 전이된다(축삭을 따라 운반되어 축삭 말단에서 소포 속에 저장된다). 이렇게 저장된 호르몬은 시상하부에서 뇌하수체 줄기로의 신경자극 전이의 반응으로 후엽으로부터 방출된다.

보통 시상하부 유리 호르몬은 단일선을 활성화하지만 몇몇 유리 호르몬은 1개 이상의 선에 영향을 준다. 또 다른 시상하부 호르몬은 특정 선을 자극하기보다는 억제하기도 한다. 또한 표적선에서의 그러한 호르몬 반응은 유리 호르몬과 억제 호르몬 사이의 상호작용의 결과를 나타낸다.

뇌하수체 전엽과 후엽 모두에서 분비되는 호르몬은 호르몬 분비를 조절하는 **시상하부**(hypothalamus)는 상부의 대뇌 피질 중추의 조절을 받는다. 즉, 뇌하수체 분비물은 화남, 분노, 공포 같은 감정적 자극에 의해 또는 신경계로 들어오는 감각적 자극에 의해 영향을 받아 교차적으로 시상하부로 전달된다.

▶ 뇌하수체 호르몬

뇌하수체는 다양한 기능을 갖는 9개의 각각의 호르몬을 분비하고 저장한다.

전엽은 7개의 호르몬을 분비하는데 이 중 4개의 호르몬은 자극 호르몬이라 불리며, 호르몬의 이름과 약자에 나타내듯이 다른 내분비선을 조절한다.
1. 성장 호르몬(GH)
2. 유즙분비 호르몬(prolactin)
3. 갑상선 자극 호르몬(TSH)
4. 부신피질 자극 호르몬(ACTH)
5. 멜라토닌(색소침착) 자극 호르몬(MSH)
6. 여포 자극 호르몬(FSH)
7. 황체 호르몬(LH)

뇌하수체 후엽은 2개의 호르몬을 저장하거나 방출한다: 항이뇨 호르몬(ADH)과 옥시토신.

▶ 뇌하수체 전엽 호르몬

뇌하수체 전엽 호르몬(anterior lobe hormones)인 **성장 호르몬**(growth hormone)은 다양한 작용을 하며, 모든 조직성장에 영향을 미친다. **프로락틴**(prolactin)은 에스트로겐과 프로게스테론에 의해 자극되며 유방에서의 유즙분비를 자극한다. **갑상선 자극 호르몬**(thyroid-stimulating hormone)은 갑상선 호르몬을 분비하는 갑상선을 자극한다.

부신피질 자극 호르몬(adrenocorticotrophic hormone)은 부신피질 호르몬을 분비 조절하는 부신피질을 자극한다. 부신피질 자극 호르몬은 탄수화물 대사(글루코코르티코이드)를 조절하는 부신 호르몬으로서 커다란 영향을 미친다. 부신피질 자극 호르몬은 부신피질 자극 호르몬뿐만 아니라 **멜라닌 자극 호르몬**(melanin-stimulating hormone)까지 상승시키는 커다란 전구분자로부터 생산되며, 부신피질 자극 호르몬이 합성의 생산물로 인해 MSH를 확산시키기도 한다.

MSH는 멜라닌 세포에 의해 피부 침착의 원인이 되지만 정상적으로는 부신피질 자극 호르몬이 분비가 정상일 때는 어떠한 임상적 영향을 일으킬 만큼 많이 분비되지는 않는다. **여포자극 호르몬**(follicle-stimulating hormone)과 **황체 호르몬**(luteinizing hormone)은 성선자극 호르몬이라 불린다. FSH와 LH는 생식기(난소와 고환)의 성장과 발달을 조절하

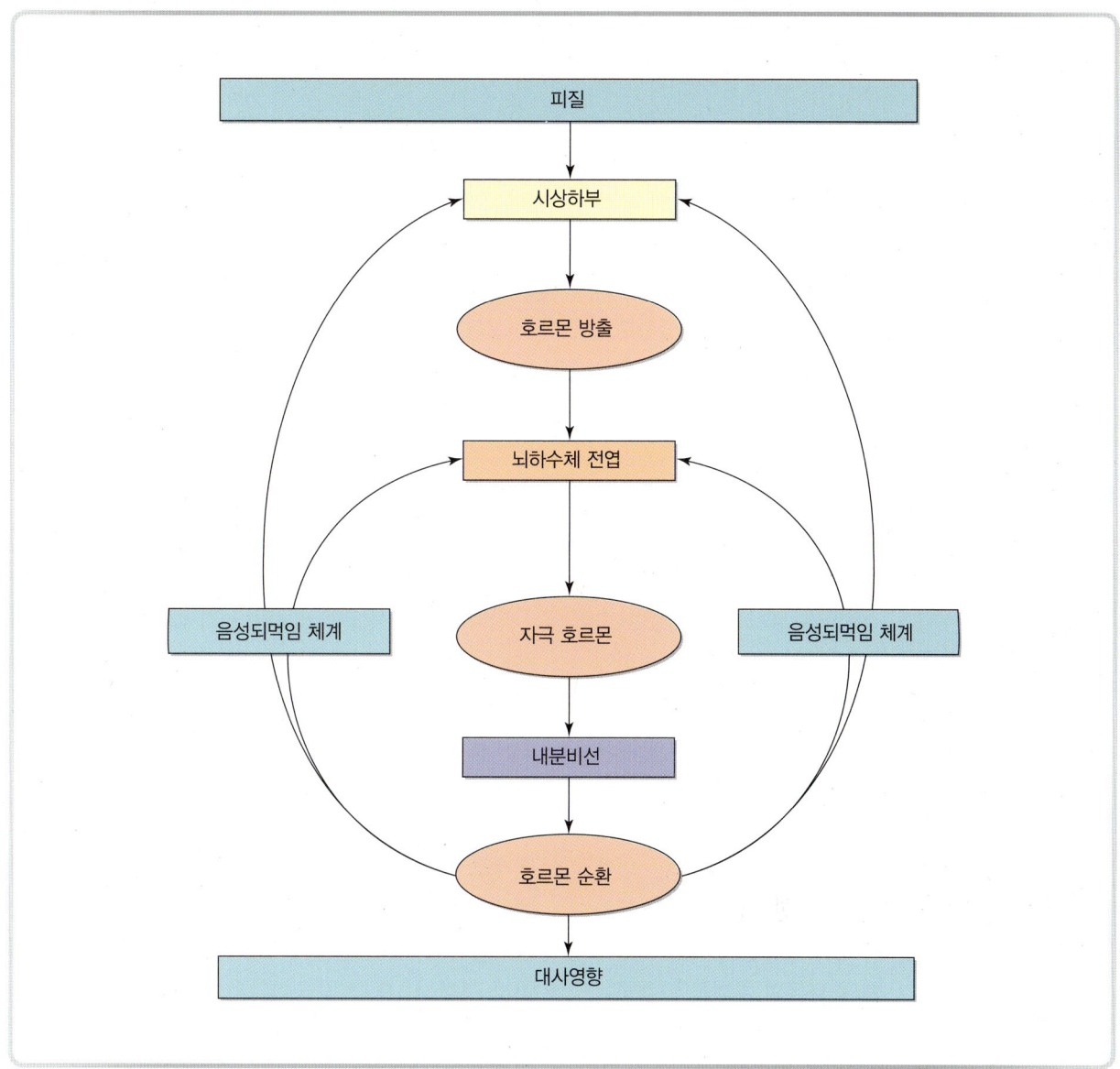

그림 20-1 • 뇌하수체에 의한 자극 호르몬의 동화작용 기전.

고 남성과 여성의 2차 성 징후 발달에 관여하는 성호르몬을 방출한다.

뇌하수체 후엽 호르몬. 항이뇨 호르몬(antidiuretic hormone)은 신장의 원위세뇨관과 집합관에서 세포에 영향을 미쳐 수분의 투과성을 높여 수분의 재흡수를 증가시키므로 결과적으로 소변배설량의 감소에 따라 농축된 소변을 배출시킨다. ADH의 분비는 세포외액 삼투압이 변화에 반응하는 뇌하수체 내의 수용체에 의해 조절된다.

만약 삼투질 농도가 올라간다면 뇌하수체 뉴런은 ADH 분비를 자극하기 위해 후엽으로 자극을 전달한다.

그러나 역으로 수분이 배출되지 않고 축적되는 경우 세포외액의 농도를 감소시키고 삼투질 농도를 낮추게 된다. 즉, 세포외액이 너무 희석되었다면 시상

시상하부 (Hypothalamus): 제3뇌실을 이루는 뇌간(뇌줄기)의 한 부분. 다양한 신체기능을 조절하는 신경세포 군집을 갖고 있다.

성장 호르몬(growth hormone): 뼈와 신체조직의 성장을 자극하는 뇌하수체 전엽 호르몬.

프로락틴(prolactin): 뇌하수체 전엽에서 생산되는 유즙분비 자극 호르몬.

갑상선 자극 호르몬(TSH): 뇌하수체 전엽에서 분비되는 갑상선 기능 조절 호르몬.

부신피질 자극 호르몬(ACTH): 뇌하수체 전엽에서 분비되는 호르몬으로 부신피질호르몬 생성, 분비하도록 부신피질을 자극한다.

멜라닌세포 자극 호르몬(MSH): 뇌하수체에서 생산되는 호르몬 중 하나이다 / 피부침착을 야기한다.

여포 자극 호르몬(FSH): 뇌하수체 전엽에서 분비되는 생식선 자극 호르몬 중 하나이며, 생식기(난소와 고환)의 성장과 기능을 조절한다.

황체형성 호르몬(LH): 뇌하수체 전엽에서 분비되는 생식선 자극 호르몬 중 하나이며, 생식기(난소와 고환)의 성장과 기능을 조절한다.

항이뇨 호르몬(ADH): 뇌하수체 후엽 호르몬으로, 신세뇨량의 삼투성 변화에 따라 소변의 농축을 조절한다.

옥시토신(Oxytocin): 뇌하수체 후엽에 저장된 호르몬으로 분만시 자궁의 수축과 유방 소엽에서 큰관으로 배출한다.

하부는 ADH의 분비를 줄이기 위해 뇌하수체에게 지시한다. 따라서 소변으로 다량의 수분이 배설된 후 체액의 삼투질 농도가 상승되는 원인이 된다.

옥시토신(Oxytocin)은 분만 시 자궁의 수축을 자극하며, 수유 중인 유방의 유즙 배출의 원인이 된다. 옥시토신은 수유 중 유두의 자극으로 반응하여 분비된다. 감각신경 자극은 시상하부로 전달되고, 시상하부 뉴런은 옥시토신 분비의 원인이 되는 후엽으로 자극을 전달한다.

▶ 뇌하수체 호르몬 분비의 생리적 조절

자극 호르몬의 다양한 수준의 농도 조절은 표적선에 의해 생산되어 순환하는 호르몬 양의 정도에 따라 조절되는 뇌하수체의 작용에 의한다(그림 20-1).

시상하부의 세포는 혈액 내 다양한 호르몬의 농도를 조정하며 순환계 내로 뇌하수체 호르몬의 분비를 조절하는 유리 호르몬과 유리 억제 호르몬을 방출한다. 일반적으로 시상하부와 뇌하수체에서 생성되는 호르몬은 지속적인 분출이 아닌 박동으로 분비된다.

또한 대부분의 호르몬 수치는 24시간 주기로 달라진다. 대개 아침의 최고수치는 하루 동안 점진적 하강을 한다. 호르몬의 농도가 기준치 이하로 떨어지면 유리 호르몬이 생산되고 이 유리호르몬은 문맥계에 의해 뇌하수체로 이동하여 자극 호르몬 분비를 일으킨다. 이는 결국 관련된 표적기관에 영향을 미친다.

또한 표적기관의 호르몬 생성 수치는 정상범주 위로 도달할 때까지 상승하고, 호르몬의 수치가 상승되면 자극 호르몬의 생성은 멈춘다.

이러한 기전은 표적기관으로부터 비교적 일정한 호르몬 분비를 유지하며 호르몬 수치의 광범위한 급변동을 막아준다. 호르몬 수치의 급변동은 기관에서 조절되는 신체의 호르몬이 원활한 기능을 방해한다. 그러나 프로락틴 분비는 다른 뇌하수체 호르몬과는 약간 다른 기전에 의해 조절된다.

다른 호르몬의 경우, 시상하부-유리 호르몬의 주요한 작용의 결과는 결국 분비자극이다. 그러나 프로락틴의 경우 PIF(프로락틴 억제요소)라는 억제 호르몬에 의해 조절된다. 여기에는 도파민이라고 불리우는 화학적 매개체가 PIF에 속하여 작동된다.

만약 계속해서 PIF(프로락틴 억제요소)가 억제되지 않는다면 프로락틴의 분비는 줄지 않을 것이다. 만약 어떠한 이유로든 PIF(프로락틴 억제요소) 방출이 하강된다면 프로락틴 분비는 상승한다.

▶ 뇌하수체 기능저하

때때로 뇌하수체 전엽은 종양에 의해 파괴되거나 혈액공급의 방해 때문에 괴사되고, 범하수체 저하증의 경우는 뇌하수체 전엽에서의 호르몬 분비는 이루어지지 못한다. 또한 자극호르몬의 감소로 갑상선, 부신, 성선의 기능이 손상된다.

한편 아이에게서 성장 호르몬의 단일 결핍은 뇌하수체성 소인증을 초래하는데 이는 성장과 발달지연의 특징을 갖는다. 그러나 근래에는 재조합된 DNA 기술(유전공학)로 생산된 성장 호르몬을 투여하여 정상적 성장과 발달을 회복시킬 수 있다.

뇌하수체 후엽의 손상, 종양 또는 다른 질환들로 인해 ADH를 저장 분비하는 뇌하수체 후엽의 장애는 드물게 요붕증을 일으킨다.

ADH의 결핍으로 원위세뇨관과 집합관으로부터 수분 재흡수의 감소가 일어나 많은 양의 희석된 소변을 배출한다. 이 결과 과도한 수분 손실을 보상하고 탈수를 예방하기 위해 많은 양의 수분을 섭취해야 한다.

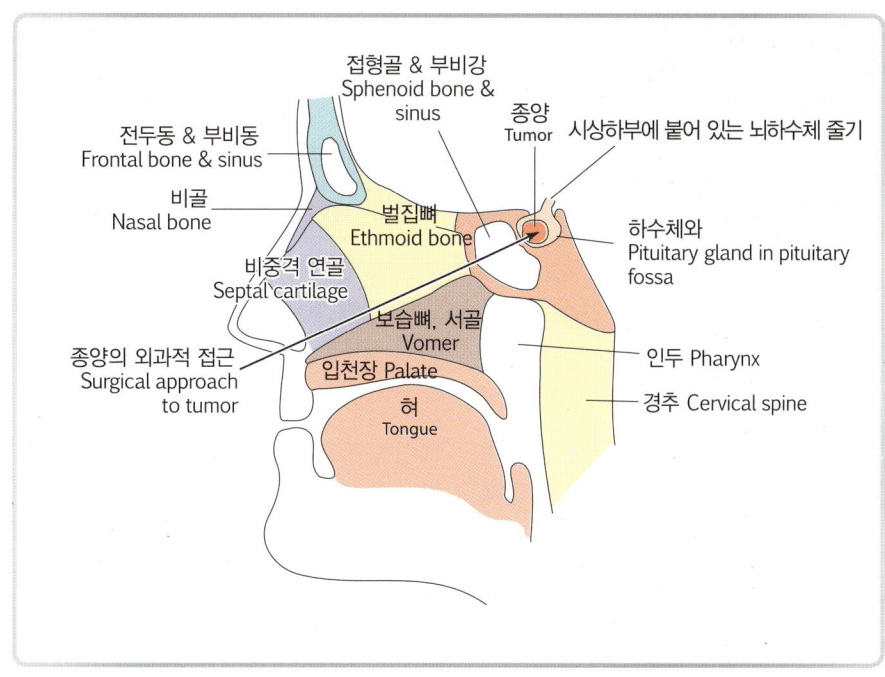

그림 20-2 • 뇌하수체 종양의 접형동 경유 절제술.

▶ 뇌하수체 종양

뇌하수체 전엽의 뇌하수체성 종양은 뇌하수체에 영향을 미친다. 호르몬을 생산하는 종양을 기능적 종양이라고 하며 이것의 임상징후는 종양이 만드는 호르몬, 종양의 크기, 환자의 나이에 따라 다르게 나타난다.

가장 흔한 2개의 기능적 뇌하수체 종양에서는 성장 호르몬 또는 프로락틴의 생산이 있고 몇몇 종양에서는 성장 호르몬, 프로락틴 두 호르몬을 모두 생산하기도 한다. 일반적으로 각각의 종양은 특징적 임상 징후를 만들어낸다.

호르몬을 생산하지 않는 종양은 비기능적 종양이라고 한다. 비록 이 종양은 호르몬을 생산하지는 않지만 종양의 위치가 신경교차와 시신경, 뇌기저의 주요 구조물들과 가깝기 때문에 문제가 된다. 확장된 종양은 하수체와(뇌하수체오목)을 약화시키고, 신경교차에 침범하며 확장된 종양에 의해 눌림으로 정상적인 전엽세포에 인접한 호르몬 생성 기능들은 파괴된다.

뇌하수체 종양의 치료는 종양의 종류, 종양이 생산하는 호르몬, 종양의 크기에 따라 결정된다.

작은 크기의 프로락틴을 분비하는 선종은 종양을 줄이는 약에 잘 반응하기도 하고, 몇몇 약들은 기능적 종양에서 생산되는 성장 호르몬의 분비를 억제하기도 한다. 그러나 대부분의 경우 뇌하수체 종양의 흔한 치료법은 외과적 종양제거이다. 가끔 방사선 치료가 함께 되기도 한다.

뇌하수체 종양은 두개강을 통해 접근하기 어려우므로 대개 비강과 접형동을 통해 절제하며, 이 시술은 접형동 경유 절제술이라고 한다 (그림 20-2). 이 시술은 코와 접형동을 통해 종양에 접근하고 종양에 닿기 위해 하수체와의 앞부분이 절제된다.

▶ 성장 호르몬의 과잉생산

골단융합이 되지 않은 어린아이와 청소년에게서 성장 호르몬이 과잉분비될 경우 골 길이의 과도한 성장이 초래되고, 키가 지나치게 커진다. 이러한 상태를 뇌하수체 거인증이라 한다. 안면골(안면골) 구조에 성장 호르몬의 영향으로 얼굴 외형의 굵어짐 현

도파민(dopamin): 시상하부 뉴런에 의해 유리되는 화학적 매개체.

범하수체 전엽 기능 부전 (panhypopituitarism): 모든 뇌하수체 전엽 호르몬의 분비 부전.

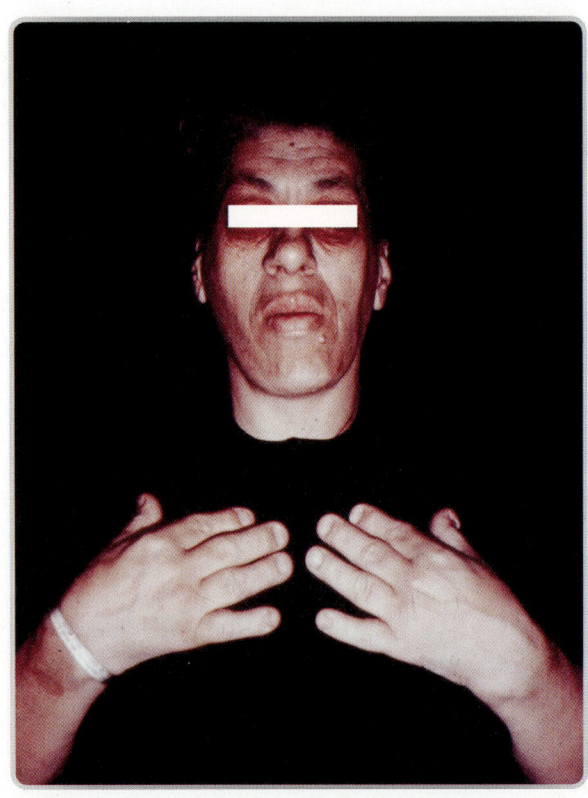

그림 20-3 • 진행된 말단비대증 대상자의 외형.

상이 나타난다.

성인의 경우 성장 호르몬의 과잉분비는 말단비대증을 초래한다.

골단 융합이 이미 다 된 상태이므로 키의 성장은 없어 정상인들보다 키가 크지는 않다. 그러나 뼈가 두텁고 거칠어지며 내장의 확장이 있다. 특징적으로 정상인에 비해 거친 얼굴 외형, 크게 돌출된 턱, 넓은 손을 갖게 된다. 이러한 상태는 '말단비대증(acromegaly)'이라는 단어로 함축되어 질환의 특징적 외형을 묘사한다(그림 20-3).

이러한 성장호르몬의 변화는 기능적 종양에 의해 초래되기도 한다. 확대된 종양은 인접해 있는 정상의 뇌하수체 전엽세포를 압박하여 호르몬 기능을 파괴한다. 치료법은 외과적 절제술인 접형동경유 절제술이 있고, 때때로 방사선 치료를 하기도 한다.

▶ 프로락틴 과잉분비

임신을 하지 않는 여성의 경우 뇌하수체 종양에 의해 프로락틴이 과잉분비된다. 이로 인해 **젖흐름증**(galactorrhea)과 **무월경**(amenorrhea)이 초래된다. 유즙분비는 유방조직에 호르몬의 영향으로 생긴다. 무월경은 높은 수치의 프로락틴에 의해 발생되기도 하고 뇌하수체 성선자극 호르몬인 FSH와 LH의 분비의 억제로 인하여 발생되기도 한다. FSH와 LH의 분비 저하는 결국 배란과 생리주기를 멈추게 하기 때문이다. 이러한 징후는 무월경-젖흐름증 증후군이라 불린다. 대개 약물은 종양의 성장을 억제하며, 종양으로 인한 프로락틴 분비를 억제한다.

■ 갑상선

갑상선은 좁은 협부에 의해 연결된 양측 2개의 엽으로 이루어져 있다(그림 20-4A). 갑상선은 상부기관지 앞쪽으로 하여 가로 놓여서 목에 위치한다. 갑상선은 뇌하수체 갑상선 자극 호르몬에 의해 조절된다. 또한 4개의 부갑상선은 갑상선 후면쪽에 위치한다.

조직학적으로 갑상선은 갑상선 여포라 불리는 다수의 미세한 구 모양의 낭으로 이루어져 있다.

각각의 소포는 티로글로블린(thyroglobulin)이라는 단백질을 포함하고 있는 교질로 불리는 호산성의 단백질 물질로 중심부가 이루어져 있다. 교질은 여포세포라 하는 입방세포 층으로 둘러싸여 있다(그림 20-4B).

갑상선 자극 호르몬의 영향으로 여포세포는 T_3, T_4 2개의 호르몬을 합성한다. T_3, T_4는 인체의 대사과정을 조절하고 신경계의 발달을 위해 필요하다. 갑상선 호르몬이란 용어는 2개의 대사 호르몬인 T_3, T_4와 관련된 일반적인 용어이다. 이 숫자들은 분자에 첨부되어 있는 요오드의 숫자이다.

대부분의 갑상선 호르몬은 단백질과 결합하여 순환

말단비대증(acromegaly): 성인에게서 과도한 성장 호르몬의 분비로 인한 질환.

젖흐름증(galactorrhea): 임신이나 정상적 젖분비와 관련없이 유방에서 유즙 분비.

무월경(amenorrhea): 생리없음.

교질(colloid): 갑상선 소포 내에 존재하는 호산성 단백물질.

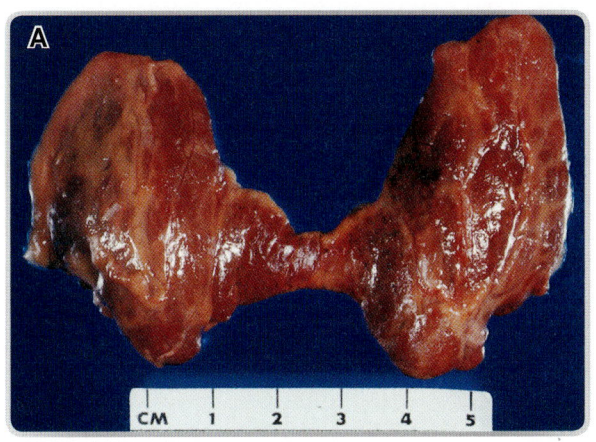 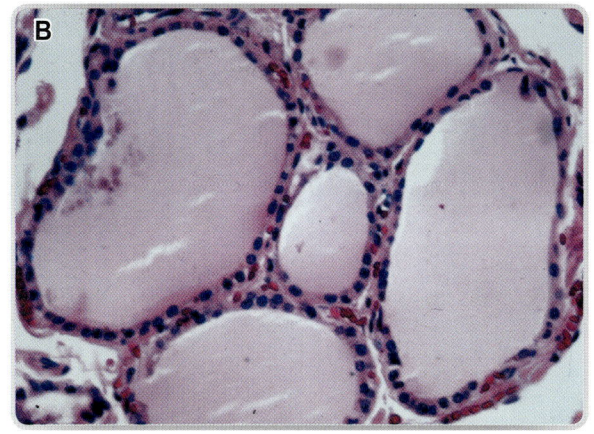

그림 20-4 • A, 정상 갑상선 : 좁은 협부에 의해 연결된 양측엽. B, 정상 갑상선 여포의 고배율 현미경 사진: 교질은 여포상피세포로 둘러싸여 있다(400배).

표 20-1 갑상선기능항진증과 갑상선기능저하증의 주요 특성

	갑상선기능항진증	갑상선기능저하증
심혈관 특성	빈맥, 심박출량 증가	서맥, 심박출량 감소
대사 특성	대사증가, 피부열감과 홍조, 체중감소	대사 감소, 차가운 피부, 체중 증가
신경근골격계 특성	진전, 과잉 활동성 반응	힘없음, 무기력, 느린 반응
정신, 감정적 특성	가만히 있지 못함, 화를 잘 냄, 감정적 불안	정신과정의 느림과 지체, 차분하고 침착한 인격
위장계 특성	설사	변비
일반적 신체 특성	따뜻함, 촉촉한 피부	차가움, 건조한 피부

하며 이를 갑상선 결합 글로불린(Thyroid-binding globulin=TBG=결합 글로블린)이라 한다. 이는 생리학적으로 비활동성이다. 단백질과 결합하고 있지 않고 순환하는 소량의 갑상선 호르몬은 생리학적으로 활동성 형태이다.

갑상선 호르몬은 대사율을 조절하며 정상 성장과 발달을 위해 필요하다.

때때로 갑상선 호르몬은 부적절한 양의 호르몬을 분비한다. 갑상선 호르몬 과잉은 갑상선 항진증이라 하며, 신체대사 기능의 가속화를 초래한다.

반대로 갑상선 호르몬 감소는 갑상선기능저하증이라 하며 대사과정이 느리다. 임상적으로 갑상선 호르몬의 과잉분비의 가장 확연한 결과는 심혈관과 신경근육계에 나타난다. 심박수는 빨라지고 신체반응이 과도하게 있으며, 근육의 미세한 떨림이 나타난다. 또한 감정적, 신체적 기능에 있어 뚜렷한 결과를 갖는다. 갑상선 호르몬 과잉 환자에서는 과잉활동, 정서적 불안, 심한 짜증을 내는 양상 등을 갖는다. 이들은 정신과정이 지나치게 빠르기 때문에 집중하기 어렵다. 갑상선 기능 저하의 양상은 갑상선기능항진증에서와 반대이다. 갑상선 기능 저하 환자는 움직임이 느리고 무기력하다. 신체대사 기능은 저하되어 있다. 반응과 말이 느리고 느릿느릿 움

> 갑상선종(goiter): 갑상선의 비후(확대).

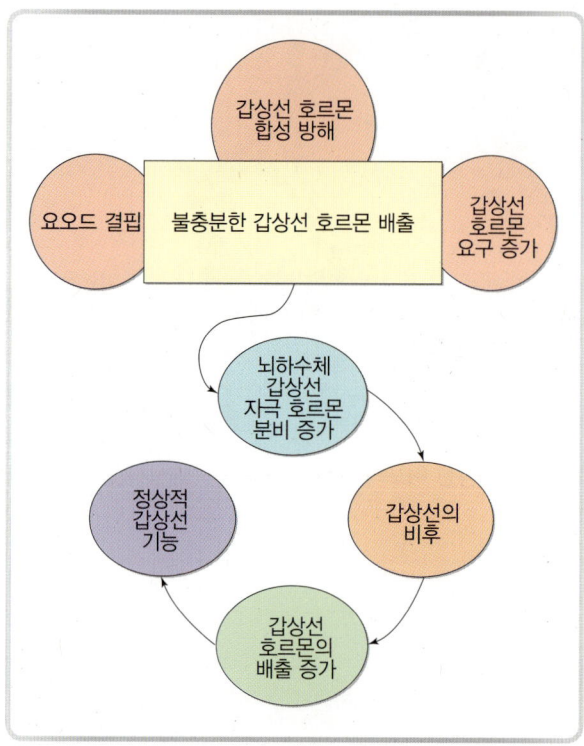

그림 20-5 • 비독성 갑상선종 발생.

1. 요오드 결핍
2. 갑상선 합성을 요하는 효소의 결핍 또는 이러한 효소의 기능을 방해하는 물질의 섭취
3. 호르몬 요구의 증가

요오드 결핍. 음식섭취 시 요오드가 부족하면 개인에게 필요한 적절한 호르몬을 생산할 수 없다.

갑상선 자극 호르몬 자극에 대한 반응으로 선이 비대되는 것은 충분한 호르몬을 만들기 위해 혈액으로부터 부족한 양의 요오드를 추출하는 시도이다. 미국에서는 나트륨, 빵 그리고 많은 음식에서 요오드가 충분히 있어서 요오드 결핍에 의한 갑상선종은 드물다. 결과적으로 미국인 평균 식단은 충분한 요오드를 포함한다.

효소 결핍 또는 효소기능 손상. 갑상선종은 호르몬 합성을 위해 필요한 선 효소의 가벼운 결핍으로 좀 더 흔하게 나타난다. 효소결핍선은 선의 비대 없이 충분한 호르몬 생산을 못한다.

호르몬 요구 증가. 일반적으로 사춘기, 임신 시, 스트레스 상태에서 갑상선 호르몬 요구는 증가한다.

갑상선은 정상적 순환 하에 적절한 호르몬 생산을 할 수 있으나 몇몇의 경우 갑상선의 확대가 없는 갑상선 호르몬 요구의 증가로 갑상선 호르몬의 배출을 할 수 없기도 한다. 원인이 무엇이든 간에 호르몬 배출이 부적절하면 호르몬 생산을 증가시키기 위해 갑상선 자극 호르몬이 분비된다. 호르몬 요구는 자주 변동하기 때문에 선은 연속적인 확대와 수축의 변형 주기를 겪는다. 먼저 선은 갑상선 자극 호르몬의 자극에 대한 반응에 일정하게 커진다. 그리고 호르몬 방출이 증가되어 더 이상 호르몬 요구가 필요하지 않으면 선의 크기는 원래대로 돌아간다. 그러나 선이 갑상선 자극 호르몬의 자극에 불규칙적 방식으로 반응하기도 한다.

결절성 갑상선암에서는 선의 확대가 동일하게 일어나지 않는다(그림 20-6).

직인다. 표 20-1은 갑상선 호르몬 수치의 비정상으로 인한 주요 임상 작용을 요약하고 있다.

▶ 갑상선종

갑상선의 확대를 **갑상선종**(goiter)이라고 한다. 광범위 갑상선종은 갑상선이 균일하게 확대된다. 결절성 갑상선종은 급증하는 갑상선 조직의 다발성 결절을 갖는다. 비독성 갑상선종은 과도한 갑상선 호르몬 분비를 하지 않는다.

비독성 갑상선종. 결절성, 광범위 갑상선종 모두 부적절한 갑상선 호르몬 분비가 원인이다. 호르몬 생산이 줄어들면 시상하부는 유리 호르몬의 작용을 일으키고 이는 결국 갑상선 자극 호르몬을 좀 더 분비하도록 뇌하수체를 자극한다(그림 20-5). 결국 갑상선은 좀 더 많은 호르몬을 생산하기 위해 커진다.

비독성 갑상선종의 발달을 초래하는 3가지 주요 요인들은 다음과 같다.

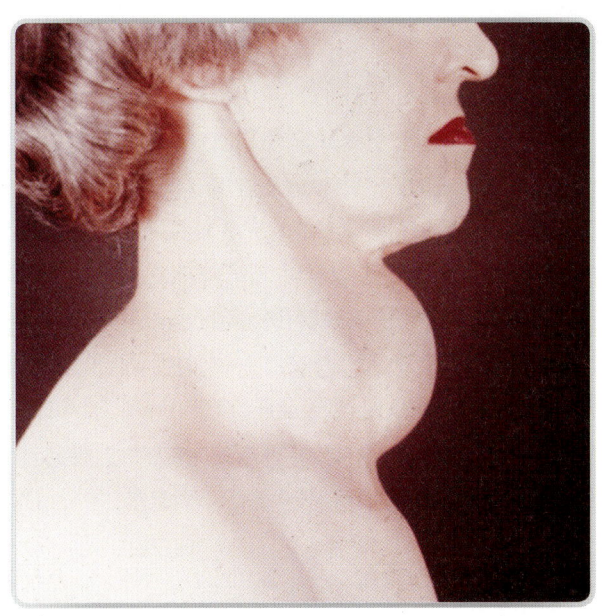

그림 20-6 • 거대 결절성 갑상선종.

자가항체는 갑상선 세포의 갑상선 자극 호르몬 수용체와 함께 결합하여 정상적 갑상선 활동을 조절하는 음성되먹임체계의 조절기전에 반응하지 않는 과도한 호르몬 분비를 하도록 갑상선을 작동시킨다. 대부분의 대상자에게서 갑상선은 광범위하게 확대된다. 그 확대의 정도는 정해져 있지 않다(그림 20-7).

그레이브스병 대상자에게서 나타나는 안구변화 또한 자가면역질환에 의해 야기된다.

활동성 T-림프구는 지방, 주변조직, 안구 뒤쪽 안와강에 위치하는 눈을 움직이는 근육에 침범하여 조직의 부종과 염증을 일으키고 안구를 앞쪽으로 밀어낸다.

갑상선기능항진증의 치료. 아직 조절되지 않는 갑상선 호르몬의 과잉분비를 야기하는 자가항체에 의한 갑상선의 자극을 차단시키는 방법은 없다. 그러나 갑

비독성 갑상선종의 치료. 비독성 갑상선종은 갑상선 자극 호르몬으로 인한 갑상선의 지나친 자극으로 발생되며 보통 갑상선 호르몬을 투약하여 치료한다. 이는 음성되먹임기전으로 갑상선 자극 호르몬 배출을 억제한다. 치료는 더 이상 갑상선 자극 호르몬에 의해 자극되지 않기 때문에 확대된 선을 줄어들게 한다. 만약 갑상선종이 기관을 누르거나 호흡을 방해하거나 심장으로 재순환하는 경정맥을 방해한다면 비후성 결절성 갑상선종은 외과적으로 제거되어야 한다.

■ 갑상선기능항진증

아주 다양한 조건들이 갑상선 호르몬의 지나친 분비를 야기하지만, 갑상선 기능항진증은 대개 갑상선 세포에 대한 자가항체를 갖는 자가면역질환에 의해 야기된다. 이러한 상태는 질환의 상태를 묘사했던 의사의 이름을 따서 **그레이브스병**(Graves' disease)이라 불리기도 한다. 또는 질환의 눈의 증상을 묘사하여 안구돌출증이라고 불리기도 한다.

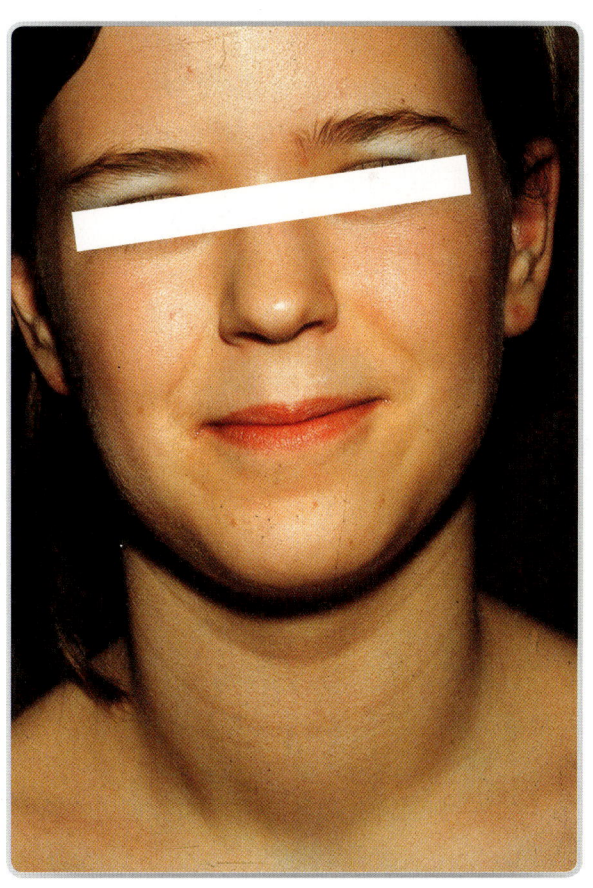

그림 20-7 • 젊은 여성에게서의 작게 퍼진 독성 갑상선종.

상선기능항진증을 조절할 수는 있다.

3가지 다른 치료법이 이용된다.
1. 과잉 활동성 선에 의한 호르몬 합성을 차단하기 위해 항갑상선 약물을 투여한다.
2. 호르몬의 근원을 줄이기 위해 선의 많은 부분을 외과적으로 절제한다.
3. 갑상선에 흡수되어지도록 많은 양의 방사성 요오드를 투여한다. 방사선 요법은 선의 일부분을 파괴하고 호르몬 배출을 줄인다.

사례연구 20-1

15세 소녀는 최근 활동과잉, 빠른 말투, 안구 돌출증을 주호소로 병원을 내원하였다. 검진에서 돌출된 안구, 미세한 떨림, 과잉활동성 반사가 보였다.
갑상선 기능 검사에서 혈중 갑상선 호르몬 수치의 증가와 함께 요오드 흡수율의 증가가 있었고 방사성 요오드 추적 검사에서 호르몬 합성이 증가되어 있었다. 환자는 다발성 독성 갑상선종을 갖고 있는 것으로 보였다. 그녀는 먼저 갑상선기능항진증을 조절하기 위해 항갑상선 약물 치료가 시행되었고, 이어서 갑상선 절제술이 시행되었다.

크레틴병 (cretinism): 신생아에서의 갑상선기능저하증.

만성 갑상선염 (chronic thyroiditis): 자가면역 질환으로 자가항체가 갑상선 상피세포에 대항하여 갑상선의 전진적 파괴를 야기한다. 결국 갑상선기능저하증이 된다. 또한 하시모토병(Hashimoto thyroiditis)이라고 불리기도 한다.

▶ 갑상선기능저하증
성인에서의 갑상선기능저하증.

성인에게서 갑상선기능저하증은 전체적인 신체 대사과정의 저하와 같은 증상이 나타난다. 갑상선 호르몬 수치의 저하와 호르몬 배출을 증가시키기 위한 시도로 선의 자극에 영향을 주는 갑상선 자극 호르몬 수치의 상승을 갖는다. 갑상선기능저하증이 있는 환자들은 혈중 갑상선 호르몬 농도가 낮고, 이를 높이기 위해 분비된 갑상선 자극 호르몬의 농도는 높다. 이러한 상태는 부족한 호르몬을 공급해 줌으로써 치료된다. 이는 임상적 개선, 갑상선 호르몬 수치의 정상으로의 변화, 갑상선 자극 호르몬의 감소를 가져온다(**사례연구 20-2**).

신생아 갑상선기능저하증. 신생아 갑상선기능저하증은 선천적 갑상선기능저하증이라 불린다. 이러한 상태는 갑상선 발달 실패로 야기되거나, 유전적으로 갑상선 호르몬 합성을 위해 필요한 효소의 결핍으로 발생된다. 만약 이러한 상태가 발견되지 못한 채로 유지된다면 영구적으로 성장의 저해와 정신지체가 나타난다. 이러한 상태를 **크레틴병**(cretinism)이라고 부른다. 다행히도 신생아 갑상선 기능 저하에 대한 효과적인 선별검사가 있다. 이는 모든 신생아에게 주기적으로 시행된다. 선별검사를 통해 일찍 병을 확인하고 진단함으로써 조기에 갑상선 저하증을 치료할 수 있다.

사례연구 20-2

25세 여성이 최근 몸무게 증가와 불규칙적 생리로 의료진을 찾아왔다. 진찰 결과 그녀는 중간 정도의 비만이 있었고, 갑상선이 약간 확대되어 있었다. 그러나 다른 이상은 없었다. 혈중 갑상선 수치는 2.1microunits/dl (정상범위: 4.5~11.0microunits/dl)까지 줄어 있었고, 갑상선 자극 호르몬 수치는 310microunits/dl(정상범위: 2~10microunits/dl)까지 현저하게 증가되어 있었다. 그녀는 아마도 자가면역질환(종종 만성 갑상선염이라 불린다)으로 인한 갑상선기능저하증으로 보였다. 그녀는 갑상선 호르몬제로 치료를 받았다. 갑상선 호르몬 수치는 올라갔고, 상승되어 있던 갑상선 자극 호르몬 수치는 점차적으로 정상범위까지 돌아왔다. 그녀는 편해졌고, 몸무게도 줄었다. 그녀의 생리주기는 정상이 되었다.

▶ 만성 갑상선염과 하시모토 갑상선염

박테리아 또는 바이러스성 감염에 의한 갑상선의 급, 만성 염증은 흔하지 않다. 보통 급성 또는 만성 갑상선염이라고 부른다. 임상적 징후와 선 내에 존재하는 염증성 세포의 종류에 달려 있다.

그러나 갑상선에 영향을 미치는 자가면역질환 또한 만성 갑상선염이라고 부른다.

갑상선의 감염으로 인한 상태를 구별하기 위해 하

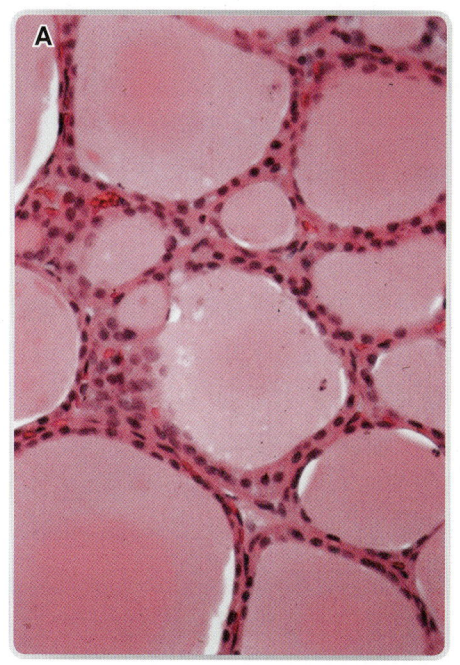 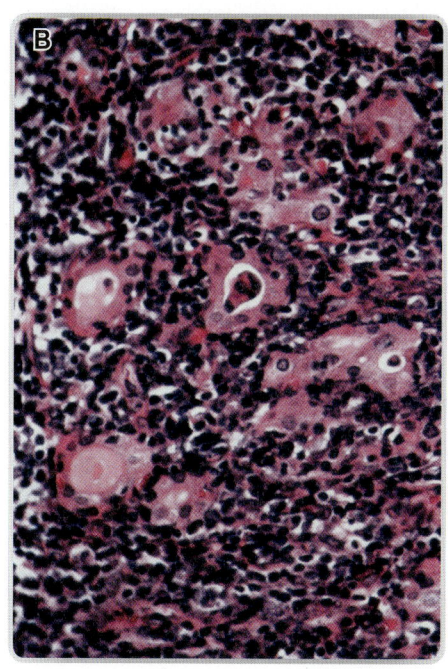

그림 20-8 • 정상 갑상선의 구조를 비교하는 저배율 현미경 사진(100배). A, 만성 갑상선염. B, 림프구 침윤이 있는 갑상선. 여포들은 작고 교질이 없다(100배).

시모토 갑상선염이라고 하는 것이 정확하다. 하시모토 갑상선염에서는 항갑상선 항체와 활동성 T 림프구가 갑상선을 침략하고 파괴한다. 이 자가면역 질환은 중년의 여성에게서 두드러지게 발생하는 갑상선기능저하증의 주요 원인이다. 자가항체는 갑상선 세포의 갑상선 자극 호르몬 수용체에 저항하도록 유도한다. 즉, 수용체를 파괴하므로 갑상선 자극 호르몬은 갑상선 세포에 결합하고 갑상선을 자극할 수 없다. 그 결과 갑상선 자극 호르몬 수용체 손상과정으로 갑상선 호르몬의 배출이 감소된다.

호르몬 배출을 조절하는 정상적 음성되먹임기전은 낮은 호르몬 수치에 반응하고 갑상선 호르몬 수치가 낮으므로 갑상선 자극 호르몬은 상승한다.

갑상선을 파괴하는 활동성 T림프구와 실질세포의 미만성 침윤으로 인해 하시모토 갑상선염에서는 갑상선이 비대된다(그림 20-8).

이 질병의 진행을 막을 수 있는 특이적인 치료법은 없으나, 갑상선기능저하증은 갑상선 호르몬 투여로 치료될 수 있다.

▶ 갑상선의 종양

갑상선의 양성, 악성 종양 모두에서 갑상선은 커진다. 갑상선 선종(양성)은 많은 양의 교질을 갖고 있는 성숙난포로 구성된 국한성 종양이다(그림 20-9). 갑상선 선암종은 2가지 뚜렷한 종류가 있다.

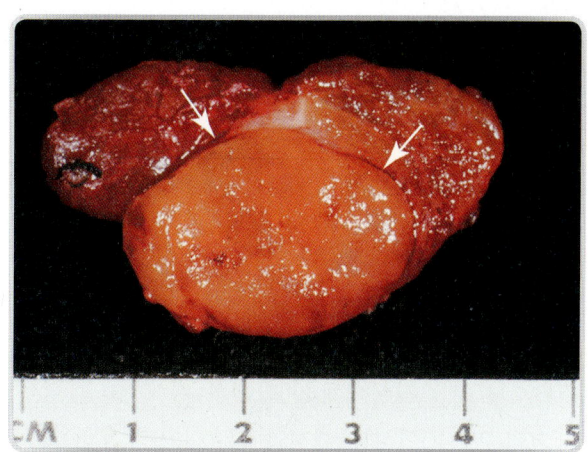

그림 20-9 • 양성의 경계가 좋은 갑상선의 선종(화살표)/ 주변 갑상선 조직은 정상으로 보인다.

자세히 살펴보기

림프종 갑상선종(lymphomatous goiter)이라고 불리는 하시모토병은 일반 갑상선 염증과 다른 독특한 갑상선 병이며, 이 병은 사람이 죽은 후 몇 년 뒤에야 알 수 있다.

1881년에 일본에서 태어난 하시모토는 1907년에 일본 의과대학을 졸업했고, 그곳 의과대학에서 수련의를 했다. 그는 갑상선 안에 수많은 림프구가 축적되는 갑상선종의 임상적, 조직학적 형태를 설명한 논문을 1912년에 발표했다. 그는 이 갑상선종을 림프종 갑상선종이라고 했다. 그 논문은 일본에서 발간되었으며, 또한 독일 외과저널에 발간되었다. 그는 독일에서 병리학을 연구한 경력이 있으며, 연구 후 영국을 여행했다. 그는 제1차 세계대전 직전에 일본으로 돌아왔고, 그의 고향에 정착하여 의학에 매진하였다. 그는 53세 나이로 1934년에 장티푸스로 사망하였다.

하시모토가 사망 후에 림프종 갑상선종을 묘사하는 논문들이 일본과 독일에서 출간되었으며, 그의 논문은 영국과 미국 의료진에 의해 읽혀졌다. 의료진들은 하시모토가 묘사한 병은 박테리아 또는 바이러스 염증에 의해서 생성되는 만성 갑상선염이라고 불리는 병과는 다른 병이라고 결론 내렸다. 그가 서술한 병은 새롭게 명명되었고, 현재 하시모토 갑상선염 혹은 하시모토병이라고 부른다.

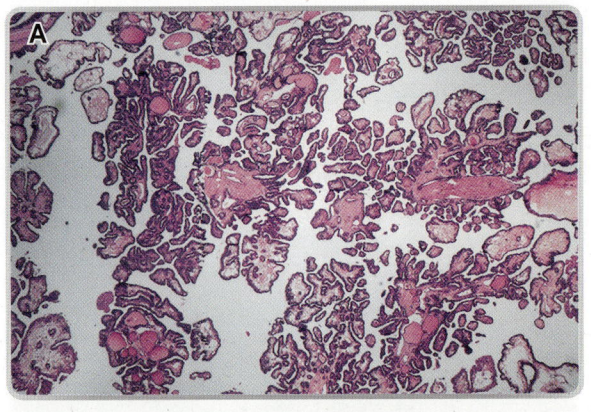 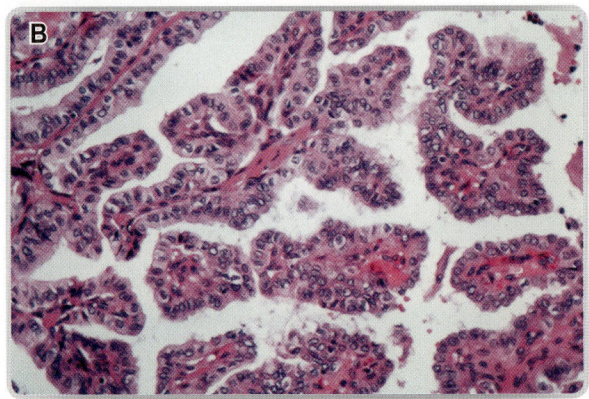

그림 20-10 • 분화도가 좋은 갑상선의 유두상 선종. A, 유두상 구조의 저배율 사진(40배). B, 분화도가 좋은 갑상선 상피에 의해 덮인 유두상 모양의 고배율 사진(160배).

1. 분화성 선암종
2. 미분화성 선암종

갑상선 선암종은 대개 잘 구분되는 분화도가 좋은 종양으로 젊은 성인에게 잘 발생한다.

그림 20-10의 사진에서와 같은, 가장 흔한 종류로는 유두선암종인데 이는 종양이 잘 구분되는 유두돌기로 구성되어 있고 갑상선 상피로 덮여 있기 때문에 유두모양선 암종 즉, 유두선암종이라고 부른다.

이외 덜 흔한 종류의 종양은 여포선암종인데, 종양세포가 정상적 갑상선 조직과 비슷한 여포로 채워진 교질을 만들기 때문에 여포암종이라 부른다.

이 두 종류의 종양 치료는 갑상선의 외과적 절제이다. 미분화된 선암종은 나이든 사람에게서 생기며, 급속히 성장하는 특이한 종양세포로 구성되어 있으며 예후가 나쁘다. 치료는 방사선 치료와 화학요법을 병행하는 외과적 절제술이다.

■ 부갑상선과 칼슘 신진대사

혈중 칼슘은 뼈에 존재하는 칼슘염과 평형상태를 이룬다. 혈중 칼슘의 반은 칼슘이온으로 존재하며 활동적이다. 나머지 반은 혈액 단백질에 묶여 있어 생물학적으로는 비활동적이다. 정상적인 심장근육, 뼈 근육 수축, 신경 충격의 전달, 피 응고에는 적당한 농도의 칼슘이온이 필요하다. 칼슘이온이 부족하면 신경과 근육세포의 흥분성이 증가되어 테타니라는 뼈 근육의 발작을 야기시킨다. 반대로 칼슘이온이 남으면 신경근육 흥분성을 감소시켜 전반적인 근육 쇠약을 야기한다. 혈액 안에 있는 칼슘이온의 수치는 주로 부갑상선 호르몬에 의해 조절되며, 이 호르몬은 갑상선의 측엽 뒤쪽 표면에 위치하는 4개의 조그마한 부갑상선에 의해 분비된다. 부갑상선 호르몬은 뼈로부터 칼슘의 방출, 장으로부터 칼슘을 흡수하고, 신장으로부터 칼슘의 배출을 조절하므로 칼슘 수치를 조절한다. 부갑상선 호르몬의 분비는 뇌하수체에 의해 만들어지는 자극 호르몬보다는 혈액 안의 칼슘이온의 수치에 의해 조절된다. 혈액 안에 칼슘이온의 양이 감소하면 부갑상선은 더 많은 호르몬을 분비한다. 칼슘이온의 양이 증가하면 부갑상선 호르몬의 분비가 감소한다. 부갑상선의 비정상적인 분비는 혈액 안의 칼슘이온의 농도를 변화시켜서 결과적으로 뼈에 축적되는 칼슘 양을 변경시킨다.

▶ 부갑상선기능항진증
부갑상선기능항진증(hyperparathyroidism)은 비교적 흔하게 나타나며, 보통 호르몬 분비 부갑상선 선종으로부터 생긴다. 호르몬 분비가 증가하면 혈액 칼슘은 증가하고(고칼슘혈증: hypercalcemia), 과도한 칼슘은 뼈로부터 이동한다. 뼈는 쉽게 부서진다. 과도한 칼슘 양은 소변으로 배출되며(고칼슘뇨증: hypercalciuria), 때때로 요로 안에 칼슘 석(calcium stones)을 형성하기도 한다. 칼슘이 혈액으로부터 침전돼 신장, 폐, 다른 조직에 쌓이면 조직 손상이나 기능장애을 일으킨다. 치료는 종양의 외과적 제거로 이루어진다.

▶ 부갑상선기능저하증
부갑상선기능저하증(hypoparathyroidism)은 보통 갑상선의 대부분을 제거하는 미만성 중독 갑상선종(diffuse toxic goiter) 또는 결절성 갑상선종 수술 동안에 부갑상선의 돌발적인 제거에 기인한다. 혈액 칼슘이 급격하게 떨어지면, 신경근육 흥분을 증가시켜 근긴장성 테타니를 야기한다. 치료는 고칼슘 식이요법을 적용하고 장관으로부터 칼슘 흡수를 촉진시키는 비타민 D의 보충으로 혈액 칼슘의 정도를 증가시킨다.

■ 부신

부신(adrenal glands)은 양쪽 신장위에 위치한 쌍을 이루는 선이다. 각각의 부신은 2개로 분리되어 있는 내분비선으로 구성되어 있으며 안쪽의 부신수질은 바깥쪽의 부신피질에 의해 둘러싸여 있다. 이러한 2개의 선은 다른 호르몬을 분비한다.

▶ 부신피질
부신피질(adrenal cortex)은 3가지 중요한 스테로이드 호르몬을을 분비한다.
1. 글루코코르티코이드 Glucocorticoids
2. 무기질코르티코이드 Mineralocorticoids
3. 성 호르몬 Sex hormones

글루코코르티코이드. 글루코코르티코이드는 3가지 주요 작용을 한다.
1. 글루코코르티코이드는 뇌를 제외한 대부분 조직에서 포도당 사용을 감소시키므로 혈액 포도당을 증가시키고, 에너지 원으로서 포도당보다는 지방산

테타니(tetany): 혈중 칼슘이온 부족에 의한 골격근의 경련.

글루코코르티코이드(glucocorticoid): 대사작용에 관여하는 부신피질 호르몬.

을 이용함으로써 지방 분해를 증진시킨다.
2. 글루코코르티코이드는 단백질 합성을 억제하고 체단백질의 이화작용을 증가시키는데, 체단백질의 일부는 간에 의해 포도당으로 전환된다. 결과적으로 조직 단백질을 다 써버리고 혈액 포도당을 올린다(상처치료와 조직회복에 있어서 글루코코르티코이드의 부작용은 부분적으로 단백질 부족 효과에서 기인한다).
3. 글루코코르티코이드는 염증반응을 억제하기 위해 여러 부위에서 작용한다(여러 가지 종류의 염증 질환을 치료하는 부신 코르티코이드의 사용은 글루코코르티코이드의 항 염증 성질과 관계되어 있다).

글루코코르티코이드(Glucocorticoids)는 부신피질 자극호르몬의 자극에 대한 반응으로 분비되고, 생산량은 갑상선 호르몬의 분비를 조절하는 음성되먹임 작용에 의해 조절된다. 중요한 글루코코르티코이드는 코티졸이다.

코티졸(cortisol): 주 글루코코르티코이드.

에디슨병(Addison disease): 만성부신피질기능 저하에 의한 병.

쿠싱병(Cushing disease): 뇌하수체선에서 분비되는 ACTH종양에 의한 부신피질 기능항진병.

무기질코르티코이드. 나트륨과 수분의 흡수, 신세뇨관에 의한 포타슘 배설을 증진하므로 전해질과 수분의 평형을 조절한다. 중요한 무기질코르티코이드는 알도스테론이며, 이것의 분비는 하나 이상의 작용에 의해 조절된다. 부신피질 자극 호르몬은 어느 정도 알도스테론 분비를 증가시킬지라도 알도스테론 분비의 가장 중요한 자극은 레닌 앤지오텐신 시스템이다(15장). 이는 신장 혈액흐름 또는 혈압의 감소에 반응한다. 이러한 혈액흐름 감소를 신장이 알려준다. 알도스테론의 분비는 나트륨과 수분의 정체를 증가시켜 체액이 증가한다.

성 호르몬. 부신피질은 부신피질 자극 호르몬의 자극에 반응해 약한 안드로겐 스테로이드 호르몬을 생산하며, 남녀에 의해 테스토스테론이나 에스트로겐으로 신진대사를 한다. 남자의 경우 에스트로겐은 테스토스테론이 고환 생성에 크게 작용하기 때문에 거의 효과가 없다. 여자에 있어서는, 테스토스테론은 성욕에 대해 반응하지만, 성욕 이외에는 난소에 의해 생성되는 에스트로겐의 효능이 훨씬 강하기 때문에 생리적으로 효과가 거의 없다. 부신 안드로겐 호르몬으로부터 만들어진 에스트로겐은 이미 난소에 의해 만들어진 많은 양에 크게 더해지지 않는다. 그러나, 에스트로겐 결핍 폐경기 여성에게는, 부신 안드로겐으로부터 생산된 에스트로겐은 13장에서 설명한 것처럼 매우 중요하다.

▶ **부신피질 기능의 장애**

비정상적인 부신피질 기능은 비정상적인 글루코 코르테코이드 분비의 결과로서 탄수화물과 단백질의 신진대사에 있어서 비정상적인 것을 만들 뿐만 아니라 비정상적인 광물 코르테코이드 분비에 의해 나타나는 나트륨과 수분의 신진대사의 장애를 만든다.

에디슨병. 부신피질의 약화는 **에디슨병**이라고 부른다. 이 병은 2개의 부신의 위축 또는 파괴로부터 나타나며, 그 결과 이러한 부신이 만들어내는 모든 스테로이드 호르몬의 결핍을 야기한다. 대부분 이 병은 파괴적인 자가항체가 부신피질 세포에 대항해서 명령하고, 세포독성 임파구가 피질을 파괴하기 위해 침입하는 자가면역질환으로부터 온다. 드물게 결핵이나 히스토플라스마중 또는 2개의 부신을 포함하는 전이성암종에 의해 부신 파괴가 일어나기도 한다. 글루코 코르티코이드(cortisol)가 부족하게 되면 혈중 포도당 수준이 정상 이하로 되고, 단식 기간에는 혈중 포도당 수준이 낮은 수준으로 감소하여 혈당 저하증의 징조가 나타날 수 있다. 체액 안에 나트륨, 포타슘, 수분 정도를 조절하는 몸의 능력이 광물 코르티코이드의 결핍으로 인해 장애가 나타난다. 혈액 양과 압력이 떨어지면 혈액 안의 나트륨 농도는 낮아지고, 혈중 포타슘은 올라간다. 혈액 양이 감소되면 혈액순환은 더 이상 효과적으로 유지될 수 없다. 에디슨병에서 코르티코이드 호르몬 저하 때문에 뇌하수체 부신피질 자극 호르몬의 분비를 증가시키는데, 이는 글루코

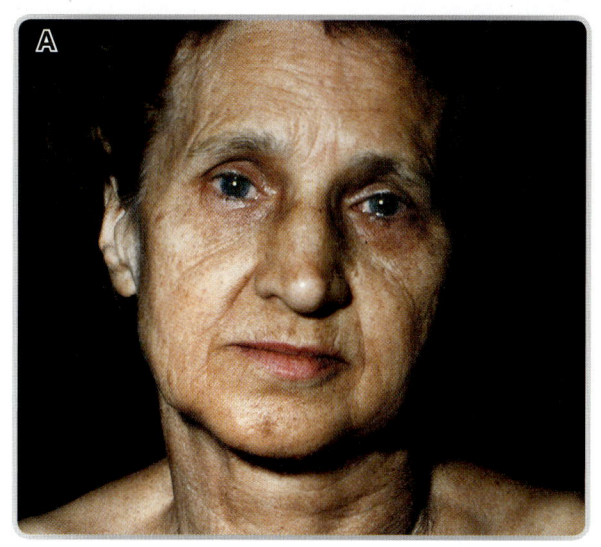
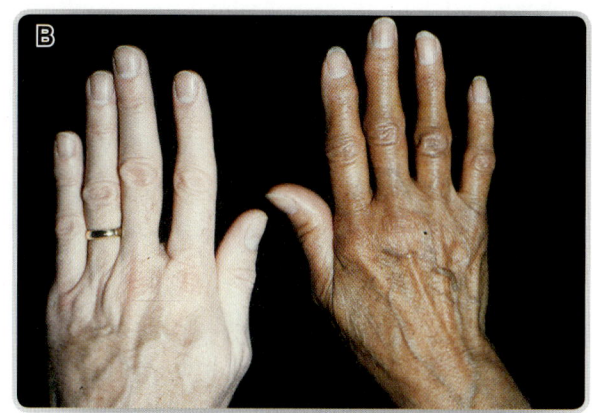

그림 20-11 • 에디슨병 환자(case 20-3). A, 피부 색소침착 증진을 나타내는 얼굴. B, 손 모양(오른쪽) 정상 손과 비교한 모습.

코르티코이드를 더 많이 생산하도록 부신을 자극하는 음성되먹임 작용에 의해 조절된다.

부신피질 자극 호르몬은 부신피질 자극 호르몬과 함께 멜라닌 자극 호르몬(MSH)을 생산하는 전구분자로부터 만들어진다.

부신피질 자극 호르몬이 올라가면 MSH도 올라간다. 결과적으로 에디슨병을 가진 많은 사람들은 자주 부신피질 자극 호르몬이 분비의 증가를 동반하는 MSH 증진으로부터 나타나는 피부 색소침착 증진이 나타난다(그림 20-11).

피부 안에 있는 멜라닌을 만드는 세포를 자극하고, 에디슨병을 특징 짓는 피부 색소침착 증진에 반응하는 것이 부신피질 자극 호르몬이다. 에디슨병의 치료는 **사례연구 20-3**에서 설명한 것처럼 부족한 글루코코르티코이드를 관리하는 것이다.

쿠싱병과 쿠싱증후군. 부신피질 기능 항진증은 오히려 독특한 임상 증후군을 야기하며, 그러한 증후군은 부신 코르티코스테로이드의 과도한 생성에 기인된다. 글루코코르티코이드 과도는 탄수화물, 단백질, 지방 신진대사의 장애를 야기시킨다. 혈중 포도당이 증가하고, 단백질 합성이 손상되어, 체단백질이 파괴되고 뼈 근육섬유의 소모와 근육 쇠약을 가져온다. 뼈는 단백질 이화작용으로 결합조직이 소모되어 더욱 더 약해지고, 골절되기 쉬워지며(골다공증: osteoporosis), 체지방의 양과 분포는 변경되어진다. 지방이 몸통 위에 축적되는 경향이 있는 반면에, 사지는 근육 위축으로 몸이 마르고 쇠약해지며, 피부가 얇아지고 쉽게 멍이 든다. 종종 임신선이 지방 비축량이 몸통 피하조직 안에 축적되는 것처럼 피부 안에 나타난다. 얼굴은 통통해지고 둥근 모양이 되어 때때로 달덩이 "월상안"이라고 부른다. 나트륨과 수분은 무기질코르티코이드의 분비 증가로 혈액 양이 증가하고 혈압이 증가하기 때문에 정체된다. 과도한 부신 안드로겐은 여자에 있어서 얼굴과 몸에 털이 자라게 한다.

사례연구 20-3

66세 여성은 힘이 없어지고 최근 2~3년 동안에 몸무게가 줄었다. 그의 피부는 더욱 더 까맣게 되었다. 여름에 밖에서 일하는 습관이 있어 선탠이 되었는데 최근에는 겨울에 갈색피부가 바래지지 않았다. 건강 검진에서는 피부 색소침착이 심해지는 것을 제외하고는 특별한 것이 없었다. 색소침착은 구강 점막과 피부 주름에서 나타났다. 검사에서는 갑상선 기능은 정상이었으며, 혈장 코르티코스테로이드 호르몬 수치는 5microgram/dL으로 줄어들었다(정상범위는 7~28microgram/dL). 혈장 ACTH 수치는 현저하게 2,000pg/mL보다 더 크게 증가하였다(정상범위는 120pg/mL보다 더 작다). 에디슨병이라는 진단이 내려졌다. 매우 높은 부신피질 자극 호르몬 수치는 호르몬 분비를 증가시키기 위해 뇌하수체에 의한 부신 자극으로 되먹임억제가 손상되는 것을 표시한다. 코르티손으로 치료하였고 만족스러운 반응이 일어났다.

4개의 뚜렷한 조건이 이러한 증후군에 발생한다.
1. 부신을 자극하여 과잉 호르몬을 생산하게 하는 뇌하수체의 부신피질 자극 호르몬 생산 종양
2. 부신피질의 코르티코스테로이드 호르몬 생산 종양
3. 기관 이식을 받는 수혜자와 자가면역질환 환자에 있어서 면역반응을 억제하는 데 도움을 주고, 백혈병 환자에 있어서는 회복하는 데 도움을 필요로 하는 것처럼 호르몬에 대응하는 병을 치료하는 수많은 코르티코스테로이드의 관리
4. 이 장 후반에 기술한 것처럼 실제 호르몬을 닮은 부신피질 자극 호르몬이나 비슷한 단백질을 생산하는 폐 종양과 같은 악성 종양.

코르티코스테로이드 과잉의 가장 일반적인 원인은 작은 부신피질 자극 호르몬을 분비하는 뇌하수체 선종(미세선종)이고, 이러한 조건을 이 병의 임상적인 특징을 묘사하고 뇌하수체 종양과 관계를 설명한 의료진의 이름을 따서 쿠싱병이라고 부른다.

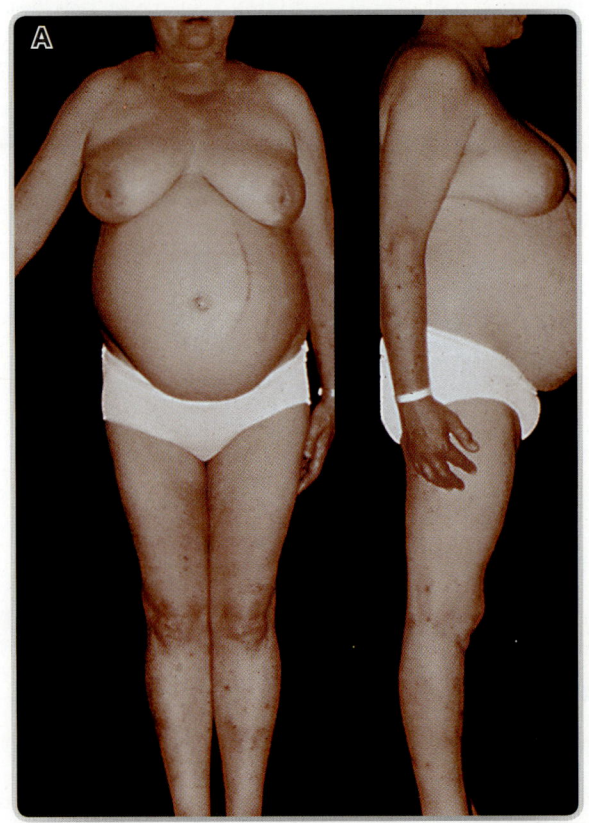 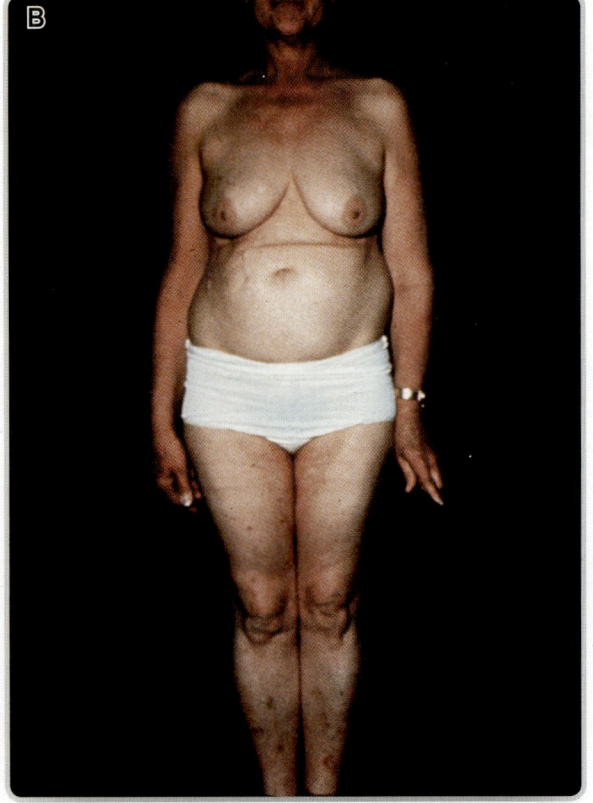

그림 20-12 • 치료 전과 후의 쿠싱병. A, 치료 전, 몸통비대와 사지의 야윈 모습을 설명하는 앞과 옆의 모습. B, 치료 후, 정상적인 신체 외향.

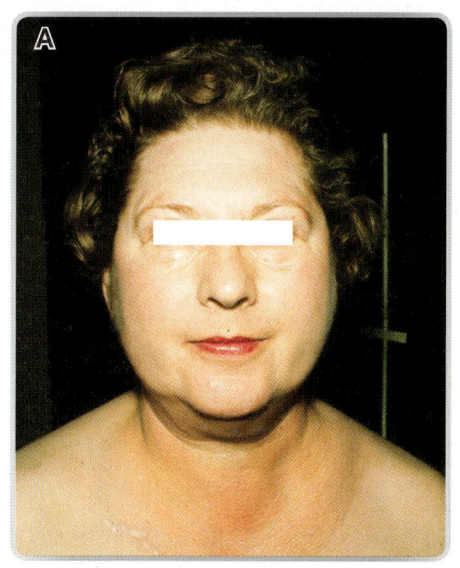 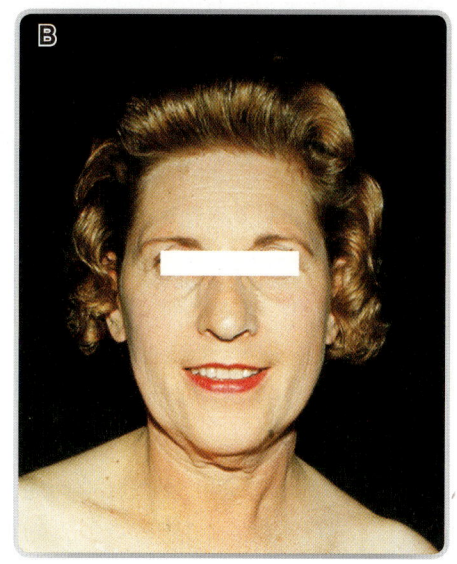

그림 20-13 • 치료 전과 후의 쿠싱병. A, 치료 전 전체적인 둥근 얼굴 모습. B, 치료 후 정상적인 얼굴 모습.

이러한 상황의 원인이 부신 종양, 과도한 코르티코스테로이드 투여, 내분비성이 아닌 종양에 의한 부신피질 자극 호르몬이 생산일 때, 쿠싱증후군이란 용어를 사용한다. 치료는 원인에 따라 다르다. 만약 쿠싱병이 뇌하수체 미세선종에 원인이 있다면, 일반적인 치료방법은 종양의 경접형 절제이다. 부신피질 종양이 원인인 쿠싱증후군은 부신 종양 절제로 치료한다. 성공적인 치료는 치료 이후 병의 임상적인 징후가 경감하는 것이다. 그림 20-12과 그림 20-13은 이러한 상태의 특징과 치료에 대한 좋은 반응을 나타내는 그림이다.

■ 부신수질

부신수질(adrenal medulla)은 노르에피네프린과 에피네프린이라고 불리는 2개의 비슷한 호르몬을 생산한다. 이러한 호르몬은 일종의 합성체이다. 이러한 수질의 호르몬 생성세포는 풍부한 모세혈관에 의해 둘러싸여 조그마한 그룹으로 배열되어 있다. 세포의 세포질은 크롬 염으로 처리하였을 때 어두운 갈색으로 되는 고운 알갱이로 채워져 있으며, 이러한 착색 친화력 때문에 크롬친화성 세포라고 명명한다. 크롬친화성 세포에 의해 만들어진 카테콜아민은 세포 안에 쌓이며, 교감신경계에 의해 이 수질에 전달되는 신경 충격에 반응할 때 방출된다.

분노, 공포, 걱정과 같은 감정적인 스트레스는 교감신경계를 자극해서 부신수질이 호르몬을 방출하도록 한다. 유리된 카테콜아민은 심계항진, 혈압 상승, 스트레스에 대처하도록 하는 또 다른 효과를 가져온다.

▶ 부신수질 종양

드물게 갈색세포종이라고 부르는 양성 종양은 수질의 크롬친화성 세포로부터 생겨난다. 이러한 종양의 유별난 이름은 크롬염에 대한 종양세포의 착색 반응으로부터 유래되었으며, 이름의 뜻은 다음과 같다 (pheo=dark 어둡다+chromo=color 색+cyte=cell 세포+oma=tumor 종양). 갈색세포종은 종종 많은 양의 카테콜아민을 분비하고(에피네프린과 이와 관련된 합성체처럼), 심장과 혈관계에 여러 가지 효과를 만든다. 이러한 종양은 간헐적으로 카테콜아민을 분비해서 주기적으로 혈압을 상승시키고 심장박동

노르에피네프린(norepinephrine): 부신수질에서 분비되는 카테콜아민 성분의 하나.

에피네프린(epinephrine): 부신수질에서 분비되는 카테콜아민 성분의 하나.

카테콜아민(catecholamines): 부신수질 호르몬 에피네프린과 노르에피네프린.

갈색세포종(pheochromocytoma): 카테콜아민을 분비하는 부신수질의 종양.

CHAPTER 20 내분비선

자세히 살펴보기

신경외과 의사로서의 쿠싱(Harvey Cushing)의 업적은 잘 알려져 있지만 혈압 측정에 관한 큰 공헌은 잘 알려져 있지 않다. 쿠싱이라는 이름은 아마도 그의 이름을 딴 병명 때문에 한번쯤은 들었을 것이다. 쿠싱은 뇌수술의 발전에 큰 영향을 끼친 대표적 인물이다. 1869년에 태어난 쿠싱은 하버드 의과대학을 졸업하고, 그 후 볼티모어에 있는 존스홉킨스병원의 저명한 의료진과 함께 연구에 몰입하였다. 1900년 초에 그는 뇌수술에 있어서 다양한 수술법을 개발했고, 쿠싱의 이름을 딴 쿠싱증후군의 원인을 규명하였고, 신경외과학에 많은 진보에 공헌을 하였다. 쿠싱이 의학계에서 혈압측정에 관해 어떻게 소개되었는지는 잘 알려지지 않았다. 그 이전까지 혈압측정의 유일한 방법은 관을 실제로 동맥 안으로 넣는 것이었는데, 이는 매우 귀찮은 일이어서 자주 시행되지는 않았다. 이러한 상황에서 그가 이탈리아 대학을 방문해서 리바 로치(Scipione Riva-Rocci)를 만나 함께한 후에 많은 변화가 있었다. 그는 팔에 있는 상완동맥을 압박하는데 필요로 하는 압력을 측정함으로써 심장이 수축했을 때의 압력을 발견하게 되었고, 리바 로치에 의해 개발된 혈압측정 기구를 소개하였다. 이 기구는 상박 주위를 감쌀 수 있는 압박대와 이와 연결된 수은이 차 있는 액주 압력계로 구성되어 있었는데 이 압박대를 상박에 충분히 누를 수 있을 만큼의 높은 압력까지 팽창시키기 때문에 손목에 있는 요골동맥의 맥박은 더 이상 느껴지지 않았다. 동맥을 통해서 혈액 흐름을 멈추게 하는 압력은 동맥 안의 가장 높은 압력에 해당되며, 이러한 압력이 심장의 수축기압임을 발견하게 되었다. 또한 쿠싱은 이 기구로 통해 혈압을 쉽게 측정할 수 있었으며, 간단함과 응용성이 뛰어남에 감탄하였다. 그가 미국으로 돌아왔을 때 이 기구에 관해 미국 의료진들에게 말했고, 그러한 소식은 미국 전역으로 퍼지면서 전 세계적으로 퍼져 나갔다. 이러한 혈압측정 방법은 임상에서 환자를 진료함에 있어서 중요한 역할로 환영 받았고 쿠싱은 이 혈압 측정기구의 대중화에 있어서 정보 보급에 큰 역할을 하였다.

초기에는 이 혈압계로 단지 심장수축압 측정에만 사용되었지만, 그 후 몇 년 지나 니콜라이 코르트코프(Nicolai Korotkov)라는 러시아 의사가 확장기 혈압도 역시 커프 안의 압력을 천천히 내리면 상완동맥의 음의 변화를 소리를 통해서 측정할 수 있다는 것을 명확하게 밝혔다. 초기에는 커프 압력이 점차적으로 낮아질 때 음이 크게 들리는데, 이때 수축된 동맥을 통해서 혈액이 서서히 증가하면서 흐르게 된다. 나중에는 커프 안의 압력이 더 이상 동맥을 수축시키지 않을 때 음은 알아 듣기 어렵다가 사라지는데, 이때가 동맥 안의 가장 낮은 압력에 해당되며 이를 확장기압(이완기압)이라고 한다. 오늘날에도 청진기에서 들리는 음을 코르트코프음이라고 한다.

을 증가시킨다. 때때로 혈압이 상승되어 뇌혈관이 파열돼 뇌출혈을 일으킨다. 다른 경우에는, 이러한 종양에 의한 카테콜아민 분비 증가는 지속적으로 높은 혈압을 야기한다. 치료는 이러한 종양을 수술로 제거하는 것이다.

■ 랑게르한스섬

췌장은 소화 효소를 만들 뿐만 아니라, 내분비선의 역할을 하기도 한다. **랑게르한스섬**(이자섬: pancreatic lslets)이라고 불리는 100만 개 이상의 작은 세포가 췌장에 흩어져 있는데, 이 랑게르한스섬은 3가지의 다른 호르몬 즉 인슐린, 글루카곤, 소마토스타틴을 만든다. 랑게르한스섬에 영향을 끼치는 가장 중요한 질환인, 당뇨병은 췌장 질환과 연계하였다(16장 참조).

■ 생식선

생식선은 2가지 기능을 갖는데, 2가지 기능은 난자 또는 정자 생식세포 생산과 2차 성징 발달을 담당하는 성 호르몬 생산이다. 두 번째 기능은 뇌하수체의 생식선 자극 호르몬에 의해 조절된다. 때때로 성 호르몬 분비 종양은 난소나 고환에서 나타난다. 이러한 종양은 개개인의 성에 맞는 성 호르몬을 분비하거나 또는 역설적으로 반대 성의 성 호르몬을 분비한다. 어떠한 내분비 증후도 "적당한" 성 호르몬을 생산하는 종양으로부터 오는 것은 아니다. 그러나 종양에 의한 부적절한 성 호르몬은 여성에 있어서는 남성화, 남성에 있어서는 여성화를 만든다. 생식선의 성 호르몬 분비 종양은 보통 양성이며, 이러한 질환은 수술 제거로 치료한다.

■ 내분비가 아닌 종양에 의한 호르몬 생성

때로는 내분비가 아닌 종양이 내분비선으로부터 발생하는 종양과 비슷한 임상적 증후를 보이는 호르몬을 분비한다. 이러한 호르몬은 호르몬 생성의 정상적인 위치인 내분비선 밖에서 만들어지기 때문에 전위 호르몬(ecto=밖 outside)이라고 부른다. 전위 호르몬은 내분비선에 의해 만들어지는 진성 호르몬과 똑같거나 진성 호르몬과 매우 닮아서 진성 호르몬의 역할을 하는 단백질이다. 그 밖에도 부신피질 자극 호르몬, 갑상선 자극 호르몬, 성선 자극 호르몬, 부갑상선 호르몬, 인슐린을 포함한 다른 많은 호르몬들이 확인되었다. 대부분 생성되는 호르몬들은 악성이며, 대부분은 폐암, 췌장암, 신장암 또는 악성 결합 조직 종양에 의해서 생성된다.

■ 스트레스와 내분비계

몸은 복잡한 기관계 안에서 체계화되어 있는 통합된 세포 집합이며, 세포들이 효율적으로 역할을 다할 수 있도록 항상 일정하게 유지하려는 성질을 갖고 있으며, 몸의 내적 조절계에서는 평형상태를 유지하며, 정상상태를 꾸준히 유지하고자 하는데, 이런 성질을 **항상성**(homeostasis)이라고 말한다. 몸의 질서 있는 내적 환경이 방해받으면 몸은 가장 효과적으로 기능하여 정상 상태가 복구되도록 조정하는 메커니즘이 작용한다.

일반적인 의미에서 스트레스는 이러한 안정된 내적 환경을 방해하는 어떤 사건이라고 말할 수 있다. 이러한 사건은 외상이나 수술, 추위에 오랫동안 노출, 강렬한 운동, 통증 또는 분노나 두려움과 같은 강한 정서적 자극과 같은 심리적 외상이다. 이러한 사건은 몸이 스트레스에 대처하도록 돕는 반응을 유발한다. 스트레스에 대처하는 반응에는 2가지 명백하고 중복된 반응이 있으며, 이러한 반응은 스트레스의 강도와 기간에 달려 있다. 급성 반응은 교감신경계와 부신수질에 의해 조절된다. 만성 반응은 중요한 역할을 하는 부신피질과 함께 여러 가지 내분비선과 함께 다양한 역할을 한다. 급성과 만성 반응 모두 자율신경계와 많은 내분비선을 지배하는 시상하부 안에서 시작하며, 그 결과 시상하부는 더 높은 대뇌피질 중추로부터 자극을 받는다.

▶ 급성 스트레스 반응

급성 스트레스 반응은 교감신경계에 의해 유발되는 두려움과 놀람 등의 반응이다. 이는 교감신경말단으로부터 분비되며, 교감신경에 반응함에 있어서 부신수질로부터 분비되는 노르에피네프린은 우리 몸이 강렬한 상황에 대처하도록 준비하게 한다. 혈당은 간 저장 글리코겐이 포도당으로 분해되어 혈류 안으로 유리될 때 증가한다. 주변혈관은 더 많은 피를 뇌, 심장, 뼈, 근육으로 우회시키기 위해 수축한다. 혈압은 증가하고 심장은 더욱 더 힘차게 된다. 이러한 모든 조직의 변화는 매우 빠르게 반응하며, 스트레스가 없어지면 점차적으로 사라진다.

▶ 만성 스트레스 반응

급성과 대조적으로 만성 스트레스 반응은 육체적 또는 심리적인 기간이 긴 스트레스 기간에 느리게 반응하지만 더욱 더 복잡한 반응으로 시작한다. 시상하부 방출 호르몬은 뇌하수체를 통해서 작용하고, 부신 피질이 대뇌피질 호르몬을 증가하도록 야기한다. 그러한 호르몬은 또한 성장 호르몬과 갑상선 호르몬의 분비를 증가시키며, 반면에 성선 자극 호르몬의 분비는 억제시킨다. 과도한 코티졸 생산은 포도당, 단백질, 지방 신진대사에 있어서 확연한 효과를 가지며, 이미 쿠싱병과 연계해서 설명하였다. 코티졸 과잉생산은 염증 반응을 둔하게 하고, 면역체계의 민감도를 줄인다. 게다가, 코티졸 과잉생산은 교감신경종말로부터 방출되는 노르에피네프린의 혈관수축 신경 효과에 주변 소동맥을 더욱 더 민감하게 만들어 혈압을 상승시킨다. 지속적으로 증가하는 알도스테론 분비는 나트륨과 수분의 정체를 증진시키고, 또한 혈관 내 수액용적을 증가함으로써 혈압을 상승시키는 경향이 있다. 성선 자극 스트레스와 관련된 성선 자극 호르몬의 분비감소는 생식선 기능을 손상시키는데, 이는 널리 알려진 생리학적 효과이며, 여성에 있어서는 스트레스와 관련된 무월경을 가져온다. 스트레스와 관련된 무월경과 근골격계의 다양한 합병증을 만든다. 갑상선 호르몬의 분비 증가는 몸이 스트레스를 더욱 더 효과적으로 대처하기 위해 신진대사 과정을 증가시켜 성장 호르몬을 크게하여 몸의 신진대사 과정을 자극한다.

불행하게도 만성 스트레스는 몸에 손실을 초래하며, 장기간 지나면 병으로 되는 경향이 있다. 심장혈관계에 과도한 스트레스는 심장병을 일으킬 수도 있으며, 만성 코르티코스테로이드 과잉은 혈관 이외의 다른 조직계에도 영향을 미친다. 아마도 더 중요한 것은 과도한 만성 코르티코스테로이드는 효과적인 염증반응이 줄고, 면역계의 반응성이 줄어 쉽게 다양한 병에 걸리게 될지 모른다. 스트레스는 해로움으로부터 인체를 보호하기 위해 설계해놓은 생리학적인 반응을 일으키나, 만성적이고 과다한 스트레스는 인체에 해를 입히고, 스트레스를 줄이는 활동은 해로운 효과로부터 우리를 보호할 수 있다.

요약

내분비선은 분비물을 혈류 안으로 방출하고, 여러 가지 기전은 호르몬 생성을 조정한다. 뇌하수체는 시상하부 조절 하에서 9개의 분리된 호르몬을 생성한다. 여러 가지 뇌하수체 호르몬은 갑상선(갑상선 자극 호르몬경유), 부신(ACTH 경유), 생식선(생식선 자극 호르몬 경유)과 같은 다른 내분비선을 표적으로 삼는다. 뇌하수체 기능의 완전한 부전은 뇌하수체 조절하에 모든 내분비선의 기능들을 손상시킨다. 성장 호르몬의 단독 결핍증은 뇌하수체성 크레틴병을 야기하며, 이러한 질환은 성장 호르몬을 투약함으로써 치료된다. 기능성 뇌하수체 종양은 과도한 성장 호르몬(거인증 또는 말단 비대증을 일으킴) 또는 과도한 프롤락틴(생리불순 유루증을 일으킴)을 생성하며, 어떤 종양은 두 호르몬을 다 생성한다. 비기능성 뇌하수체 종양은 호르몬을 생성하지는 않지만 시신경과 뇌 기저부에 있는 다른 구조를 손상시키고, 종양에 정상적인 뇌하수체 세포의 기능을 혼란시킨다. 어떤 뇌하수체 종양은 약으로 종양 크기를 줄어들게 함으로써 치료하지만, 대부분은 콧속을 통과하는 경접혈골 절제술로써 치료한다.

갑상선은 신진대사 과정을 조정하는 T_3와 T_4(갑상선 요오드 내용에 근거해서)로 지정된 2개의 호르몬으로 생성된다. 갑상선이 커지는 것을 갑상선종이라고 부르며, 과도한 갑상선 호르몬이 생성된다면 독성 갑상선종이라고 부른다. 그레이브스병은 가장 일반적인 갑상선기능항진증이며, 이 병은 갑상선 호르몬 분비를 자극하는 자기항체에 의해 생성된다. 하시모토 갑상선염은 또한 자기면역질환으로 갑상선기능저하증을 일으키는 세포의 갑상선 자극 호르몬 수용체를 손상시키므로 갑상선 기능을 천천히 파괴한다. 갑상선의 후면에 위치한 부갑상선은 혈류 안에 있는 칼슘이온의 수준을 조정한다. 기능성 부갑상선 종양은 자주 발생하며, 고칼슘혈증을 일으키며, 치료는 종양의 제거에 의해서 행해진다.

부신피질은 글루코코르티코이드, 무기질코르티코이드, 성 호르몬과 같은 3가지 종류의 스테로이드 호르몬을 생성한다. 부신피질 항진증은 쿠싱병과 쿠싱증후군을 야기한다. 부신피질 저하증은 에디슨병을 야기하며, 자가항체가 부신피질을 파괴하는 자가면역 질환이며, 부신 코르티코스테로이드 호르몬의 분비를 축소시키는 징후를 야기한다. 피부 색소 침착은 부신피질 자극 호르몬이 올라갈 때 부산물로서 형성되는 높은 MSH로부터 나타난다.

이 병은 부족한 호르몬을 보충함으로써 치료한다. 부신수질은 교감신경계의 일부분이다. 부신수질의 종양은 과도한 에피네프린과 노르에피네프린을 분비하며, 심각하거나 때때로 생명을 위협하는 고혈압을 일으키고, 대뇌피질 출혈을 일으킬 수 있다. 생식선은 과도한 남성 또는 여성 호르몬을 생성하는 기능성 종양을 일으킨다. 내분비계 또한 스트레스에 반응하며, 스트레스는 해로움으로부터 우리를 보호하는 많은 생리학적 반응을 야기하나, 만성적이고 과도한 스트레스는 정신적으로 육체적으로 해로우며, 피해야만 한다.

복습문제

1. 뇌하수체에 의해서 생성되는 중요한 호르몬은 무엇인가? 어떤 요소가 뇌하수체 호르몬의 분비를 조정하는가?
2. 성장 호르몬의 괴잉 생산의 효과는 무엇인가?
3. 어떤 요소가 갑상선 호르몬 생성 비율을 조정하는가? 갑상선의 비정상적인 주요 효과는 무엇인가?
4. 갑상선이 요오드 결핍으로 왜 커지는가?
5. 갑상선 중독증와 갑상선염의 차이점은 무엇인가?
6. 부신피질의 주요 호르몬은 무엇인가? 어떤 병이 부신피질 기능장애로 인한 것인가?
7. 어떤 요소가 부갑상선 호르몬의 분비를 조정하는가? 부갑상선 기능장애의 가능한 효과는 무엇인가?
8. 고프로락틴혈증의 임상적인 효과는 무엇인가? 고프로락틴혈증의 원인은 무엇인가?
9. 에디슨병은 무엇인가? 피부 색소침착의 원인은 무엇인가?

상호 관련 문제

연관된 것끼리 연결하시오.

1. 말단비대증
2. 무월경 젖흐름증 증후군
3. 안구돌출성 갑상선종
4. 에디슨병
5. 쿠싱병

A. 신생아의 갑상선 기능 저하
B. ACTH 생성 종양
C. 성장 호르몬 생성 종양
D. 과도한 코르티코스테로이드의 투여
E. 자기 항체 유도 갑상선기능저하증

CHAPTER 20 단원 복습

6. 쿠싱증후군
7. 크레틴병
8. 만성 갑상선염(하시모토병)
9. 부갑상선기능항진증
10. 심한 고혈압 단계

F. 부신피질의 자가항체 유도 파괴
G. 갑상선의 자가항체 유도 파괴
H. 유즙분비 뇌하수체 종양
I. 호르몬 분비 부갑상선 종양
J. 카테콜아민 분비 부신 종양

맞으면 ○, 틀리면 ×로 표시하시오.

1. 하시모토병을 가진 사람은 정상적인 갑상선 호르몬 수치보다 높은 수치를 가지고 있다. (   )
2. 쿠싱병은 뇌하수체의 ACTH 분비 종양에 의해 야기된다. (   )
3. 부신수질의 카테콜아민 생성 종양(catecholamine-producing tumor)은 고혈압이 보통 원인이다. (   )
4. 치료되지 않은 신생아의 갑상선기능항진증은 성장과 정신적인 발달을 저해시킨다. (   )
5. 기능성 부갑상선 종양은 혈중 칼슘을 증가시킨다. (   )
6. 대부분의 당뇨환자는 충분한 인슐린을 분비 못하므로 정상 혈당을 유지하지 못한다. (   )
7. 과도한 성장 호르몬은 보통 칼슘 손실과 골밀도의 손실을 야기한다. (   )

비판적 사고

1. 이 씨는 여아를 출산했고 혈액(제대혈: umbilical cord blood)을 검사실에 보내 갑상선 기능검사를 수행했다. 이 씨는 검사의 목적과 검사 결과가 정상이 아니면 무엇을 의미하는지를 물었다. 무엇을 설명할 것인가?
2. 52세 남성 정 씨는 최근 별다른 특이 증상 없이 지내던 중 겨울철이라 밖에 잘 나가지 않았으나 햇살에 그을린 것처럼 피부가 검다. 정 씨는 이러한 일이 왜 생기는지 물었다. 어떻게 설명할 것인가?
3. 37세 여성 정 씨는 최근에 살이 찌기 시작해서 6개월 전보다 약 15킬로그램이 늘었다. 그녀가 과식을 하지 않았으며, 그녀의 내분비선에 문제가 있는지 궁금해 하였다. 정 씨에게 어떻게 설명할 것인가?

신경계
The Nervous System

CHAPTER 21

학습목표

1. 뇌, 수막, 뇌척수액의 정상 소견과 각각의 기능에 따른 질병과 관련하여 설명할 수 있다.
2. 근육의 긴장도와 수의운동능력 관하여 2가지 형태의 근육마비에 관하여 설명할 수 있다.
3. 신경계 발달과 신경관 결손장애의 기전과 임상양상을 설명할 수 있으며, 산전진단을 설명할 수 있다.
4. 뇌수종의 기전과 임상양상에 따른 치료법을 설명할 수 있다.
5. 일과성 허혈 발작의 원인, 임상양상, 치료법을 설명할 수 있다.
6. 뇌졸중을 감별하고 그 기전, 예후, 치료법을 설명할 수 있다.
7. 선천성 대뇌동맥류 기전, 임상양상, 치료법을 설명할 수 있다.
8. 중추신경계를 침범하는 종양의 종류와 원인, 발생기전, 임상양상, 치료법을 설명할 수 있다.
9. 파킨슨병, 수막염, 다발경화증의 기전과 주요 임상양상과 치료법을 설명할 수 있다.

CHAPTER 21 신경계

■ 신경계의 기본 구조와 기능

중추신경계는 뇌와 척수로 이루어져 있으며, 통칭하여 **수막(meninges)**이라고 부르는 여러 가지의 막이 싸고 있다. 단단하고 섬유질의 맨 바깥쪽 막은 **경막(dura)**이라고 부르며, 뇌와 척수에 딱 붙어 있는 얇은 막은 **연질막(pia)**이라고 부른다. 연질막과 경막 사이에 퍼져 있는 중간의 막은 **지주막(거미막, arachnoid)**이라고 부른다. 지주막과 연질막 사이의 공간은 **지주막하 공간(거미막밑 공간, subarachnoid space)**이라고 부른다. 이 공간에는 뇌척수액과 뇌이랑 꼭대기에 붙어 있는 지주막 결합조직의 얇은 가닥이 차 있다.

뇌는 크게 대뇌, 뇌간(뇌줄기: brainstem), 소뇌로 나눌 수 있다. 뇌는 뇌실이라고 부르는 서로 통해 있는 4개의 빈 공간을 가지고 있다. 뇌의 동맥혈은 두개골 밑바닥을 통과하는 큰 혈관에 의해서 공급받는다. 이러한 혈관들은 모여서 뇌바닥에 혈관고리를 형성하는데, 이것을 **윌리스씨 고리(circle of Willis)**라고 한다. 이 고리에서 뻗어간 가지들이 뇌 전체의 혈액을 공급한다. 뇌로부터 되돌아오는 정맥혈은 경막의 큰 정맥동(venous sinus)로 들어가는데 결국 이 정맥혈은 목정맥으로 이어지게 된다.

뇌와 척수는 뇌척수액으로 담겨 있고 바깥쪽에는 매우 견고한 뼈로 이루어진 구조(두개골(cranium)과 척주(vertebral column))로 둘러싸여 있다. 이러한 뼈 구조는 부드러워서 부서지기 쉬운 신경조직을 보호하며, 뇌척수액은 뇌를 쇼크와 충격에서 보호하는 수분 쿠션(hydrostatic cushion)의 역할을 한다.

뇌와 척수의 신경조직은 **뉴런(Neuron)**이라고 부르는 신경세포와 그것을 지지하는 세포인 신경아교(neuroglia)세포로 이루어져 있다(2장 참조). 각각의 신경세포는 하나의 세포질을 가지고 있으며, 여기에서 신호를 전달하는 하나 혹은 여러 개의 기다란 가지를 뻗는다. 신경세포로 신호를 전달하는 가지를 가지돌기(dendrites)라고 하며, 신호를 신경세포 바깥으로 전달하는 가지를 축삭(axon)이라고 부른다. 이 2가지 중에서 1가지를 가리킬 때, **"신경섬유(nerve fiber)"**라는 일반적인 용어를 사용하기도 한다. 신경세포는 사슬 모양으로 배열되어 있는 경우가 많다. 신경세포는 다른 신경세포와 연접하여 신호를 전달하는데, 서로 직접적으로 접촉하지는 않는다. 신경세포 간에는 **신경연접(시냅스: synapse)**이라고 부르는 매우 작은 간격이 있다. 이 시냅스 사이의 신경신호의 전달은 신경전달물질(neurotransmitter)이라고 불리는 화학물질에 의하여 전달된다. 이 신경전달물질은 축삭의 한쪽 끝에서 분비되어 주변 신경세포의 세포질 혹은 가지돌기 끝에 있는 수용체를 흥분시킨다. 여러 가지의 신경전달물질이 있는데 하나의 신경세포는 하나의 특정한 신경전달물질을 가지고 있다. 중추신경계 바깥에서는 신경섬유는 슈반세포(Schwann cell)라는 세포에 의하여 둘러싸이게 된다. 이 세포는 수초(myelin)를 생성하여 신경섬유를 둘러싸, 전기적으로 절연(insulate)한다. 중추신경계에서 신경섬유를 싸고 있는 수초는 희소돌기아교세포(oligodendroglia)에 의하여 생성된다.

신경계로 신경신호를 전달하는 신경을 감각성 신경 혹은 구심성(afferent nerve: ad=to+ferre=carry)이라고 한다. 운동성 신경, 혹은 원심성 신경(e=away)은 뇌와 척수의 신호를 근육으로 전달한다. 뇌와 척수의 회색질은 주로 신경세포와 그 가지로 이루어져 있다. 백질은 거의 대부분 지방성 수초로 둘러싸인 신경섬유의 다발로 이루어져 있다.

신경계는 큰 전화 교환대라고 생각할 수 있다. 감각신호를 받아 이 정보를 감각과 운동을 인지할 수 있는 뇌와 척수로 전달한다. 대뇌피질은 감각 정보를 받아 수의근육의 운동을 시작하게 한다. 각 대뇌반구의 깊은 부위에 회색질이 존재하는데, 이것을 시상(thalami)과 기저핵(basal ganglia: basal-

---

수막(meninges): 뇌와 척수를 싸는 막.

경막(dura): 뇌와 척수의 맨 바깥쪽 막.

연질막(pia): 뇌와 척수를 싸는 맨 안쪽의 막.

지주막(arachnoid): 뇌와 척수를 싸는 수막의 중간층이다.

지주막하 공간(subarachnoid space): 지주막과 연질막 사이의 공간. 이 공간에 뇌에 혈액을 공급하는 큰 혈관이 있다.

희소돌기세포(oligodendroglia): 중추신경계의 신경섬유를 둘러싸는 신경아교세포의 일종.

nuclei)라고 한다. 쌍으로 되어 있는 시상은 밑쪽에서 올라오는 감각신호를 받아서 대뇌피질로 전달하는 역할을 한다. 각 대뇌반구의 기저핵은 지속적으로 신경쓰지 않아도 될 걷기와 같은 무의식적인 기능의 조절과 관련된 복잡신경계통(complex neuron system)의 일부이다. 뇌간(brainstem)에는 대뇌피질의 지배를 직접적으로 받지 않는 여러 가지 기능을 하는 신경세포가 있으며, 위쪽 혹은 아래쪽으로 가는 신경섬유가 지나간다. 소뇌는 근육의 긴장도, 섬세한 운동, 자세 그리고 균형을 조절한다.

척수는 뇌간의 연속이다. 그 가운데에 있는 회색질은 감각신호를 척수신경을 통해서 받는다. 또한 그 안의 운동신경세포는 근육을 지배한다. 척수의 감각, 운동신경세포는 대뇌피질의 조절을 받지 않는 많은 반사기능을 담당하기도 하며 대뇌피질로부터도 여러 가지 신호를 받기도 한다. 척수의 운동신경세포는 근육으로 신호를 방출하여 근육을 수축시킨다.

대뇌피질로 올라가는 감각신호와 대뇌피질에서부터 내려오는 운동신호가 지나가는 신경섬유 경로(tract)는 뇌간에서 교차하여 반대쪽으로 내려간다. 결국 오른쪽 대뇌반구의 경우, 왼쪽 몸에서 오는 감각을 느끼며, 왼쪽 몸의 운동을 조절한다. 반대로 왼쪽 대뇌반구는 오른쪽 몸의 감각을 느끼며, 오른쪽 몸의 근육을 지배한다.

■ 신경계의 발달

배아기에 중추신경계는 신경판(neural plate)이라고 부르는 표면세포의 두꺼워진 띠 모양으로 나타난다. 그것의 양쪽 바깥쪽 부위가 올라와서 신경주름을 형성하고 그 주름이 합쳐져서 빈 관을 형성하는데 그 관을 신경관(neural tube)이라고 한다. 발달하는 관의 중간부터 주름이 합쳐져서 양쪽 끝으로 진행되는데 이러한 과정은 배아기의 4주 정도에 완전히 끝난다. 신경관 형성이 끝날 때쯤에 전뇌(forebrain), 중뇌(midbrain) 그리고 후뇌(hindbrain)라고 부르는 3개의 확장부가 나타난다(그림 21-1). 나머지 끝 부위는 얇아져서 척수가 된다.

대뇌반구는 전뇌가 양쪽으로 확장되면서 크게 성장하여 생긴다. 전뇌의 나머지 부위는 대뇌반구 사이의 간뇌(사이뇌, diencephalon: dia=between+encephalon=brain)가 된다. 중뇌는 지속되어 전뇌와 후뇌를 연결하는 작은 부위가 된다. 후뇌에서는 교뇌(다리뇌, pons), 연수(medulla) 그리고 소뇌(cerebellum)가 된다. 간뇌, 중뇌, 교뇌 그리고 연수는 뇌간(brainstem)를 형성한다. 신경관의 중간 부위는 발달하여 성인의 뇌실계(ventricular system)가 된다. 발달하는 신경관 주변부의 배아세포(중배엽)는 두개골, 척추 그리고 주변조직으로 발달한다.

■ 근육의 긴장도와 수의근육 수축

골격근은 척수의 운동신경세포 혹은 이에 해당하는 뇌신경의 신경세포에서 방출하는 신호에 반응하여 수축한다. 수의근육의 활동은 크게 2가지 운동계에 의하여 조절된다. 하나는 수의운동기능을 조절하는 추체계(pyramidal system)이며 나머지 하나는 기본적으로 균형, 자세, 그리고 조화를 관장하는 근육군이 있으며, 이를 조절하는 것이 추체외로계(extrapyramidal system)이다. 대뇌피질의 조절하에 추체계와 추체외로계는 함께 수의근육운동에 관여하는 근육군이 부드럽게 통합적인 운동을 할 수 있도록 한다. 추체외로계가 제대로 기능하지 못하면 섬세한 운동을 할 수 없다. 부드럽게 운동을 제대로 하지 못하는 근육의 경우 비정상적으로 조절되지 않는 근육의 움직임을 일으킬 수 있다.

■ 근육마비

더 이상 원하는 대로 움직이지 못하는 근육을 "마비(paralysis)"되었다고 한다. 마비의 형태에는 2가지가 있다.

1. 이완마비(Flaccid paralysis) 척수운동신경이 질병에 의하여 파괴된 경우, 예) 소아마비

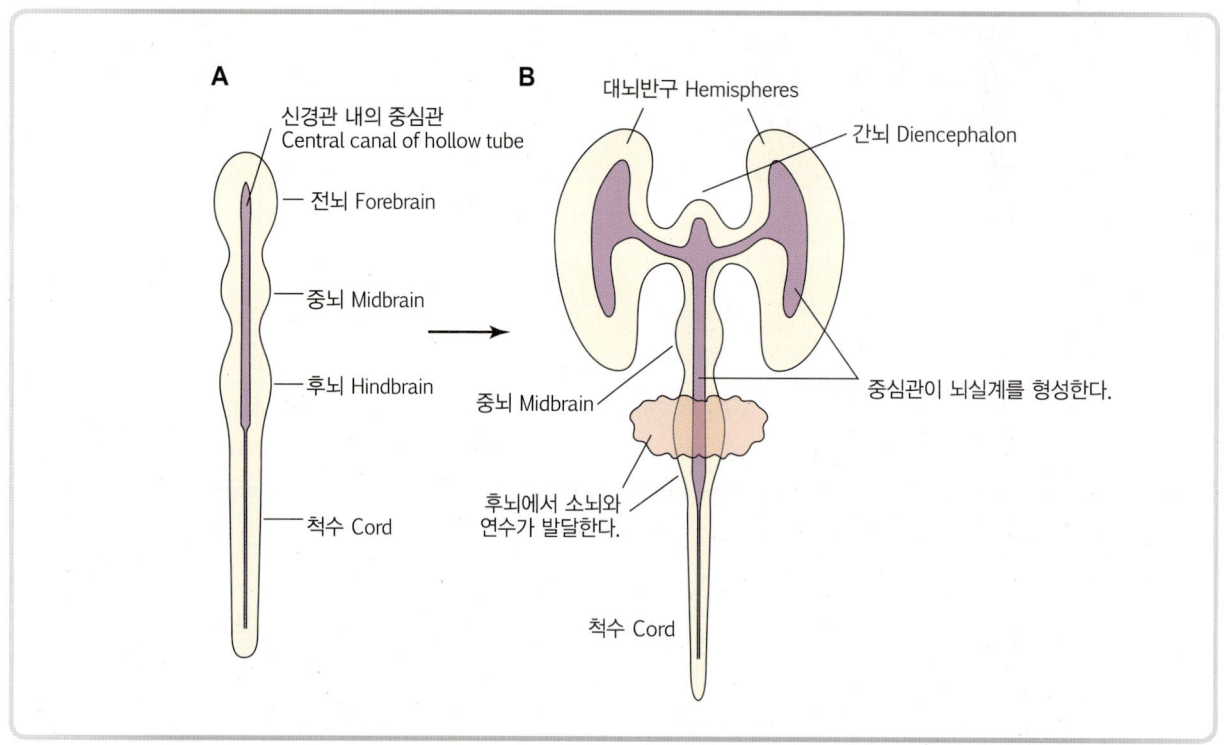

그림 21-1 • 신경계의 초기 발달. A, 신경관은 양쪽 끝이 닫히면서 형성된다. 신경관의 중심관에서 뇌실계가 발달한다. B, 대뇌반구는 전뇌에서 발달하고 그 중간 부위는 간뇌가 된다. 후뇌에서 연수와 소뇌가 발달한다. 중심관은 뇌실계를 형성하는데 2개의 가쪽 뇌실은 대뇌반구의 발달에 맞추어 모양이 형성된다. 이와 연결된 3뇌실은 간뇌에 있는데 이 연결 부위는 뇌실간공(뇌실사이구멍, interventricular foramina)이라고 한다. 중뇌 부위의 얇은 관은 대뇌수도관(cerebral aqueduct)이 된다. 이 부위가 연수 부위에서 확장되어 4뇌실이 된다. 각 뇌실에 있는 맥락얼기(choroid plexus)에서 뇌척수액을 만들고 뇌실계에 흐르며, 4뇌실에 존재하는 구멍을 통하여 뇌와 척수 주변을 순환한다.

2. 강직마비(Spastic paralysis) 질병에 의하여 대뇌피질의 운동신경세포 혹은 그 경로가 침범되어 생기는 마비, 예) 중풍.

   강직마비는 이완마비에 비하여 흔히 생기는데 그 이유는 척수운동신경보다는 대뇌피질의 운동신경세포가 더 흔히 손상받기 때문이다.

■ 대뇌손상

대뇌는 어느 정도의 외상에 잘 견딜 수 있다. 그러나 심한 외상 등은 뇌를 손상시킬 수 있으며, 때때로 이런 경우 두개골 골절이 동반될 수 있다(그림 21-2).

뇌의 손상은 의식소실이나 다양한 신경학적 장애로 나타난다. 손상받은 뇌는 붓거나 작은 대뇌혈관의 파괴로 인하여 점상출혈이 나타날 수 있다. 보통 뇌손상은 손상을 받은 부위에 즉시 나타나나, 때로는 손상을 받은 반대쪽으로 뇌가 움직이면서 나타나기도 한다. 예를 들면 머리 뒤쪽의 손상 때문에 뇌가 앞쪽으로 움직여 두개골의 전두부에 뇌가 부딪혀 손상이 생기기도 한다(그림 21-3).

때로 머리손상으로 두개골과 경막 혹은 경막 밑부분의 혈관이 찢어지기도 한다. 출혈된 혈액은 찢어진 부위에 따라 고인다.

1. 경막의 바깥쪽과 두개골 사이(경막외 출혈: epidural hemorrhage)

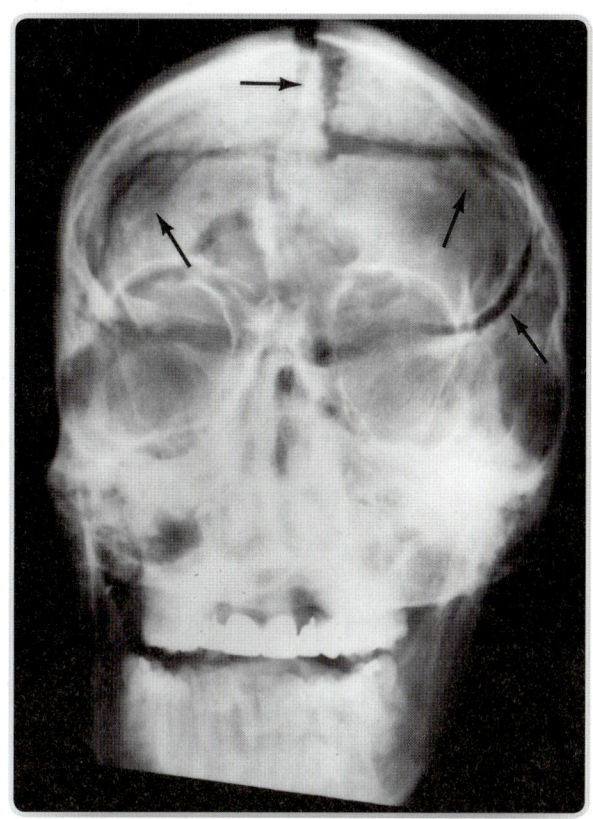

그림 21-2 • 두개골 엑스선 필름에서 큰 두개골 골절(화살표)과 동반된 뇌손상이 관찰된다.

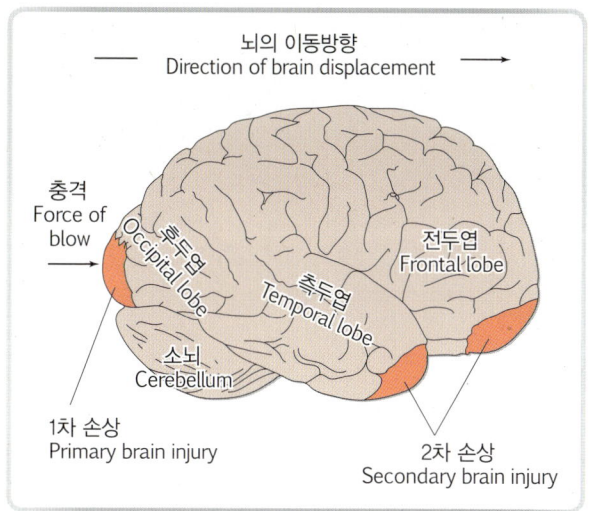

그림 21-3 • 머리 뒤쪽 충격에 따른 전두부와 측두부 손상의 기전.

2. 경막과 지주막 사이(경막하 출혈: subdural hemorrhage)
3. 지주막과 연질막 사이(지주막하 출혈: sub-arachnoid hemorrhage)

국소적인 경막외 혹은 경막하 출혈(혈종: hematoma)은 뇌를 압박하여 그 기능을 제대로 하지 못하게 한다. 지주막하 출혈은 간혹 뇌척수액과 섞여 지주막밑 공간으로 퍼지게 된다.

정상적으로 뇌를 보호하는 단단한 두개골이, 불행하게도 뇌가 손상받을 때는 중요한 손상의 역할을 하기도 한다. 손상받은 부위의 뇌가 붓고 단단한 두개 공간 때문에 더 이상 붓지 못하면 **두개내압(혹은 뇌압: intracranial pressure)**이 상승한다. 두개내압의 상승은 뇌기능에 영향을 주며, 대뇌혈관의 혈액 공급을 방해한다.

■ 신경관 결손

신경관이 제대로 닫히지 않으면 심각한 신경관 결손(neural tube defects)이라고 부르는 선천성 기형이 나타난다. 이 기형은 신경계뿐만 아니라 주변의 조직도 영향을 미친다. 신경관 결손이 대뇌가 될 신경관의 끝부분(cephalic end)에서 일어나면 흔히 말하는 무뇌증(anencephaly ana=without+encephalon=brain)이 생긴다. 이분척추(spina bifida)는 꼬리쪽 부위(caudal end) 쪽이 제대로 닫히지 않아 생긴다. 이 2가지가 신경계에서 흔히 관찰되는 선천성 기형이다. 미국에서는 이 기형들이 1,000명 중 2명 가량 생기며, 몇몇 다른 나라에서는 좀 높은 빈도로 나타난다. 기형은 다양한 유전형태를 보여, 임신에서도 나타나는 경향이 있다(7장 참조). 만약 신경계 결손을 가지고 있는 아이를 출생한 부모들은 다음 번 임신에서 1/20 정도의 비율로 같은 기형을 보인다. 만약 신경관 결손의 아이를 2명 가진 부모들은 이 위험도가 1/10 가량 된다.

임신 초기의 엽산(folic acid) 결핍이 신경관 결손을 일으키는 데 중요한 역할을 한다고 알려져 있다. 임신 전 한 달과 임신 초기(제1임신기)에 하루에

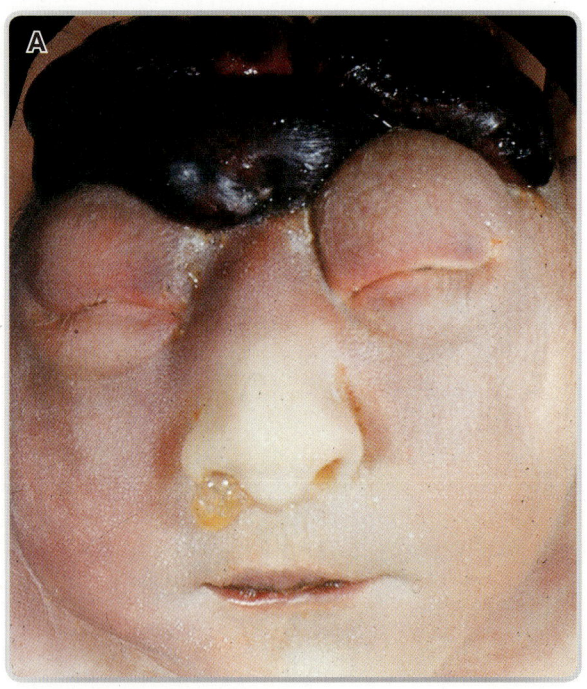 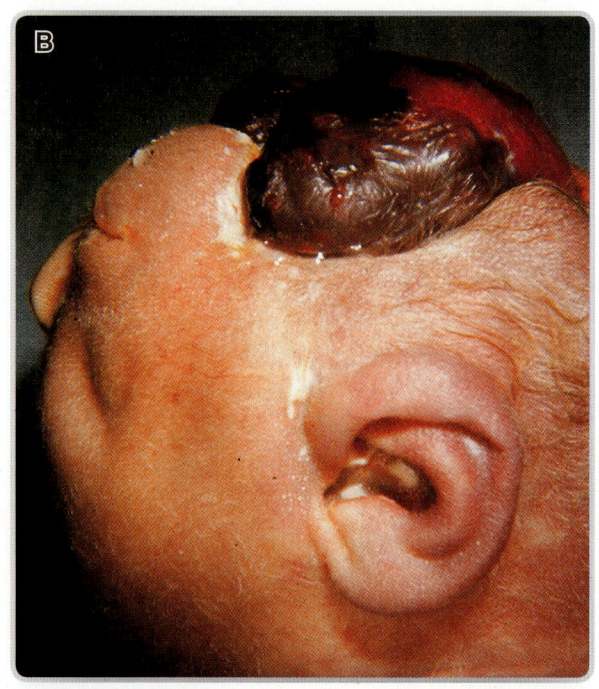

그림 21-4 • 무뇌증 환아의 전형적인 소견 뇌, 두개골, 두피 등의 대부분이 존재하지 않는다. 두개골의 발생장애로 눈이 튀어나와 있다. **A**, 전면. **B**, 옆면.

0.4~0.8mg의 엽산을 섭취한다면 신경관 결손의 위험을 반으로 줄일 수 있다. 그러나 이러한 기형은 다양한 유전양상을 보이므로 엽산결핍이 다른 유전적인 요인과 같이 작용하는 것으로 생각한다.

▶ 무뇌증

무뇌증(anecephaly)은 여아에서 흔하며 출생 후에 생존할 수 없다. 신경관의 머리쪽 부위가 제대로 닫히지 않아 신경조직이 노출되어 있고 이 노출된 조직이 이차적인 변성을 하여 뇌조직, 맥락얼기 그리고 혈관결합조직 등이 서로 섞인 종괴를 형성한다. 무뇌증 환아는 매우 심한 기형을 보인다. 대뇌는 없고, 두피와 뼈 등의 연부조직이 두개골의 정수리 부위를 대치하고 있다(그림 21-4). 노출된 뇌조직인 혈관이 많은 막으로 싸여 있다. 두개강 속는 비정상적으로 형성되어 있다. 안와부는 얕아 눈이 바깥쪽으로 튀어나와 있다. 몸통은 짧고 어깨는 넓으며, 머리가 몸통에서 바로 나와서 굽혀지지 않고 목도 정상이 아니다. 다음 사례가 무뇌증의 산과적인 문제를 보여준다.

무뇌증(anecephaly):
신경관 결손으로 대뇌, 두개골, 그리고 두피 등이 없는 선천성 기형이다.

이분척추(spina bifida) : 척수를 감싸는 후궁(arches) 부위가 불완전하게 닫힌 것. 때로 수막과 신경조직이 이 결손을 통하여 튀어나오는 증상이 동반될 수도 있다.

사례연구 21-1

28세 초산모가 무뇌 여아를 출산하였다. 임신 말기부터 의료진은 태아의 심장박동을 잘 듣지 못하였다. 출산이 가까워져서 산모의 복부를 진찰할 때, 의료진은 태아의 머리가 만져지지 않아 무뇌증의 가능성을 고려하였다. 산모의 복부 엑스선 촬영에서 태아 두개골의 기저부만 관찰되어 임상적으로 의심했던 무뇌증을 확인할 수 있었다. 두개골의 위쪽은 없었으나 나머지 사지골격은 정상적으로 형성되었다. 태아의 머리가 제대로 형성되지 않아 출산 시에 산모의 골반으로 제대로 들어가지 않았고, 얼굴이 먼저 나와서 출산에 어려움이 있었다. 태아는 출산 후 몇 시간 생존하였다.

부검 결과, 대뇌, 소뇌가 존재하지 않았고, 뇌간의 대부분도 존재하지 않았다.

▶ 이분척추

꼬리쪽 신경관과 이와 연관된 척추후궁의 기형을 합쳐서 이분척추라고 부른다. 이 용어는 문자적으로는 척추의 분리(split spine)를 의미하나, 임상적으로는 발생과정 중에 척추후궁의 융합실패에 의한 여러 가지 종류의 이분척추를 의미한다(그림 21-5). 허리 부위에서 척추후궁의 융합실패만 단독으로 보이는 기형을 잠재이분척추(occult spina bifida)라고 한다(그림 21-5A). 이 종류의 경우 임상적으로 중요한 증상을 보이지 않는다. 이분척추의 더 심한 종류들을 모아서 낭성이분척추(cystic spinal bifida)라고 부르는데 이러한 경우, 주머니 모양으로 수막 혹은 수막과 신경조직이 척추후궁이 닫히지 않은 결손부위로 튀어나온다. 수막만 튀어나오는 경우를 **수막탈출증**(meningocele 그림 21-5B)이라고 하며 척수나 신경다발이 주머니에 포함되어 있는 경우를 **수막척수탈출증**(meningomyelocele 그림 21-5C)이라고 한다.

흔히 수막척수탈출증은 신경조직이 주머니의 벽과 합쳐져서 정상적인 신경전달이 불완전 혹은 완전히 막혀서 주머니 아래 부위로 심한 신경학적 증상을 나타내는 경우가 있다. 매우 드물지만, 이분척추의 제일 심한 형태의 경우, 신경관의 꼬리 부분이 완전히 닫히지 않는 경우가 있다. 이런 경우 척수의 끝 부분이 주변 피부와 합쳐져서 납작한 신경조직의 덩어리를 보인다(그림 21-5D). 큰 수막척수탈출증은 간혹 피부로 완전히 덮이지 못하고 대신에 쉽게 터질 수 있는 얇은 수막으로 이루어진 막으로 싸여 있는 경우도 있다(그림 21-6).

수막탈출증(meningocele): 척추후궁의 결손을 통하여 수막이 튀어 나오는 것.

수막척수탈출증(meningomyelocele): 척추후궁의 결손을 통하여 수막과 척수가 튀어나오는 것을 특징으로 하는 이분척추의 한 종류.

이분척추의 치료. 잠재이분척추는 증상이 없어서 치료가 필요없다. 수막탈출증은 보통 큰 어려움 없이 주머니를 제거하고 척수의 경막을 단순봉합함으로써 치료하며, 대부분 만족할 만한 치료효과를 보인다. 불행하게도 큰 수막척수탈출증은 치료하기 매우 힘들고 치료효과도 만족하지 못하는 경우가 많다. 그 이유로는 흔히 척수와 신경다발이 주머니와 합쳐져서 하지의 감각의 소실과 근력의 소실이 어느 정도 존재하기 때문이다. 장과 방광의 기능도 문제가 있어 방광에 소변이 정체되어 비뇨기계에 감염이 쉽게 올 수 있다. 각 분야를 전문적으로 치료하는 의료진들의 팀 접근(team approach)이야말로 이러한 환자들을 잘 치료할 수 있다. 대부분의 환자들이 성공적으로 치료를 받아, 장애가 있음에도 행복한 삶을 누릴 수 있다.

▶ 신경관 결손의 산전진단

대부분 출생 전에 태아가 신경관 결손이 있는지 알 수 있다. 통상의 산모의 혈액을 통한 산전검사에서 알파태아단백(alpha-fetoprotein: AFP)의 혈중농

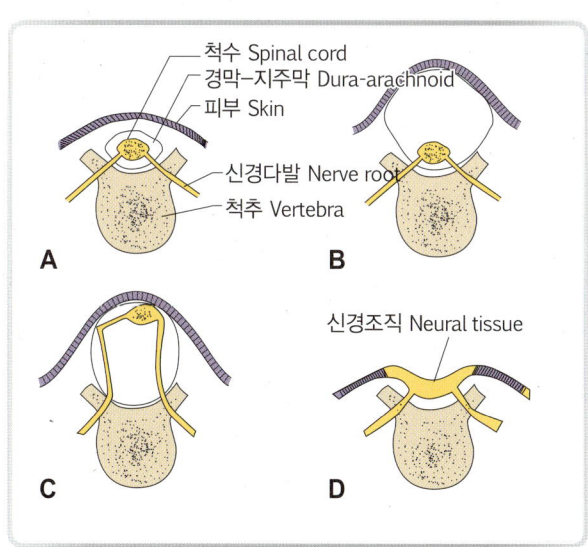

그림 21-5 • 이분척추의 다양한 종류. A, 잠재이분척추. 척추후궁의 융합이 실패하였다. 수막의 탈출은 없다. B, 수막탈출증. 수막이 척추후궁의 결함 부위로 튀어나온다. 척수와 신경다발은 주머니 안에 존재하지 않는다. C, 수막척수탈출증. 수막과 신경조직이 튀어나온다. 척수와 신경다발은 흔히 주머니의 벽과 합쳐진다. D, 외배엽에서 신경관 형성의 형성이 실패하였다. 신경조직은 주변 피부와 합쳐져 있다.

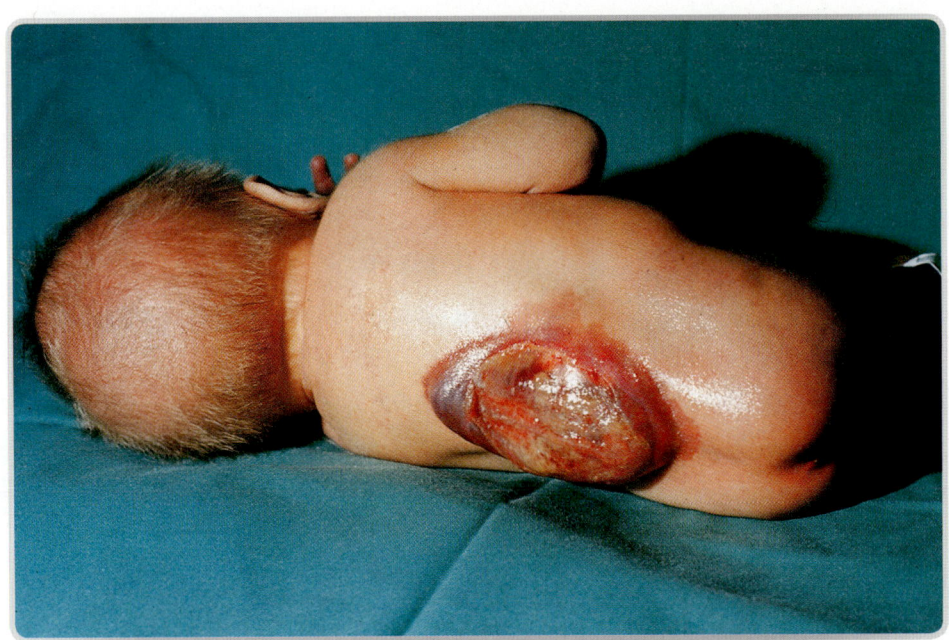

그림 21-6 • 얇은 막으로 덮여 있는 흉부의 큰 수막척수탈출증. 이러한 질환의 경우, 탈출한 신경계 조직이 주머니와 합쳐져서 신경학적 이상을 보인다.

도가 상승하면 신경관 결손의 가능성을 고려할 수 있다. 이러한 신경관 결손은 7장에서 언급한 바와 같이 태아가 16주가 되었을 때, 초음파검사를 통하여 확진할 수 있다.

알파태아단백은 임신 초기에 태아의 간에서 형성되며 태아의 혈액에서 검출된다. 13주가 되었을 때, 가장 높은 농도를 보이고 점차 감소한다. 정상적으로 매우 적은 양의 알파태아단백이 태아의 혈액에서 양수로 확산되고 산모의 혈액으로도 가게 된다. 양수에서 알파태아단백이 높게 검출되는 것은 태아가 무뇌아이거나 혹은 얇은 막으로 덮인 낭성 이분척추를 가질 경우이다. 알파태아단백이 태아의 혈액에서 쉽게 뇌척수액으로 확산되고 또한 양수로도 확산되어 정상 임신에 비하여 높은 알파태아단백을 보이게 된다.

■ 뇌수종

뇌척수액은 뇌와 척수를 싸는 쿠션과 같은 역할을 한다. 뇌척수액은 뇌실의 맥락얼기(choroid plexus)에서 만들어진다. 뇌척수액은 측뇌실(가쪽뇌실)에서 3뇌실로 흐르고 대뇌수도관(cerebral aqueduct: aqueduct of Sylvius)을 통하여 4뇌실로 흐르며 그리고 4뇌실의 지붕과 가쪽 벽의 조그만 3개의 구멍을 통하여 지주막하 공간으로 흐른다. 뇌척수액은 척수주변을 흐르다가 대뇌의 볼록한 부위를 거쳐 이 부위 경막 안에 있는 큰 정맥동(venous sinus)으로 흡수된다. 뇌척수액의 분비는 뇌실계가 막혀도 계속 지속된다. 정상적인 뇌실계의 흐름이 막히면 뇌척수액이 막힌 부위 이전 부위의 뇌실을 확장하여 뇌조직을 눌러 위축되게 한다. 이러한 현상을 뇌수종이라고 부르며 선천적인 경우와 후천적인 경우로 나눈다(그림 21-7).

선천성 뇌수종. 선천성 뇌수종(congenital hydrocephalus)은 보통 뇌실계의 선천성 기형에 의하여 발생한다. 이러한 기형으로는 선천적으로 대뇌수도관이 막히거나 비정상적인 경우, 3뇌실과 4뇌실의 연결이 좁은 경우, 4뇌실의 지붕과 가쪽벽의 구멍 형성이 잘 안 되어 지주막하 공간으로 뇌척수액이 잘 안 흐르는 경우이다. 대뇌수도관이 막히면 측

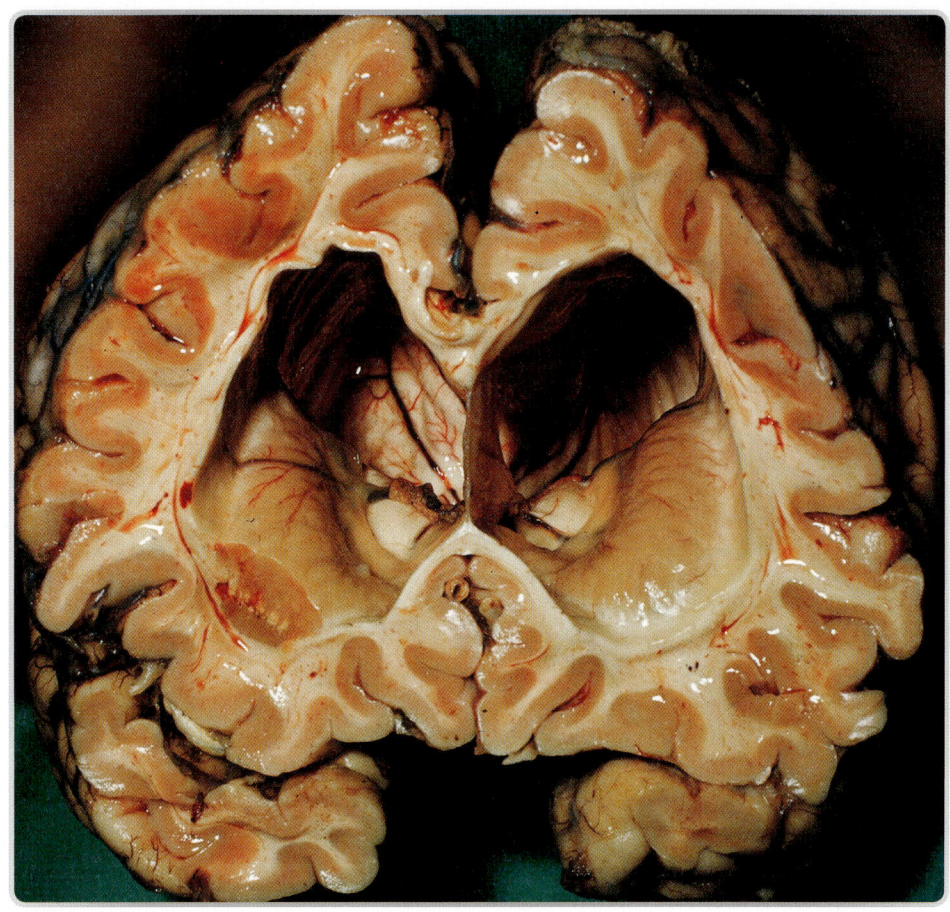

그림 21-7 • 선천성 수두증으로 뇌실이 심하게 확장된 환자 뇌의 관상절단면.

뇌실과 3뇌실의 확장을 초래한다. 4뇌실에서 나가는 구멍이 막히면 전체 4개의 뇌실이 확장된다. 두개골이 닫히기 전에 이러한 확장이 일어나므로 머리의 크기는 커지고 확장된 뇌실로 인하여 대뇌는 2차적인 위축을 보인다. 간혹 출생 전의 태아에서도 뇌수종이 일어날 수 있는데 이럴 경우, 머리가 커서 산모의 골반으로 들어가지 못하여 출산에 어려움을 초래할 수 있다. 그러나 대부분의 선천성 뇌수종은 출생 후에 발생한다.

후천성 뇌수종. 후천성 뇌수종은 수막의 세균성 감염(수막염)으로 인하여 4뇌실 부위에 섬유성 유착, 혹은 뇌종양으로 인하여 2차적인 뇌실계가 막히는 경우 등, 4뇌실의 뇌척수액 흐름이 막혀서 생기게 된다. 후천성 뇌수종은 두개골이 완전히 닫힌 다음에 생기므로 두개골이 선천성 뇌수종처럼 커지지 않는다.

뇌수종의 치료. 뇌수종은 플라스틱으로 만든 얇은 관을 확장된 뇌실에 삽입하여 뇌척수액을 흡수할 수 있는 몸의 다른 부위로 길을 만들어줌(지름술: shunt)으로써 성공적으로 치료될 수 있다. 이러한 부위로는 우심방(뇌실-심방 지름술), 복강(뇌실-복강 지름술) 등이 있다. 두개골에 작은 구멍을 내어 플라스틱 관을 대뇌를 통하여 확장된 뇌실에 넣고, 다른 한쪽은 귀뒤쪽의 피하조직을 통하게 한다. 뇌실-심방 지름술

알파태아단백 (alpha fetoprotein (AFP)): 임신 초기 태아의 간에서 생성되는 단백질, 때로 종양에서 형성되기도 한다. 태아가 신경관 결손이 있을 경우 이 단백이 양수에서 높아진다.

뇌수종(hydrocephalus): 뇌실계에 있는 뇌척수액이 축적되어 그 압력으로 뇌실계가 확장되는 현상.

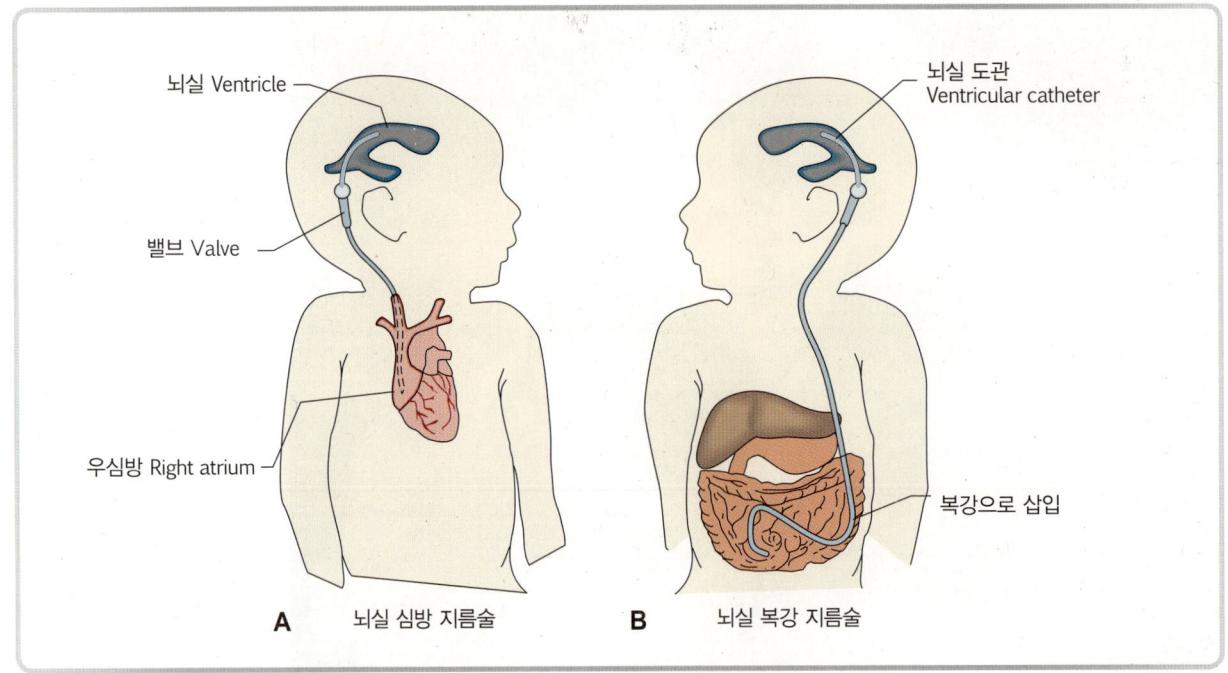

그림 21-8 • 뇌수종의 지름술 방법. A, 우심방으로 지름술. B, 복강으로 지름술.

의 경우, 관은 목정맥을 통하여 늘어뜨려 우심방에 위치하게 한다. 더 흔하게 시술되는 뇌실-복강 지름술(shunt)은 관을 목, 가슴, 그리고 상부 복부의 피하조직을 통하여 복막에 조그마한 구멍을 내어 복강 내에 위치하게 한다. 어떠한 종류의 지름술을 사용하든 한쪽으로만 흐르는 밸브를 사용하여 혈액이나 복강액이 뇌실로 역류하지 못하게 한다(그림 21-8). 사례연구 21-2는 출산전 뇌수종이 있는 태아에서 접할 수 있는 산과적 소아과적 문제를 보여준다.

사례연구 21-2

첫 번째 임신을 하고 있는 24세 산모가 출산 말기에 복부가 보통보다 매우 커서 내원하였다. 엑스선 복부 검사에서 태아의 머리 직경이 산모의 골반강보다 커서 정상분만으로는 출산이 불가능하다는 것을 알았다. 출산 시 계획된 제왕절개술을 시행하였다. 신생아는 출산 후 바로 의료진에게 인계되었다. 뇌수종을 조절하기 위하여 지름술을 시행하였다. 지름술은 신생아의 머리가 더 이상 커지지 않도록 해주었다. 결국 수술 후 잘 지내고 있다.

■ 뇌졸중

뇌졸중(stroke)은 **뇌혈관사고**(cerebrovascular accident), 줄여서 CVA라고 하는데, 뇌에 혈액을 제대로 공급하지 못해서 발생하는 질환으로 다음 3가지를 내포한다. 1) **뇌혈전증**(cerebral thrombosis), 2) **뇌색전증**(cerebral embolism), 3) **뇌출혈**(cerebral hemorrhage)

대뇌혈전은 말 그대로 대뇌혈관이 동맥경화로 인하여 좁아져서 생기는 질환이며 뇌졸중의 대부분을 차지한다.

대뇌색전은 대뇌혈전보다는 드문데, 경동맥(목동맥)의 동맥경화 부분에서 떨어져나온 혈액 응고조각이나, 심장에서 유래된 혈액 응고조각이 대뇌혈관을 막아서 생긴 질환이다. 다음과 같은 3가지 심장질환이 이러한 대뇌색전을 잘 일으키게 한다.

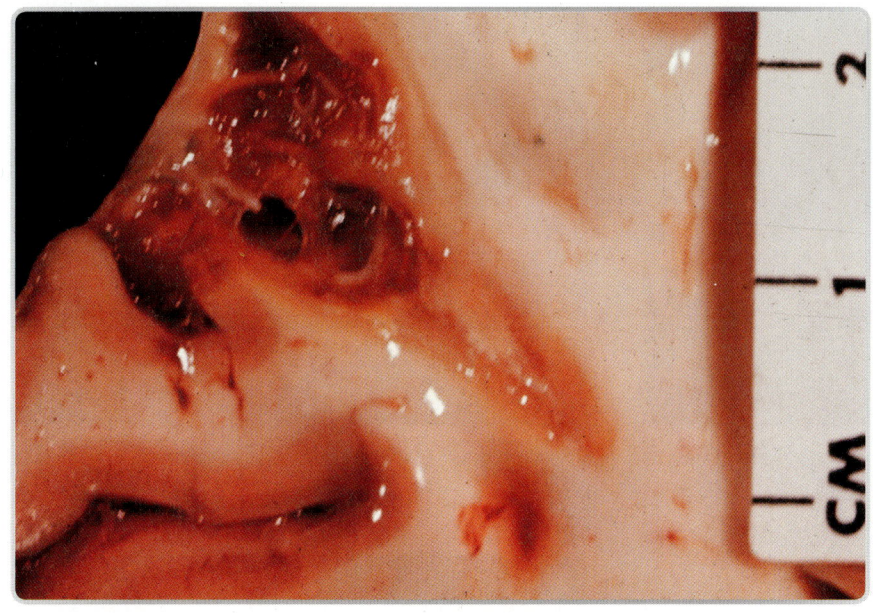

그림 21-9 • 낭성 변화 (대뇌연화증: encephalomalacia)를 보이는 작고 오래된 대뇌 괴사.

1. 치유된 심장경색 주변의 좌심실 벽에서 생긴 혈전
2. 질환에 걸린 승모판막이나, 대동맥판막의 거친 표면에서 생긴 혈전
3. 심방세동 환자의 좌심방귀에서 생긴 조그마한 혈전. 심방세동 환자에서는 심방이 제대로 수축하지 않아 심방혈전이 생길 가능성이 많다. 심방귀 안에서 정상적으로 혈액을 분출하지 못하고 고여 있는 혈액에서 혈전이 생기기 쉽다.

뇌출혈은 뇌졸중의 제일 심한 종류이다. 고혈압이 있는 환자에서 대뇌동맥이 터져서 생긴다. 터진 동맥에서 높은 압력의 혈액이 분출되어 대뇌의 손상을 일으킨다.

▶ 뇌혈전과 색전

혈전(thrombus)이나 색전(embolus)에 의하여 대뇌동맥이 막혔을 때, 영향을 받는 대뇌조직은 변성과 괴사를 일으키는데 이것은 뇌경색증(cerebral infarct 그림 21-9, 21-10)이라고 한다. 대뇌조직의 괴사에 의해 부서진 수초물질이나 부스러기들은 결국 포식세포들에 의하여 제거되고 비어 있는 공간으로 남게 된다(그림 21-11).

대부분의 뇌경색의 변성된 조직에는 혈액의 유출이 관찰되지 않는데 이러한 괴사를 허혈성 괴사(ischemic necrosis)라고 한다. 이것은 '혈액이 흐르지 않았다'는 의미이다 (ischo=hold back+heme=blood). 그러나 때때로 비교적 적은 양의 혈액이 변성된 뇌조직으로 유출되는 경우도 있다(그림 21-10).

뇌혈전에 의한 뇌졸중을 가지고 있는 환자들의 경우, 관상동맥질환의 혈전을 녹이는 데 사용하는 혈전용해제가 도움이 될 수 있다(10장 참조). 그러나 심한 뇌손상이 오기 전에 혈액의 흐름을 회복시키려면 매우 빠른 시간 내에 처치를 시행해야 한다. 때때로 혈전용해제가 손상받은 뇌조직 내에 출혈을 일으키는 부작용을 초래할 수도 있다.

▶ 대뇌바깥 혈관의 동맥경화로 인한 뇌졸중

대동맥에서 기원하여 뇌에 혈액을 공급하는 큰 혈관이 뇌에 들어가기 전에 동맥경화로 인하여 뇌졸중을

뇌졸중(stroke): 뇌의 혈액공급의 장애로 생기는 질환.

뇌혈관사고(cerebrovascular accident(CVA)): 뇌혈전, 뇌색전 혹은 뇌출혈에 의하여 대뇌 혈관공급의 장애로 생기는 대뇌의 손상.

뇌혈전증(cerebral thrombosis): 대뇌 동맥의 동맥경화증에 의한 혈전으로 생긴 뇌졸중.

뇌색전증(cerebral embolus): 순환계에서 생긴 혈액 응고물이 떨어져 나와 대뇌혈관을 막아 생긴 뇌졸중.

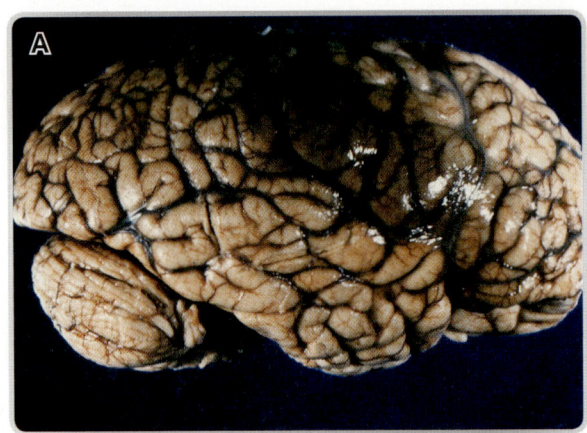
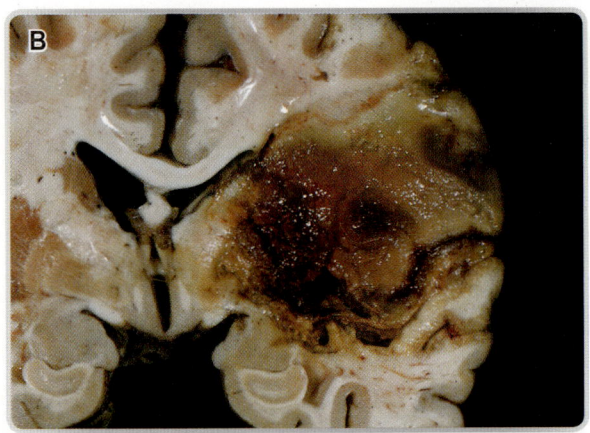

그림 21-10 • 중뇌동맥의 혈전에 의해 생긴 오른쪽 대뇌반구에 최근 생긴 큰 괴사. A, 오른쪽 대뇌반구의 표면이 부어 있고, 짙은 색의 괴사부위가 관찰된다. B, 관상절단면에서 기저핵 부위에 병변이 관찰된다. 비교적 큰 부위가 괴사되어 색깔이 변하였다.

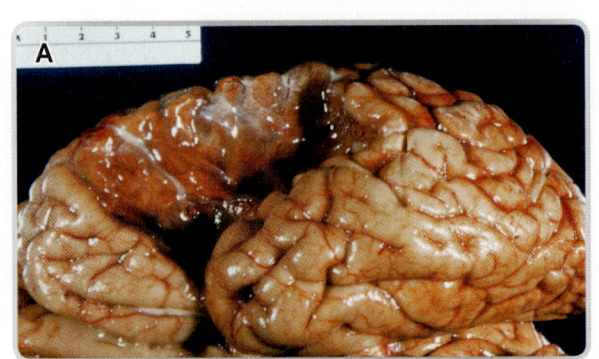
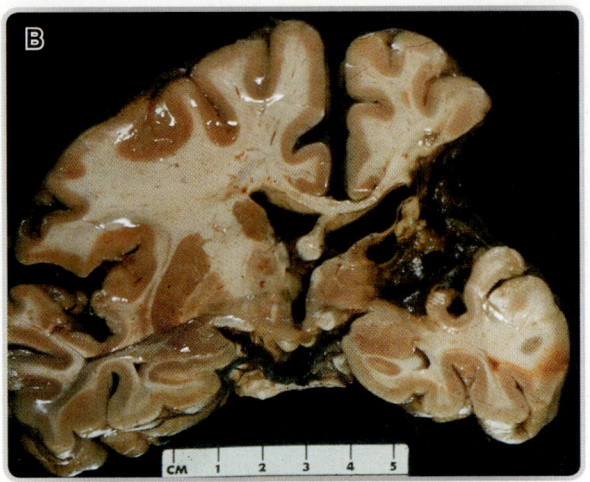

그림 21-11 • 왼쪽 대뇌반구에 침범한 크고 오래된 괴사 부위. 이 환자는 몸의 오른쪽 부위가 마비가 있었고, 언어기능이 소실되었다. A, 표면에서 보면 왼쪽 대뇌반구의 오래된 괴사 부위에 큰 조직손상 부위가 보인다. B, 관상절단면에서 보면 약간의 흔적만 남기고 오래된 괴사 부위가 완전히 소실된 것을 볼 수 있다.

유발할 수 있다. 호발 부위는 내경동맥(속목동맥)의 기원부이다. 이곳에 동맥경화가 생겨서 내경을 막으면 대뇌혈류가 줄어든다. 때로 죽상판이 부서져서 거친 표면에 혈전이 생길 수도 있다. 죽상판 혹은 혈전의 매우 작은 조각이 혈류로 흘러 들어와서 뇌의 작은 동맥을 막을 수도 있다. 때로는 내경동맥에 큰 혈전이 생겨서 완전히 내경을 막아 큰 괴사가 생길 수도 있다. 그림 21-12는 내경동맥의 죽상판에 의해 생길 수 있는 여러 가지 가능성을 보여준다.

대뇌바깥에서 생긴 혈관질환의 진단. 조영제를 경동맥과 대동맥궁에서 기원한 척추동맥에 주사하여 대뇌혈류의 흐름을 조사할 수 있다. 이러한 검사를 뇌혈관조영상(cerebral angiogram)이라고 한다. 조영제의 흐름은 관상동맥에서의 검사와 마찬가지로 연속적인 엑스선을 통하여 알 수 있다. 경동맥을 폐쇄하여 대뇌혈류를 방해하는 죽상판은 경동맥을 절개하여 제거할 수 있다(그림 21-13). 이러한 술기를 경동맥 내막절제술(carotid endarterectomy, endo=within+artery+tome=incision). 덜 위험한 방법

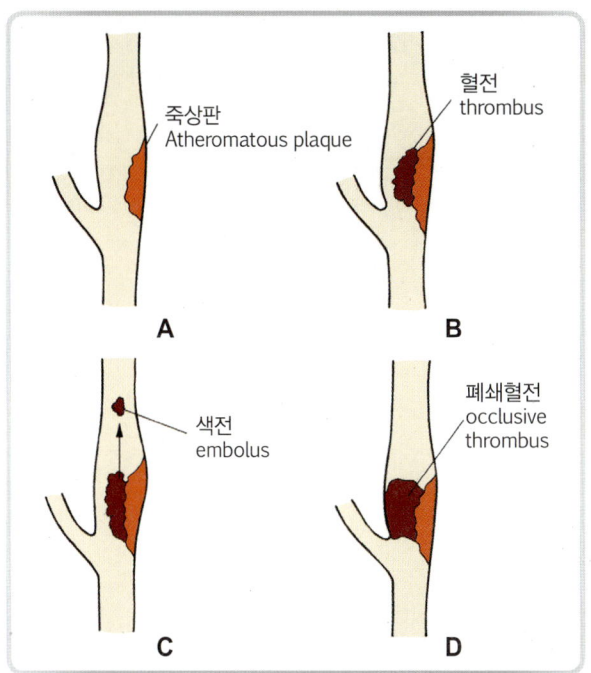

그림 21-12 • 내경동맥의 죽상판의 여러 가지 영향.
A, 죽상판이 내경을 좁게 만들며 표면에 궤양이 잘 생긴다.
B, 궤양이 생긴 표면에 혈전이 생기고 내경이 더 좁아진다.
C, 죽상판에서 유래한 혈전이 떨어진 색전이 대뇌로 간다.
D, 혈전에 의해 완전히 동맥의 내경을 막는다.

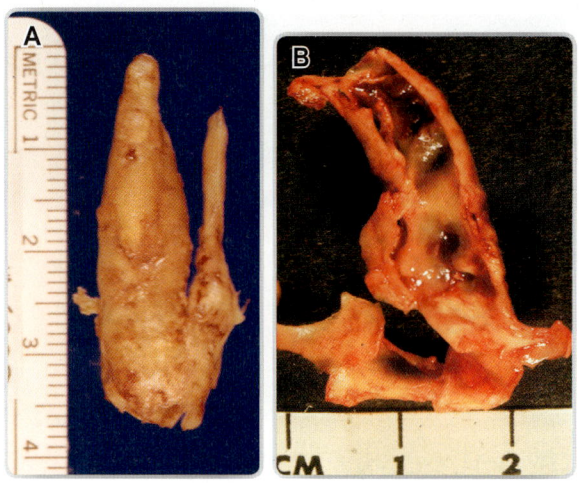

그림 21-13 • 경동맥 내막절제술. A, 총경동맥에서 제거된 죽상판은 총경동맥의 2개의 가지 모양을 그대로 보인다. B, 내막절제술의 검체를 열어보면 죽상판 내에 거친 안쪽 표면과 궤양 그리고 출혈이 관찰된다.

으로는 극히 일부의 환자에서 풍선동맥성형술이나 관상동맥질환에서 사용하는 스텐트를 삽입하는 방법도 시험하고 있다(10장).

▶ 뇌출혈

뇌출혈(cerebral hemorrhage)은 고혈압이 있는 환자에서 발생하는 매우 위험한 뇌졸중의 일종이다. 터진 혈관에서 나온 혈액은 높은 압력으로 흘러서 뇌조직에 큰 손상을 입힌다. 큰 뇌출혈은 치사율이 매우 높다(그림 21-14). 컴퓨터단층촬영(CT)로 뇌출혈과 뇌괴사를 구분할 수 있다(1장 참조). CT 촬영을 통하여 뇌의 이상 부위를 알 수 있고 그 부위의 방사선 투과도를 알 수 있다. 뇌출혈 부위는 보통 정상의 뇌조직에 비하여 방사선 투과도가 낮아 짙은 부위로 관찰된다(그림 21-15). 반대로 괴사 부위는 부종으로 인하여 붓기 때문에 정상 뇌조직에 비하여 짙지 않게 관찰된다. 자기공명영상장치(MRI)도 비슷한 정보를 제공한다.

▶ 뇌졸중의 임상증상

뇌졸중의 임상증상은 발생 위치와 손상 정도에 따라 다르다. 괴사 부위가 작다면 기능적인 장애는 거의 없고 바로 회복되며 거의 장애 없이 회복될 수 있다. 그러나 중뇌동맥이 막혀서 발생하거나 큰 혈관의 출혈로 생기는 뇌졸중의 대부분은 손상의 정도가 매우 크다. 또한 척수운동신경세포와 뇌신경의 운동신경세포로 가는 신경섬유가 손상을 받아 부분적인 마비를 보이는 경우가 많다. 감각을 대뇌로 전달하는 신경섬유가 손상을 받으면 다양한 감각장애를 보일 수 있다.

앞에서 언급한 바와 같이 감각과 운동신경로는 뇌간에서 서로 교차하므로 오른쪽 대뇌반구의 운동신경세포는 몸의 왼쪽을 담당하고, 몸의 왼쪽에서 오는 감각을 받아들인다. 왼쪽 대뇌반구는 그 반

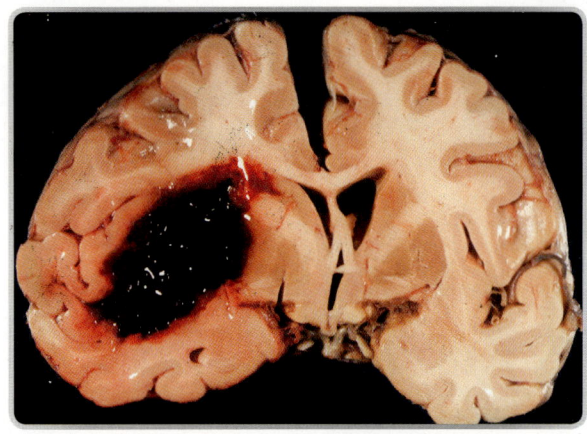

그림 21-14 • 큰 뇌출혈로 인하여 뇌실이 눌린 뇌의 관상절단면.

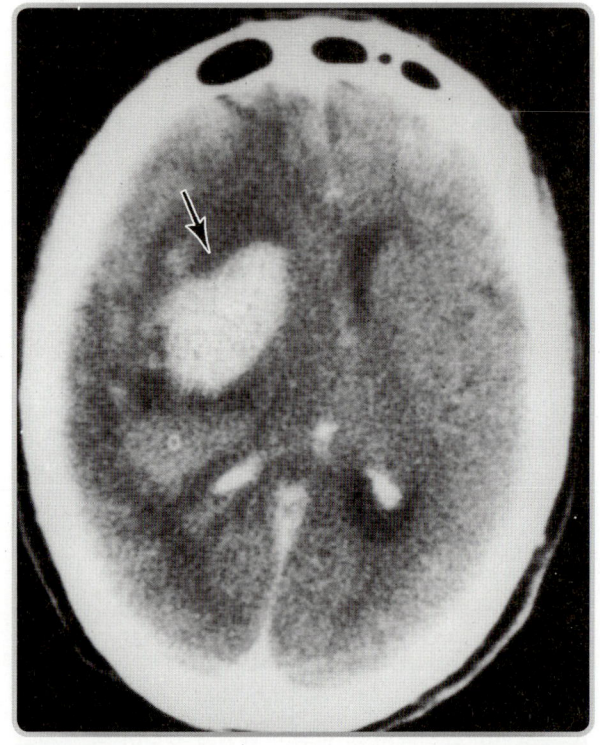

그림 21-15 • 대뇌출혈(화살표) 환자의 컴퓨터 단층촬영(CT). 혈액의 방사선 투과도가 낮아 주변 뇌조직에 비하여 짙게 보인다.

대이다. 그러므로 한쪽 대뇌반구의 뇌졸중은 몸 반대쪽 부위의 쇠약과 마비를 보이는데 이런 현상을 **반마비**(hemiplegia hemi=half+plege=stroke) 혹은 반부전마비(hemiparesis, paresis=weakness)라고 한다. 대부분 마비된 부위에서의 감각의 장애도 운동장애와 비슷하다. 언어장애도 일어날 수 있다. 그러나 언어장애가 있는 환자의 경우, 의식에는 문제가 없다.

반마비(hemiplegia): 몸의 한쪽 부위의 마비.

일과성 허혈 발작(transient ischemic attack: TIA): 경동맥의 궤양을 동반한 죽상판에서 조그마한 혈전이나 동맥경화 부스러기가 조그마한 대뇌혈관을 막아서 생기는 일시적인 대뇌기능의 장애.

▶ **뇌졸중 환자의 재활**

심한 뇌졸중 환자의 대부분은 마비와 언어장애를 가지고 있다 재활치료는 가능한 한 빨리 시행되어야 하며, 다음과 같은 목표를 성취하기 위하여 시행한다.
1. 걸을 수 있다.
2. 뇌졸중에 의해 손상되었을 세수하거나, 머리를 빗거나, 음식을 먹는 등, 여러 일상적인 자기 관리 행동을 다시 배운다.
3. 마비된 사지의 관절의 경직과 운동제한을 막는다.
4. 장애에 대한 심리적 어려움을 극복한다.

이러한 목표들은 운동과 재습득 프로그램으로 성취될 수 있다. 언어기능에 문제가 있다면 언어치료를 시행해야 한다. 많은 환자들은 다리 보정기를 하거나 목발을 짚고서라도 다시 걸을 수 있다. 그러나 마비된 상지의 경우는 기능을 다시 회복하기가 매우 어렵다.

■ 일과성 허혈 발작

일과성 허혈 발작(transient ischemic attack)이란 말은 줄여서 **TIA**라고 하는데, 상지나 하지의 마비, 언어장애, 혹은 시력의 손상 등의 신경학적 장애가 일시적으로 짧게 나타나는 것이다. 이러한 발작은 노인들에게서 잘 나타나는데 몇 분에서 몇 시간 짧게 나타나고 완전히 회복된다. 이러한 현상은 내경동맥의 궤양을 동반한 죽상판에서 조그마한 혈전이나 동맥경화 부스러기가 조그마한 대뇌혈관을 막아서 생기는 것이다. 이러한 조그마한 혈전이나 부스러기는 완전히 대뇌손상을 가져오기 전에 녹아서 혈

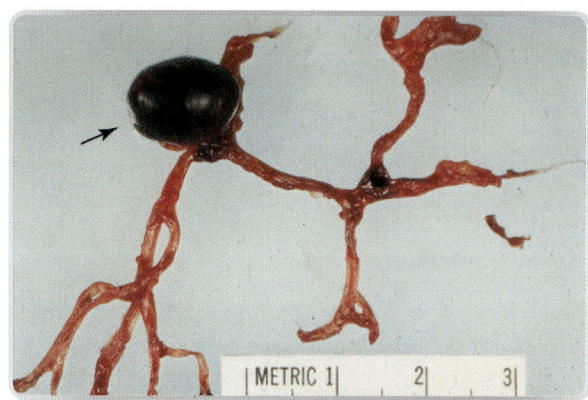

그림 21-16 • 큰 선천성 대뇌 동맥류(화살표)가 있는 환자의 혈관.

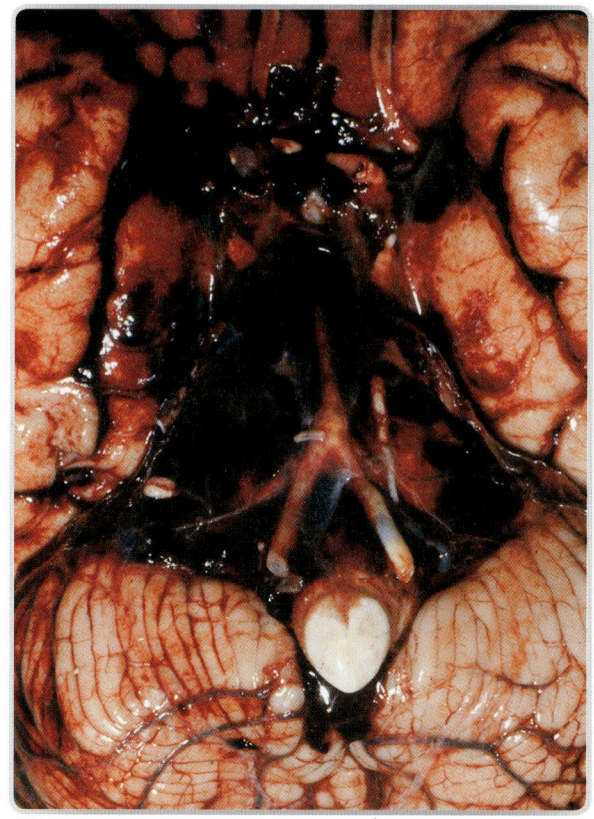

그림 21-17 • 뇌의 바닥 부위. 동맥류가 터져서 생긴 지주막하 출혈.

동맥 내막절제술이나 궤양을 동반한 죽상판에서 혈전이 잘 생기지 않도록 하는 약을 투여하는 것이다. 경동맥 내경의 50%가 줄어들면 임상적으로 의미가 있고, 내경 절단면의 75%가 줄어들면 혈류의 흐름이 눈에 띄게 줄어든다.

대뇌동맥류

흔히 **동맥류(동맥꽈리: aneurysm)**는 대뇌 밑부위의 큰 혈관에서 생긴다. 제일 흔한 종류는 혈관벽의 탄성섬유나 근육조직의 선천적인 문제로 인하여 생기는 선천성 동맥류이다. 이것은 주로 동맥이 갈라지는 가지 부위에 잘 생긴다. 혈관내막이 선천적으로 약한 혈관이 갈라지는 부위에 있는 결함 부위를 통하여 튀어올라서 주머니 같은 모양을 형성한다(그림 21-16).

혈관이 선천적으로 약하다고 할지라도 환자가 청년기 혹은 중년기까지는 실제적으로 꽈리를 형성하지 않는다. 선천성 다낭성 신장병(15장, congenital polycystic kidney)이 있는 환자의 경우 이러한 종류의 동맥류가 쉽게 생긴다. 선천성 동맥류는 터질 경우 심각한 지주막하 출혈을 동반하기 때문에 치명적이고 위험하다(그림 21-17).

특히 고혈압 환자의 경우, 동맥류가 터지기 쉽다. 동맥류 파열의 처음 증상은 경험해보지 못한 두통과 목의 뻣뻣함이다. 두통은 갑작스러운 출혈로 혈액이 지주막하 공간으로 흘러서 뇌압이 상승하여 생긴 것이다. 목의 뻣뻣함은 혈액이 수막을 자극하여 목의 근육을 반사적으로 수축시키기 때문이다.

뇌혈관조영술로 동맥류의 위치를 확인할 수 있다. 조영제를 주사하면 동맥류 부위에 조영제가 모여 있는 것을 확인할 수 있고 그 크기와 모양을 알 수 있다(그림 21-18). 치료는 동맥류를 막는 것이다. 대부분 동맥류가 혈관에서 나오는 얇은 목 부위를 금속으로 만든 조그마한 클립으로 집어 막는 방법을 사용한다. 그러나 꽈리의 크기와 위치에 따라 다른 방법을 사용할 수도 있다.

류를 회복시키므로 완전히 회복된다. 이러한 일과성 허혈 발작을 일으키는 환자의 1/3에서는 결국 심한 뇌졸중이 발생한다. 일과성 허혈 발작의 치료는 경

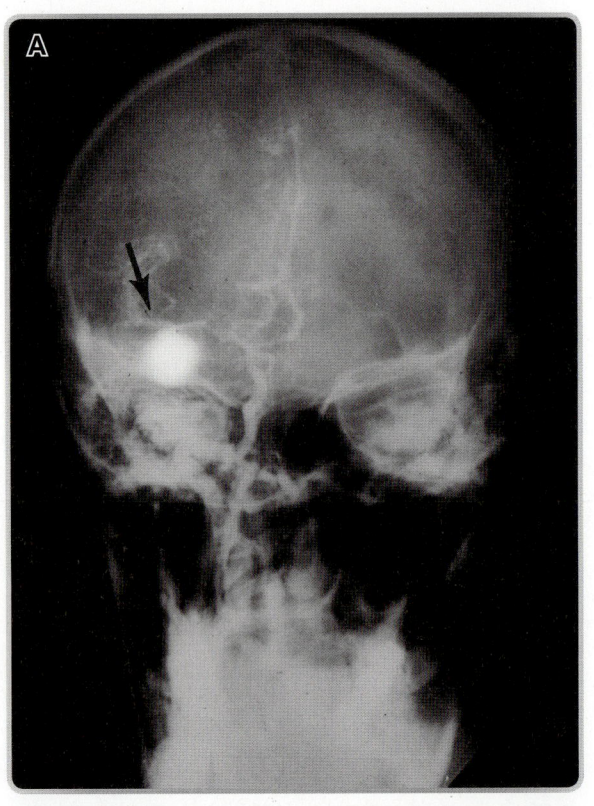
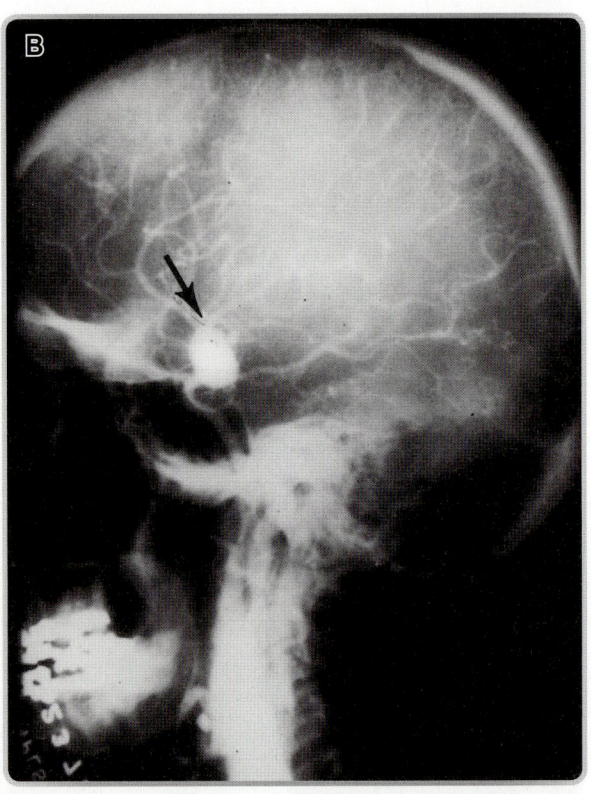

그림 21-18 • 혈관조영술로 확인한 동맥류(화살표). A, 앞면. B, 옆면.

■ 중추신경계의 감염

세균, 바이러스, 진균류와 같은 다양한 감염균이 중추신경계를 침범할 수 있다. 주로 뇌와 척수를 둘러싸는 수막에 감염이 일어나는 것을 **수막염**(meningitis)이라고 한다. 뇌조직에 감염이 일어나는 것을 **뇌염**(encephalitis)이라고 한다. 뇌와 수막에 동시에 감염이 일어나면 수막뇌염(meningoencephalitis)이라고 한다. 척수에 감염이 일어나는 것을 **척수염**(myelitis)이라고 한다.

중추신경계 감염도 체온의 상승과 비특이적 증상 등 다른 전신적인 감염의 증상을 보일 수 있다. 추가적으로 수막염의 경우, 두통과 목의 뻣뻣함을 보이는 수막자극 증상이 있을 수 있다. 뇌실질에 감염이 일어나면, 의식의 변화와 감염 위치에 따른 신경학적 기능 이상이 있을 수 있다.

중추신경계 감염은 주로 뇌척수액의 검사로 알 수 있다. 만약 감염이 있다면, 뇌척수액의 다형백혈구가 많이 관찰되고 단백질의 농도가 높다. 세균감염의 경우, 다형백혈구의 대부분은 호중구이며, 바이러스 감염의 경우는 림프구이다. 세균과 진균감염의 경우, 뇌척수액의 도말과 배양에서 원인균을 확인할 수도 있다.

▶ 세균과 진균에 의한 수막염

그림 21-19에서 보이는 세균에 의하여 생기는 수막염은 2가지 세균이 흔한 원인균인데, 하나는 수막구균(meningococcus, Neisseria meningitides)과 폐렴구균(pneumococcus, Streptococcus pneumoniae)이다.

수막염(meningitis): 수막에 염증이 생기는 질환.

뇌염(encephalitis): 뇌에 염증이 생기는 질환.

척수염(myelitis): 척수에 염증이 생기는 질환.

최근까지는 세 번째 균인 인플루엔자균(Hemophilus influenzae)이 소아에서 흔한 수막염의 원인이었다. 그러나 현재는 소아의 경우 이 균에 대한 예방접종을 시행하므로 과거에 비하여 이 균에 의한 감염은 매우 줄어들었다.

수막구균에 의한 감염은 주로 젊은이에 생기며, 많은 인구가 모여 있는 대학교 기숙사나 군대시설 등에 유행할 수 있다. 수막구균에 의한 수막염 환자가 한 명 생기면 이 환자와 접촉할 가능성이 있는 주변 사람들에게는 예방적 항생제를 투여해야 한다. 만약 여러 사례가 발생하면, 수막구균에 대한 집단적인 예방접종을 시행해야 한다. 반면에 폐렴구균에 의한 수막염은 노인들에게 산발적으로 생기는데 수막구균과는 달리 사람과 사람 사이에 전염이 되지 않는다. 그러므로 폐렴구균에 의한 수막염이 생기는 경우 주변 사람들에게 예방적인 항생제를 투여할 필요는 없다. 다른 질환에 의하여 면역이 약해진 환자, 면역 저하치료를 시행하고 있는 환자, 직접적으로 신경계에 세균이 침범할 수 있는 외상 등의 경우는 다른 종류의 세균들도 수막염을 일으킬 수 있다.

세균에 의한 수막염은 흔히 가벼운 상기도 염증에 의해 생긴다. 이 과정에서 약간의 세균이 혈류를 타고 수막에 침범하여 급성 염증을 일으키게 된다. 때로 부비동염이나 중이염 등에 의하여 직접적으로 주변에서 침범할 수도 있으며, 총상, 두피의 열상, 두개골 골절 등과 같은 심한 외상에 의해서는 직접적으로 세균이 침범할 수도 있다.

결핵균이나 진균에 의한 수막염은 세균성 수막염에 비하여 드물며, 급성보다는 만성염증을 일으킨다. 결핵성 수막염은 폐결핵에서 유래된다(12장 참조). 진균성 수막염은 폐의 감염 혹은 면역저하 환자에서 2차적으로 생긴다. 세균성 및 진균성 수막염은 적절한 항생제로 치료한다.

> 회색질 척수염(poliomyelitis): 바이러스의 감염에 의해 생기는 척수 회색질의 염증성 병변.

▶ **바이러스성 감염**

다양한 바이러스가 중추신경계를 침범하는데 홍역, 볼거리, 여러 가지 장, 호흡기바이러스, 헤르페스, 거대세포바이러스, 소아마비 그리고 아르보바이러스(arbovirus)군 등이 있다.

▶ **신경계 바이러스 감염의 임상 증상**

바이러스 감염은 수막(수막염)이나 뇌실질(뇌염)을 침범한다. 수막을 침범한 바이러스 감염의 경우, 무균성 수막염이라고 부르는데 이것은 화농성인 세균성 수막염과 비교하여 부르는 용어이다. 감염된 환자들은 체온이 올라가고 두통과 목 뻣뻣함을 보이나 심한 증상을 보이지 않고 쉽게 완전히 회복된다. 바이러스성 뇌염은 심한 증상을 초래하는데, 감염이 된 환자는 매우 위중하며 환각, 지남력장애, 혼수, 뇌신경기능 이상, 쇠약 그리고 마비와 같은 위중한 신경학적 증상을 보인다. 어떤 경우는 매우 치사율

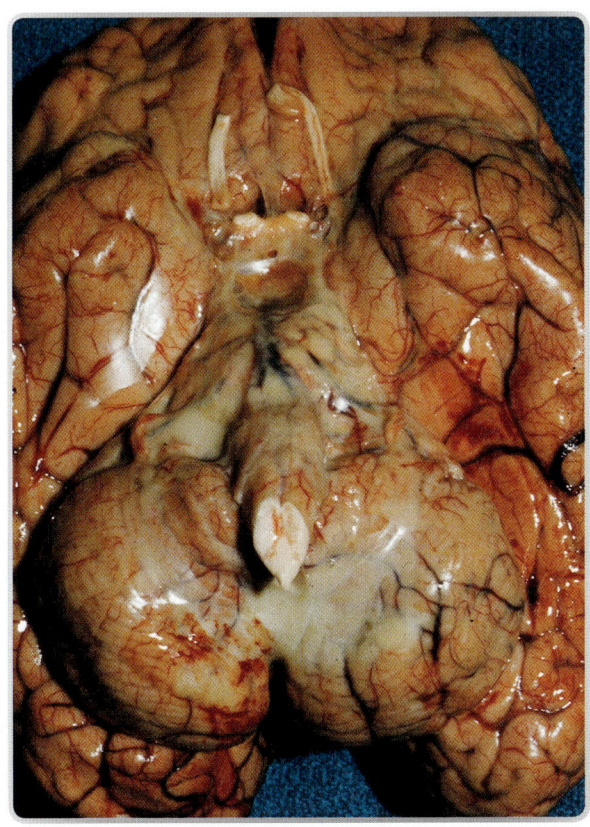

그림 21-19 • 세균성 수막염. 화농성 염증삼출물이 수막에 관찰된다. 특히 교뇌(pons)와 소뇌에 뚜렷하게 관찰된다.

이 높고 어떤 경우는 심각한 신경학적 장애를 가지고 회복된다. 불행하게도 바이러스성 뇌염에는 특별한 치료법이 없다. 그러나 초기 감염의 경우 항바이러스제가 효과적일 수도 있다.

▶ 아르보바이러스 감염

이 군에 속하는 바이러스는 다양한 수막염과 뇌염을 일으킨다. 이 바이러스는 모기를 통하여 사람뿐만 아니라 새와 동물도 감염을 시킨다. 아르보바이러스(arbovirus)라는 단어는 arthropod-borne-virus라는 단어의 축약이다. 여러 다양한 종류의 아르보바이러스에 의한 뇌염이 알려져 있다. 미국에서는 서부지역의 서부 말 뇌염(western equine encephalitis)과 동부지역의 동부 말 뇌염(eastern equine encephalitis)이 알려져 있었다. 또한 세인트루이스 뇌염과 캘리포니아 뇌염이 알려져 있는데 이 뇌염들은 이름과 달리 미국 전역에서 광범위하게 발생한다.

프리온(Prion): 크로이츠펠트-야콥병과 이와 유사한 신경계 퇴행성 질환의 원인이 되는 단백질로 이루어진 감염원.

웨스트 나일 바이러스 감염. 웨스트 나일 바이러스는 1937년 아프리카 우간다의 웨스트 나일 지역에 사는 여성에게서 처음으로 발견되었다. 이 바이러스는 유럽으로 퍼졌고 1999년에 결국 미국으로 퍼져서 첫 사례는 뉴욕에서 발견되었다.

이 바이러스는 미국에서 빠르게 퍼지고 캐나다와 멕시코로 퍼져 신대륙에서 아르보바이러스의 큰 유행을 초래하였다. 웨스트 나일 바이러스는 다양한 야생조류, 말, 그리고 사람을 포함한 다양한 동물에 모기를 매개로 감염된다. 바이러스는 임산한 산모에서 태아로도 태반을 통과하여 감염되고 수유하는 엄마의 모유를 통해서도 감염된다.

웨스트 나일 바이러스에 감염된 대부분의 환자는 증상이 없으나 약 20%의 환자에서 열과 가벼운 무균성 수막염이 동반된 것부터 심각하고 치명적인 뇌염 등에 이르기까지 다양한 신경학적 증상을 나타낸다. 감염된 일부 환자는 소아마비와 비슷한 이완마비가 나타난다. 특정한 백신이나 특정한 치료법은 아직 없다.

회색질 척수염. 회색질 척수염(poliomyelitis)은 이전에는 매우 심한 장애와 사망을 초래한 매우 중요한 질환이었다. 이 바이러스는 소화기관으로 침범하여 척수의 회색질에 위치하거나 때로는 뇌간의 뇌신경계 신경세포에 존재한다. 운동신경세포를 파괴하여 근육을 마비시킨다. 이 질환의 이름은 이 바이러스가 척수의 회색질(polios= gray)에 잘 침범하여 붙은 이름이다. 다행히 선진국에서는 예방접종으로 이 질환이 없어졌고, 제3세계국가들의 감염이 있는 인구를 대상으로 한 지속적인 예방접종 노력으로 조만간 지구에서 없어질 질환으로 생각한다. 결국 효과적인 예방접종 프로그램으로 없어진 천연두와 같은 처지가 될 것으로 예상한다.

소아마비 후 증후군. 마비성 회색질 척수염에 걸린 후 생존한 환자의 반 정도에서 회복 후 몇 년 뒤에 천천히 진행하는 근육의 위축, 쇠약 그리고 근육피로가 나타난다. 근육쇠약은 처음 감염 시에 침범했던 근육이나 근육군에서 나타난다. 이러한 감염후 생기는 근육쇠약과 근육위축을 소아마비 후 증후군이라고 한다.

정확한 원인은 아직 밝혀져 있지 않다. 그러나 하나는 처음 감염시 생존한 척수의 운동신경세포가 파괴된 신경세포의 기능을 대신하게 되는데 이러한 신경세포들은 이전에 마비된 근육에 새로운 신경을 분지하여 기능을 회복시키게 한다. 이러한 근육의 지속적인 사용은 오랜 시간 뒤에는 생존한 신경세포의 과로를 초래하게 되어 결국은 신경분지가 소실되어 근육의 쇠약과 위축을 초래하게 된다고 하는 설명이 있다. 아직까지 이러한 근육쇠약과 위축에 대한 특별한 치료법은 없다.

■ 크로이츠펠트-야콥병(CJ)

크로이츠펠트(creutzfeldt)와 야콥(jacob)에 의해 보고된 이 질환은 매우 비특이적인 감염원인에 의해 생기는 매우 드문 질환이다. 이 질환은 산발적으로 발생할 수도 있고, 감염질환과 같이 감염된 사람의 감염조직과 접촉으로도 생길 수 있는 질환이다.

감염원인은 열이나 자외선과 같은 소독제에 비활성되지 않는 감염원이나 가압증기멸균기나 락스 등으로는 제거될 수 있다. 크로이츠펠트-야콥병(Creutzfeldt-Jacob disease: CJ)질환은 특정 단백질의 비정상적인 형태로 proteinaceous infectious particle의 약자인 **프리온(prion)**이라고 불리는 감염원에 의해 생긴다. 이 특정한 단백질의 정상적인 형태는 신경세포와 여러 다른 조직의 세포막에서 발견된다. 그러나 비정상적인 형태의 단백질은 정상적인 단백질과 입체적인 구조가 다르다. 이 비정상적인 단백질은 정상적인 단백질을 비정상적인 형태로 변형시킬 수 있는 능력이 있어 감염원으로의 역할을 할 수 있다. 비정상적인 단백질이 많아지면, 지속적인 변화가 일어나서 정상적인 단백질이 비정상적인 단백질로 변하게 된다. 이 비정상적인 단백질의 축적은 뇌세포의 기능을 멈추게 하여 CJ병에서 보이는 여러 임상적, 조직학적 특징을 보이게 한다.

산발적인 CJ병은 노인(알츠하이머 병과 같이)에서 주로 일어나며 특정 단백질을 만드는 정상 유전자가 자발적인 돌연변이로 인하여 비정상적인 단백질을 생성하여 CJ병을 일으키게 한다.

임상적으로 CJ병은 급속히 진행되는 신경학적 증상을 동반하는 치매(dementia)를 보인다. 이 질환은 증상이 나타난 후 6개월 정도면 사망하는 치명적인 질환이다.

조직학적으로 감염된 환자의 뇌를 검사해보면 신경세포에 많은 수의 공포(vacuole)가 관찰된다. 이러한 공포가 뇌를 해면(스펀지)과 같은 모양으로 만든다. 침범된 신경세포가 변성되고 이에 따라 신경세포가 소실되면 주변의 별아교세포가 증식하게 된다. 그러나

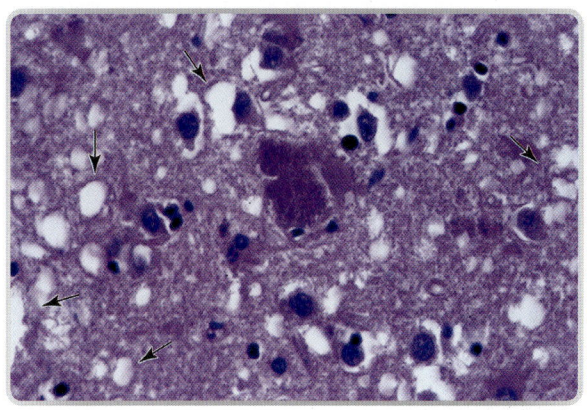

그림 21-20 • 크로이츠펠트-야콥병 환자의 뇌조직 사진. 다수의 조그마한 공포들(화살표)이 대뇌피질에 퍼져있다. 신경세포의 소실과 별아교세포의 증식은 보이나 염증반응은 없다. 사진의 가운데 부위에 분홍색 물질의 엉킴이 관찰되는데 이것은 비정상적인 프리온 단백의 응집체이다(400배).

염증반응은 관찰되지 않는다(그림 21-20). 아직까지 이 질환의 특별한 치료법은 없다.

비정상적인 프리온에 감염된 각막이나 이식장기와 같이 생물학적 제제나 조직의 접촉으로도 CJ병이 감염될 수 있다.

■ 광우병

여러 동물에서 유사한 프리온 질병이 생길 수 있는데 감염된 동물을 건강한 동물이 섭취하여 다른 종간에서도 생길 수 있다. 소에서 이러한 프리온 관련질환이 생겼고 이와 연관하여 사람에서도 CJ병이 발생하였다. 1985년에 알려진 소에서 생긴 질환은 영국의 낙농가에서 발생한 소의 해면양(스펀지 모양) 뇌질환이었다. 이 질환은 감염된 소가 비정상적인 행동을 보인 광우병이라고 알려진 질환이다. 몇 년 뒤 광우병에 걸린 소는 17만 마리로 늘어났다. 이러한 폭발적인 유행을 살펴보니 유사한 프리온 질환에 걸린 양으로부터 만든 단백질성 사료를 섞여서 소에게 먹인 것이 발견

> **알츠하이머 병(Alzheimer disease):** 대뇌의 신경세포에 비정상적인 구조를 보이는 것을 특징으로 하는 퇴행성 질환.
>
> **다발경화증(multiple sclerosis):** 중추신경계에 국소적인 탈수초화와 이에 따른 신경아교증을 특징으로 하는 만성질환.
>
> **별아교세포(astrocyte):** 많은 가지를 가지고 있는 별모양처럼 생긴 세포. 신경계의 구조적인 뼈대를 형성하는 세포이다. 신경아교세포의 일종이다.

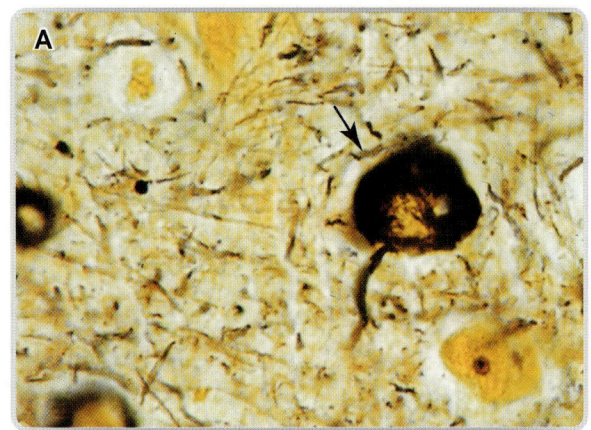 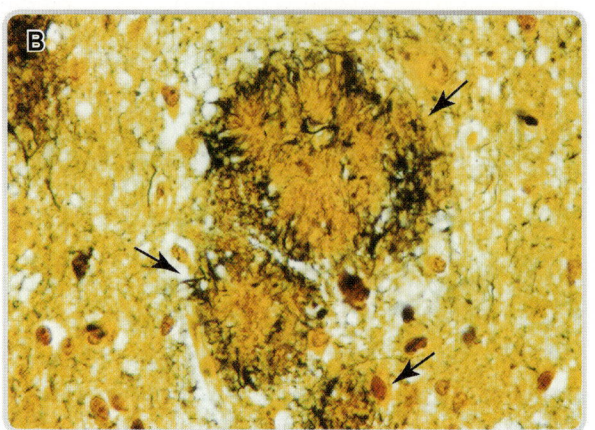

그림 21-21 • 알츠하이머병. A, 두꺼운 신경미세섬유가 신경세포(화살표)의 핵을 둘러싸고 가리면서 신경섬유매듭을 형성하고 있다(은염색 400배). B, 3개의 노인판(화살표)이 관찰된다. 이 노인판은 두꺼운 신경미세섬유가 부서진 덩어리로 이루어져 있다(은염색 100배).

되었다. 이러한 사료투여를 중단하자 소의 광우병은 줄어들었다. 현재 영국과 미국에서는 동물성 조직을 동물의 사료로 주는 것을 금지하고 있다.

이러한 광우병 후에 알려진 CJ병과는 다른 임상적인 경과를 취하는 CJ병이 발견되었다. 이 병을 변종 크로이츠펠트-야콥병이라고 부른다. 이 신종질환은 감염된 소로부터 유래한 고기를 먹은 사람에게서 발생하였다. 감염된 소의 고기를 섭취한 후부터 증상이 나타나기까지는 잠복기가 있으므로 더 많은 사례가 발생할 가능성은 있으나 아직까지 큰 발생증가는 관찰되지 않았다.

■ 알츠하이머병

알츠하이머병은 중년과 노인에게 만성적으로 진행되는 질환이다. 이 질환은 최근 기억 곤란과 사고, 사유, 판단의 장애를 보이는 진행되는 질환이다. 대부분 우울, 불안, 화를 쉽게 내는 등의 증상을 동반한다.

이 질환에 걸린 환자들은 신경세포의 소실과 대뇌피질의 위축을 보이며 조직학적으로 신경원섬유매듭(neurofibrillary tangle)과 노인판(neuritic plaques, senile plaques)을 특징으로 한다. 신경원섬유매듭은 신경세포 안에 있는 얇고 섬세한 신경미세섬유의 퇴행성 변화로 관찰된다. 이것들이 두껍고 엉키고 꼬여서 신경세포의 핵을 비정상적으로 치우치게 하며 은염색을 하면 잘 관찰된다(그림 21-21A). 노인판(neuritic or senile plaques)은 은염색으로 잘 관찰되는 두껍고 부서진 신경미세섬유의 덩어리가 특징적인 염색양상을 보이는 아밀로이드 단백질 주변을 싸고 있는 것이다(그림 21-21B).

일반적으로 인지기능의 저하와 조직학적 변화의 정도는 연관이 있다고 알려져 있다. 진행된 알츠하이머병 환자의 뇌에는 많은 노인판과 신경섬유매듭이 관찰되며 미약한 증상을 보이는 환자는 이러한 변화가 뚜렷하지 않다. 진단하기 위해서는 뇌의 기능을 저해하는 다른 질환들(만성 감염이나 다발성 뇌졸중 등)의 가능성을 완전히 제외하여야 한다. 아직까지 이 병의 진행을 막는 특별한 치료법은 없다. 그러나 몇몇 약제는 일시적으로 대뇌기능을 호전시키는 데 도움을 줄 수는 있다.

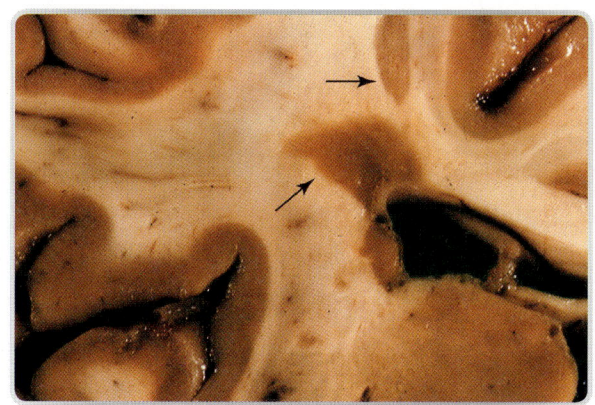

그림 21-22 • 다발경화증 환자의 뇌조직의 관상절단면. 섬유아교세포의 반흔조직형성(화살표)이 뇌실 주변에서 관찰된다. 수초의 소실로 인하여 주변 정상 백질에 비하여 탈수초가 진행된 부위는 짙게 관찰된다.

■ 다발경화증

다발경화증(multiple sclerosis)은 뇌와 척수에 존재하는 신경섬유를 싸고 있는 수초를 파괴하는 질환이다. 탈수초 부위의 신경전달 속도에 문제가 생기게 되며, 손상받은 부위는 별아교세포(그림 21-22)로 불리는 신경아교세포의 증식으로 회복된다. 이 질환은 여러 부위(multiple)에 탈수초가 발생하는데, 결합조직의 섬유성 반흔조직 형성과는 다르다. 별세포의 증식을 경화(sclerosis)라고 부르는 것에서 이 질환의 이름이 유래하였다. 탈수초가 진행된 부위와 신경아교세포의 반흔 조직을 다발경화증의 판(plaques)이라고 부른다. 이 판은 MRI 검사에서 잘 보인다. 이 검사는 다발경화증이 의심되는 환자에게 매우 유용한 검사이다(그림 21-23).

다발경화증은 젊은이들에게 잘 생기며 15세 이전이나 40세 이후에는 드물다. 임상적으로 이 질환은 침범한 위치에 따라서 다른 급성 신경학적 증상의 반복적인 발생이 특징이다. 이러한 증상은 어느 정도의 시간이 지나면 회복된다. 이 질환은 지속적이며, 예측 불가능하다. 또한 질환의 발생과 몇 년에 걸친 회복이 반복적으로 나타난다. 결국에는 뇌와

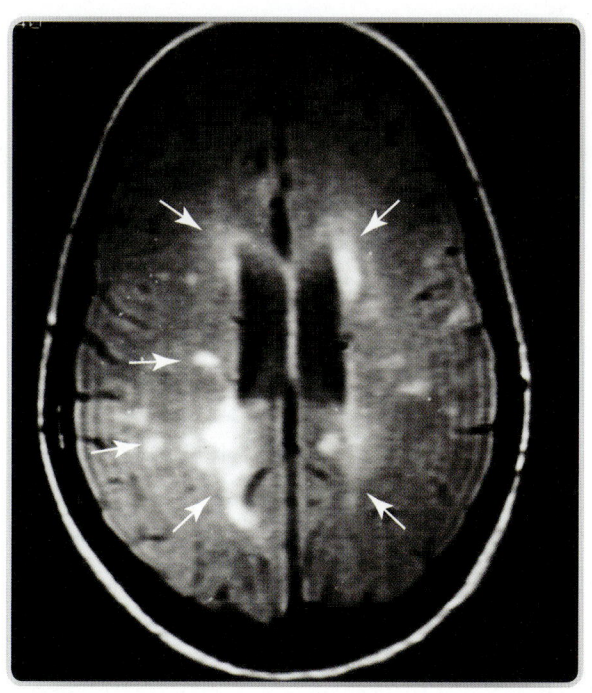

그림 21-23 • 다발경화증의 MRI 사진. 사진의 중간 부위에 뇌실이 잘 관찰된다. 뇌실의 주변에 짙으면서 하얀색 부위가 흩어져 관찰되는데, 이러한 것을 다발경화증 판(화살표)이라고 한다.

척수의 신경전달속도에 장애를 초래하는 다발성으로 생긴 신경아교세포의 반흔조직에 의하여 신경학적 장애가 지속된다. 이 질환의 진행을 막는 특별한 치료법은 없다. 그러나 증상을 완화하고, 급성적인 증상 발생 시에 회복속도를 빠르게 하며, 신경학적 장애를 최소화하는 여러 가지 치료방법은 가능하다. 여러 가지 증거를 통하여 다발경화증은 유전적으로 이 병에 걸리기 쉬운 사람에게 바이러스 감염에 의하여 시작된 자가면역질환으로 생각하고 있다. 바이러스 감염으로 인하여 자신의 신경섬유를 싸는 수초를 공격하는 면역반응이 비정상적으로 촉진되는 것으로 생각한다.

■ 파킨슨병

파킨슨병은 수의근육의 경직과 손가락과 사지의 떨림을 특징으로 하는 만성질환이다. 이 질환은 중뇌

에 흑질(substantia nigra)이라고 부르는 부위의 신경세포가 지속적으로 소실되어 발생한다고 알려져 있다.

파킨슨병 (pakinson disease): 중추신경계의 도파민의 부족으로 경직과 떨림을 특징으로 하는 중추신경계의 만성질환.

이 신경세포들은 기저핵의 신경세포와 연접을 이루는데 여기서 도파민이라는 신경전달물질을 분비한다. 이 물질은 추체외로 운동계의 중요한 전달물질이다. 흑질의 지속적인 신경세포 소실로 기저핵에서 도파민을 분비하게 하는 신경섬유가 줄어들면 기저핵에서 도파민의 농도가 떨어진다. 근육의 경직, 근육의 강직도의 증가, 비정상적인 반복적인 비자발적인 운동 등 이 질환의 특징적인 증상은 추체외로기능의 이상으로 생긴다.

이 질환의 증상들은 뇌에서 도파민으로 변하는 L-도파(L-dopa)라고 부르는 약물로 호전될 수 있다. 이 약물치료는 대뇌기저부의 도파민 농도를 증가시켜 증상을 완화한다. 또한 다양한 약물들이 증상을 조절하기 위해 사용된다. 그러나 약물치료도 흑질의 신경세포 소실의 진행을 막을 수는 없어 병의 진행을 완전히 막을 수는 없다.

■ 헌팅톤병

이 드문 질환은 계속 진행하는 정신의 쇠퇴와 비정상적인 갑작스러운 경련성 운동과 온몸을 비트는 운동을 동반하는 비정상적인 우성으로 유전되는 질환이다. 이 질환은 30~50대에 처음으로 증상을 나타낸다. 계속 진행하여 발병한 지 15~20년이면 사망한다. 헌팅톤병은 대뇌피질 깊은 속에 위치하는 기저핵이라는 부위의 신경세포군이 지속적으로 위축하여 생긴다. 이 부위는 추체외로 운동계의 한 부분을 이루어 부드럽고 조화로운 운동을 관장한다. 이 부위에 장애가 생기면, 이 질환의 특징적인 이상 운동을 초래한다. 이 질병이 진행되면 결국에는 대뇌피질도 침범되어 치매현상을 보이게 된다. 전산화단층 촬영을 하면 이 질환에 특징적인 대뇌피질과 기저핵의 위축이 관찰된다.

아쉽게도 이 질환의 진행을 멈출 수 있는 치료법은 없으며, 몇 가지 증상의 완화에 도움을 주는 약물을 사용할 수는 있다. 헌팅톤 환자의 자녀들은 반드시 유전상담을 받아서 자신들이 이 병을 일으키는 이상유전자의 보인자인지를 확인해야 하는 것이 좋다. 그러나 모든 환자 자녀들이 이 정보를 알기 원하지는 않는다. 일부 환자의 자녀들은 검사를 통하여 이 질환에 관여하는 유전자를 가지고 있어 결국 이 질환이 걸린다는 사실을 아는 대신에, 그냥 그렇게 불명확한 미래를 가진 채 사는 것을 원하는 경우도 있다.

■ 운동신경세포의 퇴행성 질환

특별한 원인 없이 중년 혹은 노인 연령층에서 대뇌피질의 운동신경세포, 뇌간에 있는 뇌신경의 운동신경세포, 그리고 척수운동신경세포 등의 퇴행성 장애를 보이는 질환군이 있다. 대부분은 산발적으로 발생하고 유전적 배경도 잘 알려져 있지 않다. 이러한 질환들은 가장 심하게 침범하는 신경세포군을 따라, 또한 신경계의 어떤 부위를 침범하여 어떠한 임상증상이 나타났는지에 따라 특정한 이름으로 불린다. 일반적으로 근육의 쇠약이 빠르게 진행되어 결국에는 호흡근육의 마비나 쇠약으로 호흡을 제대로 하지 못하여 사망한다. 또한 호흡부전과 겹쳐서 호흡계의 감염이 동반되는 경우가 많다. 이 질환군도 질병의 진행을 막을 수 있는 특별한 치료방법은 없다. 이러한 퇴행성 질환군 중에서 제일 잘 알려져 있는 것은 루게릭병이라고 알려져 있는 근위축성 측삭경화증(근육위축가쪽경화증: amyotrophic lateral sclerosis)이다.

■ 신경계의 종양

신경계의 종양은 크게 3부위에서 발생한다.
1. 말초신경계
2. 수막
3. 뇌와 척수의 세포

▶ 말초신경의 종양

종양은 단독 혹은 다발성으로 생기며, 양성 종양과 악성 종양으로 나눈다.

대부분의 단독의 슈반세포에서 생긴 종양은 양성 종양이다. 이 종양은 경계가 좋은 종괴로 큰 신경주변에 붙어 있고, 쉽게 제거할 수 있다(8장, 그림 8-1). 이러한 종양은 신경초종, 혹은 신경섬유종이라는 단어도 사용하지만, 신경종이라고 부른다. 이러한 신경종은 뇌의 기저부의 뇌신경, 또한 척수신경에서 발생하기도 한다. 발생한 위치에 따라 제거하기 어려울 수도 있다.

말초신경에서 발생하는 다발성 종양은 다발성 신경섬유종증(neurofibromatosis) 또는 폰 레클링하우젠(von Recklinghausen)병에서 발생하는데 이 질환은 멘델 우성 유전으로 유전되는 질환이다. 이 질환은 피부신경에서 발생하여 몸 전체를 뒤덮는 다양한 크기의 다발성 종양으로 인하여 피부에 변형이 생긴다(그림 21-24).

이러한 종양은 과색소 침착 피부에 밝은 색 빛깔의 피부반(patch)과 연관되어 발생한다. 몸 깊은 곳의 내부기관을 지배하는 신경에서 종양이 생길 수도 있다. 이 질환은 특별한 치료법은 없고, 필수 기관에 가까운 큰 종양이나 미용상 보기 좋지 않은 종양은 외과적으로 절제한다.

▶ 뇌의 종양

유방, 대장, 폐 그 밖의 다양한 장기에서 발생하는 악성 종양이 뇌로 전이할 수 있다. 원발성 뇌종양은 전이성 종양에 비하여 흔하지는 않다. 원발성 뇌종양은 수막, 뇌조직을 지지하는 아교세포(glial cell), 뇌실을 싸는 세포, 드물지만, 뇌의 혈관을 이루는 세포 등 여러 다른 세포에서 발생할 수 있다. 앞에서 언급한 바와 같이 뇌신경에서 신경종 등이 생길 수도 있다. 신경세포에서는 종양이 발생하지 않는데 그것은 성인의 신경세포는 더 이상 분열할 수 있는 능력이 없기 때문이다(역자 주: 그러나 실제로는 드물지만 신경세포에서 발생하는 뇌종양도 있다).

수막에서 발생한 뇌종양을 **수막종**(meningioma)이라고 부른다. 수막종은 지주막에서 발생하는 경계가 좋은 양성종양으로 경막에 붙어 있다. 이 종양은 아래의 뇌실질을 압박하여 증상을 나타내고 접근하기 쉬운 위치에 있을 경우, 수술적으로 쉽게 제거할 수 있다.

신경아교세포(neuroglial cell)에서 발생한 종양을 **교종**(glioma)이라고 부른다. 이 종양은 발생한 세포의 종류에 따라 더 세분하여 분류한다. 가장 흔한 종류는 별아교세포에서 발생한 별아교세포종(astrocytoma)이다. 가장 미분화되었고, 빨리 자라는 별아교세포종을 다형성 아교모세포종(glioblastoma multiforme)이라고 한다. 이 이름은 종양성 별세포가 미분화한 형태를 취하였고 (blast=primitive cell) 그리고 다양한 모양을 보인다는 점(multiforme=having many shapes)에서 유래하였다. 다른 신경아교세포에 발생한 교종은 별아교세포종에 비하여 상대적으로 흔하지 않다. 중추신경계에서 림프종도 발생할 수 있는데 특히 후천성 면역결핍증 환자에서는 이 질환이 흔하다. 원발성 중추신경계 림프종은 신경계 바깥으로는 잘 침범하지 않는다. 그러나 뇌의 깊은 부위를 침범하므로 나

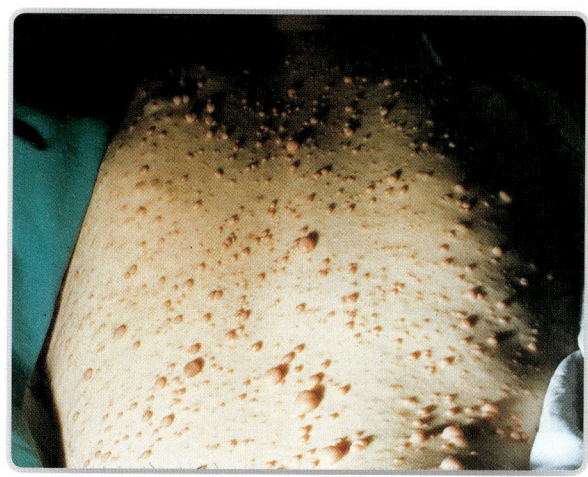

그림 21-24 • 다발성 신경섬유종 환자에서 발생한 다양한 크기의 피부종양.

> 수막종(meningioma): 수막에서 발생하는 양성 종양.
>
> 교종(glioma): 뇌의 아교세포에서 발생하는 종양.
>
> 다발골수종(multiple myeloma): 혈질세포의 악성 종양.
>
> 이상감각(paresthesia): 화끈거리거나, 따갑거나, 멍멍한 등의 이상감각.
>
> 다발신경염(polyneuritis): 여러 신경의 염증

쁜 예후를 보인다. 치료는 가능한 한 제거할 수 있을 만큼 수술로 제거하고, 수술 후에 방사선치료와 때로는 항암치료를 시행한다. 방사선 치료로 어느 정도 조절할 수 있으나, 원발성 림프종은 치료에 잘 반응하지 않는다.

뇌종양은 발생 위치와 크기에 따라 증상이 다르다. 보통 종양의 커짐으로 뇌압이 상승하여 두통은 보통 처음에 뇌종양에서 관찰될 수 있는 증상이다. 종양의 성장은 신경세포와 신경로를 방해하여 다양한 신경학적 증상을 나타낸다.

▶ 척수의 종양

뇌에서 발생하는 대부분의 종양은 척수에서도 발생한다. 그 밖에 척추에 발생하는 전이성 종양이 있을 수 있으며, 또한 골수의 형질세포의 종양인 **다발골수종(multiple myeloma)**이 척추에 생길 수 있다. 이 종양은 척추에서 발생하여 척수를 압박하거나 침범할 수 있다. 이럴 경우 발생 부위 아래쪽의 감각과 운동기능을 부분적으로 혹은 완전히 상실한다.

■ 말초신경질환

말초신경과 말초신경다발은 탈수초변화나 다양한 축삭변성, 그리고 말초신경염이라고 부르는 증상이 나타날 수 있다. 임상증상은 신경의 변성 정도와 어느 신경을 침범했냐에 따라 달라진다. 하나의 신경을 침범하는 경우는 대부분 손상이나 외부의 압박 때문이다. 대표적인 신경압박은 손을 지배하는 정중신경인데 손가락과 엄지를 움직이는 굽힘근의 힘줄과 같이 손으로 들어간다. 이러한 모든 구조들이 뒤쪽 요골, 그리고 앞쪽은 치밀한 섬유성 조직의 근막으로 이루어진 수근관(손목굴)이라고 부르는 좁은 공간을 통하여 지나간다. 신경의 압박은 통증과 **이상감각**(화끈거리거나, 얼얼한 감각, 또는 저린 감각)이 두 번째 손가락과 세 번째 손가락에서 느껴진다. 또한 해당 부위의 손의 감각이 떨어진다. 그리고 이 신경이 지배하는 엄지와 손가락의 근육이 위축된다. 이러한 증상들은 스테로이드를 국소마취제와 섞어 신경이 압박되어 있는 수근관에 주사하는 등의 보존적인 처치가 증상을 완화할 수도 있다. 많은 경우는 정중신경의 압박을 완화하기 위하여 앞쪽 부위의 근막을 절제하는 것이 필요할 경우가 많다.

▶ 다발신경염(말초신경염)

다발신경염(polyneuritis)은 말초신경염이라고 부르기도 하는데, 신경이 지배하는 부위(신경분포라고도 한다)의 지속적인 근육의 쇠약과 멍멍한 감각, 저린 감각, 누름통증, 통증 등을 특징으로 한다. 때로 신경이 지배하는 근육의 위축을 보인다. 대부분 감각의 장애와 쇠약은 사지의 원위부에서 관찰되는 반면에 근위부의 감각은 대부분 정상이다. 이러한 "장갑과 양말(glove-and-stocking)" 양상의 감각과 운동의 기능부전은 다발신경염의 특징이다. 대부분은 오랜 기간 지속된 당뇨나 자가면역질환, 직업성 독성물질 노출, 중금속 혹은 산업화합물 등의 노출 등 전신성 질환에 의하여 생긴다. 알코올중독증은 다발신경염의 다른 원인 중에 하나인데 아마도 비타민 B 부족과 연관되어 있을 것이다(18장 참조). 알코올중독증의 치료와 비타민과 영양보충은 말초신경염을 호전시킬 수 있다.

■ 인간면역결핍바이러스 감염의 신경학적 증상

인간면역결핍바이러스가 신경계를 침범하는 경우, 다음과 같은 3가지 형태로 나눌 수 있다(8장 참조).
1. AIDS 바이러스가 신경계를 직접 침범하는 경우
2. 신경계에 기회감염이 생기는 경우
3. 신경계에 AIDS와 연관된 종양이 발생하는 경우

▶ 신경계의 HIV 감염

HIV는 도움T세포(helper T lymphocyte)를 감염시

키고 파괴하여 증상을 나타내나, 단핵구가 바이러스를 뇌로 전달하여 신경계에 감염시킬 수도 있다. 일부 환자에서는 바이러스 감염 후에 급성 바이러스성 수막염이 나타나기도 한다. 다른 경우에는 뇌에 만성 진행성 퇴행성 변화를 초래하여 알츠하이머와 유사한 AIDS-관련 치매 혹은 AIDS 뇌질환(encephalopathy encephalon=brain+pathy=disease)이라고 부르는 질환이 나타나기도 한다.

▶ 신경계의 기회감염

AIDS 환자의 경우 바이러스, 박테리아, 진균, 기생충 등 다양한 감염이 신경계에 생길 수 있다. 임상 증상은 신경계의 감염 부위와 감염원에 의한 신경의 손상 정도에 따라 다르다. 신경계에 발생하는 흔한 기회감염은 헤르페스, 거대세포바이러스, 진균류인 크립토코쿠스, 그리고 원충류인 톡소플라즈마(5장) 등이다. 이 질환들은 적절한 항생제와 화학요법제에 잘 반응한다.

▶ AIDS와 관련된 종양

AIDS 환자는 카포시육종(Kaposi sarcoma)과 림프종 등 다양한 종양이 발생할 가능성이 많다. 이러한 종양은 다른 부위와 마찬가지로 신경계에 전이할 수 있다. AIDS 환자에서 신경계의 원발성 림프종도 발생할 수 있다. 이 종양들은 예후가 나쁘고 치료에 잘 반응하지 않는다.

요약

이 장은 신경계의 구조와 기능의 개관으로 시작하였다. 신경계는 신경신호를 받고 적절한 위치로 내보내는 전화교환대(switchboard)라고 생각할 수 있다. 추체계와 추체외로계 운동계는 수의근육의 움직임과 자세, 균형, 그리고 걷기, 뛰기, 수영과 같은 조화가 필요한 운동을 관장한다. 신경계의 연결이 끊어지면, 근육의 마비가 초래된다. 이완성 마비는 예를 들면 소아마비 등의 질환 등에 의하여 척수의 운동신경이 파괴되면 생기며, 근육은 위축된다. 경직성 마비는 대뇌피질이나, 척수 운동신경으로 연결되는 축삭이 파괴될 경우에 생기며, 대표적인 예가 뇌졸중이다. 근육의 조절은 불가능하나, 근육이 위축되지는 않는다.

뇌는 두개골로 잘 보호되나, 심한 충격에 의하여 손상 받을 수 있고 두개골도 골절될 수 있다. 대뇌실질 출혈이 동반되는 경우도 있다. 만약 신경관이 정상적으로 닫히지 않으면, 뇌나 척수에 영향을 미칠 수 있다. 무뇌아는 출생 후 정상적으로 생존할 수 없다. 이분척추는 척수를 둘러싸는 척추의 후궁에만 문제가 있는 것부터, 수막척추탈출증과 같이 심한 발달성 장애가 있는 것까지 다양하다. 치료는 기형의 정도에 따라 달라진다. 뇌수종은 뇌척수액의 흐름이 막혀서 뇌실계가 확장되어 생긴다. 어린이는 두개골이 융합되지 않았으므로 머리가 커지나, 성인의 경우는 그렇지 않다. 치료는 확장된 뇌실에 관을 삽입하여, 뇌척수액을 흡수할 수 있는 복강과 같은 부위로 연결한다.

대뇌혈관장애를 뇌졸중이라고 한다. 뇌졸중은 대뇌혈관의 혈전, 심장의 혈전이나, 내경동맥의 죽상판에서 유래한 색전, 또한 심한 고혈압에 의하여 뇌동맥이 터진 경우 발생한다. 뇌동맥의 파열의 경우는 뇌출혈을 동반하고 목숨이 위태로울 수 있다. TIA라고 불리는 일과성 허혈 발작은 대뇌혈관이 내경동맥 안의 죽상판에서 유래한 혈전이나 동맥경화 부스러기가 짧은 기간 동안 막아서 생긴 바로 회복되는 가벼운 신경학적 장애이다. 대뇌동맥류는 뇌바닥 부위의 혈관의 근육이나 탄력조직이 선천적으로 문제가 있어 꽈리를 형성하는 것이다. 동맥류는 동맥가지 어느 부위에서나 발생할 수 있는데 동맥에서

CHAPTER 21 단원 복습

주머니 모양으로 혈관의 내막이 부풀어 오르며, 이것이 터지면 지주막하 출혈을 초래한다. 이러한 혈관꽈리를 예방하고 치료하는 다양한 방법들이 있다.

중추신경계의 감염은 수막구균, 폐렴구균과 같은 세균, 웨스트 나일 바이러스와 같은 바이러스 등에 의하여 발생한다. 덜 흔하지만, 결핵균이나 면역성이 떨어진 환자에서는 진균 감염을 일으킨다. 적절한 항생제를 사용하면 감염을 치료할 수 있다. 기존에 알려진 것과는 전혀 다른 개념의 프리온이라는 감염원에 의하여 크로이츠펠트-야콥병이 생길 수 있다. 변형 크로이츠펠트-야콥병은 광우병에 감염된 소에서 유래된 고기를 섭취하고 생긴다.

신경계를 침범하는 퇴행성 질환으로는 1) 지속적인 신경세포의 소실과 노인판의 생성을 특징으로 하는 알츠하이머병, 2) 중뇌의 도파민성 뉴런의 퇴행성 변화를 특징으로 하는 파킨슨병, 3) 자가면역질환으로 신경계의 백질을 침범하는 다발경화증, 4) 진행성 유전성 질환으로 기저핵을 침범하며, 추체외로의 기능을 막는 헌팅톤병이 있다. 또한 중년과 노인기에 특별한 원인없이 진행되는 다양한 퇴행성질환들이 있다. 이러한 질환들은 진행성 신경세포의 퇴행성 변화를 특징으로 하며, 이에 따라 진행성 근육의 쇠약으로 호흡근을 침범하여 결국 호흡마비로 사망하게 된다. 이러한 질환중, 루게릭병이라는 근육위축가쪽경화증이라는 질병이 제일 잘 알려져 있다.

말초신경계에서 발생하는 신경종과 신경섬유종, 신경아교세포에서 발생하는 별아교세포종과 가장 악성인 교모세포종 등 다양한 종양이 신경계에서 발생한다. 흔한 유전적으로 신경성 종양이 발생하는 질환으로는 피부와 피하조직에 다발성으로 신경섬유종이 발생하는 신경섬유종증이다. 전이성 종양도 신경계에 흔하다.

말초신경의 퇴행성 변화는 말초신경염이라고 하는데, 여러 화학성 약품을 포함한 약물 등에 의하여 발생하고 알코올중독증 환자의 영양실조와 연관되어 발생한다. 단독성으로 발생한 신경의 퇴행성 변화는 대부분 신경압박에 의하여 생기는데 대표적인 질환이 손목 부위의 수근관에서 신경이 압박되어 발생하는 수근관 증후군이다. 다발신경염의 일부는 자가면역질환 때문에 생긴다. 인간면역저하바이러스 감염은 신경계를 침범할 수 있는데 이럴 경우, 수막염과 유사한 증상, 기회감염 그리고 면역저하로 인한 악성 림프종의 형태로 발생한다.

복습문제

1. 신경계의 구성을 간략히 요약하고 뇌척수액의 기능과 흐름은 설명하라.
2. 심한 충격이 머리에 가해졌을 때의 가능한 현상을 설명하라.
3. 뇌졸중의 정의는? 뇌졸중의 흔한 원인들은? 윌리스씨 고리의 선천성 동맥류라는 것은 무엇인가?
4. 뇌수종의 흔한 원인은? 뇌종양은 어떻게 뇌수종을 유발하는가?
5. 신경관결손의 정의는? 출생 전 어떻게 산전진단을 하는가?
6. 다음 단어의 정의는?: 지주막, 경막하 출혈, 무뇌아, 수막종
7. 일과성 허혈 발작의 정의는? 어떻게 치료하는가?
8. 신경계의 흔한 뇌종양을 열거하라. 임상증상은 어떠한가?
9. 다발신경염(말초신경염)과 단독으로 신경압박을 보이는 수근관 증후군을 비교하여 설명하라.
10. 크로이츠펠트-야콥병과 알츠하이머병을 비교하여 설명하라.
11. 다발경화증의 자기공명영상장치의 역할을 설명하라.
12. 인간면역저하바이러스의 감염에 의해 인체에서 일어나는 질환에 대하여 설명하라.

상호 관련 문제

연관된 것끼리 연결하시오.

질병
1. 알츠하이머
2. 교모세포종
3. 일과성 허혈 발작
4. 신경세포종
5. 광우병
6. 루게릭병
7. 수근관 증후군
8. 다발경화증
9. 낭성 이분척추
10. 뇌수종

임상적 특징
A. 탈수초질환
B. 이상 프리온에 의한 대뇌의 퇴행성변화
C. 대뇌신경세포의 노인반과 신경원섬유매듭
D. 신경 압박
E. 노인연령에서의 진행성 신경세포의 퇴행성 변화
F. 악성 뇌종양
G. 척추의 결손 부위로 수막이 튀어나옴
H. 뇌실의 확장
I. 신경의 양성 종양
J. 짧은 기간 동안 발생한 신경학적 이상증상

맞으면 ○, 틀리면 ×로 표시하시오.
1. 루게릭병은 대뇌가 이상 프리온에 의하여 파괴되는 질환이다. (   )
2. 다발성 신경종증은 피부와 심부조직에 다발성 양성종양을 형성하는 질환이다. (   )
3. 무뇌아는 정상적으로 신경관이 닫히지 않아 생기는 질환이다. (   )
4. 동맥벽의 결손으로 동맥의 일부가 주머니처럼 튀어나오는 것을 낭성 이분척추라고 한다. (   )
5. 임신 전과 임신 중에 엽산의 섭취는 신경관결손의 빈도를 줄일 수 있다. (   )
6. 대부분 노인에서의 교모세포종은 치료에 잘 듣고 예후가 좋다. (   )
7. 이전에 소아마비를 앓은 사람이 근육기능이 완전히 회복된 후에도 몇 년 뒤에 다시 마비가 올 가능성이 있다. (   )
8. 광우병은 소가 공격성을 보이는 광견병 바이러스에 의하여 생기는 질환이다. (   )
9. 변종 크로이츠펠트-야콥병은 이상 프리온에 의하여 감염된 소에서 유래된 고기를 섭취해서 생긴 후천적인 질환이다. (   )
10. 웨스트 나일 바이러스는 홍역과 유사한 피부 발진을 보인다. (   )

비판적 사고
1. 62세의 이 씨는 레스토랑에서 커피를 마시는 동안 갑자기 손에 힘이 빠지면서 커피를 쏟았다. 손의 힘이 약해진 증상은 약 30분 가량 지속되었고 다시 회복되었다. 이 증상을 이야기하면서 이것이 어떤 의미인지를 물었다. 어떻게 설명할 것인가?
2. 평소 장시간 컴퓨터 작업이 주 업무인 25세의 김 씨는 오른쪽 손목이 아프기 시작하였다. 특히 오랫동안 컴퓨터를 사용하면 심해졌다. 또한 엄지손가락 근육의 위축과 쇠약도 경험하고 있다. 그녀는 이러한 증상이 무엇인지를 물었다. 어떻게 설명할 것인가?

근골격계
The musculoskeletal system

CHAPTER 22

학습목표

1. 골격계의 선천적 이상을 설명할 수 있다.
2. 관절염의 가장 대표적인 3가지 종류를 설명하고, 발병기전, 임상소견, 치료법에 관하여 설명할 수 있다.
3. 골다공증의 원인과 치료법에 관하여 설명할 수 있다.
4. 추간판의 구조와 탈출추간판의 임상소견을 설명할 수 있다.
5. 근위축과 근육퇴행위축의 발병기전과 임상소견 차이를 비교 설명하고, 각각의 대표적인 질환의 형태를 설명할 수 있다.
6. 중증근육무력증의 발병기전, 임상소견, 치료법을 설명할 수 있다.
7. 척추측만증의 임상소견, 합병증, 치료법에 관하여 설명할 수 있다.

■ 구조와 기능

골격(뼈대)은 인체의 단단한 지지구조이다. 모든 뼈들은 대략 비슷한 기본구조를 지닌다. 모든 뼈들은 치밀골(compact bone)로 이루어진 바깥 구조, 피질, 그리고 골소주(뼈잔기둥: bone trabeculae)라고 부르는 얇은 가닥이 엉성하게 맞물린 격자로 배열된 안쪽 해면 층으로 이루어져 있다. 골소주 사이의 공간은 조혈조직으로 이루어진 골수를 머금고 있다.

개개의 뼈는 크기와 외형이 다양하다. 뼈는 길 수도, 짧을 수도, 납작할 수도, 비정형적일 수도 있다. 팔다리에서 발견되는 것과 같은 전형적인 장골(긴뼈)는 확장된 두 끝을 가지는 관형의 구조를 가지고 있다. 골간(뼈몸통: shaft)은 긴 원통형 부분이고, 확장된 두 끝부분은 골단(뼈끝: epiphyses)이라고 부른다. 골간의 중심은 골수공간을 형성하기 위해 비어 있는데, 이 공간은 지방과 골수로 채워져 있다. 이러한 구조는 과도한 중량 없이 큰 힘을 발휘할 수 있도록 해준다.

뼈는 특화된 결합조직이다. 이는 곧 인산칼슘, 더 적은 양의 탄산칼슘, 그리고 다른 무기물이 침착되는 치밀한 결합조직 틀(칼슘화되기 전에 유골(풋뼈: osteoid)이라고 불리는)로 이루어져 있다. 3가지 종류의 세포를 뼈에서 찾아볼 수 있다: 골모세포(뼈모세포: osteoblast), 골세포(뼈세포: osteocyte), 파골세포(뼈파괴세포: osteoclast). 골모세포들은 콜라겐성 골기질을 만드는 활성화된 골형성세포들이다. 이 세포들은 알칼리인산분해효소(alkaline phosphatase)라는 효소를 분비하는데, 이는 골기질에 인산칼슘염이 침착되는 것을 도와준다. 골기질이 형성되고 칼슘화되면 골모세포들은 기존의 뼈와 합쳐져 상대적으로 비활동성의 성숙한 골세포로 변화한다. 파골세포들은 골흡수와 관련된 다핵세포이다. 이들은 포식작용을 통해 골기질을 제거하고 골염을 녹여 칼슘과 인산이온들을 순환계로 보낸다. 뼈는 정적인 구조가 아니다. 뼈는 계속적으로 분해되고 재형성되며, 뼈에 존재하는 골염과 혈액과 체액에 존재하는 칼슘이온은 계속적으로 교환이 일어난다.

일반적으로 뼈의 강도와 두께는 그 사람이 취하는 활동들에 달려 있다. 힘든 물리적 노동에 적응되어 있는 사람은 가볍고 움직임이 적은 활동을 하는 일반 사람보다 두껍고 무거운 뼈를 가지고 있다. 만약 골절상을 입은 후와 같이 사지를 고정하고 무게를 싣지 못하도록 하면, 고정된 뼈는 상당히 얇아지고, 탈회가 일어난다 – 불사용 위축이라는 현상이 일어난다.

골격을 이루는 뼈들은 관절(joints)을 통해 이어져 있다. 관절에는 3가지 종류가 존재한다: 섬유관절(fibrous joint), 연골관절(cartilaginous joint), 윤활관절(synovial joint). 섬유관절은 해골의 뼈 사이에서 발생하는 것으로, 봉합선(suture line)이라 부르는 단단한 결합을 이루기 위해 뼈들은 섬유조직으로 단단히 결합되어 있다. 연골관절(cartilaginous joint)은 위 아래의 추골(척추뼈) 사이, 그리고 골반의 치골(두덩뼈) 사이(치골결합: symphysis pubis) 등에서 발생한다. 각 뼈의 끝은 섬유연골로 이어져 있다. 이러한 종류의 관절은 매우 제한적인 운동성을 지닌다. 윤활관절(synovial joint)은 움직임이 가능한 관절이다. 서로 맞물려서 움직이는 뼈들은 끝이 관절연골(articulate cartilage)이라고 불리는 유리연골로 싸여 있다. 뼈 끝들은 또한 치밀한 섬유성 밴드

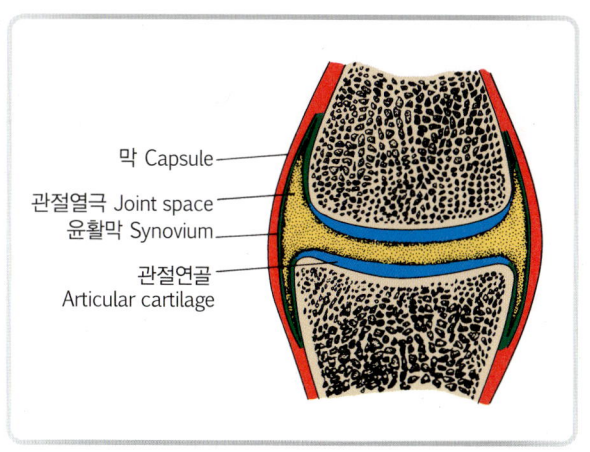

그림 22-1 • 움직일 수 있는 관절의 전형적인 구조.

(인대: ligament)들로 결합되어 있다. 관절주머니는 관절을 매끄럽게 만드는 적은 양의 점액을 분비하는 얇은 윤활막(synovium)으로 이루어져 있다.

그림 22-1은 전형적인 운동관절(movable joint)의 구조를 나타낸다. 그림 22-2는 관절연골과 그 밑을 이루고 있는 뼈의 조직학적 생김새를 보여주고 있다. 관절질환에서는 이러한 구조들이 염증과 퇴행에 의해 변형되고 기능 상실이 발생한다.

막내골화 (intramembranous bone formation): 연골모형의 우선적인 형성 없이 골모세포에 의해 직접 뼈가 형성되는 것.

연골내골화(endochondral bone formation): 우선 연골모형이 만들어진 후 재흡수되고 뼈로 전환되는 뼈의 형성.

▶ 골 형성

2가지 종류의 골 형성(bone formation)이 존재하는데, 기본적으로 동일한 과정을 거친다. 첫번째 종류는 **막내골화(intramembranous bone formation)** 라고 부르는 것으로, 배아 결합조직(중배엽 세포들: mesodermal cell)들이 곧바로 골모세포로 변한다. 이 골모세포들은 유골(osteoid)이라고 부르는 콜라겐성 물질을 분비하는데, 이것이 칼슘화되어 뼈를 형성한다. 정수리에 있는 뼈들, 얼굴 뼈들, 그리고 몇몇의 다른 뼈들이 이런 과정을 거쳐 형성된다. 그러나 대부분의 골격계는 **연골내골화(endochondral bone formation)** 라는 과정을 거친다. 연골내골화에서는 중배엽세포들이 먼저 연골세포로 분화하고 뼈가 되기 전 연골모델을 형성한다. 연골은 그 후 흡수되고 뼈로 재배치된다. 연골에서 뼈로의 변화는 연골을 침투하는 혈관성의 골 형성 중배엽에 의해 이루어진다. 활발한 골 형성이 일어나는 지역들을 골화 중심(centers of ossification)이라고 부른다.

연골로 먼저 형성되는 뼈들은 태아기나 출생 후 특정한 시점에 골화가 진행된다. 각 뼈마다 여러 뼈 형성 중심이 발생하는 시점이 다르다. 장골의 경우, 골간에서부터 골화가 진행되다가 그 이후 골단의 골화가 일어난다. 골간과 골단 사이의 활발하게 자라나는 연골 부위는 *성장판(골단판: epiphyseal plate)* 이라고 부른다.

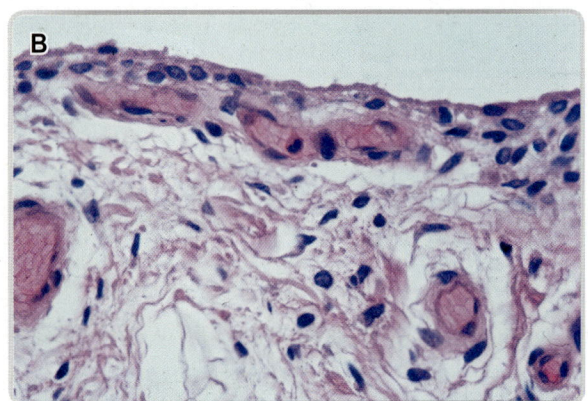

그림 22-2 • **A**, 정상 관절 표면세포 구조의 저배율 현미경 사진. 사진의 위에서 관절연골, 중간에서 뼈와 관절의 접합, 아래에서 지방골수가 있는 정상 뼈가 보인다(40배 확대). **B**, 윤활세포들(사진의 맨 위)로 이루어진, 성긴 결합조직을 덮고 있는 정상 윤활막.

▶ 골 성장

뼈는 어떤 부분에서는 흡수되고 어떤 부분에서는 형성되면서 계속 재구성되고 길이와 두께 모두에서 성장을 이룬다. 두께는 뼈를 둘러싸고 있는 특화된 결합조직인 골막(뼈막)에서 형성되는 새로운 뼈가 기존의 표면에 부가되면서 성장한다. 골막세포들은 골모세포로 분화되고, 이 골모세포들이 뼈를 생산한다. 길이 성장은 성장판의 연골이 성장한 결과이다. 뼈 길이의 성장은 사춘기까지 계속된다. 결국 성장판의 성장은 멈추고, 연골성의 성장판은 뼈로 바뀌게 된다(성장판 닫힘). 이 이후에는 더 이상의 뼈 길이성장이 일어나지 않는다.

정상적인 뼈 성장과 성숙은 피부의 일광노출이나 비타민 D가 보강된 우유, 그리고 다른 음식들을 통해 적당량의 비타민 D를 섭취함으로써 가능하다. 정상 수치의 칼슘과 인산 또한 형성된 뼈를 칼슘화시키기 위해 필요하며, 부갑상선을 통한 혈중 칼슘 수치 조절 또한 정상으로 이루어져야 한다.

비타민 D 결핍에 의한 뼈 성장장애. 18장에서 서술되어 있는 것처럼, 비타민 D가 부족한 아이들은 구루병이 발생한다. 이는 대부분의 어린아이들이 비타민 D 보충제를 섭취하고 있기 때문에 흔치 않다. 하지만 비타민 D 양이 부족하다면, 칼슘이 정상적으로 장관계로부터 흡수되지 못하고 혈중 칼슘 농도는 떨어지게 된다. 부갑상선은 부갑상선 호르몬의 분비를 높이는 방식으로 하강하는 칼슘 농도에 대응하는데, 이 호르몬은 혈중 칼슘의 농도는 높이는 반면 인산의 농도는 떨어뜨린다. 결과적으로 골기질을 확실히 칼슘화시키는데 사용되는 인산이 칼슘과 함께 결합할 농도가 되지 못하기 때문에 정상적인 칼슘인산염의 골기질 침착에 이상이 생긴다. 자라나고 있는 뼈들의 끝에서 과도한 풋뼈가 형성되지만 제대로 칼슘화가 이루어지지 않은 상태이므로 강도가 떨어진다. 결과적으로 약해진 뼈들은 무게가 가중되었을 때 휘어지려는 성질이 있다. 구루병의 치료에는 비타민 D 보충과 더불어 칼슘과 인산 보충이 이루어진다.

비타민 D 결핍에 의해 비슷한 상태가 어른에서 초래될 경우, 뼈가 연해진다는 의미에서 골연화증(osteomalacia)이라고 부른다. 이러한 상태는 중년과 장년층 어른들에서 일어나고, 결핍은 여러 가지 원인을 통해 발생할 수 있다.

1. 비타민 D의 생성에 필요한 햇빛 양을 적절히 받지 못했다.
2. 비타민 D가 강화된 음식 섭취가 적어졌다.
3. 노화와 관련되어 비타민 D 필요량이 증가했다.

골연화가 일어난 사람들에게서 보이는 칼슘화가 적절히 이루어지지 않은 뼈는 노화와 연관되는 뼈 강도와 밀도의 상실인 **골다공증**(osteoporosis)에 기여한다.

■ 선천적 기형

▶ 비정상적인 골 형성

유전적으로 결정된 비정상적인 골 형성으로부터 기원하는 가장 중요한 골격계의 선천적 기형들은 **연골무형성증**(achondroplasia)과 **불완전골형성증**(osteogenesis imperfecta)일 것이다.

연골무형성증에서는 연골 형성이 잘못 이루어진다. 멘델 우성방식으로 유전되는 이 기형은 성장판의 연골내뼈형성에서 문제가 발생한 것이다. 이러한 장애는 사지의 성장에 제한을 가져오며, 사지의 길이를 몸통에 비해 불균형적으로 작게 만든다(연골발육부전 난장이). 머리 또한 비정상적으로 형성되는데 이는 두개골(머리뼈) 기저의 연골 형성에 장애가 발생했기 때문이며, 대개 요추(lumbar spine)에서 과장된 굽음이 발생한다(그림 22-3).

불완전골형성증은 매우 적은 압력에도 불구하고 쉽게 부서지는 얇고 약한 뼈들로 특징 지어진다. 가장 심한 증례들에서는 신생아가 복수의 골절을 가지고 태어나는 경우도 있다. 어

골다공증(osteoporosis): 폐경기가 지난 여성에서 주로 발생하는 일반적인 뼈의 탈무기질화와 얇아지는 현상.

연골무형성증(achondroplasia): 난장이증의 종류를 유발하는 연골내뼈형성의 선천적 장애.

불완전골생성증(osteogenesis imperfecta): 쉽게 부서지는 과도하게 얇고 허약한 뼈로 특징되는 뼈형성의 선천적 장애.

만곡족(clubfoot): 선천적인 발의 위치이상. 가장 흔한 종류는 발이 발꿈치 위치에서 안쪽으로 휘고, 발꿈치가 올라간다.

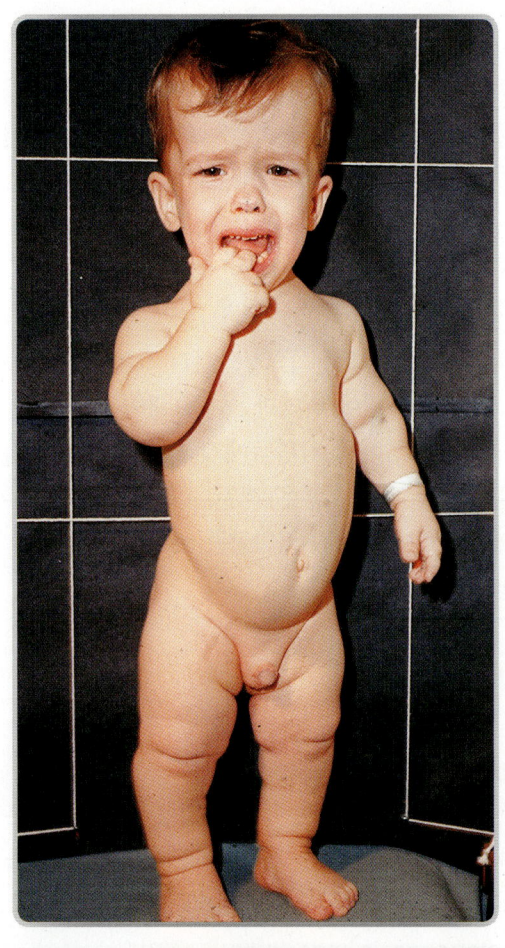

그림 22-3 • 연골무형성증이 있는 아이의 외형적 특징으로 비교적 큰 머리와 불균형적으로 짧은 사지가 보인다.

떠한 골절들은 자궁 내에서 태아의 움직임을 통해 발생하는 매우 적은 스트레스를 통해 태어나기 이전에 발생하고 다른 골절들은 분만 시 발생한다(그림 22-4). 자궁 내 사지 골절들은 대개 불량한 배열로 회복되기 때문에 굽거나 불균형적으로 짧아 보일 수 있다. 가벼운 정도의 질병일 경우, 비정상적으로 약한 경도가 아동기나 사춘기까지 눈에 띄지 않을 수도 있다.

▶ 선천성 만곡족

만곡족(휜발)은 상대적으로 자주 보이는 선천적인 기형으로, 1/1000 정도의 빈도를 갖고 있다. 이 기형은 몸무게를 싣는 것을 불가능하게 만드는 발의 위치

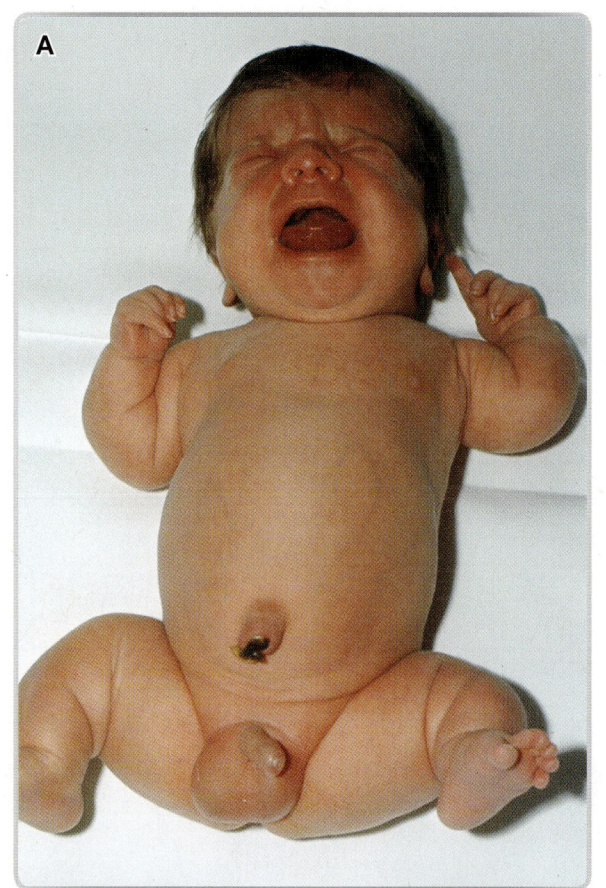

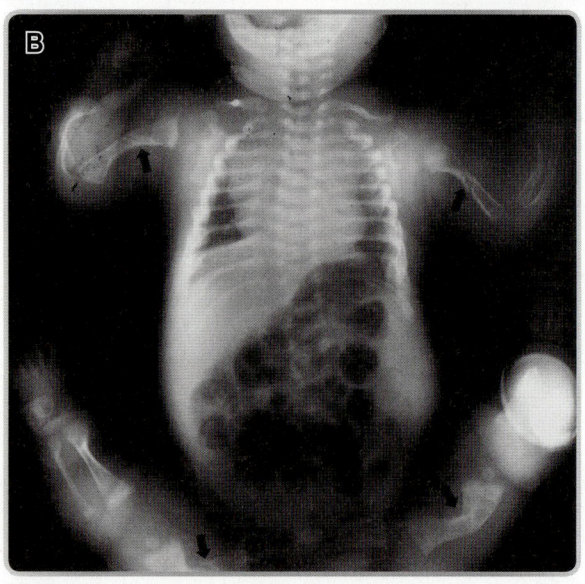

그림 22-4 • 불완전골생성증의 심각한 형태. A, 중심이 잘 맞춰지지 않은 채로 회복된 다발성 자궁 내 골절로 인해 다리의 짧아지고 휨. B, 늑골과 팔다리뼈의 다발성 골절을 보여주는 엑스선 사진으로 잘 맞춰지지 않은 중심과 회복의 증거가 보인다. 화살표는 네 곳의 골절을 가리킨다.

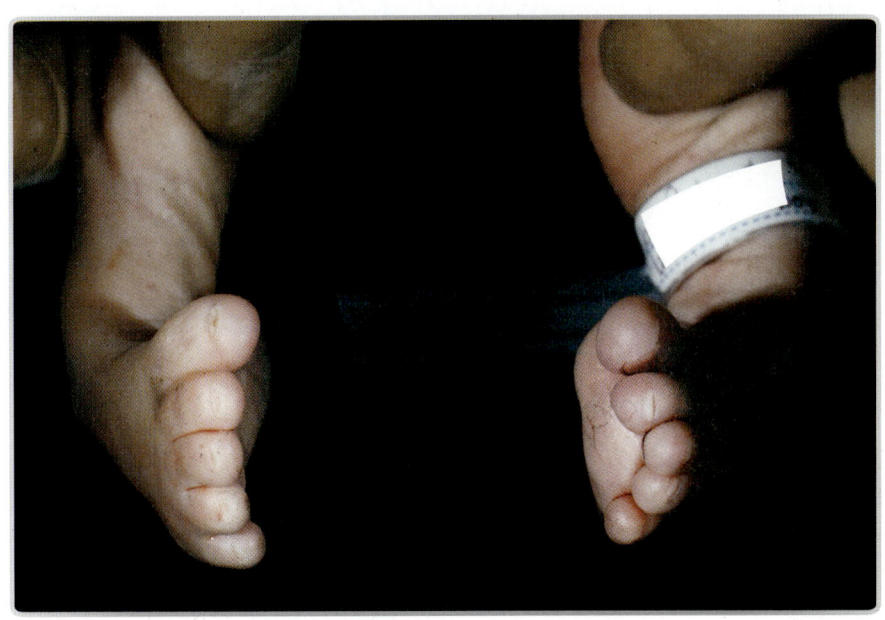

그림 22-5 • 신생아에서 선천적인 만곡족(내반첨족)의 가장 흔한 형태.

와 걸음걸이 때 발바닥이 아니라 발목으로 걷게 되는 현상을 보인다. 그림 22-5는 만곡족의 가장 대표적인 형태인 내반첨족(talipes equinovarus)을 보여주고 있는데, 이 경우 발이 발목에 대하여 안쪽으로 휘고(varus position) 발끝 위치로 고정되는(equines position) 형태를 띤다. 종종 부목이나 석고붕대를 통해 잘못된 위치를 바로잡을 수 있는 경우가 있다. 보존적 치료가 성공적이지 못할 경우 수술을 통한 교정이 필요하다.

■ 관절염

관절염(arthritis)은 가장 흔하고 장애를 일으키는 골격계 질병들 중 하나이다. 많은 종류의 관절염이 있지만, 가장 흔한 세 종류는 다음과 같다.

1. 류마티스관절염
2. 골관절염
3. 통풍

표 22-1은 이 관절염들의 주된 양상을 비교하고 있다.

표 22-1 흔한 관절염들의 주요 특징 비교

	류마티스 관절염	골관절염	통풍
일반 환자들의 나이와 성	어리거나 중년, 여성	성인과 노인, 남성과 여성 모두	중년, 남성
주요 특징	관절의 주요 영향들과 함께 전신적 증상들: 만성 윤활막염을 일으킴	관절연골의 "닳고 찢어진" 퇴행	퓨린 대사장애: 관절에서의 요산 결정들로 야기되는 급성질환들
질병의 이차적 효과	연골에서의 염증조직의 내성장이 연골을 파괴하고, 관절열극의 파괴를 일으킴: 일반적인 변형	뼈의 과성장: 관절주위 연조직의 두꺼워짐	관절에 손상을 주는 관절 내 요산 침전(통풍성 관절염): 연조직 결절
일반적으로 영향받는 관절	손과 발의 작은 관절	주요 체중 부하 관절	작은 관절: 엄지발가락 바닥의 관절이 주로 영향받음
특징적인 증상	감마글로불린에 대한 자가항체(류마티스 인자)	전신적 증상이나 생화학적인 이상이 없음	높은 혈중 내 요산농도

류마티스 관절염

류마티스 관절염(rheumatoid arthritis)은 전신질환으로 온몸에 있는 결합조직에 영향을 미치지만, 가장 두드러지는 임상소견이 관절에서 발생한다. 임상적으로 이 질병은 만성적이고, 장애를 일으키며, 종종 변형을 일으키는 관절염으로, 몇 개의 관절에 영향을 준다. 류마티스 관절염은 가장 빈번하게 젊은, 또는 중년의 여성들에게서 잘 발견된다; 보통 팔다리의 작은 관절에서 발생한다. 이 관절들에서 관절염은 만성 염증과 윤활막의 비후를 가져오며 염증조직은 관절연골의 표면까지 퍼져 연골을 파괴한다(그림 22-6). 관절 표면에의 심한 손상은 관절을 불안정하게 만든다; 이는 둘러싸고 있는 인대와 힘줄을 끌어당겨 편위(deviation) 또는 전위(displacement)를 일으킨다(그림 22-7). 이따금씩 섬유 결합들이 관절 내에서 발달하여 뼈 끝이 완전히 융합되는 경우도 있다. 이러한 다양한 구조적인 이상은 손상 받은 관절에서의 심각한 장애와 눈에 띄는 형태 이상을 초래한다(그림 22-8).

류마티스 관절염을 가진 환자들의 혈액과 윤활 조직들은 종종 류마티스 인자(rheumatoid factor)라는 물질을 포함하고 있는데, 이는 B 림프구들에 의해 만들어지는 자가항체로, 자신의 감마글로불린을 표적으로 하고 있다. 면역 복합체들은 감마글로불린과 관절들에서 형성된 자가항체로 구성되는데, 이러한 면역 복합체들이 보체계와 염증세포들을 활성화시켜 관절을 손상시키는 것이다. 림프구들과 관절 내 대식세포(활성화된 단핵구들)들 또한 유해한 사이토카인들을 분비하여 관절 손상에 기여한다. 류마티스 관절염에서 특징지어지는 대부분의 관절 손상을 일으키는 두 사이토카인은 종양괴사인자(tumor necrosis factor)와 인터루킨-1(interleukin-1)이다. 이 질병의 전신성과 자가면역항체의 존재 때문에 류마티스 관절염은 자가면역질환의 하나로 분류되곤 한다(4장 참고).

다른 자가면역질환들이 그런 것처럼, 류마티스 관절염에는 HLA 유전자와 관련된 유전적인 감수성이 존재한다. 절반 정도의 류마티스 관절염 환자가 HLA-D4 유전자를 가지고 있는데, 이는 대조군의 20%에서 밖에 존재하지 않아 높은 중요성을 가지는 차이로 생각되고 있다.

류마티스 관절염은 그 중증도에 있어 유동적인 경향이 있다. 즉, 질병이 활성을 띨 시기와 띠지 않는 시기가 교대로 출현한다. 류마티스 관절염에 대한 치료는

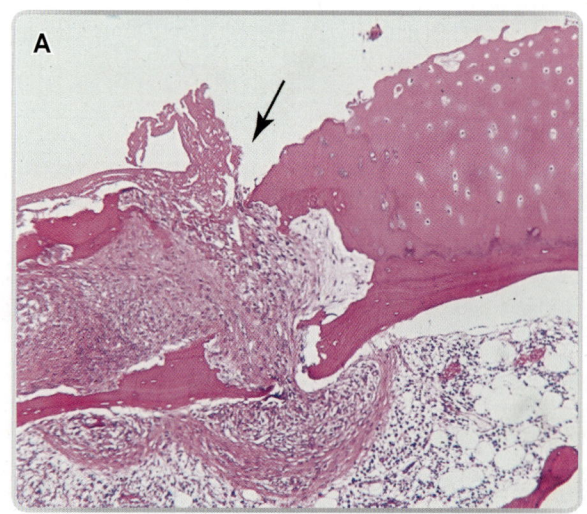 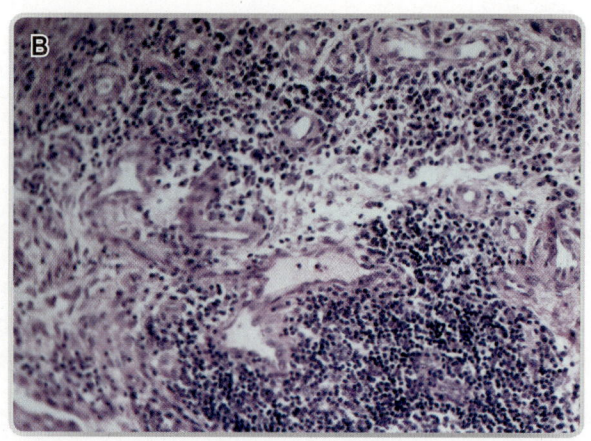

그림 22-6 • 류마티스 관절염. A, 윤활막 표면에서 확장된 염증반응으로 인한 관절연골의 파괴(화살표)를 보여주는 저배율 광학현미경 사진(25배). B, 윤활막에서의 만성 염증성 반응의 광학현미경 사진(100배).

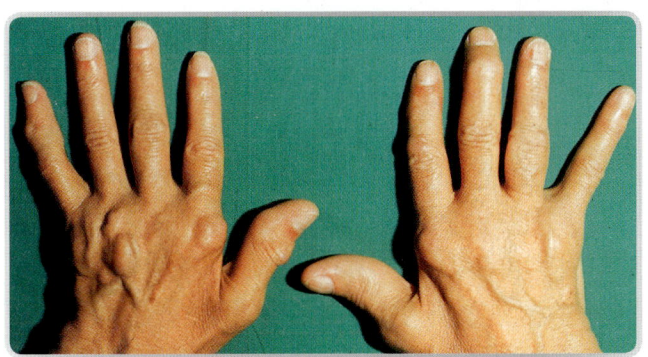

그림 22-7 • 류마티스 관절염. 염증의 결과로 손가락 관절(손허리손가락관절)의 부종을 나타내는 초기 증후.

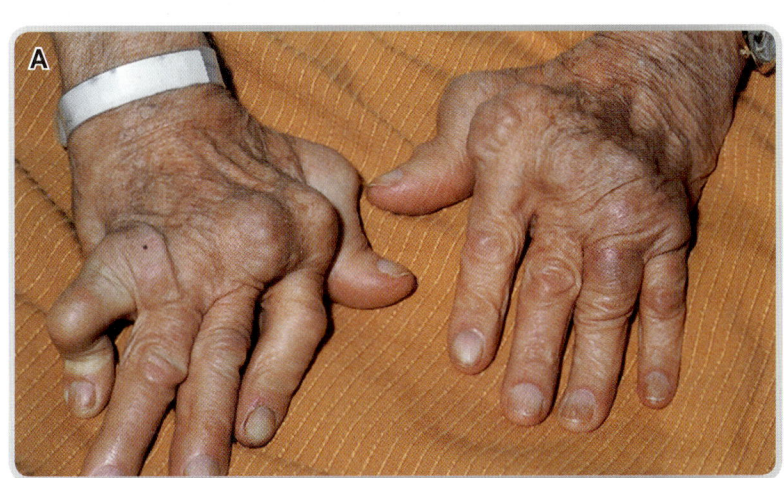
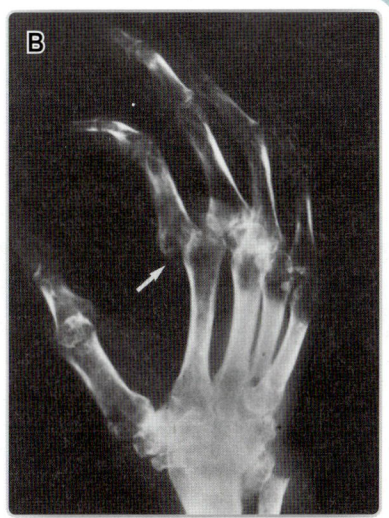

그림 22-8 • A, 류마티스 관절염으로 인한 진행된 관절 변형. B, 관절 불안의 결과로 생기는 관절연골 표면의 파괴와 검지 바닥의 앞쪽으로의 위치이상(화살표)를 보여주는 방사선 사진.

류마티스 관절염 (rheumatoid arthritis): 작은 관절에서 발현을 보이며 윤활막을 일차적으로 침범하는 전신질환.

종양괴사인자(tumor necrosis factor): 외부세포 혹은 비정상적인 세포를 파괴할 수 있는 사이토카인.

인터루킨-1(interleukin-1): 림프구 증식과 과성숙을 촉진하고 조직 손상을 유도할 수 있는 염증을 야기시키는 염증매개체를 생성하는 사이토카인.

없지만, 질병에 의한 장애와 형태이상을 조절할 수 있는 방법은 있다.

치료를 위한 일차적인 목표는 관절 염증과 고통을 경감시키는 것, 관절 기능을 최대한 유지하는 것, 그리고 관절 형태이상의 예방이다. 치료 내용은 질병이 활성을 가질 때 하루에 몇 시간씩 휴식을 취하는 것, 부목을 사용해 염증 관절들을 지지해주고 근육 경축에 의한 형성이상을 줄여주는 것, 그리고 목발과 보조기를 통해 무게 지탱을 도와주는 것이 있다. 손상된 관절들은 관절 운동성과 근육 강도를 보존하기 위해 부드럽게 운동해주어야 한다. 아스피린과 같은 항염제가 관절염을 경감시켜주기 위해 처방된다. 특별한 경우엔 코르티코스테로이드가 경구투여 또는 침범된 받은 관절에 주사된다. 어떤 경우에는 질병을 변화시키는 항류마티스 약물이라는 일반 개념 하에 모아진 방법들이 질병의 발전을 늦추기 위해 사용된다. 많은 경우 효과를 나타내기 위해 몇 주에서 몇 개월이 소요되고 모두 독성을 가진다. 많은 수의 환자들에게 메토트렉세이트(methotrexate)라 부르는 세포 독성 면역 억제제를 다른 약물과 함께 처방한다.

▶ **골관절염**

전신질환인 류마티스 관절염과는 다르게 골관절염(osteoarthritis)은 1개 이상의 주된 무게 지탱 관절들의 반복 자극에 의한 결과이다. 이 질병은 나이 든 어른들에게서 관찰할 수 있다. 골관절염에서의 주된 변화는 관절 표면을 거칠게 만드는 관절연골의 퇴행이다(그림 22-9). 그 결과로 관절을 움직이면 매끄럽게 미끄러지는 것이 아니라 서로의 표면이 갈리게 된다. 연골의 퇴행은 때로 밑부분의 넓은 범위의 뼈를 노출시킨다(그림 22-10). 이차적인 뼈의 과다성장은 체중부하의 충격에 대한 반응으로 발생하고 윤활막과 주위 연조직의 비후도 자주 볼 수 있는 경우이다.

임상적으로 골관절염을 가진 사람들은 뻣뻣함, 삐걱거림, 그리고 움직일 때 발생하는 관절통을 겪는데, 장애는 대부분 심하지 않고 관절들은 손상되지 않는다. 하지만 때때로 환자들은 한쪽 또는 양쪽 엉덩관절에 영향을 미치는 중증도의 진행 관절염에 의하여 심각한 통증과 장애를 경험할 수 있다. 이러한 경우들에서는 대퇴골두(넙다리머리)와 천골(엉치뼈)의 고관절(엉덩관절) 표면을 수술적으로 제거해 인공관절로 대체하는 방법이 있다. 비슷한 종류의 관절 대치술이 무릎과 다른 종류의 관절들에서 이루어진다. 관절 대치술은 많은 경우 효과적으로 통증을 없애주며 관절기능을 크게 향상시켜준다.

▶ 통풍

통풍(gout)은 혈중, 조직액 중 요산 수치가 상승해 (고요산혈증) 관절과 다른 조직들에서 요산 나트륨 결정이 침착되는 현상과 관련된 임상 증후군이다.

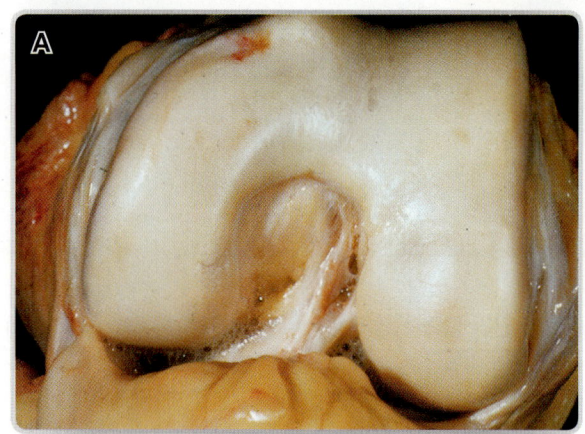
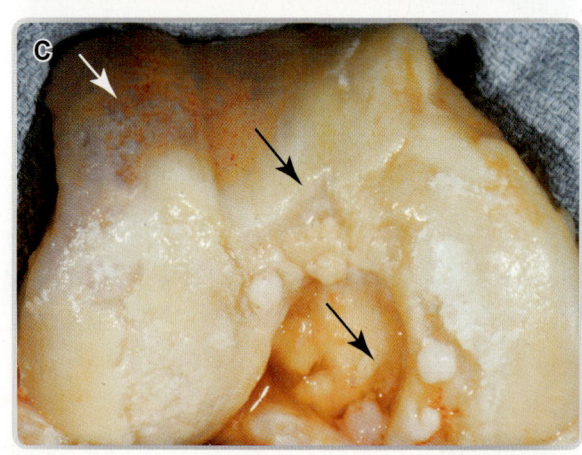
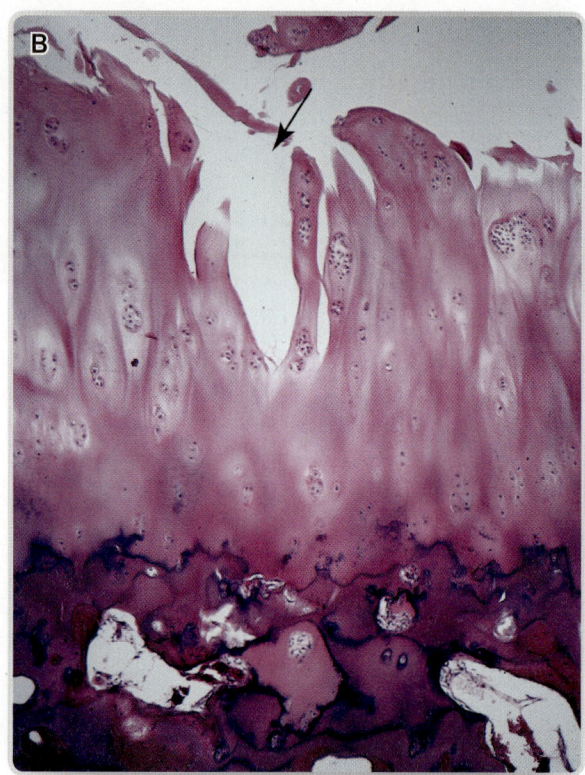

그림 22-9 • **A**, 대퇴돌기의 부드러운 관절표면이 보이는 무릎관절. **B**, 관절연골의 분리와 분절(화살표)을 보여주는 골관절염의 초기 조직학적 변화(160배 확대). [그림 22-2A]의 정상 관절연골과 비교하라. **C**, 관절연골의 소실(왼쪽 화살표)과 뼈의 결절성 과성장(오른쪽 화살표)을 보여주는 진행된 골관절염.

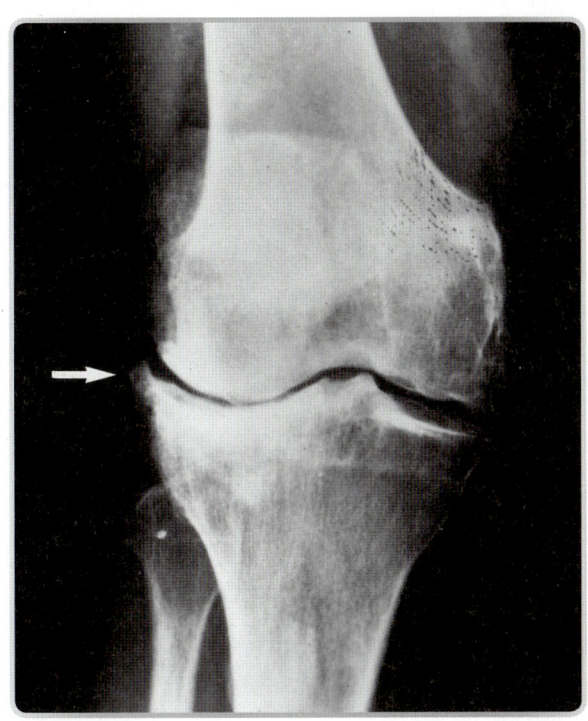

그림 22-10 • 골관절염: 방사선 사진은 경골(화살표)의 가장자리에서 뼈의 이상성장과 넙다리뼈 관절융기(사진 왼쪽)의 증가된 뼈 밀도와 인접 정강뼈를 보여준다.

대부분의 환자들에서는 퓨린 염기대사에 문제가 생겨 요산이 과량 생산되거나, 배설이 불충분하거나 두 문제가 혼재한다. 이 상태는 다른 원인에 의해 이차적으로 발생되는 이차 통풍(secondary gout)과 구분하기 위해 일차 통풍(primary gout)이라고 부른다.

일차 통풍 Primary gout. 퓨린류는 2개의 질소고리로 구성된 화합물들로 아데닌과 구아닌 뉴클레오티드를 만들기 위해 사용된다. 피리미딘류와 함께 이들은 우리 세포들의 핵 속에 있는 큰 DNA 분자들을 구성한다. 우리 몸은 비퓨린 전구물질로부터 퓨린을 생성할 수 있지만, 우리 몸이 새로운 세포를 위한 뉴클레오티드를 만들 때 사용하는 대부분의 퓨린은 생명을 다한 세포가 분해되면서 나오는 것을 구제(재활용)함으로써 얻게 된다. 구제, 재활용되지 않는 퓨린은 최종 산물인 요산으로 대사되고 요로 배설된다. 요산이 체액에서 그다지 용해도가 좋지 않기 때문에 어떠한 유의한 요산 수치 상승도 관절과 다른 조직에 요산 축적을 불러올 수 있다(그림 22-11).

임상적으로 통풍을 겪는 사람들은 대부분 처음은 홑 관절, 특히 엄지발가락 바닥의 관절에서 시작하여 주기적으로 심하게 고통스러운 급성 관절염 에피소드를 겪는다. 급성 반응들은 심각한 염증반응을 일으키는 관절 내 요산 결정화에 의해 발생한다. 다음 발작 전까지 점차적으로 급성 발작에 의한 증상들은 줄어든다. 만약 질병이 치료되지 않고 방치된다면, 발작은 더 길어지고 빈번해질 것이며, 더 많은 수의 관절에 영향을 미친다. 결과적으로 통풍결절이라고 부르는 울퉁불퉁한 덩어리가 형성되어 관절들 주위 연조직, 그리고 다른 조직들에 쌓인다. 통풍결절은 큰 요산덩어리를 둘러싼 대식세포들, 다핵성 거대세포들, 그리고 섬유조직으로 구성된다. 편광현미경 검사를 하면 바늘 같은 요산 결정들은 통풍 특유의 형태를 가지고 있다(그림 22-12). 치료받지 않은 환자들의 경우 관절 표면 주위에 축적된 요산 결정들에 의해 관절 표면이 손상되는데 이를 통풍관절염(gouty arthritis)이라 부른다(그림 22-13).

통풍을 갖고 있는 많은 사람들에게서 이 질병은 신장과 요도에 문제를 일으키게 된다. 많은 경우 요산 결석이 발생한다. 또한 세뇨관 여과액으로부터 침착되는 요산이 세뇨관을 막고 신장을 망가뜨려 신장기능을 저하시킬 수 있다. 이 상태는 요산염신장병/증(urate nephropathy)이라고 부르며, 15장에서 설명되어 있다.

통풍은 신체 내에서 요산 생성을 감소시키거나 신장을 통한 요산 배설을 증가시켜 혈중 요산 농도를 떨어뜨리는 약을 투여하여 치료한다.

골관절염(osteoarthritis): 주요 체중 부하 관절의 "닳고 찢어지는" 퇴행.

통풍(gout): 증가된 요산과 관절 내부와 주위의 요산 침착으로 특징되는 핵단백 대사 장애.

일차성 통풍(primary gout): 요산의 과생산, 요산 분비 감소, 또는 2가지 요인 모두에 의해 야기되는 대사성 장애. 임상 증상은 관절과 신장, 그리고 다른 장소들에 생기는 요산 침전과 관련 있다.

이차성 통풍(secondary gout): 대사성 장애인 일차성 통풍이 아니라 혈중 요산 농도를 과도하게 증가시키는 신부전이나 백혈병에서의 백혈구의 과다 파괴 같은 다른 질병들로 인한 통풍의 임상증상.

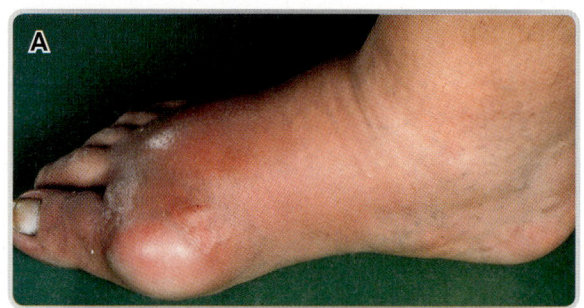
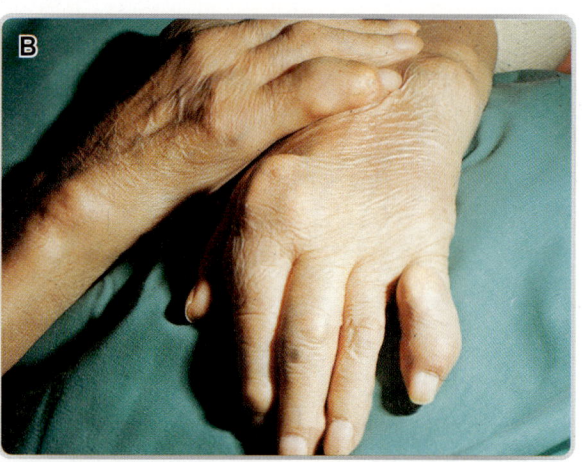

그림 22-11 • A, 오른쪽 엄지발가락에 영향을 끼친 급성 통풍. B, 손가락 관절 내부와 주위의 요산 결정 침착(통풍결절)으로 인한 손의 변형.

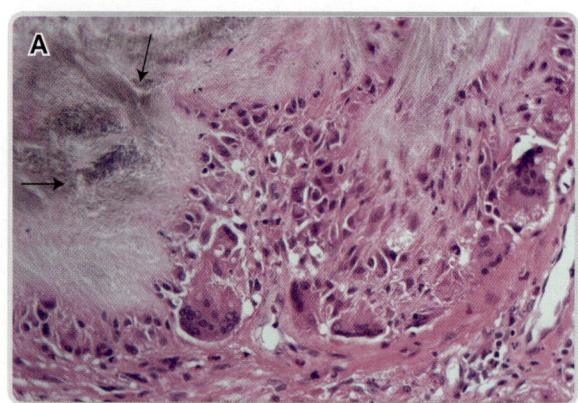
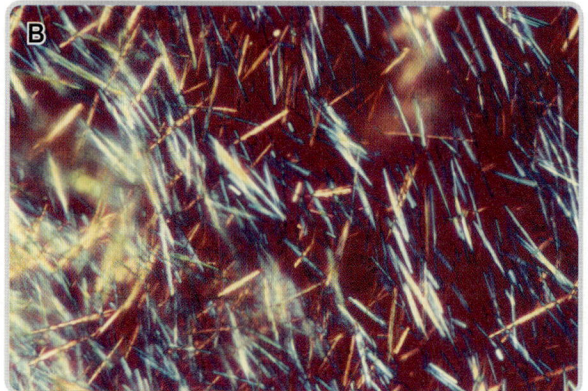

그림 22-12 • A, 요산 결정의 덩어리(화살표)와 결정 침착의 반응으로 생성된 인접한 곳의 대식세포, 다핵거대세포, 섬유조직를 보여주는 통풍결절의 경계(250배 확대). B, 편광에서 관찰되는 통풍결절의 바늘처럼 생긴 나트륨 요산 결정의 특징적인 조직학적 형태(400배).

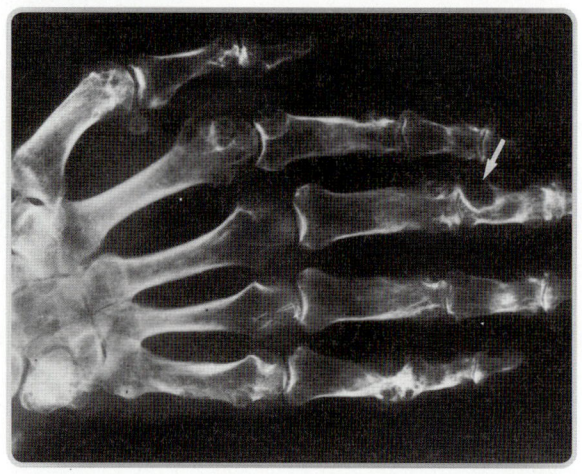

그림 22-13 • 요산 결정 덩어리들로 인해 뼈가 파괴된 부분(화살표)을 보여주는 통풍성 관절염 환자 오른손의 방사선 사진.

이차통풍 Secondary gout. 다른 상태들 또한 혈중 요산 농도를 높일 수 있는데 이는 요산 배설이 불충분하거나 핵단백질의 분해가 과도하게 일어나 발생한다. 때때로 혈중 요산 수치가 매우 높아져 혈액으로부터 침착이 일어나 퓨린대사가 문제가 되어 생기는 통풍과 비슷한 임상소견을 나타내기도 한다. 이 상태는 종종 이차통풍이라고 부르는데, 요산 수치의 상승은 다른 질병의 이차적인 소견이다 - 요산 배설이 손상 받은 신장 관련 문제이거나 백혈구가 현저하게 증가하는 혈액질병일 수도 있다. 예를 들어 신부전 환자들은 신장이 효과적으로 요산을 배설하지 못하며, 이를 위해 투여되는 이뇨제들 또한 요산 배설에 장애를 초래하기 때문에 높은 혈중 요산 농도를 갖고 있을 것이다. 고요산혈증은 백혈구 수가 굉장히 많은 백혈병 환자들에게서도 문제가 되는데, 특히 백혈구들을 파괴하는 치료를 받을 경우 세포 내의 핵단백질이 방출되어 이러한 문제가 초래된다. 핵단백질의 분해는 퓨린 염기를 포함하고 있는 뉴클레오티드들로부터 다량의 요산을 방출시킨다. 이러한 상태들에서 퓨린 염기대사의 문제점은 보이지 않는다.

■ 골절

골절(fracture)은 뼈에 갈라진 틈이 생기는 것이다. 단순골절(simple fracture)은 뼈가 두 조각으로 부서지는 것이다. 분쇄골절(comminuted fracture)은 뼈가 몇 개의 조각으로 부서졌을 때 사용하는 개념이다. 복합골절(compound fracture)은 뼈를 덮고 있는 피부가 망가졌을 때 사용한다. 복합골절은 박테리아 침투와 이차 감염의 위험성(골수염: osteomyelitis) 때문에 다른 종류의 골절들보다 심각하다.

골절이 일어난 후, 부러진 뼈의 끝들은 일직선 상에 있을 수도 있고, 어긋난 위치에 있을 수도 있다. 골절 정복(reduction of a fracture)이라는 개념의 뜻은 뼈가 정상적인 해부학적 위치에서 재생될 수 있도록 재정렬하는 것을 뜻한다. 때때로 뼈는 전이성 종양과 같은 질병에 의해 약해진 나머지 적은 스트레스(기침이나 재채기 등)에도 깨질 수 있다. 질병 구역에서 일어나는 이러한 종류의 골절을 병적골절(pathologic fracture)이라 부른다.

■ 골수염

골수염(osteomyelitis)은 뼈와 근방의 골수에 감염이 일어나는 것으로, 주로 포도상구균이나 다양한 그람음성세균에 의한 경우이다. 감염하는 생물체들은 2가지 방법을 통해 뼈에 접근한다.

1. 혈류를 통해 다른 지역으로부터 운송되었을 수 있다. 이는 혈행성 골수염(hematogenous osteomyelitis)이라 부른다.
2. 여러 원인에 의해 세균이 직접 뼈에 심어졌을 수 있다.

▶ 혈행성 골수염

혈행성 골수염(hematogenous osteomyelitis)은 성인보다 어린아이들에서 더 잘 발생한다. 세균은 종기와 같은 피부감염, 신장감염, 또는 다른 먼 장소로부터 뼈로 운반된다. 어린아이들에서 이러한 생물체들은 성장판에서 골간 쪽의 자라나는 끝에서 머무르려는 경향이 있는데, 이들은 여기서 증식하고 급성 염증을 유발한다. 혈관이 무성한 자라나는 끝 주변 뼈에의 국소적인 손상은 그 결과로 작은 출혈을 일으키고 이렇게 모인 피가 세균 증식에 유리한 환경을 형성해 뼈에 세균 감염이 국소화되는 경향이 생기도록 한다.

골절(fracture): 부서진 뼈.

▶ 세균 직접 접종에 의한 골수염

복합골절, 총상, 또는 뼈에 심각한 손상을 가져오는 상해 등 여러 상태들이 뼈를 직접적인 감염에 노출시킬 수 있다. 개방정복술(open reduction)과 골절의 내부고정(internal fixation of fracture) 또는 완전 관절대치술(total joint replacement) 등과 같은 다양한 수술 과정들 또한 골수염에서 후유증이

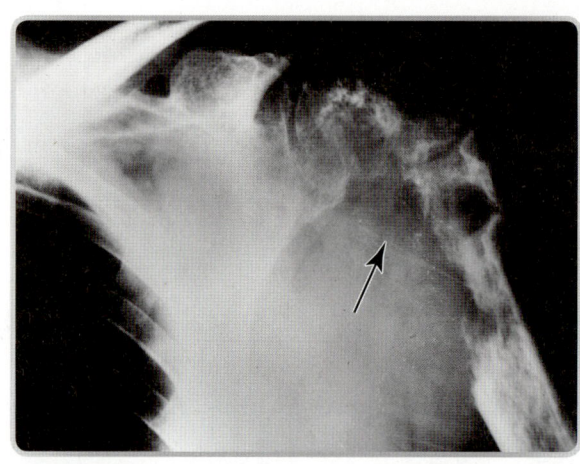

그림 22-14 • 상완골의 전이성 종양. 일차성 종양은 신장에 있었다. 전이성 종양으로 인한 뼈 파괴가 상완골두와 목의 외곽에 불규칙하게 드러난다.

발생할 수 있다. 당뇨 환자들에서 때때로 발에 발생하는 만성 궤양도 발의 작은 뼈들을 만성 감염에 노출시킬 수 있다.

▶ 임상소견과 치료

골수염은 대부분 이환 부위의 국소화된 통증, 압통, 그리고 부어오름과 연관된 급성 열성 질병으로 나타난다.

골수염의 치료에는 장기간 이어지는 항생제 요법이 행해진다. 어떤 환자들의 경우에는 감염이 만성화되고 주기적으로 되풀이될 수도 있다. 만성 골수염은 훨씬 더 치료가 어렵다. 항생제 치료와 더불어 감염된 퇴행성 뼈들을 제거하고 뼈 내에 모아진 고름을 뽑아내는 외과적 처치가 요구되기도 한다.

병원성 진균류, 결핵성 간균, 그리고 다른 비전형적인 기회감염 세균들이 면역력이 약한 성인들에서 골수염을 일으킬 수 있다. 이러한 감염들은 외과적 처치가 보조된 적절한 항생제 요법을 통해 치료될 수 있다.

■ 골종양들

뼈는 주로 전이성 종양들에 의해 영향을 받는다. 유방 또는 전립선암종뿐만 아니라 다른 여러 가지 종양들이 뼈로 전이된다(그림 22-14). 이따금씩 골격계는 종양이 심하게 침투한 나머지 골수 안의 조혈세포들이 공간이 없어 쫓겨나와 빈혈, 백혈구감소증, 그리고 혈소판감소증(11장)을 일으킬 수 있다. 다발성골수종에서는 신생 형질세포들의 결절성 침착물들이 골격계 전반에 걸쳐 보인다(8장). 양성 낭들과 양성 종양들이야 이따금씩 보이지만, 뼈의 일차 악성 종양들은 보통 잘 보이지 않는다. 연골에서 발생하는 악성 종양은 연골육종(chondrosarcoma)이라 부른다. 뼈 형성세포들로부터 발생하는 악성 종양은 뼈육종(osteosarcoma)이라고 부른다.

■ 골다공증

골다공증이란 말 그대로 '구멍이 많은 뼈'를 뜻하며 일반적으로 전체 골격계가 얇아지고 광물질이 제거된 것을 의미한다. 대부분의 사례는 폐경기 이후인 50대 초반 여성에서 나타나며 심각한 정도의 골다공증은 대략적으로 60대 여성 4명 중 1명 꼴로 존재한다고 알려져 있다. 골다공증은 뼈의 흡수가 뼈의 생성속도를 앞지를 때 생겨난다. 발병은 폐경이후 여성에서 높게 일어나는데 난소의 기능이 떨어지면서 에스트로겐의 결핍을 야기하기 때문이다. 에스트로겐은 뼈의 흡수를 막는데 에스트로겐이 결여되면 뼈 흡수 속도가 증가하면서 느리지만 점진적으로 뼈를 얇게 만든다. 골다공증은 또한 나이가 많은 남성에게서도 발생하는데 이것은 여성보다 훨씬 늦은 나이에 생기며 여성의 경우보다 심각하지 않다.

골다공증에 걸린 뼈는 부서지기 매우 쉬우며 골절에 취약하다. 척추의 몸통부분은 하중을 견뎌야 하는 상황이나 약간의 육체적 힘을 사용하는 과정에서 자주 골절이 일어난다(그림 22-15). 그러한 골절은 등에 통증과 압통이 생기게 하고 종종 척추의 몸통부분

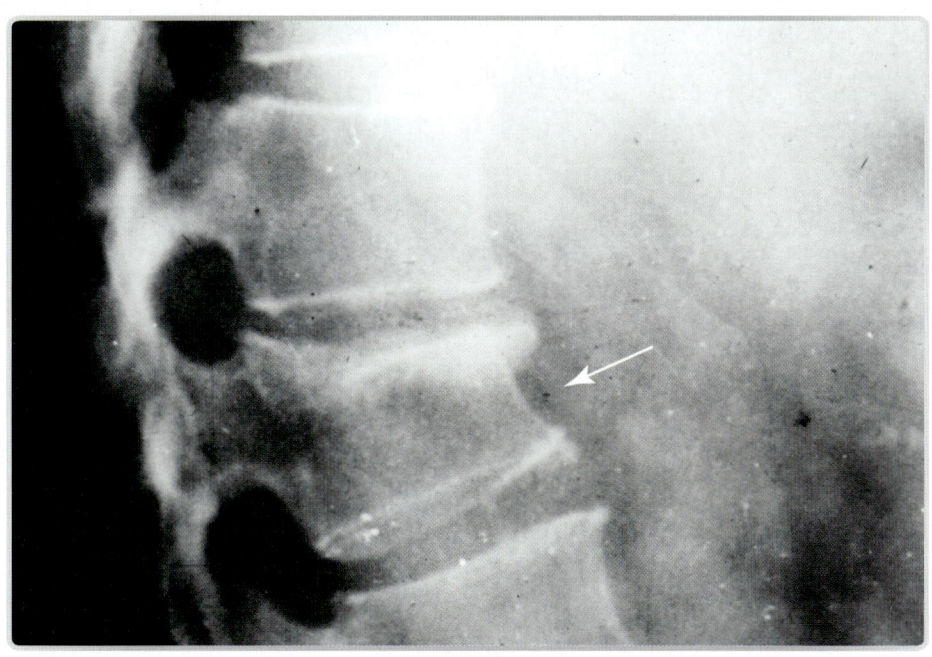

그림 22-15 • 척추체의 압박골절과 함께 나타난 골다공증. 척추체는 정상보다 덜 치밀하고 척추체의 앞부분은 붕괴되었다(화살표). 이 척추체의 압박골절과 앞 표면과 뒤 표면이 같은 높이에 있는 위쪽의 척추뼈를 비교하라.

중 앞부분이 무너지는 특징이 있다(압박골절). 척추의 추체 부분이 무너지면 추간공(척추사이구멍)을 통해 지나가는 척수신경근(척수신경뿌리)을 압박하여 눌린 신경이 지나간 경로를 통해 통증이 퍼진다.

최대 골밀도는 젊은 성인일 때 이루어지고 점점 나이가 들수록 느리지만 꾸준하게 골밀도가 감소한다. 젊었을 때 골밀도가 높으면 높을수록 골절의 위험이 있을 만큼 뼈가 소실되는 데 필요한 시간이 길어진다. 다시 말해 골밀도는 은퇴생활을 위해 넣어둔 저축예금과 같은 것이다. 더 많은 돈을 저축할수록 예금이 고갈되는 데는 시간이 더 오래 걸릴 것이다.

뼈의 소실은 골밀도를 유지하는 데 도움을 주는 규칙적인 하중을 견디는 운동이나 적절한 칼슘 섭취를 보장하는 고칼슘식이요법과 칼슘보충제, 그리고 장에서 칼슘의 흡수를 촉진하며 뼈로 칼슘이 흡수되는 것을 도와주는 적절한 비타민 D의 섭취를 통해서 늦출 수 있다. 에스트로겐은 장시간 사용하는 것에 대한 위험 때문에 폐경기 이후 여성에게 더 이상 뼈의 소실을 늦추기 위해서 에스트로겐이 추천되지 않는다.

일단 뚜렷한 골다공증이 생기고 골절이 발생하면 골밀도를 회복하기가 어렵다. 도움될 만한 수많은 약을 사용할 수 있으며 각각은 모두 장단점을 가지고 있다.

체조선수나 달리기선수처럼 오랜 기간 동안 강렬한 육체적 활동을 하면 상당한 골밀도의 손실이 발생할 수 있다. 고등도의 육체적 활동은 시상하부와 뇌하수체를 자극하여 운동으로 인한 스트레스에 대한 적응현상으로서 부신의 코르티코스테로이드 생산을 증가시킨다. 하지만 이러한 작용은 난소의 기능을 자극하는 뇌하수체 생식선 호르몬의 감소와 관련이 있다. 뇌하수체 생식선 호르몬에 의해서 적절히 자극받지 못한 난소는 더 이상 적절한 양의 에스트로겐을 생산하지 못하여 생리가 멈추는 운동 유도성 생리불순이 발생한다. 게다가 에스트로겐이 결핍된 운동선수는 폐경 후 여성에서 생기는 에스트로겐 결핍성 골다공증과 같은 유형의 위험에 노출되며 골다공증 관련 합병증에 걸리기 쉽다.

운동유도성 생리불순과 관련된 골다공증은 운동의 강도를 정상 생리주기를 회복할 수 있을 정도로 낮춤으로써 막을 수 있다. 그렇지 않으면, 같은 강도의 운동을 계속하기로 선택한 운동선수에게는 부족한 난소의 호르몬을 대신하기 위해서 보충의 에스트로겐과 프로게스테론 호르몬을 투여거나 칼슘 보충제를 섭취함으로써 골다공증의 위험을 줄일 수 있다.

엑스선과 방사성동위원소를 이용한 방법은 환자의 골밀도에 대한 양적인 평가를 가능케 하며 같은 나이와 성의 사람들이 표준적으로 가지고 있는 범위와 비교할 수 있도록 해준다. 정상인보다 무기물질들이 더 많이 혹은 더 빠르게 빠져나간 환자의 경우 골절과 골다공증과 관련된 다른 합병증의 위험이 더 크다. 그들은 뼈에서 더 이상 무기물이 빠져나가는 것을 멈추기 위해 적극적인 치료를 받아야 한다.

■ 척추의 구조와 기능

척추는 몸의 중심축을 형성한다. 척추는 추간판(척추원반)과 섬유인대에 의해 결합된 추골이 연속됨으로써 이루어진다. 척추는 4개의 곡선을 가진다. 경부와 요추부는 앞쪽으로 굽어 있으며 흉부와 천골부는 반대 방향으로 굽어 있다(그림 22-16A).

전형적인 추골은 커다란 원통형 모양의 척추체를 가지고 척추관을 에워싸서 척수를 보호하는 뼈로된 척추궁(척추뼈고리)을 가진다. 척추궁 중 척추체에서 뒤쪽으로 뻗은 부분을 '추궁근'이라고 부르며 척추관의 지붕 부분을 '추궁판'이라고 부른다(단수형, lamina). 뼈로 된 척추궁에서 정중선 위치 뒤쪽으로 1개의 극돌기(가시돌기)가 돌출되어 있으며 한 쌍의 횡돌기(가로돌기)가 가쪽으로 뻗어 있다(그림 22-16B).

추골을 측면에서 볼 경우, 척추 뿌리의 위와 아래 경계는 오목해 보인다. 각각의 척추궁의 위와 아래 표면에는 작은 디스크와 같은 관절의 표면이 존재하며 관절돌기라고 부른다. 그리고 척추체들은 작은 윤활관절을 통하여 서로서로 연계된다. 인접한 추궁근(척추뼈뿌리)의 오목한 표면 사이의 공간은 타원형의 구멍을 형성하는데 추간공(intervertebral foramina)이라고 부른다(단수형, foramen). 이 구멍을 통해서 척추관의 척수신경이 빠져나간다(그림 22-16C).

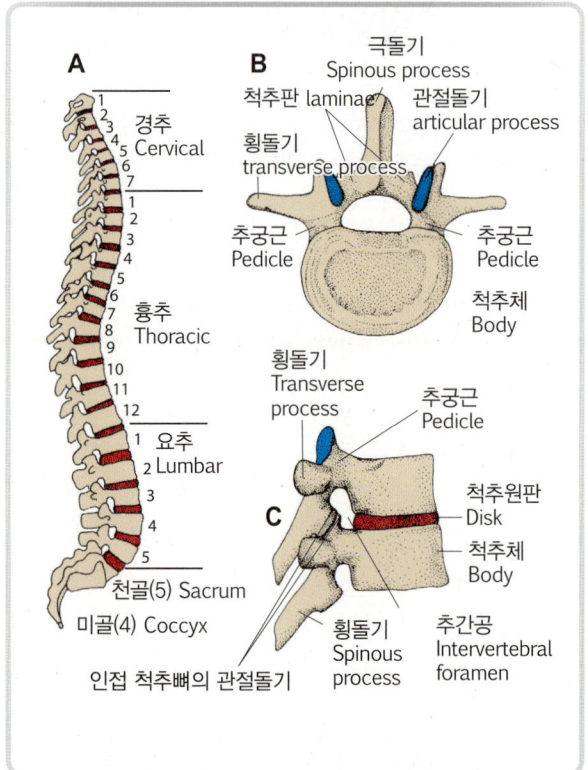

그림 22-16 • A, 정상적인 곡선을 보여주는 척추기둥의 가쪽 모습. 척추뼈에 번호가 매겨져 있다. B, 위에서 바라본 전형적인 척추뼈의 구조. 척추활이 척추체에서 뒤쪽으로 뻗어 있다. 극돌기는 척추활에서 뒤쪽으로 뻗어 있고, 횡돌기는 가쪽으로 뻗어 있다. 인접한 척추뼈 관절의 관절돌기는 각각 작은 윤활막 관절들로 서로 관절하고 있다. C, 2개의 척추뼈를 옆에서 본 모습으로 추간판과 관절돌기, 그리고 추간공이 나타난다.

추간판(intervertebral disk): 인접한 척추체 간의 섬유연골관절.

섬유테(annulus fibrosus): 추간판을 이루는 섬유연골의 빽빽한 말초고리.

속질핵(nucleus pulposus): 추간판의 부드러운 탄력성 중심부위.

척추측만증(scoliosis): 척추의 비정상적 가쪽 굽음.

특발성 척추측만증(idiopathic scoliosis): 척추의 가쪽 굽음. 특발성은 일어난 원인이 알려져 있지 않음을 뜻한다.

인접한 척추체 사이에 끼어 있는 추간판은 테두리의 섬유성 고리인 섬유테(annulus fibrosus)와 중앙부분의 유연한 속질핵(nucleus pulposus)으로 이루어진다. 섬유테(annulus fibrosus: 섬유성 고리)는 인접한 척추체에 단단히 부착되도록 결합조직다발들이 고리의 형태로 얽혀 있는 구조이다. 앞, 뒤 세로인대로 불리는 세로방향의 결합조직 띠는 테(annulus)를 강화하기 위해 척주의 전체부분을 감싸고 있다. 속질핵(nucleus pulposus: 과육질의 핵)은 젤리 같은 탄수화물로 이루어져 있다. 이 탄수화물은 점액성 다당류로 불리며 80%가 물로 구성된다. 수분보유량이 매우 높기 때문에 상대적으로 압축을 할 수 없다.

추간판은 어느정도 충격을 흡수하는 역할을 한다. 추간판으로 전달된 압력은 부드러운 속질핵에 의해서 주변의 섬유테로 고르게 분배된다. 속질핵은 압축력을 어느 정도까지 흡수해서 인접한 척추체 사이로 직접적인 충격이 가해지는 것을 막는다.

▶ 척추측만증

척추측만증(scoliosis)은 척추가 옆쪽으로 비정상적인 만곡을 보이는 것이며 약 인구의 4%에서 나타난다고 추산되는 흔한 기형이다. 증례 중에서 추골의 정상적인 수직배열이 방해를 받아서 나타나는 추골의 선천기형과 추골을 제자리에 위치하도록 유지시키는 근육의 지배를 방해하는 신경학적 문제가 작은 비율을 차지한다. 하지만 증례 중 대부분은 자라나는 10대 청소년기에 나타나며 발병하는 이유는 모른다. 이러한 질병을 특발성 척추측만증(idiopathic scoliosis)이라고 한다(idiopathic이란 용어는 그 질병의 발병원인을 모른다는 의미이다). 척추측만증은 청소년기의 남자보다 여자에서 훨씬 더 자주 발생한다(그림 22-17A).

척추가 휘면 몸통이 비대칭이 되어 한쪽의 어깨가 다른 쪽보다 높아지고 골반이 기울어서 한쪽의 장골능선(엉덩뼈능선)이 다른 쪽보다 높아진다. 척추가 휨과

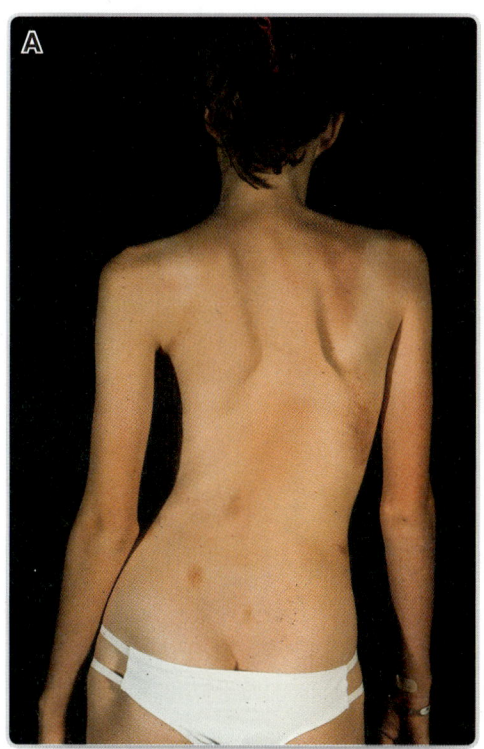 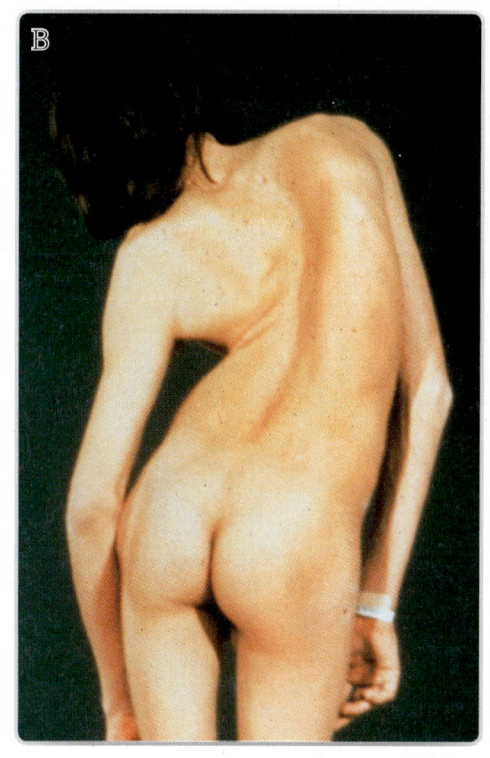

그림 22-17 • 척추측만증. **A**, 중등도의 척추측만증. **B**, 현저한 몸통 불균형과 폐기능을 방해하는 매우 줄어든 부피의 흉강을 일으킨 중증의 척추측만증.

동시에 추골들이 약간씩 회전을 하게 돼서 흉추(thoracic vertebrae)에 붙어 있는 늑골(갈비뼈)들도 어느 정도 비대칭이 된다. 흉곽 중 한쪽에서 늑골이 뒤쪽으로 튀어나와서 눈에 띄는 혹과 같은 기형을 일으킨다.

만약 척추측만증이 확인되면 엑스선을 찍어서 척추가 휜 정도를 측정하게 된다. 척추가 조금 휘었다면 치료가 필요하지 않을 수 있다. 하지만 청소년기에는 주기적으로 검사를 받아야 하는데 왜냐하면 성장하면서 휜 정도가 악화될 수 있기 때문이다. 보통 10대 청소년이 성장을 멈추면 척추가 휘는 것이 더 진행되지 않는다. 하지만 심각하게 휘었을 경우 성장이 멈춘 후에서 상태가 악화될 수 있다. 척추측만증이 심할 경우 엄청난 장애를 일으킨다. 흉부가 심각하게 휘었을 경우 흉곽의 크기가 감소하고 폐의 기능을 방해한다(그림 22-17B).

치료는 휘어 있는 정도에 따라 다르다. 약간 휜 것은 치료가 필요하지 않을 수 있지만 악화될 수 있기 때문에 관심을 가지고 지켜봐야 한다. 자라나는 10대 중에서 척추가 계속 휘는 경우 척추를 제자리에 고정시키고 더 휘는 것을 방지하기 위해서 척추교정기(spinal brace)를 사용하여 치료한다. 심각한 척추측만증의 경우 외과적 치료가 필요할 수도 있으며 다양한 외과적 수술이 척추를 안정시키고 척추가 휜 것을 올바르게 교정하기 위해 사용된다.

■ 추간판 질병

나이가 들수록 추간판은 속질핵과 섬유테 모두에서 점진적인 마모현상이 일어난다. 속질핵은 수분 보유량이 감소하여 밀도가 높아지고 섬유테는 약해지고 얇아진다. 척추를 구부릴 때 상당한 압축력이 추간판의 앞부분에 가해지고 속질핵은 약해진 섬유테에 저항하여 뒤쪽으로 힘을 받게 된다. 속질핵의 일부분은 섬유테 중에서 약하거나 찢겨진 부분을 통해 척추관 안쪽으로 들어차게 된다. 일반적으로 추간판이 돌출되는 것은 허리엉치 부분에서 일어나는데 이것은 물체를 들어올리는 동안 척추 중에서 추간판이 가장 큰 물리적 압력을 받기 쉬운 장소이기 때문이다(그림 22-18). 추간판은 주로 뒤 가쪽 방향으로 돌출되는데 왜냐하면 촘촘한 뒤세로인대가 정중선에서 섬유테를 강화하고 있어서 직접 뒤로 돌출되는 것을 방지하기 때문이다.

추간판이 돌출된 경우는 때때로 '미끄러진 원반(slipped disk)'이라고 불리며 증상으로서 무언가를

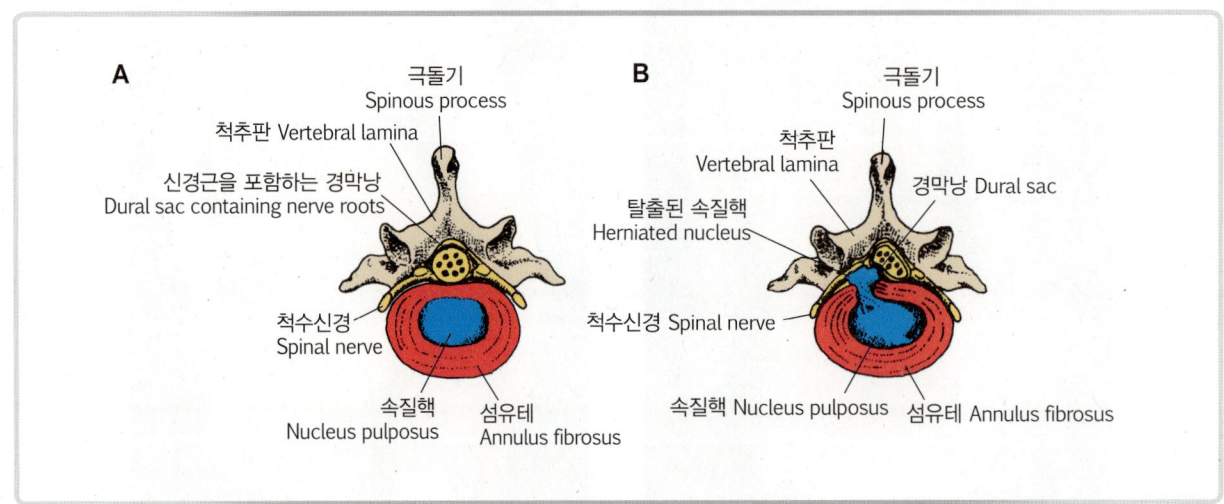

그림 22-18 • 요추의 추간판 높이 절단면. A, 추간판과 척추관, 경막, 척수신경의 정상적 관계. B, 속질핵의 뒤쪽 탈출, 추간공을 통해 경막낭과 척수신경과 부딪치고 있다.

들고난 후에 갑작스런 등의 통증을 호소한다. 종종 통증이 추간판이 돌출된 쪽의 하지와 대퇴 부분에서도 느껴진다. 밀려나간 추간판 물질이 요천추신경근에 영향을 줘서, 돌출된 속질핵에 의해 눌린 신경의 주행경로를 따라 통증이 방사상으로 퍼지기 때문이다. 치료로는 침대에서의 장기요양과 아스피린이나 다른 진통제를 투여하여 통증과 장애를 최소화하는 것, 국소적인 열치료 그리고 추간판의 돌출 이후에 장애를 유발할 수 있는 등근육의 경련을 완화시키기 위해서 근이완제를 사용한다. 돌출된 추간판 물질은 다시 흡수될 수 있으며 찢어진 섬유테도 섬유조직에 의해서 회복될 수 있다. 하지만 때때로 돌출된 추간판 물질을 외과적으로 제거해야 할 경우도 있다. 돌출된 추간판 물질은 예전만큼 많이 사용되지 않는 골수조영술이라고 부르는 특별한 방사선학적 기법에 의해서 관찰될 수 있다(그림 22-19A). 방사성 불투과성 물질이 척수와 척수신경근을 둘러싸는 경막낭의 윤곽을 나타내기 위해서 경막낭 내부로 들어간다. 엑스선 필름 상에서 추간판 물질이 경막 쪽으로 튀어나온 것으로 인해 방사선불투과성 물질의 기둥에서 음영결손이 나타나서 인지될 수 있다. 1장에서 설명한 비침습적 방사선학적 검사인 CT와 MRI가 거의 척수조영술을 대체하여 추간판의 돌출을 확인하는 데 사용되지만 여전히 척수조영술은 특별한 상황에서 제한적으로 사용되고 있다(그림 22-19B와 그림 22-19C).

■ 골격근의 구조와 기능

근육세포는 매우 전문화된 수축성 세포이다. 3가지 다른 형태의 근세포가 관찰되는데 이들은 평활근, 골격근, 심장근이다. 평활근은 위장관, 담관, 비뇨생식기계통, 기도 그리고 혈관의 벽에서 관찰된다. 골격근은 힘줄과 인대에 의해 뼈대에 붙어 있다. 이것은 근육을 사용한 활동에서 수의적으로 작동한다. 심장근은 엄밀히 보면 골격근과 유사하지만 규칙적인 심장의 수축을 만들어내는 기능의 관점에서 보면 고유의 특별한 특징을 가지고 있다. 평활근에 병변이 생기는 경우는 드물고 심장근의 장애는 10장에서 다루었다. 신체 근육의 대부분을 차지하는 골격근에 대해 논의하였다.

▶ 골격근의 수축

골격근은 길고 길이가 30센티미터 정도 되는 가죽끈 같은 섬유이다. 근세포질(sarcoplasm)은 세포막(sarcolemma, 근섬유막) 바로 아래에 다수의 핵을 보유하고 있다. 근세포질은 수축성 근필라멘트인 액틴과 미오신으로 이루어진 긴 실같이 가늘고 긴 근원섬유로 채워져 있다. 근세포질은 또한 근육세포의 물질대사활동에 필요한 에너지가 풍부한 유기물질이나 이온 그리고 효소들을 가지고 있다.

근육세포들은 근육으로 전해진 운동신경의 자극에 반응하여 수축한다. 신경말단과 근육세포 사이의 소통이 이루어지는 부분을 신경근접합부(myoneural junction)라고 부른다. 근육세포에 대한 실제적인 자극은 신경근접합부의 신경말단에서 분비되어 근섬유 표면의 아세틸콜린수용체와 상호작용하는 아세틸콜린이라는 화학물질이 작용한 결과이다. 화학적 매개체인 아세틸콜린은 액틴과 미오신이 함께 미끄러져 들어가도록 해서 근육섬유의 길이가 짧아지는 생화학적 반응을 일으킨다. 이 화학적 매개체는 신경근접합부에 존재하는 콜린에스테라아제(cholinesterase)라는 효소에 의해 빠르게 분해되기 때문에 작용시간이 매우 짧다.

▶ 근육의 구조와 기능에 영향을 미치는 인자들

골격근의 정상 구조적, 기능적 통일성은 온전한 신경의 공급, 신경근접합부를 통과하는 정상적인 자극의 전달, 근육세포 내에서 이루어지는 정상적인 물질대사과정에 의존한다.

21장에서 고려되었듯, 사용되지 않거나 신경의 공급이 없는 골격근은 매우 위축(atrophy)이 된다. 반대로, 근육에 추가적인 일이 필요할 때 골격근은 늘어난 요구에 반응하여 비대(hypertrophy)가 된다.

CHAPTER 22 근골격계

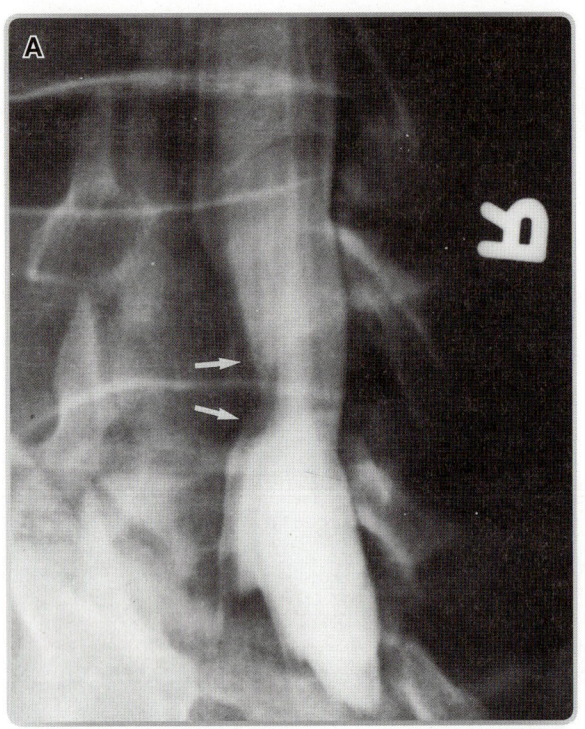
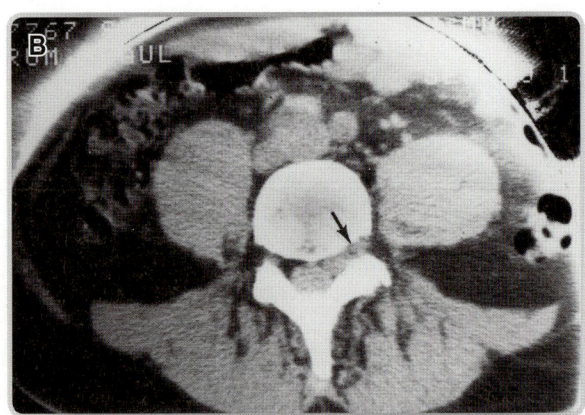
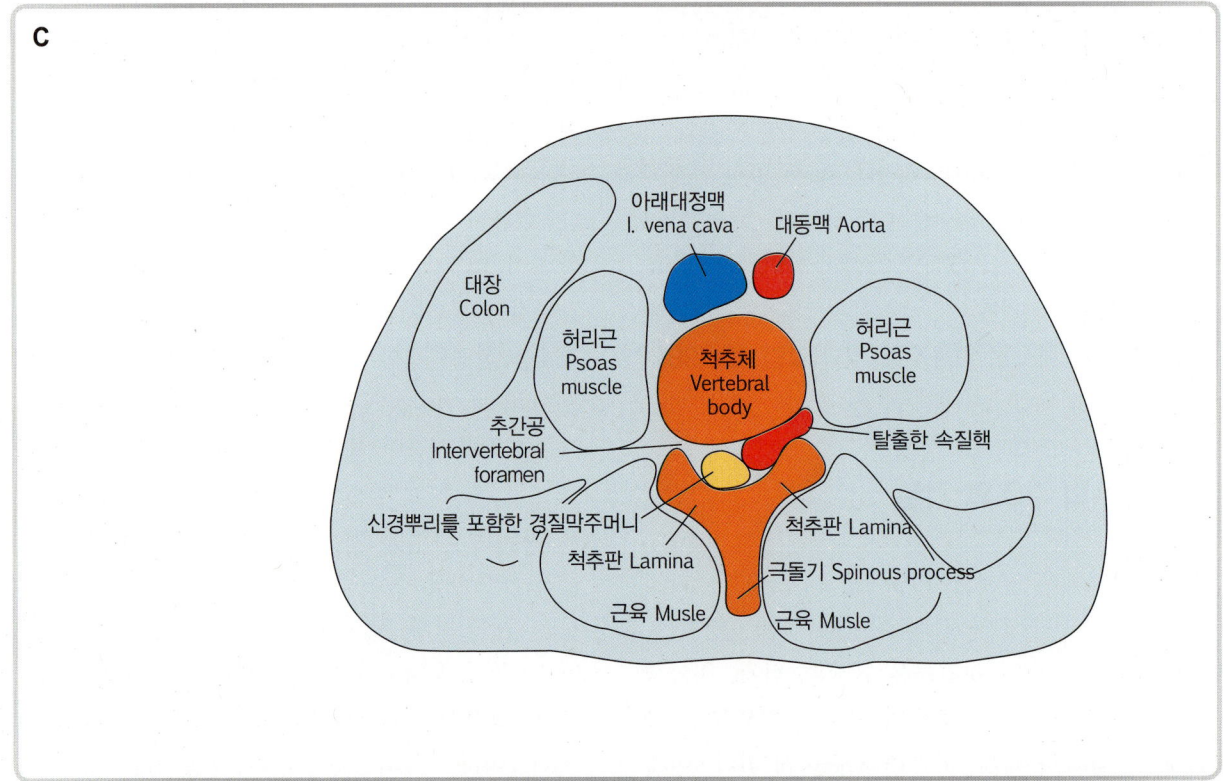

그림 22-19 • 탈출한 속질핵("미끄러져나온 원판")의 그림. A, 방사선 조영제가 경막낭으로 주입된 후 얻은 엑스선 검사사진 (척추강 조영상). 경막낭의 함입(화살표)이나 탈출한 속질핵이 척추경막을 누르면서 생긴다. B, 요추 구역에서의 CT사진. 탈출한 속질핵(화살표)이 경막낭 옆에 위치하고 있고, 추간공을 채우고 있다(화살표). 반대쪽의 정상 추간공의 형태와 비교하라. C, CT 사진상 나타난 해부학적인 구조와 병변의 모형.

골격근의 질병은 그리 흔하지 않다. 주요한 장애는 염증성 병변, 근육 위축, 근육의 퇴화 그리고 신경근접합부에서 자극 전도의 이상 등이 있다.

■ 근육의 염증

▶ 국소적 근염

골격근에서 작은 부위의 염증은 많은 전신적인 질병들과 직면한다. 근육의 염증은 상처나 근육을 과도하게 사용하였을 경우에 뒤따라서 생긴다. 염증은 괴사, 근육세포의 붕괴보다 이차적이며 영향을 받은 근육이 붓거나 압통이 생기는 것과 관련이 있다. 염증은 근육의 상처가 회복되면서 점차 가라앉는다.

▶ 일반적 근염

골격근의 일반적인 염증(다발근육염: polymyositis)은 흔하지 않지만 병인론이 밝혀지지 않은 심각한 전신적인 질병이다. 이것은 골격근의 퇴화와 염증이 넓게 퍼지는 특징이 있다. 피부의 염증과 붓기에 관련된 다발근육염의 1가지 유형을 피부근염(dermatomyositis)이라고 한다. 이러한 장애들은 종종 자가면역결합조직질병으로 분류가 된다. 왜냐하면 해당 근육의 결합조직 섬유에 괴사가 일어나기 때문이며, 이러한 질병들은 면역학적 근거를 가지고 있다고 추정되기 때문이다.

■ 근육의 위축과 근이상증

상대적으로 드문 질병들은 점진적인 근위축이나 골격근의 퇴화가 특징적이다. 많은 것들이 유전성이다. 다양한 임상적인 증후군들이 해당하는 근육에 따라서, 유전의 방식에 따라서 그리고 질병이 진행되는 정도에 따라서 인식이 된다. 일반적으로 이 질병은 근육이 점차 약해지고 점진적으로 장애가 늘어나면서 호흡근육이 마비가 되거나 호흡기감염이 겹쳐지면서 결국 죽음으로 끝나는 것이 특징이다.

이러한 질병들은 관습적으로 커다란 2개의 카테고리로 분류가 된다. 근위축 그룹과 근이상증 그룹이다.

점진적 근육위축 질병의 그룹에서, 근육이 약해지고 위축이 되는 것은 21장(운동신경 퇴행성질병)에서 나온 대뇌피질, 뇌간 그리고 척추에서 운동신경세포가 점진적으로 퇴화되는 것보다 이차적이다. 그 임상적 징후는 중추신경계에서 신경세포가 퇴화되는 위치와 신경의 퇴화가 진행되는 속도에 관련이 있다.

근이상증 그룹에서는 근육으로 신경이 공급되는 것에 대해서 영향을 받지 않는다. 기본적으로 근섬유에 이상이 생겨서 그들이 퇴화하는 것이다. 가장 흔하고 심각한 유형은 뒤센(Duchenne) 근이상증이고 약간 더 온화한 형태의 근위축은 베커(Becker) 근이상증이라고 불린다. 둘 다 X염색체에 있는 커다란 유전자에 변이가 생겨서 형성된 것이고 X연관 형질로서 결함이 있는 유전자를 지닌 여성의 남자 어린이에게 전달이 된다. 정상 유전자는 근섬유의 구조와 기능을 유지하는 데 중요한 역할을 하며 근섬유막의 내부표면에 위치하는 디스트로핀이라는 근단백질을 암호화한다.

유전자변이의 결과로 뒤시엔느 근위축증(duchenne muscular dystrophy)에 걸린 사람의 근섬유에서는 디스트로핀이 결여되어 있으며 그 병의 징후에 명백하게 주된 원인이다. 그 병은 아동기 초기 동안 처음으로 발병하여 빠르게 진행되고 청소년기 후기나 초기 성인기에 죽음에 도달한다. 주요하게 영향을 받는 근육은 하지말단부위, 몸통, 엉덩이 그리고 견갑 대부분이다. 종종 위축의 정도가 근육이 위축됨에 따라서 지방이나 섬유조직에 의해서 침윤되어 가려질 수 있다. 때때로 지방의 침윤이 아주 심해서 해당 근육이 비대가 된 것처럼 보일 수 있다. 따라서 역설적으로 매우 근육이 약한 사람이 오히려 근육이 매우 발달한 것처럼 보일 수 있다. 비대처럼 보인 것은 명백히 오해이며 따라서 이러한 근이상증의 경우 '가성비대의(pseudohypertrophic)'라는 용어가 사용된다.

> **아세틸콜린(acetylcholine):** 뉴런이나 근육세포를 활성화하는 신경말단에서 분비되는 화학물질.

덜 심한 베커 근위축증(beckers muscular dys-trophy)도 뒤시엔느 근위축증을 일으켰던 디스트로핀 생성 유전자와 같은 유전자의 변이에 의해서 생긴다. 변이된 유전자에 의해서 생성된 디스트로핀은 비정상이거나 충분한 정도로 생성되지 않는다. 2개의 질병에서 근육의 효소인 크레아티닌키나아제가 비정상적인 근섬유에서 새어나와서 병에 걸린 사람의 혈액에서 매우 높은 농도로 검출이 된다(이 효소는 10장에서 나왔던 심장근육이 다쳤을 때 근육에서 새어나오는 효소와 동일한 것이다). 근이상증의 진단은 혈액 내 높은 CK의 농도와 함께 임상적인 특징들에 기초하여 이루어진다. 유전자 검사는 유전자의 변이를 밝혀낼 수 있고 근육생검은 뒤시엔느 근위축증에서 디스트로핀이 결여되어 있는 것을 밝힐 수 있으며 베커 근위축증에서 디스트로핀이 비정상적으로 감소된 것을 밝힐 수 있다. 다양한 유형의 근위축과 근이상증이 흔하지는 않지만 많은 질병들이 유전이 되는 특성을 가짐으로써 환자뿐만 아니라 가족에게도 큰 걱정거리가 된다. 불행하게도 현재는 끈질기게 진행되는 이 병의 진행을 멈출 수 있는 방법이 없다.

사라지거나 결함이 있는 디스트로핀을 대체하여 합성하는 유전자를 근섬유에 삽입하는 유전자치료를 하는 것이 현재 활발하게 연구되고 있지만 아직은 성공적이지 못하다.

■ 중증근무력증

중증근무력증(myasthenia gravis)은 신경근접합부에 이상이 생긴 결과로 수의근에 비정상적인 피로가 생기는 특징이 있는 만성질환이다. 근육이 사용될 때 피로가 갑자기 생기고 휴식을 취할 때 가라앉는다. 종종 기능장애는 얼굴의 작은 근육이나 눈의 움직임에 관여하는 근육들에서 두드러진다(외안근: extraocular muscle). 중증근무력증은 자가면역질환인 듯하다. 병에 걸린 환자의 혈액에서는 신경근접합부의 근섬유 표면에 있는 아세틸콜린 수용체에 대한 자가항체가 존재한다. 이 병은 운동신경말단에서 분비된 아세틸콜린과 상호작용할 수 있는 수용체의 수가 자가항체에 의해 손상을 받아서 매우 크게 감소하기 때문에 징후가 나타난다.

증상은 콜린에스테라제 효소의 작용을 억제하는 약들에 의해서 완화될 수 있다. 이것은 화학적 매개체인 아세틸콜린의 작용시간을 연장시켜서 긴 시간 동안 감소된 수용체들을 지속적으로 자극시키도록 해준다. 중증근무력증에 걸린 환자들 중 많은 수가 흉선에 종양이나 양성 과형성을 가지고 있는데 이것 또한 아마 면역계의 이상과 관련이 있을 것이다. 흉선에 과형성이나 종양을 가지고 있는 환자들은 흉선을 제거함으로써 개선될 수 있다.

중증근무력증 (myasthenia gravis): 근육의 비정상적인 피로감으로 특징되고, 근육신경접합의 아세틸콜린 수용체를 손상시키는 자가항체에 의해 생기는 자가면역질환.

요약

우리의 뼈대는 칼슘염이 들어가 있는 견고한 결합조직으로 구성되어 단단하게 틀을 지지한다. 정상적인 뼈의 구조는 식사에서 섭취하는 칼슘의 정상적인 양, 비타민 D의 정상적인 양, 그리고 부갑상선의 정상적인 기능에 의존한다. 연골형성부전과 골형성부전은 뼈의 형성과 사지의 뼈대가 잘못된 위치를 잡아서 생기는 만곡족(talipes)에 영향을 주는 유전적으로 생기는 기형이다.

관절염의 3가지 유형은 골관절염, 류마티스 관절염, 그리고 통풍이다. 골관절염은 기저를 이루는 뼈를 노출시키는 하중을 견디는 관절인 관절연골의 마모로 인한 퇴화이며 이어서 노출된 뼈가 반응하여 증식하게 된다. 류마티스 관절염은 활액을 타깃으로 하며 이차적으로 관절의 표면이 파괴된다. 관절이 불안정해지고 종종 해당 뼈가 잘못 배열되거나 다른 위치에 자리잡는 것과 관련되며 장애와 관련된다. 치료는 자가면역에 의해 관절이 손상을 입는 것을 직접 조절하는 것이다. 통풍은 혈액과 체액의 요산(sodium urate)을 증가시키는 퓨린대사의 이상을 의미한다. 요산은 잘 녹지 않기 때문에 그것의 농도가 정상보다 높아질 경우 관절의 주위나 안의 용액에 침전되기가 쉽다. 그리고 축적된 요산으로 인해서 점진적으로 관절이 손상을 받는 것은 물론이고 갑작스럽게 관절에 통증이 올 수 있다. 요산은 또한 신장의 세관에 있는 액체에 침착하여 관을 막고 통풍에 의한 관절통뿐만 아니라 신장에 손상을 줄 수 있다.

뼈는 견고하지만 부러질 수 있다. 그리고 골절은 골절의 특징에 의해서 분류된다. 가장 심각한 형태는 뼈를 덮고 있는 피부가 파괴되어 골절 부위가 감염의 위험에 노출되는 복합골절이다. 뼈는 전이성암종이 축적되는 것과 같은 질병에 의해서 약해질 수 있어서 부서질 수가 있다. 이러한 질병과 관련된 골절은 병리학적 골절이라고 부른다. 뼈에 감염이 생기는 것을 골수염이라고 부르는데 보통 몸에서 감염이 일어난 부위에서 혈액을 통해 병원성 세균이 뼈로 전파된다(혈행성 전파). 또는 뼈로 직접 전해지거나 복합골절 이후에 발생하거나 고관절치환수술과 같은 외과적 수술의 합병증으로 나타난다. 치료는 항생제를 사용하며 때때로 외과적 시술을 보조적으로 사용한다.

악성종양이 뼈에 침입할 수 있다. 주요 골암인 골육종과 연골육종은 흔하지 않다. 대부분 대장, 유방, 전립선 그리고 폐같이 다른 부위에서 전이가 된 암들이다. 골수종은 형질세포의 신생물로서 상대적으로 흔하며 여러 부위에서 뼈의 파괴를 일으킬 수 있다.

골밀도의 손실(골다공증)은 골절이 일어나게 만들며 주로 폐경 이후의 여성에서 가장 빈번하게 발생한다. 골다공증은 적절한 칼슘, 비타민 D의 섭취 그리고 하중을 견디는 운동에 의해서 미리 방지하는 것이 골밀도가 떨어진 이후에 보충하는 것보다 쉽다. 그러나 다양한 치료가 가능하고 효과가 있다.

우리 몸을 지지하는 척추는 척추측만증과 같은 문제를 일으킬 수 있다. 초기에 진단하고 치료하는 것은 심각한 장애를 막을 수 있다. 다른 흔한 문제는 탈출된 추간판이 신경근에 영향을 줘서 다리로 퍼져나가는 등의 통증을 일으키는 것이다.

근염은 골격근의 염증을 의미한다. 경미한 국소적인 근염은 근육을 과도하게 사용한 후의 상처 이후에 생긴다. 일반적인 근염은 전신적인 자가면역질환이며 치료하기가 더 어렵다. 진행성 근위축증은 해당 근육에 신경을 공급하는 신경세포의 퇴화로 인해 생기며 치료방법이 없다. 근이상증은 X염색체 연관 유전질환이며 근육단백질인 디스트로핀에 영향을 주어서 점진적 근육퇴화를 일으킨다. 중증근무력증은 근신경접합부의 아세틸콜린 수용체를 타깃으로 하는 항체로 인해 신경과 근육 사이의 신경자극전달에 손상을 주는 자가면역질환이다. 증상은 아세틸콜린의 작용을 길게 하는 약들에 의해서 완화된다. 병에 걸린 환자들 중 어떤 사람들은 흉선에 종양을 가지며 흉선의 종양을 제거함으로써 개선될 수 있다.

CHAPTER 22 단원 복습

복습문제

1. 일반적인 움직일 수 있는 관절의 구조를 설명하라(그림 22-1을 본다).
2. 관절염의 가장 흔한 3가지 종류는 무엇인가? 그것들의 구별되는 특징은 무엇인가?(표 22-1을 본다)
3. 단순골절과 복합골절의 차이는 무엇인가? 복합골절의 합병증은 무엇인가? 분쇄골절은 무엇인가? 병적골절은 무엇인가?
4. 골다공증이 무엇인가? 어떻게 생기는가? 골다공증의 증상과 합병증은 무엇인가?
5. "미끄러져 나온 원반"이 무엇인가? 왜 생기는가? 왜 종종 다리로 방사되는 통증이 생기는가? 치료법은 무엇인가?
6. 다음 용어의 의미는 무엇인가?: 골다공증, 다발성 골수염, 속질핵, 류마티스인자
7. 근육세포들의 종류는 무엇인가?
8. 다음 용어의 의미는 무엇인가?: 근신경 접합, 아세틸콜린, 근염
9. 근위축증과 근이형성증의 차이는 무엇인가? 근육의 위축성 질환 중 가장 흔한 것은? 근육의 이형성 질환 중 가장 흔한 것은?
10. 중증근무력증이 무엇인가? 이것과 면역계와의 관계는 무엇인가? 치료법은 무엇인가?

상호 관련 문제

연관된 것끼리 연결하시오.

1. 주로 손과 발의 작은 뼈들에 영향을 끼친다.
2. 자가항체가 형성된다.
3. 퓨린대사에 장애가 생긴다.
4. 주요 체중부하관절들이 관여된다.
5. 관절연골의 분절과 퇴행이 일어난다.
6. 염증세포들이 파괴적 시토카인들을 생산한다.
7. 관절 내와 주위에 요산이 침전한다.
8. 신장 손상을 일으킬 수 있다.

A. 골관절염
B. 류마티스 관절염
C. 통풍

맞으면 ○, 틀리면 ×로 표시하시오.

1. 대부분의 통풍 환자는 관절에 손상을 입히는 관절연골에 직접적으로 대항하는 자가항체를 가지고 있다. (   )
2. 중증근무력증은 자가항체가 신경근육 접합부의 아세틸콜린 수용체를 대상으로 하는 자가면역질환이다. (   )
3. 근이형성증은 척수에서 운동신경의 퇴행 때문에 발생한다. (   )
4. 류마티스 관절염은 체중부하관절에서 관절연골의 퇴행으로 인해 발생한다. (   )

비판적 사고력

1. 대학생 정 씨는 뼈를 강하게 증가시킬 수 있는 방법들에 관심이 높다. 하지만 이런 방법들로 인해 생길 수 있는 골다공증의 위험도를 최소화할 수 있다는 말을 들었다. 뼈를 강하게 촉진시키고 골다공증의 위험도를 최소화하기 위해 해야 할 일은 무엇인가?
2. 중년의 남성인 정 씨는 엄지발가락 바닥에 통증과 부종이 있다. 이 통증과 부종을 어떻게 설명할 것인가? 또한 상황의 원인을 규명하는 데 도움을 줄 수 있는 임상검사는 무엇인가?

상호 관련 문제 답
Answers to Interactive Activities

CHAPTER 1
| 객관식 | 1. A | 2. C | 3. D | 4. C | 5. B |

CHAPTER 2
| 관련성 문항 | 1. G | 2. B | 3. E | 4. D | 5. C | 6. F | 7. A |
| O, × 문항 | 1. O | 2. O | 3. O | 4. × | 5. O | 6. × |

CHAPTER 3
관련성 문항 1. H   2. D   3. C   4. E   5. A   6. G   7. B   8. J
9. I   10. F

O, × 문항   1. ×   2. ×   3. O   4. O   5. O

CHAPTER 4
관련성 문항 1. E   2. L   3. H   4. M   5. A   6. I   7. B   8. J
9. K   10. C   11. F   12. D   13. G   14. N

O, × 문항   1. ×   2. ×   3. O   4. O   5. O

CHAPTER 5
관련성 문항 1   1. I   2. E   3. H   4. G   5. D   6. F   7. B   8. A
9. C   10. J

관련성 문항 2   1. G   2. C   3. A   4. B   5. E   6. D   7. H   8. I
9. F   10. J

관련성 문항 3   1. B   2. C   3. E   4. A   5. D

O, × 문항   1. ×   2. O   3. ×   4. O   5. O   6. O   7. ×   8. O
9. O   10. O

CHAPTER 6

O, × 문항	1. O	2. ×	3. O	4. ×	5. O	6. O	7. O	8. O
	9. ×	10. ×						

CHAPTER 7

객관식	1. D	2. A	3. B		
O, × 문항	1. O	2. O	3. ×	4. O	5. O
관련성 문항	1. B	2. A	3. D	4. C	

CHAPTER 8

O, × 문항	1. ×	2. O	3. O	4. ×	5. O	6. O	7. O	8. O
	9. ×	10. O						
관련성 문항	1. E	2. C	3. F	4. D	5. A	6. B		

CHAPTER 9

O, × 문항	1. O	2. O	3. ×	4. ×	5. O	6. ×	7. O	8. ×
	9. ×	10. ×						
관련성 문항	1. C	2. A	3. B	4. D				
빈칸 채우기	1. B	2. C	3. A					

CHAPTER 10

관련성 문항	1. B	2. A	3. D	4. E	5. C
객관식	1. B	2. B	3. D	4. B	5. C

CHAPTER 11

객관식	1. D	2. C	3. C	4. C

CHAPTER 12

객관식	1. B	2. A	3. B	4. D	5. D	6. B	7. A	8. A
	9. C	10. D						

빈칸 채우기

1. 환기, 확산
2. 기흉
3. 긴장성 기흉, 흉관삽관술
4. 무기폐
5. 계면활성제 결핍
6. 혈류의 정체
7. 다핵 거대세포
8. 결핵반응검사(망투검사, Mantoux test)
9. 신생아호흡곤란증후군
10. 기관지 천식
11. 규폐증
12. 폐암, 중피종
13. 폐암, 흉막종양(늑막중피종)
14. 폐기종
15. 흡연

상호 관련 문제 답

CHAPTER 13
빈칸 채우기

1. 난소
2. 섬유선종
3. 여성형 유방증
4. 유방암종의 보조요법
5. 감시 림프절

O, × 문항
1. O 2. O 3. × 4. O 5. × 6. × 7. × 8. O
9. × 10. × 11. O 12. × 13. × 14. O 15. ×

CHAPTER 14
객관식 1. C 2. A 3. A 4. B 5. C

O, × 문항 1. O 2. × 3. × 4. × 5. × 6. O 7. × 8. O
9. O 10. O

CHAPTER 15
관련성 문항 1 1. B 2. D 3. A 4. E 5. C
관련성 문항 2 1. D 2. E 3. A 4. B 5. C

빈칸 채우기

1. 임균, 클라미디아, 항생제
2. 정맥류, 망상 정맥총 울혈
3. 라이너세포에 의해 테스토스테론, 전립선염
4. 융모성선자극호르몬, 알파태아단백
5. 배아암종
6. 유두종 바이러스
7. 초막
8. 음낭수종

O, × 문항 1. × 2. O 3. ×

CHAPTER 16
관련성 문항 1 1. E 2. G 3. B 4. A 5. C 6. D 7. F 8. H
관련성 문항 2 1. E 2. A 3. F 4. B 5. H 6. C 7. G 8. D

O, × 문항 1. O 2. O 3. O 4. O 5. O 6. × 7. O 8. ×
9. O 10. × 11. × 12. × 13. O 14. × 15. O 16. ×
17. × 18. O

CHAPTER 17
관련성 문항 1. E 2. H 3. L 4. D 5. G 6. B 7. F 8. I
9. A 10. C 11. L 12. J

O, × 문항 1. O 2. × 3. O 4. × 5. O 6. × 7. × 8. O
9. × 10. O

CHAPTER 18
관련성 문항   1. D   2. E   3. A   4. F   5. B   6. C

CHAPTER 19
빈칸 채우기

1. 양이온(cations), 음이온(anions)   2. mEq/L   3. Potassium, Phosphate

관련성 문항   1. A   2. D   3. B   4. A   5. C   6. C

CHAPTER 20
관련성 문항   1. C   2. H   3. E   4. F   5. B   6. D   7. A   8. G
             9. I   10. J

○, × 문항   1. ×   2. ○   3. ×   4. ×   5. ○   6. ×   7. ×

CHAPTER 21
관련성 문항   1. C   2. F   3. J   4. I   5. B   6. E   7. D   8. A
             9. G   10. H

○, × 문항   1. ×   2. ○   3. ○   4. ×   5. ○   6. ×   7. ○   8. ×
             9. ○   10. ×

CHAPTER 22
관련성 문항   1. B   2. B   3. C   4. A   5. A   6. B   7. C   8. C

○, × 문항   1. ×   2. ○   3. ×   4. ×